U0210877

中文翻译版

斯基尔癌症治疗手册

Skeel's Handbook of Cancer Therapy

原书第 9 版

主　编　Samir N. Khleif　　Olivier Rixe
　　　　Roland T. Skeel

主　译　于世英

科学出版社
北京

图字：01-2018-6963 号

内 容 简 介

随着癌症治疗的发展，一些新的药物（如分子靶向药物和免疫治疗药物）的出现极大地改变了肿瘤治疗的局面。本书的再版增加了过去 5 年来进入临床的抗肿瘤新药和生物制剂，还对许多老药的相关内容进行了增补；并在介绍具体肿瘤的内容中反映了目前临床的最新进展。

本书可供肿瘤专科医生、非肿瘤内科医生、家庭医生、肿瘤专科护士、药剂师和医学生使用，也适合肿瘤患者及家属阅读。

图书在版编目（CIP）数据

斯基尔癌症治疗手册：原书第 9 版 /（美）萨米尔·N.卡利夫（Samir N. Khleif）等主编；于世英主译. —北京：科学出版社，2020.1

书名原文：Skeel's Handbook of Cancer Therapy
ISBN 978-7-03-064293-6

Ⅰ.①斯… Ⅱ.①萨… ②于… Ⅲ.①癌-治疗-手册 Ⅳ.①R730.5-62

中国版本图书馆 CIP 数据核字（2020）第 004089 号

责任编辑：戚东桂 / 责任校对：张小霞
责任印制：赵 博 / 封面设计：陈 敬

Samir N. Khleif，Olivier Rixe，Roland T. Skeel：Skeel's Handbook of Cancer Therapy, Ninth Edition
ISBN：9781496305558

Copyright © 2016 Wolters Kluwer.All rights reserved.

This is a Chinese translation published by arrangement with Lippincott Williams & Wilkins/ Wolters Kluwer Health, Inc., USA.

本书限中华人民共和国国内（不包括香港、澳门特别行政区及台湾）销售。

本书中提到了一些药物的适应证、不良反应和剂量，它们可能需要根据实际情况进行调整。读者须仔细阅读药品包装盒内的使用说明书，并遵照医嘱使用，本书的作者、译者、编辑、出版者和销售商对相应的后果不承担任何法律责任。

科 学 出 版 社 出版
北京东黄城根北街 16 号
邮政编码：100717
http://www.sciencep.com

天津市新科印刷有限公司 印刷
科学出版社发行 各地新华书店经销

*

2020 年 1 月第 一 版 开本：850×1168 1/32
2020 年 1 月第一次印刷 印张：26 1/2
字数：779 000

定价：128.00 元

（如有印装质量问题，我社负责调换）

《斯基尔癌症治疗手册》（原书第9版）
翻译人员

主　译　于世英

译　者　（按姓氏汉语拼音排序）

晁腾飞	陈　元	程　熠	褚　倩
戴宇翮	付　强	宫　晨	管　维
郭秋云	韩　娜	胡广原	黄　乐
黄　柳	黄　玉	黄露露	姜永生
蒋继宗	李　凡	李　杨	李倩侠
刘东伯	刘顺芳	龙国贤	梅　齐
彭　慧	彭　平	秦　凯	邱　红
饶　洁	沈　倩	石　磊	宋安萍
孙　蕾	孙　黎	王建华	魏文洁
席青松	夏　曙	肖晓光	熊　华
熊慧华	严　鹏	杨　琳	袁响林
张　菁	张　莉	张　路	张　鹏
张莉红	张孟贤	张明生	张宗彪
赵　荆	周　磊	周　潇	朱思娴
庄　亮	邹燕梅		

Contributors

Olivia Bally, MD
Associate Professor
Department of Medical Oncology
Centre Léon Bérard
Université Claude Bernard Lyon I
Lyon, France

Rachid Baz, MD
Associate Member
Department of Malignant Hematology
H. Lee Moffitt Cancer Center and
    Research Institute
Associate Professor
Department of Oncologic Sciences
University of South Florida
Tampa, Florida

Al B. Benson III, MD
Professor of Medicine
Division of Hematology-Oncology
Associate Director for Cooperative Groups
Robert H. Lurie Comprehensive Cancer
    Center of Northwestern University
Chicago, Illinois

Michael J. Birrer, MD, PhD
Professor
Department of Medicine
Harvard Medical School
Physician
Division of Hematology-Oncology
Massachusetts General Hospital
Boston, Massachusetts

Jean-Yves Blay, MD, PhD
Professor of Medicine
Department of Medical Oncology
Centre Léon Bérard
Université Claude Bernard Lyon 1
Lyon, France

Jad Chahoud, MD
Resident Physician
Department of Internal Medicine
The University of Texas Health Science
    Center at Houston
McGovern Medical School
Houston, Texas

Shruti Chaturvedi, MBBS
Clinical Fellow
Vanderbilt University
Nashville, Tennessee

Bruce D. Cheson, MD, FACP, FAAAS, FASCO
Professor of Medicine and
    Deputy Chief
Division of Hematology-Oncology
Head of Hematology
Georgetown University Hospital
Lombardi Comprehensive Cancer
    Center
Washington, District of Columbia

Muhammad O. Chohan, MD
Director
Neurosurgical Oncology
Department of Neurosurgery
Co-leader
Neuro-Oncology
Multidisciplinary Program
University of New Mexico Comprehen-
    sive Cancer Center
Albuquerque, New Mexico

Jean-Michel Coindre, MD
Professor
Department of Pathology
Institut Bergonié
Bordeaux, France

Marcela G. del Carmen, MD, MPH
Professor
Division of Gynecologic Oncology
Department of Obstetrics and Gynecology
Massachusetts General Hospital
Harvard Medical School
Boston, Massachusetts

Jaydira del Rivero, MD
Medical Oncology Fellow
Adult Clinical Endocrinology
National Cancer Institute
National Institutes of Health
Bethesda, Maryland

Don S. Dizon, MD, FACP
Associate Professor of Medicine
Harvard Medical School
Clinical Co-Director
Gynecologic Oncology
Director
The Oncology Sexual Health Clinica
Massachusetts General Hospital
Cancer Center
Boston, Massachusetts

Robert Dreicer, MD, MS, FACP, FASCO
Section Head
Medical Oncology
Deputy Director
University of Virginia Cancer Center
Associate Director for Clinical
Research
Professor of Medicine and Urology
University of Virginia School of
Medicine
Charlottesville, Virginia

Robert A. Figlin, MD, FACP
Professor of Medicine and Biomedical
Sciences
Steven Spielberg Family Chair in
Hematology Oncology
Director
Division of Hematology-Oncology
Deputy Director, Samuel Oschin
Comprehensive Cancer Institute
Cedars-Sinai Medical Center
Los Angeles, California

Antonio Tito Fojo, MD, PhD
Medical Oncology Branch and
Affiliates
Head
Experimental Therapeutics Section
Senior Investigator
Center for Cancer Research
National Cancer Institute
Bethesda, Maryland

Olga Frankfurt, MD
Associate Professor in Medicine
Division of Hematology-Oncology
Northwestern University Feinberg
School of Medicine
Chicago, Illinois

Gregory N. Gan, MD, PhD
Assistant Professor
Director of Basic Research in Radiation
Oncology
Division of Medical Oncology
Section of Radiation Oncology
University of New Mexico Comprehen-
sive Cancer Center
Albuquerque, New Mexico

Guillermo Garcia-Manero, MD
Professor
Chief Section of MDS
Deputy Chair
Translational Research
Department of Leukemia
The University of Texas MD Anderson
Cancer Center
Houston, Texas

David E. Gerber, MD
Associate Professor
Division of Hematology-Oncology
Department of Internal Medicine
Harold C. Simmons Comprehensive
Cancer Center
University of Texas Southwestern
Medical Center
Dallas, Texas

David M.J. Hoffman, MD, FACP
Associate Clinical Professor of Medicine
University of California
Clinical Associate Professor of Medicine
Cedars Sinai Medical Center
Los Angeles, California

Clifford A. Hudis, MD, FACP
Chief
Breast Medicine Service
Department of Medicine
Vice President for Government Relations
    and Chief Advocacy Officer
Memorial Sloan Kettering Cancer
    Center
Professor of Medicine
Weill Cornell Medical College
New York, New York

Mohamad A. Hussein, MD, MB, BCh
Professor of Medicine and Oncology
University of South Florida
Morsani College of Medicine
Tampa, Florida

Elias Jabbour, MD
Associate Professor
Department of Leukemia
The University of Texas MD Anderson
    Cancer Center
Houston, Texas

John E. Janik, MD
Director
Immune Therapy Clinical Trials Program
    Leader
Melanoma Multi-Disciplinary Clinic
Professor of Medicine
Georgia Cancer Center
Augusta University
Augusta, Georgia

Hagop M. Kantarjian, MD
Professor
Department of Leukemia
Division of Cancer Medicine
The University of Texas MD Anderson
    Cancer Center
Houston, Texas

Timothy J. Kennedy, MD, MBA
Associate Professor
Department of Surgery
Rutgers Cancer Institute of New Jersey
Chief of Gastrointestinal Surgical
    Oncology
Rutgers Cancer Institute of New Jersey
Robert Wood Johnson Hospital
New Brunswick, New Jersey

Samir N. Khleif, MD
Director
Georgia Cancer Center
Immuno-Oncology Therapeutics
    Program
Professor of Medicine
Professor of Biochemistry and
    Molecular Biology
Medical College of Georgia
Professor of Graduate Studies
Augusta University
Augusta, Georgia

Sheetal M. Kircher, MD
Assistant Professor in Medicine
Division of Hematology-Oncology
Northwestern University Feinberg
    School of Medicine
Chicago, Illinois

Ashwin Kishtagari, MD
Resident
Department of Internal Medicine
Mount Sinai St. Luke's–Roosevelt Hospital
New York, New York

Ragini Kudchadkar, MD
Assistant Professor
Division of Hematology-Oncology
Winship Cancer Institute
Emory University
Atlanta, Georgia

Rekha A. Kumbla, MD
Hematology-Oncology Fellow
Division of Hematology-Oncology
Samuel Oschin Comprehensive Cancer
Cedars Sinai Medical Center
Los Angeles, California

Paul R. Kunk, MD
Hematology Oncology Fellow
Division of Hematology Oncology
Department of Medicine
University of Virginia Health System
Charlottesville, Virginia

Catherine Lai, MD, MPH
Faculty
Lymphoid Malignancies Branch
Center for Cancer Research
National Cancer Institute
Bethesda, Maryland

Steven K. Libutti, MD, FACS
Director
Montefiore Einstein Center for Cancer
    Care
Vice-Chairman
Department of Surgery
The Marvin L. Gliedman, MD Distin-
    guished Surgeon
Professor of Surgery and Genetics
Montefiore Medical Center and Albert
    Einstein College of Medicine
Bronx, New York

Christophe Massard, MD, PhD
Medical Oncologist
Senior Consultant
Department of Medical Oncology and
    Drug Development Department
    (DITEP)
Head of Inpatient Unit (SITEP)
Chairman of Early Drug Development
    Tumor Board
Gustave Roussy Cancer Campus
Villejuif, France

David S. Morgan, MD
Associate Professor of Medicine
Division of Hematology-Oncology
Vanderbilt University Medical Center
Nashville, Tennessee

Frank E. Mott, MD, FACP
Professor of Medicine
Division of Hematology-Oncology
Georgia Cancer Center
Augusta University
Augusta, Georgia

Lorraine C. Pelosof, MD, PhD
Assistant Professor
Attending Physician
Division of Hematology-Oncology
University of Texas Southwestern
    Medical Center
Dallas, Texas

Osama E. Rahma, MD
Assistant Professor of Medicine
Division of Hematology-Oncology
Department of Medicine
University of Virginia Health
    System
Charlottesville, Virginia

J. Alejandro Rauh-Hain, MD
Instructor
Division of Gynecologic Oncology
Vincent Obstetrics and Gynecology
Massachusetts General Hospital
Harvard Medical School
Boston, Massachusetts

Olivier Rixe, MD, PhD
Professor
Division of Hematology-Oncology
The Dana Wood Endowed
    Chair in Cancer Therapeutics
    and Early Phase Clinical
    Research
University of New Mexico Comprehen-
    sive Cancer Center
Albuquerque, New Mexico

Mark Roschewski, MD
Staff Clinician
Lymphoid Malignancies Branch
Center for Cancer Research
National Cancer Institute
Bethesda, Maryland

Ibrahim Ebada Sadek, MD
Second Year Fellow
Division of Hematology-Oncology
Augusta University
Augusta, Georgia

Joan H. Schiller, MD
Professor and Chief
Division of Hematology-Oncology
Harold C. Simmons Comprehensive
    Cancer Center
University of Texas Southwestern
    Medical Center
Dallas, Texas

Josh David Simmons, MD
Hematology/Oncology Fellow
Department of Internal Medicine
Division of Hematology-Oncology
Medical College of Georgia
Georgia Regents University
Augusta, Georgia

Roland T. Skeel, MD
Professor and Interim Chair
Department of Medicine
Division of Hematology-Oncology
University of Toledo College of
    Medicine and Life Sciences
Attending Physician
University of Toledo Medical Center
Toledo, Ohio

Lillian M. Smyth, MD
Advanced Medical Oncology Fellow
Breast Medicine Service
Memorial Sloan Kettering Cancer Center
New York, New York

Mario Sznol, MD
Professor
Section of Medical Oncology
Department of Internal Medicine
Yale University
Yale–New Haven Hospital
New Haven, Connecticut

Martin S. Tallman, MD
Chief of Leukemia Service
Memorial Sloan Kettering Cancer Center
Professor of Medicine
Weill Cornell Medical College
New York, New York

Janelle M. Tipton, MSN, RN, AOCN
Oncology Clinical Nurse Specialist
Infusion Center Director
Eleanor N. Dana Cancer Center
University of Toledo Medical Center
Volunteer Faculty
Colleges of Medicine and Nursing
University of Toledo
Toledo, Ohio

Anis Toumeh, MD
Medical Oncologist
Central Care Cancer Center
Attending Physician
Southwest Medial Center
Liberal, Kansas

Chaitra Ujjani, MD
Assistant Professor
Division of Hematology-Oncology
Department of Medicine
Lombardi Comprehensive Cancer Center
Medstar Georgetown University Hospital
Washington, District of Columbia

Srdan Verstovsek, MD, PhD
Professor of Medicine
Director
Hanns A. Pielenz Clinical Research Cen-
    ter for Myeloproliferative Neoplasms
Department of Leukemia
The University of Texas MD Anderson
    Cancer Center
Houston, Texas

Jeffrey S. Weber, MD, PhD
Deputy Director
Laura and Isaac Perlmutter Cancer Center
Professor of Medicine
New York University Langone Medical
    Center
New York, New York

Wyndham H. Wilson, MD, PhD
Senior Investigator
Lymphoid Malignancies Branch
Head
Lymphoma Therapeutics Section
National Institutes of Health
National Cancer Institute
Bethesda, Maryland

Jessica Yarber, MD
Hematology and Oncology Fellow
Division of Hematology-Oncology
McGaw Medical Center of
    Northwestern University
Chicago, Illinois

前　　言

　　自本书上一版出版以来，癌症的系统治疗取得了很大进展。而自本书第 1 版于 1982 年出版起，还未见如此快速的发展，这给第 9 版带来了很多改变。免疫治疗的变革、肿瘤基因组学和靶向治疗的进展，都需要在第 9 版的总论和各论中呈现。经过近 25 年对肿瘤病因学和生物学行为的探索，人们已研发出大批抗肿瘤新药。这些新药改变了肿瘤治疗学面貌，并迅速融入许多肿瘤的综合治疗策略中。由于这些新种类药物的重要性，新增了一章，名为"分子靶向治疗的生物学基础"。在这一章中，为帮助读者了解该类药物的基础知识和原理，概述了这些药物的生物学基础和相关信号通路。正是基于肿瘤学治疗在这些领域的进展，第 9 版将本书由《癌症化疗手册》更名为《斯基尔癌症治疗手册》。

　　近 30 多年来，本书被认为是癌症治疗领域非常实用的治疗手册之一，也是这一领域销量很高的书籍，并被翻译成多种语言，内科医生、护士、健康专家等用其为癌症患者提供治疗。对本书贡献最大的是 Roland T. Skeel 博士。50 多年来，Skeel 博士是技术最精湛、最优秀的医生之一，最重要的是，他也很具有同情心。Skeel 博士是一位真正的教授和一位极好的教育者。这本书就是他传播肿瘤学知识和治疗艺术的例子。为了认可他的贡献，我们决定从第 9 版开始，将本书更名为《斯基尔癌症治疗手册》。

　　同过去的版本一样，为保证信息的及时更新，书中增加了一些新的作者。新版增添了近 5 年用于临床的新药及其适应证、用药剂量、用法、注意事项和不良反应，并增添了一些老药的新数据。为了方便获取这些有用的信息，书末附有药物列表（按英文字母顺序排列）。而且，针对每一章节的每一特定癌种也修改了相关内容，体现出目前最佳的治疗策略和未来发展方向。

通过全身药物治疗付出最小毒性反应的代价而治愈癌症是许多患者长期以来的愿望，这也是癌症患者及其家庭的强烈期望。在基本的癌症治疗中，医生每天都要面对焦虑的癌症患者。尽管治愈对某些肿瘤是可能的，尤其是对于只存在微小转移的肿瘤；但对大多数进展期肿瘤，如淋巴瘤，化疗也仅能达到姑息性的疗效。当治愈和减灭肿瘤的目的不能达到时，具有同情心的支持治疗就成为肿瘤治疗团队必要和正确的目标。本书对支持治疗的相关章节也进行了内容更新，强调这些问题的重要性及其相关的基本药物治疗。

本书一直以来是实用的"口袋书"，为肿瘤科医生、非肿瘤内科医生、护士、药师、家庭护理人员、医药学学生提供了广泛的信息，其对于患者及其家属也是同样实用的，为癌症患者安全的药物治疗提供了当前最合理和最专业的信息。

医学技术的进展总是比患者、医生和科学家所期待的要慢。当今的研究将专家的意见、基础科学的发现、系统性的探索结合起来，通过临床学者开展的临床研究和转化性医学研究为癌症控制事业未来数十年的蓬勃发展描绘了可实现的蓝图。

Samir N. Khleif, MD

Olivier Rixe, MD

张莉红　于世英　译

目　　录

第三篇　对症支持治疗

第四篇　化疗与靶向治疗药物应用

合理化疗与分子靶向治疗的
基本原理及需考虑的问题

第1章 癌症化疗生物学及药理学基础

Roland T. Skeel

一、化疗抗癌作用机制

化疗药物（包括传统的化学药物和靶向药物）治疗癌症的目的是阻止癌细胞的增殖、浸润、转移，直至最终杀灭癌组织。目前所使用的绝大多数化疗药物主要是利用药物抑制细胞增殖和肿瘤生长的效应发挥其抗癌作用。细胞增殖是许多正常细胞和肿瘤细胞的特点，因此绝大部分化疗药物对正常细胞也有毒性，特别是对那些新陈代谢旺盛、增殖速率快的细胞，如骨髓细胞和黏膜细胞。所以，选择有效药物的目标就是选择那些能够明显抑制或控制肿瘤细胞生长，而且对宿主毒性最小的药物。在那些最有效的化疗方案中，药物不仅能抑制肿瘤细胞，而且可以完全清除肿瘤细胞，同时能够最大程度地保护骨髓和其他靶器官，力求患者能恢复至正常状态，或至少能恢复到令人满意的生活状态，提高生活质量。

对肿瘤细胞增殖和生长的抑制可以发生在以下癌细胞及其微环境的不同水平。

（1）生物大分子的合成和功能。

（2）胞质结构和信号转导。

（3）细胞膜和相关膜表面受体的合成、表达及功能。

（4）癌细胞的生长环境。

（一）经典化疗药物

除那些免疫制剂和其他生物反应调节剂（BRM）之外，目前所使用的绝大多数化疗药物及分子靶向药物的主要作用是影响大分子合成及功能[1]。也就是说，这些药物能够干扰 DNA、RNA 或蛋白质的合成及效应分子的正常功能。当肿瘤细胞的大分子合成和功能受到显著影响时，部分肿瘤细胞就会死亡。

有些细胞的死亡由化疗药物的直接效应所致。而某些情况下，化疗药物可以诱导细胞分化、老化或凋亡（即细胞程序性死亡）。

当细胞暴露于化疗药物时，细胞可能死亡，也可能继续存活。通常一个细胞在发生导致最终死亡的致死性事件之前还要经历几次分裂。由于一次治疗仅能杀灭部分细胞，因此必须通过重复给药才能持续减少细胞数量（图 1.1）。理想状态下，每一次重复给药都会有相同比例（不是绝对数量）的细胞被杀灭。如图 1.1 所示，每一次治疗都会有 99.9%（3 的对数）的癌细胞被杀死。在治疗间歇期，癌细胞又增殖 10 倍（1 的对数）。因此，每一次治疗，癌细胞净减 2 的对数。如果基础肿瘤数的负荷为 10^{10}（约为 10g 或 10cm^3 的白血病细胞），5 次治疗才能使肿瘤细胞数减少到 10^0 或 1 个细胞。这种模型只是基于以下假设，但是在临床实际情况中并非完全如此[2,3]。

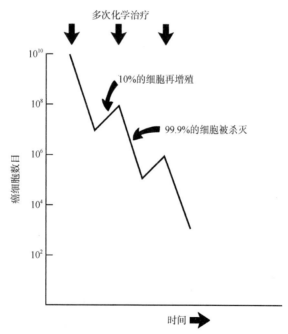

图 1.1　化疗对癌细胞数目的影响。在理想模型中，每次化疗杀灭一定比例的癌细胞。在化疗间期，细胞发生再增殖。当化疗有效时，癌细胞被杀灭的数量大于细胞再生的数量

（1）肿瘤内所有细胞对药物的敏感性相同。

（2）药物进入肿瘤的难易程度和细胞的敏感性不受细胞在宿主体内的部位和局部因素的影响，如血供和周围的纤维化。

（3）治疗过程中细胞对药物的敏感性不变。

许多肿瘤在最初治疗时，对化疗药物敏感，但是却不能治愈，这可能在一定程度上反映以上假设并不正确。

（二）生物反应调节剂和分子靶向治疗

单个细胞内和细胞群体之间存在着错综复杂的相互作用机制，可以促进或抑制细胞生长。当细胞为恶性时，这些机制往往促进侵袭和转移，导致细胞分化，促使细胞的（相对）永生化或启动细胞内不可避免的死亡途径（凋亡）。这些活动大多由正常基因（在肿瘤细胞中为突变的促癌基因）、抑癌基因和它们的产物所调控。这些产物包括许多调控细胞生命活动的生长因子。其中有些细胞因子已经通过生物合成的方法获得并用于提高正常细胞的产量（如依泊亭-α和非格司亭）及抗癌治疗（如干扰素）。

随着在分子水平对正常或肿瘤细胞生物调控认识的逐渐加深，过去认为对传统化疗抵抗的肿瘤（如肾癌和黑色素瘤）的治疗局面得到显著改善，也协助我们去了解患者疗效的个体差异性（如弥漫性大B细胞淋巴瘤）。肿瘤生物学的新发现让我们对细胞凋亡、细胞周期调控、血管生成、转移、细胞信号转导、细胞表面受体、分化和生长因子的调节等机制有了新的认识。一些新药也已进入临床试验阶段，它们主要用于阻断生长因子受体、抑制癌基因活性、阻断细胞周期、恢复凋亡、抑制阻断免疫识别和控制、抑制肿瘤血管生成、使失活的抑癌基因恢复功能，以及选择性杀灭带有异常基因的肿瘤细胞。过去10年间，对上述环节的深入研究已经为我们提供了更为有力和更有选择性的肿瘤治疗方法与策略，使得肿瘤的治疗变得更为有效[4]。有关这类抗肿瘤药物相关基本原理的讨论详见第2章。

二、肿瘤细胞动力学和化疗[5]

与其他体细胞不同，肿瘤细胞的特点表现在癌细胞对正常调控因子完全或部分地丧失反应。肿瘤细胞的失控性生长曾经使人们认为肿瘤细胞的生长或增殖速率要远远快于正常细胞，并且认为这是肿瘤细胞对化疗敏感的原因。现在我们知道绝大部分肿瘤细胞的生长速度比生长活跃的正常细胞慢（如骨髓细胞）。因此，尽管很多肿瘤的生长速度快于周围的正常组织，但仅凭生长速率这一点并不足以解释肿瘤细胞对化疗具有的较高敏感性。

（一）肿瘤的生长

肿瘤生长依赖的相关因素如下[6]所示。

1. 细胞周期时间 即细胞分裂结束到下一次分裂结束所经历的平均时间。细胞周期时间决定肿瘤生长最大速率，但是可能并不决定肿瘤对药物的敏感性。S 期（DNA 合成期）的相对时间可能与某些药物（S 期特异性药物）的化疗敏感性有关。

2. 生长比例 即进行细胞分裂的细胞数比例，包括对主要作用于分裂期细胞药物敏感的部分细胞。如果生长比例接近 1，同时细胞死亡率较低，则肿瘤倍增时间接近细胞周期时间。

3. 肿瘤细胞的数目（从开始测定肿瘤生长时计数，可以是任意时间） 在临床上很重要，因为它是衡量肿瘤期别的一个指标，常与正常器官的功能受损有关。当细胞总数增加时，对药物抗拒的细胞数也会增加，肿瘤治愈的可能性随之降低。此外，肿瘤体积较大时，肿瘤血供和氧合状况差，从而影响药物进入肿瘤细胞，导致肿瘤细胞对化疗和放疗的敏感性降低。

4. 肿瘤细胞的内在死亡率 尽管很难测量，但其可能是导致许多实体瘤生长速率降低的主要原因。

（二）细胞周期

肿瘤细胞的细胞周期[7]在本质上与正常细胞相同（图 1.2）。每一个细胞都是从有丝分裂后的一段时间（G_1 期）开始生长的。在此时期内合成 DNA 所必需的酶类、蛋白质和 RNA；在 G_1 期之后就是 DNA 合成期（S 期），启动某细胞周期所必需的 DNA 在该期内合成；当 DNA 合成完成之后，细胞进入有丝分裂前期（G_2 期），在此期进一步合成蛋白质和 RNA；G_2 期之后紧接着进入有丝分裂期（M 期），在有丝分裂期末，细胞发生真正的形态分离，形成两个子代细胞，每个细胞又重新进入

G_1 期。G_1 期细胞与 G_0 期（即静止期）细胞保持动态平衡。在大分子合成方面，G_0 期细胞不如 G_1 期细胞活跃，因此对很多化疗药物不敏感，特别是一些影响大分子合成的药物。

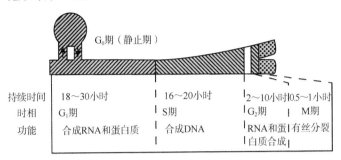

图 1.2　人类组织的细胞周期时间范围很广（16～260 小时），正常组织与肿瘤组织的细胞周期差异显著。正常骨髓及胃肠上皮组织的细胞周期时间为 24～48 小时。图中标示出了细胞周期每一时相的持续时间和每一时相中的合成活性或动力学活性

（三）细胞周期时相和细胞周期特异性

对于绝大部分化疗药物，可根据它们是否作用于细胞周期进行分类。作用于细胞周期的药物既可以是时相特异性药物，即对某一时相的细胞作用更强；也可以是非特异性的，即作用于所有进入细胞周期的细胞（如非 G_0 期细胞）。尽管许多药物不能绝对地归为某一类，但这种分类方法有助于我们理解药物的作用。

1. 时相特异性药物　对处于细胞周期某一特定时相的细胞作用最强的药物称为细胞周期时相特异性药物。表 1.1 列举了部分这类药物。

表 1.1　细胞周期时相特异性化疗药物

最敏感时相	分类	分型	代表药物
G_1 期	天然产物	酶类	门冬酰胺酶
	激素	氢化可的松	泼尼松
G_1/S 交界期	抗代谢类	嘌呤类类似物	克拉屈滨
DNA 合成期	抗代谢类	嘧啶类衍生物	阿糖胞苷、氟尿嘧啶、吉西他滨

最敏感时相	分类	分型	代表药物
	抗代谢类	叶酸类似物	甲氨蝶呤
	抗代谢类	嘌呤类似物	硫鸟嘌呤、氟达拉滨
	天然类	拓扑异构酶Ⅰ抑制剂	拓扑替康
	杂类	替代尿素	羟基脲
G₂期	天然产物	抗生素类	博来霉素
	天然产物	拓扑异构酶Ⅱ抑制剂	依托泊苷
	天然产物	微管聚合稳定剂	紫杉醇
M期	天然产物	有丝分裂抑制剂	长春碱、长春新碱、长春地辛、长春瑞滨
	天然产物埃博霉素B的类似物	能与β-微管蛋白结合的有丝分裂抑制剂	伊沙匹隆

（1）时相特异性药物的适应证：时相特异性药物在肿瘤化疗中起着很重要的作用。

1）单次用药杀灭细胞的能力有限：对作用于特定周期时相的化疗药而言，单次（或极短时间内）给药仅能杀灭有限数目的细胞，因为仅有处于敏感时相的细胞才能被杀死。增加剂量并不能杀灭更多的细胞。

2）延长给药时间可以增加细胞杀伤效应：要杀死更多的细胞，则需延长给药时间或多次重复给药，使更多的细胞进入细胞周期的敏感时相。理论上，只要在所有靶细胞经历一个完整细胞周期的过程中，血液中甚至是细胞内能维持足够高的药物浓度，所有的细胞都能被杀灭。该理论假设药物不会阻止细胞从一个时相（非敏感）进入另一个时相（敏感）。

3）募集作用：如果使处于对化疗药敏感时相的细胞比例增加（募集），细胞周期时相特异性药物则可以杀死更多的细胞。

（2）阿糖胞苷（Ara-C）是细胞周期时相特异性药物的典型代表。阿糖胞苷是一种 DNA 合成抑制剂，因此仅作用于 S

期（标准剂量时）。当日剂量为 $100\sim200mg/m^2$ 时（非"大剂量阿糖"），阿糖胞苷在体内很快脱氨，变成无活性复合物 Ara-U。快速注射所能维持的有效药物浓度时间很短。因此，单次使用阿糖胞苷对正常的造血系统没有毒性，通常对治疗白血病也无效。如果每天快速注射阿糖胞苷，部分白血病患者可获得较好疗效，但不如每 12 小时注射一次的效果好。其原因为人类急性非淋巴性白血病细胞的 S 期持续 $18\sim20$ 小时。如果每 24 小时给药一次，部分在第一次给药时尚未进入 S 期的细胞对药物不敏感，因此在下一次给药之前，这些细胞可顺利通过 S 期，逃避药物的毒性效应。然而如果每 12 小时给药一次，细胞周期中的所有细胞都不能逃避阿糖胞苷的作用，因为在用药的间隔时间，没有细胞可以通过完整的 S 期[8]。

理论上，如果没有细胞处于延长的 G_1 期或 G_0 期，即所有细胞都处于活化的细胞周期中时，在相当于一个完整细胞周期的时间内持续或按计划给药便可以杀灭所有细胞。对急性白血病患者进行的试验表明，如果用 ^{3}H-TdR（氚化胸腺嘧啶）来标记进入 DNA 合成期的细胞，通过 S 期的白血病细胞达到峰值需要 $7\sim10$ 天。这就是说，在不考虑阿糖胞苷或其他药物的因素时，想要阿糖胞苷达到最佳治疗效果，必须持续重复给药 $7\sim10$ 天。临床上，对于新确诊的急性非淋巴性白血病患者，阿糖胞苷每 12 小时给药一次，持续 5 天或更长时间时治疗效果似乎最好。然而即便延长用药时间，仍会有一小部分细胞不会通过 S 期。

2. 细胞周期特异性药物 只要细胞处于活化的细胞周期内，药物就能起作用，而不依赖于细胞是否处于某一特定的时相，这类药物称为细胞周期特异性（或时相非特异性）药物。这类药物包括绝大部分烷化剂、抗肿瘤抗生素及一些杂类药物，如表 1.2 所示。这类药物中有些并不完全是时相非特异性的，只是对不同时相细胞作用的差异性不如时相特异性药物那么明显。还有许多药物对未进入细胞周期的细胞也表现出一定的活性，但其作用不如对快速分裂细胞明显。

3. 细胞周期非特异性药物 第三类药物的特点是无论肿瘤细胞是否处于细胞周期（或静息状态）都能起作用，这些药物的作用类似于光子放疗。也就是说，无论肿瘤细胞是否处于细胞周期中，上述两种治疗方法均有效。这类药物称为细胞周期非特异性药物，包括氮芥、亚硝基脲等，如表 1.2 所示。

表 1.2　举例说明细胞周期特异性和细胞周期非特异性化疗药物

分类	分型	代表药物
细胞周期特异性		
烷化剂	氮芥类	苯丙酸氮芥、环磷酰胺-美法仑
	磺酸盐类烷化剂	白消安
	三氮烯	达卡巴嗪
	金属盐	顺铂、卡铂
天然产物	抗生素类	放线菌素 D、柔红霉素、多柔比星、去甲氧基柔红霉素（idarubicin）
细胞周期非特异性		
烷化剂	氮芥类	氮芥（二氯甲基二乙胺）
	亚硝基脲类	卡莫司汀、洛莫司汀

（四）肿瘤细胞动力学的改变及其在治疗中的应用

在肿瘤从很少的细胞数目生长到致命性肿瘤负荷的过程中，肿瘤的生长速率会发生改变，从而也会影响化疗的策略。这些变化是通过观察肿瘤动物模型和组织培养肿瘤细胞的特征而发现的。通过这些模型系统还可以对细胞进行精确的计数，计算生长速率（不能把肿瘤细胞注入或移植到人体并让它们生长，因此对于人体完整肿瘤生长速率的研究主要限于观察肉眼可见肿瘤的生长情况）。

1. 肿瘤的生长阶段　肿瘤细胞接种于培养瓶或实验动物模型后，细胞的生长有一个滞后期，这时几乎没有细胞生长。据推测，细胞在这一时期适应新的环境并为进入细胞周期做准备。滞后期之后即为一个快速生长期，称为对数生长期。此时细胞数目以 2 的指数方式递增。在生长比例接近 100%且死亡率很低的细胞群体中，其倍增时间接近于细胞周期时间。当细胞数量或肿瘤大小肉眼可见时，肿瘤细胞的倍增时间变长，生长放缓而进入平台期。绝大部分临床可测量的人类肿瘤可能都处于平台期，这可以部分解释为什么很多人类肿瘤的倍增时间较长（30～300 天）。因为并不清楚大部分人类肿瘤在某一阶段的生长曲线斜率的变化情况，所以通过测量两个时间点的肿瘤大小来推测肿瘤发生时间是不正确的。平台期肿瘤倍增时间延长源于生长比例降低、细胞周期时间改变及内在死亡率增加（主要为细胞凋亡，这是自然发生或由化疗药物引起的一种程序性、高度精密的细胞死亡方式）。除此之外，也可能是由上述多种因素共同作用所致。引起这些变化的因素包括营养缺乏、生长促进因子减少、抑制性代谢产物或生长抑制因子增加，以及其他细胞之间的相互抑制作用。在完整的宿主体内，新生血管形成是这些因素的关键决定因素。

2. 生长率与化疗的有效性　当细胞处于对数生长期时，化疗药物的作用效果最佳。同预期一样，这种结果对抗代谢类药物（大多为 S 期特异性）尤为正确。因此，当人类肿瘤增长到肉眼可见时，由于只有部分细胞处于分裂旺盛期，很多化疗药物的疗效降低。理论上，如果能够通过诸如手术和放疗等其他手段尽可能减少肿瘤负荷，将有助于提高化疗的有效性，因为残余的肿瘤细胞将有较大的比例处于对数生长期，从而对化疗更敏感。在治疗乳腺癌、大肠癌、肾母细胞瘤、卵巢癌、小细胞间变细胞肺癌、非小细胞肺癌、头颈部肿瘤和骨肉瘤时，手术加化疗或放疗加化疗所取得的不同程度的成功也证明了这一假说的正确性。

三、联 合 化 疗

联合化疗在客观有效率和延长生存方面的疗效优于序贯使用相同药物的疗效。联合化疗疗效优于单药化疗的原因有许多[9]，具体如下。

（一）联合化疗的理论依据

1. 防止耐药克隆的形成　如果 10^5 个细胞中有 1 个细胞对 A 药耐药，1 个细胞对 B 药耐药，那么在治疗肉眼可见的肿瘤时（通常大于 10^9 个细胞），用其中的一种药物治疗可形成几个耐药细胞株的克隆。假设用 A 药治疗后，一个耐药细胞株克隆生长到肉眼可见的大小时（假使对 B 药有相同的突变频率），也会出现对 B 药耐药的克隆。然而，如果在治疗一开始就同时使用两种药物或使用两种药物的时间间隔很短，那么，形成对两种药物都耐药的抗性克隆的可能性为 $1/10^{10}$（除交叉耐药外）。因此，联合化疗对防止耐药克隆的形成有一定好处。预先存在的耐药细胞株克隆是指在没有用药的情况下，由自发性突变而产生的。理论上，联合使用多种作用机制不同或无交叉耐药的药物进行化疗时（以及进行手术或放疗以清除肉眼可见的肿瘤），可以将耐药细胞株克隆形成的机会降到最低，同时增加肿瘤缓解和治愈的可能性。

2. 对静止期和分裂期细胞的细胞毒作用　联合一种细胞周期特异性（时相非特异性）药物或细胞周期非特异性药物和一种时相特异性药物除了能够杀灭分裂较慢的细胞外，也能清除分裂较快的细胞。使用细胞周期非特异性药物也有助于使更多的细胞进入分裂活跃状态，从而使它们对细胞周期特异性药物更加敏感。

3. 生化增效作用

（1）联合化疗时，选择作用于不同生化途径或同一途径的不同步骤的有效化疗药物，可以起到互相增效作用。一些新药通过阻断信号转导途径中的多个分子靶点，能够比其中单一药物更有效地干扰肿瘤细胞的增殖。这一原则同样适用于靶向治疗和传统化疗药物，在某种情况下也许毒性会有所增加。

（2）一种活性药物和另一种无活性的药物联合应用可以通过几种机制提高潜在疗效，但临床应用有限。

1）提高药物或其活性代谢物在细胞内的浓度：通过增加药物内流或减少外排达到提高细胞内有效药物浓度的目的。例如，将钙通道阻滞剂与受多药耐药（MDR）影响的药物合用（MDR 是由多药耐药基因 P 糖蛋白过表达所致）。

2）减少药物的代谢失活：如利用四氢尿苷抑制胞苷脱氨酶，减少阿糖胞苷的失活。

3）协同抑制一种酶或反应：如叶酸可提高氟尿嘧啶对胸苷合成酶的抑制效果。

4）通过抑制竞争性代谢物而增加药物的疗效：如磷羧基乙酰天冬氨酸（PALA）可通过抑制嘧啶的从头合成途径而增加 5-FUTP（5-氟尿苷三磷酸）掺入 RNA 的效率。

4. 改善药物的分布（屏障通透性）　利用某一特殊类型药物的可溶性或对特定组织的亲和性，联合用药可使药物达到不易到达的地方。

5. 减轻药物对宿主的毒性　联合化疗可用一种药物减轻另一种药物对宿主的毒性作用。例如，在大剂量甲氨蝶呤治疗时给予叶酸解救或谷卡匹酶（羧肽酶 G2）治疗。

（二）药物的选择原则

选择合适的药物进行联合化疗时，应遵循如下原则。

（1）选择单药应用有效的药物。除非有明确的、特异性生物化学和药理学理由（如大剂量的甲氨蝶呤应用之后用叶酸进行解毒或氟尿嘧啶合用叶酸化疗），否则不应采用一种药物有活性而另一种药物无活性的联合化疗。需注意的是，该原则不适用于生物反应调节剂和分子靶向药物与化疗药物的合用。因为生物反应调节剂和分子靶向药物与化疗药物的协同作用并不依赖于它们各自的细胞毒性。

（2）如有可能，尽量选择剂量限制性毒性在性质和发生时间上不同的药物。然而经常要使用两种或多种具有骨髓毒性的药物。因此，选择每一种药物的安全剂量尤为重要。合用两种药物时，起始剂量可给予每种药物单独用药剂量的 2/3。无论什么时候，若要合用一种新药，必须仔细评价预期的和预料之外的毒性。一些非预期的毒性，如联合使用曲妥珠单抗和多柔比星增加心脏毒性，应排除这种联合用药方法。

（3）选择有生物化学和药理学理论依据的联合用药方案。这种理论依据已在动物肿瘤和人类肿瘤的动物模型中得到了很好的验证。按此依据选择联合用药的效果优于单一用药的效果。

（4）对于现有比较理想的双药化疗方案，若想通过加用第三种、第四种和第五种药物以提高其疗效时应谨慎。尽管这种方法可能有效，但可能出现以下两种不利结果。

1）出现不能耐受的毒性反应，导致病死率增加。

2）抗癌效果未增加甚至降低。尽管联合用药在理论上有优点，但由于很多有效药物的剂量需要降低到其抗癌效应所需水平之下，可能导致抗癌效果降低或不变。因此，在合用一种新药的时候，必须仔细考虑，严格遵循联合化疗的原则，进行临床对照试验以比较这一新方案与标准方案的有效性。

（三）联合化疗的临床疗效

联合化疗对人类大多数肿瘤的疗效优于单药化疗。联合化疗在提高患者的生存率方面较单药序贯化疗具有明显优势，特别是针对急性淋巴性和急性非淋巴性白血病、霍奇金淋巴瘤、进展型非霍奇金淋巴瘤（中度和高度恶性）、乳腺癌、间变性小细胞肺癌、大肠癌、卵巢癌和精原细胞瘤等时尤为明显。然而对于非小细胞肺癌、预后较好的非霍奇金淋巴瘤、头颈部肿瘤、胰腺癌、黑色素瘤和直结肠癌等恶性肿瘤，尽管有文献报道联合化疗在某些方面优于单药化疗，但事实上，联合化疗的优势不太明显。因此在制订治疗决策前，充分评估肿瘤的类型、分期、既往治疗情况和患者状态显得尤为重要。

四、抗肿瘤药物的耐药现象

抗肿瘤药物的耐药性是指该药物对某一特定药物、某一特定肿瘤和某一特定宿主所表现的综合特征。此时，使用该药物无法有效地控制肿瘤，当然也不会产生更多的毒性反应。一个肿瘤对一种药物产生耐药性是肿瘤和药物相互选择的过程。肿瘤内科医生和药理学家所面临的问题不只是寻找细胞毒性药物，还要寻找在保存宿主重要细胞及其功能的情况下能够选择性杀灭肿瘤细胞的药物。如果没有耐药现象的存在或缺乏有选择性的药物，肿瘤的化学治疗很可能就如同抗细菌化学治疗一样有效（常可以完全清除感染）。用于人类的绝大多数抗癌化疗尚未达到这种理想的状态。肿瘤耐药包括如何克服化疗耐药甚至揭秘耐药机制，这仍然是化学治疗学家、药物学家和细胞生物学家关注的主要问题。这种还原论主义的描述掩盖了以下事实：所有这些因素都是肿瘤细胞在进化过程中复杂的遗传学特征和癌细胞改变的结果。

抗肿瘤药物的耐药现象既可以是自然发生的，也可以是获得性的。自然发生的耐药性是指肿瘤一开始就对某种药物缺乏反应；获得性耐药是指在成功治疗之后出现的耐药。化疗耐药包括三种基本类型：细胞动力学所致的耐药、生化原因所致的耐药和药理学原因所致的耐药。

（一）细胞动力学和耐药性

基于细胞动力学的耐药现象与周期和时相特异性、生长比例及给药时机等因素相关。许多人类肿瘤都有一个特殊问题：它们处于生长曲线的平台期，生长比例较小，这样，很多细胞对抗代谢类药物不敏感，对其他许多化疗药物的反应性也较差。克服细胞动力学所致耐药的方法主要有以下几种。

（1）通过手术或放疗减少肿瘤负荷。

（2）采用包括作用于静止期细胞（很多细胞处于 G_0 期）药物的联合化疗。

（3）合理安排给药时间，防止处于某些时相的细胞逃避药物的杀灭作用或者使细胞同步化来增加细胞的杀灭。

（二）产生耐药性的生物化学因素

生物化学因素引起耐药性，包括肿瘤组织不能将药物转化为具有活性作用的药物、肿瘤使药物失活、肿瘤所在部位存在的某些底物有助于规避药物作用等。我们对细胞耐药的机制仍然处于一知半解的状态，这可能与药物的摄取减少、药物外排增加、细胞内靶水平和结构的改变、药物在胞内激活减少而失活增多及 DNA 损伤的修复增加等因素有关。在前 B 细胞白血病细胞系中发现 bcl-2 过表达或其同源基因 bax 低表达可使细胞对几种化疗药物耐受。因为 bcl-2 抑制凋亡，所以有人认为 bcl-2 过表达可抑制化疗诱导的凋亡反应。对 *p53* 基因突变、*HER2* 过表达，以及其他一些癌基因、抑癌基因与细胞对放疗、化疗、激素及一些生物药物抵抗之间相互关系的进一步研究将有助于加深我们对耐药机制的理解，从而提供更新更好的治疗策略。

多药耐药[10]又称多向性耐药，指肿瘤不仅对相同类型的药物耐药，而且对其他无关的一些药物有交叉耐药。通常，多药耐药是由能量依赖的药物外排机制增加所致的胞内药物浓度降低引起的。对于这种类型的多药耐药，常可观察到一种称为 P 糖蛋白的膜转运蛋白过度表达[11]。其他多药耐药蛋白还包括在人类肺癌细胞系中发现的多药耐药相关蛋白（MRP）和肺癌耐药相关蛋白（LRP）。这些蛋白质在不同类型的肿瘤中似乎有不同的表达。那些能够有效逆转 P 糖蛋白（P 指多效性或渗透性）的药物不能逆转后面两种相关蛋白。联合化疗可通过药物之间的生化作用或影响药物的跨膜转运增加细胞内活性药物的浓度来克服生化原因所致的耐药。钙通道阻滞剂、抗心律失常药、环孢素的类似物（如 PSC-833，一种环孢素 D 的无免疫抑制性衍生物）和已发现的其他一些在体外可调节多药耐药的药物，有些在临床上已获得较好的疗效。

在化疗的时候，如果用一种药物对正常组织进行解毒治疗，则可以增加另一种药物的用药剂量，这样可以克服由活性代谢物的低生成或高失活引起的耐药。另一种克服耐药的方法是在行骨髓致死剂量的化疗之后进行外周血或骨髓干细胞输注。这种实验性技术在治疗淋巴瘤、慢性粒细胞性白血病、乳腺癌及其他一些肿瘤方面已表现出一定的前景。一种更为广泛应用的技术可能是综合使用大剂量化疗和粒细胞集落刺激因子（G-CSF）、粒细胞-巨噬细胞集落刺激因子（GM-CSF）。这些及其他一些骨髓保护因子和骨髓刺激因子在临床上的应用越来越多，可能对提高某些肿瘤的化疗效果有所帮助。有关大剂量化疗的内容将在第 5 章中详细讨论。

（三）产生耐药性的药理学原因

基于体表面积计算的药物剂量用于传统地衡量药物分布，以及不同身高和体重的个体所带来的肾小球滤过率的差异。这并没有考虑到如下因素：药物吸收、分布、代谢、排泄，给药途径，机体组成，药物基因组学（和癌细胞有关），遗传药理学（和宿主遗传背景不同有关，包括基因多态性）。肿瘤血供不足、药物吸收不良或不稳定、排泄或分解代谢增加及药物的相互作用，这些都可以导致血药浓度偏低，从而引起肿瘤对化疗的明显耐受。从严格意义上说，这种情况并不是已经产生了真正的耐药性，而是由不能获得满意的血药浓度所致。患者所能耐受的最高剂量的个体差异性要求我们对用药剂量进行调整，也就是说，当化疗的毒性反应很小或不存在时，可以增加剂量；相反，当毒性反应很重时，则需要减小剂量。对于量-效曲线较为陡峭的药物或药物代谢发生遗传学改变的患者，这种剂量调整显得尤为重要（如伊立替康）。根据所预测的药理学行为来选择某些药物的合适剂量不仅可避免出现严重的毒性反应，而且还可获得理想的治疗效果。根据每个患者的肌酐清除率预测药物的浓度-时间曲线下面积（AUC）已成功用于选择卡铂的最佳剂量。

真正的药理学所致的耐药是由药物不能很好地转运到身体的某些组织或肿瘤细胞而引起的。例如，中枢神经系统（CNS）是很多药物不能很好到达的部位。能够较好到达中枢神经系统的药物必须具有高脂溶性和低分子量等特点。对于中枢神经系统原发或转移性肿瘤，应选择那些在脑组织能够达到有效药物浓度及对所要治疗的肿瘤有效的药物。

（四）非选择性和耐药性

非选择性并不是产生耐药性的机制，人们对大多数肿瘤及药物的耐药性及选择性的原因仅有部分认识。令人欣慰的是，在过去的 10 年，基于在一定程度上认识正常细胞与肿瘤细胞之间生物化学上的差异，人们已经在肿瘤化疗方面获得相当程度的成功。随着对肿瘤细胞认识的加深，我们完全有理由认为：再过 20 年，当我们回顾现在使用的化疗方案时，会认为现在使用的化疗方案只是一个开始，未来我们会找到更多针对肿瘤分子靶点的药物，从而有可能治愈现在无法治愈的人类肿瘤。

（张　鹏　译　张莉红　于世英　校）

参 考 文 献

1. Goetz MP. Clinical pharmacology. In: Loprinzi CL, ed. *ASCO-SEP: medical oncology self-evaluation program*. 4th ed. Alexandria: American Society of Clinical Oncology; 2015:61–70.
2. Goldie JH, Coldman AJ. A mathematical model for relating drug sensitivity of tumors to their spontaneous mutation rate. *Cancer Treat Rep*. 1979;63:1727–1733.
3. Goldie JH. Drug resistance. In: Perry MC, ed. *The chemotherapy source book*. Baltimore: Williams & Wilkins; 1992:54–66.
4. Adjei AA, Hidalgo M. Intracellular signal transduction pathway proteins as targets for cancer therapy. *J Clin Oncol*. 2005;23:5386–5403.
5. Schabel FM Jr. The use of tumor growth kinetics in planning "curative" chemotherapy of advanced solid tumors. *Cancer Res*. 1969;29:2384–2398.
6. Slingerland JM, Tannock IF. Cell proliferation and cell death. In: Tannock IF, Hill RP, eds. *The basic science of oncology*. New York: McGraw-Hill; 1998:134–165.
7. Baserga R. The cell cycle. *N Engl J Med*. 1981;304:453–459.
8. Clarkson B, Fried J, Strife A, et al. Studies of cellular proliferation in human leukemia. 3. Behavior of leukemic cells in three adults with acute leukemia given continuous infusions of 3H-thymidine for 8 or 10 days. *Cancer*. 1970;25:1237–1260.
9. Friedland ML. Combination chemotherapy. In: Perry MC, ed. *The chemotherapy source book*. Baltimore: Williams & Wilkins; 1996:63–78.
10. Baguley BC, Holdaway KM, Fray LM. Design of DNA intercalators to overcome topoisomerase II-mediated multi-drug resistance. *J Natl Cancer Inst*. 1990;82:398–402.
11. Endicott JA, Ling U. The biochemistry of P-glycoprotein-mediated multidrug resistance. *Annu Rev Biochem*. 1989;58:137–171.

第 2 章　分子靶向治疗的生物学基础

Osama E. Rahma, Paul R. Kunk, Samir N. Khleif

一、概　　述

分子靶向治疗（molecular targeted therapy，MTT）是癌症治疗的新手段，这归功于近 25 年来分子生物学在癌症病因学领域取得的突飞猛进的发展。许多分子靶向治疗药物已被美国食品药品监督管理局（FDA）批准用于临床，并在某些癌症治疗中取代了传统化疗。更多的药物正处于临床试验阶段。可以预想到，未来 10 年，分子靶向治疗将得到长足的发展，并有希望成为癌症主流治疗方法中不可或缺的一部分。

与本书通篇介绍的传统化疗药物截然不同，分子靶向治疗药物特异性地针对癌细胞中唯一的或异常表达的分子，因而能够保护正常组织。本章将着重讨论目前已经用于临床治疗的一些分子靶向药物，简单介绍这些药物的作用机制、信号通路靶点及临床应用。此外还将介绍部分目前处于临床试验阶段、即将用于临床治疗的分子靶向药物。

（一）分子靶向治疗的特点

理想的靶点分子应具备以下特点。

（1）该分子仅在肿瘤细胞中表达，因此治疗药物可以特异性地作用于肿瘤细胞，而非正常细胞。

（2）该分子对维持肿瘤细胞的恶性表型非常重要。一旦靶分子被有效地灭活，肿瘤细胞无法通过抑制靶分子功能或将其从细胞中排除来产生耐药性。

由于靶分子在某种程度上不能完全具备上述两点特征，再加上治疗药物本身具有一定的非特异性，因此在一定程度上决定了目前分子靶向药物的局限性。

（二）分子靶向治疗的分类

分子靶向治疗的分类多种多样，本章将根据药物的分子靶向策略进行分类。分子靶向治疗的策略主要为以下两种。

1. 功能定向治疗　目的是恢复正常细胞功能或消除肿瘤细胞中缺陷分子或通路的异常功能。主要通过以下方法来实现。

（1）重建正常分子。

（2）抑制缺陷分子的产生。

（3）针对缺陷分子及其功能或下游生物学效应，从而消除、变更或逆转其所获得的新功能。

将根据属于这一范畴的分子靶向治疗药物的作用机制进行分类，并将依据作用的已知信号通路进行进一步划分。

2. 表型定向治疗　这一方法是以肿瘤细胞的特异性表型作为靶点。对肿瘤细胞的杀灭并非通过靶向作用于某条特异的信号通路，而是依赖于非特异性的作用机制。将依照治疗类型对属于该范畴的分子靶向药物进行分类，同时会根据其信号通路或分子靶点的不同进行进一步划分。

表2.1对分子靶向治疗药物的分类及相应FDA批准的适应证做出总结。

表 2.1　分子靶向治疗药物的分类和 FDA 批准的适应证

药物名称	作用靶点	适用癌症类型	适用人群
阻断配体-受体的结合			
西妥昔单抗	EGFR1	KRAS 野生型转移性结直肠癌	伊立替康治疗失败或无法耐受伊立替康不良反应，一线治疗联合 FOLFIRI/伊立替康。若伊立替康/奥沙利铂为基础的化疗均失败，单药使用
		局部晚期或复发转移性头颈部鳞癌	一线治疗：与放疗联用 或 与铂类及5-FU 联用
			二线治疗：铂类治疗失败

续表

药物名称	作用靶点	适用癌症类型	适用人群
帕尼单抗	EGFR1	KRAS 野生型转移性结直肠癌	5-FU、奥沙利铂及伊立替康化疗失败后
曲妥珠单抗	HER2	HER2$^+$乳腺癌辅助治疗	与化疗联用（如蒽环类，环磷酰胺，紫杉醇）
		HER2$^+$转移性乳腺癌	一线治疗与紫杉醇联用；既往一种化疗失败后单药
		HER2$^+$转移性胃癌/胃食管结合部肿瘤	一线治疗与铂类和 5-FU/卡培他滨联用
帕妥珠单抗	HER2	HER2$^+$转移性乳腺癌	一线治疗与曲妥珠单抗和多西他赛联用
贝伐珠单抗	VEGF	晚期结直肠癌	一线/二线治疗：+FOLFOX/FOLFIRI
		局部晚期或复发转移性非鳞状 NSCLC	一线治疗：与紫杉醇及卡铂联用
		转移性肾癌	+IFN-α
		胶质母细胞瘤	放化疗后的二线治疗
		持续性、复发转移性宫颈癌	与紫杉醇+顺铂联用或与拓扑替康联用
		卵巢癌，输卵管癌，原发性腹膜癌	铂类治疗失败后与紫杉醇、多柔比星或拓扑替康联用
雷莫芦单抗	VEGFR2	晚期胃癌/胃食管结合部肿瘤	单药；含铂或 5-FU 的化疗失败后与紫杉醇联用
		转移性结直肠癌	5-FU、奥沙利铂和贝伐珠单抗为基础的方案治疗失败后
		局部晚期或转移性 NSCLC	含铂化疗失败后与多西他赛联用
阿西替尼	VEGFR，PDGFR，c-KIT	转移性肾癌	二线治疗

续表

药物名称	作用靶点	适用癌症类型	适用人群
阿柏西普	VEGFR	转移性结直肠癌	含奥沙利铂的化疗失败后与 FOLFIRI 联用
仑伐替尼	VEGFR1～3, PDGFR, c-KIT, RET, FGF	复发转移性甲状腺癌	放射性碘治疗失败后的二线治疗
酪氨酸激酶受体抑制剂			
厄罗替尼	EGFR	局部晚期或转移性 NSCLC（19 号外显子缺失突变或 21 号外显子 L858R 突变）	一线治疗：单药 二线治疗：含铂双药治疗进展后 维持治疗：一线含铂治疗后
		局部晚期或转移性胰腺癌	一线治疗：与吉西他滨联用
吉非替尼	EGFR	局部晚期或转移性 NSCLC	之前获益的患者
阿法替尼	EGFR	局部晚期或转移性 NSCLC（19 号外显子缺失突变或 21 号外显子 L858R 突变）	一线治疗：单药
舒尼替尼	VEGFR、PDGFR、c-KIT	晚期肾癌	一线治疗：单药
		GIST	二线治疗：甲磺酸伊马替尼失败后
		不可切除或转移性 PNET	一线治疗：单药
拉帕替尼	HER2	HER2$^+$转移性乳腺癌	二线治疗：曲妥珠单抗治疗失败后与卡培他滨联用
		ER$^+$/PR$^+$转移性乳腺癌	一线治疗：与来曲唑联用
帕唑帕尼	VEGFR、PDGFR、c-KIT	晚期肾癌	一线治疗：单药
		晚期软组织肉瘤	一线治疗：不宜化疗 二线治疗：化疗后失败

续表

药物名称	作用靶点	适用癌症类型	适用人群
凡德他尼	EGFR、VEGFR2、RET	不可切除或转移性甲状腺髓样癌	一线治疗：单药
卡博替尼	RET、MET、VEGFR1~3	转移性甲状腺髓样癌	治疗进展后
伊布替尼	BTK	MCL	既往治疗过的患者
		复发或难治性CLL	既往治疗过的患者
克唑替尼	ALK、c-MET、ROS1	ALK$^+$局部晚期或转移性NSCLC	一线治疗：单药
色瑞替尼	ALK	ALK$^+$局部晚期或转移性NSCLC	二线治疗：克唑替尼失败后
甲磺酸伊马替尼	BCR-ABL、PDGF、c-KIT	慢性、急变期或加速期Ph$^+$CML	一线治疗：单药 二线治疗：IFN-α失败后 儿科：干细胞移植后
		复发或难治性Ph$^+$ALL	一线治疗：儿童 二线治疗：成人
		PDGFR$^+$MDS	一线治疗
		D816V c-KIT 无突变或突变情况不明的ASM	一线治疗
		HES/CEL	一线治疗
		不可切除，复发性或转移性DFSP	一线治疗
		不可切除或转移性cKIT$^+$GIST，以及切除后	一线治疗
达沙替尼	BCR-ABL，c-KIT，PDGFR	Ph$^+$CML	慢性期患者的一线治疗；甲磺酸伊马替尼治疗失败后的慢性期、急变期、加速期患者
		Ph$^+$ALL	二线治疗
尼罗替尼	BCR-ABL	Ph$^+$CML	慢性期患者的一线治疗；甲磺酸伊马替尼治疗失败后的慢性期、急变期、加速期患者

续表

药物名称	作用靶点	适用癌症类型	适用人群
帕纳替尼	BCR-ABL	Ph$^+$CML	TKI 治疗失败后的慢性期、急变期、加速期患者
		Ph$^+$ALL	二线治疗
伯舒替尼	BCR-ABL	Ph$^+$CML	TKI 治疗失败后的慢性期、急变期、加速期患者
鲁索替尼	JAK2	中高危骨髓纤维化	一线治疗
		真红细胞增多症	羟基脲失败后的二线治疗
索拉非尼	Raf/MEK/ERK、VEGFR-2、PDGF	晚期肾癌	一线治疗
		不可切除肝癌	一线治疗
		复发或转移性、进展期分化型甲状腺癌	^{131}I 治疗失败后的二线治疗
曲美替尼	MEK1，2	BRAF V600E 或 BRAF V600K 突变的不可切除或转移性黑色素瘤	一线治疗：与达拉非尼联用 二线治疗：BRAF 抑制剂失败后的单药治疗
达拉非尼	MEK1，2	BRAF V600E 或 BRAF V600K 突变的不可切除或转移性黑色素瘤	一线治疗：单药或与曲美替尼联用
威罗非尼	MEK1	BRAF V600E 突变的不可切除或转移性黑色素瘤	一线治疗
瑞戈非尼	VEGFR1～3	KRAS 野生型结直肠癌	含 5-FU、奥沙利铂、伊立替康化疗后的四线治疗
		晚期 GIST	难治性或难以耐受甲磺酸伊马替尼不良反应的患者

续表

药物名称	作用靶点	适用癌症类型	适用人群
依维莫司	mTOR	晚期肾癌	舒尼替尼或索拉非尼失败后
		ER$^+$/PR$^+$转移性乳腺癌	来曲唑或阿那曲唑失败后与依西美坦联用
		局部晚期或转移性 PNET	一线治疗
		SEGA 合并 TS	不可切除患者的一线治疗
替西罗莫司	mTOR	晚期肾癌	高危患者一线治疗
艾代拉利司	PI3K	复发 CLL	+利妥昔单抗
		复发 FL	三线治疗
		复发 SLL	三线治疗
维莫德吉	Hedgehog	转移性基底细胞癌	一线治疗
奥拉帕尼	PARP	BRCA 突变的晚期卵巢癌	化疗后的四线治疗
帕比司他	HDAC	MM	联合硼替佐米、地塞米松治疗曾用于两种药物治疗后的 MM
伏立诺他	HDAC	CTCL	至少两种治疗无效后
罗米地辛	HDAC	CTCL	二线治疗
蛋白降解靶向治疗			
硼替佐米	26S 蛋白酶体	MM	与 MP 联用，一线治疗及后线治疗
		MCL	单药、一线治疗及后线治疗
卡非佐米	26S 蛋白酶体	MM	硼替佐米和一种免疫调节剂后的三线治疗
免疫调节靶向治疗			
来那度胺	非特异性免疫调节剂	MM	二线治疗：与地塞米松联用
		输血依赖型 MDS，5q 缺失	一线治疗
		MCL	三线治疗（既往两种治疗中包含硼替佐米）

续表

药物名称	作用靶点	适用癌症类型	适用人群
泊马度胺	非特异性免疫调节剂	MM	来那度胺和硼替佐米治疗后的三线治疗
表型定向靶向治疗			
利妥昔单抗	CD20	$CD20^+FL$	一线治疗：与 CVP 联用
			二线治疗：CVP 后
		$CD20^+DLBCL$	一线治疗：与 CHOP 或其他含蒽环类药物的化疗方案联用
			维持治疗：利妥昔单抗有效
		$CD20^+CLL$	一线治疗：与氟达拉滨和环磷酰胺联用
阿仑单抗	CD52	CLL	一线及后线治疗
奥法木单抗	CD20	CLL	一线治疗：与苯丁酸氮芥联用
			三线治疗：氟达拉滨和阿仑单抗治疗失败后
博纳吐单抗	CD19、CD3	Ph^-ALL	二线及后线治疗
吉妥珠单抗	$CD33^+$、卡奇霉素	$CD33^+AML$	≥60 岁首次复发后不适宜化疗
美坦新-曲妥珠单抗偶联物（TDM-1）	$HER2^+DM1$	$HER2^+$转移性乳腺癌	曲妥珠单抗和紫杉烷治疗失败后
本妥昔单抗	$CD30^+MMAE$	HL	ASCT 后复发
		ALCL	多药化疗失败后
替伊莫单抗	$CD20^{+\ 90}Y$	$CD20^+$、FL 或转化型 B 细胞 NHL	化疗和利妥昔单抗治疗后的复发或难治性患者

续表

药物名称	作用靶点	适用癌症类型	适用人群
托西莫单抗	CD20$^+$ ^{131}I	CD20$^+$低级别或低级别转化型NHL	化疗和利妥昔单抗治疗后的复发或难治性患者
地尼白介素	CD25$^+$白喉毒素	CD25$^+$CTCL	顽固性或复发性患者

注: ALCL, 间变性大细胞淋巴瘤; ALL, 急性淋巴细胞性白血病; ALK, 间变性淋巴瘤激酶; AML, 急性髓性白血病; ASCT, 自体干细胞移植; ASM, 侵袭性系统性肥大细胞增多症; BTK, 酪氨酸激酶; CHOP, 环磷酰胺、多柔比星、长春新碱、泼尼松; CLL, 慢性淋巴细胞性白血病; CML, 慢性髓性白血病; CTCL, 皮肤 T 细胞型淋巴瘤; CVP, 环磷酰胺、长春新碱、泼尼松; DFSP, 隆突性皮肤纤维肉瘤; DLBCL, 弥漫性大 B 细胞淋巴瘤; EGFR, 表皮生长因子受体; ER, 雌激素受体; FL, 滤泡性淋巴瘤; FOLFIRI, 亚叶酸、氟尿嘧啶、伊立替康; FOLFOX, 氟尿嘧啶、伊立替康、奥沙利铂; GEJ, 胃食管结合部位; GIST, 胃肠道间质瘤; HCC, 肝细胞癌; HDAC, 组蛋白去乙酰化酶; HES/CEL, 嗜酸性粒细胞增多症/慢性嗜酸性粒细胞白血病; HL, 霍奇金淋巴瘤; IFN-α, α 干扰素; MCL, 套细胞淋巴瘤; MDS, 骨髓增生异常综合征; MM, 多发性骨髓瘤; MMAE, 单甲基澳瑞他汀 E; MP, 美法仑和泼尼松; mTOR, 哺乳动物西罗莫司靶点; NHL, 非霍奇金淋巴瘤; NSCLC, 非小细胞肺癌; PARP, 多聚 ADP-核糖聚合酶; PDGFR, 血小板衍生生长因子受体; Ph$^+$, 费城染色体阳性; PNET, 胰腺神经内分泌肿瘤; PR, 孕酮受体; RCC, 肾细胞癌; SCCHN, 头颈部鳞癌; SEGA, 室管膜下巨细胞星形细胞瘤; SLL, 小淋巴细胞淋巴瘤; TKI, 酪氨酸激酶抑制剂; TS, 结节性硬化症; VEGF, 血管内皮生长因子; VEGFR, 血管内皮生长因子受体; WT, 野生型; XRT, 放疗; 5-FU, 氟尿嘧啶。

二、功能定向治疗

该范畴的药物主要是针对细胞内某条特异性信号通路 (如信号转导通路、血管形成、蛋白降解等) 而发挥作用。

(一) 细胞信号靶向治疗

信号转导通路在细胞中发挥着至关重要的作用, 它负责将胞外环境中的信息传递到胞核、确保细胞内重要的细胞进程 (如生存、增殖和分化) 得以顺利进行。这些信号源于细胞表面受体与各种分子 (配体) 之间的相互作用。这些分子包括激素、细胞因子及生长因子等。随后细胞表面受体通过分子网络将信号转导至胞核，从而启动转录得到新的分子，进而发挥相应的生物学效应。

在肿瘤细胞中，信号通路的异常通常是由其通路上的某一成分发生突变而造成的。这种突变通常会导致信号通路的功能失调，表现为增殖失控和凋亡抑制。因此以这些通路中的特定组成分子作为治疗靶点是开展分子靶向治疗的首要目标。这些组成分子主要包括以下几种。

（1）配体。

（2）配体的受体——绝大部分为激酶受体。

（3）信号通路中的级联反应蛋白主要为蛋白激酶。

信号转导通路靶向治疗的策略包括以下几种。

（1）阻断配体-受体结合：在信号转导的起始阶段进行干预，从而抑制信号的产生。该策略可以通过阻断外周循环配体或阻断配体与受体胞外端结合得以实现。

（2）抑制受体蛋白激酶：通过阻止受体胞内激酶结构域的磷酸化消除细胞信号通路中的蛋白级联反应。

（3）抑制胞内信号蛋白。

1. 阻断配体-受体结合　目前，通过使用针对配体或受体的特异性单克隆抗体可以阻断受体或配体-受体的相互作用。单克隆抗体是一类生物制剂，能特异性靶向结合可溶性蛋白或膜蛋白的胞外区结构域。它们可以通过多种潜在机制发挥抗肿瘤效应，包括阻断靶受体或配体，阻止其将信号传递至细胞核；激活抗体依赖的细胞毒作用；促进受体的内化作用，增加细胞毒药物进入胞内。在过去的 10 年中，通过部分嵌合或完全人源化等技术，单克隆抗体人源化技术得到了很大的提高。尽管将人抗体分子的 Fc 段取代鼠源性抗体分子 Fc 段后可以大大降低人抗鼠抗体（HAMA）反应的发生，但仍有可能发生人抗嵌合抗体（HACA）反应，而完全人源化的抗体则不会出现这样的情况。抗体人源化技术使得单抗隆抗体更加适用于临床抗肿瘤治疗，在需要重复给药的情况下更是如此。

2. 表皮生长因子受体（EGFR）家族　隶属于受体酪氨酸激酶超家族，至少包括以下几种受体：EGFR1、HER-2-neu（erbB2）、HER3（erbB3）和 HER4（erbB4）等。这些受体为糖蛋白，包括胞外配体结合结构域、跨膜区和具有酪氨酸激酶活性的胞内结构域。当配体与受体结合后，激活胞内区酪氨酸激酶，使受体磷酸化，从而激活下游信号转导通路，产生相应的生物效应，促进细胞活化和增殖，提高细胞生存率。目前已经研制出针对 EGFR1 和 HER-2-neu 的靶向药物。

3. EGFR1-靶向治疗 EGFR1 是 EGFR 家族中首先被发现、鉴定的蛋白，与表皮生长因子（EGF）及转化生长因子 α（TGF-α）结合后被激活。EGFR1 在很多肿瘤中过度表达，在结肠癌、肺癌和乳腺癌中表达率高达 50%～70%。目前许多针对 EGFR1 的抗体被 FDA 批准用于癌症患者的临床治疗。

（1）西妥昔单抗（cetuximab；商品名：爱必妥）：是一种人源化 IgG1 嵌合性单克隆抗体，能够与 EGFR1 胞外配体结合结构域相结合。西妥昔单抗同样能与 EGF 和 TGF-α 相结合，但亲和力相对低得多。研究表明，同西妥昔单抗单药治疗相比，西妥昔单抗与伊立替康联用能显著提高既往接受伊立替康化疗失败的转移性结直肠癌患者的缓解率和无进展生存期（PFS）。近期研究显示西妥昔单抗与 FOLFIRI 方案（亚叶酸钙、5-FU、伊立替康）或 FOLFOX 方案（亚叶酸钙、5-FU、奥沙利铂）联合用于 KRAS 野生型的转移性结直肠癌患者，PFS 可延长 1.4 个月，中位总生存（OS）延长 4 个月。同时治疗反应率得到提高（总人群 46% vs 38%，KRAS 野生型人群 57% vs 39%）。另外，既往接受过伊立替康治疗的转移性结直肠癌患者，西妥昔单抗可使总人群的 OS 提高 1.5 个月，KRAS 野生型患者的 OS 提高 3.6 个月。这些研究奠定了西妥昔单抗一线治疗结直肠癌的基础，包括与 FOLFIRI 联用于 KRAS 野生型转移性结直肠癌患者，单药用于含伊立替康或奥沙利铂化疗后失败的患者，与伊立替康联用于难治性或无法耐受含伊立替康化疗方案的患者。近期一项研究对比了西妥昔单抗+FOLFIRI 和贝伐珠单抗+FOLFIRI 用于未接受治疗的 KRAS 野生型转移性结直肠癌患者，西妥昔单抗组癌胚抗原（CEA）显著下降，OS延长。西妥昔单抗同时被批准用于治疗头颈部鳞癌。研究表明，对Ⅲ～Ⅳ期未接受治疗的头颈部鳞癌患者，西妥昔单抗联合放疗与单纯放疗相比，局部控制延长了 9.5 个月，OS 提高了 19.7个月。另一项研究中，对Ⅲ～Ⅳ期头颈部鳞癌患者，西妥昔单抗联合 5-FU+卡铂/顺铂可提高缓解率（35.6% vs 19.5%），延长PFS（2.2 个月）和 OS（2.7 个月）。另外，对接受铂类治疗 30天内进展的复发或转移性头颈部鳞癌患者，西妥昔单抗单药治疗显示缓解率为 13%，持续有效时间为 5.8 个月。这些研究表明，西妥昔单抗与放疗联合或与铂类+5-FU化疗联合可用于复发、局部晚期或转移性头颈部鳞癌的一线治疗，或用于铂类进展后的二线治疗。西妥昔单抗的常见不良反应为皮疹和腹泻，而心搏骤停和心肌梗死（MI）等严重不良反应则非常少见。

（2）帕尼单抗（panitumumab；商品名：Vectibix）：是针对EGFR1的全人源化单克隆抗体，它与EGFR1的亲和力高于西妥昔单抗。一项Ⅲ期随机临床试验研究表明，同最佳支持治疗相比，帕尼单抗加上最佳支持治疗能够提高难治性、EGFR表达、转移性结直肠癌患者的PFS。能从上述治疗中获益的是无KRAS突变的患者人群。因此FDA批准帕尼单抗单药治疗化疗难治性、KRAS野生型转移性结肠癌。有研究表明，与单纯FOLFOX化疗相比，帕尼单抗与FOLFOX联用可明显提高未接受治疗的KRAS野生型转移性结直肠癌的PFS（延长1.6个月）和OS（4.4个月）。重要的是，在接受过FOLFOX或FOLFIRI化疗的转移性结直肠癌患者中，帕尼单抗的疗效不劣于西妥昔单抗。同时有研究表明，对比单纯化疗，帕尼单抗与顺铂+5-FU联用治疗转移性头颈部鳞癌可延长PFS（1.2个月），但对OS无明显影响。除此之外，帕尼单抗在治疗包括NSCLC和肾癌等其他肿瘤时也表现出令人满意的效果。帕尼单抗常见的不良反应包括皮疹、外周水肿、乏力和腹泻。支气管痉挛等严重不良反应十分罕见。

4. HER-2-neu（HER-2，erbB2）-靶向治疗 HER2是EGFR家族的第二个成员，与其他家族成员有相似的基本结构。目前尚未发现HER2的共轭配体，在人类肿瘤中也没有发现*HER2*基因的突变。但许多上皮肿瘤中存在HER2的过表达，包括结肠癌、胰腺癌、泌尿生殖系统肿瘤和乳腺癌。HER2通过PI3K/Akt和MAPK信号通路发挥作用，其过度表达可以抑制细胞凋亡，促进细胞增殖。

（1）曲妥珠单抗（trastuzumab；商品名：赫赛汀）：是最早应用于临床的分子靶向治疗药物之一。曲妥珠单抗是一种人源化（嵌合性）单抗，可与HER2受体结合。曲妥珠单抗的抗肿瘤机制至今尚未完全明确，推测它可能通过以下一种或几种机制发挥作用：阻断受体的酪氨酸激酶信号通路、激活抗体依赖的细胞毒作用、诱导凋亡、通过调节细胞周期蛋白依赖性蛋白激酶（CDK）诱导G1阻滞、抑制血管生成及增强化疗药物引起的细胞毒性作用。1998年，美国FDA批准曲妥珠单抗用于 HER2 蛋白过表达的转移性乳腺癌。一项大样本、多中心、Ⅲ期临床试验证实，曲妥珠单抗与化疗（蒽环类与环磷酰胺联用或紫杉醇单药）联用一线治疗 HER2 过表达的转移性乳腺癌，较单纯化疗组可显著提高治疗有效时间和 OS[1]。曲妥珠单抗现用于以下三类 HER2 过表达的乳腺癌患者：一线治疗联合紫杉醇；对既往至少接受一种化疗的患者，单药二线治疗；辅助治疗与蒽环类、环磷酰胺、紫杉醇联用。同时曲妥珠单抗被批准用于 HER2$^+$ 的转移性胃癌或胃食管结合部位（GEJ）腺癌。研究表明，曲妥珠单抗与顺铂和卡培他滨/5-FU 联用与单纯化疗相比，可明显改善 OS（延长 4.8 个月）。HER2$^-$ 的患者使用曲妥珠单抗无获益。曲妥珠单抗常见的不良反应包括乏力、皮疹和腹泻。严重的不良反应包括心室心律失常、左室射血分数（LVEF）下降和血栓栓塞。

（2）帕妥珠单抗（pertuzumab；商品名：Perjeta）：是抗 HER2 胞外区结构域的完全人源化单克隆抗体，通过抑制 HER2 受体的二聚化发挥作用。HER2 受体的二聚化可能是曲妥珠单抗的潜在耐药机制。研究表明，帕妥珠单抗与曲妥珠单抗和多西他赛联用于既往未接受治疗的 HER2$^+$ 转移性乳腺癌患者，可提高缓解率（从 12.5% 提高到 20.2%），改善 PFS（延长 6.3 个月）和中位 OS（延长 15.7 个月）[2]。基于此，FDA 批准帕妥珠单抗与曲妥珠单抗和多西他赛联用治疗未接受治疗的 HER2$^+$ 转移性乳腺癌患者。同时有研究表明，在新辅助治疗中，帕妥珠单抗与曲妥珠单抗和多西他赛联用，与曲妥珠单抗和多西他赛组相比，病理完全缓解（pCR）率分别为 46% 和 29%。帕妥珠单抗常见的不良反应包括腹泻、恶心、皮疹和周围神经病。严重的不良反应包括中性粒细胞减少性发热、严重腹泻和左心室功能障碍。值得注意的是，帕妥珠单抗与曲妥珠单抗联用与单药曲妥珠单抗似乎并不增加心脏毒性。

5. 血管内皮生长因子（VEGF）　　VEGF 家族是一类能够特异性正性调节血管生成的蛋白质分子，至少包括 5 种不同的生长因子：VEGF-A、VEGF-B、VEGF-C、VEGF-D 和胎盘生长因子。其中 VEGF-A 对血管生成过程作用最强。VEGF 蛋白可与 VEGFR1（FLT-1）、VEGFR2（激酶插入结构域受体/胎肝激酶 1，FLK-1）和 VEGFR3（FLT-1）这 3 种酪氨酸激酶受体结合。VEGFR2 与 VEGF 相结合后被认为是肿瘤相关血管生成和转移过程中的主要调节因子。VEGFR1 在造血过程中发挥作用。VEGF-A 在许多恶性肿瘤中都有表达或过表达，包括肺癌、乳腺癌和卵巢癌、胃肠道间质瘤和肾细胞癌。因此，将上述这些分子作为治疗靶点，阻止它们促进肿瘤血管生成的作用是一种合理的抗肿瘤治疗策略。阻止这条通路的靶向药物包括抗体和小分子药物。这里我们主要讨论抗体靶向治疗药物，后面将会讨论相应的小分子药物。

（1）贝伐珠单抗（bevacizumab；商品名：安维汀）：是一种人源化的鼠抗 VEGF 单抗，通过阻断 VEGF-A 与其受体（VEGFR）的结合而发挥作用，进而抑制肿瘤诱导的血管生成过程。鉴于癌症中血管生成普遍存在，贝伐珠单抗广泛应用于多种癌症，如结肠癌、肺癌、胶质母细胞瘤、肾癌、卵巢癌和子宫癌。贝伐珠单抗与 FOLFOX 或 FOLFIRI 联用一线治疗转移性结直肠癌患者，可明显改善缓解率、PFS 和 OS。即便是转移性结直肠癌一线治疗使用过贝伐珠单抗，二线继续使用贝伐珠单抗联合化疗与单用化疗相比仍可改善 PFS（延长 1.7 个月）。但是辅助治疗使用贝伐珠单抗不能改善患者的 OS。这些研究证实，在转移性结直肠癌中，贝伐珠单抗可与 FOLFOX 或 FOLFIRI 联用作为一线或二线治疗，但不能用于辅助治疗。在未接受治疗的转移、复发或局部晚期非鳞状 NSCLC 中，贝伐珠单抗联用紫杉醇+卡铂（PC）与单用 PC 相比，OS 延长了 2 个月[3]。另外一项研究表明，贝伐珠单抗联用吉西他滨+顺铂并没有改善患者的 PFS 和 OS。这些研究表明，对于未接受治疗的转移、复发或局部晚期非鳞状 NSCLC，推荐使用贝伐珠单抗联合 PC。鳞癌组织学排除在这些研究之外，主要是因为鳞癌使用贝伐珠单抗出现大咯血的风险很高。贝伐珠单抗同样被批准用于既往接受联合放疗与替莫唑胺或伊立替康治疗的胶质母细胞瘤患者。这主要是基于两项临床研究的结果，缓解率得到提高（分别为 26%和 20%），但无生存获益。在初治转移性肾细胞癌患者中，贝伐珠单抗联合 IFN-α 治疗组的缓解率提高了 18%，PFS 延长了 4.8 个月，而 OS 无明显差异。近来，贝伐珠单抗也同样被研究用于宫颈癌和卵巢癌。在初始化疗难治性的转移性宫颈癌患者中，贝伐珠单抗联合紫杉醇+顺铂或紫杉醇+拓扑替康，缓解率提高了 11%，OS 延长了 3.9 个月。铂类耐药、复发的上皮性卵巢癌、输卵管癌和原发性腹膜癌患者中，贝伐珠单抗联合紫杉醇、多柔比星或拓扑替康化疗，PFS 延长了 6.8 个月，而单纯化疗组仅 3.4 个月。因此，贝伐珠单抗联合化疗可用于难治性、复发转移宫颈癌患者，以及铂类耐药、复发的上皮性卵巢癌、输卵管癌和原发性腹膜癌患者。2008年，FDA 批准贝伐珠单抗与紫杉醇联用一线治疗 HER2⁻转移性乳腺癌，因为研究表明，与紫杉醇单药相比，联合治疗能够改善患者的 PFS（延长 5.9 个月）。然而一项最新的临床试验发现贝伐珠单抗联合紫杉醇并不能改善患者的 OS，患者的 PFS 获益也甚微。因此 FDA 肿瘤药物咨询委员会（Oncologic Drugs Advisory Committee，ODAC）随后建议撤回对上述适应证的审批。贝伐珠单抗的主要不良反应为形成动脉血栓和静脉血栓、高血压（HTN）、胃肠穿孔、手术后伤口愈合延迟。高达 31% 的肺鳞状细胞癌患者出现严重的或致命的肺出血，从而限制贝伐珠单抗在该人群中的应用。

（2）雷莫芦单抗（ramucirumab；商品名：Cyramza）：是针对 VEGFR-2 的重组人 IgG1 单抗，目前被批准用于多种肿瘤。在既往接受含铂或 5-FU 化疗的局部晚期或转移性胃癌或 GEJ 腺癌患者中，与安慰剂相比，雷莫芦单抗组 PFS 延长 0.8 个月，OS 延长 1.4 个月。在相同的患者群体中，雷莫芦单抗联用紫杉醇与安慰剂联用紫杉醇对比，雷莫芦单抗组缓解率提高了 12%，PFS 延长了 1.5 个月，OS 延长了 2.2 个月。这些研究使得雷莫芦单抗被批准用于上述疾病。雷莫芦单抗还被批准用于含铂治疗进展后的局部晚期或转移性 NSCLC。这主要是基于一项Ⅲ期研究，雷莫芦单抗联用多西他赛与安慰剂联用多西他赛对比，PFS 延长 1.5 个月，OS 无明显改善。近来，雷莫芦单抗被批准用于 5-FU、奥沙利铂、贝伐珠单抗为基础的化疗失败后的转移性结直肠癌患者，与安慰剂相比，OS 延长 1.6 个月，PFS 延长 1.2 个月。雷莫芦单抗单用时的常见不良反应为高血压和腹泻；与紫杉烷类联用时的不良反应包括中性粒细胞减少症、神经病和疲劳。严重不良反应与贝伐珠单抗类似。

（3）阿西替尼（axitinib；商品名：英立达）：是一种小分子酪氨酸激酶抑制剂（TKI），除了抑制 VEGFR-1～3 外，还抑制血小板衍生生长因子受体（PDGFR）和 c-KIT。阿西替尼被批准用于既往至少接受过一次治疗（包括舒尼替尼、替西罗莫司、贝伐珠单抗或细胞因子）进展后的转移性 RCC 患者。在这类患者中，与索拉非尼相比，PFS 延长 2 个月，OS 也有获益。在初治的转移性 RCC 患者中，与索拉非尼相比，阿西替尼一线治疗未显示 PFS 获益和缓解率提高。阿西替尼常见的不良反应包括腹泻、高血压、疲劳、手足综合征，便秘和体重减轻。严重不良反应与贝伐珠单抗类似。

（4）阿柏西普（ziv-aflibercept；商品名：Zaltrap）：是重组融合蛋白，由人 VEGFR-1/-2 的细胞外结构域的 VEGF 结合部分与人 IgG1 的 Fc 部分融合而成。已显示其能有效结合 VEGF-A 和 VEGF-B。这种结合抑制了内皮细胞增殖，进而抑制血管生成。阿柏西普被批准与 FOLFIRI 联合用于含奥沙利铂方案耐药或难治的转移性结直肠癌患者。这基于一项大型Ⅲ期临床试验，阿柏西普与 FOLFIRI 联用组缓解率增加 20%（FOLFIRI 加安慰剂组为 11%），PFS 为 6.9 个月（vs 4.6 个月），OS 为 13.5 个月（vs 12 个月）[4]。阿柏西普常见的不良反应包括白细胞减少、腹泻、口腔炎、疲劳和高血压。严重不良反应包括动脉血栓形成、严重高血压和胃肠瘘形成。

（5）仑伐替尼（lenvatinib；商品名：乐卫玛）：是 VEGFR-1～3 的口服 TKI，并且还具有抗 PDGFR、c-KIT、RET 和成纤维细胞生长因子（FGF）的活性。它被批准用于局部复发、转移性、进展性、放射性碘难治性分化型甲状腺癌的患者。这主要基于一项临床研究，与安慰剂相比，仑伐替尼组可达到 63% 的缓解率，PFS 延长 14.7 个月。仑伐替尼常见的不良反应包括疲劳、腹泻、体重减轻、恶心和手足综合征。严重不良反应包括高血压、LVEF 降低、动脉血栓形成、肝毒性、QT 间期延长，罕见胃肠穿孔、肾损伤、低钙血症和出血。

（6）尼达尼布（nintedanib；商品名：Ofev）：是针对 VEGFR、PDGFR 和 FGF 受体（FGFR）的口服多激酶抑制剂。它目前在美国被批准用于治疗特发性肺纤维化，在欧洲用于既往接受化疗的局部晚期或转移性肺腺癌患者。这基于一项临床研究，尼达尼布联合多西他赛与单药多西他赛相比，OS 延长 2.3 个月。

（7）布立尼布（brivanib）：是针对 VEGFR-2 的人源化单抗，同时可抑制 PDGFR 和 FGF 的活性。在最近的一项Ⅲ期临床试验中，布立尼布用于初治的晚期 HCC 患者，与索拉非尼组相比无明显生存获益。在另一项Ⅲ期临床试验中，布立尼布在索拉非尼治疗失败的 HCC 患者中缓解率提高了 10%，而最佳支持治疗组（BSC）的缓解率仅提高了 2%。

（8）替拉替尼（telatinib）是一种口服 TKI，作用于 VEGFR-2 和 VEGFR-3、PDGFR 和 KIT。在一项治疗晚期胃腺

癌患者的Ⅱ期临床试验中，替拉替尼与卡培他滨联合一线治疗时，缓解率达到66%。据报道，替拉替尼具有良好的耐受性，目前相关研究正在进行。

（9）西地尼布（cediranib）：是VEGFR的抑制剂，早期的Ⅰ期临床试验显示其对NSCLC、RCC和CRC（大肠癌）有效。在最近的一项Ⅱ期临床试验中，在复发性铂敏感性高级别浆液性卵巢癌患者中，西地尼布与奥拉帕尼联用与单用奥拉帕尼相比，PFS延长了8.5个月。另一项NSCLC患者的Ⅱ期临床研究中，西地尼布并未显示出PFS或OS获益。目前其在胶质母细胞瘤中的研究正在进行中。

（10）dovitnib：是针对VEGFR和FGFR的口服TKI。在转移性RCC患者的三线研究中发现dovitnib对患者PFS的影响不劣于索拉非尼。对甲磺酸伊马替尼不耐受或耐药的晚期GIST患者，dovitnib在12周时的疾病控制率为53%，与使用舒尼替尼组相比，PFS无差异。

6. 胰岛素样生长因子Ⅰ型受体（IGF-1R） 属于RTK，是胰岛素样生长因子（IGF）受体家族成员之一。IGF家族由3种跨膜蛋白组成，并与IGF-1和IGF-2结合。IGF-1R在多种恶性肿瘤中高表达，包括黑色素瘤、结肠癌、胰腺癌、前列腺癌和肾癌。肿瘤细胞中过表达的IGF-1R对肿瘤的增殖、转化和转移过程都极为重要。因此IGF-1R在癌症治疗中是非常有吸引力的治疗靶点，尽管目前尚无IGF-1R的靶向药物被批准使用。

（1）cixutumumab 是一种针对IGF-1R的完全人源化的MoAb IgG1，已显示其在多种Ⅱ期临床试验中是安全和有效的，包括肾上腺皮质癌、胸腺瘤、骨和软组织肉瘤。cixutumumab目前正在进行多项Ⅲ期临床试验。

（2）linsitinib 是一种抑制IGF-1R的口服小分子。在最近一项针对局部晚期或转移性肾上腺皮质癌患者的Ⅲ期临床研究中，与安慰剂相比，PFS或OS没有任何获益。目前正在进行其他研究。

（3）ganitumab 是一种针对IGF-1R的完全人源化的MoAb。ganitumab在初始试验中的结果令人鼓舞，但最近在转移性胰腺癌患者中进行的Ⅲ期临床试验显示，其与单用吉西他滨相比没有获益。目前其在转移性尤因肉瘤患者中的应用正在研究中。

7. 受体酪氨酸激酶（RTK）抑制剂　激酶是能够将磷酸基团转移到其他蛋白质的酶类。磷酸化通常发生在丝氨酸、苏氨酸和酪氨酸基团的侧链上，因此激酶也被相应地分为丝氨酸激酶、苏氨酸激酶和酪氨酸激酶等。蛋白质磷酸化后，通过改变蛋白的结合能力、酶活性、胞内运输和降解等调节蛋白质的生物学行为。因此，磷酸化过程是调控细胞行为的重要生化反应。这些激酶的突变将会导致产生如增殖失控等显著性变化，由此可见激酶在肿瘤中的重要作用。受体丝氨酸/苏氨酸激酶将在其他章节讨论，这里我们仅讨论 RTK。

RTK 是一组具有某些相同结构和功能特征的受体家族，属于糖蛋白受体。在结构上包括胞外区、跨膜区和胞内区。受体借助于跨膜区锚定在细胞膜上，而胞外区包含特异性多肽配体的结合位点，一旦配体与受体结合，就会启动受体特异性的信号事件。胞内结构域内含有催化性酪氨酸激酶和调节单位，它们在下游信号传递至细胞核的过程中起着至关重要的作用。受体激酶区发生自我磷酸化后便启动下游的信号转导级联反应，引起细胞增殖、存活/凋亡、移动、黏附及促血管生成。这类 RTK 蛋白中的亚家族成员包括血小板衍生生长因子受体（PDGFR）、EGFR、VEGFR、FGFR 等。这些 RTK 在许多人类肿瘤中过度表达或发生突变，因此以 RTK 活性作为靶点是很有发展前景的抗癌治疗策略。目前少数几种小分子药物已经进入临床应用，许多其他药物正在临床试验过程中。这里我们撷取其中的部分代表药物进行讨论。

8. EGFR、VEGFR、PDGFR 和（或）FGF

（1）厄洛替尼（erlotinib；商品名：特罗凯）：是一种口服的小分子药物，是 EGFR 的可逆性抑制剂，通过与 ATP 竞争性结合胞内区酪氨酸激酶结构域，进而抑制胞内酪氨酸激酶磷酸化，阻断 EGFR 的信号转导，抑制通路下游效应产生（包括抑制细胞增殖、存活和血管生成）。厄洛替尼是 EGFR 酪氨酸激酶的高选择性抑制剂，药物浓度超过 1000 倍才能抑制其他酪氨酸激酶。厄洛替尼已被研究用于 NSCLC 和胰腺癌。在初治的转移性 NSCLC 伴有 19 号外显子缺失突变或 21 号外显子错义突变（L858R）的患者中，厄洛替尼与标准化疗相比，缓解率（RR）（65% vs 16%）和 PFS（10.4 个月 vs 5.2 个月）均得到了改善[5]。对一线铂类化疗有反应的转移性 NSCLC 患者，厄洛替尼维持至疾病进展组与安慰剂相比，OS 延长 1 个月；

亚组分析中，免疫组化（IHC）检测 EGFR 阳性的腺癌患者获益更大。既往至少一种化疗方案失败的局部晚期或转移性 NSCLC 患者中，厄洛替尼与安慰剂组相比，RR 提高了 9%（安慰剂组为 1%），OS 延长了 2 个月。然而，另一项研究发现，在同样的患者中联合厄洛替尼与含铂方案化疗并无临床获益。基于这些研究，厄洛替尼被批准用于转移性 NSCLC 伴有 19 号外显子缺失突变或 21 号外显子错义突变（L858R）患者的一线治疗，含铂化疗进展后的二线治疗，以及含铂一线化疗后的维持治疗。在胰腺癌中，厄洛替尼联合吉西他滨与单用吉西他滨相比，中位生存期延长 13.8 天，1 年生存率从 19% 升至 24%。由于 OS 改善有效，厄洛替尼已被 FDA 批准联合吉西他滨用于局部晚期或转移性胰腺癌患者。厄洛替尼最常见的毒性包括皮疹和腹泻。严重的不良反应包括 MI 和间质性肺病。

（2）吉非替尼（gefitinib；商品名：易瑞沙）：是一种可有效抑制 EGFR 的酪氨酸激酶活性的口服小分子。该化合物最初在一项晚期 NSCLC 随机Ⅱ期临床试验中显示症状改善（RR 约为 15%）。然而进一步的安慰剂对照Ⅲ期临床试验研究表明，吉非替尼作为前线治疗没有生存获益。因此，FDA 改变了吉非替尼的适应证，仅用于既往使用该药获益或已经使用该药显示获益的局部晚期或转移性 NSCLC 患者。吉非替尼联合含铂方案化疗用于 NSCLC 的一线治疗并未显示获益。吉非替尼可引起皮疹和腹泻。严重的不良反应包括间质性肺病和出血。

（3）阿法替尼（afatinib；商品名：吉泰瑞）：是一种口服小分子，可竞争性抑制 EGFR、HER2 和 HER4 的激酶结构域上的 ATP，并且不可逆地阻断其自身磷酸化。已发现其在 NSCLC 伴有 19 号外显子缺失突变或 21 号外显子错义突变（L858R）的患者中特别有效。阿法替尼被批准用于初治的转移性 NSCLC 伴有 19 号外显子缺失突变或 21 号外显子错义突变（L858R）的患者。这基于一项大型Ⅲ期临床试验，在 EGFR 突变的 NSCLC 患者中，阿法替尼与培美曲塞和顺铂化疗组相比，RR 改善 31%，PFS 延长了 4.2 个月，但 OS 无获益。19 号外显子缺失突变或 21 号外显子错义突变（L858R）的患者是主要获益人群。其他 EGFR 突变的患者中有 11% 的患者不能从阿法替尼中获益。阿法替尼的不良反应包括腹泻、皮疹、口腔炎、瘙痒和皮肤干燥。严重的不良反应包括间质性肺病，导致脱水的严重腹泻和肝毒性。

（4）舒尼替尼（sunitinib；商品名：索坦）：是ATP竞争性抑制剂，通过抑制多种RTK激酶磷酸化，从而抑制下游的信号转导通路。舒尼替尼所针对的RTK家族成员之间联系紧密，包括PDGFR-α和PDGFR-β、VEGFR、干细胞因子受体KIT、FMS样酪氨酸激酶-3受体（FLT-3）和RET癌蛋白。因此舒尼替尼的抗肿瘤效应是多因素的，既能抑制细胞增殖，又能发挥抗血管生成作用。舒尼替尼通过抑制VEGFR和PDGFR起到抗血管生成作用，而这两种因子对血管周细胞的募集非常重要。由于舒尼替尼同时抑制以上两种RTK，其血管生成抑制作用比单纯针对VEGF强。RCC具有血管生成的显著特点，且RCC过表达VEGF和PDGF，因此毫不意外，舒尼替尼在肾癌治疗中可发挥重要作用。在一项多国Ⅲ期临床试验中，比较舒尼替尼和IFN-α一线治疗晚期RCC，结果表明舒尼替尼组有明显的OS获益，两组的OS分别为11个月和5个月[6]。基于此，舒尼替尼被批准用于晚期RCC的一线治疗。KIT和PDGFR在GIST的发展过程中起重要作用，85%以上的GIST患者具有KIT激酶的激活性突变，而另外5%的患者则与PDGFR突变密切相关。甲磺酸伊马替尼治疗进展的GIST患者，使用舒尼替尼组PFS达到24.1周（安慰剂组为6周），疾病进展时间为27.3周（安慰剂组为6.4周）。因此舒尼替尼被批准用于甲磺酸伊马替尼治疗后进展或不能耐受的GIST患者。舒尼替尼还被批准用于局部晚期或转移性胰腺神经内分泌肿瘤，这主要基于一项临床研究中舒尼替尼组与安慰剂组（PFS为5.5个月）相比，PFS增加了11.4个月。舒尼替尼常见的不良反应包括皮疹、粒细胞减少、淋巴细胞减少、血小板减少及氨基转移酶升高。严重的不良反应包括高血压、左心衰竭、QT间期延长及甲状腺功能降低。

（5）拉帕替尼（lapatinib；商品名：泰立沙）：是HER2 RTK抑制剂。FDA批准拉帕替尼与卡培他滨联用于既往治疗（包括蒽环类、紫杉烷和曲妥珠单抗）失败的晚期、难治性、HER2⁺乳腺癌；与来曲唑联用于激素受体阳性的转移性乳腺癌患者的一线治疗。在一项开放随机化Ⅲ期临床试验中，在HER2⁺、难治性、局部晚期或转移性乳腺癌患者中，拉帕替尼与卡培他滨联用与单用卡培他滨相比，至疾病进展时间更长（27.1周 vs 18.6周），OS无显著差异[7]。另一项研究发现拉帕替尼联合来曲唑对比安慰剂联合来曲唑，治疗初治的激素受体阳性转移性乳腺癌患者,PFS 分别为35.4 个月和13 个月。拉帕替尼对 HER2 阴性的转移性乳腺癌患者无效。拉帕替尼常见的不良反应是腹泻、贫血和皮疹。严重的不良反应包括手足综合征和严重的肝毒性。

（6）帕唑帕尼（pazopanib；商品名：Votrient）：是针对 VEGFR、PDGFR 和 c-KIT 的酪氨酸激酶抑制剂。FDA 批准帕唑帕尼用于晚期 RCC。帕唑帕尼用于初治或仅接受细胞因子治疗的晚期 RCC 患者中，ORR 为30%，PFS 为9.2 个月，而安慰剂组的 ORR 和 PFS 分别为3%和4.2 个月。在该患者人群中进行了帕唑帕尼与舒尼替尼的比较，RR 得到改善（31% vs 25%），但 PFS 和 OS 无明显差异。帕唑帕尼被批准用于化疗后或不适合化疗的转移性软组织肉瘤患者，基于一项临床试验中帕唑帕尼与安慰剂相比可延长 3 个月的 PFS，而在滑膜肉瘤患者这种获益更大。在转移性 RCC 患者中，帕唑帕尼比舒尼替尼耐受性更好。帕唑帕尼的不良反应包括腹泻、高血压和恶心。值得注意的严重不良反应包括肝毒性、出血、MI 和 QT 延长。

（7）凡德他尼（vandetanib；商品名：Zactima）：是针对 EGFR、VEGFR-2 和 RET 基因的多重酪氨酸激酶抑制剂。RET 基因与家族性或散发性甲状腺髓样癌的发生密切相关。同安慰剂相比，凡德他尼能够改善不可切除的局部晚期或转移性甲状腺髓样癌患者的中位 PFS，但没有生存获益。基于此，FDA 批准凡德他尼用于此类疾病。对于晚期 NSCLC 患者而言，凡德他尼联合多西他赛能够显著改善 PFS。但最近的一项大型多中心研究中，并未显示获益。凡德他尼常见的不良反应包括疲劳、头痛、厌食、恶心、呕吐、腹泻和骨髓抑制，偶尔可见高血压或 QT 间期延长。

（8）卡博替尼（cabozantinib；商品名：Cometriq）：是一种口服小分子，可抑制多种激酶的酪氨酸激酶活性,包括 RET,MET, VEGFR-1～3, KIT, LFT-3 和 TIE-2。它被批准用于转移性甲状腺髓样癌患者，与安慰剂相比，卡博替尼组 PFS 延长了 7.2 个月，RR 为27%（安慰剂组 RR 为 0）。在这项研究中，25%的患者既往接受过治疗，48%的患者有已知的 RET 突变。卡博替尼常见的不良反应包括腹泻、口腔炎、手足综合征、肝酶升高、中性粒细胞减少和血小板减少。严重的不良反应包括肠穿孔、罕见致命的出血、动脉血栓形成、骨坏死和高血压。

（9）达克替尼（dacomitinib）：是一种口服 TKI，不可逆地抑制 EGFR，对其他 EGFR 抑制剂产生耐药的患者也表现出活性。最近的一项Ⅲ期临床试验中纳入了既往至少接受一种化疗方案的晚期或转移性 NSCLC 患者，发现达克替尼并不优于厄洛替尼。最近的一项Ⅲ期临床试验中，达克替尼治疗初治的 19 号或 21 号外显子突变的转移性 NSCLC 患者，77%的患者 PFS 达到 4 个月。目前正在进行其他相关研究。达克替尼的不良反应包括腹泻、皮疹、黏膜炎、皮肤干燥和恶心。

（10）马妥珠单抗（matuzumab）：是一种 EGFR 抑制剂，在先前接受过化疗的 NSCLC 患者中，使用马妥珠单抗的 RR 为 5%，疾病稳定率为 24%。在最近的一项Ⅱ期临床试验研究中，马妥珠单抗联合化疗在晚期胃食管癌中无获益。

（11）马赛替尼（masitinib；商品名：Kinavet）：是一种口服的小分子，对 c-KIT 和 PDGFR 具有活性。它用于犬的系统性肥大细胞增多症，现在正处于人类同种疾病的研究中。在一项Ⅱ期临床试验中，马赛替尼用于有症状的全身或皮肤肥大细胞增多症患者，RR 为 56%，大多数反应持续超过 60 周。同时也在进行 GIST 患者中的应用研究。

（12）米哚妥林（midostaurin；商品名：雷德帕斯）：是一种多靶点激酶抑制剂，对 D816V KIT 突变有特异性活性。在患有侵袭性系统性肥大细胞增多症(ASM)的患者中，RR 为 73%。在另一项意大利研究中，它作为安慰疗法用于治疗 7 名患有系统性肥大细胞增多症的患者，其中 1 名患者有明显缓解，其余 6 名患者部分缓解（PR）。

9. 布鲁顿酪氨酸激酶（Bruton tyrosine kinase，BTK）　是 B 细胞抗原受体的信号分子，其受损将导致 B 细胞趋化、黏附和运输功能下降。该基因的突变导致 X 连锁的原发性免疫缺陷性无丙种球蛋白血症（也称为布鲁顿无丙种球蛋白血症），这是由成熟的循环 B 细胞减少和后续免疫球蛋白量减少所致。

伊布替尼（ibrutinib；商品名：亿珂）是一种口服小分子，可抑制 BTK，而 BTK 是 B 细胞成熟所必需的酪氨酸激酶。它被批准用于既往接受治疗（包括干细胞移植后）的套细胞淋巴瘤（MCL），总体 RR 为 68%，21%为完全缓解（CR）。在复发或难治性慢性淋巴细胞白血病（CLL）患者中，总 RR 为 71%，75%的患者 PFS 达到 26 个月，83%的患者 OS 达到 26 个月。这种反应在具有突变的免疫球蛋白可变区重链基因的患者中没有发现，但在具有 11q 或 17p 突变的患者中可以达到上述疗效。在接受过治疗的 CLL 患者中，伊布替尼与奥法木单抗（后文进一步讨论）比较，可改善 PFS 和 OS。基于此，伊布替尼被批准用于复发或难治性 CLL 患者[8]。在 17p 缺失的患者中也发现相似的结果。最近，在既往接受过治疗的 Waldenstrom 巨球蛋白血症患者中，伊布替尼使用后的总 RR 为 90.5%；其中 73% 的患者明显缓解，主要是 MYD88 和 CXCR4 突变的患者[9]。伊布替尼显著降低 IgM 水平，增加血红蛋白和减少骨髓受侵，2 年 OS 率为 95.2%。伊布替尼常见不良反应包括中性粒细胞减少、腹泻、血小板减少和疲劳。严重不良反应包括罕见出血、严重骨髓抑制、非黑色素瘤皮肤癌和肾衰竭。

10. 间变性淋巴瘤激酶（ALK） 是一种酪氨酸激酶受体，被发现在多种肿瘤中发生突变。ALK 通过基因融合、基因扩增和点突变等形式被激活。在 60% 的间变性大细胞淋巴瘤中，2 号染色体的 ALK 基因通过与 5 号染色体上的 NPM（核仁）基因融合形成 NPM-ALK 融合蛋白。与之类似，在 3%～5% 的非小细胞肺癌（多数为腺癌）、2% 的结肠癌、乳腺癌及肾癌中，发现 ALK 与 EML-4 融合形成 ELM-4-ALK 融合蛋白。在 40% 的神经母细胞瘤、87% 的炎性乳腺癌中发现 ALK 基因扩增。过度激活的 ALK 可导致细胞增殖、存活，进而引起恶性转化。于是，人们研发了一系列针对 ALK 的抑制剂。

（1）克唑替尼（crizotinib；商品名：赛可瑞）是一种针对 ALK、c-MET、ROS1 的口服 TKI 制剂。基于 50%～61% 的总体缓解率及 42～48 个月平均生存期的获益，其被加速获批应用于 ALK[+] 局限进展或转移性 NSCLC。其中，2 例患者达到 CR，69 例患者达到部分缓解。基于两个独立针对 ALK[+] 转移性 NSCLC 患者中的随访研究，其被常规批准应用于临床。第 1 个研究显示 7.7 个月的 PFS（对比培美曲塞或多西他赛的 3 个月），第 2 个研究显示 11 个月 vs 7 个月（常规化疗）的 PFS[10]。常见的不良反应包括视力改变、恶心、腹泻、周围性水肿及便秘。严重的不良反应包括肺炎、谷丙转氨酶及胆红素升高、QT 间期延长。

（2）色瑞替尼（ceritinib；商品名：Zykadia）是针对 IGF-1R、胰岛素受体、ROS1 的口服 TKI 制剂。其抑制 ALK 自我磷酸化与下游 STAT3 信号转导的能力比克唑替尼强 20 倍。在 ALK[+] 转移性 NSCLC 患者的进展期或者克唑替尼不能耐受的患者中，能得到43%～55%的RR及7个月的中位生存时间[11]。在这项研究中，1%～2%的患者达到CR，40%～50%的患者达到部分缓解。常见的不良反应包括腹泻、谷草转氨酶升高、疲劳及便秘。严重的不良反应包括肺炎、严重恶心呕吐、肝细胞毒性、QT间期延长、心动过缓及高血糖。

（3）艾乐替尼（alectinib）是仍然处于研究的ALK抑制剂。其研究对象针对前期未接受ALK抑制剂治疗的转移性NSCLC，以及前期接受克唑替尼治疗的人群。两个独立、仍在进行中的研究显示，艾乐替尼在前期未接受ALK抑制剂治疗的转移性NSCLC患者中具有93%的客观缓解率，在前期接受克唑替尼的患者中具有55%的客观缓解率。

11. 抑制细胞间信号蛋白与蛋白激酶 这类药物的治疗策略基于拮抗级联网络中功能蛋白的转运，由受体到核内产生生物学效应的系列过程，如细胞增殖、凋亡、血管生成等。当这些蛋白发生突变，信号通路无法调控，导致细胞恶性转化。这些蛋白既可能为非RTK，又可能是丝/苏氨酸激酶。非RTK是细胞质激酶，其中许多与细胞膜受体连接或邻近。其通常被相关受体的结合配体激活，包括Src、Abl、JAK（Janus激酶）。丝/苏氨酸激酶是细胞内激酶，在多种肿瘤发生中起关键作用，包括Raf、PI3K/Akt/mTOR信号通路、MAP激酶。小分子物质被设计用于阻遏或逆转信号通路相关效应。一般而言，这些小分子物质针对多功能蛋白，包括激酶受体。因此，它们被定义为受体激酶抑制剂。本章节旨在揭示受体激酶抑制剂的主要激酶或信号通路功能，阐述其药用机制。

12. BCR-ABL融合蛋白 是*BCR*与*ABL-1*基因易位后的产物。*ABL-1*基因编码非RTK，而*BCR*基因编码丝/苏氨酸激酶。易位基因编码磷酸化融合蛋白，可激活多个信号通路，包括RAS、PI3K、STAT信号通路，进而导致恶性转化。一些针对这些靶点的药物已被成功研发。

（1）甲磺酸伊马替尼（imatinib mesylate；商品名：格列卫）是第一个进入临床的分子靶向药物。它是一种抑制BCR-ABL融合酪氨酸激酶的蛋白激酶抑制剂，通过结合ABL-1、竞争ATP，诱导BCR-ABL阳性细胞凋亡。甲磺酸伊马替尼具有7个FDA批准的包括实体肿瘤及血液系统肿瘤的适应证。基于此，其在具有BCR-ABL融合酪氨酸激酶（又被称为费城染色体）的肿瘤中起重要作用，尤其是BCR-ABL阳性慢性粒细胞白血病（CML）、BCR-ABL 阳性急性淋巴细胞白血病（ALL）。使用 5 年甲磺酸伊马替尼可以获得长效而稳定的血液学缓解、细胞遗传学缓解和分子生物学缓解。对于初次诊断为慢性期 CML 的患者，甲磺酸伊马替尼可以提高血液学缓解率至 96.6%，对比 IFN+Ara 组的 56.6%[12]。其中，甲磺酸伊马替尼可达到主要缓解 85.2%（对比 IFN+Ara 组的 16.8%），完全缓解 73.1%（对比 IFN+Ara 组的 6.3%）。相似的客观缓解率出现在加速期、急变期患者，分别为 20%、18% 的完全细胞遗传学缓解。在两个相对独立的研究中，在未治疗的儿科患者（20 岁及以下）与 IFN 耐药的患者中观察到相似的客观缓解率。Ph+ALL 的慢性期患者也获益于甲磺酸伊马替尼。初治或复发/耐药的 Ph+ALL 与 CML 具有相似的客观缓解率。目前，FDA 批准甲磺酸伊马替尼适应证包括初诊费城染色体阳性（Ph+）的慢性期、急变期或加速期 CML，或接受 IFN-α 治疗失败、干细胞移植后复发的 CML 患者，PDGFR 基因重排的 MDS/MPS，以及 c-KIT 阳性且无法手术切除或转移性 GIST 患者。在一项有 7 例 MDS 患者的小规模Ⅱ期临床研究中，45% 的患者达到完全血液学缓解，39% 的患者达到主要细胞遗传学缓解。甲磺酸伊马替尼抑制在多种肿瘤中发生突变的 PDGF 与 c-KIT 受体激酶。因此，甲磺酸伊马替尼适用于 FIP1L1-PDGFR 融合激酶或 CHIC2 缺失的初治 ASM，能达到完全血液学缓解，但在 D816V c-KIT 突变的患者未发现获益。甲磺酸伊马替尼不适用于侵袭性较弱的肥大细胞增多症，如表皮、局限或孤立的骨髓肥大细胞增多症。在 c-KIT 和 PDGFR 突变的高嗜酸性粒细胞综合征/慢性嗜酸性细胞白血病患者中，甲磺酸伊马替尼具有 61% 的血液学完全缓解率，13% 的部分缓解率。FIP1L1-PDGFR 融合激酶具有 100% 的完全缓解率。甲磺酸伊马替尼适用于 PDGFR 与胶原 1 基因易位突变的隆突性皮肤纤维肉瘤患者，在转移性、局部复发性、晚期患者中，有效率达到 83%，具有 39% 的完全缓解率和 44% 的部分缓解率。85% 的 GIST 患者具有 c-KIT 突变，甲磺酸伊马替尼的疗效在 c-KIT 突变患者中被研究。其中在转移性或初治 c-KIT+GIST 患者中，PFS 达到 20 个月，OS 达到 50 个月，总体客观缓解率达到 50%，其中 5% 的患者达到完全缓解。在辅助治疗阶段，甲磺酸伊马替尼对比安慰剂在切除性 GIST 1 年无复发生存率分别为 98%，对照安慰剂的 83%。服用甲磺酸伊马替尼 36 个月和 12 个月，其 5 年无复发生存率分别为 66% 和 48%。常见的不良反应包括水肿、皮疹、腹泻、呕吐和盗汗。严重不良反应包括充血性心力衰竭、心源性休克和心脏压塞、严重贫血、血小板下降和中性粒细胞下降。在 BCR-ABL 蛋白激酶编码区内突变的患者中，临床发现甲磺酸伊马替尼耐药。BCR-ABL 抑制剂正在研发中。

（2）达沙替尼（dasatinib；商品名：施达赛）是一种口服的多重酪氨酸激酶抑制剂，主要针对 BCR-ABL、c-KIT 和 PDGFR。达沙替尼可以使甲磺酸伊马替尼耐药和不能耐受甲磺酸伊马替尼治疗的慢性期 CML 患者达到 92% 的主要细胞遗传学缓解、63% 的主要细胞遗传学缓解、50% 的完全细胞遗传学缓解。在加速型、髓细胞型、淋巴细胞型 CML 患者中和 Ph$^+$ 的 ALL 患者中具有相似的客观缓解率。因此，达沙替尼被批准用于慢性、加速型、暴发期甲磺酸伊马替尼不能耐受或耐药的 CML。此外，在 CML 的一线治疗中，达沙替尼优于甲磺酸伊马替尼，12 个月的主要分子学缓解、完全细胞遗传学缓解分别为 46% vs 28%，77% vs 66%[13]。达沙替尼也适用于初治失败的 Ph$^+$ALL 患者。达沙替尼常见的不良反应包括水肿、胸腔积液、腹腔积液和皮疹。严重的不良反应包括充血性心力衰竭、QT 间期延长、血小板减少和粒细胞减少。

（3）尼罗替尼（nilotinib；商品名：达希纳）是另外一种 ABL 激酶抑制剂。与甲磺酸伊马替尼相似，尼罗替尼竞争结合 BCR-ABL 上的 ATP 结合位点。两者之间的区别在于尼罗替尼对 ABL 激酶位点的亲和力更高，对甲磺酸伊马替尼敏感的细胞系抑制作用更强。研究表明，那些费城染色体阳性（Ph$^+$）且无法耐受甲磺酸伊马替尼治疗或对甲磺酸伊马替尼耐药的慢性期或加速期 CML 患者，在接受尼罗替尼治疗后可以同时获得血液学和细胞遗传学两方面的缓解。因此，FDA 批准尼罗替尼用于治疗对甲磺酸伊马替尼耐药或无法耐受的慢性期或加速期 CML 患者。与达沙替尼类似，尼罗替尼在治疗加速期或急变期患者治疗的前 12 个月内，无论是完全细胞遗传学缓解率还是疾病进展时间（TOP）均优于甲磺酸伊马替尼（两者完全细胞遗传学缓解率分别为 80% 和 65%，主要分子学缓解率分别为 44% 和 22%）[14]。基于上述研究数据，FDA 随后批准尼罗替尼用于 CML 的一线治疗。尼罗替尼常见的不良反应包括水肿、皮疹、恶心、腹泻、血小板减少和贫血。严重的不良反应包括 QT 间期延长、尖端扭转型室性心动过速和猝死。

（4）帕纳替尼（ponatinib；商品名：Iclusig）是一种高效的 ABL 激酶抑制剂，对 VEGFR、PDGFR、FGFR、KIT 和 FLT3 具有抑制作用。尤其对 BCR-ABL 激酶具有 T315I 突变的患者有效。推荐应用于所有期别的 CML，以及复发或难治性的 Ph⁺ ALL TKI。基于大型临床研究结果，其在所有期别的 CML 患者达到 54% 的主要细胞遗传缓解率、44% 的完全缓解率。在难治性或不耐受 TKI 的患者中，客观缓解率提高到 49%（其中完全缓解率为 37%），并且在 T315I 突变的患者中高达 70%（完全缓解率为 66%）[15]。在 TKI 耐药性或无法耐受型 Ph⁺ALL 患者中，主要血液学缓解为 41%、完全血液学缓解率为 34%。常见的不良反应包括高血压、皮疹、疲劳、发热和全血细胞减少。严重不良反应有 LVEF 下降、胰腺炎、致命性出血、QT 间期延长、动脉栓塞和肝脏毒性。

（5）伯舒替尼（bosutinib；商品名：Bosulif）也是 BCR-ABL 激酶抑制剂，同时抑制 Scr 家族激酶。它抑制甲磺酸伊马替尼耐药的鼠源性髓系细胞系的复合体 BCR-ABL，能阻断 18 个耐药形式中的 16 个。它被批准用于出现甲磺酸伊马替尼耐药或无法耐受，以及 TKI 联合治疗失败[特别是甲磺酸伊马替尼序贯达沙替尼或（和）尼罗替尼病例]的所有期别的 CML。在先前接受过单药甲磺酸伊马替尼治疗的慢性期 CML 患者中，主要细胞遗传学缓解率达 34%，联合 TKI 患者的主要细胞遗传学缓解率为 29%；加速期、暴发期患者完全血液学缓解率分别为 30% 和 15%。伯舒替尼不适用于显著 T315I 突变耐药的患者。常见的不良反应包括腹泻、呕吐、血小板下降、皮疹和发热。严重的不良反应包括严重骨髓抑制、肝脏毒性和外周水肿。

（6）navitoclax（ABT-263）是 BCL-2 抑制剂，在 29 例接受至少 1 个周期化疗后的 SCLC 患者中，1 例达到 2 年的部分缓解。近期的一项 Ⅱ 期临床研究发现，navitoclax 单药具有 1.5 个月的 PFS、3.2 个月的 OS，41% 的患者出现 3～4 级血小板下降。

（7）ABT-199（venetoclax）是 BCL-2 抑制剂，用于减轻之前的 BCL-2 抑制剂家族药物所发生的严重血小板下降。前期研究显示，其具有显著的抗白血病活性，对复发或难治性 CLL 有 77% 的客观缓解率、23% 的完全缓解率。ABT-199 单药在 3 例难治性 CLL 患者中具有明显的肿瘤溶解效应。随后的研究正在进行中。其对中性粒细胞下降、腹泻、呕吐和疲乏等不良反应具有良好的耐受性，没有严重血小板下降的不良反应。

（8）奎扎替尼（quizartinib）是口服的潜在 FLT3 激酶抑制剂，其对标准的化疗方案疗效不佳的 FLT3 突变型急性髓性白血病（AML）具有一定治疗价值。最近的 II 期临床研究表明，其在 FLT3 突变的 AML 中具有 46% 的客观缓解率，使得 37% 的患者可进行后续干细胞移植治疗。相关研究仍在进行中。

13. 信号转导与转录激活　STAT 蛋白家族有 7 个转录因子，在多种细胞外配体-受体结合及细胞增殖、分化和凋亡等过程中发挥作用。研究表明，STAT 家族蛋白，尤其是 STAT5，可调控细胞周期、细胞增殖和血管生成。许多类型的原癌基因突变蛋白能结构性激活 STAT 蛋白，包括 BCR-ABL、FLT-3、ABL 和 JAK2。针对 STAT 分子靶标的药物研究正在进行中。

（1）OBP-31121 是新的 STAT3 抑制剂，在白血病和淋巴瘤细胞系中具有显著的抗肿瘤效应。实体肿瘤和血液恶性肿瘤的 I 期临床研究均在进行中。

（2）ISIS-481464（AZD-9150）是针对 STAT3 的反义寡核苷酸序列。在不同实体肿瘤和霍奇金/非霍奇金淋巴瘤的临床研究中，2 例 DLBCL 患者达到部分缓解。HCC、DLBCL 及进展期淋巴瘤的临床研究正在进行中。

14. Janus 激酶　胞质 Janus 蛋白酪氨酸激酶（JAK）是信号转导激酶家族，其在细胞生成、增殖、凋亡过程中起关键作用。JAK 激活导致下游相关信号通路的激活，如 STAT、Raf 和 PI3K/Akt 信号通路。由此，JAK 信号通路是潜在的肿瘤治疗靶点。

（1）鲁索替尼（ruxolitinib；商品名：Jakafi）是抑制 JAK1 和 JAK2 的口服小分子抑制剂，FDA 批准其用于治疗中度风险或高风险的骨髓纤维化（MF）。基于两个独立的 III 期临床研究，大部分 MF 患者未接受治疗，少部分 MF 患者接受羟基脲或类固醇治疗。在第一个研究中，鲁索替尼单药相比安慰剂组，减少脾脏的大小分别为 42%、1%；另一组研究显示，其减少脾脏的大小分别为 41%、0%[16]。鲁索替尼可改善患者症状，被批准用于羟基脲耐药或不耐受的真性红细胞增多症，与安慰剂比较，其在脾脏大小与静脉分流方面的客观缓解率分别为 21%、1%。在转移性胰腺癌治疗研究中，其也显现出 OS、PFS 方面的改善。常见的不良反应有轻度血小板下降、贫血、头晕和头痛。严重不良反应有血小板下降和中性粒细胞下降。

（2）pacritinib 是针对 JAK2 和 Flt-3 靶点的 TKI 口服药物。FDA 经过快速通道批准其应用于中危或高危 MF。基于临床研究，发现其可使脾脏体积缩小 50% 以上（MRI 31%、体格检查 42%），50% 以上的患者症状得以改善。Ⅲ期临床研究仍在进行中。

15. RAF/MAP 信号通路　RAF 属于丝/苏氨酸激酶家族，包括 ARAF、BRAF 和 CRAF，是 RAS 信号通路的一部分。在 RTK 的激活下，RAS 在细胞膜位点募集、磷酸化 RAF。RAF 接着磷酸化 MEK，引起 ERK 的磷酸化。活化的 ERK 入核激活其他转录因子，导致细胞增殖。异常的信号通路导致增殖异常调节，引起细胞转化。BRAF 在多种肿瘤中存在突变，如黑色素瘤、甲状腺癌和结直肠癌。因此，相关激酶的特异性抑制成为治疗的手段。

（1）索拉非尼（sorafenib；商品名：多吉美）是一种 CRAF 激酶的小分子抑制剂，能够抑制 RAF/MEK/ERK 信号转导通路。索拉非尼同样是 VEGFR-2 和 PDGF 两者的强烈抑制剂。临床试验表明，在转移性或进展期 RCC 患者，或者接受 IL-2 或 IFN 治疗的患者中，索拉非尼相比安慰剂，可在 PFS 上获益。因此，FDA 批准索拉非尼应用于晚期肾癌。然而，仅仅有 2% 的影像学缓解，获益主要体现为疾病稳定。随后的研究表明，与安慰剂相比，不可切除的肝细胞癌患者接受索拉非尼治疗后中位生存时间和影像学评估的疾病进展时间都得到延长，分别为 2.8 个月和 2.7 个月[17]。大多数患者具有较好的耐受性，对于早期肝硬化，95% 的患者为 Child-Pugh A 级。索拉非尼最近也被批准应用于复发、转移、进展、分化型、接受放射性碘照射治疗的甲状腺癌。基于索拉非尼的客观缓解率为 12%，PFS 为 10.8 个月，而安慰剂的客观缓解率和 PFS 分别为 1% 和 5.8 个月。针对索拉非尼在其他恶性肿瘤中的疗效研究也处于临床试验阶段。索拉非尼的常见不良反应包括高血压、脱发、低磷血症和腹泻。严重不良反应包括手足综合征、慢性心力衰竭和心肌梗死。

（2）曲美替尼（trametinib；商品名：Mekinist）是 MAP 激酶（MEK/MAPK/ERK 激酶）抑制剂。MEK-1 和 MEK-2 在多种肿瘤中表达上调，其在 RAS/RAF/MEK/ERK 信号通路的激活中起一定作用。曲美替尼特异性抑制 MEK-1 和 MEK-2，使生长因子调节细胞信号和增殖受到抑制。在转移性或不可手术切除的 BRAF V600E 或 BRAF V600K 突变型黑色素瘤患者中，与应用紫杉醇或达卡巴嗪化疗对比，曲美替尼的应用可以提高 PFS（3.3 个月）和 RR（14%）[18]。在第二个临床研究中，曲美替尼联合达拉非尼应用于接受过化疗的不可手术切除或转移性 BRAF V600E 或 BRAF V600K 突变型黑色素瘤，表现出 76%的 RR；而单用达拉非尼的 RR 为 54%[19]。常见的不良反应包括皮疹、腹泻和淋巴水肿。与达拉非尼联合应用后的不良反应包括发热、恶心、疲劳和肌痛。严重不良反应包括 LVEF 下降、VTE（静脉血栓栓塞）、基底细胞癌风险增加和出血。

（3）达拉非尼（dabrafenib；商品名：Tafinlar）是选择性 RAF 激酶抑制剂。对于 CRAF 与 BRAF 激酶抑制剂而言，其抑制 BRAF 的效能是索拉非尼的 100 倍。因此，它有可能逆转 BRAF 抑制剂耐药。它应用于未经治疗的不可手术切除或转移性 BRAF V600E 或 BRAF V600K 突变型黑色素瘤中，与达卡巴嗪比较，达拉非尼获得 35%的 RR 客观缓解率，2.4 个月的 PFS，3%的完全缓解率。如前所述，达拉非尼也被批准与曲美替尼联合应用。其常见不良反应与曲美替尼相似，另外包括脱发和手足综合征。

（4）威罗菲尼（vemurafenib；商品名：Zelboraf）是选择性 V600E 突变 BRAF 激酶抑制剂。其被推荐应用于初治的 BRAF V600E 突变型不可手术或转移性黑色素瘤患者，与达卡巴嗪比较，威罗菲尼具有 43% 的 RR、3.7 个月的 PFS[20]。常见的不良反应包括关节痛、皮疹、脱发和疲劳。严重的不良反应包括 QT 间期延长、光敏、皮疹和皮肤鳞状细胞癌发生率增加。

（5）binimetinib（MEK-162）是 MEK-1 和 MEK-2 的口服抑制剂。目前，其被研究用于前期接受免疫治疗的 NRAS 突变的不可手术切除或转移性黑色素瘤患者。

（6）瑞戈非尼（regorafenib；商品名：Stivarga）是口服的多激酶抑制剂，包括 RET、VEGFR-1-3、KIT、PDGFR、FGFR-1/-2、RAF、BRAF 和 TIE-2。目前被批准应用于严重的治疗后转移性 CRC。基于既往接受过 5-FU、奥沙利铂、伊立替康化疗和贝伐珠单抗治疗的转移性 CRC，大部分患者为 KRAS-WT（KRAS 基因野生型），先前接受过帕尼单抗或西妥昔单抗治疗。与安慰剂比较，瑞戈非尼具有 5% 的 RR，提高 PFS 0.3 个月及 OS 1.4 个月。它也被批准应用于进展期对甲磺酸伊马替尼耐药或不能耐受的患者，达到 PFS 4.8 个月（安慰剂组 0.9 个月）。常见的不良反应包括疲劳、手足综合征、腹泻、黏膜炎和高血压。严重不良反应包括肝毒性和罕见的致命性出血。

（7）tivantinib 是在 NSCLS、HCC 和胃腺癌多种恶性肿瘤中起作用的 MET 抑制剂。Ⅱ期临床研究表明，转移性胃癌患者 PFS 达到 1.4 个月，37% 的患者达到 SD，其常用于化疗后的三线治疗。

（8）pimasertib 是在肺癌和结直肠癌中选择性抑制 MEK-1 和 MEK-2 抑制剂。目前处于Ⅱ期临床研究中。

（9）foretinib 是 MET、VEGFR-2 和 ROS1 的多激酶抑制剂。在肺腺癌、胆管细胞癌、胃腺癌和胶质母细胞瘤中存在 ROS1 的过表达。foretinib 在肺腺癌中的应用处于研究阶段。

（10）利尼伐尼（linifanib）是针对 VEGFR 和 PDGFR 的口服酪氨酸激酶抑制剂。在进展期非鳞状 NSCLC，与安慰剂对比 PFS 达到 2.9 个月。其也被尝试应用于 HCC，但其与索拉非尼比较，在生存获益上没有差异。常见的不良反应包括腹泻、贫血和高血压。严重的不良反应包括严重血小板下降。

（11）refametinib 是 MEK-1 和 MEK-2 的抑制剂。在经治的转移性 KRAS-WT 的胰腺癌患者，其联合吉西他滨治疗有提高反应率、PFS 和 OS 的趋势。

16. Aurora 激酶　是涉及有丝分裂的激酶网络系统。其中，Aurora 激酶 A 对中心体的功能和成熟、纺锤体组装、染色体排列和有丝分裂必不可少。抑制这些激酶会破坏纺锤体的形成、阻止细胞进入有丝分裂，导致阻止细胞周期和细胞凋亡。这些激酶被发现在多种肿瘤中过表达，如胃癌、乳腺癌、肺癌和头颈部鳞状细胞癌。

alisertib 是一种口服选择性 Aurora 激酶 A 抑制剂，在前期临床研究中表现出显著活性。一项Ⅱ期临床研究发现，其在既往治疗过的恶性肿瘤中的客观缓解率，乳腺癌为 18%，SCLC 为 21%，NSCLC 为 4%，SCCHN 为 9%，胃癌为 9%。不良反应包括严重中性粒细胞下降、疲劳、脱发和腹泻。应用于乳腺癌、肺癌和外周 T 细胞淋巴瘤的研究正在进行中。

17. PI3K、Akt 和 mTOR 信号通路　PI3K 是脂质激酶家族成员，依照其蛋白结构主要分为三型。对Ⅰ型 PI3K 的研究最多，因为它在细胞生存、增殖和分化中扮演着调节因子的角色。Ⅰ A 型 PI3K 由 4 个亚基组成，分别为 p110α、p110β、p110γ 和 p110δ。当 RTK 被激活后，PI3K 便被募集到细胞膜上，从而激活包括 Akt 信号通路在内的下游信号级联反应。mTOR 是 PI3K/Akt 信号通路的下游分子，在细胞生长调节和分化中起着非常重要的作用。mTOR 信号通路受抑癌基因 PTEN 的调节。由 PTEN 基因编码的 PTEN 蛋白是一种磷酸酶并且起着"分子开关"的作用。当处于"开"的状态时，PI3K 便在肌醇环上的 D3 位点储存磷酸基团；当 PTEN 蛋白除去了 PI3K 蛋白上的磷酸基团后，便处于"关"的状态。研究发现 PI3K 信号通路的遗传学改变对包括乳腺癌、结肠癌和卵巢癌在内的许多恶性肿瘤至关重要，因此针对 PI3K/Akt/mTOR 信号通路所设计的许多分子靶向治疗药物已被研制出来。FDA 目前只批准其中的 2 种药物用于临床。而其他药物也正处于临床试验阶段，它们有望在未来十年内应用于临床。

（1）依维莫司（everolimus；商品名：飞尼妥）是 mTOR 激酶抑制剂。它被批准应用于既往接受舒尼替尼或（和）索拉非尼治疗过的转移性 RCC，与安慰剂对比，PFS 达到 3 个月。与依西美坦联合，基于 PFS 7 个月（安慰剂 3 个月）、RR 9.5%（安慰剂 0.4%）、OS 无统计学差异的研究结果，它被批准应用于绝经后来曲唑或阿那曲唑治疗后激素受体阳性的转移性乳腺癌患者。对于芳香酶抑制剂治疗后的绝经后患者，其联合他莫昔芬也提高了疾病进展时间（9 个月对比安慰剂的 5 个月）[21]。依维莫司也被批准应用于局部进展、不可切除或转移性胰腺神经内分泌肿瘤，与安慰剂对比，PFS 分别为 11 个月和 4.6 个月。与长效奥曲肽联合应用，在进展期肿瘤中达到 PFS 16.4 个月，对比安慰剂联合长效奥曲肽组的 11.3 个月。依维莫司也被批准应用于结节性硬化症并发不可切除的室管膜下巨细胞星形细胞瘤患者，与安慰剂对比，3 个月时 75% 的患者出现至少 30% 的肿瘤缩小。依维莫司降低了发作频率、提高了生活质量。常见的不良反应包括皮疹、水肿和腹泻。严重的不良反应包括肺炎、贫血、白细胞减少和中性粒细胞减少。

（2）替西罗莫司（temsirolimus；商品名：Torisel）是 mTOR 激酶的竞争性抑制剂。被批准用于未治疗的晚期 RCC，包括透明细胞癌和非透明细胞癌。在Ⅲ期临床研究中，预后不良或（和）一般状态不良的患者接受替西罗莫司或 IFN-α 治疗，PFS 和 OS 分别达到 2.4 个月和 3.6 个月[22]。常见的不良反应包括贫血和高脂血症。严重过敏也有报道。

（3）艾代拉利司（idelalisib；商品名：Zydelig）是有效的PI3K-δ抑制剂。抑制PI3K-δ后阻断细胞增殖，诱导细胞凋亡。在复发CLL、滤泡性淋巴瘤和SLL中，推荐其与美罗华联合应用。在接受至少3种治疗后的复发CLL患者，其联合美罗华与安慰剂对比，提高了PFS[23]。既往接受两种治疗的复发性滤泡性淋巴瘤，艾代拉利司显示54%的客观缓解率、8%的完全缓解率、中位反应时间为1.9个月。相似的结果在复发性SLL中出现，但完全缓解率未观察到。常见的不良反应包括腹泻、发热、疲劳、恶心和皮疹。严重不良反应包括过敏反应、结肠炎（罕见的穿孔）、肺炎和中性粒细胞减少。

（4）pilaralisib（XL147）是一类PI3K亚型口服选择性抑制剂。Ⅰ期临床研究提示，在实体肿瘤中（主要是NSCLC），其被发现是安全的。在接受至少1种化疗方案治疗后进展或复发的子宫内膜癌中，总体客观缓解率为6%。其联合曲妥珠单抗或紫杉醇联合曲妥珠单抗对转移性乳腺癌患者的治疗正在研究中。常见不良反应包括皮疹、腹泻和疲劳。

（5）XL765是mTOR和Ⅰ型PI3K亚型的选择性抑制剂。有Ⅱ期临床研究正在评估其安全性和临床有效性，包括XL147或XL765联合来曲唑应用于ER+PR+和HER2-的难治性芳香酶的乳腺癌患者。对其治疗胶质母细胞瘤和NHL也开展了研究。

（6）buparlisib是PI3K安全、有效的抑制剂，在乳腺癌和胶质母细胞瘤的Ⅱ期临床研究中，其对可手术切除与不可手术切除的胶质母细胞瘤表现出SD获益但无生存获益。后续研究正在进行中。常见不良反应包括无症状脂肪酶升高、皮疹、高血糖和疲劳。

（7）MK2206是一种口服Akt抑制剂，其通过非竞争ATP途径抑制导致细胞凋亡。在鼻咽癌细胞株中，其具有一定抗癌活性。其临床研究正在进行中。

18. Hedgehog信号通路　Hedgehog信号通路在胚胎与肢体发育中起关键作用。在脑和肢体发育过程中，其和干细胞迁移一样，在细胞信号与迁移中发挥重要作用。在这些过程中，它的作用被认为是赋予癌细胞迁移到远处器官的能力。它被发现在多种肿瘤中过度激活，如肺癌、脑恶性肿瘤、前列腺癌和皮肤恶性肿瘤。在小鼠模型中，抑制这一信号通路可以抑制大脑、胃肠道系统和四肢的发育，这也是潜在的抗肿瘤靶点。

（1）维莫德吉（vismodergib；商品名：Erivedge）是口服Hedgehog信号通路抑制剂，被批准应用于局部进展或转移性基底细胞癌患者。在转移性基底细胞癌患者中，客观缓解率达到10%，在局部进展期基底细胞癌患者中达到27%的RR（其中13%的患者达到完全缓解），两组的中位反应时间为7.6个月[24]。维莫德吉与化疗联合，在59例未接受治疗的转移性胰腺癌中显示出2%的完全缓解率、41%的部分缓解率和43%的SD率。常见的不良反应包括肌肉痉挛、脱发、体重减轻、腹泻和呕吐。由于该药潜在的致畸风险，建议使用该药的患者避免献血或成分血。

（2）索尼德吉（erismodegib，Sonidegib）是一种针对Hedgehog信号通路的抑制剂，其在包括基底细胞癌的多种肿瘤中被研究。

（3）IPI-926（Saridegib）也是Hedgehog信号通路的抑制剂，其在软骨肉瘤中的作用处于研究中。

19. Poly（ADP核糖）聚合酶（PARP）　PARP是涉及DNA修复的蛋白家族，在核内参与DNA单链断裂损伤修复，若无法修复损坏，其通过级联机制途径启动程序性细胞死亡。抑制PARP可以干扰细胞稳态并导致细胞死亡。这些机制是BRCA1/2癌基因致癌的核心步骤；因此，许多针对PARP的多功能分子物质正在研发中。

（1）奥拉帕尼（olaparib；商品名：利普卓）是口服的PARP抑制剂，在多种BCRA1/2相关的恶性肿瘤中起作用，如卵巢癌、乳腺癌和前列腺癌。目前批准其用于既往接受过至少3种化疗方案的BCRA突变进展期卵巢癌。在这些患者中有34%的缓解率、2%的完全缓解率。常见的不良反应包括贫血、呕吐、疲劳、腹泻和头痛。严重不良反应包括增加MDS和AML的风险，以及罕见的致死性肺炎。

（2）iniparib是不可逆的PARP-1抑制剂。在转移性三阴性乳腺癌中，其对比吉西他滨与卡铂（GC）方案，提高了疾病缓解率（52% vs 32%）、提高了PFS（5.9个月 vs 3.6个月）和OS（12.3个月 vs 7.7个月）。然而，在Ⅲ期临床研究中未观察到相应结果。后续研究正在进行中。

（3）尼拉帕尼（niraparib）是一种口服PARP-1和PARP-2抑制剂，具有良好的临床前活性。其在铂类敏感的复发卵巢癌Ⅲ期临床研究正在进行中。

20. 组蛋白去乙酰化酶（HDAC）　是一类裂解组蛋白和非

组蛋白赖氨酸乙酰基的蛋白家族。裂解乙酰基在 DNA 螺旋环绕组蛋白、染色体浓缩过程中必不可少。阻止乙酰基裂解、染色体松散致使细胞周期进程不能正常进行，从而引起细胞凋亡。

（1）帕比司他（panobinostat；商品名：Farydak）是一种针对 HDAC 具有高度特异性和敏感性的小分子物质。在前期临床研究中，较正常细胞而言，其对肿瘤细胞更具有细胞毒性，这可能与肿瘤细胞的增殖依赖于频繁染色体浓缩有关。其联合硼替佐米（万珂）与地塞米松（VD）被批准用于接受两种治疗的进展期多发性骨髓瘤患者。与安慰剂对照，其联合 VD 方案将患者的缓解率从 41% 提高到 55%，PFS 达到 4.8 个月。它也在 MDS、乳腺癌和前列腺癌中被研究。常见的不良反应包括腹泻、疲劳、呕吐和全血细胞减少。严重的不良反应包括罕见但致死性的出血、严重血小板下降和肝毒性。

（2）伏立诺他（vorinostat；商品名：Zolinza）是抑制 HDAC1～3 和 HDAC6 的口服小分子物质。其被批准用于至少接受两种治疗的皮肤 T 细胞淋巴瘤（CTCL）。基于两个独立的临床研究，均得出约 30% 的缓解率和 3.5 个月的中位反应时间。常见的不良反应包括腹泻、疲劳、呕吐和血小板下降。严重不良反应包括肺栓塞和贫血。

（3）罗米地辛（romidepsin；商品名：Istodax）是一种 CTCL 患者注射用 HDAC 抑制剂。其被批准用于至少接受一种治疗的 CTCL 患者，两个研究得出 35% 的缓解率和 10～15 个月的反应时间。常见的不良反应包括疲劳、呕吐、食欲下降和体重减轻。严重不良反应包括 QT 间期延长、白细胞下降和血小板下降。

（4）mocetimostat 是选择性抑制 HDAC1～3 和 HDAC11 的口服小分子物质。在前期研究中，其在 AML、HL 和 NHL 中有作用。在最近一个Ⅱ期临床研究中，其联合阿扎胞普林治疗未治疗的 MDS，显示出 80% 的缓解率、50% 的完全骨髓缓解率。另一个复发或难治 HLⅡ期临床研究中，mocetimostat 显示出 35% 的缓解率。此外，其在 MDS、AML、HL 和尿路上皮癌的研究正在进行中。

（二）血管生成靶向治疗

新生血管生成是肿瘤进展生物过程中的关键步骤，这一过程由释放 VEGF 开始。VEGF 结合血管管壁内皮细胞的受体，导致血管内皮细胞增生和向血管生成信号源处的迁移。肿瘤利用这一生理过程在环境中促进原发性和转移性肿瘤的生长。虽然抗血管生成治疗的抗肿瘤效应可抑制环境中的肿瘤细胞生长，但其目前治疗的初始机制基于前篇所述的分子靶标。

trebananib 是血管生成蛋白-1、血管生成蛋白-2 及 TIE-2R 的有效抑制剂；其在肿瘤相关的血管生成中起重要作用。在接受至少 3 种方案化疗的复发性卵巢癌患者中，trebananib 可提高 PFS，但无 OS 获益。其中，17% 的患者因出现水肿、腹水和中性粒细胞降低而中断服药。

（三）蛋白质降解靶向治疗

蛋白质降解是调节细胞功能的机制之一。泛素-蛋白酶通路在这一过程中起关键作用。蛋白酶是降解其他泛素化蛋白的蛋白复合体。其通过三个蛋白水解位点的协同催化活性而发挥降解能力，这三个蛋白水解酶位点导致糜蛋白酶、胰蛋白酶和谷氨酸多肽水解样酶活性增加。许多重要的蛋白质在细胞周期、凋亡和血管生成通路过程中被降解，包括 p53、p21、p27（细胞周期调节子蛋白）；NF-κB 是一种关键的转录因子，被蛋白酶激活；还有细胞间黏附分子 1（ICAM-1），血管细胞黏附分子（VCAM）和 E 选择素（细胞黏附分子）等。针对降解机制的药物如下所示。

1. 硼替佐米（bortezomib；商品名：万珂）　是一种二肽基硼酸衍生物，抑制细胞间蛋白降解的关键调节子 26S 蛋白酶。硼替佐米是第一个被批准应用于临床的药物，其选择性抑制蛋白酶的糜蛋白酶位点，导致涉及细胞增殖和生成调节的选择性蛋白降解抑制，进而诱导细胞凋亡。硼替佐米被发现在 MM 中有良好效果，因此推荐应用一线治疗。硼替佐米联合美法仑与泼尼松（MP）达到 71% 的缓解率（MP 为 35%）、18.3 个月的 PFS（MP 为 14 个月）、并提高了 OS（两组均未到研究终点）[25]。硼替佐米联合其他药物在未经治疗的 MM，以及 MM 接受干细胞移植前的治疗，均显示出疗效。硼替佐米被 FDA 批准用于接受至少一种治疗失败的 MCL 患者，基于 33% 的缓解率（完全缓解率 8%）、9.3 个月的中位反应时间（完全缓解患者为 15.4 个月）。硼替佐米也用于复发或难治性外周 T 细胞淋巴瘤，单药达到67%的缓解率,联合CHOP方案达到62%的完全缓解率。另外一些类似的研究正在进行中。常见不良反应包括衰弱、高血压、皮疹和腹泻。严重不良反应包括CHF、贫血、中性粒细胞减少和血小板下降。

2. 卡非佐米(carfilzomib;商品名:Kyprolis) 是比硼替佐米具有更高选择性和特异性的第二代蛋白酶抑制剂。其选择性结合蛋白酶的苏氨酸N端活性位点,因此被批准用于接受过包括硼替佐米和免疫调节剂在内的两种治疗失败的MM患者。其总体达到23%的缓解率、15.6个月的OS(历史对照为9个月)。在接受1~3种治疗的MM患者,卡非佐米联合来那度胺与地塞米松显示达到26.3个月的PFS,地塞米松组为17.6个月。常见不良反应包括疲劳、贫血、血小板下降、呼吸困难和腹泻。

(四)非特异性免疫调节因子

非特异性免疫调节因子是具有微小结构修饰的沙利度胺衍生物家族。这些修饰可使药物效能增强且能改善药物不良反应,包括神经系统毒性和血栓形成方面。虽然这些化合物的具体机制尚不清楚,但许多通路仍然被调节因子激活,包括caspase-8、蛋白酶、NF-κB和抗血管生成通路。

1. 来那度胺(lenalidomide;商品名:瑞复美) 是一种新一代的非特异性免疫调节因子。在随机的Ⅲ期临床研究中,来那度胺联合地塞米松较单用地塞米松在复发或难治MM中可获得更好的CR、PFS和OS。在两个相对独立的临床研究中,来那度胺联合地塞米松治疗初次诊断为MM的患者,客观反应率达到91%,包括11%的完全缓解率[26,27]。来那度胺与各种有效药物的联合应用在骨髓瘤患者中获得客观缓解率和PFS的提高。小剂量来那度胺推荐应用5q缺失的输血依赖MDS患者,67%免于输血治疗。来那度胺也应用于既往接受两种治疗(包括硼替佐米)的复发MCL,得到28%的缓解率、4个月的PFS和19个月的OS。常见不良反应包括失眠、便秘、神经系统病变、水肿和皮疹。严重不良反应包括心房颤动、Stevens-Johnson综合征、中性粒细胞减少、贫血和血小板下降。

2. 泊马度胺(pomalidomide;商品名:Pomalyst) 是一种口服的抗肿瘤免疫调节剂,是一种沙利度胺的类似物。其在来那度胺耐药的 MM 细胞株中诱导细胞凋亡，与地塞米松起协同作用。它被推荐应用于前期至少接受 2 种治疗（包括来那度胺和硼替佐米）的难治性 MM 患者。与低剂量地塞米松比较，其可得到总体 33% 的 RR 和 7.4 个月的反应时间。近期，大剂量地塞米松联合泊马度胺对比小剂量地塞米松，可获得 4 个月的 PFS（小剂量地塞米松为 1.9 个月）。常见不良反应包括疲劳、中性粒细胞下降、贫血、腹泻、恶心、神经系统病变和发热。严重不良反应包括 VTE、推荐使用药物时考虑预防性抗凝治疗和严重粒细胞下降。

三、表型靶标治疗

如同前面所述，这一治疗策略旨在针对肿瘤细胞的特异表型，依赖于直接诱导细胞毒反应而杀伤细胞，而不是针对特异信号通路。这些单克隆抗体可以单独应用（未偶联）或作为细胞毒药物、放射性核素或化学治疗（偶联）的传递系统。药物的分类基于治疗类型，针对信号通路或分子等进行亚分类。

（一）未偶联型抗体

1. 利妥昔单抗（rituximab；商品名：美罗华）　是 IgG1-κ 型鼠人嵌合型抗 CD20 分子单克隆抗体。CD20 通常在 B 细胞表面表达，因此同样在 B 细胞淋巴瘤细胞表面表达。利妥昔单抗适用于复发性及难治性 B 细胞型 NHL，以及表达 CD20 的慢性淋巴细胞性白血病的治疗。利妥昔单抗在各种 NHL 中的缓解率接近 50%，也提高滤泡型淋巴瘤和 DLBCL 的生存。利妥昔单抗联合 CVP 方案（环磷酰胺、长春新碱、泼尼松）治疗滤泡型淋巴瘤时，提高 12 个月的 PFS；利妥昔单抗联合 CHOP 方案治疗 DLBCL 两年 OS 提高至 10%～20%[28]。利妥昔单抗也被批准与氟达拉滨和环磷酰胺联用治疗初治性 CD20 阳性的 CLL，基于 PFS 达到 5～8 个月。利妥昔单抗也被批准用于治疗 CD20 阳性 HL 和各种免疫系统性疾病，如血栓性血小板减少性紫癜、特发性血小板减少性紫癜、肉芽肿合并血管炎、抑制后淋巴组织增生反应性疾病（PTLD）和慢性移植物抗宿主反应（GVHD）。利妥昔单抗能引起高血压、恶心、发热、寒战和淋巴细胞减少。严重不良反应包括心律失常、心源性休克、Stevens-Johnson 综合征、中毒性表皮坏死松解症及肿瘤溶解综合征。

2. 阿仑单抗（alemtuzumab；商品名：Campath） 是一种人源性 IgG1-κ 型嵌合型抗 CD52 单克隆抗体。CD52 是表达于正常或恶性的 B 细胞、T 细胞、自然杀伤细胞、单核细胞、巨噬细胞表面的一种糖蛋白。阿仑单抗适用于未治疗的 B 细胞 CLL，基于其获得 14.6 个月的 PFS，对照苯丁酸氮芥的 11.7 个月。在前期接受氟达拉滨治疗的 B 细胞 CLL 人群中，阿仑单抗的总体完全缓解率、部分缓解率分别为 2%、31%。与利妥昔单抗相似，阿仑单抗适应于多种疾病的治疗，包括 T 细胞前淋巴细胞白血病、CLL 相关自身免疫细胞减少、GVHD 和复发性多发性硬化症。常见的不良反应包括贫血、中性粒细胞减少、血小板减少、皮疹和腹泻。严重不良反应包括心律失常和心肌病。因为该药能引起免疫功能抑制，因此，近期接受过阿仑单抗治疗的患者不宜接种任何病毒活疫苗。

3. 奥法木单抗（ofatumumab；商品名：Arzerra） 是人源化 IgG1-κ 型抗 CD20 分子单克隆抗体。奥法木单抗能够与 B 淋巴细胞表面的 CD20 分子结合，导致 B 细胞发生裂解。FDA 批准奥法木单抗联合苯丁酸氮芥用于治疗难治性和未经治疗的 CLL。在未经治疗的 CLL 患者中，奥法木单抗联合苯丁酸氮芥组与苯丁酸氮芥单药组的 PFS 分别为 22.4 个月和 13.1 个月。奥法木单抗对氟达拉滨和阿仑单抗耐药的 CLL 患者显示出较为理想的疗效，其单药有效率为 50%。奥法木单抗能够引起皮疹、中性粒细胞减少、腹泻和脓毒血症。

4. 博纳吐单抗（blinatumomab；商品名：Blincyto） 是针对 CD19B 细胞和 CD3T 细胞的双特异性人源性抗体。在良、恶性肿瘤 B 细胞上，其连接 T 细胞 CD3 受体到 CD19 受体，激活 T 细胞，促进 T 细胞识别恶性肿瘤的 B 细胞。这一机制导致细胞因子产生增加，引起恶性肿瘤的 B 细胞裂解。其被批准应用于 Ph 阴性的 ALL 或难治性前体 B 细胞 ALL，基于其 80% 的微小疾病残留率和 3.7 个月反应时间的研究结果[29]。其在胃肠道恶性肿瘤与肺癌中的研究正在进行中。常见的不良反应包括发热、头痛、周围性水肿、失眠和便秘。严重不良反应包括发热性中性粒细胞减少症、脑病和头痛。

5. 依帕珠单抗（epratuzumab） 是人源化抗 CD22 分子的

单克隆抗体。CD22 是表达于滤泡性非霍奇金淋巴瘤中成熟 B 细胞表面的一种糖蛋白。当 epratuzumab 联合利妥昔单抗治疗未经治疗的滤泡淋巴瘤时，总体缓解率为 88%、完全缓解率为 42%。

6. 埃罗妥珠单抗（elotuzumab）　是人源性针对信号淋巴激活分子（SLAM7）的 IgG1 MoAb 抗体，这些分子在自然杀伤细胞和骨髓瘤细胞中表达，而不在其他正常细胞表达。因此，其在骨髓瘤中的研究显示，联合来那度胺与地塞米松用于前期已治疗的患者，达到 92%的缓解率和 33 个月的 PFS。基于此，其被 FDA 批准为突破性治疗药物。埃罗妥珠单抗目前作为惰性骨髓瘤和复发、难治性 MM 的一线治疗正在研究中。

（二）偶联型抗体

1. 细胞毒性偶联型抗体

（1）吉妥珠单抗/奥佐米星（gemtuzumab ozogamicin；商品名：麦罗塔）：偶联了卡利奇霉素的人源化 IgG4-κ 抗 CD33 抗体。卡利奇霉素是从稀有放线菌小单孢菌 *Micromonospora echinospora spp. calichensis.* 发酵液中分离得到的烯二炔类抗肿瘤抗生素。CD33 是一种唾液酸依赖性黏附性蛋白，表达于未成熟的髓系细胞及白血病母细胞表面，但在正常多能造血干细胞表面没有表达。当融合抗体与 CD33 受体结合后通过内化作用进入胞内，随后卡利奇霉素发生剪切并被释放出来。卡利奇霉素与 DNA 小沟结合，导致 DNA 断裂和细胞凋亡。吉妥珠单抗适用于 CD33$^+$且不适合化疗的老年复发性髓性白血病患者（年龄＞60 岁）的初始治疗。临床试验表明，吉妥珠单抗单药治疗的完全缓解率为 16%，总有效率为 30%，中位缓解时间为 2 个月。因为随后的研究发现其临床获益失败，故其被迫退出美国市场。吉妥珠单抗能够引起发热、寒战和恶心等，其严重不良反应包括骨髓抑制、出血、弥散性血管内凝血（DIC）和肝毒性。

（2）曲妥珠单抗美坦新偶联物（ado-trastuzumab emtansine，T-DM1；商品名：Kadcyla）是人源性针对 HER2、与 DM1 结合的单克隆抗体，DM1 为美坦辛衍生物和微管抑制剂，与 HER2 受体结合后，发生内化和溶酶体降解，释放 DM1，干扰微管网络，引起细胞周期停滞与凋亡。在Ⅲ期临床研究中，与拉帕替尼及卡培他滨联合应用于HER2阳性的转移性乳腺癌患者，增加PFS 3.2个月。在既往接受曲妥珠单抗治疗的转移性乳腺癌患者中，其可达到39%的部分缓解率。因此，其被批准用于既往接受过抗HER2治疗的HER2阳性的转移性乳腺癌。常见的不良反应包括疲劳、恶心、血小板下降、肝酶升高和头痛。严重不良反应包括肺毒性、严重血小板下降和神经系统病变。

（3）本妥昔单抗（brentuximab vedotin；商品名：Adcetris）是针对CD30的嵌合IgG1抗体，与单甲基auristatin E（MMAE）偶联，是一种抗微管制剂。结合CD30受体后，其嵌合、释放抗肿瘤因子MMAE，干扰微管网络，导致细胞周期阻滞和细胞凋亡。在同源自体干细胞移植的复发HL，其总体缓解率达37%，完全缓解率达32%[30]。随后的研究显示，在复发CD30+ HL或间变性大细胞淋巴瘤中，73%的患者经历自体干细胞移植后，反应率达50%，持续平均9.7个月（38%的完全缓解率）。基于总体86%的缓解率、57%的完全缓解率，其被批准于复发性系统间变性大细胞淋巴瘤。常见的不良反应包括中性粒细胞减少、周围神经病理性病变、疲劳、贫血、腹泻、咳嗽和发热。中性粒细胞减少和周围神经病理性病变可能是严重而少见的不良反应。

（4）奥英妥珠单抗/奥佐米星（inotuzumab ozogamicin）是针对CD22的人源性分子抗体，其偶联于来源于卡利奇霉素家族的细胞毒药物奥佐米星。由于CD22表达于90%的B细胞恶性肿瘤，其在ALL中被研究应用。在复发或难治CD22+ ALL的Ⅲ期临床研究中期报道中，完全血液学缓解率为58%、完全缓解率为19%，允许40%的患者接受同质异体干细胞移植。关于复发或难治NHL的研究显示生存无获益，以致研究提前终止。常见的不良反应包括胆红素升高、发热和无症状低血压（治疗后可逆）。严重不良反应是干细胞移植后静脉闭塞性疾病的发病率增加了17%。

2. 放射免疫偶联抗体

（1）替伊莫单抗（ibritumomab tiuxetan；商品名：泽娃灵）是鼠源性抗CD20单抗与放射性核素 ^{90}Y 经Tiuxetan螯合偶联组成的放射性标记抗体。^{90}Y 能够释放纯β射线的钇螯合物。替伊莫单抗作用机制包括抗体介导的细胞毒作用及细胞靶向的放射治疗（放射免疫治疗，RIT）。它适用于治疗利妥昔单抗（美罗华）耐药的 CD20 阳性滤泡性 B 细胞非霍奇金淋巴瘤，缓解率为 83%、完全缓解率为 37%。它也被用于治疗既往接受大剂量化疗或自体造血干细胞移植后复发的 B 细胞 NHL 并能取得令人满意的结果。对骨髓受累范围≥25% 或已有≥25% 的骨髓接受过放疗，或有 HAMA 或 HACA 病史的患者，使用该药时应谨慎。中性粒细胞和血小板减少症是常见不良反应，且与放射性核素剂量相关。轻度的恶心、呕吐等是常见不良反应。偶尔出现输液发热反应、寒战、头晕、无力、头痛、背痛、关节痛和低血压等不良反应。

（2）^{131}I 标记-托西莫单抗（^{131}Iodine-tositumomab；商品名：Bexxar）是 ^{131}I 标记的鼠源性 IgG2a 抗 CD20 单抗，能够释放 β 射线和 γ 射线。其作用机制包括抗体介导的细胞毒作用和细胞靶向放射免疫治疗。它适用于治疗对利妥昔单抗和化疗耐药的 CD20 阳性、低分级或低转化级别的难治性非霍奇金淋巴瘤。而且，当 ^{131}I 标记-托西莫单抗联合自体造血干细胞移植时能有效治疗复发性 B 细胞 NHL。^{131}I 标记-托西莫单抗可以引起高血压、颤抖和腹泻。对骨髓受累范围≥25%，或已有≥25% 的骨髓接受过外照射，或有 HAMA 或 HACA 病史的患者，使用该药时应谨慎。

3. 免疫毒性　目前有许多与细胞毒素偶联的重组蛋白，它们与肿瘤细胞表面的特异性蛋白结合后通过内化作用在细胞内释放偶联毒素，从而诱导产生直接细胞毒效应。

地尼白介素（denileukindiftitox；商品名：Ontak）是由 IL-2 蛋白（Ala$_1$-Thr$_{133}$）片段与白喉毒素 A 和 B 片段（Met$_1$-Thr$_{387}$）连接重组而成的融合蛋白。它与靶细胞表面的 IL-2 受体的 CD25 分子结合，通过内化作用进入胞质内后，释放出毒素，发挥杀伤作用。高亲和力的 IL-2 受体通常表达于活化的 T 细胞、B 细胞及巨噬细胞表面。皮肤 T 细胞淋巴瘤（CTCL）自身表达高亲和力的 IL-2 受体，形成地尼白介素的治疗靶点。最近一项Ⅲ期临床试验表明：接受地尼白介素治疗的 CTCL 患者的中位 PFS 超过 2 年，部分缓解率和完全缓解率分别为 34% 和 10%，均明显优于安慰剂组，后者的中位 PFS 为 124 天，总体缓解率为 15.9%。因此地尼白介素被批准适用于持续或复发性 CD25 阳性 CTCL 的治疗。地尼白介素导致肝氨基转移酶升高、发热、恶心、水肿、皮疹和腹泻，也可导致严重毛细血管渗漏综合征。

（ 张 菁 刘顺芳 译 张莉红 于世英 校 ）

参 考 文 献

1. Slamon DJ, Leyland-Jones B, Shak S, et al. Use of chemotherapy plus a monoclonal antibody against HER2 for metastatic breast cancer that overexpresses HER2. N Engl J Med. 2001;344:783–792.
2. Swain SM, Baselga J, Kim SB, et al. Pertuzumab, trastuzumab, and docetaxel in HER2-positive metastatic breast cancer. N Engl J Med. 2015;372:724–734.
3. Sandler A, Gray R, Perry MC, et al. Paclitaxel-carboplatin alone or with bevacizumab for non-small-cell lung cancer. N Engl J Med. 2006;355:2542–2550.
4. Van Cutsem E, Tabernero J, Lakomy R, et al. Addition of aflibercept to fluorouracil, leucovorin, and irinotecan improves survival in a phase III randomized trial in patients with metastatic colorectal cancer previously treated with an oxaliplatin-based regimen. J Clin Oncol. 2012;30:3499–3506.
5. Rosell R, Carcereny E, Gervais R, et al. Erlotinib versus standard chemotherapy as first-line treatment for European patients with advanced EGFR mutation-positive non-small-cell lung cancer (EURTAC): a multicentre, open-label, randomised phase 3 trial. Lancet Oncol. 2012;13:239–246.
6. Motzer RJ, Hutson TE, Tomczak P, et al. Overall survival and updated results for sunitinib compared with interferon alfa in patients with metastatic renal cell carcinoma. J Clin Oncol. 2009;27:3584–3590.
7. Geyer CE, Forster J, Lindquist D, et al. Lapatinib plus capecitabine for HER2-positive advanced breast cancer. N Engl J Med. 2006;355:2733–2743.
8. Byrd JC, Brown JR, O'Brien S, et al. Ibrutinib versus ofatumumab in previously treated chronic lymphoid leukemia. N Engl J Med. 2014;371:213–223.
9. Treon SP, Tripsas CK, Meid K, et al. Ibrutinib in previously treated Waldenstrom's macroglobulinemia. N Engl J Med. 2015;372:1430–1440.
10. Solomon BJ, Mok T, Kim DW, et al. First-line crizotinib versus chemotherapy in ALK-positive lung cancer. N Engl J Med. 2014;371:2167–2177.
11. Shaw AT, Kim DW, Mehra R, et al. Ceritinib in ALK-rearranged non-small-cell lung cancer. N Engl J Med. 2014;370:1189–1197.
12. O'Brien SG, Guilhot F, Larson RA, et al. Imatinib compared with interferon and low-dose cytarabine for newly diagnosed chronic-phase chronic myeloid leukemia. N Engl J Med. 2003;348:994–1004.
13. Kantarjian H, Shah NP, Hochhaus A, et al. Dasatinib versus imatinib in newly diagnosed chronic-phase chronic myeloid leukemia. N Engl J Med. 2010;362:2260–2270.
14. Saglio G, Kim DW, Issaragrisil S, et al. Nilotinib versus imatinib for newly diagnosed chronic myeloid leukemia. N Engl J Med. 2010;362:2251–2259.
15. Cortes JE, Kim DW, Pinilla-Ibarz J, et al. A phase 2 trial of ponatinib in Philadelphia chromosome-positive leukemias. N Engl J Med. 2013;369:1783–1796.
16. Verstovsek S, Mesa RA, Gotlib J, et al. A double-blind, placebo-controlled trial of ruxolitinib for myelofibrosis. N Engl J Med. 2012;366:799–807.
17. Llovet JM, Ricci S, Mazzaferro V, et al. Sorafenib in advanced hepatocellular carcinoma. N Engl J Med. 2008;359:378–390.
18. Flaherty KT, Robert C, Hersey P, et al. Improved survival with MEK inhibition in BRAF-mutated melanoma. N Engl J Med. 2012;367:107–114.
19. Flaherty KT, Infante JR, Daud A, et al. Combined BRAF and MEK inhibition in melanoma with BRAF V600 mutations. N Engl J Med. 2012;367:1694–1703.
20. Chapman PB, Hauschild A, Robert C, et al. Improved survival with vemurafenib in melanoma with BRAF V600E mutation. N Engl J Med. 2011;364:2507–2516.
21. Baselga J, Campone M, Piccart M, et al. Everolimus in postmenopausal hormone-receptor-positive advanced breast cancer. N Engl J Med. 2012;366:520–529.
22. Hudes G, Carducci M, Tomczak P, et al. Temsirolimus, interferon alfa, or both for advanced renal-cell carcinoma. N Engl J Med. 2007;356:2271–2281.
23. Furman RR, Sharman JP, Coutre SE, et al. Idelalisib and rituximab in relapsed chronic lymphocytic leukemia. N Engl J Med. 2014;370:997–1007.
24. Sekulic A, Migden MR, Oro AE, et al. Efficacy and safety of vismodegib in advanced basal-cell carcinoma. N Engl J Med. 2012;366:2171–2179.
25. San Miguel JF, Schlag R, Khuageva NK, et al. Bortezomib plus melphalan and prednisone for initial treatment of multiple myeloma. N Engl J Med. 2008;359:906–917.

26. Dimopoulos M, Spencer A, Attal M, et al. Lenalidomide plus dexamethasone for relapsed or refractory multiple myeloma. *N Engl J Med*. 2007;357:2123-2132.
27. Weber DM, Chen C, Niesvizky R, et al. Lenalidomide plus dexamethasone for relapsed multiple myeloma in North America. *N Engl J Med*. 2007;357:2133-2142.
28. Coiffier B, Lepage E, Briere J, et al. CHOP chemotherapy plus rituximab compared with CHOP alone in elderly patients with diffuse large-B-cell lymphoma. *N Engl J Med*. 2002; 346:235-242.
29. Topp MS, Gokbuget N, Stein AS, et al. Safety and activity of blinatumomab for adult patients with relapsed or refractory B-precursor acute lymphoblastic leukaemia: a multi-centre, single-arm, phase 2 study. *Lancet Oncol*. 2015;16:57-66.
30. Younes A, Gopal AK, Smith SE, et al. Results of a pivotal phase II study of brentuximab vedotin for patients with relapsed or refractory Hodgkin's lymphoma. *J Clin Oncol*. 2012;30:2183-2189.

第 3 章 癌症免疫治疗的原则

Mario Sznol

一、引 言

通过作用于免疫系统中的一个或多个相关分子而产生抗肿瘤效应的药物在某些肿瘤的治疗中发挥着重要、甚至是最主要的作用。抗肿瘤免疫反应与肿瘤治疗具有密切相关性。例如，部分细胞毒性药物、分子靶向药物和膜受体相关抗体都需要通过激活免疫系统发挥抗肿瘤作用[1-6]。在异基因骨髓移植中，移植物抗肿瘤效应也是一种免疫治疗的形式。本章节综述了癌症免疫治疗的原则，介绍了能介导免疫细胞作用的相关药物。

二、抗肿瘤免疫应答

大多数有效的免疫治疗都是通过诱导、扩增或激活能识别肿瘤抗原的 T 细胞来达到杀灭肿瘤细胞的作用。T 细胞通过 T 细胞受体（TCR）识别胞内处理后的蛋白多肽抗原，与主要组织相容性复合体（MHC）分子结合形成复合物，然后被提呈到细胞表面。临床研究显示，T 细胞可以通过识别肿瘤细胞中的基因突变蛋白（肿瘤抗原）、组织分化蛋白（如黑色素瘤中的 MART-1）或者癌变再表达的发育蛋白（如 NY-ESO-1），产生免疫应答效应使肿瘤消退[7-9]。

首先，幼稚 T 细胞在淋巴结中与抗原呈递细胞（APC，又称树突状细胞）相互作用，从而被激活。T 细胞一经激活，即分化为效应细胞和记忆细胞。除 TCR 接收的信号外，还有多种可溶性细胞因子（激素样物质）或其他细胞（包括 APC 和肿瘤细胞）的表面配体，与 T 细胞表面受体相互作用，同样能影响 T 细胞活化、分化和功能[10]。免疫系统除了能有效清除外源性抗体外，还应具有限制自身免疫和组织损伤发生的能力。因此，多种免疫机制的存在十分必要，既需要激活免疫信号，又可以删除、抑制或终止免疫应答。多种类型、多功能的T细胞参与免疫应答，包括能够抑制效应细胞功能的调节性T细胞（Tregs）。T细胞迁移回肿瘤位点，在此生成细胞因子，或在TCR与肿瘤肽-MHC复合物结合后直接杀死肿瘤细胞，从而产生抗肿瘤应答[11]。

通过以下几种干预措施可以增强T细胞抗肿瘤应答，包括以优化的"疫苗"形式提供相关肿瘤抗原；提供信号以增强APC功能；提供细胞因子以支持T细胞扩增和功能；给予抗体以直接激活共刺激受体或阻断T细胞抑制性受体；给予药物以抑制肿瘤微环境中其他T细胞抑制机制；输注天然或编辑T细胞以识别肿瘤细胞；或者结合使用一种或多种可能的免疫调节策略。产生有效抗肿瘤免疫应答所必须采用的干预类型高度依赖于不同患者的肿瘤-宿主关系的性质，后者可能受多种因素影响，包括免疫应答中宿主的遗传变异、肿瘤突变的数量和类型、既往外来抗原暴露史，甚至可能受微生物组影响。恶性肿瘤在宿主体内进化过程中，大量患者的免疫系统能够产生针对肿瘤抗原的T细胞应答。事实上，炎症在肿瘤发展的早期阶段可能促进肿瘤生长，随后一段时间抑制肿瘤发展，直至肿瘤形成逃逸机制[12]。在随后的观察研究中，鉴定出多种能够抑制肿瘤微环境中肿瘤抗原特异性效应T细胞的因子。由肿瘤浸润T细胞诱导产生的细胞因子最为重要，它能增强抗肿瘤免疫应答。活化T细胞产生的细胞因子，尤其是γ干扰素（IFN-γ），能通过肿瘤细胞、基质细胞或其他免疫浸润细胞诱导PD-L1表达。PD-L1与活化T细胞上的抑制性受体PD-1结合，抑制其功能[13]。

在肿瘤或引流淋巴结内，肿瘤特异性T细胞长期暴露于肿瘤抗原中，使T细胞进一步"耗竭"，降低产生细胞因子或自身增殖的能力[14]。耗竭的T细胞表现为表达多种共抑制受体。另外，抑制效应T细胞的其他因素包括Tregs、骨髓衍生抑制细胞、巨噬细胞亚群，或其他基质细胞如血管内皮细胞。要达到抑制作用，可能需要细胞-细胞直接接触或生成抑制性物质[如耗尽必需氨基酸和（或）产生抑制性代谢物的酶，或抑制/改变T细胞功能或有助于Tregs生成的细胞因子]。虽然尚未证实，但某些包含极少甚至无T细胞浸润的肿瘤可从微环境中主动"排除"T细胞，其机制尚不明确。

调节T细胞应答的药物靶点存在于多种类型的免疫细胞

上，这些免疫细胞的功能可能是相反的。任何特定干预的结果都可能受具体环境影响，因未知因素而发生变化。例如，注射白细胞介素-2（IL-2）以增强效应 T 细胞功能时，也可能使Tregs 群扩增[15]。此外，激活干预（如疫苗、细胞因子或激动剂 T 细胞共刺激抗体）可以诱导反调节机制，限制效应 T 细胞扩增及其功能。而肿瘤特异性 T 细胞仍须克服肿瘤微环境中的可诱导性和组成性免疫抑制机制。后一种因素可能解释了 20世纪 80 年代初以来开发的多种细胞因子和癌症疫苗相对缺乏疗效的原因。相反，PD-1 或其配体之一的 PD-L1 抗体抑制剂能够在多种不同恶性肿瘤患者中产生显著且持久的抗肿瘤作用[16-20]。PD-1 / PD-L1 抑制剂的显著疗效证实了许多晚期癌症患者仍能表现出 T 细胞应答，并强调了阻断 T 细胞负性应答对实现其抗肿瘤功能的作用，特别是在肿瘤微环境中的重要性。

目前，较少有 T 细胞非依赖性或依赖于免疫系统其他成分的有效抗肿瘤免疫疗法。自然杀伤（NK）细胞的细胞毒性活性受激活和抑制性受体控制。当宿主缺乏移植体杀伤抑制性受体的配体时，NK 细胞能加强移植物抗白血病反应[21]。通过介导抗体依赖性细胞毒作用（ADCC）或补体依赖性细胞溶解作用（CDC），诱导或被动募集抗体可产生抗肿瘤活性。抗体的Fc 段与 NK 细胞或骨髓衍生细胞的 Fc 受体结合，从而触发ADCC。诱导 ADCC 的能力取决于 IgG 同种型及 Fc 受体类型，Fc 受体可能是激活性受体，也可能是抑制性受体[22]。基础研究和一些临床相关数据表明，ADCC 可能在抗体（如曲妥珠单抗和利妥昔单抗）的抗肿瘤活性中发挥作用。目前认为只有一种靶向神经节苷脂 GD-2（ch14.18）的抗体主要通过 ADCC 产生抗肿瘤作用。在自体骨髓移植后的神经母细胞瘤患者中，它与IL-2 和粒细胞-巨噬细胞集落刺激因子（GM-CSF）联合使用时有效，这表明 ADCC 介导的抗肿瘤活性将在微小残留病灶环境中产生最大的益处[23]。

三、不良反应及其管理

不考虑超敏反应或抗体输注相关事件，免疫治疗的不良反应可分类如下：细胞因子诱导的毒性，如过继性细胞免疫疗法中 IFN 或 IL-2 给药后或者 T 细胞扩增和活化后；自身免疫反应通常见于免疫检查点抑制剂给药后；靶效应通过识别被动募集的抗体或正常组织上的预期靶细胞产生。除需要对症支持治疗外，毒性管理要依据毒性的产生原因和预期可逆的时间给予类固醇治疗。

免疫检查点抑制剂的广泛应用需要大多数肿瘤科医生有能力管理免疫治疗后的相关自身免疫反应。目前，世界各地只有抗 CTLA-4 和抗 PD-1 抗体被批准用于肿瘤的治疗。与细胞因子不同，免疫检查点抑制剂在输注后很少产生急性不良事件。发生不良事件时，几乎任何器官系统均可能受累，但最常见为皮肤、胃肠道、肝脏和内分泌系统[16,24-26]。在有些患者中，可能多个器官系统同时或连续发生不良事件。抗 CTLA-4 抗体诱导的不良事件发生概率更为频繁，并且可能比抗 PD-1/PD-L1 抗体更为严重。在 1～10mg/kg 剂量范围内，抗 CTLA-4 抗体的毒性呈剂量相关性；相反，在 0.3～10mg/kg 剂量范围内，抗 PD-1 抗体的毒性无明显的剂量-反应相关性[16,27]。初步数据表明，对抗 CTLA-4 抗体发生高级别免疫相关不良事件（irAE）的患者在不良反应消退至基线后，可以安全给予 PD-1/PD-L1 拮抗剂治疗[28]。由于抗体半衰期长，如果在较短间隔内使用，则可以观察到组合效应。与单独给药相比，同时给予抗 CTLA-4 抗体 3mg/kg 与纳武单抗 1mg/kg，Ⅲ～Ⅳ级高级别免疫相关不良事件的发生率更高，其发病率和严重程度与伊匹单抗 10mg/kg 单独给药的毒性特征相似[29-31]。

为防止高级别免疫相关不良事件发生的严重后果，医务人员应加强医患沟通，仔细体检，并在有适应证时迅速给予类固醇治疗。如不及时治疗，免疫检查点抑制剂相关的一些不良反应可能危及生命，如由结肠炎进展导致肠穿孔或进行性肺炎。发生高级别免疫相关不良事件之后，需要进行初步检查以排除其他潜在病因，并及时采取支持性护理措施。医生必须随后确定是否及何时开始使用类固醇、类固醇的剂量、给药途径、住院或门诊管理及类固醇治疗的持续时间。对于类固醇难治性不良反应，可能需要另一种免疫抑制剂，如抗肿瘤坏死因子（TNF）或吗替麦考酚酯。各种常见免疫相关不良事件的管理策略已经达成共识并发布。

对于严重不良反应，包括Ⅲ～Ⅳ级结肠炎或腹泻，大剂量类固醇（剂量相当于甲泼尼龙琥珀酸钠静脉注射液 2mg/kg）给药约 1 周，约 30 天内缓慢逐渐减停。在评价病情缓解情况和决定是否升级治疗措施时，需要结合临床判断。如果症状恶化，或以类固醇起始剂量治疗病情时改善过慢，则可选择给予更大剂量类固醇，某些病例剂量可达甲泼尼龙琥珀酸钠静脉注射液1g/d，或者使用另一种免疫抑制剂治疗。类固醇减停期间如症状复发，可以将类固醇剂量再次升级，直至症状缓解，然后类固醇再次逐渐减停，或者给予第二种免疫抑制剂控制。由于抗TNF药物具有潜在肝毒性，吗替麦考酚酯被用作肝脏免疫相关不良事件的二线免疫抑制剂。

免疫抑制长期给药超过 4～6 周时，应考虑预防性使用抗生素，以防止获得性感染。除内分泌系统等少数病例外，免疫相关不良事件可随时间推移完全逆转。使用类固醇或其他免疫抑制剂治疗不良反应时，可能会抵消免疫检查点抑制剂的抗肿瘤作用。但目前的数据表明，使用类固醇或其他免疫抑制剂控制不良反应对肿瘤缓解或缓解持续时间并无实质性影响。

与免疫检查点抑制剂相反，细胞因子或细胞因子联合细胞疗法诱导的毒性通常是通过强化对症支持治疗来进行控制的，并且仅在并发症危及生命时才给予类固醇[32]。通常在数小时至数天内就能迅速逆转毒性。给予嵌合抗原受体修饰的 T 细胞靶向 B 细胞的 CD19，可在 T 细胞活化和扩增期间发生严重不良反应。研究表明，其诱导的严重毒性与细胞因子有关，尤其是与外周循环中高水平的 IL-6 有关。给予抗 IL-6 的细胞因子后，不良反应能迅速逆转，而抗肿瘤疗效不受影响[33]。

四、疗效反应动力学

对细胞因子如 IL-2 的研究表明，免疫疗法可以使晚期和大体积转移性病灶达到缓解[34-36]。此外，在部分患者中，完全缓解持续数年而无复发，表明这种免疫反应持续且有可能治愈性。在8～12周疗程中的第 1 周和第 3 周给予细胞因子如 IL-2，通常可在第 8～12 周的疗效评估中观察到肿瘤缓解。大多数有肿瘤缓解证据的患者接受了第二周期治疗，很少接受第三周期治疗。缓解可以持续至治疗结束后，但在第二周期后的 5～9 周疗效评估中经常观察到肿瘤接近最大程度的缓解。大部分第一周期结束时达到病情稳定的患者无须进一步治疗即可达到完全缓解。大多数患者部分缓解持续时间短且偶尔观察到混合缓解，但混合缓解后继续治疗的结果尚缺乏综合数据。无法确定细胞因子诱导的混合或部分缓解或疾病稳定的益处（如果有）。然而，在多发病灶达到缓解后，一小部分患者在手术切除了残余、复发或不一致的进展病灶，实现长期无病生存。

细胞疗法（如给予黑色素瘤肿瘤浸润性淋巴细胞与全身性 IL-2）通常会进行一个周期[37,38]。常在治疗后 4 周可观察到疾病缓解，并且效果能够持续一段时间。免疫检查点抑制剂的肿瘤缓解动力学取决于单个药剂和目前尚未明确的其他因素。每 3 周进行一次抗 CTLA-4 治疗，共给药 4 次，第 12 周时评价肿瘤缓解状态。结果表明，大部分（可能 50%）达到客观缓解[26]。而抗 PD-1 抗体每 2～3 周单独给药一次，持续至少 1 年，部分试验中给药直至疾病进展。抗 PD-1 治疗后，大多数客观缓解在第 8～12 周的第一阶段研究最为明显，但缓解程度可能随时间推移而改善[39-41]。尚未确定抗 PD-1 单药治疗的最佳治疗持续时间。即使停用抗 CTLA-4 和抗 PD-1 治疗，部分缓解仍可能持续很长时间。与 IL-2 类似，使用检查点抑制剂后观察到的持续缓解可能实现治愈。例如，转移性黑色素瘤患者使用抗 CTLA-4 治疗的 10 年随访数据显示，第 3 年以后存活曲线保持平坦，可长达 10 年[42]。初步数据表明某些联合治疗如抗 CTLA-4 联合抗 PD-1 可以加速缓解动力学及肿瘤缓解程度[29]。

少数报道称细胞因子或过继细胞疗法出现非常规缓解模式。相比之下，患者使用免疫检查点抑制剂（如抗 CTLA-4 和抗 PD-1）治疗后发生非常规肿瘤缓解的情况似乎更为频繁，其临床获益可能类似于实体肿瘤中疗效评价标准（RECIST）中的达到客观缓解[43]。识别非常规缓解模式非常重要，这有利于优化患者管理及避免在单臂 II 期试验中低估潜在药物疗效。临床中最常见且最难管理的情况是现有病灶初始进展或出现新病灶，并可能与其他病灶减少或稳定同时发生，随后出现整体肿瘤负荷的减少或稳定。晚期机体肿瘤负荷减少通常与前述新病灶或进展性病灶的稳定或缓解有关。除疾病的全身部位外，我们和其他学者已经观察到，在其他病变部位正在缓解时，脑中出现明显疾病进展，但在未增加放射治疗的情况下，新的脑部病灶随后达到实际缓解。因此，患者在 8～12 周根据 RECIST 标准进行疗效评估提示疾病进展时，如无体能状态恶化，则不应改变治疗计划，直到第二次疗效评估 4～8 周后确认肿瘤负荷在持续增加。

免疫检查点抑制剂的试验期间还观察到其他非常规缓解模式，包括疾病长期稳定、长期稳定后迟发性缓解、慢性持续性肿瘤缓解或多部位病灶缓解的同时出现一个或多个不一致的病灶持续进展。部分有少量不一致进展病灶的患者，对进展病灶应用局部手术或放疗可达到长期无病生存状态。非常规缓解模式的发生率可能因疾病和药物而异，且使用抗 CTLA-4 时非常规缓解模式的发生率高于抗 PD-1。总体而言，使用抗 CTLA-4 治疗转移性黑色素瘤，有 10%～15% 的患者发生非常规缓解。已有一套特殊的免疫疗效标准（iRC）可用于临床试验中非常规抗肿瘤应答的疗效评估[43]。

一般来说，大多数免疫疗法都在给药一定时间后停止，使用任何现有药物进行维持治疗的作用尚不明确。即使长期给药（如抗 PD-1）也要对部分患者终止治疗，其中包括完全缓解者、一段时间维持治疗后达到最大缓解的患者及出现严重不良反应的患者。尽管许多缓解效果可能会持续存在且不会复发，但是一部分停止治疗的缓解患者最终会出现疾病进展。对于进行了多种免疫疗法后达到临床缓解但随后又复发的特殊患者，在临床研究中，我们会给予相同的药物再次进行治疗。对于 IL-2 治疗后的黑色素瘤或肾细胞癌复发患者，再次使用大剂量 IL-2 治疗后很少达到第二次客观缓解[44]。相反，对于疾病稳定至少 24 周或根据 RECIST 或 iRC 标准判断缓解的患者，复发时再次使用抗 CTLA-4 治疗，能观察到相对较高的客观缓解率[45]。使用抗 CTLA-4 再次诱导的患者中，临床疗效评价包括疾病稳定期延长或第二次客观缓解，两者可不逊于初次缓解持续时间甚至更为持久。虽然仅作为个案报道，但在少数接受抗 PD-1 或抗 CTLA-4 与抗 PD-1 联合治疗的复发患者中也观察到第二次缓解[46]。

五、预测性生物标志物和临床特征选择

在临床试验中，已经对多种可用于免疫疗法的预测性生物标志物候选物进行了探讨[18,47-49]。外周血中，潜在标志物包括细胞计数（如淋巴细胞绝对值），免疫细胞亚群计数或百分比（包括 Tregs 和骨髓衍生抑制细胞），淋巴细胞群的功能，疾病或炎症的循环标志物[如乳酸脱氢酶（LDH）和 C 反应蛋白]，循环生长因子、细胞因子和趋化因子组，以及外周血单个核细胞（PBMC）或 PBMC 亚群的基因表达。前期研究还包括检测肿瘤抗原血清学或 T 细胞免疫应答[50]。

通常使用新鲜或处理后的肿瘤活检组织标本进行预测性生物标志物的检测[48,51]。临床试验中，免疫细胞浸润的研究包括表型、功能（通过增殖标志物、细胞毒性分子或细胞因子进行评价）及 TCR 的多样性和克隆性。研究免疫细胞浸润时，需将标本分离后进行流式细胞术或免疫组织化学检测。免疫组化可表达免疫细胞浸润与肿瘤细胞之间的空间关系。有研究表明，肿瘤活检标本的基因表达分析和基因突变抗原新表位模式（通过全外显子组测序检测）与客观缓解率和总生存相关[52,53]。

虽然已有大量研究数据，但目前尚未批准任何生物标志物用于预测免疫治疗的疗效，包括细胞因子、抗 CTLA-4、前列腺癌疫苗 sipuleucel-T 和两种抗 PD-1 抗体（纳武单抗和帕博利珠单抗）。免疫检查点抑制剂的临床试验中，生物标志物阳性组似乎疗效更明显或预后更好，但少数生物标志物阴性组也能观察到肿瘤的免疫疗效应答[18,30,54-56]。高敏感性和特异性的生物标志物缺失反映了免疫干预后肿瘤缓解的复杂性，也反映了测定方法学在固有思维上的局限性，特别是在肿瘤活检组织中。肿瘤和浸润免疫细胞的异质性、生物标志物的动态性、粗针或细针穿刺活检组织的抽样误差及生物标记物的取值区间等都能使肿瘤组织的分析更为混乱。

虽然预测性生物标志物的临床应用仍不清楚，但迄今为止进行的研究使我们能够深入了解免疫治疗应答所需的因子。一般而言，免疫治疗对于有炎性浸润或炎症基因特征的肿瘤缓解率更高[47,48,56,57]。当肿瘤微环境中已存在 T 细胞浸润可能更加有效。与我们设想一致的是，大多数临床试验表明，肿瘤患者表达 PD-L1 时缓解率较高，且在随机临床试验中抗 PD-1/PD-L1实验组与对照组之间的生存期差异以 PD-L1 阳性表达组更明显[54,58]。与此相反的是，将抗 CTLA-4 联合抗 PD-1 治疗后，抗 CTLA-4 能促进 T 细胞渗透至肿瘤微环境中，PD-L1 表达阴性组疗效更佳[30]。

对某些临床特征的研究使我们能深入地了解免疫治疗应答所需的生物学条件。虽然也有例外，但基础具有大量基因突变疾病的患者对抗 PD-1/PD-L1 的应答似乎更强烈。这可能是由于形成了多组或一组独特的新抗原，进而诱导强烈的肿瘤-

特异性 T 细胞应答。黑色素瘤和肺癌属于携带基因突变率最高的肿瘤类型。肺癌患者中，既往吸烟者的抗 PD-1/PD-L1 治疗缓解率高于非吸烟者，这与既往吸烟者预期肿瘤基因突变率较高一致[53]。

其他临床特征对预测免疫治疗反应的结果不太一致。在转移性黑色素瘤研究中，LDH 高基线水平与大剂量 IL-2 治疗的缓解率较低有关，同样也预示着免疫检查点抑制剂治疗缓解率较低[59]。肿瘤负荷较高（如高于患者人群平均值）可能与缓解率较低有关，但这一较低的缓解率在"高"肿瘤负荷组中可能仍具有临床意义。总体而言，不能因为肿瘤负荷高而排除最有效的免疫疗法，包括细胞因子和免疫检查点抑制剂。然而，某些类型的免疫疗法，如癌症疫苗单独给药或主要通过 ADCC 发挥作用的抗体可能仅对肿瘤负荷低或微转移病变的患者有效。例如，一项转移性黑色素瘤的临床试验对比了一种肿瘤内注射给药的溶瘤性疱疹病毒与 GM-CSF 的疗效，结果显示具有生存优势的是晚期Ⅲ期和Ⅳ期 M1a 转移性黑色素瘤患者（仅限于淋巴结和软组织疾病），而非内脏转移患者[60]。

对于最具活性的免疫疗法，所有病变部位似乎都能够出现免疫应答，包括脑转移[61]。根据药物和疾病类型，可以观察到某些器官（如肝脏）受累的患者缓解率较低。与肿瘤负荷相似，不应以病变部位而舍弃免疫治疗。但对于部分患者，当偶然诱发炎症反应和肿瘤周围水肿时，可能产生局部并发症。如潜在症状为未治疗的脑转移或位于脊髓附近时，则需要谨慎使用免疫疗法。

如果免疫治疗前使用细胞毒治疗、靶向治疗或已存在器官功能异常，那么对免疫治疗的疗效和安全性是否存在影响，目前仍然未知。我们给予正在进行肾脏血液透析的转移性黑色素瘤患者抗 PD-1 治疗后，可观察到临床缓解，且未出现并发症。从少量的动物模型数据来看，接受免疫抑制剂治疗的患者被排除于免疫治疗之外。各种前瞻性临床试验尚未进行过免疫治疗（特别是免疫检查点抑制剂或细胞因子）用于前期接受过全身免疫治疗患者的疗效和安全性研究。特别值得注意的是，治疗前存在炎性肠病的患者，治疗后可能症状明显恶化，甚至导致胃肠道出血或穿孔。无论如何，之前接受过全身免疫抑制治疗而现在不需要继续治疗者，仍应被视为免疫治疗的相对禁忌证患者。因此对于每位患者，必须权衡治疗的风险/受益比。据报道，有少数肾脏或骨髓同种异体移植的患者也安全地接受了 IL-2、抗 CTLA-4 或抗 PD-1 治疗[62,63]。

六、临床疗效及应用

在免疫检查点抑制剂抗 PD-1/PD-L1 抗体开发前，批准的传统免疫治疗适应证相对较少。免疫治疗药物最常见的适应证是大剂量 IL-2 治疗转移性黑色素瘤和肾细胞癌，大剂量 IFN-α 辅助治疗术后高复发风险的原发性局限性黑色素瘤，抗 CTLA-4 治疗转移性黑色素瘤，sipuleucel-T 治疗激素耐药性转移性前列腺癌、抗 GD-2 联合 GM-CSF 和 IL-2 治疗自体骨髓移植后的神经母细胞瘤。

在随机对照临床研究中，与伊匹单抗相比，抗 PD-1 治疗提高了黑色素瘤患者的生存期；而与使用多西他赛的二线治疗相比，抗 PD-1 治疗延长了肺腺癌和肺鳞状细胞癌患者的生存期[64,65]。抗 PD-1 抗体目前被批准用于治疗转移性黑色素瘤和转移性非小细胞肺癌。目前的Ⅱ期临床试验表明，多种恶性肿瘤的患者亚组分析证实了抗 PD-1 或抗 PD-L1 的治疗疗效，而Ⅲ期临床试验正在进行中。预计抗 PD-1/PD-L1 抗体将被批准用于治疗多种类型的恶性肿瘤。嵌合抗原受体修饰的 T 细胞靶向 CD20 阳性的 B 细胞恶性肿瘤的显著疗效也将改变这些疾病的标准治疗。

免疫治疗与化疗、放疗或靶向治疗的最佳组合顺序仍不清楚。个体疾病的最佳治疗模式将取决于免疫治疗药物、预期疗效、合并症、疾病表现、其他可用药物的疗效和不良反应，以及激动剂和拮抗剂潜在的药物相互作用，但其中仍有许多不确定因素。对于某些药物，如主要通过 ADCC 发挥作用的抗体和肿瘤疫苗，免疫治疗主要针对小体积或微小残留病灶。免疫检查点抑制剂对晚期肿瘤具有显著作用，因此增加了与其他疗法之间组合排序的难度。在某些情况下，免疫治疗具有良好的疗效、持久的疾病缓解能力和较少的不良反应，这些均证明其作为转移性肿瘤的一线治疗方案是合理的。尽管尚未在临床试验中得到证实，但是肿瘤特异性免疫应答的扩增可能会增强后续联合非免疫治疗的疗效。然而，使用相反的用药顺序也可能有效；非免疫治疗可以使肿瘤体积缩小、释放抗原并减轻肿瘤免疫抑制机制的作用,从而增强同时或随后给予的免疫治疗的疗效。在黑色素瘤肿瘤浸润淋巴细胞(TIL)转移之前,应用化疗使淋巴细胞清除似乎能达到最佳的临床疗效。这可能是由于肿瘤免疫抑制机制被解除及促进循环细胞因子的增加,使转移细胞更持久[38]。

免疫治疗之间联合使用或与其他治疗方式相结合,将在恶性肿瘤的治疗中发挥越来越重要的作用。与单独使用任何一种药物治疗转移性黑色素瘤相比,抗 CTLA-4 联合抗 PD-1 疗法提高了缓解率和无进展生存期,但Ⅲ~Ⅳ级免疫相关不良反应的比例更高[30]。联合用药对淋巴细胞和单核细胞基因表达的作用与单独使用任何一种药物的效果有显著不同[66]。多药联合治疗仍在临床开发中。虽然免疫治疗与化疗或放疗相结合似乎是安全的,但这种组合的益处仍有待证实。特定组合也有可能使意外的不良反应相互叠加,例如,威罗菲尼联合抗 CTLA-4 抗体使肝功能增强[67]。不良反应的相互作用可能为个别药物所特有,可能不适用于同一类别的其他药物。

尽管 IL-2、抗 CTLA-4 和抗 PD-1 抗体等药物可能很容易通过影像学评估晚期肿瘤是否达到缓解,但对于这些药物和其他免疫治疗方法来说,有时候也不宜使用标准临床终点指标(如 RECIST 标准和无进展生存期)来评价其潜在更有益的临床疗效。无进展生存期并不能很好评估产生显著非常规缓解效果的药物疗效。针对 sipuleucel-T 的研究表明转移性肿瘤患者的总体生存期增加,但对无进展生存期或传统肿瘤临床疗效评估并无明显影响[68,69]。

在术后辅助治疗或应用其他药物使肿瘤明显缩小的情况下,选择免疫治疗的最合适时机和方式也并不明确。多项大型随机临床研究表明,黑色素瘤的术后辅助治疗中,肿瘤疫苗的结果均为阴性,但这些结果并不否认更新的疫苗接种方式有可能成功[70]。免疫治疗可使晚期肿瘤达到缓解,但在术后辅助治疗的情况下,可能疗效并不够充足或并不能达到最佳。例如,在晚期肿瘤中,通过诱导细胞表面靶点的抗体发生免疫应答,可能疗效并不尽如人意,但其在清除微转移灶中起着重要作用。抗 CTLA-4 抗体可改善转移性黑色素瘤患者的生存期。一项大型辅助治疗临床试验的早期分析显示,3 年疾病进展风险率降低了 25%;这些研究结果无法确定辅助治疗的疗效是否优于晚期肿瘤[71]。抗 PD-1 或抗 PD-L1 抗体应用于辅助治疗的临床研究才刚刚起步。

（孙 蕾 译 褚 倩 于世英 校）

参 考 文 献

1. Rakhra K, Bachireddy P, Zabuawala T, et al. CD4(+) T cells contribute to the remodeling of the microenvironment required for sustained tumor regression upon oncogene inactivation. *Cancer Cell.* 2010;18:485–498.
2. Tesniere A, Schlemmer F, Boige V, et al. Immunogenic death of colon cancer cells treated with oxaliplatin. *Oncogene.* 2010;29:482–491.
3. Apetoh L, Ghiringhelli F, Tesniere A, et al. Toll-like receptor 4-dependent contribution of the immune system to anticancer chemotherapy and radiotherapy. *Nat Med.* 2007;13:1050–1059.
4. Obeid M, Tesniere A, Ghiringhelli F, et al. Calreticulin exposure dictates the immunogenicity of cancer cell death. *Nat Med.* 2007;13:54–61.
5. Weng WK, Levy R. Two immunoglobulin G fragment C receptor polymorphisms independently predict response to rituximab in patients with follicular lymphoma. *J Clin Oncol.* 2003;21:3940–3947.
6. Kohrt HE, Houot R, Weiskopf K, et al. Stimulation of natural killer cells with a CD137-specific antibody enhances trastuzumab efficacy in xenotransplant models of breast cancer. *J Clin Invest.* 2012;122:1066–1075.
7. Tran E, Turcotte S, Gros A, et al. Cancer immunotherapy based on mutation-specific CD4+ T cells in a patient with epithelial cancer. *Science.* 2014;344:641–645.
8. Robbins PF, Morgan RA, Feldman SA, et al. Tumor regression in patients with metastatic synovial cell sarcoma and melanoma using genetically engineered lymphocytes reactive with NY-ESO-1. *J Clin Oncol.* 2011;29:917–924.
9. Morgan RA, Dudley ME, Wunderlich JR, et al. Cancer regression in patients after transfer of genetically engineered lymphocytes. *Science.* 2006;314:126–129.
10. Pardoll DM. The blockade of immune checkpoints in cancer immunotherapy. *Nat Rev Cancer.* 2012;12:252–264.
11. Chen DS, Mellman I. Oncology meets immunology: the cancer-immunity cycle. *Immunity.* 2013;39:1–10.
12. Mittal D, Gubin MM, Schreiber RD, et al. New insights into cancer immunoediting and its three component phases—elimination, equilibrium and escape. *Curr Opin Immunol.* 2014;27:16–25.
13. Dong H, Strome SE, Salomao DR, et al. Tumor-associated B7-H1 promotes T-cell apoptosis: a potential mechanism of immune evasion. *Nat Med.* 2002;8:793–800.
14. Kim PS, Ahmed R. Features of responding T cells in cancer and chronic infection. *Curr Opin Immunol.* 2010;22:223–230.
15. Ahmadzadeh M, Rosenberg SA. IL-2 administration increases CD4+ CD25(hi) Foxp3+ regulatory T cells in cancer patients. *Blood.* 2006;107:2409–2414.
16. Topalian SL, Hodi FS, Brahmer JR, et al. Safety, activity, and immune correlates of anti-PD-1 antibody in cancer. *N Engl J Med.* 2012;366:2443–2454.
17. Brahmer JR, Tykodi SS, Chow LQ, et al. Safety and activity of anti-PD-L1 antibody in patients with advanced cancer. *N Engl J Med.* 2012;366:2455–2465.
18. Herbst RS, Soria JC, Kowanetz M, et al. Predictive correlates of response to the anti-PD-L1 antibody MPDL3280A in cancer patients. *Nature.* 2014;515:563–567.
19. Powles T, Eder JP, Fine GD, et al. MPDL3280A (anti-PD-L1) treatment leads to clinical activity in metastatic bladder cancer. *Nature.* 2014;515:558–562.
20. Ansell SM, Lesokhin AM, Borrello I, et al. PD-1 blockade with nivolumab in relapsed or refractory Hodgkin's lymphoma. *N Engl J Med.* 2015;372:311–319.
21. Ruggeri L, Capanni M, Urbani E, et al. Effectiveness of donor natural killer cell alloreactivity in mismatched hematopoietic transplants. *Science.* 2002;295:2097–2100.
22. Clynes RA, Towers TL, Presta LG, et al. Inhibitory Fc receptors modulate in vivo cytotoxicity against tumor targets. *Nat Med.* 2000;6:443–446.
23. Yu AL, Gilman AL, Ozkaynak MF, et al. Anti-GD2 antibody with GM-CSF, interleukin-2, and isotretinoin for neuroblastoma. *N Engl J Med.* 2010;363:1324–1334.
24. Hodi FS, O'Day SJ, McDermott DF, et al. Improved survival with ipilimumab in patients with metastatic melanoma. *N Engl J Med.* 2010;363:711–723.
25. Weber JS, Dummer R, de Pril V, et al. Patterns of onset and resolution of immune-related adverse events of special interest with ipilimumab: detailed safety analysis from a phase 3 trial in patients with advanced melanoma. *Cancer.* 2013;119:1675–1682.

26. Weber JS, Kahler KC, Hauschild A. Management of immune-related adverse events and kinetics of response with ipilimumab. *J Clin Oncol.* 2012;30:2691–2697.

27. Wolchok JD, Neyns B, Linette G, et al. Ipilimumab monotherapy in patients with pretreated advanced melanoma: a randomised, double-blind, multicentre, phase 2, dose-ranging study. *Lancet Oncol.* 2010;11:155–164.

28. Weber JS, Kudchadkar RR, Yu B, et al. Safety, efficacy, and biomarkers of nivolumab with vaccine in ipilimumab-refractory or -naive melanoma. *J Clin Oncol.* 2013;31:4311–4318.

29. Wolchok JD, Kluger H, Callahan MK, et al. Nivolumab plus ipilimumab in advanced melanoma. *N Engl J Med.* 2013;369:122–133.

30. Larkin J, Chiarion-Sileni V, Gonzalez R, et al. Combined nivolumab and ipilimumab or monotherapy in untreated melanoma. *N Engl J Med.* 2015;373(1):23–34.

31. Hodi FS, Lee S, McDermott DF, et al. Ipilimumab plus sargramostim vs ipilimumab alone for treatment of metastatic melanoma: a randomized clinical trial. *JAMA.* 2014;312:1744–1753.

32. Schwartzentruber DJ. Guidelines for the safe administration of high-dose interleukin-2. *J Immunother.* 2001;24:287–293.

33. Maude SL, Frey N, Shaw PA, et al. Chimeric antigen receptor T cells for sustained remissions in leukemia. *N Engl J Med.* 2014;371:1507–1517.

34. Rosenberg SA, Yang JC, Topalian SL, et al. Treatment of 283 consecutive patients with metastatic melanoma or renal cell cancer using high-dose bolus interleukin 2. *JAMA.* 1994;271:907–913.

35. Atkins MB, Lotze MT, Dutcher JP, et al. High-dose recombinant interleukin 2 therapy for patients with metastatic melanoma: analysis of 270 patients treated between 1985 and 1993. *J Clin Oncol.* 1999;17:2105–2116.

36. Fyfe G, Fisher RI, Rosenberg SA, et al. Results of treatment of 255 patients with metastatic renal cell carcinoma who received high-dose recombinant interleukin-2 therapy. *J Clin Oncol.* 1995;13:688–696.

37. Rosenberg SA, Yang JC, Sherry RM, et al. Durable complete responses in heavily pretreated patients with metastatic melanoma using T-cell transfer immunotherapy. *Clin Cancer Res.* 2011;17:4550–4557.

38. Dudley ME, Yang JC, Sherry R, et al. Adoptive cell therapy for patients with metastatic melanoma: evaluation of intensive myeloablative chemoradiation preparative regimens. *J Clin Oncol.* 2008;26:5233–5239.

39. McDermott DF, Drake CG, Sznol M, et al. Survival, durable response, and long-term safety in patients with previously treated advanced renal cell carcinoma receiving nivolumab. *J Clin Oncol.* 2015;33(18):2013–2020.

40. Gettinger SN, Horn L, Gandhi L, et al. Overall survival and long-term safety of nivolumab (anti-programmed death 1 antibody, BMS-936558, ONO-4538) in patients with previously treated advanced non-small-cell lung cancer. *J Clin Oncol.* 2015;33(18):2004–2012.

41. Topalian SL, Sznol M, McDermott DF, et al. Survival, durable tumor remission, and long-term safety in patients with advanced melanoma receiving nivolumab. *J Clin Oncol.* 2014;32:1020–1030.

42. Schadendorf D, Hodi FS, Robert C, et al. Pooled analysis of long-term survival data from phase II and phase III trials of ipilimumab in unresectable or metastatic melanoma. *J Clin Oncol.* 2015;33:1889–1894.

43. Wolchok JD, Hoos A, O'Day S, et al. Guidelines for the evaluation of immune therapy activity in solid tumors: immune-related response criteria. *Clin Cancer Res.* 2009;15:7412–7420.

44. Lee DS, White DE, Hurst R, et al. Patterns of relapse and response to retreatment in patients with metastatic melanoma or renal cell carcinoma who responded to interleukin-2-based immunotherapy. *Cancer J Sci Am.* 1998;4:86–93.

45. Robert C, Schadendorf D, Messina M, et al. Efficacy and safety of retreatment with ipilimumab in patients with pretreated advanced melanoma who progressed after initially achieving disease control. *Clin Cancer Res.* 2013;19:2232–2239.

46. Lipson EJ, Sharfman WH, Drake CG, et al. Durable cancer regression off-treatment and effective reinduction therapy with an anti-PD-1 antibody. *Clin Cancer Res.* 2013;19:462–468.

47. Hamid O, Schmidt H, Nissan A, et al. A prospective phase II trial exploring the association between tumor microenvironment biomarkers and clinical activity of ipilimumab in advanced melanoma. *J Transl Med.* 2011;9:204.

48. Tumeh PC, Harview CL, Yearley JH, et al. PD-1 blockade induces responses by inhibiting adaptive immune resistance. *Nature.* 2014;515:568–571.

49. Callahan MK, Wolchok JD, Allison JP. Anti-CTLA-4 antibody therapy: immune monitoring during clinical development of a novel immunotherapy. *Semin Oncol.* 2010;37:473–484.

50. Yuan J, Adamow M, Ginsberg BA, et al. Integrated NY-ESO-1 antibody and CD8+ T-cell responses correlate with clinical benefit in advanced melanoma patients treated with ipilimumab. *Proc Natl Acad Sci USA.* 2011;108:16723–16728.

51. Huang RR, Jalil J, Economou JS, et al. CTLA4 blockade induces frequent tumor infiltration by activated lymphocytes regardless of clinical responses in humans. *Clin Cancer Res.*

2011;17:4101-4109.

52. Snyder A, Makarov V, Merghoub T, et al. Genetic basis for clinical response to CTLA-4 blockade in melanoma. *N Engl J Med*. 2014;371:2189-2199.

53. Rizvi NA, Hellmann MD, Snyder A, et al. Cancer immunology. Mutational landscape determines sensitivity to PD-1 blockade in non-small cell lung cancer. *Science*. 2015;348:124-128.

54. Robert C, Long GV, Brady B, et al. Nivolumab in previously untreated melanoma without BRAF mutation. *N Engl J Med*. 2015;372:320-330.

55. Weber JS, D'Angelo SP, Minor D, et al. Nivolumab versus chemotherapy in patients with advanced melanoma who progressed after anti-CTLA-4 treatment (CheckMate 037): a randomised, controlled, open-label, phase 3 trial. *Lancet Oncol*. 2015;16:375-384.

56. Ji RR, Chasalow SD, Wang L, et al. An immune-active tumor microenvironment favors clinical response to ipilimumab. *Cancer Immunol Immunother*. 2012;61:1019-1031.

57. Weiss GR, Grosh WW, Chianese-Bullock KA, et al. Molecular insights on the peripheral and intratumoral effects of systemic high-dose rIL-2 (aldesleukin) administration for the treatment of metastatic melanoma. *Clin Cancer Res*. 2011;17:7440-7450.

58. Taube JM, Klein A, Brahmer JR, et al. Association of PD-1, PD-1 ligands, and other features of the tumor immune microenvironment with response to anti-PD-1 therapy. *Clin Cancer Res*. 2014;20:5064-5074.

59. Joseph RW, Sullivan RJ, Harrell R, et al. Correlation of NRAS mutations with clinical response to high-dose IL-2 in patients with advanced melanoma. *J Immunother*. 2012;35:66-72.

60. Andtbacka RH, Kaufman HL, Collichio F, et al. Talimogene laherparepvec improves durable response rate in patients with advanced melanoma. *J Clin Oncol*. 2015;33(25):2780-2788.

61. Margolin K, Ernstoff MS, Hamid O, et al. Ipilimumab in patients with melanoma and brain metastases: an open-label, phase 2 trial. *Lancet Oncol*. 2012;13:459-465.

62. Cecchini M, Sznol M, Seropian S. Immune therapy of metastatic melanoma developing after allogeneic bone marrow transplant. *J Immunother Cancer*. 2015;3:10.

63. Lipson EJ, Bodell MA, Kraus ES, et al. Successful administration of ipilimumab to two kidney transplantation patients with metastatic melanoma. *J Clin Oncol*. 2014;32:e69-e71.

64. Robert C, Schachter J, Long GV, et al. Pembrolizumab versus ipilimumab in advanced melanoma. *N Engl J Med*. 2015;372(26):2521-2532.

65. Brahmer J, Reckamp KL, Baas P, et al. Nivolumab versus docetaxel in advanced squamous-cell non-small-cell lung cancer. *N Engl J Med*. 2015;373(2):123-135.

66. Das R, Verma R, Sznol M, et al. Combination therapy with anti-CTLA-4 and anti-PD-1 leads to distinct immunologic changes in vivo. *J Immunol*. 2015;194:950-959.

67. Ribas A, Hodi FS, Callahan M, et al. Hepatotoxicity with combination of vemurafenib and ipilimumab. *N Engl J Med*. 2013;368:1365-1366.

68. Small EJ, Schellhammer PF, Higano CS, et al. Placebo-controlled phase III trial of immunologic therapy with sipuleucel-T (APC8015) in patients with metastatic, asymptomatic hormone refractory prostate cancer. *J Clin Oncol*. 2006;24:3089-3094.

69. Kantoff PW, Higano CS, Shore ND, et al. Sipuleucel-T immunotherapy for castration-resistant prostate cancer. *N Engl J Med*. 2010;363:411-422.

70. Eggermont AM. Immunotherapy: vaccine trials in melanoma—time for reflection. *Nat Rev Clin Oncol*. 2009;6:256-258.

71. Eggermont AM, Chiarion-Sileni V, Grob JJ, et al. Adjuvant ipilimumab versus placebo after complete resection of high-risk stage III melanoma (EORTC 18071): a randomised, double-blind, phase 3 trial. *Lancet Oncol*. 2015;16:522-530.

第 4 章　癌症患者的全面评估和疗效评估

Roland T. Skeel

一、诊断的确立

（一）病理学诊断是金标准

显而易见，在开始化疗和进行其他抗肿瘤治疗之前，医生必须明确肿瘤的诊断。由于这一点至关重要，我们仍然必须着重强调肿瘤诊断的精确性。通常来说，在进行肿瘤诊断时，细胞学和组织学的证据应当与临床表现一致。医生仅仅依据临床表现、影像学检查、包括肿瘤标志物在内的非组织学实验室检查结果就开始对患者实施治疗在临床上是很难接受的。通常情况下，患者向医生主诉咳嗽、出血、疼痛或跛行等症状，医生经过一系列推断和检查，经过细胞学或组织学切片检查证实为肿瘤。较少见的情况是患者在常规体检、防癌普查或对其他非肿瘤性疾病进行检查时，偶然发现肿瘤。对于部分肿瘤来说，病理学医生可通过针刺活检、针吸或刮取的少量细胞而确定诊断。有些肿瘤则需要对较大的组织标本进行特殊染色检查、免疫组织学检查、流式细胞学和电镜检查，甚至还需要进行更复杂的检查，如检测基因的缺失、扩增或突变情况。

临床医生在获取标本之前，可向病理学医生咨询有关诊断所需要的组织标本种类和标本大小，这对进行全面诊断有帮助。当病理医生做出诊断之后，临床医生应该和病理医生一起复阅切片，这是一种良好的医疗态度和方式。通过这种方式，临床医生可以告诉患者，自己确实亲自看到了患者的癌细胞。此外，还可以避免发生在未获得病理学确诊前就进行化疗的情况。当临床医生关注病理学诊断时，病理学医生不仅能提供病理学诊断，而且还常会提出一些好的建议。

（二）病理学诊断必须和临床诊断一致

病理学诊断一旦确立，临床医生就应该考虑病理诊断是否与临床资料相符合。如果两者不相符，必须进一步获取更多的临床或病理学资料，以便做出明确的诊断。与临床诊断一样，病理学诊断也会有一定程度的不确定性。病理学诊断的第一部分内容是明确是否肿瘤性病变，通常这也是较为容易的部分。因为大部分病理医师很少直接给出癌症诊断，除非确诊程度很高。所以，一旦病理诊断为癌症，则其诊断一般比较可靠。当组织学诊断为"高度提示"或"符合"癌症诊断时，临床医师应当特别谨慎。一份标本不能确诊癌症，并不说明一定没有癌症，而仅仅说明所获取的标本尚不能诊断为癌症。如果需要，应再一次取材，一般需要进一步了解病情。病理诊断的第二部分内容是明确癌症的类型及肿瘤组织的来源。并不是在任何情况下病理诊断都需要报道肿瘤的类型，但对于选择最佳治疗方案和评估预后通常是有帮助的，并且对于精准治疗或个体化治疗尤为重要。

（三）缺乏病理诊断情况下的治疗问题

在某些少数情况下，患者在未获得病理诊断的情况下即开始治疗。然而，这种特殊情况大约仅占所有癌症患者的 1%。如果需要在获得病理诊断之前开始治疗，必须满足以下条件。

（1）临床证据强烈支持癌症的诊断，并且诊断为良性病变的可能性极小。

（2）停止即时治疗或执行确诊所需的程序将大大增加患者的并发症或死亡的风险。

这里有两个例子符合上述条件：①原发于中脑的肿瘤患者；②纵隔大肿块引起上腔静脉压迫综合征，同时锁骨上淋巴结无明显肿大，支气管内镜检查也未发现病变，考虑纵隔镜检查出血的危险性比对不明性质的病变进行放疗的危险性更大。

二、分　　期

当癌症诊断确立之后，了解病变的范围和分期非常重要。

由于不同肿瘤的自然病程不同，所以采取的分期步骤也不同。

（一）分期系统的标准

绝大部分肿瘤已有一套分期系统，主要根据以下因素来考虑。

（1）肿瘤的自然病程和转移方式。

（2）分期所采用的参数对预后的意义。

（3）分期标准对决定治疗方法的作用。

（二）分期和治疗方案的选择

过去，手术和放疗用于治疗较早期肿瘤患者，而化疗主要用于手术和放疗无效或就诊时已属于晚期的肿瘤患者。这种情况下，化疗仅起到姑息治疗的作用（妊娠滋养细胞肿瘤例外），且只能局限于对化疗很敏感的肿瘤或者对肿瘤具有良好疗效的药物。即使这样，化疗提高生存率的可能性也很低。现在，当我们对肿瘤生长的遗传决定因子、肿瘤细胞动力学和耐药机制的发生已有了更多理解时，通过化疗进行早期干预的价值已经从动物模型转移到人类肿瘤的治疗上来。为了优化这种干预措施和评价它的效果，对肿瘤进行详细分期已越来越重要了。不管是进行单纯手术治疗、放疗、化疗或分子靶向治疗，还是进行综合治疗，只有明确病变的准确范围，才能设计出合理的个体化治疗方案。

没有一种分期系统能够适用于所有肿瘤，由美国癌症联合委员会（AJCC）与国际抗癌联盟（UICC）的 TNM 小组合作提出的分期系统是使用最为广泛的对实体瘤进行分期的方法[1]。这种系统是根据原发肿瘤（T）、区域淋巴结（N）和远处转移（M）的状况来分期的。对于部分肿瘤，其分化程度（G）也应加以考虑。综合 TNM 和 G 等因素，肿瘤的分期通常包括 0 期、Ⅰ期、Ⅱ期、Ⅲ期和Ⅳ期。这些分期与肿瘤的预后相对一致。

三、身体一般状况

身体一般状况是指患者的活动能力状况。它独立于肿瘤的范围和组织学特征，是判断肿瘤及疾病对患者的影响程度，也是判断治疗效果的预后指标。

（一）一般状况的评分方法

评估患者一般状况的常用评分方法有以下两种。

（1）身体一般状况 Karnofsky 评分标准（表 4.1）对活动能力的评分有 10 个不同等级水平。其优点是评价细致，缺点是不利于记忆，可能无太大的临床实用性。

表 4.1　Karnofsky 评分标准

活动能力	活动能力水平
能正常活动，无需特殊照顾	100%——正常，无不适病症
	90%——能进行正常活动，有轻微病症
	80%——能努力进行正常活动，有一些症状和体征
不能工作，在家生活大部分能自理，需要帮助	70%——生活可自理，不能进行正常活动和重的工作
	60%——能自理大部分生活，但偶尔需要帮助
	50%——需要别人更多的帮助，并经常需要医疗护理
生活不能自理，需住院治疗或相应的医疗照顾	40%——失去生活自理能力，需特殊的医疗护理和帮助
	30%——严重失去生活能力，需住院，暂时无死亡威胁
	20%——病重，需住院和积极的支持治疗
	10%——垂危，临近死亡
	0%——死亡

（2）身体一般状况 ECOG（东部肿瘤协作组）/WHO（世界卫生组织）/Zubrod 评分标准（表 4.2）的优点是易于记忆，从而方便临床使用。

表 4.2　ECOG/WHO/Zubrod 评分标准

分级	活动能力水平
0	完全正常活动，能够进行患病前的所有活动（Karnofsky 90%～100%）

续表

分级	活动能力水平
1	繁重的体力活动受到限制，但能够走动，进行轻微或需坐着做的工作，如轻微的家务劳动和办公室工作（Karnofsky 70%～80%）
2	能够走动和自理，但不能进行任何工作；醒时卧床时间少于 50%（Karnofsky 50%～60%）
3	有限的生活自理能力，醒时 50%以上的时间必须在床上或椅子上（Karnofsky 30%～40%）
4	完全失去活动能力，生活不能自理，只能躺在床上或椅子上（Karnofsky 10%～20%）

根据这两种评分标准，能够正常活动或仅有轻微症状的患者比活动能力较差或有严重症状的患者对治疗有较高的反应率，其生存期也较长。在临床试验中，明确描述患者一般状况对于评价试验的可比性、代表性及治疗的有效性非常重要。

（二）一般状况评分在选择治疗上的作用

在进行个体化的治疗时，一般状况评分是临床医生判断患者是否能够从治疗中受益的有价值的参数。例如，除非有特殊的原因能使患者有望对化疗发生明显的效果，ECOG 一般状况评分为 3 或 4 的患者不宜进行化疗，尤其是实体瘤的患者，因为这些患者治疗有效率很低，而发生不良反应的危险性却较大。

（三）生活质量

患者生活质量（QoL）评估是另一项有别于一般状况评分的方法，但是生活质量的评估又与一般状况评估相关，它的评估基于患者对生活质量的主观感受。在某些肿瘤中，QoL 是肿瘤直接有效率和生存期的独立预测因素。在全面评价治疗效果的过程中，QoL 的评价也是一个重要的因素。对于某些肿瘤，在治疗早期，QoL 的改善是提示预后较好的最可靠指标。

四、治 疗 效 果

治疗效果主要通过以下几个指标进行评价：生存（带瘤或无瘤生存）、客观的肿瘤大小或肿瘤标记物的变化（如骨髓瘤患者的免疫球蛋白变化）及患者主观症状的改变[2]。

（一）生存情况

癌症治疗的目标是使癌症患者在生存时间和生活质量上与无瘤状态情况下一样。如果实现了这个目标，就可以说肿瘤达到治愈（尽管在生物学意义上肿瘤可能还存在）。在临床实际中，评价某种治疗能否达到治愈肿瘤的目的，并不一定要等待观察到患者生存时间是否达到了正常的生存时长，而是对患者进行一项队列研究，观察在特定的时间范围内这组患者的生存率与对照组的生存率是否不同。为了评价辅助治疗（在手术或放疗之后进行的治疗，以杀死潜在的检测不到的微转移病灶），必须进行生存分析（不是肿瘤的客观反应率）才能获得确切和客观的指标。在新辅助治疗中（在手术或放疗之前进行的化疗或生物治疗），肿瘤客观反应和切除率也可以作为评价治疗效果的部分指标。

（二）定义

总生存率常用于描述队列中那些在确诊或者开始治疗之后还存活了一定时间的患者的百分比。中位生存时间指的是从确诊或者治疗开始，直到半数患者死亡的时间。无病生存期（DFS）指的是从某种疾病的治疗开始至复发的时间，这个参数常用于辅助治疗，因为复发常常代表着疾病不可治愈。无进展生存期（PFS）是指患者在治疗中或者治疗后病情稳定、无进展的时间，主要用于转移性和不可切除的疾病的评价。

（三）其他因素

当然，有可能一个患者在肿瘤治愈之后由于其他与治疗相关的并发症（包括第二原发肿瘤）而引起过早死亡。但是，即使发生并发症（除外一些急性并发症，如出血和感染），得到治疗的肿瘤患者生存时间可能比那些未经治疗的患者生存时间要长（尽管比起正常人的生存时间仍然较短）。

如果肿瘤不可能治愈，治疗的目标就是尽可能延长患者的生存时间。了解某种治疗是否或者有多大的概率能够延长患者的寿命对于医生来说是非常重要的。这种信息有助于医生决定是否向患者推荐某种治疗，也有助于患者决定是否接受这种治疗。

一般情况下，了解患者的治疗目的，并就治疗目的是否能够实现与患者进行真诚的交流是非常重要的。这样可以减少由患者抱有不现实的治疗目的而医生并未就治疗目的的现实性问题与其进行交流而导致的治疗后期患者可能感到的不满和愤怒。

（四）客观疗效

生存时间对每一位患者都很重要，它不仅仅由初始治疗的方案决定，并且与患者的个体特征、肿瘤的生物学行为及后续的抗肿瘤治疗方案有关。因此，生存情况不能评价治疗的早期效果。在有效治疗的早期常会发生肿瘤的缩小，所以，肿瘤的消退情况常用于治疗效果的评估。肿瘤的消退可通过肿瘤大小或其产物的变化来评价。

1. 肿瘤大小　当肿瘤直径可以测量时，通常根据 2000 年首版 2008 年再版的实体瘤疗效评估标准（RECIST1.1）（Eisenhauer 等于 2009 年发表在《欧洲癌症杂志》上）来评估疗效[3]。

（1）基线病灶：分为可测量病灶和不可测量病灶。对于可测量病灶中的非淋巴结病灶，使用常规测量方法，其最大径需≥20mm，使用螺旋 CT 测量，其最大径需≥10mm。对于靶病灶的淋巴结，使用 CT 测量时，其最大径需≥15mm，而在非靶病灶的测量时，其最小径在 10～15mm。更小的及不可测量的病灶被定义为不可测量病灶。在评估疗效时，单个器官内病变最多选择 2 个，多个器官最多选择 5 个作为靶病灶，用于基线测量。只测量每个病变的最大径（不包括淋巴结）。所有靶病变的最大径之和作为基线最大径之和。

有多种肿瘤病变是无法测量的，包括成骨性或硬化性的骨转移病灶、浆膜腔积液、肺或皮肤的淋巴血管浸润及发生中心坏死或囊性变的病灶。骨病灶只在包含有可测量的软组织时才被认为是可测量病灶。

（2）根据靶病灶大小的测量来评估治疗效果时，通常分为以下几种类型。

1）完全缓解（CR）：指所有靶病灶完全消失。如果靶病灶包括淋巴结，那么所有淋巴结的直径都应<10mm。

2）部分缓解（PR）：与基线最大径之和比较，靶病灶最大径之和至少缩小30%。

3）稳定（SD）：指变化介于缓解和进展之间。

4）进展（PD）：靶病灶最大径之和较基线最大径之和增大≥20%或出现新病灶。增加的绝对值需>5mm。由于脱氧葡萄糖正电子发射断层显像（FDG-PET）不能用于确定可测量病灶，当基线FDG-PET为阴性，而随访过程中出现FDG-PET阳性时，为进展的表现，可认为是新病灶。

5）疗效无法评价：由于肿瘤或抗肿瘤治疗相关不良反应造成患者早期死亡，无法评价疗效。

（3）疾病进展时间（TTP）：是另外一个常用指标，类似于PFS。因为只要肿瘤不引起症状或功能损伤，完全缓解、部分缓解和稳定的差异可能无统计学意义。同时，疾病进展时间也考虑到某些药物尽管不能使肿瘤缩小但可使病情稳定相当长一段时间的情况。这种情况多出现在生物靶向治疗过程中，虽然肿瘤体积没有明显缩小，但疾病进展时间往往明显延长。在其他情况下，如使用伊匹木单抗治疗时，肿瘤的缓解可能在数月后出现。

当治疗开始时没有可测量的病变或治疗方式不可比时，病情进展时间也可用于评价病情。例如，如果需要比较是单纯手术治疗效果好还是单纯化疗效果好，计算从治疗开始到疾病进展的时间，可以很好地比较这两种治疗方法的疗效，而传统的肿瘤疗效评价标准却不能。因此，疾病进展时间使每一种药物或治疗方式有对等的比较基础。

（4）生存曲线：比较不同治疗疗效人群的生存曲线可以发现，获得肿瘤完全缓解患者的生存时间通常比获得其他疗效患者的生存时间要长。如果某种治疗使相当数量的患者达到完全缓解，那么接受这种治疗的患者的生存率比那些未经治疗的患者的生存率明显增高。当完全缓解的比例达到50%以上时，有可能治愈一小部分患者。随着完全缓解率的升高，治愈率也相应升高。

虽然获得部分缓解的患者通常比病情稳定或进展的患者生存时间长，但是，很难说这种经过治疗的患者总的生存率比未经治疗的对照组的生存率高。比较疗效困难的部分原因，发现其可能与治疗有效率低有关。如果某一组患者治疗的有效率仅为 15%～20%，患者总生存率可能无变化，此治疗有效率的提高不足以改变与未治疗组 5%～10%患者长期生存（生存曲线的尾部）在生存时间上的差异性。另外，对治疗获得部分缓解的患者也可能是那些在治疗开始时病情进展较缓慢的病例，无论是否治疗，他们本身的生存时间就比治疗无效者长，但绝大部分临床医生和患者不能接受这些警告，他们宁愿相信者获得部分缓解疗效时可能延长生存时间及改善生活质量。

2. 肿瘤标记物　对很多肿瘤来说，很难记录或不可能记录其大小的变化。对于其中某些肿瘤来说，可以测定它们的标记物（激素、抗原和抗体等）。这些标记物为评价肿瘤的反应提供了良好的客观指标。多发性骨髓瘤患者的异常免疫球蛋白（M 蛋白），以及妊娠滋养细胞肿瘤和睾丸肿瘤患者人绒毛膜促性腺激素的异常是两个很好的例子，这两种标记物能够反映肿瘤细胞的多少。其他标志物如前列腺特异性抗原（PSA）、癌胚抗原（CEA）对于评价疗效的可靠性和帮助性略差。对于某些肿瘤，循环中肿瘤细胞的数目下降也提示治疗的效果。

3. 可评估性病变　有一些客观的改变难以进行定量。这些病变可被称为评估性疾病。例如，原发性或继发性脑肿瘤引起的神经性病变不可能用尺子测量。然而，用一些神经系统的检查手段就可以评估这些病变和程度。评价神经损伤的分级系统可用于客观评估肿瘤的疗效。评估性病变未纳入 RECIST 标准。

4. 身体一般状况的变化　也可作为一个客观指标，尽管身体一般状况是一个主观指标，但也能客观地反映疾病的变化情况。

（五）主观症状改变和生活质量

主观症状的改变是指者自身所察觉到的变化，并不一定被医生或患者周围其他人察觉到。患者主观上的改善和生活质量的提高比客观指标的改善要重要得多。如果肿块缩小而患者感觉较治疗前糟糕，那么他（她）就不会相信治疗是有效的。但是不能孤立地看待主观变化，因为要获得最终长期的改善，暂时的主观感觉上的恶化可能是难以避免的[4]。

特别是在综合治疗中能更好地说明这一点。手术切除肉眼可见的肿瘤之后，进行化疗以治疗微转移病灶。这种情况下，在手术之后，患者可能感觉很好，可是化疗的一些毒性不良反应增加了患者的症状，使其在治疗期间主观感觉更糟糕。然而这种代价却是值得的，应该鼓励患者进行后续的治疗，因为如果化疗能够成功治疗微转移病变，患者可能被治愈，有望获得正常或者接近正常的生存期，而不是死于肿瘤复发。大多数患者认为如果有治愈肿瘤的可能，暂时性的主观感受恶化是可以接受的，并且是值得的。判断能否忍受治疗的不良反应取决于症状、功能损伤的程度和持续时间、治疗的急性期疾病的情况、治疗的预期收益（提高生存率的可能性）及治疗所致的长期不良反应。

相反，如果化疗只是出于姑息治疗的目的，患者（也包括医生）将不愿意接受较严重的化疗不良反应或主观感觉的恶化。幸运的是，主观上的改善和客观上的改善常是一致的，在客观指标上有改善的肿瘤患者在主观上也会感觉较好。每个患者所能耐受的主观不适的恶化程度不同，医生应该和患者一起讨论和评价化疗是否值得继续下去。讨论的内容包括为患者提供清楚的有关推荐的治疗方法所能达到的生存率、治疗的有效率和生活质量等方面的科学信息。另外，也必须充分考虑患者及其家人在社会、经济、心理和精神状况等方面的要求。

讨论疗效和生存率时要注意措辞。较之生存率，患者更容易理解有效率这个概念。例如，50%的有效率可能帮助患者理解治疗目的和预期效果，不会导致过分忧虑。另外，避免谈论中位或预期生存时间是更理智、更富人情味的选择。通常，最好告诉患者预期生存时间的范围而不是一个数字。例如，医生可以说"部分患者可能会疾病进展，在 6 个月之内死亡，但有些患者可能在 2 年或者更长时间内都感觉良好、功能正常"。这样患者就不会把注意力集中在单个数字上（医生说我只能活13 个月了），从而避免产生死亡将至的感觉。

五、不良反应

（一）影响不良反应的因素

肿瘤化疗药物区别于其他药物的一个特征是在正常的治疗剂量下常会发生可预料的严重的不良反应。由于其不良反应的严重性，密切监测患者的反应情况，在发生威胁生命的不良反应之前调整治疗方案尤为重要。绝大部分不良反应的发生受以下因素的影响。

（1）药物种类。

（2）药物剂量。

（3）给药方案，包括输液速度、剂量频率、既往的用药方案。

（4）给药途径。

（5）患者的易感因素，包括基因变异，这些因素是已知的，可以预测不良反应的发生，或者是未知的，导致无法预料的不良反应发生。

（二）新药不良反应的临床试验

任何药物进入广泛的临床使用前，必须进行仔细的临床对照试验。对药物进行的首次临床试验称为Ⅰ期试验。该期试验的目的是了解药物对人体的毒性和确定药物的最大耐受剂量，尽管试验只在可能受益的患者身上进行。这种试验只能在完成大量的动物实验之后才能进行。对人体的很多不良反应可以通过动物来预测，但由于物种之间的差别，动物实验时首次出现不良反应的剂量比用在人体上的首次剂量要高几倍。Ⅰ期临床试验按几种方案进行，一旦明确首次剂量水平的不良反应，就在一系列患者分组中进行剂量递增。

完成Ⅰ期临床试验之后，常可以获得大量关于受试药物急性不良反应的范围和预期的严重程度的信息。然而，由于接受Ⅰ期临床试验的患者通常不能存活足够长的时间以进行较长时间的治疗，可能不易发现药物的慢性和累积的不良反应。只有在进行广泛使用该药的Ⅱ期（确定该药有效的疾病谱）、Ⅲ期（比较该药或与其他药物联合应用与标准治疗方案之间的优劣）临床试验或上市后监测（当更多、未经严格筛选的患者接受治疗时）之后，才能发现这种不良反应。

（三）化疗的常见急性不良反应

对于肿瘤化疗药物来说，不少不良反应是相同的。

常见急性不良反应包括以下几种。

（1）骨髓抑制、白细胞计数降低、血小板减少和贫血。

（2）恶心、呕吐和其他胃肠道反应。

（3）黏膜溃疡及皮肤反应，包括脱发。

（4）输液反应。

部分不良反应的发生是由化疗药物作用于分裂旺盛的正常的骨髓和上皮组织（如黏膜、皮肤和毛囊）而引起的，但如恶心、呕吐或输液反应等不良反应则与抗肿瘤治疗的机制无关。

（四）化疗药物的选择性不良反应

其他一些不良反应相对较少见，具有药物个体或药物类别的特异性。以下是一些药物及它们相关的不良反应的例子。

1. 蒽环类　不可逆的心肌损伤。

2. 天冬酰胺酶　过敏反应、胰腺炎。

3. 博来霉素　肺纤维化。

4. 顺铂　肾毒性和神经毒性。

5. EGFR 抑制剂　痤疮样皮疹。

6. 氟达拉滨、克拉屈滨、喷司他丁、替莫唑胺　延迟细胞免疫抑制，增加感染的风险。

7. 异环磷酰胺和环磷酰胺　出血性膀胱炎。

8. 异环磷酰胺　中枢神经系统毒性。

9. 免疫调节剂　如伊匹木单抗，可出现基于 T 细胞的增殖和活化引起的一系列由免疫介导的不良反应。这些不良反应可能导致多器官的损伤，多见于胃肠道、肝脏、皮肤、神经系统及内分泌系统的损伤。

10. 丝裂霉素　溶血性尿毒症及其他内皮细胞损伤的现象。

11. 单克隆抗体（如利妥昔单抗、曲妥珠单抗）　超敏反应。

12. 紫杉醇（泰素） 神经毒性，急性超敏反应。

13. 丙卡巴肼 食物及药物相互作用。

14. 曲妥珠单抗 可逆的心脏损伤。

15. VEGF 抑制剂 胃肠穿孔和影响伤口愈合。

16. 长春碱 神经毒性。

（五）不良反应识别和评价

每一个化疗医生必须熟悉患者所使用药物可能出现的常见和少见的不良反应，尽量避免出现严重的不良反应，如果不能避免，则需要合理的治疗及处理。常用化疗药物的不良反应将在第 28 章讨论。

为了统一关于不良反应的报告，常按照一定的标准对不良反应的程度进行分级。很多年以来，美国国家癌症研究所（NCI）制定的一套简化标准支持了临床试验中对一些最常见不良反应的记录。尽管这种记录很有意义，但很多方面仍不完善。为了解决这个问题，NCI 于 1999 年又发表了一套新的更全面的分级标准，2003 年发表了这套标准的更新版本（CTCAE v3.0），并于 2009 年再次更新（CTCAE v4.0）[5]，这套完善的化疗不良反应分级标准及其他一些有用的信息可从互联网上获得。

通过 http://ctep. cancer. gov/这个主页我们可以获得更多信息。所有通过 NCI 癌症治疗评估计划（CTEP）的新临床试验都采用这套不良反应评分标准。这种标准化的记录对于评价肿瘤治疗中的不良反应是非常重要的。

（六）急性不良反应的处理

骨髓抑制的预防和治疗可以使用非格司亭、沙格司亭、促红细胞生成素及重组人白介素。恶心和呕吐、黏膜炎、脱发、腹泻、营养不良和药物渗漏出血管等问题将在第 26 章讨论。其他一些急性不良反应将在第 28 章与单个药物一起介绍。远期不良反应是一个特殊的问题，将在下面进行详细讨论。

六、化疗的远期不良反应

（一）远期器官不良反应

当阈剂量已知时，可通过限制剂量而减少器官远期不良反应的发生。然而在大部分情况下，对每一例患者来说，远期不良反应的发生是不可预测的[6-9]。而治疗首先是针对症状的。

1. 心脏不良反应　如充血性心肌病，在大剂量的蒽环类药物（多柔比星、柔红霉素、表柔比星）化疗时最常见。另外，大剂量的环磷酰胺加干细胞移植也可以导致充血性心肌病。当这些药物和纵隔放疗合并应用时，在较低的剂量下也可以引起心脏不良反应。尽管通过超声心动图或核素成像测定心室的射血分数可以监测这些药物对心脏射血分数的急性影响，但有研究发现，幼年或年轻时接受这些药物治疗的患者，成年后妊娠或进行剧烈体力活动后可发生充血性心力衰竭。过去接受过该类药物化疗的患者，其心脏储备功能可能已降低接近临界值，但无明显临床表现。即使在较低剂量的情况下，也可能发生一些心脏功能变化。不过由于心脏功能储备较大，只有在使用较高剂量化疗时，才可检测到明显的心脏不良反应。纵隔照射也可能加速动脉粥样硬化的进程，导致早期发生临床可见的症状性冠脉疾病。

由于大部分女性乳腺癌患者需要接受包含多柔比星的辅助化疗方案，因而需要对此进行严密的临床随访。

许多靶向药物，如曲妥珠单抗同样存在心脏毒性，其发生的机制却与蒽环类药物不同，并且其心脏毒性是部分可逆的[10]，尽管如此，这部分药物由于心脏毒性仍然可能在使用时受限。

2. 肺不良反应　一般来说，肺脏毒性与大剂量的博来霉素（＞400U）有关，然而，其他一些化疗药物也可引起肺纤维化（如烷化剂类、甲氨蝶呤、氮芥等）。随着年龄的增加，出现呼吸功能障碍的危险性明显增加。

3. 肾不良反应　有几种药物可引起肾脏不良反应（如顺铂、甲氨蝶呤和亚硝基脲）。这些药物既可以引起急性反应，也可以引起慢性反应。其他肾毒性药物如两性霉素、氨基糖苷类可加重肾损伤。甚至常用的良性药物如双膦酸盐或别嘌醇也存在肾毒性问题。少数情况下，发生慢性不良反应的患者需要进行血液透析。

4. 神经不良反应 部分神经毒性的发生与长春碱类、顺铂、奥沙利铂、表柔比星、紫杉醇、硼替佐米及伊沙匹隆等药物有关。外周神经病变可引起一些感觉和运动的异常。自主性功能异常可引起直立性低血压。全脑放射治疗加或不加化疗，可能是长期生存患者发生痴呆或功能障碍的原因之一。对于脑部原发肿瘤患者和小细胞肺癌进行预防性全脑放疗的患者，此问题尤为明显。儿童白血病的生存者所发生的一系列神经精神性异常与中枢神经系统预防性治疗有关，包括全脑放疗[11]。

最近有报道称，部分（可高达 20%）接受辅助化疗的乳腺癌患者发生可测量的认知能力缺陷，如记忆或集中精神困难[12]。接受高剂量化疗的患者发生认知缺陷的发生率高于接受标准剂量化疗的患者，而这两组又都高于对照组。患者抱怨化疗后记忆力减退，不能进行心算的情况并不少见。罕见的是患者可能在化疗后出现严重的、特异性的认知损害，甚至致死性的中枢神经系统损伤。

5. 血液和免疫系统损伤 抗肿瘤治疗（如放疗和化疗）引起的血液和免疫系统损伤多为急性和暂时的。然而，在有些情况下，可能出现持续性的血细胞减少症，如使用烷化剂化疗时。对于霍奇金病患者，免疫系统损伤是一个长期的问题，可能是由本身的病变及治疗引起的。氟达拉滨、克拉屈滨及喷司他丁，无论其治疗时是否联合利妥昔单抗，均可高度抑制 $CD4^+$ 和 $CD8^+$ 淋巴细胞，因而在化疗后的数月内容易引起机会感染。替莫唑胺可引起 $CD4^+$ 淋巴细胞减少，同样增加了机会感染的风险。骨髓净化治疗之后，重建完整的免疫功能需要 2 年，可能还需要进行干细胞移植。在如骨髓移植等特殊情况下，应当再次进行疫苗接种。脾切除患者也容易发生来势凶猛的细菌感染，并且在进行脾切除之前，这部分患者应给予包括肺炎、流感嗜血杆菌的疫苗接种。

（二）第二原发肿瘤[13]

1. 急性髓性白血病及骨髓增生不良 其可继发于肿瘤的

综合治疗（如放疗加化疗治疗霍奇金淋巴瘤）或长期使用烷化剂、氮芥类或其他类型的药物化疗[14-18]。一般来说，这种治疗相关性急性白血病往往从骨髓增生不良演变发展而来。如果是大剂量化疗所引起的白血病，则是难治性的。表鬼臼毒素也可引起非淋巴细胞性白血病，这可能与 9 号和 11 号染色体上特定的基因重排而形成一个新的致癌基因 *ALL-1/AF-9* 有关。霍奇金淋巴瘤患者治疗后发生继发性急性白血病的高峰时间为5~7 年。据统计，其 15 年间的发生率为 6%~12%。因此，霍奇金病治疗后的成活者如果出现缓慢发展的贫血，应该引起临床医生的警惕，应观察其是否有发生继发性骨髓增生不良或白血病的可能。

幸运的是，接受标准辅助化疗（如环磷酰胺和多柔比星）的乳腺癌女性患者发生第二原发肿瘤的概率仅仅稍高于普通人群[绝对风险为每年增加了（2~5）/100 000 人]。

2. 实体瘤和其他恶性肿瘤　在接受过化疗或放疗的成活患者中，发生实体瘤和其他恶性疾病的概率增高[19]。已有报道，霍奇金淋巴瘤和多发性骨髓瘤治疗后可能发生非霍奇金淋巴瘤；长期接受环磷酰胺治疗的患者容易发生膀胱癌；接受过斗篷野照射的霍奇金淋巴瘤患者容易发生乳腺癌、甲状腺癌、骨肉瘤、支气管肺癌、结肠癌和间皮瘤。这些患者中，第二肿瘤常发生于照射野内。一般来说，在霍奇金淋巴瘤治疗后的 10~20 年，发生实体瘤的危险性增高。因此，接受斗篷野照射的年轻女性霍奇金淋巴瘤患者应该比推荐的标准筛查年龄更早进行更为仔细的乳腺癌筛查。接受达拉非尼分子靶向治疗的患者，发生皮肤或非皮肤鳞状细胞癌的概率增高。

（三）其他后遗症

1. 内分泌问题　肿瘤治疗可引起内分泌障碍。头颈部接受过放疗的患者可发生亚临床或临床的甲状腺功能减退，接受斗篷野照射的霍奇金淋巴瘤患者此症状更加明显。对这类患者，每两年应检测一次促甲状腺激素（TSH）。如果 TSH 增高，立即进行甲状腺素替代治疗，以降低甲状腺癌发生的危险。脑垂体照射和生长激素的缺乏可引起身材矮小。

2. 过早绝经　可出现于接受过某种化疗药物（如烷化剂、丙卡巴肼）治疗或腹、盆腔放疗的女性患者。这种危险性与年龄有关，治疗时大于 30 岁的女性发生停经或绝经的危险性最大。对这类患者，如果没有禁忌证，应考虑早期激素替代治疗，以减少由于雌激素缺乏而导致的骨质疏松和心脏病。

3. 性腺功能障碍或衰竭 对于生育年龄的男性及女性癌症生存者，性腺功能障碍或衰竭可以导致不育[20]。精子缺乏症较常见，但是化疗结束后，病情可能改善。睾丸肿瘤的患者进行腹膜后清扫术可引起逆行射精而导致不育。心理学咨询可帮助患者适应这种长期的后遗症。对男性患者，可以考虑在治疗前取出精子进行低温保存。对于女性患者，尚无有效方法能够储存卵子和避免因治疗引起的卵巢功能衰竭。年轻女性腹部照射也可因降低子宫的功能而导致不孕。

4. 肌肉骨骼系统损伤 放疗可影响肌肉骨骼系统的功能，尤其是对儿童和青少年患者。放射可损伤长骨的生长板并引起肌肉萎缩。身材矮小可能是骨骼损伤的一个直接结果。芳香酶抑制剂增加了骨丢失，从而增加了骨质疏松及病理性骨折的风险。

5. 社会心理影响 肿瘤对于患者的社会心理有巨大的影响，这是由于患者的心理敏感，常常担忧肿瘤的复发。患者外貌、性功能的改变可能导致家庭关系及其他社会关系的障碍。即便是肿瘤患者已经治愈了，还是可能在工作中受到歧视，并且难以甚至无法购买保险。

致谢

在此感谢 Dr. PatriciaA. Ganz 对本书的修订做出的贡献，本手册大多数关于肿瘤治疗的最新结果的修订都源自 Dr. Ganz 的工作。

（戴宇翔 译 付 强 于世英 校）

参 考 文 献

1. Edge S, Byrd DR, Compton CC, et al., eds. *AJCC cancer staging manual*. 7th ed. New York: Springer; 2010.
2. Oken MM, Creech RH, Tormey DC, et al. Toxicity and response criteria of the Eastern Cooperative Oncology Group. *Am J Clin Oncol*. 1982;5:649–655.
3. Eisenhauer EA, Therasse P, Bogaerts J, et al. New response evaluation criteria in solid tumours: revised RECIST guideline (version 1.1). *Eur J Cancer*. 2009;45:228–247. Retrieved from http://www.eortc.be/recist/documents/RECISTGuidelines.pdf
4. Cella DF, Tulsky DS, Gray G, et al. The Functional Assessment of Cancer Therapy (FACT) scale: development and validation of the general measure. *J Clin Oncol*. 1993;11:570–579.
5. Cancer Therapy Evaluation Program. Common Terminology Criteria For Adverse Events (CTCAE) v4.0, 2009. Retrieved from http://ctep.cancer.gov/protocolDevelopment/electronic_applications/ctc.htm

6. Centers for Disease Control and Prevention. *A national action plan for cancer survivorship: advancing public health strategies*. Atlanta: Centers for Disease Control and Prevention; 2004.

7. Ganz PA. *Late effects of cancer in adult survivors: what are they and what is the oncologist's role in follow-up and prevention?* Alexandria: American Society of Clinical Oncology; 2005:724–730.

8. National Cancer Institute. Survivorship. Retrieved from http://www.cancer.gov/cancertopics/coping/survivorship

9. Rowland JH, Hewitt M, Ganz PA. Cancer survivorship: a new challenge in delivering quality cancer care. *J Clin Oncol*. 2006;24:5101–5104.

10. Bhave M, Akhter N, Rosen ST. Cardiovascular toxicity of biologic agents for cancer therapy. *Oncology*. 2014;28:482–490.

11. Hudson MM, Mertens AC, Yasui Y, et al. Health status of adults who are long-term childhood cancer survivors: a report from the Childhood Cancer Survivor Study. *JAMA*. 2003;290:1583–1592.

12. Schagen SB, van Dam FS, Muller MJ, et al. Cognitive deficits after postoperative adjuvant chemotherapy for breast carcinoma. *Cancer*. 1999;85:640–650.

13. Neglia JP, Friedman DL, Yasui Y, et al. Second malignant neoplasms in five-year survivors of childhood cancer: Childhood Cancer Survivor Study. *J Natl Cancer Inst*. 2001;93:618–629.

14. Curtis RE, Boice J-D Jr, Stovall M, et al. Risk of leukemia after chemotherapy and radiation treatment for breast cancer. *N Engl J Med*. 1992;326:1745–1751.

15. Howard RA, Gilbert ES, Chen BE, et al. Leukemia following breast cancer: an international population based study of 376,825 women. *Breast Cancer Res Treat*. 2007;105:359–368.

16. Pedersen-Bjergaard J, Sigsgaard TC, Nielsen D, et al. Acute monocytic or myelomonocytic leukemia with balanced chromosome translocations to band 11q23 after therapy with 4-epidoxorubicin and cisplatin or cyclophosphamide for breast cancer. *J Clin Oncol*. 1992;10:1444–1451.

17. Pui CH, Ribeiro RC, Hancock ML, et al. Acute myeloid leukemia in children treated with epipodophyllotoxins for acute lymphoblastic leukemia. *N Engl J Med*. 1991;325:1682–1687.

18. Tallman MS, Gray R, Bennett JM, et al. Leukemogenic potential of adjuvant chemotherapy for early-stage breast cancer: the Eastern Cooperative Oncology Group experience. *J Clin Oncol*. 1995;13:1557–1563.

19. van Leeuwen FE, Klokman JW, Hagenbeek A, et al. Second cancer risk following Hodgkin's disease: a 20-year follow-up study. *J Clin Oncol*. 1994;12:312–325.

20. Nieman CL, Kazer R, Brannigan RE, et al. Cancer survivors and infertility: a review of a new problem and novel answers. *J Support Oncol*. 2006;4:171–178.

第 5 章　癌症治疗方法的选择

Roland T. Skeel

一、明确治疗目的

（一）患者的期望

尽管患者常会向医生咨询如何治疗肿瘤，但医务人员应该记住这一点：如果不了解患者自身的治疗目的，就不能制订出满足患者要求的治疗计划和治疗观念。因此，医生邀请患者参与确定治疗目标非常重要，因为是患者本身接受治疗，也应该愿意去接受治疗结果。虽然大多数患者会接受医生推荐的治疗方法，但部分患者会以各种各样的理由认为医生推荐的方法不合适，从而拒绝治疗。有些患者会要求医生推荐另一种治疗方案，也有患者可能会更换医生。医生必须清楚地告诉患者所推荐的方法及理由，告诉他什么是获得治疗目标的最好方法。医生有义务向患者推荐治疗方法，而患者也有权拒绝接受，同时患者不必担心医生是否会不高兴，是否会拒绝继续为自己提供服务。

（二）医务人员的期望

医生在决定对癌症患者进行治疗前必须明确治疗目的。如果治疗目的是根治癌症，其治疗的策略可能不同于以延长生存时间或缓解症状为目的的治疗策略。为明确治疗目的，医生必须注意以下问题。

（1）熟悉各类癌症的自然病程及生物学特性。

（2）熟悉每一种有效抗癌治疗方法的理论与实践。

（3）充分认识癌症患者治疗的伦理学理论。

（4）熟悉抗癌药物的理论与临床应用方法。

（5）关注癌症治疗中的特殊问题。

（6）了解患者的个体情况，包括肿瘤分期、一般情况、社会状况、心理情况和并发症。

只有了解上述信息及确定治疗目的，医生才能制订治疗计划并将治疗计划推荐给患者。

治疗计划的内容包括以下几点。

（1）是否针对癌症进行治疗；是进行根治性治疗还是延长生存时间或减轻症状。

（2）怎样的治疗才能达到预期目标。

（3）具体治疗方法及顺序安排。

（4）如何评价治疗效果。

（5）决定治疗持续时间的标准。

二、治疗模式的选择

（一）手术

手术治疗是癌症治疗方法中最古老的方法，但至今仍然是根治许多癌症的最有效的治疗方法。当癌症局限在单一部位，可手术切除所有癌组织而不损伤内脏器官结构时，可选择手术治疗。如果认为患者接受手术治疗可耐受手术，并从中获益，也应该推荐手术治疗。下列情况不应推荐手术治疗：手术的危险性大于癌症本身带来的危险；尽管手术可以安全切除原发肿瘤，但癌症已经发生转移；手术可能导致患者的衰弱或外貌损毁；尽管手术可能切除肿瘤，但患者自己认为无价值；尽管手术可以安全切除原发肿瘤，但转移经常（或总是）发生，手术前应仔细考虑肿瘤切除的意义。

虽然，外科手术有时也可以有效用于切除可能治愈的孤立转移灶（如肺、脑、肝转移灶），但是外科手术主要还是用于切除肿瘤原发灶。外科手术也用于姑息性治疗，如脑胶质瘤的减压手术、胰腺癌的胆道改道手术。几乎所有的非血液系统肿瘤患者都可能接受外科医生的会诊，决定是否需要外科手术治疗。

（二）放射治疗

当外科手术无法完全切除肿瘤或手术可能严重破坏正常组织结构或功能时，对于局限性的肿瘤可以选择放射治疗。对于某些癌症的治疗，放射治疗可以像外科手术一样杀灭肿瘤。

预期的不良反应、肿瘤医生的临床经验及患者本人因素影响患者是否决定接受放射治疗。

癌症类型本身对电离辐射的敏感性是决定放射治疗是否合适的因素之一。部分类型癌症（如淋巴瘤和精原细胞瘤）对放射治疗高度敏感，而有些肿瘤（如黑色素瘤和肉瘤）对放射敏感性较低。不过这些因素并不排除选择放射治疗的可能性。放射治疗前医生做出评估有助于制订治疗计划。

虽然放射治疗常用于癌症的初始或根治性治疗，但也适用于癌症姑息性治疗，如骨转移、上腔静脉压迫综合征、局部淋巴结转移等病变的姑息性治疗。

（三）化学治疗

当肿瘤病变不再局限于某一部位或区域而出现全身播散时，化学治疗（化疗）是主要的治疗手段。最初，化疗一般用于播散性肿瘤病变（如白血病）、外科手术或放射治疗后复发的患者。现在，人们认识到癌症早期也常发生全身性微小转移灶。癌症微小转移灶的发生与某些预后因素相关，如乳腺癌腋下淋巴结转移、肉瘤局部肿瘤体积大和组织学分化程度低等因素。因此，现在化疗已用于治疗早期的全身性疾病。当化疗用于微小转移病变时，无法评估每一例患者的治疗效果，除非化疗是用于"新辅助化疗"，即在手术或放射治疗前应用。在这种情况下，相较于治疗失败时间、生存期等指标，有效率是更有意义的终点指标。更多的情况是化疗用于大体肿瘤已经切除后的辅助治疗，治疗效果的评价只能与未接受化疗情况类似的具有微小癌转移的患者（对照组）相比较，通过对比生存时间（或无病生存时间）而做出判断。化疗对局限性或区域性病变也有治疗作用。

（四）生物反应调节剂及分子靶向治疗

肿瘤生物学家一直注意到，癌症并非随机性发病，而是倾向发生于某些人群，包括年轻人、老年人、免疫功能低下（仅某些类型的癌症）及具有明显家族癌症史的人群。这些现象使肿瘤生物学家推测某些物质可以控制癌症的生长。这些物质虽然并非存在于所有患者，但至少在患有癌症期间确实是存在的。最早发现的控制癌症的生物学机制就是免疫反应，该作用已在动物实验模型及部分人体肿瘤研究中得到证实。其他生物学因素包括癌基因、抑癌基因及其蛋白产物，它们通过直接影响癌细胞或周围环境而发挥作用，其在癌症发生过程中比传统认识的免疫功能所起的作用似乎更加重要。

据推测，每个人都有一定的生物抗癌功能，机体存在能够与促进肿瘤生长、侵袭及转移的因素相互作用的物质。生物调节剂及分子靶向治疗都已用于肿瘤的治疗。研究较多的两种免疫反应调节剂是干扰素和淋巴因子（如白细胞介素-2），多年的研究证实它们对一些肿瘤具有确切的治疗效果。此外，分子靶向药物可以通过抑制异常表达的蛋白产物（如慢性髓性白血病细胞中结构性激活的 Bcr-Abl 酪氨酸蛋白激酶）或其他仅在肿瘤细胞中表达的成分（如某些作用于免疫机制和其他肿瘤细胞的成分）而达到治疗效果。该领域的深入研究已经取得了一些令人鼓舞的成果，尤其是在一些对传统化疗效果不佳的肿瘤领域，如肾癌领域；虽然这种治疗费用昂贵，但预期将为进行有效的抗癌治疗提供越来越重要的治疗手段。

（五）综合治疗

无论是外科手术，还是放射治疗、化疗或生物治疗，单一治疗方法治疗所有的癌症都达不到理想的效果。一般来说，当患者的原发灶较大，检查已发现区域癌侵犯时，患者就可能已经出现全身性微小转移癌灶或亚微小转移癌灶。因此，肿瘤学家倾向于进行多学科综合治疗。多学科综合治疗模式需要选择至少两种以上的治疗方案同时或序贯进行。需要肿瘤外科、肿瘤放射治疗科和肿瘤内科等多学科医生密切合作，为患者提供最好的治疗计划。尽管并不是所有类型的肿瘤或所有期别的肿瘤都需要进行多学科综合诊疗，也并非所有的患者都可能在多学科诊疗模式中获益，但是多学科间有规律的协调合作可能使每一种治疗方法都可发挥其最佳作用。"肿瘤板块"即形成一个体系，能确保患者从中获益。

三、姑　息　治　疗

肿瘤内科医生常被看作是癌症治疗的协调人。在姑息治疗的工作中，肿瘤内科医生不仅要关注癌症治疗本身，而且也应作为癌症治疗的协调人。在与患者的合作过程中，肿瘤内科医生应该具有更广阔的视角。决定用什么治疗方法，如何积极进行抗癌治疗，这些对患者能否获得完善的医疗照顾是很重要的。而决定什么时候停止进行积极的抗癌治疗也同样十分重要。后一种决策对肿瘤医生来说可能是尤其困难的事情，并且责任重大[1]。对于一名肿瘤科医生来说，他既是治疗的提供者，又是获利者，充分认识到作为医疗工作者和药物的推荐者这双重身份之间的冲突是很重要的。

当化疗和其他抗癌治疗对患者有效时，患者的生活质量常可得以改善。相反，抗癌治疗无效时，患者会出现治疗毒性反应，伴疼痛、乏力、恶病质及其他症状，患者的生活质量会迅速恶化。大约50%的癌症患者尚无法治愈。对这些患者做出停止抗癌治疗的决定如同对早期癌症做出选择化疗方案的决定一样困难。需要一定的时间才能让患者接受医生的劝告，放弃进一步化疗或其他任何积极的抗癌治疗[2]。

在过去的35年间，安宁疗护（临终关怀）在美国被倡导并迅速被人们所接受的现实反映出人们对姑息性医疗照顾的需求[3,4]。安宁疗护工作有效地强调终末期患者对专科医疗、心理学治疗、社会学及精神学方面的需求，强调为患者提供特殊的技术，以及尽可能使患者保持最好的生活质量直至生命的最后一刻。目前人们已经意识到终末期患者需要更多的姑息方面的医疗帮助。然而，十分普遍的现象是医生不愿意"放弃"抗癌治疗，不愿承认积极的抗癌治疗并没有延长患者的生存期或提高患者的生活质量。

肿瘤医生及其他经过培训的癌症护理人员学习有关姑息性医疗照顾的专业技术知识可以提高患者的生活质量。有证据显示，在标准的抗肿瘤治疗模式中早期整合姑息治疗，相较于标准单纯抗肿瘤治疗可以有效地提高患者的生活质量，甚至延长生存时间[5]。当治疗过程中姑息治疗受到关注时，终末期患者的舒适度同样得到了提高。例如，可以比较临终患者在医院住院与在家中接受临终关怀治疗的生活质量。为解除口干，前者以维持性静脉输液治疗为主，后者则以口服液体及口腔护理为主。前一种治疗可能导致水潴留，水肿患者在死亡时会发出十分难受的"临终喉鸣"，使家属及医务人员也感到不安。后一情况明显使患者更舒适些，这些患者死于水肿的可能性小，也不会因水潴留而出现呼吸窘迫感。家属还必须面对终末期患者"无效"或"几乎无效"医疗照顾的费用问题[6,7]。相关指南的制定可帮助判断何时何种情况下接受治疗无意义或几乎无意义，这将有助于医生改善患者的生活质量，同时也可以节省不断上升的医疗费用[8,9]。

（戴宇翃　译　付　强　于世英　校）

参 考 文 献

1. Brody H, Campbell ML, Faber-Langendoen K, et al. Withdrawing intensive life-sustaining treatment—recommendations for compassionate clinical management. *N Engl J Med.* 1997;336:652-657.
2. Skeel RT. Measurement of quality of life outcomes. In: Berger AM, Portnoy JL, Weissman DE, eds. *Principles and practice of palliative care and supportive oncology.* 2nd ed. Philadelphia: Lippincott Williams & Wilkins; 2002:1107-1122.
3. Byock I. Palliative care and oncology: growing better together. *J Clin Oncol.* 2009;27:170-171.
4. Ferris FD, Bruera E, Cherny N, et al. Palliative cancer care a decade later: accomplishments, the need, next steps—from the American Society of Clinical Oncology. *J Clin Oncol.* 2009;27:3052-3058.
5. Temel JS, Greer JA, Muzikansky A, et al. Early palliative care for patients with metastatic non-small-cell lung cancer. *N Engl J Med.* 2010;363:733-742.
6. Hillner BE, Smith TJ. Efficacy does not necessarily translate to cost effectiveness: a case study in the challenges associated with 21st-century cancer drug pricing. *J Clin Oncol.* 2009;27:2111-2113.
7. Meropol NJ, Schulman KA. Cost of cancer care: issues and implications. *J Clin Oncol.* 2007;25:180-186.
8. Jacobson M, O'Malley AJ, Earle CC, et al. Does reimbursement influence chemotherapy treatment for cancer patients? *Health Aff.* 2006;25:437-443.
9. Kantarjian HM, Fojo T, Mathisen M, et al. Cancer drugs in the United States: Justum Pretium—the just price. *J Clin Oncol.* 2013;31:3600-3604.

癌症化疗和分子靶向治疗

Frank E. Mott, Ibrahim Ebada Sadek,
Josh David Simmons

引　言

　　美国国家癌症研究所的 SEER 数据库估计 2014 年新发癌症病例超过了 160 万。头颈部癌大约为 55 000 例，约占 3.3%。头颈部癌的主要类型是口腔癌和口咽癌，大约为 42 000 例，第二最常见的类型是喉癌，为 12 600 例[1]。头颈部癌的解剖区域包括口腔、鼻腔和咽腔，包括其亚结构鼻咽腔、口咽腔、下咽腔及喉-会厌区域（被认为是下咽的一部分）（图 6.1）。脑部肿瘤和其他中枢神经系统肿瘤、头颈部淋巴瘤、甲状腺癌不在此范围之内。

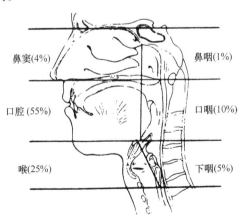

鼻窦(4%)　　　　　　　　　　鼻咽(1%)

口腔 (55%)　　　　　　　　　口咽(10%)

喉(25%)　　　　　　　　　　下咽(5%)

图 6.1　头颈部的解剖分区

括号内的百分数指的是这些区域上皮癌的发生率

　　与头颈部鳞癌相关的常见原因是各种形式的烟草制品及过量饮酒。此外，一些病毒相关的因素已被证实，包括 EB 病毒所致的鼻咽癌[2]及近年来发现的人类乳头瘤病毒　HPV　相关的口咽癌，特别是舌根癌和扁桃体癌[3,4]。头颈部癌中 80%～90%为鳞癌，另外还有常见于涎腺组织的腺癌、黏液表皮样癌及腺样囊性癌。

（一）症状

头颈部癌的症状表现各异，这取决于原发灶的位置，有时会与一些良性疾病如鼻窦炎、感染性咽炎混淆。在患者有明显致病因素如吸烟的情况下，一些可疑的症状需要尤其提高警惕。声音嘶哑是喉癌的一个常见主诉。耳痛或持续鼻塞则指向鼻咽肿瘤的发生。其他可疑的症状包括口腔疼痛、难愈的溃疡、吞咽困难、吞咽痛、咯血、鼻出血、头痛、难愈性牙科感染及无痛性颈部包块等。许多晚期病变则更容易出现全身症状，如厌食、体重下降、乏力甚至神经认知变化。

（二）评估

被最终诊断为头颈部癌的患者经常就诊于内科、牙科或者耳鼻喉科，故对这些科室的医生来说，认识头颈部癌是非常重要的。仔细询问病史有助于了解原发病灶的部位及受累的部位。全面的头颈部检查包括原发病灶和所累及淋巴结区域。我们需要仔细评估颈部包块，并常常需要对其进行细针穿刺（FNA）或粗针穿刺活检术来明确是否存在癌细胞，同时可以获得足够的组织标本用以进行后续研究，包括对 HPV 进行免疫组化法检查。耳鼻喉科医生常常在初诊时进行内镜检查来确定原发灶的位置。大部分喉部和咽部的肿瘤患者可在喉镜下直接进行组织活检，并可明确病变范围及鉴别第二原发肿瘤。对于局部晚期肿瘤病变的患者来说，影像学检查被认为是标准检查的一部分。影像学检查可以清楚地明确局部病变的范围、淋巴结转移情况，以及远处转移病变或者第二原发肿瘤性病变。CT、MRI 和 PET 检查各有临床价值；因此，与影像科医生讨论合适的影像学检查方法非常重要，这样有利于更好的分期，并给临床医生提供治疗所必需的信息。对于这些患者来说，多学科合作团队的紧密合作对于正确评估病情和做出合理治疗计划是必要的。

头颈部肿瘤专家团队包含所有满足患者治疗和需求的成

员，包括经过头颈部肿瘤外科严格训练的耳鼻喉科医生、肿瘤内科医生、有复杂放射治疗专业知识的放疗科医生、病理科医生、放射科和核医学科医生、营养科医生、语言治疗师、口腔外科和口腔医学专科医生、心理肿瘤科医生、社工、护士及研究者协调员。这个大团队成员之间的紧密合作是非常重要的。上述所有成员参与的多学科病例讨论通常是最好的模式。

（三）病理学

超过 80% 的头颈部肿瘤是鳞状细胞癌，主要显示存在角化区域。然而，HPV 相关的鳞癌更多见的特征是基底细胞样表现（"拼图模式"）。其他的病理类型还包括腺癌、黏液表皮样癌和腺样囊性癌，这些类型常见于唾液腺肿瘤。

（四）分期

头颈部肿瘤的治疗基于原发灶的位置和分期。一旦组织病理学确诊头颈部肿瘤，就需要进行相关检查来确定临床和（或）病理分期。这些检查包括喉、下咽内镜检查，必要时行气管和食管内镜检查、CT/MRI/PET 影像学综合检查、生化评估（包括血细胞计数、肝肾功能和甲状腺状态）。可疑肿瘤区域的取样活检术非常重要，其不仅可用于组织类型及免疫组化检测，还可用于明确分期。分期基于原发肿瘤淋巴结及远处转移情况（TNM），按照美国癌症联合委员会（AJCC）分期系统定义来进行[5]。

大约 1/3 的患者是局灶性病变（Ⅰ期和Ⅱ期）；半数患者的病变为局部区域性病变（Ⅲ期和Ⅳ期，伴有淋巴结转移）；仅 10% 的患者伴有远处转移性病变。早期及局灶性病变通常只需接受单一的治疗手段，手术或放疗后的 5 年生存率可达 80%～90%。局部区域性病变（Ⅲ期、ⅣA 期及ⅣB 期）需要接受多模式治疗，包括不同组合和顺序的手术、放疗及化疗。这些患者的长期生存率约为 40%。复发性头颈部肿瘤患者中约有 15% 的患者可采用解救性手术治疗，其他患者及有远处转移的患者是不可治愈的，通常采用姑息性化疗或支持治疗。

（五）治疗

1. 治疗前评估　尽管头颈部肿瘤通常局限于头颈部区域，

但是对患者进行全面的病史询问和体检仍然非常重要，因为通常会有合并症影响患者治疗。吸烟、饮酒和其他药物滥用也需要了解和讨论。患者在放疗期间吸烟会影响疗效并增加黏膜炎的发生率，因此戒烟非常重要。其他合并症如脑血管疾病、心血管疾病、肾功能不全、慢性阻塞性肺疾病（COPD）及乙醇相关疾病也是常见的，需要积极处理。准确的用药史也很重要，降压药、降糖药及降脂药需要在治疗期间调整甚至停用。具有肾毒性的物质（药物或影像学显影剂）与利尿剂同时使用是有害的。头颈部肿瘤患者中抑郁症和自杀倾向者并不少见，因此治疗前和治疗过程中需要进行精神疾病的筛查，心理社会肿瘤学的支持是很重要的。社工可以帮助支持系统较差及社会经济地位较低的患者。推荐所有患者进行口腔卫生状况的评估来决定是否需要在放疗前拔牙，此外，也推荐在治疗期间进行氟化物治疗、冲洗等以预防口腔疾病。治疗前的言语病理学的评估可发现潜在的吞咽困难风险，并提供吞咽功能的建议来减少误吸风险，并降低长期胃造瘘的依赖性。营养状况的评估及营养支持措施如胃造瘘是很重要的。所有化疗药物可能会短期或长期损害生殖系统的功能，因此在适当的情况下应进行生育力保护。由于化疗药物如顺铂、氟尿嘧啶、紫杉醇及其他药物的潜在不良反应，应注意基线评估骨髓、肝肾功能及听力图检查。

2. 局灶性病变　大多数淋巴结阴性的头颈部肿瘤可通过单纯手术治疗，特别是 T1～T2 的小肿瘤病灶。对于不适宜手术切除的患者，放射治疗是一种可接受的治疗方式。化疗一般不适用于这种情况。

根治性手术的目的是移除所有的肿瘤病灶并达到安全的手术边界。单侧或双侧的颈部淋巴结清扫取决于原发灶的大小和（或）部位，但对于 T1～T2、N0 的患者来说并不常规进行。经口机器人手术（TORS）是一项新兴的技术，可在适当情况下开展。这些早期肿瘤病变很少需要重建术，但是根据原发肿瘤的部位和扩大手术范围的需要而偶尔进行的带微血管的皮瓣移植是必要的，目的是重建器官结构的缺失。

在过去的 40 多年中，放射治疗作为一种单一治疗模式不断发展，调强适形放射治疗（IMRT）能有效地降低口咽癌、鼻窦癌及鼻咽癌的远期不良反应。分割方式、近距离放疗及立体定向放射治疗（SBRT）技术也在不断进步。三维放疗计划系统、对组织耐受性认识的提高及放射物理的进步使得能够处方更高的剂量，在许多肿瘤中可达到 70~74Gy。治疗前 CT 或 PET 指导的精细的放疗计划提高了肿瘤照射准确性，并能考虑到因器官运动，如吞咽、呼吸和摆位所带来的影响[6,7]。治疗前拔牙以去除放疗区域的牙齿可降低下颌骨坏死的风险，但却延迟了放疗开始的时间（2~4 周）。超分割或加速超分割放疗方案在一项 II 期研究中提高了 10%~15% 的局部控制率，在一项 III 期研究中无疾病生存和总生存时间也有延长的趋势。急性不良反应（黏膜炎）发生率增加了，但是 2 年随访远期不良反应（口干）的发生率并未增加。同步推量技术（SIB）应用"剂量着色"使肿瘤区剂量增加而亚临床病灶降低，被广泛应用于常规放疗（每周 5 次）和加速放疗（每周 6 次）的计划中[8,9]。

3. 局部区域性病变 局部区域性晚期病变（LRA）的定义是 III 期至 IVB 期头颈部肿瘤性病变，包括新诊断的 T3~T4 原发肿瘤，较大的或不可切除的淋巴结转移，复发或肿瘤持续存在状态，以及不可手术切除的局部晚期病变。尽管是局部晚期病变，但患者仍有治愈的希望。如果患者曾经接受过放疗，并且被认为手术无法切除，则其治疗方式是姑息性治疗。如前所述，治疗过程包含了一个专门的多学科团队的讨论，以进行手术、化疗及放疗的选择。大多数局部区域性晚期病变患者的治疗方式是根治性同步放化疗，以尽量保全器官功能。器官功能保护的方法可能不适用于所有情况，当肿瘤已经损坏器官功能时，尤其是喉癌患者，手术切除的方法是最佳选择。其他治疗方案包括联合手术后放疗或放化疗，诱导化疗后同步放化疗，或者同步放化疗后进行挽救性手术治疗。最佳的治疗组合方案需要考虑多项影响因素，特别是患者年龄、一般状况、合并症、原发肿瘤大小和位置、器官功能、淋巴结转移情况及患者的治疗意愿。其他还需要考虑的因素，尤其是影响依从性的因素包括患者动机、心理社会问题、家庭支持和就诊的距离。

患者选择进行以手术为主的治疗取决于肿瘤大小、位置及局部浸润深度。这依赖于治疗中心的经验和技术水平。类似口腔肿瘤这样的区域更易于进行手术切除。目前新技术的发展，如 TORS 和 TOLM（经口激光微创手术）已被允许进行口咽、下咽和喉部肿瘤器官保留性切除手术。如术后病理显示存在高危因素（如切缘近、神经侵犯、淋巴血管侵犯或多个淋巴结/淋巴区域转移），常常需要进行术后放疗。具有这些高危因素的患者是否进行术后放化疗需要有经验的多学科团队讨论后决定。研究发现，对于存在术后阳性切缘或者淋巴结包膜外侵犯的情况，相对于术后单纯放疗，术后放化疗可以提高局部控制率和无疾病生存率[10,11]。

头颈部肿瘤容易出现颈部淋巴结转移。这种转移在临床上可能非常隐匿，但是对于局部晚期病变来说，则会明显影响预后。如果拟行手术治疗，除了切除原发肿瘤灶之外，外科医生还应根据颈部淋巴结临床证据进行选择性或全面颈部淋巴结清扫术。对于无淋巴结转移或者局限性淋巴结转移的患者来说，可考虑进行选择性颈部淋巴结清扫术。原发灶的位置决定了淋巴结清扫的区域。对于口腔肿瘤来说，选择性淋巴结清扫要包括肩胛舌骨肌水平以上的Ⅰ～Ⅲ区淋巴结，有时也包括Ⅳ区上部淋巴结。对于咽喉部肿瘤来说，淋巴结清扫范围要包括Ⅱ～Ⅳ区，适当的时候也包括Ⅵ区。当颈部病变广泛时，如大肿块、多个淋巴结引流区域受累或双侧颈部病变的情况下，通常要进行全面的颈部淋巴结清扫术。这是一种更广泛的手术方式，包括清扫Ⅰ～Ⅴ区淋巴结，这还包含了移除或清除非淋巴结的结构，如胸锁乳突肌、副神经和颈静脉。

大部分局部区域性病变的患者无法进行手术治疗，这是由原发病灶的部位、局部浸润范围和淋巴结果及情况决定的。这些患者需要进行同步放化疗或诱导化疗后的同步放化疗，以便保存器官功能。放疗和化疗联合的治疗模式源于多项随机临床试验和荟萃分析的结果[12-16]。美国退伍军人喉癌研究组的研究结果显示，序贯的化疗放疗与手术联合术后放疗相比，总生存时间是相似的[12]。RTOG91-11试验的长期随访证实，相对于序贯化疗放疗，喉癌患者大剂量顺铂同步放化疗的无局部复发生存率相似。在这个试验中，同步放化疗提高了局部控制率及保喉率，使得同步放化疗成为局部晚期病变的新的标准治疗方案[13-15]。卡铂并没有顺铂那样直接的肿瘤细胞不良作用，其作为放疗增敏剂的疗效仍有疑问。一项试验显示，卡铂联合放疗时不如大剂量顺铂疗效好，但其他试验显示每周卡铂的方案联合放疗对于有潜在肾功能不全的患者可能是合理的选择[17,18]。已有研究报道过卡铂联合其他药物如5-FU和紫杉醇的治疗。由于某些原因，一些患者不能耐受含铂方案的化疗，相对于单纯放疗来说，这些患者可能会从EGFR的单克隆抗体西妥昔单抗联合放疗中获益[19]。为缓解症状，年龄大的患者或者器官功能差的患者可考虑行单纯放疗。

诱导化疗的作用仍然饱受争议,原因是跟同步放化疗相比,诱导化疗的疗效有限。TAX323、TAX324 及 GORTEC 试验证实,同步放化疗前的 TPF(多西他赛、顺铂、5-FU)方案诱导化疗相比于 PF(顺铂、5-FU)方案更有效,TPF 方案能显著提高生存率、局控率和保喉率[18,20,21]。然而,这些试验方案并没有比较诱导化疗后同步放化疗和单纯同步放化疗的差别。验证诱导化疗作用的试验结果各不相同[16,21-27]。近期一项来自意大利的Ⅱ期研究显示序贯治疗的完全缓解率和无疾病进展生存率更高,但总生存无差异[25]。这个结果促使了一项 2×2 的Ⅲ期临床试验的开展,这项试验比较了 TPF 方案诱导化疗或不做诱导化疗后进行含顺铂+氟尿嘧啶或西妥昔单抗的同步放化疗。随访 33 个月后,诱导化疗组的无疾病进展生存时间和总生存时间均明显提高[28]。这是首次在随机试验中见到出现生存率显著提高的结果。然而,这种 2×2 的试验设计方式能否外推到临床实践目前仍有争议,进一步的随访及额外的Ⅲ期临床试验将对此进一步确认。在一些同时存在局部复发和远处转移性高风险的患者中,诱导化疗仍然是有用的,特别是对于具有大肿块/淋巴结及下颈部淋巴结转移的患者来说尤其如此。诱导化疗确实可使不良反应增加,使得 25%的患者无法完成随后的同步放化疗,显著增加了局部复发的风险。因此,是否需要进行诱导化疗仍无明确答案,需要进一步的评估。

对于未进行手术治疗的患者,初次治疗后严密随访并进行体检及内镜检查非常重要。治疗后的影像学检查有助于判断是否需要进一步的治疗,可以使用 CT、MRI 和 PET 进行检查。如果选择进行 PET 检查,应在治疗完成至少 12 周后进行,以避免假阳性表现。如果影像学检查未显示恶性病变,这些患者还需继续严密观察。如果影像学检查显示有病灶残留,可以考虑进行挽救性手术。通常影像学检查也不能明确判断病变性质,需严密观察以评估肿瘤进展状况。

4. 转移性或复发 大约 15%的局部复发性头颈部肿瘤患者可行手术治疗;而大部分患者则不适合手术,主要是基于以下考虑:前序治疗的影响(手术或放疗),肿瘤部位及范围,合并症(可能在首次治疗时就不适合手术)或者健康状况及器官功能下降。这些患者常常需要姑息性治疗,包括化疗或单纯支持治疗。

多年来人们认为，一旦接受过放疗，不可能再次进行放疗。但在对预期组织耐受性较好、不良反应低的情况下进行再程放疗的研究取得了良好的疾病控制效果。再程放疗研究的结果对之前的概念提出了挑战[29,30]。再程放疗选择合适的患者很重要，再程放疗的合适人群包括组织健康、前序放疗的疗效较好及放疗后缓解时间达1年以上的人群。对于满足以上条件的头颈部肿瘤患者来说，50%～75%可以接受再程放疗[8]。

大部分出现了转移的患者不再适合行手术及放疗等局部治疗，除非是进行姑息性治疗来缓解如疼痛等症状。全身化疗是这类患者的基础治疗。是否进行全身化疗取决于对患者一般状况、合并症、前序治疗的疗效及缓解时间的评估，还应考虑药物潜在的不良反应。如果患者一般身体状况评分低（ECOG评分3～4分）、恶病质、前序治疗的缓解时间不足3～6个月，则他们可能不会从任何细胞毒化疗中获益，需要认真讨论支持治疗或姑息转诊。对于适合进行全身治疗的患者，治疗方案包括单药化疗或联合化疗，这取决于药物不良反应和患者的耐受性。

化疗药物将会在本章节稍后讨论，但是这里需要指出几点。尽管联合化疗的有效率较高，但对大部分患者而言，联合化疗后的生存并无显著差别，因此西妥昔单抗、每周多西他赛或甲氨蝶呤及口服卡培他滨等单药化疗仍是治疗的选择。治疗花费和便利性也是需要考虑的因素。单药西妥昔单抗的治疗有效率为13%[31]。联合化疗通常是以铂类药物为基础的。EXTREME试验证实了在顺铂或卡铂联合5-FU的方案中加入西妥昔单抗可提高生存获益（HR为0.797）[32]。

5. 鼻咽癌 鼻咽癌在中国、东南亚和北非常见，但在世界其他地方不多见。在如美国等低发病率的地区，鼻咽癌的发病呈现双年龄段高峰的分布，分别是15～25岁和56～79岁。鼻咽癌的致病危险因素包括EBV感染、环境因素及遗传因素。在低发病率地区，年轻人发病的原因主要是遗传易感性合并了EBV暴露或环境因素。同时，传统的危险因素如吸烟和饮酒也是致病因素之一。并不是所有感染了EBV的人都会得鼻咽癌，所以还有其他致病因素存在。根据WHO分类系统，鼻咽癌可分为角化型、非角化分化型及非角化未分化型。角化型者在低发病地区和老年患者中最常见，未分化型者在高发病地区多见。

6. HPV 相关的口咽癌 口咽癌特别是舌根癌和扁桃体癌的发生率正在上升，现已明确 HPV 感染和口咽癌的发病相关[3]。在美国，最主要是 HPV16 血清型和发病风险相关。HPV 相关的口咽癌跟非 HPV 感染的口咽癌临床表现不同。患者少量吸烟或不吸烟、不喝酒，常见于年轻人，男性多见，女性患者 HPV 相关性肿瘤的人数比 HPV 阴性者人数多。从组织病理学上看，这些肿瘤常常是基底细胞鳞癌的特征（"拼图"表现），较少或无角化珠。对于扁桃体癌，区分基底细胞样亚型和基底细胞鳞癌很重要，后者侵袭度高，预后差。HPV 可以通过免疫组化技术检测 p16 蛋白的表达，或者用更具敏感性的 RT-PCR 方法检测 HPV-16/18 DNA。检测 p16 的原因是口咽癌相对于其他部位的头颈部肿瘤来说更易出现 HPV 阳性，它被认为是可靠的诊断选项[33]。HPV 阳性患者可能比 HPV 阴性患者的预后更好，然而，吸烟似乎会减弱这种优势。由于 HPV 阳性患者的预后更好，研究中采用低强度的治疗方案如缩短化疗周期及改变放疗的分割方式，似乎能和强化治疗达到同等效果[34]。随机试验中，患者按照危险程度进行分组治疗，包括肿瘤大小、手术切缘、淋巴结转移数目及淋巴结包膜外侵犯情况。

7. 保留器官 保留器官的概念常常在喉癌和舌根癌患者中被提及，在这些患者中推荐初始进行非手术治疗以保留这些部位的功能。大多数病例接受的治疗是同步放化疗和单纯放疗（已在本章（五）3."局部区域性病变"中讨论过）。研究证实保留器官功能和生存率可以接受。治疗失败患者可进行挽救性手术治疗；然而，较新的治疗方式和再次照射原则使得患者仍能在复发情况下进行非手术治疗，并且可能有效延迟器官移除。

（六）化疗药物

头颈部肿瘤的化疗包括单药治疗，通常是顺铂与放疗联合使用，或者联合治疗，通常是在晚期或复发患者中采用以顺铂为基础的方案。在大多数肿瘤中，肿瘤分期、既往治疗和患者功能状态评分和合并症可预测化疗的缓解率。

1. 顺铂 顺二氨氯铂或顺铂是头颈部肿瘤治疗中使用最广泛的药物，包括在放疗时同步单药使用或与其他化疗药物联合使用。它可以和肿瘤 DNA 交叉连接，形成能破坏正常螺旋功能的 DNA 加合物。它是一种不良反应较强的药物，尤其是可引起急性和延迟性恶心和呕吐、肾毒性和耳毒性。但是在充分的支持治疗下，上述很多不良反应可以减轻。在放疗期间采用每周低剂量给药方案的不良反应更容易耐受和处理，并且其疗效与每 3 周高剂量方案相似。急性和延迟性恶心和呕吐可通过使用 5-HT$_3$ 受体拮抗剂和 NK-1 受体拮抗剂进行处理，同时肾毒性可以通过使用足量的钾、镁溶液的大量水化而得到减轻。已经在临床上使用多年的甘露醇并非是充分水化所必需的，实际上它甚至与更高肾毒性的发生率相关[35]。

2. 卡铂 其与顺铂的区别在于用环丁羧酸基替换了二氯基。它的作用机制与顺铂相似，但是更易于应用，无须强制性水化且更少发生恶心和呕吐、肾毒性、耳毒性和神经毒性。报道显示其有效率与顺铂单药相似，但是骨髓抑制，尤其是血小板减少是其剂量限制性不良反应。有些患者可能出现过敏反应，尤其是在多周期治疗后。

3. 紫杉醇 其单药每 3 周（175～250mg/m^2）或每周（50～120mg/m^2）是缓解率相似的另一个选择。其不良反应包括脱发、中性粒细胞减少、神经系统不良反应和过敏反应。过敏反应可通过类固醇类药物、H$_1$ 和 H$_2$ 受体拮抗药的预处理得以缓解。

4. 多西他赛 其同样可以每 3 周（75～100mg/m^2）或每周（15～40mg/m^2）给药。其神经系统不良反应比紫杉醇低，但高剂量方案的乏力更严重。高剂量可引起组织水肿，因此需要预防使用类固醇类药物。

5. 甲氨蝶呤 其是一个较老的抗代谢和抗叶酸药物，已经被铂类和（或）紫杉类方案广泛替代，但是它仍具有单药活性并有较好的耐受性，使得它仍是姑息治疗的一个选择。

6. 西妥昔单抗 表皮生长因子受体在 90%头颈部肿瘤中过表达。西妥昔单抗是一种可与表皮生长因子受体结合的单克隆抗体，进而阻断增殖信号。西妥昔单抗已经被美国 FDA 批准在治疗转移性患者、铂类方案失败的不可切除患者时作为放疗增敏药物。标准用法为首周 400mg/m^2 静脉滴注超过 2 小时，后每周 250mg/m^2 静脉滴注超过 1 小时。它在转移或复发患者中的有效率超过 10%。皮疹、低镁血症和腹泻是常见的不良反应。过敏反应虽然不常见，但可能较严重，尤其在合并低钾血症和低镁血症时。需要提醒的是，过敏反应在美国东南地区更加常见，其发生率可高达 20%。

7. 氟尿嘧啶 其耐受性较好，活性与顺铂和其他药物单药相似。它通常被用于 4～5 天持续性输注。该药物在高浓度时对血管有刺激性，因此在持续性的输注中习惯置入中央静脉导管或通路装置。虽然它可单药使用，但一般会与其他药物联合使用。常见不良反应包括黏膜炎、手足综合征、腹泻和罕见的心脏不良反应。给药需要静脉输液港和化疗泵。

8. 卡培他滨 其是一种前体药物，可被酶转化成氟尿嘧啶。它可经口服给药，这更方便。它的不良反应与静脉输注氟尿嘧啶相似，但一般用于姑息治疗。

其他较少应用的化疗药物包括异环磷酰胺、博来霉素、吉西他滨和蒽环类药物如多柔比星和米托蒽醌。在单药使用时，它们的缓解率较低并基本上已被新的药物所取代。

（七）新的药物

表皮生长因子受体的发现促进了靶向治疗的出现，西妥昔单抗是一个此类药物（此前已讨论）。在 EXTREME 研究中，与顺铂与氟尿嘧啶输注的单纯化疗相比，西妥昔单抗联合顺铂与氟尿嘧啶输注化疗显示了有效率提高和生存获益[32]。帕尼单抗是另一个针对表皮生长因子受体的单克隆抗体。在 SPECTRUM 研究中，与顺铂和氟尿嘧啶输注单纯化疗相比，帕尼单抗联合顺铂与氟尿嘧啶输注化疗显示出相似结果，明显延长了 PFS，其不良反应与 EXTREME 研究相似[36]。

其他正在形成的很多癌症（包括头颈部肿瘤）的治疗方法是靶向免疫系统，尤其是程序死亡（PD）配体 1 和配体 2（PD-L1 和 PD-L2）。高选择性、人源化单克隆抗体可阻断 PD-1 与其配体 PD-L1 和 PD-L2 间的相互作用，重新激活免疫系统以攻击肿瘤。Ⅰ期和Ⅱ期研究已经显示这些化合物在 HPV 相关和非HPV 相关的头颈部肿瘤中的活性。结果显示在经治患者中最佳可达到 20% 的总缓解率[37]。

1. 放疗增敏性化疗 在局部晚期鼻咽癌、晚期不可切除性肿瘤、需器官功能保护的局部晚期喉癌和舌根癌及高危的术后患者[阳性切缘和（或）淋巴结包膜外侵犯]中，放疗期间同步给予化疗可提高疗效。同步放化疗可带来 4%～8% 的绝对生存获益，或降低 12%～19% 的死亡风险。因此，同步放化疗在这些患者中已成为标准治疗。高剂量顺铂（$100mg/m^2$ 在放疗第 1 天、第 22 天和第 43 天同步治疗）已经成为被最广泛研究的方案，而且仍然是目前推荐的标准。其他被研究过的单药方案包括每周低剂量顺铂、每周西妥昔单抗和紫杉类药物，联合方案包括顺铂或卡铂联合第二种药物如氟尿嘧啶或紫杉类药物[38]。虽然没有可比较的数据明确表明联合方案优于单药顺铂，但是由 RTOG 开展的 III 期协作研究正在进行中。同步治疗会增加不良反应，而且患者治疗前的仔细评估非常重要。

2. 联合化疗 联合化疗方案作为唯一的治疗手段主要应用于已不可能进行手术或放疗的复发或转移性患者。转移或复发头颈部肿瘤的中位生存时间较短（6～9 个月），其治疗最多也是姑息性的。EXTREME 研究的结果在另外的章节中将会被讨论。常见的二线联合方案及其缓解率见表 6.1。

表 6.1　复发性头颈部肿瘤二线联合方案的缓解率

药物	缓解率
头颈部癌	
顺铂/氟尿嘧啶	25%～40%
卡铂/氟尿嘧啶	26%
顺铂/紫杉醇	28%～35%
顺铂/多西他赛	42%
顺铂/西妥昔单抗	26%
甲氨蝶呤/博来霉素/顺铂	48%
鼻咽癌	
吉西他滨/紫杉醇	41%

3. 二线治疗 对可能接受二线细胞毒性药物化疗的患者来说，药物的选择基于先前治疗史和患者的总体状况。西妥昔单抗被 FDA 批准为复发或转移性头颈部肿瘤的二线治疗，其有效率为 11%。相似的靶向药物（包括吉非替尼、舒尼替尼、厄洛替尼和拉帕替尼）均被试用于晚期头颈部肿瘤患者，但均无明显临床活性[39-43]。目前多项试验正在研究抗 PD-L1 和 PD-L2 药物的免疫靶向二线治疗、甚至三线治疗在这些患者中的作用。

（八）姑息/支持治疗

姑息治疗已被多个组织定义，其定义在近年来发生了变化。促进姑息治疗中心（Center to Advance Palliative Care）将姑息治疗定义为针对患有严重疾病患者的专门性医学治疗，专注于为患者减轻严重疾病的症状、疼痛和压力，其诊断目标都是提高患者及其家庭的生活质量[44]。美国国家癌症研究所把姑息治疗定义为用以提高患有严重或危及生命疾病患者的生活质量的治疗，其目标是尽早预防或治疗疾病的症状、治疗疾病所引起的不良反应和疾病或治疗其相关的心理、社会和精神问题[45]。已有数据显示，与单纯标准治疗相比，在早期将姑息治疗整合至标准治疗中可使生活质量提高、生存更好和花费更少[46,47]。一个真正的多学科团队对治疗这些患者来说是很有必要的。

头颈部肿瘤的治疗非常耗费时间、复杂而且会带来很多并发症。它同时需要一位依从性良好且有意愿的患者和一个专注的支持系统。这个支持系统由患者的照料者（通常是家庭和朋友组成的网络）和医疗团队组成。在开始治疗之前，应告知患者及照料者有关预期治疗的不良反应和可能对患者维持日常生活常规活动能力造成的影响。在与医疗团队一起努力的同时，患者必须明确能在必要时可以提供支持的个人。以下是需要被讨论的特定的议题：①保险覆盖（包括牙科和药房）；②生活状态（无家可归、独居或与他人一起生活）；③社会支持（能提供心理和情感支持的照料者的能力和意愿）；④财务议题（有关支付治疗期间日常开销能力的特定讨论）；⑤工作议题（癌症对患者及照料者工作的影响）。找出资源非常有限的患者很重要，这可以为他们进行中的治疗做充足的计划，并指导其治疗决策。此时使用一种经过验证的社会心理贫困筛查工具非常有帮助。医疗团队应由医生、护理人员、营养学家、语言和吞咽治疗师、心理治疗师、肿瘤心理学家和姑息治疗专家，以及经培训后具有处理头颈部肿瘤患者及其照料者所面临独特挑战的能力的社会工作者组成。因为患者的支持需求会随着时间变化而发生巨大变化，所以需要经常和连续性的评估。

1. 营养 由于其解剖邻近对正常营养很重要的结构，头颈部肿瘤及其治疗会对经口腔摄取产生显著的影响。营养不良与愈合不良、治疗不良反应增加和生存降低相关。因此，前瞻性地和积极地诊断和治疗营养缺乏很重要。在诊断时和诊断之后，患者应定期接受一位熟悉头颈部肿瘤患者所面临问题的营养师进行营养评估。营养评估应包括体重丢失史、营养素摄入评估和确认影响足够营养摄入的障碍。应确认对能量摄入减少的可治疗性原因并建立适当的干预措施。

持续性监测和教育非常关键，应包括常规体重评估、水化评估和向有资质营养师进行咨询。营养师应当保证患者从肠内营养转向口服饮食时得到足够的营养。慢性口干可影响患者食用干的食物如面包的能力，其需要管理和教育。无齿患者可能无法摄入足够的蛋白质。应进行饮食调整来预先处理可影响整体健康的长期营养缺乏。

2. 黏膜炎　放疗和某些化疗药物可引起黏膜炎，这是一种黏膜及其下层软组织的泛组织炎症。经典的黏膜表现为红斑、溃疡和伪膜形成。系统化疗相关性黏膜炎的特点是周期性。在每 3 周给药的化疗方案中，黏膜炎通常在给药后 7～10 天出现，5～7 天后缓解。每周给药的化疗方案引起的黏膜症状更轻，在减量或停止后缓解。放疗相关性黏膜炎在放疗开始 2～4 周后出现。症状通常在第 5～7 周达到顶峰，尽管患者常常在治疗结束后黏膜炎会加重。有些患者出现持续性有症状的溃疡并持续一段时间。值得指出的是，3～4 级黏膜炎的发生率在单纯放疗中为 25%～35%，在同步化疗中为 40%～100%。黏膜炎的处理包括口腔医学专家和疼痛管理。使用盐和苏打水漱口，黏性利多卡因为基础的溶液和抗过敏药物的早期预防措施可减轻和改善黏膜炎的严重程度。

3. 吞咽困难和误吸　吞咽是一项复杂的功能，它需要完整的肌肉、齿系、血管和神经系统。这些部位的任何损伤都可能引起吞咽功能的改变。因此，吞咽障碍是治疗中常见且毁灭性的急性和晚期影响之一。手术引起的吞咽困难是由于组织损毁后带来的结构改变和神经横断后的感觉改变。放疗引起的吞咽困难继发于水肿和疼痛性黏膜炎，可急性发生。长期而言，放疗导致无弹性纤维化或组织收缩，使正常功能无法维持。特别需要指出的是，放疗可能引起上段食管形成狭窄。狭窄引发的吞咽困难可通过气囊扩张方法得到成功的治疗。

为了让吞咽功能最大化，在患者治疗过程的早期就让发音和语言病理生理学家介入很重要。医疗服务提供者应该同时注意到提示误吸的症状和体征。误吸需要紧急的转诊和评估。这些项目包括咳嗽或吞咽过程中或之后的清嗓。其他发音和语言病理生理学家需要评估的问题包括鼻腔反流、流涎、颊部夹藏食物和喉部食物黏附。发音和语言病理生理学家的作用包括：①确认吞咽异常；②推荐进一步检测；③提出治疗计划（包括教育和吞咽治疗）；④帮助营养学家制订充足但安全的饮食计划；⑤消除明显误吸。常用评估吞咽功能的仪器手段包括改良吞钡检查和可弯曲的内镜检查。

如前所述，吞咽困难可能会由于热量摄入不足而引起饮食改变和（或）体重丢失。此外，吞咽困难可引发误吸。误吸使患者处于急性或长期肺不良反应的危险之中。在急性时，误吸可导致肺炎；在接受引起骨髓抑制的化疗患者中，误吸性肺炎与高并发症率和死亡率相关。长期而言，误吸可能导致肺纤维化和呼吸功能损害。值得注意的是，轻微误吸能够促发肺转移。

4. 口干和口腔处理 口腔卫生差是头颈部肿瘤治疗的一个主要的晚期反应，这主要与放疗引发的口干相关。初始牙齿评估对于所有接受治疗的头颈部肿瘤患者来说都很重要，尤其是那些接受放疗的患者。患者需要关于口腔卫生和预防策略的大量教育，以避免放疗引发的龋齿。口腔卫生应包括处方性氟化物治疗，因为它能持续并显著地减少严重的晚期牙科损害。此外，接受放疗的患者应在治疗开始的 10～14 天前拔除不能存活的牙齿，这样可有足够的时间让伤口愈合。作为医疗服务提供者，我们应该做到的是保证口腔卫生治疗方案得到认真贯彻执行并在问题被确认时把患者推荐给口腔健康专家。

5. 淋巴水肿和纤维化 手术和放疗可损伤头颈部区域的软组织，引起淋巴水肿（淋巴液淤滞引起的肿胀）和纤维化。在目前的分级系统中，淋巴水肿和纤维化引起的持续性纤维化被认为是组织损伤的末期。慢性炎症可伴发淋巴水肿和纤维化，损伤可能呈持续性和永久性，因而引起晚期不良反应。总的来说，淋巴水肿和纤维化可分为局限于外部（颈和肩）或内部（咽和舌）的结构。相关的功能丧失可能很严重。早期确认和由有资质的治疗师治疗非常重要，后者包括淋巴水肿和瘢痕处理。张口困难是纤维化的一个常见和棘手的表现。它产生的原因是手术或放疗影响了下颌关节和咀嚼肌功能。其特点为下颌运动受限，因而限制了口腔张开的程度。当张口困难很严重时，患者在进食固体食物、进行口腔卫生和某些处理如置管时存在困难。张口困难通常在治疗结束 1 年内开始出现，并进行性发展。侵袭性的物理治疗可能终止症状的恶化，但是已出现的症状难以恢复。

6. 代谢异常 头颈部肿瘤患者容易出现多种代谢异常。首先，甲状腺的放疗可引起其功能的逐渐下降。25%～50%的患者在接受甲状腺 6000cGy 以上剂量照射时，在治疗结束后数年会出现甲状腺功能减退。推荐进行常规的甲状腺功能监测，尤其是在伴有提示甲状腺功能减退症状的患者。

晚期头颈部肿瘤患者可出现肿瘤性高钙血症。虽然预估的发生率相差很大，但是有多达 23%的晚期复发性头颈部肿瘤患者在死亡前出现高钙血症。标准的治疗包括水化、含盐溶液利尿和使用双膦酸盐。

7. 第二原发肿瘤预防和生存 某些头颈部肿瘤患者是长期生存者。有传统危险因素，如吸烟和饮酒的头颈部肿瘤生存者存在发生第二原发肿瘤的风险。主要的第二原发肿瘤发生在上呼吸道及消化道，推测这在一定程度上与烟草和乙醇暴露的致癌作用相关。因此，戒烟和戒酒对这些患者非常重要。虽然目前缺乏数据，但是广泛应用预防 HPV 感染的疫苗可减少该病毒相关肿瘤的发生。慢性甲状腺功能减退甚至甲状腺癌可能会出现，应该在常规的随访评估中进行相关监测。这些项目中的很多内容可以在癌症生存者计划中得以实施，后者关注病情监测、第二原发肿瘤、慢性不良反应和健康生活方式的选择。

（赵 荆 龙国贤 译 席青松 胡广原 校）

参 考 文 献

1. National Cancer Institute. Cancer stat fact sheets. Retrieved from http://seer.cancer.gov/statfacts
2. Shah KM, Young LS. Epstein-Barr virus and carcinogenesis: beyond Burkitt's lymphoma. *Clin Microbiol Infect*. 2009;15:982–988.
3. Gillison ML, Koch WM, Carbone RB, et al. Evidence for a causal association between human papillomavirus and a subset of head and neck cancers. *J Natl Cancer Inst*. 2000;92(9):709–720.
4. Fakhry C, Gillison ML. Clinical implications of human papillomavirus in head and neck cancers. *J Clin Oncol*. 2006;24:2606–2611.
5. Edge SE, Byrd DR, Compton CA, eds. *AJCC cancer staging manual*. 7th ed. New York: Springer; 2010.
6. Fu KK, Pajak TF, Trotti A, et al. A Radiation Therapy Oncology Group (RTOG) phase III randomized study to compare hyperfractionation and two variants of accelerated fractionation to standard fractionation radiotherapy for head and neck squamous cell carcinomas: first report of RTOG 9003. *Int J Radiat Oncol Biol Phys*. 2000;48(1):7–16.
7. Bourhis J, Overgaard J, Audry H, et al. Hyperfractionated or accelerated radiotherapy in head and neck cancer: a meta-analysis. *Lancet*. 2006;368(9538):843–854.
8. Wu Q, Mohan R, Morris M, et al. Simultaneous integrated boost intensity modulated radiotherapy for locally advanced head-and-neck squamous cell carcinomas. I: dosimetric results. *Int J radiat Oncol Biol Phys*. 2003;56:573–585.

9. Overgaard J, Hansen HS, Specht L, et al. Five compared with six fractions per week of conventional radiotherapy of squamous-cell carcinoma of head and neck: DAHANCA 6 and 7 randomised controlled trial. *Lancet.* 2003;362(9388):933–940.

10. Bernier J, Domenge C, Ozsahin M, et al. Postoperative irradiation with or without concomitant chemotherapy for locally advanced head and neck cancer. *N Engl J Med.* 2004;350(19):1945–1952.

11. Cooper JS, Pajak TF, Forastiere AA, et al. Postoperative concurrent radiotherapy and chemotherapy for high-risk squamous-cell carcinoma of the head and neck. *N Engl J Med.* 2004;350(19):1937–1944.

12. The Department of Veterans Affairs Laryngeal Cancer Study Group. Induction chemotherapy plus radiation compared with surgery plus radiation in patients with advanced laryngeal cancer. *N Engl J Med.* 1991;324(24):1685–1690.

13. Forastiere AA, Goepfert H, Maor M, et al. Concurrent chemotherapy and radiotherapy for organ preservation in advanced laryngeal cancer. *N Engl J Med.* 2003;349(22):2091–2098.

14. Forastiere AA, Zhang Q, Weber RS, et al. Long-term results of RTOG 91-11: a comparison of three nonsurgical treatment strategies to preserve the larynx in patients with locally advanced larynx cancer. *J Clin Oncol.* 2013;31(7):845–852.

15. Adelstein DJ, Li Y, Adams GL, et al. An intergroup phase III comparison of standard radiation therapy and two schedules of concurrent chemoradiotherapy in patients with unresectable squamous cell head and neck cancer. *J Clin Oncol.* 2003;21(1):92–98.

16. Pignon JP, le Maître A, Maillard E, et al. Meta-analysis of chemotherapy in head and neck cancer (MACH-NC): an update on 93 randomised trials and 17,346 patients. *Radiother Oncol.* 2009;92(1):4–14.

17. Fountzilas G, Ciuleanu E, Dafni U, et al. Concomitant radiochemotherapy vs radiotherapy alone in patients with head and neck cancer: a Hellenic Cooperative Oncology Group Phase III Study. *Med Oncol.* 2004;21(2):95–107.

18. Posner MR, Norris CM, Wirth LJ, et al. Sequential therapy for the locally advanced larynx and hypopharynx cancer subgroup in TAX 324: survival, surgery, and organ preservation. *Ann Oncol.* 2009;20(5):921–927.

19. Bonner JA, Harari PM, Giralt J, et al. Radiotherapy plus cetuximab for squamous-cell carcinoma of the head and neck. *N Engl J Med.* 2006;354(6):567–578.

20. Vermorken JB, Remenar E, van Herpen C, et al. Cisplatin, fluorouracil, and docetaxel in unresectable head and neck cancer. *N Engl J Med.* 2007;357(17):1695–1704.

21. Bourhis J, Sire C, Graff P, et al. Concomitant chemoradiotherapy versus acceleration of radiotherapy with or without concomitant chemotherapy in locally advanced head and neck carcinoma (GORTEC 99-02): an open-label phase 3 randomised trial. *Lancet Oncol.* 2012;13(2):145–153.

22. Vermorken JB, Mesia R, Rivera F, et al. Platinum-based chemotherapy plus cetuximab in head and neck cancer. *N Engl J Med.* 2008;359:1116–1127.

23. Posner MR, Hershock DM, Blajman CR, et al. Cisplatin and fluorouracil alone or with docetaxel in head and neck cancer. *N Engl J Med.* 2007;357(17):1705–1715.

24. Hitt R, Grau JJ, López-Pousa A, et al. A randomized phase III trial comparing induction chemotherapy followed by chemoradiotherapy versus chemoradiotherapy alone as treatment of unresectable head and neck cancer. *Ann Oncol.* 2014;25(1):216–225.

25. Paccagnella A, Ghi MG, Loreggian L, et al. A Concomitant chemoradiotherapy versus induction docetaxel, cisplatin and 5 fluorouracil (TPF) followed by concomitant chemoradiotherapy in locally advanced head and neck cancer: a phase II randomized study. *Ann Oncol.* 2012;21:1515–1522.

26. Cohen EE, Karrison TG, Kocherginsky M, et al. DeCIDE: a phase III randomized trial of induction chemotherapy in patients with N2 or N3 locally advanced head and neck cancer. *J Clin Oncol.* 2014;32(25):2735–2743.

27. Haddad R, O'Neill A, Rabinowits G, et al. Induction chemotherapy followed by concurrent chemoradiotherapy (sequential chemoradiotherapy) versus concurrent chemoradiotherapy alone in locally advanced head and neck cancer (PARADIGM): a randomised phase 3 trial. *Lancet Oncol.* 2013;14(3):257–264.

28. Ghi MG, Paccagnella A, Ferrari D, et al. Concomitant chemoradiation (CRT) or cetuximab/RT (CET/RT) versus induction docetaxel/cisplatin/5-fluorouracil (TPF) followed by CRT or CET/RT in patients with Locally Advanced Squamous Cell Carcinoma of Head and Neck (LASCCHN). A randomized phase III factorial study (NCT01086826). *J Clin Oncol.* 2014;32(15, suppl):Abstract 6004. Special issue on ASCO Annual Meeting.

29. Stevens KR, Britsch A, Moss WT. High-dose reirradiation of head and neck cancer with curative intent. *Int J Radiat Oncol Biol Phys.* 1994;29:687–698.

30. Weppelmann B, Wheeler RH, Peters GE, et al. Treatment of recurrent head and neck cancer with 5-fluorouracil, hydroxyurea, and reirradiation. *Int J Radiat Oncol Biol Phys.* 1992;22:1051–1056.

31. Vermorken JB, Trigo J, Hitt R, et al. Open-label, uncontrolled, multicenter phase II study to evaluate the efficacy and toxicity of cetuximab as a single agent in patients with recurrent

and/or metastatic squamous cell carcinoma of the head and neck who failed to respond to platinum-based therapy. *J Clin Oncol.* 2007;25:2171–2177.

32. Rivera F, García-Castaño A, Vega N, et al. Cetuximab in metastatic or recurrent head and neck cancer: the EXTREME trial. *Expert Rev Anticancer Ther.* 2009;9(10):1421–1428.

33. Chung CH, Zhang Q, Kong CS, et al. P16 protein expression and human papillomavirus status as prognostic biomarkers of nonoropharyngeal head and neck squamous cell carcinomas. *J Clin Oncol.* 2014;32(35):3930–3938.

34. Ang KK, Harris J, Wheeler R, et al. Human papillomavirus and survival of patients with oropharyngeal cancer. *N Engl J Med.* 2010;363(1):24–35.

35. Santoso JT, Lucci JA, Coleman RL, et al. Saline, mannitol, and furosemide hydration in acute cisplatin nephrotoxicity: a randomized trial. *Cancer Chemother Pharmacol.* 2003;52(1):13–18.

36. Vermorken JB, Stöhlmacher-Williams J, Davidenko I, et al. Cisplatin and fluorouracil with or without panitumumab in patients with recurrent or metastatic squamous-cell carcinoma of the head and neck (SPECTRUM): an open-label phase 3 randomised trial. *Lancet Oncol.* 2013;14(8):697–710.

37. Mahoney KM, Atkins MB. Prognostic and predictive markers for the new immunotherapies. *Oncology (Williston Park).* 2014;28(suppl 3):39–48.

38. Jacobs C, Lyman G, Velez-García E, et al. A phase III randomized study comparing cisplatin and fluorouracil as single agents and in combination for advanced squamous cell carcinoma of the head and neck. *J Clin Oncol.* 1992;10(2):257–263.

39. Cohen EE, Rosen F, Stadler WM, et al. Phase II trial of ZD1839 in recurrent or metastatic squamous cell carcinoma of the head and neck. *J Clin Oncol.* 2003;21(10):1980–1987.

40. Cohen EE, Kane MA, List MA, et al. Phase II trial of gefitinib 250 mg daily in patients with recurrent and/or metastatic squamous cell carcinoma of the head and neck. *Clin Cancer Res.* 2005;11(23):8418–8424.

41. Kirby AM, A'Hern RP, D'Ambrosio C, et al. Gefitinib (ZD1839, Iressa) as palliative treatment in recurrent or metastatic head and neck cancer. *Br J Cancer.* 2006; 94(5):631–636.

42. Stewart JS, Cohen EE, Licitra L, et al. Phase III study of gefitinib compared with intravenous methotrexate for recurrent squamous cell carcinoma of the head and neck [corrected]. *J Clin Oncol.* 2009;27(11):1864–1871.

43. Soulieres D, Senzer NN, Vokes EE, et al. Multicenter phase II study of erlotinib, an oral epidermal growth factor receptor tyrosine kinase inhibitor, in patients with recurrent or metastatic squamous cell cancer of the head and neck. *J Clin Oncol.* 2004;22(1):77–85.

44. Center to Advance Palliative Care. What is palliative care? Retrieved from http://getpalliativecare.org. Published 2012.

45. National Cancer Institute. What is palliative care? Retrieved from http://www.cancer.gov/about-cancer/advanced-cancer/care-choices/palliative-care-fact-sheet#q1. Published 2014.

46. Temel JS, Greer JR, Muzikansky A, et al. Early palliative care for patients with metastatic non-small-cell lung cancer. *N Engl J Med.* 2010;363(8):733–742.

47. Zimmerman C, Swami N, Krzyzanowska M, et al. Early palliative care for patients with advanced cancer: a cluster-randomized controlled trial. *Lancet.* 2014;383:1721–1730.

第7章 肺 癌

Lorraine C. Pelosof, David E. Gerber,

Joan H. Schiller

一、引 言

在美国，每年有 160 000 多例患者死于肺癌，这一数字是全美癌症死亡人数的 1/4，肺癌的死亡总数超过了乳腺癌、大肠癌和前列腺癌死亡人数的总和[1]。由于早期肺癌经常缺乏典型的临床症状，并且没有典型的影像学表现，大多数患者在确诊时，分期多比较晚。按组织学分类，非小细胞肺癌（NSCLC）约占 85%，其中腺癌、鳞癌和大细胞癌是主要的亚型。小细胞肺癌（SCLC）约占剩下的 15%。由于小细胞肺癌的生物学特性、分期、治疗与非小细胞肺癌截然不同，因此，这两大类疾病被分成两部分来讨论。

二、病 因 学

肺癌主要发生于吸烟人群中。85%的肺癌发生在主动吸烟或曾经吸烟者中，约有 5%的人因被动吸烟而发病[2]。尽管腺癌（尤其是原位肺泡细胞癌）也发生于不吸烟人群中，但是吸烟导致所有 4 种组织学类型的肺癌发病率均增加。肺癌其他的危险因素包括与石棉和氡的接触。遗传因素，如肝脏致癌原代谢酶系统的多态性在决定个体肺癌的易患性方面有一定的作用[3]。

三、分子生物学

已经发现许多遗传学改变与肺癌有关。在小细胞肺癌和非小细胞肺癌中最常见的遗传学改变是 myc 癌基因家族的激活和过度表达，在非小细胞肺癌中，尤其是腺癌，则为 *KRAS* 癌基因家族。抑癌基因"p53、Rb"及一个新发现的位于第 3 号染色体短臂的 FHIT 基因(3p)的失活或缺失存在于 50%～90% 的小细胞肺癌患者中。"p53 和 3p"异常与 50%～70%的非小细胞肺癌患者相关。KRAS 的突变常见于吸烟者，也常见于腺癌、低分化癌的患者。KRAS 的突变还与肿瘤预后差相关[4-6]。

表皮生长因子受体（EGFR）在大多数非小细胞肺癌中表达或过度表达。配体与 EGFR 胞外结构域的结合导致受体二聚化，继而激活胞内酪氨酸激酶结构域[7]。受体的自磷酸化诱导一系列信号通路转导，导致细胞增殖、抑制凋亡、血管生成和侵袭，所有这些都导致肿瘤生长和扩散。携带活化的 EGFR 基因突变肿瘤使癌细胞高度依赖 EGFR 来增殖和存活。外显子 19 和 21 是最常见的活化突变位点，特别是导致氨基酸 747～750 和 L858R 缺失。作用在突变 EGFR 的靶向药物包括酪氨酸激酶抑制剂（TKI），如吉非替尼[8]、厄洛替尼[9]和阿法替尼[10]。在携带 EGFR 基因突变的非小细胞肺癌中，这些治疗通常会导致剧烈而持续的反应，对于Ⅳ期病例，反应率超过 60%，中位生存期超过 2 年。然而，大多数患者通常在大约 9 个月内出现病情进展；研究表明，在大约 50%的病例中，这是由于外显子 20 的二次突变，即 T790M 突变[11]。针对这种突变的药物目前正在研发中，其中一种最近获得了 FDA 的批准[12]。KRAS 和 EGFR 的突变体很少在肿瘤中同时存在[13]。

间变性淋巴瘤激酶（ALK）基因的异常已经在一部分肺部肿瘤中被证实了。这些基因重排似乎与 EGFR 和 KRAS 基因突变相互排斥有关，使得癌细胞对 ALK 抑制剂（包括克唑替尼[14]和色瑞替尼[15]）高度敏感。

在非小细胞肺癌较小的亚组（<2%～3%）中发现的其他可预测靶向药物可变敏感性的包括 BRAF V600E 突变（维罗非尼）、MET 扩增（克唑替尼）、ROS1 重排（克唑替尼）、RET 重排（卡博替尼）和 HER2 突变（曲妥珠单抗和阿法替尼）[16-21]。

四、普　查

20 世纪 80 年代在美国进行的 3 项随机普查研究对高危人群进行了胸部摄片及痰液细胞学检查，尽管在普查人群中发现了一些早期肿瘤，但未能改善患者的生存状况。然而，从那时起，低辐射量螺旋 CT 成为肺癌普查可行的新手段。螺旋 CT 只对肺实质成像，可以不做造影增强，医生也可不必在场。这种扫描非常快（一个呼吸周期之内），接受的射线剂量低。美国国家癌症研究所进行的一项大型随机对照试验[国家肺癌筛查试验（NLST）]包括 50 000 位受试者，与胸片相比，低剂量 CT 筛查显示肺癌死亡率降低了 20%。受益的高风险人群被定义为 55～74 岁、当前或以前吸烟者（如果戒烟时间少于 15 年）、有 30 年或更长的吸烟史[22]。筛查的缺点需要与患者讨论，包括非常高的假阳性率（24%），以及需要频繁的后续扫描和（或）有创性的操作。其他因素包括成本、辐射暴露的风险、鼓励戒烟及是否介意 CT 检查均是行筛查需要考虑的。

五、非小细胞肺癌

（一）病理

非小细胞肺癌组织学类型影响疾病的自然病史和临床表现，尽管这些差别在决定患者的治疗策略方面意义不大。由于有效性和安全性的差异，组织学的描述是选择治疗时的主要考虑因素。例如，主要见于不吸烟的年轻女性的支气管肺泡癌，经常伴有 EGFR 基因突变，并且很可能从 EGFR 抑制剂中获益[23]。可能是因为鳞癌患者中较高的腺苷酸合酶水平，培美曲塞作为一种多靶点的抗叶酸药物对非鳞癌有很好的治疗效果。贝伐珠单抗作为一种抗表皮生长因子受体单克隆抗体（MoAb），直接抑制血管内皮生长因子（VEGF），其在早期的临床试验中出现危及生命的出血的风险较高，因此在鳞癌患者中是禁用的。这些由病理决定的安全性和有效性的区别有力地说明了病理分类的重要性。

（二）分期

非小细胞肺癌的预后和治疗主要取决于诊断时的疾病阶段。2009 年，肺癌分期发生了重大更改。这些改变是基于对全球 68 463 名非小细胞肺癌患者的分析；相比之下，以前（1997 年和 2002 年）的 TNM 肺癌分类是基于北美 5319 名患者的数据。《AJCC 癌症分期手册》第 7 版概述了 2010 年 TNM 分期分类[24]，主要变化包括按肿瘤大小将 T1 和 T2 细分，将同一叶或另一个同侧叶中的额外结节重新分类，以及将恶性积液重新分为 M1a。这反映了恶性积液患者和远处转移患者的类似预后和治疗（通常指单独化疗）。胸膜或心包积液如果具有下列特征之一，通常被认为是恶性的：细胞学阳性、渗出性或出血性。基于 2010 年分期分类，Ⅰ 期患者的生存率为 47%～50%，Ⅱ 期患者为 26%～36%，ⅢA 期患者为 19%，ⅢB 期患者为 7%，Ⅳ期患者为 2%[25]。

（三）治疗前的评估

肺癌的诊断通常是通过支气管活检或经皮穿刺活检而做出的。胸部 CT 扫描检查可以判断原发疾病的病变范围、有无纵隔淋巴结肿大及其他的肺部病变，为外科手术提供必要的资料。上腹部 CT 扫描可以发现无症状的肝脏及肾上腺转移灶。对于有骨痛、胸痛、高钙血症或碱性磷酸酶升高的患者，应该进行放射性核素骨扫描检查。因为纵隔淋巴结的转移是考虑是否可切除肿瘤的重要因素，所以在很多情况下，当没有明确的远处转移证据时，纵隔淋巴结活检、Chamberlain 手术（纵隔镜难以到达的第 5 组、第 6 组淋巴结肿大）和（或）支气管超声是可选择的。

正电子发射断层扫描（PET）利用 ^{18}F 的葡萄糖（FDG）有氧代谢而形成分子影像，显现出对分期的优异之处。PET 比 CT 的敏感性和特异性更高，因而可以使有肺内或肺外远处转移的晚期患者避免不必要的侵袭性检查。然而，目前不能肯定 PET 一定能取代纵隔镜，因为 PET 可以在炎症发生的部位出现假阳性，而在代谢活性低的肺癌如支气管肺泡癌或类癌中可能出现假阴性。另外，由于在大脑中 FDG 摄取的背景较高，PET-CT 扫描通常不适用于评价脑转移，此时头颅 CT 或是 MRI 才是更适合的检查。PET-CT 用来提供更加清晰的解剖结构。多项随机临床试验已经证实使用 PET-CT 扫描减少了胸廓切开术和无益的胸口切除术的数量。人群研究证明 PET-CT 使用的增加可能带来分期的改变[26,27]。

在手术之前或是放疗前存在严重肺部疾患的患者都应进行肺功能检查。术后 1 秒钟最大呼气容积小于 800～1000ml 的患者，术前最大主动通气小于预期 35% 的患者，二氧化碳弥散能力小于预期 60%的患者，以及动脉氧分压小于 60mmHg 和二氧化碳分压大于 45mmHg 的患者，预期术后出现并发症的危险性增加。

（四）早期非小细胞肺癌的治疗

1. I 期　此期非小细胞肺癌患者可选择肺叶切除，据报道治愈率在 60%~80%。而肺叶切除优先考虑行肺楔形切除，但是这不包括支气管肺泡癌，因为其主要沿着上皮（气道）生长，而不是通过血道或是淋巴道播散，而且可能通过局灶性的切除就足够了。但除外那些较小的外周 AIS 结节，这些结节通过上皮（气道）生长而不是血源性或淋巴性扩散，因此可以通过更多的病灶切除来充分治疗[28]。如果术前没有纵隔淋巴结活检，推荐在术中取样来完善分期。

对于有手术禁忌证的患者，在肺功能完善的情况下，常规的放疗剂量（如总量 6000cGy，200cGy/次，共 30 次）可治愈大约 20%的患者。最近，影像学和放射受量的进步使立体定向放射治疗（SBRT）可以应用于肺癌。借助这些技术，在正常实体肺周围的放射剂量与常规放射治疗相比，大大地下降了。这样，通过更小的分割剂量就可能给更高、更"局部"的单次放射剂量（如 20Gy 分割至 3 次）。迄今为止，早期非小细胞肺癌的 SBRT 治疗可以实现 85%~90%的 5 年局部控制率[29-33]。针对早期肺癌的立体定向放射治疗临床试验正在进行中，包括能手术切除及不能手术切除的患者。

早期肺癌患者的辅助化疗理论基于资料显示远处转移最常见于之后手术很难到达的部位。1995 年这种治疗策略的荟萃分析包括超过 4300 位患者，其中接受顺铂治疗的患者生存的获益有临床差异（$P=0.07$）[34]。从此，进行了大量随机临床试验以评价早期非小细胞肺癌患者辅助化疗的作用（表 7.1）。对这些试验中的 5 个项目进行合并分析，死亡危害比为 0.89（95%CI，0.82~0.96；$P=0.005$），化疗的 5 年绝对获益率为 5.4%。重点是，不同的分期化疗获益率不同。在 I A 期的非小细胞肺癌，辅助化疗导致生存更糟（死亡危害比为 1.40，95%CI，0.95~2.06）。对于 I B 期的患者，死亡危害比为 0.93（95%CI，0.78~1.10）[35]。类似的，CALGB 9633 试验中，I B 期患者被随机分配到单纯手术组或是术后行紫杉醇加卡铂化疗组，仅肿瘤直径大于 4cm 的患者在辅助化疗后显示显著的生存差异（HR，0.69；95% CI，0.48～0.99；P=0.04）[36]。鉴于这个数据，似乎有理由论证 I B 期患者在完整切除后状况很好的情况下应该选择含铂的辅助化疗，尤其是对那些肿瘤直径大于 4cm 的患者。对于 I A 期患者，在辅助化疗成为常规推荐前，更多的试验需要进行。最近，对 47 项不同试验，超过 11 000 名患者的数据分析发现，辅助化疗无论是否行放疗，都有生存优势（约 4%，5 年）[37]。

表 7.1　非小细胞肺癌术后辅助治疗的随机对照临床研究

试验	患者分期	患者数	化疗药物	剂量	绝对生存获益
CALGB 9633 （2004）	I B	344	卡铂 紫杉醇	AUC=6，第 1 天 200mg/m², IV，第 1 天，3 周重复，共 4 个周期	12%（4 年）
NCIC JBR10 （2005）	I B，II	482	顺铂 长春瑞滨	50mg/m², IV，第 1 天和第 8 天，4 周重复，共 4 个周期 25mg/m², IV，第 1 天，第 8 天，第 15 天和第 22 天，4 周重复，共 4 个周期	15%（5 年）
ANITA （2005）	I B，II，III	840	顺铂 长春瑞滨	100mg/m², IV，第 1 天，4 周重复，共 4 个周期 30mg/（m²·w），IV，第 1 天，第 8 天，第 15 天和第 22 天，4 周重复，共 4 个周期	8%（5 年）
IALT （2004）	I，II，IIIA	1867	顺铂 （可选）	80mg/m², IV，第 1 天，第 22 天，第 43 天和第 64 天 100mg/m², IV，第 1 天，第 29 天和第 57 天 100mg/m², IV，第 1 天，第 29 天，第 57 天和第 85 天 120mg/m², IV，第 1 天，第 29 天和第 71 天	5%（4 年）

试验	患者分期	患者数	化疗药物	剂量	绝对生存获益
			+长春地辛	$3mg/m^2$，IV，从第1天到第29天每周一次，然后从第43天开始每2周一次，直到顺铂使用结束	
			或长春碱	$4mg/m^2$，IV，从第1天到第29天每周一次，然后从第43天开始每2周一次，直到顺铂使用结束	
			或长春瑞滨	$30mg/m^2$，IV，从第1天开始到顺铂使用结束，每周一次	
			或依托泊苷	$100mg/m^2$，IV，第1~3天，每次使用顺铂时	

注：ANITA，诺维本辅助治疗国际研究协会；IALT，肺癌辅助治疗国际研究；AUC，曲线下面积；IV，静脉滴注；CALGB，癌症和急性白血病组；NCIC，加拿大国家癌症研究所。

Ⅰ期非小细胞肺癌的患者手术切除后也有很高的风险发生第二个肺部肿瘤（每年2%~3%）。但是至今二级预防的努力被证明是失败的。无论是维生素A或是其衍生物，β胡萝卜素或是顺视黄酸在药物预防方面没有任何获益，而与预料的相反，它们可能是有害的[38]。一项硒元素二级预防的Ⅲ期临床试验已经提前关闭了，因为目前的分析报道显示其是没有益处的[39]。

2. Ⅱ期 手术治疗是Ⅱ期非小细胞肺癌患者的标准治疗方式。有胸壁侵犯的患者（T3N0）应切除受侵犯的肋骨和肺部。胸壁缺陷可用胸壁的肌肉和外科网状物/异丁烯酸甲酯来修复。通常给予术后放疗。据报道，5年生存率高达50%。

手术切除的Ⅱ期非小细胞肺癌术后患者辅助化疗的作用比Ⅰ期患者更明显。肺癌辅助治疗国际临床研究协作组（ANITA）试验[40]将ⅠB期至ⅢA期的非小细胞肺癌患者随机分为单纯手术组和术后4周期铂类联合其他药物的两药化疗组。5年的总生存时间显著提高了（52% vs 43%），虽然生存获益仅仅限于Ⅱ期和ⅢA的患者。合并分析Ⅱ期非小细胞肺癌联合顺铂的辅助化疗的临床试验，发现有显著的生存获益（HR，0.83；95% CI，0.73～0.95）。因此，对完整切除的Ⅱ期非小细胞肺癌应推荐术后的辅助化疗。

应用术后辅助化疗的问题其中也包括最适合药物的确定。鉴于顺铂的毒性和耐受性，其优于卡铂在非小细胞肺癌的术后辅助化疗。根据现有数据，人们普遍认为卡铂不应该常规代替顺铂，但可以作为具有顺铂相关毒性的高风险患者的替代治疗。

国际肺癌辅助治疗，BR10和ANITA等试验都使用长春新碱联合顺铂化疗[40-42]。因为对于晚期患者，这两种药物的化疗并没有太大的不同，许多临床医师把晚期患者的结论外推在早期患者治疗中，并且使用"三代"药物联合顺铂，如培美曲塞、多西他赛及吉西他滨，尽管并没有1级证据。

也有新辅助（术前）化疗用于可切除的非小细胞肺癌的研究。同辅助化疗比较，其优势包括减少了手术切除的体积（可以简单切除的），在活体显示出化疗敏感性，更早解决微小的病灶，且更加容易耐受。尽管做了基于顺铂的新辅助化疗和单纯手术的Ⅲ期临床试验的比较并论证了其可行性，但是仍然没有1级证据显示新辅助化疗比单纯手术更优。另外，患者在放化疗后行肺部手术切除出现的与治疗相关的死亡率更高[43]。

肺上沟瘤：是位于肺上叶的肿瘤，毗邻臂丛神经，通常与霍纳综合征及肩臂痛有关；后者是由肋骨破坏，颈8胸1神经根侵犯所致。治疗包括由术前放化疗、手术和术后化疗组成的联合治疗模式。通过这种方式，术前的放化疗使得手术变得容易，避免了神经结构影响手术的选择。5年生存率为25%～50%[44]。

3. 局部晚期（ⅢA和ⅢB期）　在肺癌的治疗中，对局部晚期的非小细胞肺癌治疗的争议最大。涉及局部晚期患者的临床试验结论由于不同的诊断方法、不同的分期体系、不同的患者群体而不明确。这些患者的病灶可以是非巨块型ⅢA期（临床上淋巴结属于N1，只是在手术或纵隔镜时发现N2淋巴结），或巨块型的N2淋巴结（增大的淋巴结在胸片上即清楚可见或呈多发的结节），甚至可以是明确的不能手术的ⅢB期患者。

（1）非巨块型的ⅢA期病变：其最理想的治疗包括局部治疗（手术或是放射治疗）和全身治疗（化疗）。目前研究的焦点集中在最佳联合治疗模式的选择，包括术后行辅助化疗、术前（新辅助）化疗加手术治疗、化疗加放射治疗（同步或是序贯），或是三种联合。

在日本报道的一项Ⅲ期随机对照临床试验已经证实对Ⅲ期非小细胞肺癌患者，手术加放疗是有益处的[43]。这项研究将 196 位 T1～T3N2M0 的非小细胞肺癌患者随机分为两组，一组为手术后和放疗（45Gy）及顺铂+依托泊苷化疗同步，另一组为放疗后+同步放疗（45Gy）+化疗（顺铂+依托泊苷），总放疗剂量为 61Gy。尽管在手术组无进展生存期显著延长（12.8个月 vs 10.5 个月；P=0.02），但是总生存期却没有显著差异（23.6个月 vs 22.2 个月；P =0.24）。手术组的治疗相关死亡率也更高（8% vs 2%），尤其是行肺切除者。

在一些亚类分析的临床试验中，那些接受新辅助治疗的患者之后 N2 淋巴结的清除情况要比那些没有做新辅助的干净。到此时为止，仍然没有 1 级证据证明新辅助化疗比术后辅助化疗更好，但是一些理论支持这样做，相对于术后化疗，患者更可能耐受新辅助化疗。

偶尔情况下，尽管术前分期患者属于Ⅰ期或是Ⅱ期，但是在手术中被发现淋巴结评价为 N2。对于这些Ⅲ期的患者，术后放疗（50～54Gy）可能是适合的，而且在完成辅助化疗后更好，这些已经被回顾性研究和随机试验证实是获益的。最近认为，术后放疗最好不用于淋巴结分期未到 N2 的患者[45]。

（2）巨块型ⅢA 期（N2）和ⅢB 期肿瘤：往往是不可完全切除的，对体力状况合适的患者应当考虑行同步放化疗。

化疗+放疗：放疗是巨块型、不可手术切除ⅢA 期或无胸腔积液的ⅢB 期可选择的治疗手段。许多随机研究结果已证实化疗加放疗较单纯放疗更能延长中位生存时间及总生存时间。研究者们关注的是放化疗的顺序（同步与序贯的比较）、化疗的选择、分割方式及治疗的范围。

日本的一项Ⅲ期试验显示，与放化疗序贯疗法相比，同步放化疗有 3 个月生存优势[46]。一项随机瘤放射治疗试验显示，同步顺铂和长春碱联合每日放射治疗与序贯放化疗相比，尽管毒性更强，但对 OS 有益，这使得同步放化疗成为 PS 评分较好患者的首选治疗方法[47]。化疗可以"全身"足剂量配合放疗，也可以每周"放射增敏"剂量，或者两者组合。Ⅲ期非小细胞肺癌最常用的化疗方案之一是卡铂联合紫杉醇（表 7.2）。尽管每周卡铂单独使用在放疗中并没有带来生存益处，但是在随机Ⅱ期研究中，每周剂量 50mg/m² 的紫杉醇和卡铂（AUC = 2）对比顺铂和长春碱联合放疗具有相似的获益[48,49]。通常，在同时放化疗之后，每 21 天全剂量卡铂（AUC = 6）+紫杉醇（200mg/m²）治疗微转移疾病，进行两个周期。相比之下，同时进行放射治疗和常用的顺铂+依托泊苷化疗方案，只要剂量是足量"全身性的"，那么在放射治疗完成后可能不需要额外的化疗。对于巩固治疗，无论是 EGFR 抑制剂维持疗法或高于6000cGy 的放射治疗剂量，并没有显示出生存益处[50-52]。

表 7.2　Ⅲ期非小细胞肺癌同步放化疗的化疗药物

诱导化疗（同步放化疗）	剂量	巩固化疗	剂量
依托泊苷+顺铂		无	无
依托泊苷	50mg/m² 第 1～5 天和第29～33 天		
顺铂	50mg/m² 第 1 天，第 8 天，第 29 天和第 36 天		
紫杉醇+卡铂			
卡铂	AUC=2，每周	卡铂	AUC=6，第 1 天，每 3 周重复，共 2 周期
紫杉醇	45mg/m²，每周，超过 1 小时	紫杉醇	200mg/m²，IV，第 1 天，超过 3 小时，每 3 周重复，共 2 周期

4. Ⅳ期　化疗提高了有远处转移的非小细胞肺癌患者的生存率（未治疗的患者 1 年生存率为 10%，而治疗的患者则为30%～35%）。影响化疗的有效率和生存情况的主要因素是患者的一般情况和疾病的范围。患者一般情况评分低[东部肿瘤协作组一般情况评分（ECOG）为 2～4 分]，治疗不可能有效，且对化疗的耐受性差；尽管最近的研究的亚组分析显示一般状况评分 2 分的患者能从治疗中获得稍长的生存时间，但他们仍不应该接受化疗。有利的预后因素包括无体重减轻、女性、血清乳酸脱氢酶水平正常及无骨转移和肝转移[53]。放射治疗的总剂量与生存获益相关[54]。

（1）一线化疗：对转移性的非小细胞肺癌且一般状况较好者，化疗应选用顺铂为基础的联合化疗方案。最近的大样本随机试验的荟萃分析表明，以顺铂为基础的化疗方案与最佳支持治疗相比能显著提高生存率，尽管提高的幅度很小。以顺铂为基础的化疗比单用支持治疗明显延长生存期[34]。最佳支持治疗中位生存期为 4～5 个月，1 年生存期为 5%～10%。目前使用的第三代化疗联合顺铂的方案包括紫杉醇、吉西他滨、长春瑞滨、伊立替康，可将中位生存期延长至 8～9 个月，1 年生存期达 35%～40%。另外，随机研究表明，最佳支持治疗能够改善症状和提高生活质量[55-58]。

（2）化疗方案的选择：常见非小细胞肺癌的化疗方案见表 7.3。事实上，许多随机研究都未能找到一个明显优于其他方案的新治疗方案[55,57,59]。但是最近，一些药物被限用于特殊的组织病理类型。例如，多靶点的抗叶酸剂培美曲塞在非鳞癌的肿瘤中有很好的疗效[56]，可能是由于鳞癌肿瘤细胞有较高的胸苷酸合酶水平。培美曲塞可以用于非小细胞肺鳞癌治疗的各个阶段（一线治疗、维持治疗及二线治疗）。贝伐珠单抗是一种抗表皮生长因子受体单克隆抗体（MoAb），直接作用在血管内皮生长因子，其在早期临床试验中表现出不能接受的威胁生命的出血风险，故禁用于鳞状细胞肿瘤[60]。

尽管直接比较以顺铂为基础的治疗与以卡铂为基础的资料有限，但是一些 Meta 分析结果显示顺铂尽管毒性反应大，但是在生存期方面可能是优于卡铂[61]。最近的 Cochrane 数据库荟萃分析显示顺铂的有效率有所提高，这取决于双链体中的第二种药物，但 OS 没有差异[62]。尽管这细微的差别对于转移的患者临床意义不大，但是当以治愈为目标时，其在辅助治疗中就显得尤为重要。

表 7.3　转移性非小细胞肺癌的一线化疗药物

非鳞癌	
卡铂+紫杉醇+贝伐珠单抗	
卡铂	AUC=6 第 1 天，每 21 天一个周期
紫杉醇*	200mg/m^2，IV，第 1 天，每 21 天一个周期
贝伐珠单抗	15mg/kg，IV，每 21 天一次，直到病情进展
顺铂/卡铂+培美曲塞	
顺铂	75mg/m^2，IV，第 1 天，每 21 天一个周期

续表

培美曲塞[+] 或	500mg/m², 第1天, 每21天一个周期
卡铂	AUC=6, 第1天, 每21天一个周期
培美曲塞[+]	500mg/m², 第1天, 每21天一个周期

鳞癌或非鳞癌

顺铂/卡铂+吉西他滨

顺铂	100mg/m², IV, 第1天, 每28天一个周期
吉西他滨	1000mg/m², IV, 第1天, 第8天和第15天, 每28天一个周期
或	
顺铂	80mg/m², IV, 第1天
吉西他滨	1250mg/m², IV, 第1天, 第8天, 每21天一个周期
或	
卡铂	AUC=5, 第1天, 每21天一个周期
吉西他滨	1000mg/m², IV, 第1天和第8天, 每21天一个周期

顺铂/卡铂+多西他赛

顺铂	75mg/m², IV, 第1天, 每21天一个周期
多西他赛	75mg/m², IV, 第1天, 每21天一个周期
或	
卡铂	AUC=6, 第1天, 每21天一个周期
多西他赛	75mg/m², IV, 第1天, 每21天一个周期

EGFR 及 ALK 酪氨酸激酶抑制剂

厄洛替尼	150mg, 每天口服一次: 只能用于 EGFR 有突变的一线治疗患者
阿法替尼	40mg, 每天口服一次: 只能用于 EGFR 有突变的患者
克唑替尼	250mg, 每天口服一次: 只能用于 ALK 或 ROS1 重排患者

*, 白蛋白结合型紫杉醇可替代紫杉醇或多西他赛。

+, 为了减轻毒性反应的发生, 患者使用培美曲塞前需做预处理:

(1) 维生素 B_{12} 1000μg, 肌内注射, 治疗期间每9周一次, 并在培美曲塞治疗前1周开始。

(2) 每天口服叶酸 400~1000μg。在培美曲塞治疗前一周开始, 直至培美曲塞使用结束后21天。

(3) 维持治疗: 随机研究未能显示化疗延长 (超过6个周期) 与较少 (4~6个周期) 的生存率差异, 因此化疗通常在4~

6 个周期后结束。然而，近年来，维持疗法已经证明了对 PFS 和 OS 的好处。持续维持治疗是指初始治疗的一个组成部分的持续治疗（如培美曲塞、贝伐珠单抗或西妥昔单抗在完成最多 6 个联合化疗周期后的持续给药）。更换维持疗法是指在一线化疗完成后立即开始行另一种药物治疗。在进行 4 个周期的培美曲塞+顺铂治疗后继续维持培美曲塞治疗的研究已经证明了其对 OS 的益处[63]。其他维护策略包括贝伐珠单抗、贝伐珠单抗加培美曲塞、西妥昔单抗和吉西他滨，但没有显示出 PFS 以外的获益[64-69]。更换维持治疗可选择培美曲塞（OS 和 PFS 获益）[70]、厄洛替尼（OS 和 PFS 获益）[71]和多西他赛（PFS 获益）[72]。

尽管有大量的肺癌患者接受了维持化疗，但是仍存在许多问题。第一，对于晚期非小细胞肺癌的总体治疗模式，如何采取维持支持并不清楚，因为一些一线治疗（如那些包含贝伐珠单抗或西妥昔单抗的化疗）方案持续实施直至疾病进展。第二，这些数据并不能清楚地说明应早期使用多西他赛或是培美曲塞，还是对于这些药物不考虑时间就服用就可以获益。

（4）非铂类为基础的化疗方案：鉴于顺铂产生的相关毒性，人们关注两个非铂类药物的联合使用。最近大多数随机对照研究显示铂类药物方案与非铂类药物方案毒性反应不同，但无明显生存差异。

（5）患者一般情况较差：患者 ECOG 评分为 2 分时可以用一种有细胞毒性的化疗药物。研究的最常见药物包括长春瑞滨和紫杉醇类。当然，也有例外，如患者 EGFR 突变活跃的情况（详见下面的讨论）。对于这样的患者，使用 EGFR TKI 可产生令人吃惊的效果，且没有较大的毒性反应。

（6）小于 3 个的孤立转移病灶：有时，对于双侧胸部疾病和一个转移病灶，完整的局部治疗是可行的。对于除脑以外的病灶已经控制，并且脑部只有一个孤立转移灶的患者，选择全脑放疗后的手术切除比仅做放疗的疗效要好。肺部病灶评价为Ⅰ期的患者和伴有小于 3 处大的转移病灶的患者，他们的生存期与那些肺部病灶评价为Ⅰ期但没有脑转移的患者相近。对于肺癌晚期的患者，切除转移病灶的获益就不清楚了。对于这些患者，实施放射治疗是另一种选择[73]。肾上腺转移行肾上腺切除术的患者 5 年生存率为 25%。数据表明患者不同时间发生的肿瘤转移比同时发生生存更久[74]。

（7）二线治疗：多西他赛、培美曲塞（非鳞癌）是目前美国 FDA 批准的治疗转移性非小细胞肺癌患者的二线治疗方案。

1）多西他赛：两项随机对照研究评价一线治疗失败患者用多西他赛解救的疗效，多西他赛与最好的支持治疗相比能显著延长生存期。多西他赛 $75mg/m^2$，3 周重复方案较最好的支持治疗明显延长生存期，与长春瑞滨、伊立替康相比可提高生存率及生活质量。研究表明，对紫杉醇耐药的患者对多西他赛依然有效，这提示两者之间无交叉耐药[72,74]。

2）培美曲塞：在二线治疗中与多西他赛疗效相近，但毒性轻。在随机对照研究中，患者接受培美曲塞 $500mg/m^2$ 或多西他赛 $75mg/m^2$，3 周重复，总有效率相近（培美曲塞 9.1% vs 多西他赛 8.8%），中位生存时间也无明显差异（培美曲塞 8.3 个月 vs 多西他赛 7.9 个月）。多西他赛会导致更高概率的中性粒细胞减少、中性粒细胞减少性发热、因中性粒细胞减少导致的住院治疗或其他药物相关的不良事件。一项病理学的分析显示非鳞癌选择培美曲塞可得到临床获益[75]。

5. 其他药物

（1）血管生成抑制剂：它的发现基于人们观察到血管再生发生在肿瘤组织中，并且除了损伤的修复很少出现在其他生理过程。许多抗血管生成剂已经在肺癌中被研究过，包括许多多靶点激酶抑制剂，但只有抗 VEGF MoAb 贝伐珠单抗和抗 VEGF MoAb 雷莫芦单抗在非小细胞肺癌中显示出存活优势。

贝伐珠单抗在 ECOG 的随机临床研究中与标准的细胞毒药物联合使用治疗进展期非小细胞肺癌患者。将 878 例初次化疗的进展期非小细胞肺癌患者随机分成卡铂加紫杉醇组和卡铂、紫杉醇加贝伐珠单抗（15mg/kg）组，均化疗 6 个周期，3 周重复，无进展的患者持续使用贝伐珠单抗至 1 年。由于 Ⅱ 期试验数据显示联合贝伐珠单抗使用增加出血事件的发生风险，所以病理诊断为鳞癌者被排除在外。研究结果显示贝伐珠单抗能提高中位生存时间（12.3 个月 vs 10.3 个月；$P<0.001$）、总有效率（35% vs 15%；$P<0.001$）和无疾病进展生存时间（6.2 个月 vs 4.5 个月；$P<0.001$），这些都支持贝伐珠单抗组[60,76]。一项欧洲的临床试验研究了贝伐珠单抗（7.5mg/kg 或 15mg/kg）联合吉西他滨+顺铂组与吉西他滨+顺铂组，显示前者在无病生存期有小小的提高，但是在总生存率上没有提高[77]。

雷莫芦单抗是一种抗 VEGFR2 MoAb，与多西他赛联合用于铂类治疗后的 Ⅳ 期非小细胞肺癌。最近 Ⅲ 期 REVER 试验显示了Ⅵ期非小细胞肺癌的二线治疗使用多西他赛联合雷莫芦单抗有 OS 的获益（10.5 个月 vs 9.1 个月；$P = 0.023$）[78]。化疗联合雷莫芦单抗一线治疗晚期非小细胞肺癌的研究正在进行。与贝伐珠单抗不同，它被批准用于肺鳞状细胞癌。与贝伐珠单抗一样，并发症包括严重出血、胃肠瘘和穿孔、高血压。

（2）免疫治疗：免疫"检查点"是通过抑制 T 细胞活化来阻断免疫反应的蛋白，从而有助于控制协同刺激和协同抑制信号的平衡，这两种信号在维持自我耐受中起着至关重要的作用。免疫检查点抑制剂通过干扰这些负反馈信号来增强抗肿瘤免疫反应，从而释放免疫系统的"刹车"，允许 T 细胞"攻击"肿瘤。例如，肿瘤细胞上表达的程序性死亡配体 1（PD-L1）的蛋白质与 T 细胞上的受体（PD-1）的结合导致免疫应答减弱，从而阻断了 MoAb 激活 T 细胞产生的免疫应答。同样，MoAb 与 T 细胞表面细胞毒性 T 淋巴细胞抗原（CTLA-4）的结合也能"释放"T 细胞的"刹车"，释放免疫系统来识别和攻击癌细胞[79]。

黑色素瘤研究一直处于免疫检查点抑制剂的前沿，FDA 于 2011 年批准了抗细胞毒性 T 淋巴细胞相关蛋白4（CTLA-4）抗体伊匹单抗，并于 2014 年批准了抗程序性死亡 1（PD-1）抗体纳武单抗用于治疗转移性黑色素瘤。对这些药物已经在其他肿瘤类型中进行了深入研究，包括非小细胞肺癌。PD-1 抑制剂纳武单抗的Ⅱ期多位点单臂试验（CheckMate 063）显示，患者的 ORR 为 14.5%，SD 为 30%。Ⅲ～Ⅳ级不良事件包括疲劳、腹泻和肺炎[80]。CheckMate 017 研究表明在含铂化疗后进展的转移性肺鳞癌患者对比单药多西他赛有 OS 获益（9.2 个月 vs 6.0 个月；$P=0.000\,25$）[81]。2015 年 3 月，纳武单抗被批准用在铂类治疗进展后的转移性鳞状非小细胞肺癌。此后，基于 CheckMate 057 试验，它被批准用于非鳞癌非小细胞肺癌患者[82]。尚不清楚哪些生物标志物（如果有的话）可以用来预测患者是否可能对这些药物有反应，尽管一项涉及帕博利珠单抗的初步研究观察到 PD-L1 在肿瘤上的表达与反应和存活之间的相关性；帕博利珠单抗是一种 PD-L1 抗体，最近也被批准用于非小细胞肺癌[83]。因为免疫治疗药物能激活免疫系统，所以在患有活动性自身免疫疾病的患者中通常是禁用的。此外，需要监测服用这些药物的患者是否出现免疫介导的不良事件，如肺炎、甲状腺功能减退和垂体炎。治疗这些并发症通常使用类固醇治疗相关炎症的症状，以及激素替代治疗。

（3）针对突变位点的药物

1）EGFR 抑制剂：EGFR 也被称为人类表皮生长因子受体1（HER1）或 ErbB1，是一种跨膜酪氨酸激酶。在共价连接端，受体的亚单位二聚体化，使得细胞内的酪氨酸残端自磷酸化，抑制信号转导，从而导致细胞增生、抑制凋亡、细胞侵犯、转移和血管再生[7,84]。

EGFR TKI 的主要毒性是痤疮样皮疹和腹泻，反映了 EGFR 在正常组织中的表达。

早期临床试验未能证明 EGFR TKI 厄洛替尼或吉非替尼对存活有益。然而，在一线 Iressa Pan-Asia 研究（IPASS）中[85]，超过 1200 名来自东亚的未经治疗的既往不吸烟或轻度吸烟的非小细胞肺癌晚期患者被随机分配到吉非替尼组（每日口服250mg）和卡铂-紫杉醇组，PFS 在吉非替尼组中占优势（HR 0.74；$P<0.001$），吉非替尼组 12 个月的 PFS 为 25%，卡铂+紫杉醇组为 7%。在有 EGFR 突变的患者中，吉非替尼的 PFS 显著延长（HR，0.48；$P<0.001$）；而突变阴性组，吉非替尼组 PFS 明显短于卡铂+紫杉醇组（HR，2.85；$P<0.001$）。OS 没有差异，可能是因为 EGFR 突变型癌症患者在疾病进展后接受了 EGFR TKI 药物治疗[86]。对有 EGFR 突变肿瘤患者的研究表明，携带某些 EGFR 突变的患者确实可以从厄洛替尼或吉非替尼获益[87]。

2）EGFR TKI

A. 吉非替尼：基于 II 期临床试验的结果，吉非替尼被 FDA 批准用于曾经治疗过的晚期非小细胞肺癌，但并不被重视。但是，随后一项纳入超过 1600 位患者的易瑞沙在肺癌生存评价（ISEL）的 III 期临床试验显示其比安慰剂组有显著的生存获益[88]。在阴性生存结果之后，吉非替尼被重新认定为仅用于已经接受该药物并从中受益的患者或参与临床试验的患者。这基本上使得美国和欧洲市场上几乎没有该药物，尽管它仍然被认可并在亚洲广泛使用。2015 年 7 月，它再次获得 FDA 批准用于转移性非小细胞肺癌的一线治疗。

B. 厄洛替尼：是一种类似的口服 EGFR TKI。加拿大国家癌症研究所 BR21 试验评估了单药厄洛替尼治疗既往治疗过的晚期非小细胞肺癌。这项研究随机选择了 731 名 IIIB 或 IV 期非小细胞肺癌患者，他们既往接受过一个或两个治疗方案后病情进展，以 2 : 1 对照入组，每天口服 150mg 厄洛替尼。与安慰剂相比，厄洛替尼的总有效率为 9%，安慰剂为＜1%（$P<0.001$）。厄洛替尼组有 35%的患者病情稳定，安慰剂组为 27%。与吉非替尼的结果相比，厄洛替尼 PFS（2.2 个月 vs1.8 个月；$P<0.001$）和 OS（6.7 个月 vs 4.7 个月；$P<0.001$）有显著改善，因此更推荐厄洛替尼。尽管 BR21 中的所有患者亚型都获得了生存益处，但从不吸烟者的 HR 为 0.4，与吸烟者的 HR 为 0.9 相比，差异有统计学意义（$P<0.001$）[89]。OPTIMAL Ⅲ期试验选择ⅢB 或Ⅳ期非小细胞肺癌中含有外显子 19 缺失或外显子 21 L858R 点突变的患者，比较厄洛替尼与标准化疗。这项多中心的中国试验显示厄洛替尼组 PFS 的中位获益约为 8 个月（$P<0.001$）[90]。

EUTAC 试验是一项随机的、多中心的、欧洲的Ⅲ期试验，共有 173 名患者参加，目的是比较厄洛替尼与标准化疗对 EGFR 突变（外显子 19 缺失或外显子 21 中的 L858 R 突变）的晚期非小细胞肺癌的一线治疗。结果显示，厄洛替尼组有 4～5 个月的 PFS 获益，厄洛替尼组的客观反应率为 65%，而化疗组为 16%[91,92]。在这些试验的基础上，厄洛替尼被批准用于晚期、复发性或转移性 EGFR 突变的非小细胞肺癌的一线治疗，以及晚期或转移性未选择的非小细胞肺癌患者的二线治疗。

C. 阿法替尼：是一种小分子 TKI，不可逆地阻断了 ErbB 家族成员，包括 EGFR、HER2 和 ErbB4，并于 2013 年获得 FDA 批准。LUX-Lung-3 试验是一项随机的Ⅲ期研究，比较了阿法替尼和顺铂/培美曲塞用于具有 EGFR 突变的ⅢB/Ⅳ期非小细胞肺癌患者的一线治疗。PFS 是主要终点，在 EGFR 外显子 19 缺失或 L858R EGFR 突变的患者中，阿法替尼的 PFS 中位数为 13.6 个月，而顺铂/培美曲塞治疗组的 PFS 中位数为 6.9 个月（$P= 0.001$）[10]。目前，阿法替尼类似于厄洛替尼，被批准用于晚期、复发性或转移性 EGFR 突变的非小细胞肺癌的一线治疗，以及晚期或转移性未选择的非小细胞肺癌患者的二线治疗。

3）EGFR 单克隆抗体：在表达 EGFR（80%～90%的病例）的非小细胞肺癌患者中，顺铂+长春瑞滨双药化疗联合或不联合 EGFR 抗体西妥昔单抗的Ⅲ期临床试验显示生存率有少许但有统计学意义的提高（11.3 个月 vs 10.1 个月；$P=0.04$）[69]。EGFR TKI 或抗 EGFR 抗体与化疗的差异结果是否反映了药物疗效、研究设计或其他因素的差异尚不清楚。西妥昔单抗在美国并未广泛用于这种适应证。

预测 EGFR TKI 反应的临床特征似乎包括从不吸烟、东亚裔、腺癌组织学（特别是具有细支气管肺泡特征的肿瘤）和女性。来自具有这些特征的个体的肿瘤样本的分子分析显示 EGFR 酪氨酸激酶结构域的激活突变率很高。这些突变激活 EGFR 酪氨酸激酶，使癌细胞高度依赖 EGFR 致癌途径，因此对 EGFR 抑制剂非常敏感。在有"经典"EGFR 突变（占 EGFR 突变 90% 以上的第 19 外显子 747～750 氨基酸框内缺失和第 21 外显子 L858R 取代）[11] 的患者中，11 例 EGFR TKI 应答率超过 60%，中位生存期超过 2 年。EGFR 扩增和基因拷贝数（通过荧光原位杂交测定）及 EGFR 蛋白表达（通过免疫组织化学测定）与结果没有密切的关联。此外，在包括结直肠癌、胰腺癌和非小细胞肺癌在内的多种疾病环境中，非典型皮疹的出现与 EGFR TKI 和抗 EGFR MOAb 的存活率提高有关。

由于 EGFR TKI 对 PFS 和 OS 的影响，建议对无症状的非鳞肺癌或未明确病理（NOS）的非小细胞肺癌的Ⅳ期患者进行 EGFR 突变检测。此外，对于从不吸烟的鳞状组织学患者或仅基于小活检标本的鳞状组织学患者，应考虑 EGFR 检测。据估计，EGFR 突变率在亚洲人群的非小细胞肺癌腺癌中为 50%[93]，在西方人群中为 10%～15%[94,95]。

随着 EGFR TKI 在临床实践中的日益增多，关于这些药物耐药性的数据正在积累。这些药物的中位耐药时间多为 6～12 个月。在大约一半出现获得性 EGFR TKI 耐药性患者中都检测出外显子 20 的 T790M 突变[11]。T790M 突变在治疗后的患者中很少被发现；有趣的是，T790M 体系突变已经在遗传性非小细胞肺癌中被鉴定出来[11,96]。针对 T790M 的"第三代"TKI 的临床试验正在进行中，并已获得 FDA 批准[12]。获得性耐药 EGFR TKI 的另一个主要机制是在大约 22% 的病例中通过 MET 途径扩增[11,97]，考虑到这一背景，小分子 MET 抑制剂正在试验中被探索。其他机制包括 PI3K/ AKT/mTOR 途径、EGFR 的另一个下游途径和 SCLC 表型转化中的突变和扩增[97]。

4）ALK 抑制剂：在具有 EGFR 突变的非小细胞肺癌患者中，3%～5% 的患者存在 ALK 基因重排，多为年轻、不吸烟的患者。克唑替尼是一种口服小分子 TKI，对 ALK、ROS1 和 MET 具有活性，被批准用于治疗携带 ALK 重排的晚期非小细

胞肺癌。临床研究显示有效率为 60%～75%，最近的一项晚期
ALK 阳性的非小细胞肺癌Ⅲ期试验将一线使用克唑替尼与顺
铂（或卡铂）+培美曲塞进行比较，显示克唑替尼的 PFS 为 10.9
个月，化疗的 PFS 为 7.0 个月（$P<0.001$）。ALK 抑制剂的毒
性包括视觉障碍、神经病变、水肿和血清氨基转移酶升高。ALK
抑制剂相关的致命肝毒性发生率也很少（$<1\%$）[98,99]。与其他
靶向治疗一样，耐药性通常在治疗的第一年内出现。中枢神经
系统（CNS）是 ALK 抑制剂治疗期间肿瘤复发的高发部位，
这可能是因为脑脊液中克唑替尼的血药浓度较低[100]。耐药的
分子机制包括 ALK 融合基因的扩增及 ALK 激酶结构域的二次
突变。此外，激活其他致癌驱动因子如 K-RAS、c-KIT 和 EGFR
的改变（突变、扩增或磷酸化）也会导致 ALK 抑制剂的耐药。
色瑞替尼是第二代 ALK 抑制剂，最近被批准用于 ALK 阳性患
者，这些患者不能耐受克唑替尼，或者对克唑替尼耐药。这一
批准是基于一项Ⅰ期研究，该研究显示，即使在以前接受过克
唑替尼治疗的患者中，其有效率也超过了 50%[14]。此外，最近，
FDA 批准艾乐替尼使用克唑替尼治疗后进展的晚期 ALK 阳性
非小细胞肺癌患者[101,102]。

六、小细胞肺癌

　　小细胞肺癌在许多重要的方面均与非小细胞肺癌不同。第
一，小细胞肺癌的临床病史和自然病程进展更加迅速，很快形
成转移灶，出现相关症状和致死性病变。如果不治疗，局限期
的患者中位生存时间通常为 12～15 周；而非局限性病变患者
的中位生存期仅为 6～9 周。第二，在许多患者中表现出神经
内分泌分化的特征（可以是突出的病理组织学特征），而且与
副癌综合征有关。第三，与非小细胞肺癌不同，小细胞肺癌对
放疗及化疗都非常敏感[103]。由于小细胞肺癌常迅速出现远处
转移且对化疗的细胞毒作用高度敏感，因此，不论分期如何，
化疗都是小细胞肺癌的主要治疗手段。

（一）分期

　　由于该疾病具有迅速出现转移的倾向，而且一般认为所有

的患者在确诊的时候均有微转移存在，该疾病通常被分成局限期和广泛期。局限期通常被定义为Ⅰ期、Ⅱ期、Ⅲ期病变（基于 TNM 分期），是指疾病的范围包含在一个放射野之内，即位于一侧胸腔和区域淋巴结内，包括纵隔和一侧锁骨上淋巴结。广泛期指疾病范围超过了上述范围（基于 TNM 分期的Ⅳ期病变）。

（二）治疗前评估

小细胞肺癌治疗前评估内容包括常见的转移部位，如脑、肝、骨、骨髓及中枢神经系统。全面评估及分期检查项目包括全血细胞计数、肝功能检查、头颅 CT 或 MRI、胸部及腹部 CT、骨扫描、骨髓穿刺和活检。与非小细胞肺癌相同，PET-CT 扫描现在常规应用于小细胞肺癌的初始分期评估中，被认为可替代胸/腹部 CT 和骨扫描。然而，除非患者适于采用化疗和胸部放疗联合治疗，或患者被评价后参与临床试验，或资料对于改善患者预后有所帮助，才可进行以上的详细分期评估。如果患者不适于联合治疗，不是临床试验的候选者，在获得确诊患者为小细胞肺癌广泛期的第一个证据后即停止分期检查通常是正确的。单一骨髓转移很罕见，因此，骨髓穿刺和活检通常是不进行的。

（三）预后因素

与非小细胞肺癌相同，主要的治疗前预后评价指标是分期、患者的一般情况、病灶的大小。肝转移也提示预后差。由于对化疗敏感，如果患者的一般情况不佳是由疾病本身所引起的，那么这些症状在治疗后通常会迅速消失，使患者生活质量得到提高。但是，非恶性肿瘤因素所引起的主要脏器功能不良常会导致患者不能耐受化疗。

（四）治疗

1. 联合化疗方案　目前有许多小细胞肺癌的联合化疗方案（表 7.4），但是无任何一项显示出比其他方案更佳的生存优势。局限期的患者中，这些化疗方案的总有效率为 75%～90%，完全缓解率为 50%。广泛期的患者中总有效率通常为 75%，完全缓解率为 25%。尽管有效率很高，但是局限期的患者中位生存时间仅为 14 个月，广泛期的患者为 8～9 个月。不到 5% 的广泛期患者生存期超过 2 年[103-105]。

目前，北美依然以顺铂或卡铂联合依托泊苷作为小细胞肺癌的标准治疗方案。顺铂通常同步应用于局限期患者的胸部放疗。对于广泛期患者，顺铂和卡铂均被广泛应用。

表 7.4　小细胞肺癌患者的化疗方案

顺铂为基础的化疗方案

　　顺铂 60mg/m^2，静脉滴注，第 1 天

　　依托泊苷 120mg/m^2，静脉滴注，第 1～3 天或 120mg/m^2，口服，1 天 2 次，第 1～3 天

　　或顺铂 25mg/m^2，静脉滴注，第 1～3 天

　　依托泊苷 100mg/m^2，静脉滴注，第 1～3 天

　　每 3 周重复

卡铂为基础的化疗方案

　　卡铂（AUC 5～6），静脉滴注，第 1 天

　　依托泊苷 100mg/m^2，静脉滴注，第 1～3 天

2. 剂量强度　最近对未行骨髓移植的小细胞肺癌患者的治疗剂量强度进行荟萃分析的结果表明，剂量强度与临床结果无明显相关性。研究骨髓灭活剂量的大剂量化疗联合干细胞移植（如自体骨髓移植）在小细胞肺癌治疗中的作用的 I 期、II 期临床试验显示生存结果并不满意。比较传统剂量化疗与大剂量化疗联合干细胞移植的随机 III 期临床试验显示，后者延长了无复发生存时间，但没有带来总生存期的获益[106-108]。

3. 治疗持续时间　大多数随机试验表明，增加化疗的治疗周期并不能使患者生存受益。几项研究表明，延长一线治疗的周期相对于复发后进行治疗，并不能使患者生存受益。广泛期小细胞肺癌一线治疗的最佳周期是 4～6 个周期，而对于局限期小细胞肺癌，4 个周期被认为是最佳的治疗周期[103]。

4. 二线治疗　到目前为止，对复发的小细胞肺癌还未找到根治性的治疗方案。小细胞肺癌唯一推荐的二线治疗药物是拓扑替康，对化疗敏感的小细胞肺癌的有效率为 20%～40%（这些患者在一线治疗后 3 个月或 3 个月以后复发），中位生存期为 22～27 周。对化疗敏感患者的其他可选择方案包括口服依

托泊苷、伊立替康、紫杉类、长春瑞滨、吉西他滨、异环磷酰胺、替莫唑胺、环磷酰胺联合多柔比星及长春新碱或是回到一线治疗方案。对难治性的患者（在一线治疗中或完成后的3个月内肿瘤进展），Ⅱ期临床试验的有效率仅为3%～11%。中位生存期约为20周[109-111]。

5. 化疗联合胸部放疗 针对联合化疗和胸部放疗在局限期小细胞肺癌患者中的应用已经进行了许多研究。化疗方案的不同及胸部放疗和化疗联合应用顺序的不同（协同、序贯、"三明治"夹心疗法）导致出现了相互矛盾的结果。两项荟萃分析显示：虽然未能在胸部放疗与化疗最佳顺序方面得出结论，但胸部放疗确实对生存期延长有显著意义，并且能有效地控制胸部病变[112,113]。一项随机试验比较每天1次的常规放疗与每天2次的超分割放疗，两组均同步给予4个周期的顺铂联合依托泊苷化疗。每天2次的超分割放疗组的生存期明显延长（中位生存期为23个月 vs 19个月；5年生存率为26% vs 16%），但Ⅲ度食管炎的发生率也同时增加[114]。另一项随机试验表明，在局限期小细胞肺癌的放化疗联合治疗模式中，早期使用胸部放疗优于晚期使用或进行巩固放疗[115]。这些结果提示一般状况好的局限期患者应当接受同步放化疗。目前有一项合作小组研究正在进行，以比较较高剂量放疗与每日两次分割放疗的疗效。

对于化疗后胸外病变完全缓解的广泛期患者，可以考虑巩固性胸部放疗。一项随机试验显示，3个周期顺铂+依托泊苷化疗后，将胸外病变完全缓解、胸内病变部分或完全缓解的患者随机分成两组：①54Gy胸部放疗后加2个周期顺铂+依托泊苷化疗；②4个周期顺铂+依托泊苷化疗，接受放疗组总生存时间明显延长（17个月 vs 11个月，P=0.04）[116]。在化疗后获得客观缓解的32例广泛期小细胞肺癌患者中开展了一项单臂的临床试验，对这些患者同时进行了预防性全脑照射（prophylactic cranialIrradiation，PCI）和巩固性胸部放疗。在32例接受治疗的患者中，16例出现了胸部复发，其中有5例患者是有症状的。总生存时间为8.3个月[117]。最近，一项针对化疗后持续的胸部病变进行胸部放疗和PCI的Ⅲ期临床试验显示了2年总生存期的获益（13% vs 3%，P=0.004）[118]。

6. 预防性的脑照射 由于小细胞肺癌易转移到脑部，可导致死亡，局限期患者经过放化疗获得完全缓解后应行预防性脑照射。一项包括7个临床试验的荟萃分析显示，预防性的脑照射可降低脑转移的危险，延长无病生存期，使 3 年生存率提高 5.4%[119]。最近有一项研究将化疗有效的广泛期小细胞肺癌患者随机分成预防性脑照射组和观察组，研究显示照射组中有症状的脑转移的发生率降低（HR，0.27；P＜0.001）。并且，预防性脑照射显著延长无病生存及总生存时间。照射组 1 年生存率是 27%，而对照组是 13%[120]。为了降低神经毒性，PCI 推荐的总剂量为 25Gy[121]。然而，对于体力状态评分差或者认知障碍的患者，PCI 并不推荐。此外，最近的一项研究比较了对磁共振检查证实的无脑转移患者进行观察或 PCI，结果发现，PCI 并没有带来总生存获益[122]。

（五）姑息治疗

1. 放疗　姑息性放疗对减轻骨转移患者的疼痛及颅内转移患者的神经系统症状通常是有效的。胸部放疗有助于控制咯血、上腔静脉综合征、气道阻塞、咽神经压迫及其他的局部并发症[123]。对接受最大剂量外照射的支气管阻塞患者，使用高剂量支气管内放疗可短期获益。

2. 气管支架　通常由肺科医生植入，可以缓解因肿瘤压迫引起的气道堵塞。此外，这些支架已经用于重新打开和填塞因咯血而阻塞的气道[124,125]。

3. 胸腔积液　治疗胸膜粘连常用的硬化剂包括多西环素、滑石粉和博来霉素。博来霉素的缺点是价格贵；滑石粉尽管有效，缺点是吹入时需要进行全麻并使用胸腔镜。另外，可留置胸腔引流管。

4. 集落刺激因子　非格司亭（粒细胞集落刺激因子）能够降低粒细胞减少症所引起的发热、粒细胞减少症平均持续时间、住院日及抗生素的使用时间。然而，正如上面所讨论的那样，在小细胞肺癌的治疗中，维持一定剂量强度的临床受益尚未阐明。接受放化疗联合治疗的患者在使用集落刺激因子时应尤其谨慎。西南肿瘤协作组进行的一项随机试验发现，接受沙格司亭（一种粒细胞巨噬细胞集落刺激因子）治疗及同步放化疗的患者血小板减少症的发生率较未使用生长因子的患者显著增高[126]。

（王建华　黄　玉　译　张　莉　陈　元　校）

参 考 文 献

1. Siegel R, Ma J, Zou Z, et al. Cancer statistics, 2014. *CA Cancer J Clin*. 2014;64(1):9–29.
2. Pelosof L AC, Madrigales A, Cox J, et al. Rate of never smokers in non small cell lung cancer (NSCLC) patients. *J Clin Oncol*. 2015;33(suppl):Abstract e19007. Special issue on ASCO Annual Meeting.
3. Alberg AJ, Brock MV, Ford JG, et al. Epidemiology of lung cancer: diagnosis and management of lung cancer, 3rd ed: American College of Chest Physicians evidence-based clinical practice guidelines. *Chest*. 2013;143(5, suppl):e1S–e29S.
4. Slebos RJ, Kibbelaar RE, Dalesio O, et al. K-ras oncogene activation as a prognostic marker in adenocarcinoma of the lung. *N Engl J Med*. 1990;323(9):561–565.
5. Wistuba II, Gazdar AF, Minna JD. Molecular genetics of small cell lung carcinoma. *Semin Oncol*. 2001;28(2, suppl 4):3–13.
6. Wistuba II, Behrens C, Virmani AK, et al. High resolution chromosome 3p allelotyping of human lung cancer and preneoplastic/preinvasive bronchial epithelium reveals multiple, discontinuous sites of 3p allele loss and three regions of frequent breakpoints. *Cancer Res*. 2000;60(7):1949–1960.
7. Arteaga CL, Engelman JA. ERBB receptors: from oncogene discovery to basic science to mechanism-based cancer therapeutics. *Cancer Cell*. 2014;25(3):282–303.
8. Inoue A, Kobayashi K, Usui K, et al. First-line gefitinib for patients with advanced non-small-cell lung cancer harboring epidermal growth factor receptor mutations without indication for chemotherapy. *J Clin Oncol*. 2009;27(9):1394–1400.
9. Sequist LV, Joshi VA, Janne PA, et al. Response to treatment and survival of patients with non-small cell lung cancer undergoing somatic EGFR mutation testing. *Oncologist*. 2007;12(1):90–98.
10. Sequist LV, Yang JC, Yamamoto N, et al. Phase III study of afatinib or cisplatin plus pemetrexed in patients with metastatic lung adenocarcinoma with EGFR mutations. *J Clin Oncol*. 2013;31(27):3327–3334.
11. Nguyen KS, Kobayashi S, Costa DB. Acquired resistance to epidermal growth factor receptor tyrosine kinase inhibitors in non-small-cell lung cancers dependent on the epidermal growth factor receptor pathway. *Clin Lung Cancer*. 2009;10(4):281–289.
12. Jänne PA, Yang JC, Kim DW, et al. AZD9291 in EGFR inhibitor-resistant non-small-cell lung cancer. *N Engl J Med*. 2015;372(18):1689–1699. doi:10.1056/NEJMoa1411817
13. Shigematsu H, Lin L, Takahashi T, et al. Clinical and biological features associated with epidermal growth factor receptor gene mutations in lung cancers. *J Natl Cancer Inst*. 2005;97(5):339–346.
14. Kwak EL, Bang YJ, Camidge DR, et al. Anaplastic lymphoma kinase inhibition in non-small-cell lung cancer. *N Engl J Med*. 2010;363(18):1693–1703.
15. Shaw AT, Kim DW, Mehra R, et al. Ceritinib in ALK-rearranged non-small-cell lung cancer. *N Engl J Med*. 2014;370(13):1189–1197.
16. Cappuzzo F, Bemis L, Varella-Garcia M. HER2 mutation and response to trastuzumab therapy in non-small-cell lung cancer. *N Engl J Med*. 2006;354(24):2619–2621.
17. Drilon A, Wang L, Hasanovic A, et al. Response to cabozantinib in patients with RET fusion-positive lung adenocarcinomas. *Cancer Discov*. 2013;3(6):630–635.
18. Gautschi O, Pauli C, Strobel K, et al. A patient with BRAF V600E lung adenocarcinoma responding to vemurafenib. *J Thorac Oncol*. 2012;7(10):e23–e24.
19. Mazieres J, Peters S, Lepage B, et al. Lung cancer that harbors an HER2 mutation: epidemiologic characteristics and therapeutic perspectives. *J Clin Oncol*. 2013;31(16):1997–2003.
20. Ou SH, Kwak EL, Siwak-Tapp C, et al. Activity of crizotinib (PF02341066), a dual mesenchymal-epithelial transition (MET) and anaplastic lymphoma kinase (ALK) inhibitor, in a non-small cell lung cancer patient with de novo MET amplification. *J Thorac Oncol*. 2011;6(5):942–946.
21. Shaw AT, Ou SH, Bang YJ, et al. Crizotinib in ROS1-rearranged non-small-cell lung cancer. *N Engl J Med*. 2014;371(21):1963–1971.
22. National Lung Screening Trial Research Team, Aberle DR, Adams AM, et al. Reduced lung-cancer mortality with low-dose computed tomographic screening. *N Engl J Med*. 2011;365(5):395–409.
23. Travis WD, Brambilla E, Noguchi M, et al. International association for the study of lung cancer/american thoracic society/european respiratory society international multidisciplinary classification of lung adenocarcinoma. *J Thorac Oncol*. 2011;6(2):244–285.
24. Edge S, Byrd DR, Compton CC, et al., eds. *AJCC cancer staging manual*. 7th ed. New York: Springer; 2010.
25. Rami-Porta R, Crowley JJ, Goldstraw P. The revised TNM staging system for lung cancer. *Ann Thorac Cardiovasc Surg*. 2009;15(1):4–9.
26. Fischer B, Lassen U, Mortensen J, et al. Preoperative staging of lung cancer with combined PET-CT. *N Engl J Med*. 2009;361(1):32–39.
27. Chao F, Zhang H. PET/CT in the staging of the non-small-cell lung cancer. *J Biomed Biotechnol*. 2012;2012:783739.

28. Martins RG, D'Amico TA, Loo BW Jr, et al. The management of patients with stage IIIA non-small cell lung cancer with N2 mediastinal node involvement. *J Natl Compr Canc Netw.* 2012;10(5):599–613.

29. Baumann P, Nyman J, Hoyer M, et al. Outcome in a prospective phase II trial of medically inoperable stage I non-small-cell lung cancer patients treated with stereotactic body radiotherapy. *J Clin Oncol.* 2009;27(20):3290–3296.

30. Bertolaccini L, Terzi A, Ricchetti F, et al. Surgery or stereotactic ablative radiation therapy: how will be treated operable patients with early stage not small cell lung cancer in the next future? *Ann Transl Med.* 2015;3(2):25.

31. Onishi H, Shirato H, Nagata Y, et al. Stereotactic body radiotherapy (SBRT) for operable stage I non-small-cell lung cancer: can SBRT be comparable to surgery? *Int J Radiat Oncol Biol Phys.* 2011;81(5):1352–1358.

32. Palma D, Visser O, Lagerwaard FJ, et al. Impact of introducing stereotactic lung radiotherapy for elderly patients with stage I non-small-cell lung cancer: a population-based time-trend analysis. *J Clin Oncol.* 2010;28(35):5153–5159.

33. Timmerman R, Paulus R, Galvin J, et al. Stereotactic body radiation therapy for inoperable early stage lung cancer. *JAMA.* 2010;303(11):1070–1076.

34. Non-small Cell Lung Cancer Collaborative Group. Chemotherapy in non-small cell lung cancer: a meta-analysis using updated data on individual patients from 52 randomised clinical trials. *BMJ.* 1995;311(7010):899–909.

35. Pignon JP, Tribodet H, Scagliotti GV, et al. Lung adjuvant cisplatin evaluation: a pooled analysis by the LACE Collaborative Group. *J Clin Oncol.* 2008;26(21):3552–3559.

36. Strauss GM, Herndon JE 2nd, Maddaus MA, et al. Adjuvant paclitaxel plus carboplatin compared with observation in stage IB non-small-cell lung cancer: CALGB 9633 with the Cancer and Leukemia Group B, Radiation Therapy Oncology Group, and North Central Cancer Treatment Group Study Groups. *J Clin Oncol.* 2008;26(31):5043–5051.

37. Burdett S, Pignon JP, Tierney J, et al. Adjuvant chemotherapy for resected early-stage non-small cell lung cancer. *Cochrane Database Syst Rev.* 2015;3:CD011430.

38. Saba NF, Khuri FR. Chemoprevention strategies for patients with lung cancer in the context of screening. *Clin Lung Cancer.* 2005;7(2):92–99.

39. Karp DD, Lee SJ, Keller SM, et al. Randomized, double-blind, placebo-controlled, phase III chemoprevention trial of selenium supplementation in patients with resected stage I non-small-cell lung cancer: ECOG 5597. *J Clin Oncol.* 2013;31(33):4179–4187.

40. Douillard JY, Rosell R, De Lena M, et al. Adjuvant vinorelbine plus cisplatin versus observation in patients with completely resected stage IB-IIIA non-small-cell lung cancer (Adjuvant Navelbine International Trialist Association [ANITA]): a randomised controlled trial. *Lancet Oncol.* 2006;7(9):719–727.

41. Arriagada R, Bergman B, Dunant A, et al. Cisplatin-based adjuvant chemotherapy in patients with completely resected non-small-cell lung cancer. *N Engl J Med.* 2004;350(4):351–360.

42. Winton T, Livingston R, Johnson D, et al. Vinorelbine plus cisplatin vs. observation in resected non-small-cell lung cancer. *N Engl J Med.* 2005;352(25):2589–2597.

43. Albain KS, Swann RS, Rusch VW, et al. Radiotherapy plus chemotherapy with or without surgical resection for stage III non-small-cell lung cancer: a phase III randomised controlled trial. *Lancet.* 2009;374(9687):379–386.

44. Neal CR, Amdur RJ, Mendenhall WM, et al. Pancoast tumor: radiation therapy alone versus preoperative radiation therapy and surgery. *Int J Radiat Oncol Biol Phys.* 1991;21(3):651–660.

45. PORT Meta-analysis Trialists Group. Postoperative radiotherapy for non-small cell lung cancer. *Cochrane Database Syst Rev.* 2005;(2):CD002142.

46. Furuse K, Fukuoka M, Kawahara M, et al. Phase III study of concurrent versus sequential thoracic radiotherapy in combination with mitomycin, vindesine, and cisplatin in unresectable stage III non-small-cell lung cancer. *J Clin Oncol.* 1999;17(9):2692–2699.

47. Curran WJ Jr, Paulus R, Langer CJ, et al. Sequential vs. concurrent chemoradiation for stage III non-small cell lung cancer: randomized phase III trial RTOG 9410. *J Natl Cancer Inst.* 2011;103(19):1452–1460.

48. Belani CP, Choy H, Bonomi P, et al. Combined chemoradiotherapy regimens of paclitaxel and carboplatin for locally advanced non-small-cell lung cancer: a randomized phase II locally advanced multi-modality protocol. *J Clin Oncol.* 2005;23(25):5883–5891.

49. Sause WT, Scott C, Taylor S, et al. Radiation Therapy Oncology Group (RTOG) 88-08 and Eastern Cooperative Oncology Group (ECOG) 4588: preliminary results of a phase III trial in regionally advanced, unresectable non-small-cell lung cancer. *J Natl Cancer Inst.* 1995;87(3):198–205.

50. Bradley JD, Paulus R, Komaki R, et al. Standard-dose versus high-dose conformal radiotherapy with concurrent and consolidation carboplatin plus paclitaxel with or without cetuximab for patients with stage IIIA or IIIB non-small-cell lung cancer (RTOG 0617): a randomised, two-by-two factorial phase 3 study. *Lancet Oncol.* 2015;16(2):187–199.

51. Jalal SI, Riggs HD, Melnyk A, et al. Updated survival and outcomes for older adults with inoperable stage III non-small-cell lung cancer treated with cisplatin, etoposide, and concurrent

chest radiation with or without consolidation docetaxel: analysis of a phase III trial from the Hoosier Oncology Group (HOG) and US Oncology. *Ann Oncol.* 2012;23(7):1730–1738.

52. Kelly K, Chansky K, Gaspar LE, et al. Phase III trial of maintenance gefitinib or placebo after concurrent chemoradiotherapy and docetaxel consolidation in inoperable stage III non-small-cell lung cancer: SWOG S0023. *J Clin Oncol.* 2008;26(15):2450–2456.

53. Finkelstein DM, Ettinger DS, Ruckdeschel JC. Long-term survivors in metastatic non-small-cell lung cancer: an Eastern Cooperative Oncology Group Study. *J Clin Oncol.* 1986;4(5):702–709.

54. Gerber DE, Dahlberg SE, Sandler AB, et al. Baseline tumour measurements predict survival in advanced non-small cell lung cancer. *Br J Cancer.* 2013;109(6):1476–1481.

55. NSCLC Meta-analyses Collaborative Group. Chemotherapy in addition to supportive care improves survival in advanced non-small-cell lung cancer: a systematic review and meta-analysis of individual patient data from 16 randomized controlled trials. *J Clin Oncol.* 2008;26(28):4617–4625.

56. Scagliotti GV, Parikh P, von Pawel J, et al. Phase III study comparing cisplatin plus gemcitabine with cisplatin plus pemetrexed in chemotherapy-naive patients with advanced-stage non-small-cell lung cancer. *J Clin Oncol.* 2008;26(21):3543–3551.

57. Schiller JH, Harrington D, Belani CP, et al. Comparison of four chemotherapy regimens for advanced non-small-cell lung cancer. *N Engl J Med.* 2002;346(2):92–98.

58. Langer CJ, Hirsh V, Ko A, et al. Weekly nab-paclitaxel in combination with carboplatin as first-line therapy in patients with advanced non-small-cell lung cancer: analysis of safety and efficacy in patients with renal impairment. *Clin Lung Cancer.* 2015;16(2):112–120.

59. Kelly K, Crowley J, Bunn PA Jr, et al. Randomized phase III trial of paclitaxel plus carboplatin versus vinorelbine plus cisplatin in the treatment of patients with advanced non-small-cell lung cancer: a Southwest Oncology Group trial. *J Clin Oncol.* 2001;19(13):3210–3218.

60. Johnson DH, Fehrenbacher L, Novotny WF, et al. Randomized phase II trial comparing bevacizumab plus carboplatin and paclitaxel with carboplatin and paclitaxel alone in previously untreated locally advanced or metastatic non-small-cell lung cancer. *J Clin Oncol.* 2004;22(11):2184–2191.

61. Ardizzoni A, Boni L, Tiseo M, et al. Cisplatin- versus carboplatin-based chemotherapy in first-line treatment of advanced non-small-cell lung cancer: an individual patient data meta-analysis. *J Natl Cancer Inst.* 2007;99(11):847–857.

62. de Castria TB, da Silva EM, Gois AF, et al. Cisplatin versus carboplatin in combination with third-generation drugs for advanced non-small cell lung cancer. *Cochrane Database Syst Rev.* 2013;8:CD009256.

63. Paz-Ares LG, de Marinis F, Dediu M, et al. PARAMOUNT: final overall survival results of the phase III study of maintenance pemetrexed versus placebo immediately after induction treatment with pemetrexed plus cisplatin for advanced nonsquamous non-small-cell lung cancer. *J Clin Oncol.* 2013;31(23):2895–2902.

64. Gerber DE, Schiller JH. Maintenance chemotherapy for advanced non-small-cell lung cancer: new life for an old idea. *J Clin Oncol.* 2013;31(8):1009–1020.

65. Nadler E, Yu E, Ravelo A, et al. Bevacizumab treatment to progression after chemotherapy: outcomes from a U.S. community practice network. *Oncologist.* 2011;16(4):486–496.

66. Patel JD, Hensing TA, Rademaker A, et al. Phase II study of pemetrexed and carboplatin plus bevacizumab with maintenance pemetrexed and bevacizumab as first-line therapy for nonsquamous non-small-cell lung cancer. *J Clin Oncol.* 2009;27(20):3284–3289.

67. Patel JD, Socinski MA, Garon EB, et al. PointBreak: a randomized phase III study of pemetrexed plus carboplatin and bevacizumab followed by maintenance pemetrexed and bevacizumab versus paclitaxel plus carboplatin and bevacizumab followed by maintenance bevacizumab in patients with stage IIIB or IV nonsquamous non-small-cell lung cancer. *J Clin Oncol.* 2013;31(34):4349–4357.

68. Perol M, Chouaid C, Perol D, et al. Randomized, phase III study of gemcitabine or erlotinib maintenance therapy versus observation, with predefined second-line treatment, after cisplatin-gemcitabine induction chemotherapy in advanced non-small-cell lung cancer. *J Clin Oncol.* 2012;30(28):3516–3524.

69. Pirker R, Pereira JR, Szczesna A, et al. Cetuximab plus chemotherapy in patients with advanced non-small-cell lung cancer (FLEX): an open-label randomised phase III trial. *Lancet.* 2009;373(9674):1525–1531.

70. Ciuleanu T, Brodowicz T, Zielinski C, et al. Maintenance pemetrexed plus best supportive care versus placebo plus best supportive care for non-small-cell lung cancer: a randomised, double-blind, phase 3 study. *Lancet.* 2009;374(9699):1432–1440.

71. Cappuzzo F, Ciuleanu T, Stelmakh L, et al. Erlotinib as maintenance treatment in advanced non-small-cell lung cancer: a multicentre, randomised, placebo-controlled phase 3 study. *Lancet Oncol.* 2010;11(6):521–529.

72. Fidias PM, Dakhil SR, Lyss AP, et al. Phase III study of immediate compared with delayed docetaxel after front-line therapy with gemcitabine plus carboplatin in advanced non-small-cell lung cancer. *J Clin Oncol.* 2009;27(4):591–598.

73. Iyengar P, Kavanagh BD, Wardak Z, et al. Phase II trial of stereotactic body radiation therapy combined with erlotinib for patients with limited but progressive metastatic non-small-cell lung cancer. *J Clin Oncol.* 2014;32(34):3824–3830.

74. Ashworth AB, Senan S, Palma DA, et al. An individual patient data metaanalysis of outcomes and prognostic factors after treatment of oligometastatic non-small-cell lung cancer. *Clin Lung Cancer.* 2014;15(5):346–355.

75. Hanna N, Shepherd FA, Fossella FV, et al. Randomized phase III trial of pemetrexed versus docetaxel in patients with non-small-cell lung cancer previously treated with chemotherapy. *J Clin Oncol.* 2004;22(9):1589–1597.

76. Sandler A, Gray R, Perry MC, et al. Paclitaxel-carboplatin alone or with bevacizumab for non-small-cell lung cancer. *N Engl J Med.* 2006;355(24):2542–2550.

77. Reck M, von Pawel J, Zatloukal P, et al. Overall survival with cisplatin-gemcitabine and bevacizumab or placebo as first-line therapy for nonsquamous non-small-cell lung cancer: results from a randomised phase III trial (AVAiL). *Ann Oncol.* 2010;21(9):1804–1809.

78. Garon EB, Ciuleanu TE, Arrieta O, et al. Ramucirumab plus docetaxel versus placebo plus docetaxel for second-line treatment of stage IV non-small-cell lung cancer after disease progression on platinum-based therapy (REVEL): a multicentre, double-blind, randomised phase 3 trial. *Lancet.* 2014;384(9944):665–673.

79. Massarelli E, Papadimitrakopoulou V, Welsh J, et al. Immunotherapy in lung cancer. *Transl Lung Cancer Res.* 2014;3(1):53–63.

80. Rizvi NA, Mazieres J, Planchard D, et al. Activity and safety of nivolumab, an anti-PD-1 immune checkpoint inhibitor, for patients with advanced, refractory squamous non-small-cell lung cancer (CheckMate 063): a phase 2, single-arm trial. *Lancet Oncol.* 2015;16(3):257–265.

81. Brahmer J, Reckamp KL, Baas P, et al. Nivolumab versus docetaxel in advanced squamous-cell non-small-cell lung cancer. *N Engl J Med.* 2015;373(2):123–135. doi:10.1056/NEJMoa1504627. Epub May 31.

82. Borghaei H, Paz-Ares L, Horn L, et al. Nivolumab versus docetaxel in advanced nonsquamous non-small-cell lung cancer. *N Engl J Med.* 2015;373(17):1627–1639. doi:10.1056/NEJMoa1507643. Epub Sep 27.

83. Garon EB, Rizvi NA, Hui R, et al. Pembrolizumab for the treatment of non-small-cell lung cancer. *N Engl J Med.* 2015;372(21):2018–2028.

84. Lynch TJ, Bell DW, Sordella R, et al. Activating mutations in the epidermal growth factor receptor underlying responsiveness of non-small-cell lung cancer to gefitinib. *N Engl J Med.* 2004;350(21):2129–2139.

85. Mok TS, Wu YL, Thongprasert S, et al. Gefitinib or carboplatin-paclitaxel in pulmonary adenocarcinoma. *N Engl J Med.* 2009;361(10):947–957.

86. Fukuoka M, Wu YL, Thongprasert S, et al. Biomarker analyses and final overall survival results from a phase III, randomized, open-label, first-line study of gefitinib versus carboplatin/paclitaxel in clinically selected patients with advanced non-small-cell lung cancer in Asia (IPASS). *J Clin Oncol.* 2011;29(21):2866–2874.

87. Jackman DM, Miller VA, Cioffredi LA, et al. Impact of epidermal growth factor receptor and KRAS mutations on clinical outcomes in previously untreated non-small cell lung cancer patients: results of an online tumor registry of clinical trials. *Clin Cancer Res.* 2009;15(16):5267–5273.

88. Thatcher N, Chang A, Parikh P, et al. Gefitinib plus best supportive care in previously treated patients with refractory advanced non-small-cell lung cancer: results from a randomised, placebo-controlled, multicentre study (Iressa Survival Evaluation in Lung Cancer). *Lancet.* 2005;366(9496):1527–1537.

89. Shepherd FA, Rodrigues Pereira J, Ciuleanu T, et al. Erlotinib in previously treated non-small-cell lung cancer. *N Engl J Med.* 2005;353(2):123–132.

90. Zhou C, Wu YL, Chen G, et al. Erlotinib versus chemotherapy as first-line treatment for patients with advanced EGFR mutation-positive non-small-cell lung cancer (OPTIMAL, CTONG-0802): a multicentre, open-label, randomised, phase 3 study. *Lancet Oncol.* 2011;12(8):735–742.

91. Khozin S, Blumenthal GM, Jiang X, et al. U.S. Food and Drug Administration approval summary: erlotinib for the first-line treatment of metastatic non-small cell lung cancer with epidermal growth factor receptor exon 19 deletions or exon 21 (L858R) substitution mutations. *Oncologist.* 2014;19(7):774–779.

92. Rosell R, Carcereny E, Gervais R, et al. Erlotinib versus standard chemotherapy as first-line treatment for European patients with advanced EGFR mutation-positive non-small-cell lung cancer (EURTAC): a multicentre, open-label, randomised phase 3 trial. *Lancet Oncol.* 2012;13(3):239–246.

93. Shi Y, Au JS, Thongprasert S, et al. A prospective, molecular epidemiology study of EGFR mutations in Asian patients with advanced non-small-cell lung cancer of adenocarcinoma histology (PIONEER). *J Thorac Oncol.* 2014;9(2):154–162.

94. Gainor JF, Shaw AT. Emerging paradigms in the development of resistance to tyrosine kinase inhibitors in lung cancer. *J Clin Oncol.* 2013;31(31):3987–3996.

95. Reinersman JM, Johnson ML, Riely GJ, et al. Frequency of EGFR and KRAS mutations in lung adenocarcinomas in African Americans. *J Thorac Oncol.* 2011;6(1):28–31.

96. Gazdar A, Robinson L, Oliver D, et al. Hereditary lung cancer syndrome targets never smokers with germline EGFR gene T790M mutations. *J Thorac Oncol.* 2014;9(4):456–463.

97. Lin Y, Wang X, Jin H. EGFR-TKI resistance in NSCLC patients: mechanisms and strategies. *Am J Cancer Res.* 2014;4(5):411–435.

98. Camidge DR, Bang YJ, Kwak EL, et al. Activity and safety of crizotinib in patients with ALK-positive non-small-cell lung cancer: updated results from a phase 1 study. *Lancet Oncol.* 2012;13(10):1011–1019.

99. Solomon BJ, Mok T, Kim DW, et al. First-line crizotinib versus chemotherapy in ALK-positive lung cancer. *N Engl J Med.* 2014;371(23):2167–2177.

100. Rolfo C, Passiglia F, Castiglia M, et al. ALK and crizotinib: after the honeymoon...what else? Resistance mechanisms and new therapies to overcome it. *Transl Lung Cancer Res.* 2014;3(4):250–261.

101. Ou SI, Ahn JS, De Petris L, et al. Alectinib in crizotinib-refractory ALK-rearranged non-small-cell lung cancer: a phase II global study. *J Clin Oncol.* 2015; pii: JCO639443. [Epub ahead of print].

102. Gandhi L, Shaw A, Gadgeel SM, et al. Session type and session title: poster discussion session, lung cancer—non-small cell lung metastatic. *J Clin Oncol.* 2015;33(suppl):Abstract 8019. Special issue on ASCO Annual Meeting.

103. Hann CL, Rudin CM. Management of small-cell lung cancer: incremental changes but hope for the future. *Oncology (Williston Park).* 2008;22(13):1486–1492.

104. Chute JP, Chen T, Feigal E, et al. Twenty years of phase III trials for patients with extensive-stage small-cell lung cancer: perceptible progress. *J Clin Oncol.* 1999;17(6):1794–1801.

105. Simon M, Argiris A, Murren JR. Progress in the therapy of small cell lung cancer. *Crit Rev Oncol Hematol.* 2004;49(2):119–133.

106. Ihde DC, Mulshine JL, Kramer BS, et al. Prospective randomized comparison of high-dose and standard-dose etoposide and cisplatin chemotherapy in patients with extensive-stage small-cell lung cancer. *J Clin Oncol.* 1994;12(10):2022–2034.

107. Johnson DH, Einhorn LH, Birch R, et al. A randomized comparison of high-dose versus conventional-dose cyclophosphamide, doxorubicin, and vincristine for extensive-stage small-cell lung cancer: a phase III trial of the Southeastern Cancer Study Group. *J Clin Oncol.* 1987;5(11):1731–1738.

108. Klasa RJ, Murray N, Coldman AJ. Dose-intensity meta-analysis of chemotherapy regimens in small-cell carcinoma of the lung. *J Clin Oncol.* 1991;9(3):499–508.

109. Cheng S, Evans WK, Stys-Norman D, et al. Chemotherapy for relapsed small cell lung cancer: a systematic review and practice guideline. *J Thorac Oncol.* 2007;2(4):348–354.

110. Pietanza MC, Kadota K, Huberman K, et al. Phase II trial of temozolomide in patients with relapsed sensitive or refractory small cell lung cancer, with assessment of methylguanine-DNA methyltransferase as a potential biomarker. *Clin Cancer Res.* 2012;18(4):1138–1145.

111. von Pawel J, Schiller JH, Shepherd FA, et al. Topotecan versus cyclophosphamide, doxorubicin, and vincristine for the treatment of recurrent small-cell lung cancer. *J Clin Oncol.* 1999;17(2):658–667.

112. Pignon JP, Arriagada R, Ihde DC, et al. A meta-analysis of thoracic radiotherapy for small-cell lung cancer. *N Engl J Med.* 1992;327(23):1618–1624.

113. Warde P, Payne D. Does thoracic irradiation improve survival and local control in limited-stage small-cell carcinoma of the lung? A meta-analysis. *J Clin Oncol.* 1992;10(6):890–895.

114. Turrisi AT 3rd, Kim K, Blum R, et al. Twice-daily compared with once-daily thoracic radiotherapy in limited small-cell lung cancer treated concurrently with cisplatin and etoposide. *N Engl J Med.* 1999;340(4):265–271.

115. The National Cancer Institute of Canada Clinical Trials Group, Murray N, Coy P, et al. Importance of timing for thoracic irradiation in the combined modality treatment of limited-stage small-cell lung cancer. *J Clin Oncol.* 1993;11(2):336–344.

116. Jeremic B, Shibamoto Y, Nikolic N, et al. Role of radiation therapy in the combined-modality treatment of patients with extensive disease small-cell lung cancer: a randomized study. *J Clin Oncol.* 1999;17(7):2092–2099.

117. Yee D, Butts C, Reiman A, et al. Clinical trial of post-chemotherapy consolidation thoracic radiotherapy for extensive-stage small cell lung cancer. 2012;102(2):234–238.

118. Slotman BJ, van Tinteren H, Praag JO, et al. Use of thoracic radiotherapy for extensive stage small-cell lung cancer: a phase 3 randomised controlled trial. *Lancet.* 2015;385(9962):36–42.

119. Prophylactic Cranial Irradiation Overview Collaborative Group, Auperin A, Arriagada R, et al. Prophylactic cranial irradiation for patients with small-cell lung cancer in complete remission. *N Engl J Med.* 1999;341(7):476–484.

120. Slotman B, Faivre-Finn C, Kramer G, et al. Prophylactic cranial irradiation in extensive small-cell lung cancer. *N Engl J Med.* 2007;357(7):664–672.

121. Wolfson AH, Bae K, Komaki R, et al. Primary analysis of a phase II randomized trial Radia-

tion Therapy Oncology Group (RTOG) 0212: impact of different total doses and schedules of prophylactic cranial irradiation on chronic neurotoxicity and quality of life for patients with limited-disease small-cell lung cancer. *Int J Radiat Oncol Biol Phys*. 2011;81(1):77-84.

122. Seto T, Takahashi T, Yamanaka T, et al. Prophylactic cranial irradiation (PCI) has a detrimental effect on the overall survival (OS) of patients (pts) with extensive disease small cell lung cancer (ED-SCLC): results of a Japanese randomized phase III trial. *J Clin Oncol*. 2014;32:(5, suppl):Abstract 7503. Special issue on ASCO Annual Meeting.

123. Videtic GM. The role of radiation therapy in small cell lung cancer. *Curr Oncol Rep*. 2013;15(4):405-410.

124. Brandes JC, Schmidt E, Yung R. Occlusive endobronchial stent placement as a novel management approach to massive hemoptysis from lung cancer. *J Thorac Oncol*. 2008;3(9):1071-1072.

125. Lee SA, Kim do H, Jeon GS. Covered bronchial stent insertion to manage airway obstruction with hemoptysis caused by lung cancer. *Korean J Radiol*. 2012;13(4):515-520.

126. Bunn PA Jr, Crowley J, Kelly K, et al. Chemoradiotherapy with or without granulocyte-macrophage colony-stimulating factor in the treatment of limited-stage small-cell lung cancer: a prospective phase III randomized study of the Southwest Oncology Group. *J Clin Oncol*. 1995;13(7):1632-1641.

Jessica Yarber, Sheetal M. Kircher, Al B. Benson III

一、引　言

胃肠道肿瘤（GI）（食管、胃、小肠、大肠和肛门）占所有美国肿瘤病例的 12% 左右，其死亡病例约占所有死亡病例的 20%。由于直肠癌、胃癌、食管癌、小肠癌和肛门癌的发病率降低，结肠癌成为胃肠道肿瘤中最常见的肿瘤。手术治疗仍是主要治愈方法，但放疗和化疗的作用也越来越重要，其作为手术治疗手段的辅助治疗方式提高了手术后患者的治愈率。孤立的、能够切除的转移性病灶结肠癌患者中有部分人群可能通过手术治疗获得治愈。单纯化疗不能治愈广泛转移患者。近年来联合用药客观缓解率可达 60%，获得病情稳定的患者越来越多。毫无疑问，化疗有效和病情稳定的患者能够获得有临床价值的病情缓解，提高生存率。现有很多临床研究多由多中心临床协作组组织进行，其在明确疾病自然病程和不同治疗方法获益价值方面具有重要作用，鼓励患者参加这些临床试验不仅可以让参加患者获益，还能明确新的治疗措施是否为将来的患者带来获益。基于 AJCC 分期为胃肠道肿瘤患者制订合理的治疗策略是非常重要的[1]。

二、食　管　癌

（一）流行病学

2014 年预计美国新发食管癌患者约 16 980 例，死亡 15 590 例[2]。不同国家之间发病率差异明显，其中发病率最高的地区为南非、东非和西亚；无论男性还是女性，发病率最低的地区为东非、中非和美国中部[3]。食管癌组织病理类型主要为腺癌（EAC）及鳞状细胞癌（ESCC），其中 ESCC 占大多数。在 20

世纪 60 年代，ESCC 占美国所有食管肿瘤的 90% 以上，腺癌很少见。然而，在过去的 20 年中，西方国家 EAC 的发病率明显上升，现在美国 EAC 占所有食管癌的 60% 以上。相比之下，全球范围内 ESCC 仍占大多数[4]。

ESCC 和 EAC 在不同临床特征上存在很多差异，如肿瘤部位和风险因素。EAC 好发于食管下 1/3，而食管中 1/3 是 ESCC 的最常见部位。吸烟和习惯性饮酒是 ESCC 高危因素，但只是 EAC 中危因素；ESCC 的一个独特危险因素为是否合并其他气道消化道等腔道的恶性肿瘤，如头颈部癌或肺癌；而 EAC 的风险因素与胃食管反流疾病（GERD）、吸烟、肥胖和巴雷特食管炎相关[5]。

由于 ESCC 和 EAC 在致病因素、流行病学、生物学和预后等方面存在的区别，仅 2010 版肿瘤-淋巴结-转移（TNM）分期系统对它们进行了独立的分组[6]。这一改变是基于一项 4627 例仅接受手术治疗的食管或食管胃交界（GEJ）癌症患者的数据，结果表明在淋巴结阴性患者中，T 分期、组织学、分级和肿瘤部位是预后决定因素[7]。

（二）临床表现和治疗前评估

食管癌通常表现为进行性和持续性吞咽困难。疼痛、声嘶、体重下降和慢性咳嗽是提示预后不良的一些临床表现，其提示肿瘤有局部组织结构浸润扩散（如纵隔淋巴结）、喉返神经受累或者食管气管瘘形成等。最常见的转移部位是局部淋巴结（可能包括颈部、锁骨上、胸内、横膈、腹腔或主动脉旁淋巴结）、肝脏及肺。

食管癌诊断通常需通过吞钡、内镜检查、活检或灌洗液细胞学检查。分期确诊应该进行腹部及胸部 CT、对颈部及锁骨上淋巴结仔细检查、正电子发射断层扫描（PET）。PET/CT 成像对明确隐匿性转移病灶最为敏感，但在明确局部淋巴结转移方面的准确性稍差。在没有出现远处转移的患者中，食管内镜超声（EUS）[8]检查对于确定肿瘤侵犯深度是有价值的，因为对 T1～T2、T3～T4 与区域淋巴结转移病变的处理是不一样的。在约 17% 没有采用 CT、PET/CT 和 EUS 进行完整分期的远端食管癌和 GEJ 肿瘤患者中，腹腔镜具有改变治疗方式的优势[9]。对于肿瘤位于食管上 1/3 和中 1/3 部位的患者，应进行支气管镜检查。对有骨痛或压痛的患者通常应进行骨扫描。生存率与病理学分期有关，后者只能通过手术来确定。

（三）治疗和预后

最近 15 年来，局限期食管癌的治疗发生了显著变化，这些患者现在都接受联合方案而不是单纯局部治疗。然而，最优治疗策略仍不清楚。完全手术切除可使中位生存期达 18 个月左右，其中有 15%～20% 的患者生存期达 5 年。出现远处转移患者应该接受系统性治疗。如果不能手术切除肿瘤，需进行姑息性手术治疗，如空肠造口术或胃造口术。食管癌远处转移中位总生存时间不到 1 年，总 5 年生存率为 5%～10%。患者预后与病变大小、食管侵犯深度和淋巴结侵犯状态有关。

1. 单纯手术　目前仅 30%～40% 的食管癌患者为可切除状态；然而，手术一直是标准治疗方案之一。但由于单纯手术 5 年生存率仅为 15%～20%，单纯手术的治疗地位也有所改变[10-14]。在一项 4 627 名仅接受手术的食管癌患者中，T1N0 患者 5 年生存率超过 50%，因此，单纯手术仍是 T1N0 患者的标准治疗[15]。

2. 可治愈患者的综合治疗　急诊手术所导致的不良结果部分是由分期不当所致。多年来，人们重视研究术前联合治疗、术前放疗和（或）化疗。当应用术前治疗时，积极的分期检查应包括 EUS、CT 扫描和腹腔镜检查，常同时进行空肠造口术、放置饲管以便给予营养支持治疗。尽管随机试验的结果尚不一致，但目前 II 期和 III 期患者常用这种方式进行治疗。

（1）单纯术前化疗：美国国家癌症研究所（NCI）胃肠协作组已经报道了一项包括 440 例患者的随机对照试验，患者为 EAC 或 ESCC，其将术前化疗[顺铂和氟尿嘧啶（CF），3 个周期]加手术与单纯手术进行比较，在中位随访 55.4 个月后，两组患者中位生存时间、1 年或 2 年生存率无区别。将这些结果的差异与在英国医学研究委员会临床试验组最近的治疗进行比较，将 802 例患者随机分为两组：术前行两周期顺铂+氟尿嘧啶化疗组和单纯手术组。约 66% 的患者为腺癌。第 6 年的长期随访提示，不管病理类型如何，其 5 年总生存（OS）存在明显差异[化疗组 vs 仅手术组：23% vs 17.1%；HR，0.84；95% CI，0.72～0.98；P=0.03][16]。两种不同组织类型所占的比例不同使得这些试验结果难以解释。

（2）术前放化疗：单纯放射治疗或术前（后）的辅助治疗或联合手术治疗在大多数研究中并不能提高总生存率。单纯放射治疗的 5 年生存率为 0～10%。放疗加化疗的联合治疗优于单纯放射治疗。另外，同步放化疗比序贯治疗更有优势[11,17,18]。一项随机试验中，肿瘤放射治疗组（RTOG）85-01 在 121 例患者中比较了单纯放疗组与放疗加化疗组，其中 88%的患者为鳞状细胞癌，RTOG 的报道显示，放疗加化疗组 5 年生存率为 27%，而单纯放射治疗组为 0。中位生存时间分别是 14.1 个月和 9.3 个月。大多数患者为 T2 及 CT 扫描淋巴结为阴性[19]。目前已有五项比较术前同步放化疗和单纯手术的研究，其中两项提示放化疗组具有显著的生存优势[20]。第一项研究（CALGB 9781）因为获益少而提前终止，仅随机将 56 名患者分至单纯淋巴结切除的食管癌手术或术前放疗同步顺铂（100mg/m^2）和氟尿嘧啶[1000mg/（m^2·d）×4 天（第 1 周和第 5 周）]。意向治疗分析显示，三联疗法更具有生存优势，中位生存期 4.48 年 vs 1.79 年（精确分层，对数秩，P = 0.002）[21]。CROSS 研究将 363 名可迁delon食管癌或 EGJ 患者随机分至术前放化疗组[放疗同步周疗紫杉醇 50mg/m^2 加卡铂，曲线下面积（AUC）为 2]（41.4Gy/5 周）或单纯手术[22]。放化疗组的完全切除（R0）率更高（92%vs69%），而且 29%的放化疗组患者获得了病理学完全缓解。在中位 32 个月的随访中，术前放化疗组的 OS 明显更优（HR，0.657；95% CI，0.495～0.871；3 年生存率，58%vs44%）。

（3）放疗加化疗方案
- 紫杉醇 50mg/m^2 加卡铂（AUC=2），周疗，联合放疗总剂量 41.4Gy/5 周。
- 同步顺铂 100mg/m^2 和氟尿嘧啶 1000mg/（m^2·d），共 4 天，第 1 周和第 5 周，联合放疗总剂量 50.4Gy。
- 顺铂 15mg/（m^2·d），第 1～5 天，氟尿嘧啶 800mg/（m^2·d），持续 24 小时，第 1～5 天，每 21 天 1 个周期，共 2 个周期，同步放疗。
- 奥沙利铂 85mg/m^2，静脉滴注，亚叶酸钙 400mg/m^2，第 1 天，随后氟尿嘧啶 800mg/（m^2·d），持续 24 小时，第 1～2 天，每 14 天 1 个周期，共 3 个周期，同步放疗。放疗结束后巩固 3 个周期。

- 奥沙利铂 85mg/m², 静脉滴注, 第 1 天, 第 15 天和第 29 天, 共 3 次, 氟尿嘧啶 180mg/(m²·d), 持续 24 小时, 第 1~33 天, 同步放疗。

3. 晚期(转移性)肿瘤的治疗 EAC 和 ESCC 系统性化疗方案类似。许多化疗药物单药应用均有一定治疗作用。这些药物包括顺铂、卡铂、氟尿嘧啶、博来霉素、紫杉醇、多西他赛、伊立替康、吉西他滨、甲氨蝶呤、丝裂霉素、长春瑞滨和多柔比星, 有效率为 15%~30%, 使用简便。除紫杉醇外, 两种组织学类型的食管癌的化疗疗效相似。最有效的药物是顺铂类药物、紫杉醇和氟尿嘧啶。单一药物的效果低于联合化疗, 这是因为单一药物的有效率低且疗效持续时间短。7%~22%的食管胃腺癌过度表达 II 型表皮生长因子受体(EGFR)(HER2), 可能从曲妥珠单抗(一种抗 HER2 单克隆抗体)获益。III 期 ToGA 研究证实了曲妥珠单抗在晚期 HER2 阳性腺癌中的获益, 该研究比较了标准化疗(顺铂加静脉输注 5-FU 或卡培他滨)加或不加曲妥珠单抗(负荷剂量 8mg/kg, 然后 6mg/kg, 每 3 周 1 次, 直至疾病进展)。曲妥珠单抗组的客观缓解率更高(47% vs 35%), 中位随访时间 17.1~18.6 个月, 曲妥珠单抗组的 OS 明显更优(13.8 个月 vs 11.1 个月)[23]。

一线治疗方案:

1) CF

- 顺铂 75~100mg/m², 静脉滴注, 第 1 天。
- 氟尿嘧啶 1000mg/(m²·d), 持续静脉滴注, 第 1~5 天。 每 28 天重复。

2) 紫杉醇+顺铂

- 紫杉醇 175mg/m², 静脉滴注, 第 1 天。
- 顺铂 75mg/m², 静脉滴注, 第 1 天。 每 21 天重复。

3) 卡铂+紫杉醇

- 卡铂 AUC=5, 静脉滴注, 第 1 天。
- 紫杉醇 150mg/m², 静脉滴注, 第 1 天。 每 21 天重复。

4) 紫杉醇+顺铂+氟尿嘧啶

- 紫杉醇 175mg/m², 静脉滴注 3 小时以上, 第 1 天。
- 顺铂 20mg/(m²·d), 静脉滴注, 第 1~5 天。
- 氟尿嘧啶 750mg/(m²·d), 持续静脉滴注, 第 1~5 天。

每 28 天重复。

5）顺铂+伊立替康

- 伊立替康 65mg/m², 静脉滴注, 第 1 天和第 8 天。
- 顺铂 30mg/m², 静脉滴注, 第 1 天和第 8 天。
  每 21 天重复。

6）伊立替康+氟尿嘧啶+甲酰四氢叶酸

- 伊立替康 180mg/m², 静脉滴注 30 分钟以上, 间隔 30 分钟。
- 甲酰四氢叶酸 125mg/m², 静脉滴注 15 分钟以上。
- 氟尿嘧啶 400mg/（m²·d）, 静脉注射 3～4 分钟。
- 氟尿嘧啶 1200mg/（m²·d）, 持续静脉滴注, 共 2 天。
  每 2 周重复。

7）氟尿嘧啶

- 氟尿嘧啶 1200mg/（m²·d）, 持续静脉滴注, 共 2 天。
  每 2 周重复。

8）EOX

- 表柔比星 50mg/m², 静脉注射, 第 1 天。
- 奥沙利铂 130mg/m², 静脉滴注, 大于 2 小时, 第 1 天。
- 卡培他滨 625mg/m², 每天两次, 口服, 第 1～21 天。
  每 21 天重复一次。

9）奥沙利铂加氟尿嘧啶

- 奥沙利铂 85mg/m², 静脉滴注 2 小时以上, 第 1 天。
- 甲酰四氢叶酸 400mg/m², 静脉滴注 2 小时以上, 随后进行以下操作。
- 氟尿嘧啶 400mg/（m²·d）, 静脉注射, 然后氟尿嘧啶 2400mg/m², 持续静脉滴注 46 小时。
  每 2 周重复。

4. 二线治疗　可以从以下多种联合化疗方案中或单药中选择二线治疗, 包括单药多西他赛、紫杉醇、雷莫芦单抗或伊立替康。在Ⅲ期的 REGARD 研究中, 355 名既往经治的晚期或转移性胃或 EGJ 腺癌患者被随机分配至最佳支持治疗加雷莫芦单抗或安慰剂组, 尽管获益较小, 但结果显示, 接受雷莫芦单抗的患者具有更好的中位无疾病进展生存期（PFS）（2.1 个月 vs 1.3 个月）和 OS（5.2 个月 vs 3.8 个月; HR, 0.78; 95% CI, 0.60～0.998）[24]。在Ⅲ期 RAINBOW 研究中, 既往经一线铂类联合氟尿嘧啶联合方案治疗后进展 4 个月内的患者被随机分配至周疗紫杉醇 80mg/m² （第 1 天，第 8 天，第 15 天，每 28 天 1 个周期）加雷莫芦单抗（8mg/kg 静脉注射，每 2 周一次）组或安慰剂组，雷莫芦单抗组中位 OS（9.6 个月 vs 7.4 个月；HR, 0.807; 95% CI, 0.678～0.962）及 PFS（4.4 个月 vs 2.9 个月）均显著更优[25]。根据既往治疗情况及体力状态可以考虑联合治疗方案。

（四）支持治疗

在联合治疗期间发生食管炎非常常见，往往需要给予营养支持治疗。最好通过肠造口术放置给饲管，给予营养支持治疗。持续化疗期间进行外周营养疗法较困难。对于病灶潜在可切除的患者，应当避免进行胃造口术，因为食管癌手术切除后通常要将胃向上提移位。

（五）随访

由于缺少前瞻性研究数据，食管癌局部治疗后的最优监控策略仍不清楚。接受过根治性治疗、无症状的患者，在第 1～3 年时，每 3～6 个月随访 1 次；第 3～5 年，每 6 个月随访 1 次；随后每年进行一次病史和体格检查。CT 扫描、内镜、生化检查和全血细胞计数应根据临床需要进行。

三、胃 癌

（一）流行病学

从 21 世纪初开始，美国胃癌的发生率显著下降，并且在近 20 年呈稳定状态。胃癌发病率地理差别较大，东亚、东欧和南美发病率最高，而北美和南非最低[3]。尽管近 20 年来胃癌患者的 5 年生存率并没有提高，在淋巴结阴性患者为 45%～71%，在淋巴结阳性患者为 5%～30%。胃癌男女发病率之比为 2 : 1。在日本，胃癌仍然是男性肿瘤死亡的首要原因，在中国、芬兰、波兰、秘鲁和智利也一样。慢性胃炎和胃肠上皮化生的发生率较高与胃癌高发病率有关。在这些疾病和胃癌中常合并幽门螺杆菌感染，远端"肠"型及消化性溃疡的患者尤其如此。

其他环境因素如高盐饮食和硝酸盐摄入与胃癌高风险相关[26]。尽管在美国胃癌的发病率降低，但胃癌发病的部位已向胃近端偏移。在白种人中，近一半的胃癌发生在胃的近端（胃食管交界处、贲门或胃小弯近端）。

（二）临床表现和评估

最常见的症状是体重下降、腹部疼痛、恶心、呕吐、排便习惯的改变、乏力、食欲下降及吞咽困难。尽管钡餐检查常有所帮助，但诊断一般还是通过内镜和活检。拟诊胃癌的分期应该主要包括胸部、腹腔和盆腔 CT 扫描。内镜下超声波检查的应用越来越多，该检查在确定肿瘤在胃壁的浸润深度方面比确定淋巴结受累方面更加精确[27]。PET 扫描在检测远处转移病灶时比 CT 扫描更敏感，在局部晚期患者（T3 病灶或 N1 淋巴结转移以上）的一项前瞻性研究中，整合 PET/CT 能明确 10% 其他影像学无法发现的病灶[28]。腹腔镜对于判断临床分期是有帮助的，因为该项检查可以更准确地明确远处转移并对肝脏进行评估。肿瘤标志物，如癌胚抗原（CEA）、癌抗原（CA）19-9和 CA72-4 可用于随后判断治疗的疗效。准确的分期可以反映患者的预后。新修订的分期方法是根据局部淋巴结病理受累的数目来确定的。受累淋巴结分为 1～2 个（N1）、3～6 个（N2）和 7 个以上（N3）。

（三）治疗和预后

大多数胃癌为腺癌。影响预后的主要因素包括肿瘤的分级和肉眼的表现。有广泛浸润病变患者的治愈率明显低于肿瘤病灶边缘清晰、无溃疡病变的患者。在手术标本中有局部淋巴结的侵犯或周围器官的侵犯提示其复发的可能性增加，在诊断时有吞咽困难症状的患者预后差。病灶位于胃近端或需要全胃切除的患者与病灶位于远端胃及胃大部切除的患者相比较，其危险性更高。

广泛的淋巴结清扫术对生存是否有益尚存争议（包括 D1、D2 淋巴结清扫术）。日本外科医生普遍支持 D2 清扫，但是，包括荷兰胃癌小组[29]及医学研究委员会的诸多研究[30]在内的更多临床试验并未显示 D2 清扫比 D1 清扫更具生存优势。

另外，接受 D2 淋巴清扫术增加了患者的死亡率和其他疾病的发生率。最近，荷兰胃癌小组的长期随访数据也没有显示 D2 切除的生存获益（15 年 OS 率 21% vs 29%；P=0.34），但局部区域复发降低[31]。另外澳大利亚和西班牙的其他两项研究表明，D2 比 D1 切除具有更好的预后[32,33]。

1. 辅助和术前化疗　比较辅助化疗组与单纯手术的荟萃分析结果表明，辅助化疗可以使患者获益[34]。最佳的辅助化疗方案还未明确，可接受的方案包括 MAGIC 研究[35]（详见后述）中的表柔比星、顺铂和 5-FU（ECF），以及 CLASSIC 研究[36]中的卡培他滨联合奥沙利铂。在亚洲患者中，S-1[37]被报道能提高行 D2 胃切除术后的Ⅱ期或Ⅲ期胃癌患者的 OS 和无复发生存期。

新辅助化疗和术前化疗是尝试将局部晚期肿瘤术前降期的手段。2006 年发表的欧洲 MAGIC 研究[35]招募了 503 例胃癌患者，分为单纯手术组，以及术前和术后均给予 3 个周期 DCF 方案的辅助化疗组。其中接受了化疗的患者明显降低了肿瘤分期，并且延长了肿瘤的进展期（分别为 19 个月和 13 个月，P=0.0001）、中位生存期（分别为 24 个月和 20 个月，P=0.02）及 5 年生存率（分别为 36%和 23%，P=0.009）。因为仅 55%的患者接受术后化疗，这说明术前化疗提供了更为重要的作用。其他的新辅助化疗，包括联合放疗，正在研究之中。

2. 辅助放化疗　目前已有三项随机研究表明，与单纯手术相比，术后放化疗患者具有更好的生存获益[35,38-40]。其中最大的研究是美国胃肠协作组[38]报道的由 556 例患者参与的一项随机研究，其比较了手术加和不加术后化疗（氟尿嘧啶+亚叶酸钙）及联合放化疗再加 2 个周期化疗。患者为已行手术切除的ⅠB～Ⅳ期 M0 胃或 GEJ 腺癌。在中位生存期方面，术后联合治疗可以带来显著的统计学获益（分别为 36 个月和 27 个月，P=0.005）。该研究根据淋巴结切除的范围在无病生存率和总生存率方面无显著差异，对 54%的患者进行了 D0 的淋巴结切除（手术未切除全部 N1 的淋巴结），对 36%的患者进行 D1 切除，对仅 10%的患者进行 D2 切除（包括胃周围、腹腔、脾脏、肝动脉和贲门淋巴结）。在放化疗组主要的毒性（3 级或以上）为血液学毒性（54%）和胃肠反应（33%）。

3. 化疗对比放化疗　已有一些研究将辅助放化疗直接与辅助化疗进行比较，其中只有一个显示出放化疗组有显著的

OS 获益。在这些研究中最大的是 ARTIST 研究，随机纳入 458 例胃癌患者（完全切除，D2 淋巴结清扫术），分别为术后卡培他滨加顺铂化疗 6 个周期，或 2 个周期同方案化疗序贯放化疗[放疗 45Gy，同时每日卡培他滨（825mg/m², 每天两次），序贯 2 个周期化疗][41]。中位随访 84 个月，接受放化疗的 3 年无疾病生存期（DFS）没有明显改善（HR，0.74；95%CI，0.52～1.05），尽管在非计划的淋巴结阳性患者亚组分析表明，放化疗组有明显获益（3 年 DFS，76% vs 72%；P=0.004）。次要研究终点 OS 也没有显著差异（HR，1.13；95% CI，0.775～1.647）[42]。包含 6 项试验的荟萃分析得出结论：放化疗组有更高的 5 年 DFS[优势比（OR），1.56；95% CI，1.09～2.24]，并且显著降低局部复发率（OR，0.46，95% CI，0.32～0.67），放化疗组具有生存获益的趋势，虽然无统计学意义（OS 的 OR，1.32；95% CI，0.92～1.99）[43]。

4. 推荐的术后辅助联合治疗方案

（1）术前化疗（请参阅在后述转移性胃癌方案中 ECF 修改方案）

1）ECF

- 表柔比星 50mg/m²，静脉注射，第 1 天，然后再输注 CF。
- 顺铂 60mg/m²，静脉滴注，大于 2 小时，第 1 天。
- 氟尿嘧啶 200mg/m²，持续静脉滴注，第 1～21 天。

该方案每 21 天重复一次，术前 3 个周期，术后 3 个周期（如果可行）。

2）氟尿嘧啶和顺铂

- 亚叶酸钙 20mg/m²，静脉注射，第 1～5 天。
- 氟尿嘧啶 425mg/m²，静脉注射，第 1～5 天。
- 顺铂 100mg/m²，静脉滴注，大于 2 小时，第 1 天。

该方案每 21 天重复一次。

（2）放疗和化疗

1）放疗加氟尿嘧啶和亚叶酸钙

- 对肿瘤（或瘤床）和淋巴引流区进行照射，180cGy/d，每周 5 天，共 5 周，总剂量为 45Gy。化疗在放疗第一天开始，直至放疗最后 3 天。
- 亚叶酸钙 20mg/m²，静脉注射，随后，氟尿嘧啶 400mg/m²，静脉注射，在第 1～4 天和放疗的最后 3 天，在亚叶酸钙后给药。

2）放疗加紫杉醇和卡铂

■ 放疗 41.4Gy，共 5 周。

■ 紫杉醇 50mg/m^2，加卡铂（AUC=2），周疗。

5. 晚期胃癌（转移性，局部不能手术切除或复发）**的治疗**　针对转移性疾病，有研究结果支持与最佳支持治疗相比，细胞毒化疗在 OS、PFS 和缓解率（RR）方面更有优势。

（1）单一药物：有效的单一药物包括表柔比星、丝裂霉素、多柔比星、顺铂、依托泊苷、氟尿嘧啶、伊立替康、羟基脲、紫杉醇类和亚硝基脲。单一药物的缓解率低（15%～30%）、缓解时间短且很少有完全缓解，并且对生存率的影响很小。

（2）联合化疗：联合用药比单一药物的应用要广泛得多，主要因为联合化疗的缓解率及完全缓解率较高，从理论上讲，这可能延长患者的生存期。许多联合疗法都有益处，包括顺铂加 5-FU[44]或卡培他滨[45]，蒽环类方案（ECF，EOX），紫杉烷为基础的组合（紫杉醇、多西他赛、DCF 或多西他赛联合卡培他滨），奥沙利铂联合用药（FOLFOX，CAPOX，EOF）和含伊立替康的方案（FOLFIRI）。

REAL 研究是一个里程碑式、大型、随机化、比较了四种不同化疗方案的临床试验，招募了 1000 多例晚期胃癌患者，研究比较了 ECF、EC 加卡培他滨和表柔比星联合奥沙利铂及静脉注射 5-FU（EOF）或卡培他滨（EOX）[46]。这个试验表明，卡培他滨可以代替输注的 5-FU。研究结果还表明，在 ECF 方案中奥沙利铂替代顺铂是可行的。将四个方案分别比较时，EOX 治疗组患者的中位生存率比 ECF 组稍长（中位数，11.2个月 vs 9.9 个月；HR，0.80；95% CI，0.66～0.97）。

（3）治疗转移性胃癌的靶向药物：7%～22%的 EGJ 腺癌过表达Ⅱ型 EGFR（HER2）。曲妥珠单抗是一种抗 HER2 的单克隆抗体，已由美国 FDA 批准，与顺铂和氟尿嘧啶联合，用于治疗转移性胃癌或 EGJ 腺癌。ToGA 研究是第一个随机的，前瞻性多中心Ⅲ期研究，评价了曲妥珠单抗联合顺铂和氟尿嘧啶治疗 HER2-neu 阳性胃癌和 GEJ 腺癌的安全性[23]。该研究招募了 594 名 HER2-neu 阳性（免疫组化［IHC］3＋或荧光原位杂交［FISH］阳性）的局部晚期、复发或转移性胃腺癌和 EGJ 腺癌患者，随机分成曲妥珠单抗联合化疗组和单纯化疗组。在此试验中大多数患者为胃癌。结果表明，在化疗中加入曲妥珠单抗，中位 OS 有显著改善（分别为 13.8 个月 vs 11 个月，$P=0.46$）。

（4）血管生成抑制剂：已被用于转移性胃癌的研究。AVAGAST 研究[47]是一项国际、随机、安慰剂对照试验，评价了在晚期胃癌一线治疗中使用卡培他滨和顺铂或加入血管内皮生长因子（VEGF）抑制剂贝伐珠单抗的疗效。该研究共招募 774 例患者，没有达到其主要 OS 终点，无进展生存和总体反应率有利于贝伐珠单抗。有人认为可能是基于地理位置的 OS 收益的变化，其在亚洲患者中获益甚少（在中国研究中也可看到），但在泛美洲人群中是有获益的；然而，这只是一个探索性的分析。贝伐珠单抗尚未获得 FDA 批准治疗转移性胃癌，权威指南如国家综合性癌症网络（NCCN）指南也没有推荐其的相关使用。

雷莫芦单抗[37]是一种完全人源化的血管内皮生长因子受体 2（VEGFR-2）抗体。有研究评估了一线治疗中，雷莫芦单抗联合 FOLFOX 方案治疗食管、EGJ 和胃癌的疗效[48]。该研究在所有患者中没有达到 OS 终点，但在胃/GEJ 腺癌亚组有获益的迹象，因此有一个试验正在进行进一步的探索。REGARD 研究招募了 355 例一线治疗后进展的晚期 EGJ 腺癌患者，随机至 RAM 或安慰剂治疗[49]。与安慰剂组相比（3.8 个月），RAM 组中位 OS 为 5.2 个月（$P=0.47$）。RAM 相关的高血压发生率高于安慰剂组（16% vs 8%），但其他不良反应在两组中相似。RAINBOW 研究评估了紫杉醇单药或联合 RAM 在一线治疗后进展的转移性胃癌或 EGJ 腺癌中的疗效[50]。该研究共 665 例患者，与单用紫杉醇相比，RAM 加紫杉醇组的平均 OS 显著延长（9.63 个月 vs 7.36 个月；$P<0.0001$）。与单纯紫杉醇相比，ORR 倾向于 RAM 加紫杉醇（28% vs 16%，$P=0.0001$）。RAM 耐受性良好，但联合组中出血、中性粒细胞减少和高血压发生率增加。本研究结果促使了 FDA 批准 RAM 与紫杉醇联合，该方案还可以考虑在其他二线治疗进展后的患者中使用。在中国晚期三线胃癌患者中研究了阿帕替尼［抗 VEGFR-2 酪氨酸激酶抑制剂（TKI）］的疗效，将患者随机分配至阿帕替尼组或安慰剂组，初步结果表明 OS 略有改善，目前阿帕替尼在中国获得批准[51]。

（5）其他靶向和免疫检查点治疗：多种研究药物，包括 MET 抑制剂、PD-1 抑制剂和其他免疫检查点抑制剂都有令人鼓舞的一些早期数据；然而，需要等待在研项目的确切结果。

6. 晚期胃癌的方案

（1）DCF

- 多西他赛 75mg/m², 1 小时静脉滴注。
- 顺铂 75mg/m², 2 小时静脉滴注。
- 氟尿嘧啶 750mg/（m²·d），持续静脉滴注，1～5 天。
- 地塞米松 8mg，口服，一日 2 次，分别在化疗前 1 天、化疗当天及化疗后 1 天使用。

该方案每 21 天重复一次。

（2）CF

- 顺铂 100mg/m²，静脉滴注，大于 2 小时，第 1 天。
- 氟尿嘧啶 1000mg/m²，持续静脉滴注，第 1～5 天。

该方案每 21 天重复一次。

（3）ECF

- 表柔比星 50mg/m²，静脉注射，第 1 天，然后再输注 CF。
- 顺铂 60mg/m²，静脉滴注，大于 2 小时，第 1 天。
- 氟尿嘧啶 200mg/m²，持续静脉滴注，第 1～21 天。

每 21 天重复一次。

一项 UK 随机研究 274 名患者分别接受表柔比星、顺铂和持续输注氟尿嘧啶（ECF）或氟尿嘧啶、多柔比星和甲氨蝶呤（当时的标准方案）。结果表明 ECF 提高了有效率（45% vs 20%），中位生存期提高了 2 个月，并提高了 2 年 OS（14% vs 5%）。

REAL 2 研究招募了 1002 名患者，绝大多数为转移性胃癌和胃食管癌，患者被随机分至一个两两设计的治疗方案中，接受四个含蒽环类药物的方案之一：表柔比星和氟尿嘧啶加顺铂（ECF）或奥沙利铂（EOF），以及表柔比星和卡培他滨加顺铂（ECX）或奥沙利铂（EOX）。他们的结论发现，卡培他滨不劣于氟尿嘧啶，奥沙利铂不劣于顺铂。值得注意的是，含奥沙利铂方案似乎比含顺铂方案能更好地被患者耐受。在一个次要亚组分析中，提示 EOX 比 ECF 能有更好的生存获益。

（4）EOF

- 表柔比星 50mg/m²，静脉注射，第 1 天，随后输注奥沙利铂和氟尿嘧啶。
- 奥沙利铂 130mg/m²，静脉滴注，大于 2 小时，第 1 天。
- 氟尿嘧啶 200mg/m²，持续静脉滴注，第 1～21 天。

每 21 天重复一次。

（5）EOX

- 表柔比星 50mg/m^2，静脉注射，第 1 天。
- 奥沙利铂 130mg/m^2，静脉滴注，大于 2 小时，第 1 天。
- 卡培他滨 625mg/m^2，每天两次，口服，第 1～21 天。

每 21 天重复一次。

（6）ECX

- 表柔比星 50mg/m^2，静脉注射，第 1 天，随后使用顺铂和卡培他滨。
- 顺铂 60mg/m^2，静脉滴注，大于 2 小时，第 1 天。
- 卡培他滨 625mg/m^2，每日两次，口服，第 1～21 天。

每 21 天重复一次。

最近，ToGA 试验招募了 584 名 HER2 阳性[免疫组化 3+和（或）荧光原位杂交（FISH）阳性]的胃癌患者接受氟尿嘧啶或卡培他滨及顺铂，然后将他们随机分配至曲妥珠单抗或安慰剂。发现提高了有效率（47.3%vs34.5%）和无进展生存期，并提高了中位 OS（13.8 个月 vs11.1 个月）。这是第一个被证实在胃癌中具有明确生存优势的生物制剂。

（7）CF 或顺铂和卡培他滨加曲妥珠单抗：请注意该方案仅适用于 HER2 阳性的患者，定义为免疫组化 3+和（或）FISH阳性。

- 氟尿嘧啶 800mg/m^2，持续静脉滴注，第 1～5 天，或卡培他滨 1000mg/m^2，口服，每天 2 次，第 1～14 天。
- 顺铂 80mg/m^2，静脉滴注，大于 2 小时，第 1 天。
- 曲妥珠单抗 8mg/kg，负荷剂量静脉滴注超过 90 分钟，第 1 天。如果可以耐受，后续周期给药为 6mg/kg，静脉滴注超过 30～90 分钟。

该方案每 21 天重复。在 6 个周期后，如果疾病稳定，继续单用曲妥珠单抗维持，直至病情进展。

推荐每 3 个月监测基础超声心动图，以评估曲妥珠单抗使用时所见的无症状性射血分数的下降。

目前，NCCN 支持在晚期胃癌中采用 DCF 和 ECF，且为 I 类证据，但其他方案包括伊立替康加顺铂、奥沙利铂加氟尿嘧啶，DCF 改良方案，伊立替康加氟尿嘧啶，以及基于紫杉醇类的方案，并作为 2B 类证据支持。

（8）伊立替康和氟尿嘧啶

- 伊立替康 80mg/m², 静脉滴注, 大于 30 分钟, 第 1 天、第 8 天、第 15 天、第 22 天、第 29 天、第 36 天, 在亚叶酸钙和氟尿嘧啶前。
- 亚叶酸钙 500mg/m², 静脉滴注, 大于 2 小时, 第 1 天、第 8 天、第 15 天、第 22 天、第 29 天、第 36 天, 紧接着是氟尿嘧啶。
- 氟尿嘧啶 2000mg/m², 持续静脉滴注 22 小时以上, 第 1 天、第 8 天、第 15 天、第 22 天、第 29 天和第 36 天。

该方案每 7 周重复 (化疗 6 周, 休息 1 周)。

（9）伊立替康和顺铂

- 伊立替康 65mg/m², 静脉滴注, 大于 30 分钟, 第 1 天、第 8 天、第 15 天和第 22 天。
- 顺铂 30mg/m², 静脉滴注, 大于 1 小时, 第 1 天、第 8 天、第 15 天和第 22 天。

每 6 周重复一次。

（10）奥沙利铂和氟尿嘧啶

- 奥沙利铂 85mg/m², 静脉滴注, 大于 2 小时, 第 1 天。
- 亚叶酸钙 200mg/m², 静脉滴注, 大于 2 小时, 紧接着是氟尿嘧啶。
- 氟尿嘧啶 2600mg/m², 持续静脉滴注 24 小时以上。

该方案每 2 周重复一次。

（11）紫杉醇加顺铂

- 紫杉醇 100mg/m², 静脉滴注, 大于 1 小时, 第 1 天、第 8 天, 在顺铂前。
- 顺铂 30mg/m², 静脉滴注, 大于 30 分钟(生理盐水 2L), 第 1 天、第 8 天。

每 21 天重复一次。

（12）氟尿嘧啶、亚叶酸钙和奥沙利铂（FLO）

- 奥沙利铂 85mg/m², 静脉滴注, 大于 1～2 小时, 第 1 天。
- 亚叶酸钙 200mg/m², 静脉滴注, 大于 1～2 小时, 紧接着是氟尿嘧啶。
- 氟尿嘧啶 2600mg/m², 持续静脉滴注 24 小时以上。

该方案每 2 周重复一次。

（13）FLO 加多西他赛

1）氟尿嘧啶、亚叶酸钙和奥沙利铂（FLO）如（12）中所述。

2）多西他赛 50mg/m^2，静脉滴注，大于 1～2 小时，第 1 天。该方案每 2 周重复一次。

根据 V325 研究，该改良 DCF 方案的不良事件发生情况比 DCF 方案更容易耐受（合并的中性粒细胞减少，3.8%vs29%）。

（14）卡培他滨加顺铂

- 卡培他滨 1000mg/m^2，每天 2 次口服，第 1～14 天。
- 顺铂 80mg/m^2，静脉滴注，第 1 天。

每 21 天重复一次。

（15）雷莫芦单抗

- 雷莫芦单抗 8mg/kg 静脉滴注，第 1 天。

每 14 天重复一次。

（16）雷莫芦单抗加紫杉醇

- 雷莫芦单抗 8mg/kg 静脉滴注，第 1 天，第 15 天。
- 紫杉醇 80mg/m^2，静脉滴注，第 1 天，第 8 天，第 15 天。

每 28 天重复一次。

（四）随访研究

对术后肿瘤缓解的患者进行合理的随访，包括病史和体格检查。在第 1～2 年，每 3～6 个月一次；第 3～5 年，每 6～12 个月一次；然后每年一次。根据临床情况进行全血细胞计数、生化检查、内镜检查和影像学检查。对于近端胃切除或全胃切除的患者监测营养缺失（如维生素 B$_{12}$ 和铁）。

四、小肠癌

（一）神经内分泌肿瘤

类癌是小肠（大多数为阑尾和回肠）中最常见的肿瘤。它们可能发生于胃肠道的其他部位，但非常少见。神经内分泌肿瘤（NET）的侵袭性似乎不如小肠腺癌。不良预后因素通常包括淋巴结转移、高 Ki67 指数（＞5%）、高有丝分裂率、存在临床症状、肿瘤大小（＞2cm），以及嗜铬粒蛋白 A 或具有激素活性的肿瘤分泌物。5 年 OS 接近 60%，比其他胃肠道 NET 要差。回肠 NET 侵袭性似乎比阑尾 NET 更强。最常见的转移部位包括淋巴结（89.8%）、肝脏（44.1%）、肺（13.6%）、腹膜（13.6%）

和胰腺（6.8%），广泛纤维化是该类肿瘤的特点，所以常有邻近器官受累。

（二）类癌综合征

约10%的类癌患者有类癌综合征，包括腹泻、腹部绞痛、吸收障碍和面部发红、支气管痉挛、心瓣膜疾病（晚期后遗症）。约90%的症状性 NET 疾病出现肝转移，病灶可能是影像学无法检测的水平。类癌综合征主要见于中肠（空肠、回肠和盲肠）的转移性 NET，后肠（远端结肠和直肠）很少发生。大约10%的支气管类癌可出现类癌综合征。90%的类癌综合征患者有肝转移疾病，而且可能是影像学检测不到的。5-羟色胺是引起腹部症状的主要原因。其代谢产物 5-羟色胺酸（5-HIAA）在尿中大量排泄，通常可作为疾病活动的标志物，但需检测 24 小时期间水平。其他的标志物也可能升高，包括嗜铬粒蛋白 A（类癌最常用的标志物），一些其他的蛋白质，如组胺、激肽释放酶、前列腺素和速激肽类，都认为与该综合征有关。类癌的症状可以通过简单的措施处理，如用止泻药治疗来缓解，虽然这往往效果欠佳。最好的处理药物是长效生长激素释放抑制素类似物奥曲肽醋酸盐（sandostatin），该药物通常的初始剂量为150μg（SC），每 8 小时一次；或者使用长效制剂（奥曲肽 LAR）20～30mg，肌内注射（IM），每月一次，可有效地降低 5-羟色胺和其他胃肠胰多肽的分泌，如胰岛素或胃泌素。它对于改善类癌的症状（如面部发红和腹泻）是有帮助的。有关奥曲肽治疗的一个常见问题是脂肪吸收不良，因此可以考虑加用胰酶替代治疗。

（三）晚期 NET 的治疗

1. 有效药物 近来一项大型双盲、随机、ⅢB 期德国研究（PROMID）使用奥曲肽 LAR 30mg 肌内注射每 4 周一次或安慰剂作为一线治疗中肠 NET 患者。奥曲肽提高了肿瘤进展的中位数时间（14.3 个月 vs 6 个月；HR，0.34；P=0.000 07）。不管肿瘤是否有活性（即存在类癌综合征），该疗效均存在。值得注意的是，这些患者中 95%的 Ki67 小于 2%，大多数存在的肝脏负荷小于或等于 10%，这似乎是亚组分析中一个重要的预后因素。安慰剂组的中位 OS 约为 73.7 个月,而奥曲肽 LAR 组尚未达到中位 OS 分析终点;由于在该研究中观察到的死亡人数较少,尚不能下定论[52,53]。在使用其他的二线药物进展后,该药物仍可继续使用。最近,CLARINET 试验已经完成,该试验评估了生长抑素类似物兰瑞肽对比安慰剂的作用,结果发现兰瑞肽显著延长了 PFS(未达到 18 个月的中位数;$P < 0.001$)[54]。

化疗药物多柔比星、氟尿嘧啶、氮烯唑胺和链脲霉素已被证明对该病有一定的治疗作用。ECOG E1281 随机选取了 249 名晚期类癌患者,分别接受氟尿嘧啶加多柔比星或氟尿嘧啶加链脲霉素治疗,结果发现有效率(16%)和 PFS(约 5 个月)相似,但链脲霉素组的中位 OS 显著提高(24.3 个月 vs15.7 个月,$P=0.02$)。值得注意的是,达卡巴嗪的交叉治疗也有 8% 的有效率,中位 OS 为 11.9 个月[55]。

还有一些研究表明转移性胃肠道 NET 对 α 干扰素(IFN-α)联合奥曲肽治疗有效。一项小型前瞻性随机研究纳入了 68 名转移性中肠类癌患者,分别接受奥曲肽单药或奥曲肽加 IFN-α 联合治疗,结果提示两组无生存差异,但在控制肿瘤进展方面有显著性差异[56]。

2. 晚期疾病的靶向治疗　有研究评估了几种 TKI(包括舒尼替尼、索拉非尼和帕唑帕尼)的疗效,在疾病控制和 PFS 方面有一些可喜的结果[57]。其他的一些活性药物,包括贝伐珠单抗 15mg/kg,静脉注射,每 3 周一次,能改善无进展生存(在一项西南肿瘤小组 SWOG 的 II 期研究中,相比聚乙二醇干扰素-α-2b 0.5μg/kg 口服,每周一次,联合奥曲肽)[58]。最近进行的一项 III 期 SWOG 试验将贝伐珠单抗与干扰素进行比较,得出的初步报告显示,贝伐珠单抗并未显示优势,但最终数据仍有待确定。有研究也评估了依维莫司[一种哺乳动物西罗莫司靶蛋白(mTOR)抑制物]与生长抑素类似物联用的疗效。在 RADIANT 2 试验中,429 例晚期胃肠道 NET 患者和具有类癌综合征病史的患者被随机分成奥曲肽、加或不加依维莫司(每天 10mg)两组,结果联合治疗组的中位 PFS 获得临床显著性延长,但仅是统计学意义临界值(16.4 个月 vs11.3 个月;肿瘤进展 HR,0.77;95% CI,0.59~1.0)[59]。

3. 肝转移病灶的局部治疗　当肿瘤转移到肝脏时,通过肝动脉栓塞、栓塞化疗或者最近常用的钇-90 微球,有些情况下可获得好的姑息治疗效果。值得一提的是，缺少足够数据来指导神经内分泌肿瘤、小细胞/不典型性肺部类癌的治疗往往遵照小细胞肺癌的治疗方案。目前一项 NCI 研究正在评估替莫唑胺联合卡培他滨对于低分化 NET 的治疗作用。

4. 方案

（1）奥曲肽单药治疗。奥曲肽 LAR 给药剂量为 20～30mg，肌内注射，每 14～28 天一次；考虑到导入和重叠效应，首先使用奥曲肽醋酸盐 150μg，皮下注射，每天 3 次，约 2 周，以评估短效制剂的耐受性，同时允许 LAR 达到稳态。

（2）兰瑞肽单药。兰瑞肽 120mg，每 28 天一次。

（3）链脲霉素加氟尿嘧啶

- 链脲霉素 500mg/（$m^2 \cdot d$），快速静脉注射，第 1～5 天。
- 氟尿嘧啶 400mg/（$m^2 \cdot d$），快速静脉注射，第 1～5 天，以及第 36～40 天。

该方案每 10 周重复。

（4）达卡巴嗪 250mg/（$m^2 \cdot d$），快速静脉注射，第 1～5 天。该方案每 4 周重复。

（5）α 干扰素（3～6）$\times 10^6$U/d 或 10×10^6U/d，每周 3 次。

在类癌治疗的第 1 天，类癌综合征可能突然发病或加重，血清素拮抗剂赛庚啶、美西麦角及奥曲肽治疗有效。

（四）腺癌

小肠腺癌很少见，没有足够数据来指导治疗。这些小肠癌患者既往都是接受应用于晚期结肠癌的方案（如奥沙利铂、伊立替康、氟尿嘧啶和亚叶酸钙）。小肠癌患者的生存跟分期密切相关。放疗和灌注氟尿嘧啶可作为局部复发或不可切除患者的治疗手段。

五、大　肠　癌

总体而言，结肠癌和直肠癌是目前消化道最常见的恶性肿瘤，死亡率也最高。据估计，美国每年大约有 132 700 例大肠癌新发病例，其中结肠癌约 93 090 例，直肠癌约 39 610 例[2]。在美国，过去 15 年中老年患者结肠癌发病率稳步下降了 2%～

3%。然而，年轻患者发病率正在上升。总的来说，它是美国癌症死亡的第三大原因[3]。大约一半的大肠癌患者可以通过手术治愈，这也是唯一能够治愈的方法，而 20%的患者在初诊时即发现有转移性病变[2]。直肠癌主要采用放疗、化疗和手术切除这三种方法治疗，只有非常早期的疾病才会采用单纯手术切除。结肠癌常见的远处转移部位为肝脏，而直肠癌常见的治疗失败原因为远处转移或局部复发（通常只发生在未接受放疗的患者）。

（一）分期

美国癌症联合委员会/国际癌症控制联盟[1] 的 TNM 分期系统是目前推荐的结直肠癌分期系统。第七版《美国癌症联合委员会分期手册》修改了 Ⅱ 期、Ⅲ 期和Ⅳ期疾病组，拓展了T4、N 和 M 状态的定义，从而更加精确地反映不同分期在生存期方面的显著差异。SEER 数据库数据显示在 T4N0 患者中观察到的 5 年生存可以相差 10%以上，这是因为肿瘤穿透至腹膜内脏（T4a）或侵犯至邻近结构（T4b）之间的生存率存在差异。当 N1 和 N2 被进一步分类为 1 枚淋巴结受累（N1a），1～3 枚淋巴结受累（N1b），4～6 枚淋巴结受累（N2a），以及 7 枚或更多淋巴结受累（N2b）时，也会出现类似差异。肿瘤种植且与原发肿瘤相邻，但无淋巴结转移的证据，分期为 N1c。转移性病灶进一步分为孤立性（M1a）转移或一个部位以上转移。这是因为大约 20%的结直肠癌肝转移患者行肝切除术后 5年仍无疾病进展。新的分期方法有助于选出是否需要辅助治疗或新辅助治疗的高风险患者，如化疗或放疗（直肠癌）；以及筛选出那些可能从手术或局部治疗中获得长期生存的转移性疾病患者。腹部、胸部和盆腔 CT 有助于术前评估肠外受累情况，但是如果腹腔内有小的种植病灶，则可能出现假阴性[60]。结直肠癌疾病进程中骨转移发生相对较晚，所以除非有骨痛，很少需要进行骨扫描。PET 扫描有助于帮助那些考虑手术切除原发灶和孤立性转移病灶的患者检查是否有其他的隐匿性转移病灶（如肝、肺）。

（二）血清 CEA

CEA 水平可能与病情发展相关，但并不是所有结肠癌患者的 CEA 都会升高。最近的一项荟萃分析显示 CEA 对结直肠癌诊断的总体敏感性约为 46%（95%CI，0.45～0.47）。特异性高得多，约为 89%（95%CI，0.88～0.92）[61]。术前检测 CEA 是有价值的，因为如果升高的 CEA 水平在术后不能降至正常，可能意味着肿瘤没有完全切除或存在转移病灶。同样，如果最初 CEA 水平已降至正常，后来出现持续升高，提示肿瘤复发。CEA 水平的升高提示应仔细地用 CT、PET 和腹腔镜再评价，因为有些病灶可能是孤立的，能够手术切除的，因此是有可能治愈的转移，尤其是肝转移。

（三）结肠癌辅助化疗

对于淋巴结阳性（Ⅲ期）可以手术切除的结肠癌患者，联合应用氟尿嘧啶+亚叶酸钙，无论是 5 天方案还是 1 周方案，连用 6 个月，可提高患者的 DFS 和 OS。MOSAIC 临床研究评估了 FOLFOX4 方案对比 LV/5-FU 方案在 Ⅱ/Ⅲ 期结肠癌中的治疗，发现 DFS 和 OS 有显著改善，但在 Ⅱ 期结直肠癌亚组分析中未见明显差异。另外，国际外科辅助治疗的乳腺和肠道项目 NSABP 研究比较了 FLOX 方案（氟尿嘧啶联合奥沙利铂静脉注射）和氟尿嘧啶联合亚叶酸钙的每周方案，结果表明，对于 Ⅱ 期和 Ⅲ 期的患者，FLOX 方案可获得更高的 3 年无病生存率。值得注意的是，胃肠道毒性的增加在一定程度上限制了该方案的使用。QUASAR 是唯一评估 Ⅱ 期结肠癌辅助治疗生存率差异的大型研究，绝对值提高了 3.6%。目前 NCCN 和美国临床肿瘤学会指南建议肿瘤科医师与高危 Ⅱ 期患者（基于临床和组织病理学结果）进行密切沟通，交代 Ⅱ 期患者接受辅助化疗的风险和获益情况。正在进行的一项对照研究将根据分子标志物（包括 18q 等位基因缺失和微卫星不稳定性）来明确 Ⅱ 期患者辅助化疗的获益及风险。

关于 Ⅲ 期结肠癌辅助治疗的两项临床研究比较了伊立替康联合氟尿嘧啶静脉滴注（或氟尿嘧啶静脉注射）与氟尿嘧啶/亚叶酸钙治疗，结果显示联合治疗没有 DFS 优势。因此不推荐伊立替康作为辅助用药。其他多项临床研究比较了卡培他滨对比氟尿嘧啶/亚叶酸钙、氟尿嘧啶静脉滴注对比氟尿嘧啶静脉注射联合亚叶酸钙，结果表明各组疗效相当。对于可行联合化疗的患者，FOLFOX 是 Ⅲ 期结肠癌的标准方案。加入贝伐珠单抗,在 NSABP 研究中仅显示出 DFS 短暂性获益,但在 AVANT 研究中没有达到 DFS 的主要研究终点。

尽管既往数据支持局部晚期结肠癌患者(Dukes B3 或 C3 或任何 T4 病变)可给予术后放疗,但一项小的对照研究并未证实其疗效,治疗方案中或许应包括共计 6 个月的联合化疗。

对于淋巴结阳性患者(Ⅲ期)推荐的结肠癌辅助化疗方案如下,优选方案是卡培他滨联合奥沙利铂和 mFOLFOX6[关于每种方案的剂量参见本章(四)5.]。

1. 氟尿嘧啶加高剂量亚叶酸钙(每周 Roswell Park 方案)
- 该方案共需 4 个周期。

2. sLV5FU2
- 需要给药 12 个周期。

3. 卡培他滨
- 需要给药 8 个周期。

4. mFOLFOX6 方案
- 需要给药 12 个周期。

5. FOLFOX4 方案
- 需要给药 12 个周期。

6. FLO
- 奥沙利铂 $85mg/m^2$,静脉滴注 120 分钟,第 1 周、第 2 周、第 5 周使用,每 8 周为一个周期。
- 氟尿嘧啶 $500mg/m^2$,静脉注射,每周一次,连用 6 周。
- 亚叶酸钙 $500mg/m^2$,静脉注射,每周一次,连用 6 周。
8 周重复一次,应用 3 个周期(共 6 个月)。

(四)进展期结肠癌的治疗

1. 有效的药物及联合化疗 40 多年来,氟尿嘧啶是治疗不能够手术切除或放疗无法控制的晚期结肠癌的标准药物。伊立替康和奥沙利铂联合氟尿嘧啶及亚叶酸钙在一线及二线化疗中疗效相当[62]。化疗时加用抗血管内皮生长因子(抗 VEGF)单克隆抗体贝伐珠单抗,以及在 RAS 野生型患者中单用或与化疗联用抗 EGFR 单克隆抗体西妥昔单抗和尼妥珠单抗能进一步提高缓解率和生存期,长达 2 年左右。伊立替康可以与氟尿嘧啶联用或单用,加或不加一种单克隆抗体。奥沙利铂单药治疗对结直肠癌无效。已经证明卡培他滨非劣效于氟尿嘧啶,因此可以单用或与其他药物联用。然而,值得注意的是,在一项大型Ⅲ期研究(BICC-C 研究)中证明亚叶酸钙、氟尿嘧啶和伊立替康方案(FOLFIRI)疗效优于卡培他滨和伊立替康,而且毒性更低,因此,这个组合不被推荐[63]。氟尿嘧啶、亚叶酸钙、奥沙利铂和伊立替康(FOLFOXIRI)方案作为一线方案可能提高缓解率和生存期(与 FOLFIRI 相比),但毒性反应增加,目前只有一两项研究证实了该疗效结果[64]。最新的Ⅲ期临床研究 TRIBE中,患者被随机分配到 FOLFOXIRI/贝伐珠单抗与 FOLFIRI/贝伐珠单抗的一线治疗组中,发现 FOLFIRINOX/贝伐珠单抗显著提高了 PFS[中位时间,9.7 个月 vs 12.2 个月;HR,0.73(0.60~0.88),P=0.0012]和缓解率(53% vs 65%,P=0.006)[65]。在一线治疗中,贝伐珠单抗与西妥昔单抗或尼妥珠单抗联用(分别为 CAIRO2 和 PACCE 研究),无进展生存显著降低,同时毒性反应增加,因此不推荐该方案[66,67]。

2. EGFR 和贝伐珠单抗 FIRE-3 研究将 *KRAS* 2 号外显子野生型肿瘤患者随机分配至 FOLFIRI+西妥昔单抗与 FOLFIRI+贝伐珠单抗一线治疗,发现缓解率相当,但接受 FOLFIRI+西妥昔单抗的患者有 OS 获益(28.7 个月 vs 25.0 个月;HR,0.77;95%CI,0.62~0.96;P=0.017)[68]。最近的 CALGB/SWOG 80405 研究,对象为未经选择的转移性结直肠癌患者,根据临床医生选择的化疗方案进行化疗(FOLFIRI 或 mFOLFOX6),并被随机分配到西妥昔单抗组、贝伐珠单抗组或两者联合组(两者联合组随后关闭)。在本研究中,对 *RAS* 检测进行了扩展,在所有 *RAS* 基因 2 号外显子野生型患者中进行 *KRAS* 基因 3 号和 4 号外显子检测,以及 *NRAS* 基因 2 号和 3 号外显子的检测。在扩展的 *RAS* 野生型人群中发现,中位 OS 可达到 30 个月左右。化疗联合西妥昔单抗或贝伐珠单抗无显著差异(32 个月 vs 31.2 个月),PFS 也无显著差异。然而,在扩展的 *RAS* 人群中,西妥昔单抗组有更高的缓解率(68.6% vs 53.6%;P<0.01)[69]。在 FIRE-3 研究中,对 *KRAS* 基因 2 号外显子野生型患者也进行了 *RAS* 基因的扩展检测,而且根据 RECIST1.1,独立影像学检查评估肿瘤缓解情况。结果显示,对于扩展 *RAS* 野生型患者,西妥昔单抗组客观缓解率为 72%,而贝伐珠单抗组为 56.1%(P=0.003)。此外,OS 获益更倾向于西妥昔单抗组,33.1 个月对比贝伐珠单抗组的 25.0 个月

（HR，0.697；P =0.0059）[70]。BRiTE 研究是一个大型观察性队列研究，在一线治疗进展后继续使用贝伐珠单抗有 OS 获益（19.9 个月 vs 31.8 个月；P＜0.001）[71]。生存获益被 TML 研究进一步证实。TML 研究是一项前瞻性Ⅲ期研究，旨在研究接受含贝伐珠单抗方案一线治疗的患者进展后，二线治疗中继续使用贝伐珠单抗的效果[72]。晚期结直肠癌治疗是一个连续的过程，尽可能使患者在疾病过程中接受所有有效药物的治疗，包括氟尿嘧啶、伊立替康、奥沙利铂、贝伐珠单抗和抗 EGFR 单克隆抗体（仅 *RAS* 野生型），这部分患者将获得最大生存优势，估计中位生存期将超过 30 个月。FDA 批准将抗 EGFR 单克隆抗体尼妥珠单抗作为难治性患者的单一治疗，与最佳支持性治疗相比，缓解率为 10%，27% 的患者病情稳定，得到 4 个月的 PFS 获益[73]。请注意，只有 *RAS* 野生型患者才能从这些抗 EGFR 单克隆抗体中获益；患者可能会出现痤疮样皮疹，应积极给予治疗以防止抗肿瘤治疗延迟。

3. 其他 VEGF 抑制剂 瑞戈非尼是一个被批准用于治疗转移性结直肠癌的口服酪氨酸激酶抑制剂（TKI），它的作用受体包括 VEGF1-3、KIT 和 PDGFR-α。CORRECT 研究证实了它的有效性，该研究入组了 760 名经过多线治疗进展的患者，随机分配到安慰剂组和瑞戈非尼组。瑞戈非尼组患者的 OS 有微小但有统计学意义的改善（6.4 个月 vs 5 个月；HR，0.77；95%CI，0.64～0.94）[74]。在 2014 年欧洲医学肿瘤学协会的一份初步报告中，另一项仅在亚洲患者中进行的名为 CONCUR 的研究证实了瑞戈非尼的轻度 OS 获益[75]。

阿柏西普（aflibercept），一个重组融合蛋白，其是人类 VEGFR-1 和 VEGFR-2 的关键区域，VEGF 结合区域的组成成分。VELOUR 研究是基于安慰剂对照的研究，1226 例奥沙利铂治疗失败的转移性结直肠癌患者被随机分配到阿柏西普组（4mg/kg，IV）或安慰剂组，联合 FOLFIRI 方案化疗，每 2 周一次直到进展。本研究表明，接受阿柏西普治疗患者中位 OS 明显更长（13.5 个月 vs 12.1 个月），不良反应谱与贝伐珠单抗相似[76]。

最近批准用于治疗转移性结直肠癌的血管生成抑制剂是雷莫芦单抗（ramucirumab），2015 年 4 月获 FDA 批准。雷莫芦单抗是一种重组人单克隆抗体，可与人 VEGFR-2 结合而阻止 VEGFR-2 与其配体结合。该批准是基于一项随机、双盲、国际多中心临床研究的结果。该研究入组 1072 例停用以贝伐珠单抗、奥沙利铂和氟嘧啶类为基础的联合化疗之后 6 个月内出现进展的晚期结直肠癌患者。患者被随机分配到 FOLFIRI 加安慰剂组或 FOLFIRI 加雷莫芦单抗组，雷莫芦单抗组给药剂量为 8mg/kg，每 2 周静脉滴注一次。主要研究终点是 OS。与接受 FOLFIRI 加安慰剂患者相比，FOLFIRI 加雷莫芦单抗组患者 OS 显著改善（HR，0.85；95%CI，0.73～0.98；P=0.02），两组中位生存时间分别为 13.3 个月和 11.7 个月。雷莫芦单抗联合 FOLFIRI 治疗组患者 PFS 也有显著改善（HR，0.79；95%CI，0.70～0.90；P＜0.001），两组中位 PFS 分别为 5.7 个月和 4.5 个月[77]。哪种药物是晚期结直肠癌治疗的最佳 VEGF 抑制剂，目前尚不清楚。

4. 其他药物和顽固性疾病的潜在新方法 曲氟尿苷盐酸/替吡嘧啶（TAS-102）是一种口服细胞毒药物，由核苷类似物三氟尿苷和替吡嘧啶（一种有效的胸苷磷酸化酶抑制剂）组成[78]。该药物最初在日本被批准用于治疗难治性转移性结直肠癌患者。该批准基于一项随机、安慰剂对照的 II 期临床研究。研究入组 172 例难治性转移性结直肠癌患者，结果显示，曲氟尿苷盐酸/替吡嘧啶显著延长了中位总生存期（9 个月 vs 6.6 个月）[79]。美国 FDA 的批准是基于随后的 III 期临床研究（RECOURSE），其中入组 800 名对氟尿嘧啶、伊立替康、奥沙利铂、贝伐珠单抗和抗 EGFR 药物（如果是野生型 KRAS）不敏感或不耐受的患者。这些患者被随机分配到曲氟尿苷盐酸/替吡嘧啶组（35mg/m², 第 1～5 天及第 8～12 天每天口服 2 次，每 28 天一个周期）或安慰剂组[80]。曲氟尿苷盐酸/替吡嘧啶组的中位总生存期显著延长（7.1 个月 vs 5.3 个月；HR，0.68；95%CI，0.58～0.81），达到主要研究终点。最常见不良反应是胃肠道毒性和血液学毒性。接受曲氟尿苷盐酸/替吡嘧啶组治疗的患者中有 30%观察到严重不良事件，而安慰剂组为 34%，并且有一例与曲氟尿苷盐酸/替吡嘧啶治疗相关的死亡。曲氟尿苷盐酸/替吡嘧啶的胃肠道毒性几乎都是 1 级和 2 级，≥3 级的事件很少。

目前在结直肠癌患者中进行免疫治疗的相关研究。在 Lynch 综合征和 15%～20%的散发性结肠癌中发现了 DNA 错配修复基因（MMR）突变。具有 MMR 缺陷的肿瘤遗传学特征会导致大量 DNA 复制错误和高水平的 DNA 微卫星不稳定性，这被认为可以产生大量新抗原。在正常人体中，存在若干免疫检查点以抑制免疫应答，进而防止有害的炎症和自身免疫反应。然而，在存在恶性肿瘤的情况下，这种免疫检查点可以导致肿瘤的免疫耐受，随后发生肿瘤进展。一个比较明确的免疫检查点是程序性死亡受体 1（PD-1）。当 T 细胞受体识别肿瘤后活化，PD-1 上调，与程序性死亡配体 1（PD-L1）结合可导致 T 细胞失活。在结直肠癌中开展的一项Ⅱ期临床研究采用了帕博利珠单抗（pembrolizumab），其是一种针对 PD-1 的 IgG4 单克隆抗体。在 2015 年美国临床肿瘤学会会议上给出的这项小型研究的最新分析显示，MMR 缺陷型转移性结直肠癌患者的客观缓解率为 62%，疾病控制率为 92%[81]。但是需要在更大型的研究中进行确认。

5. 治疗选择

（1）氟尿嘧啶加高剂量亚叶酸钙（每周 Roswell Park 方案）

- 亚叶酸钙 500mg/m^2，静脉滴注，大于 2 小时。
- 氟尿嘧啶 500mg/m^2，在亚叶酸钙开始输注后 1 小时静脉注射。

该方案每周用药一次，连用 6 周，休息 2 周。该方案现在作为氟尿嘧啶+亚叶酸钙联合治疗方案已经得到广泛的赞同。

（2）氟尿嘧啶静脉注射每周方案

- 亚叶酸钙 20mg/m^2，静脉滴注，大于 2 小时。
- 氟尿嘧啶 500mg/m^2，在亚叶酸钙开始输注后 1 小时静脉注射。

每周重复。

（3）氟尿嘧啶 24 小时持续注射

- 氟尿嘧啶 2600mg/m^2，持续 24 小时静脉滴注。
- 亚叶酸钙 500mg/m^2，静脉滴注。

每周一次。

（4）单纯两周输注氟尿嘧啶/亚叶酸钙（sLV5FU2）

- 亚叶酸钙 400mg/m^2，静脉滴注 2 小时，随后氟尿嘧啶。
- 氟尿嘧啶 400mg/m^2，静脉注射，仅第 1 天。然后 2.4g/m^2，持续静脉注射 46～48 小时。

该方案每 2 周重复一次。

（5）FOLFIRI+雷莫芦单抗

- 伊立替康 180mg/m^2，静脉滴注，持续 30～90 分钟，第 1 天。

- 氟尿嘧啶 400mg/m², 静脉注射, 第 1 天。
- 亚叶酸钙 400mg/m², 静脉滴注, 持续 30～90 分钟, 第 1 天。
- 氟尿嘧啶 2.4g/m², 持续静脉注射 46～48 小时, 亚叶酸钙后执行。
- 雷莫芦单抗 8mg/kg, 静脉滴注 1 小时以上, 第 1 天。

该方案每 2 周重复。

（6）伊立替康

伊立替康 125mg/m², 90 分钟静脉滴注, 每周一次, 连用 2 周, 间隔 1 周; 或者 180mg/m², 每 2 周一次, 或者 300～350mg/m², 每 3 周一次。

（7）FOLFIRI

- 伊立替康 180mg/m², 静脉滴注, 持续 30～90 分钟, 第 1 天。
- 氟尿嘧啶 400mg/m², 静脉注射, 第 1 天。
- 亚叶酸钙 400mg/m², 静脉滴注, 持续 30～90 分钟, 第 1 天。
- 氟尿嘧啶 2.4g/m², 持续静脉注射 46～48 小时, 亚叶酸钙后执行。

该方案每 2 周重复。

（8）改良的 FOLFOX6（mFOLFOX6）

- 奥沙利铂 85mg/m², 溶于 5%的葡萄糖溶液（D5W）500ml 中, 静脉滴注 120 分钟, 第 1 天。
- 亚叶酸钙 400mg/m², 静脉滴注 120 分钟, 在氟尿嘧啶前使用。
- 氟尿嘧啶 400mg/m², 静脉注射, 第 1 天; 然后, 氟尿嘧啶 2.4g/m², 持续静脉注射 46～48 小时。

每 14 天重复一次。第 1 天给予奥沙利铂的 2 小时期间应同时给予亚叶酸钙, 由于奥沙利铂和盐不相容, 故两种药都需用 D5W 配制。

（9）FOLFOX4

- 奥沙利铂 85mg/m², 溶于 D5W 250～500ml 中, 静脉滴注 2 小时, 第 1 天, 与亚叶酸钙同时给药。
- 亚叶酸钙 200mg/m², 静脉滴注 2 小时, 第 1 天和第 2 天, 在氟尿嘧啶前使用。
- 氟尿嘧啶 400mg/m², 静脉注射, 第 1 天, 然后 600mg/m²,

静脉滴注 22 小时，第 1 天和第 2 天。

每 14 天重复一次。

mFOLFOX6 是首选的含奥沙利铂方案。

（10）卡培他滨

- 卡培他滨 800～1250mg/m²，口服，每天 2 次，第 1～14 天，每 3 周重复[2500mg/（m²·d）]。在世界各地，包括美国，由于食物中叶酸含量较高，较低剂量的卡培他滨耐受性更好。

（11）卡培他滨加奥沙利铂（XELOX）

- 奥沙利铂 130mg/m²，静脉滴注，第 1 天。
- 卡培他滨 850～1000mg/m²，口服，每天 2 次，共 14 天，每 21 天为 1 个周期。

同样地，在欧洲推荐的卡培他滨标准剂量为 1000mg/m²，而在北美患者中，可能是由于摄入的饮食中富含叶酸，使用该起始剂量出现较重的毒性反应，因此，推荐较低剂量 850mg/m²。

（12）FOLFOXIRI

- 伊立替康 165mg/m²，静脉滴注，第 1 天。
- 奥沙利铂 85mg/m²，静脉滴注，第 1 天。
- 亚叶酸钙 400mg/m²，静脉滴注，第 1 天。
- 氟尿嘧啶 3200mg/m²，持续静脉滴注 48 小时，在第 1 天开始。

该方案每 2 周重复。

（13）贝伐珠单抗

- 贝伐珠单抗 5mg/kg，静脉滴注，大于 90 分钟（第 1 个周期），60 分钟（第 2 个周期），0.5mg/（kg·min）（第 2 个周期以后），与 FOLFOX、FOLFIRI 或 sLV5FU2 联用，每周一次。贝伐珠单抗可以与 XELOX 联用，但推荐剂量为 7.5mg/kg，静脉滴注，每 3 周一次。

请注意，在严重出血或凝血状态异常、活动性冠心病或严重未控制的高血压患者中，应给予高度警戒。

（14）西妥昔单抗

- 西妥昔单抗第一次剂量为 400mg/m²，静脉滴注，大于 2 小时，以后为 250mg/m²，每周一次，或 500mg/m²，每 2 周一次。

该药可以单用或与上述化疗方案联用。

（15）尼妥珠单抗

- 尼妥珠单抗 6mg/kg，静脉滴注，大于 60 分钟，每 2 周一次。

（16）雷莫芦单抗

- 雷莫芦单抗 8mg/kg，静脉滴注 1 小时以上，第 1 天。该方案每 2 周重复一次。

6. 可切除的肝转移 最新数据显示，完全切除的结直肠癌肝转移患者 5 年生存率为 24%～58%，平均为 40%[82-85]。化疗可导致肝损伤，因此治疗需要平衡最佳疗效与毒性反应。一般来说，患者接受 2～4 个月的新辅助化疗，然后进行 2～4 个月的术后化疗，共治疗 6 个月。贝伐珠单抗可以影响伤口愈合，因此需要在术前 4～8 周停药。

（五）直肠癌治疗

1. 术前放化疗 是Ⅱ期和Ⅲ期直肠癌患者的标准治疗。NSABPR-03 前瞻性研究的结果表明，尽管证据并不充分，但与术后放化疗相比，术前放化疗可以提高 DFS，并有改善 OS 的趋势[86]。另外，一个德国研究小组表明，术前放化疗与术后放化疗相比可提高局部控制率（无生存优势），而且术后放化疗的急性和长期毒性反应显著加重[87]。目前，采用以下任何一种方案的术前放化疗都是可以接受的。SAR-01 研究、ACCORD12/0405 PRODIGE1 研究和 PETACC-6 研究评估术前放化疗中加入奥沙利铂的作用，均表明这种组合增加了毒性，而并没有提高手术时的病理完全缓解率[88-90]。

（1）氟尿嘧啶 225mg/m²，在放疗期间每天持续输注。该方案已成为美国和欧洲的一个标准方案。

（2）卡培他滨 825mg/m²，口服，每日 2 次，放疗期间。一项大型 ECOG 研究比较了其与氟尿嘧啶在新辅助治疗时的疗效，结果显示卡培他滨在预防转移性方面非劣效于氟尿嘧啶，因此，该方案是可以接受的。

（3）氟尿嘧啶 400mg/m²，静脉注射，加亚叶酸钙 20mg/m²，静脉注射，连用 4 天，第 1 周和第 5 周。

2. 术后化疗 欧洲癌症研究和治疗组织 22921 研究显示，辅助化疗并没有明显改善 PFS 和 OS（P 值分别为 0.15

和 0.12）[91]。后来针对一个临床研究中对因新辅助治疗分期下降（cT3～T4 至 pT0～T2）的患者进行亚组分析，结果显示辅助化疗可改善 OS 和 DFS[92]。基于 MOSAIC 研究，在氟尿嘧啶和亚叶酸钙基础上加入奥沙利铂可能是直肠癌辅助化疗的合理策略。

Ⅱ期或Ⅲ期直肠癌推荐的术后辅助治疗方案如下[剂量见本章（四）5.]。

（1）sLV5FU2。

（2）氟尿嘧啶每周静脉注射方案。

如果患者没有接受新辅助治疗，那么推荐以下方案作为辅助治疗。

（1）氟尿嘧啶加高剂量亚叶酸钙（每周 Roswell Park 方案）。该方案在放化疗前给药 1 个周期，然后在放化疗结束后再给药 2 个周期。

（2）mFOLFOX6。

（3）卡培他滨。

3. 随访　临床研究荟萃分析表明，85% 的结直肠癌复发生在术后 3 年内。在无症状的患者中，治疗后随访包括病史、体格检查和 CEA，每 3～6 个月一次，共 2 年，然后每 6 个月一次，共 5 年。术后 1 年检查一次结肠镜，如果未发现息肉，可每 3 年检查一次。对于复发风险高的患者（即淋巴血管侵犯或低分化肿瘤），可每 6 个月至 1 年进行胸部、腹部和盆腔 CT 扫描，连续 3 年。

（六）治疗或疾病的并发症

化疗并发症因药物不同而有所差异。骨髓抑制、恶心、呕吐和腹泻是常见的不良反应，可能需要调整剂量及对症治疗。放射治疗并发症相似，也包括尿痛、里急后重和黏液血便。非那吡啶常用于治疗尿痛；洛哌丁胺或地芬诺酯用于治疗腹泻。如果在放疗期间毒副作用较大（3 级或 4 级），可延迟治疗至少 1 周。在以氟尿嘧啶为基础的联合化疗期间，轻度腹泻（1 级）可以对症治疗；中度腹泻（2 级或 3 级）应减少 50% 的剂量；严重腹泻（3 级或 4 级）应停止化疗 1 周甚至更长时间。出现 3 级或 4 级腹泻所引起的脱水是非常危险的，可能需要静脉补液。使用阿片酊或奥曲肽 150μg，每天 3 次，可能有助于减轻严重的腹泻。

最近关于伊立替康毒性的处理建议包括评价胃肠综合征，可能包括腹泻、恶心、呕吐、食欲减退、腹部绞痛、脱水、中性粒细胞减少、发热和电解质异常。接受伊立替康的患者应每周接受一次评估，至少在第一个周期应评估毒性反应。除用洛哌丁胺、阿片酊或奥曲肽治疗腹泻外，氟喹诺酮类药物均应尽早给予口服，即便患者仅单纯出现中性粒细胞减少而无发热或腹泻，或有发热和腹泻但无中性粒细胞减少时也应遵循这个处理原则，对于长期腹泻需要住院的患者，抗生素应尽早应用，无论有无粒细胞减少，都应当持续使用直到腹泻好转。任何经历过与治疗相关性严重腹泻的患者，均应暂停伊立替康治疗，直到无腹泻或不用抗腹泻药物或抗生素能恢复正常的大便功能 24 小时以上。此外，腹部绞痛症状应当与腹泻等同看待。

在静脉注射氟尿嘧啶之前、期间和之后，口腔含冰块 20 分钟，用此方法通常可以在随后疗程中防止口腔黏膜炎的发生而不需要减少剂量。含氟尿嘧啶的方案的恶心症状通常不是很严重，丙氯拉嗪或地塞米松治疗通常即可有效。对于氟尿嘧啶静脉注射治疗所致的轻度粒细胞减少，很少需要应用粒细胞生长因子。

奥沙利铂会引起与末梢感觉迟钝或感觉异常相关的急性冷刺激症状及慢性感觉神经障碍。

贝伐珠单抗则有以下潜在的毒副作用：高血压、出血、创伤延迟愈合、动脉血栓形成、蛋白尿及消化道穿孔。同时还存在一种血管综合征，包括心肌梗死、肺栓塞或脑血管意外。

西妥昔单抗和帕尼单抗相关的不良反应包括痤疮样皮疹、感觉过敏、间质性肺病及输液反应。

六、肛　管　癌

肛管癌仅占大肠癌的 2.5%，以前通过腹会阴联合手术治疗，治愈率约为 50%[2,93]。主要致病相关因素包括人乳头瘤病毒感染，既往接受过肛交或性传播病毒感染，既往宫颈癌、外阴癌或阴道癌，实体器官移植后的免疫抑制，人类免疫缺陷病毒（HIV）感染及吸烟[94]。

（一）局限性疾病

研究显示，化疗和放射治疗联合治疗对 75%～80% 的患者有效，可以避免腹会阴联合切除术并保留肛门功能。RTOG98-11 研究明确了放疗同步化疗方案：5-FU 1000mg/（$m^2 \cdot d$），第 1～4 天和第 29～32 天；丝裂霉素 10mg/m^2，第 1 天和第 29 天[95,96]。一项大型美国胃肠协作组的研究比较了丝裂霉素和氟尿嘧啶的标准方案与 CF 方案进行化疗后同步放化疗的疗效。结果显示，五年 DFS 和 OS 无统计学差异（DFS：基于丝裂霉素 54% vs 基于顺铂 60%，P=0.17；OS：基于丝裂霉素 75% vs 基于顺铂 70%，P=0.10）。但基于丝裂霉素方案的累积结肠造口率降低（10% vs 19%；P=0.02）[97]。英国的一项 II 期临床研究 ACT 将患者随机分为四组，分别接受丝裂霉素（12mg/m^2，第 1 天）、顺铂（60mg/m^2，第 1 天和第 29 天）、氟尿嘧啶[1000mg/（$m^2 \cdot d$），第 1～4 天和第 29～32 天]和放疗（50.4Gy，分 28 次，每天 1 次）；加或不加两个疗程的维持化疗（氟尿嘧啶和顺铂，第 11 周和第 14 周执行）。丝裂霉素组和顺铂组的完全缓解率相似（90.5% vs 89.6%；差异−0.9%；95%CI，−4.9～3.1；P=0.64）。维持治疗组和无维持治疗组的 3 年 PFS 相似[74%（95%CI，69～77）vs 73%（95%CI，68～77）；HR，0.95；95%CI，0.75～1.21；P=0.70）][98]。建议在放化疗结束 8～12 周后进行数字化直肠影像评估。完成联合治疗后，应对临床怀疑存在疾病残留的患者进行活检，对于活检证实存在疾病残留的患者应进行腹会阴联合切除术。

（二）转移性疾病

肛管癌发生转移非常罕见，肝脏是最常见的转移部位。在 UKCCCR 和 EORTC 研究中，联合治疗后远处转移率分别为 10% 和 17%[99,100]。治疗转移性疾病的最常用的化疗方案是氟尿嘧啶 1000mg/（$m^2 \cdot d$）静脉滴注，第 1～5 天，顺铂 100mg/m^2，第 1 天，28 天一个周期[101]。

1. 氟尿嘧啶和丝裂霉素

- 放射治疗，4500cGy/25 次（5 周），同时进行氟尿嘧啶和丝裂霉素化疗。
- 氟尿嘧啶 1000mg/m^2，持续静脉滴注，每天一次，共 4

天（第 1～4 天，第 29～32 天）。

- 丝裂霉素 10mg/m^2，静脉滴注，第 1 天和第 29 天。

2. 氟尿嘧啶和顺铂

- 顺铂 75mg/m^2，静脉滴注，第 1 天、第 29 天、第 57 天、第 85 天。

- 氟尿嘧啶 1000mg/m^2，持续静脉滴注，第 1～4 天、第 29～32 天、第 57～60 天、第 85～88 天。

- 放疗 45～59Gy，第 57 天开始。

3. 转移性疾病

- 氟尿嘧啶 1000mg/（m^2·d），静脉滴注第 1～5 天。

- 顺铂 100mg/m^2，静脉滴注，第 2 天。该方案每 4 周重复。

- 西妥昔单抗在该疾病中的应用目前还在研究中。

（晁腾飞　李倩侠　译　邱　红　袁响林　校）

参 考 文 献

1. Edge SB, American Joint Committee on Cancer. *AJCC cancer staging manual*. 7th ed. New York: Springer; 2010.
2. Siegel RL, Miller KD, Jemal A. Cancer statistics, 2015. *CA Cancer J Clin*. 2015;65(1):5–29.
3. Jemal A, Bray F, Center MM, et al. Global cancer statistics. *CA Cancer J Clin*. 2011;61(2):69–90.
4. Baquet CR, Commiskey P, Mack K, et al. Esophageal cancer epidemiology in blacks and whites: racial and gender disparities in incidence, mortality, survival rates and histology. *J Natl Med Assoc*. 2005;97(11):1471–1478.
5. Engel LS, Chow WH, Vaughan TL, et al. Population attributable risks of esophageal and gastric cancers. *J Natl Cancer Inst*. 2003;95(18):1404–1413.
6. Yost KJ, Eton DT, Garcia SF, et al. Minimally important differences were estimated for six Patient-Reported Outcomes Measurement Information System-Cancer scales in advanced-stage cancer patients. *J Clin Epidemiol*. 2011;64(5):507–516.
7. Rice TW, Rusch VW, Ishwaran H, et al. Cancer of the esophagus and esophagogastric junction: data-driven staging for the seventh edition of the American Joint Committee on Cancer/International Union Against Cancer Cancer Staging Manuals. *Cancer*. 2010;116(16):3763–3773.
8. Tempfer C, Obermair A, Hefler L, et al. Vascular endothelial growth factor serum concentrations in ovarian cancer. *Obstet Gynecol*. 1998;92(3):360–363.
9. Heath EL, Kaufman HS, Talamini MA, et al. The role of laparoscopy in preoperative staging of esophageal cancer. *Surg Endosc*. 2000;14(5):495–499.
10. Kelsen DP, Ginsberg R, Pajak TF, et al. Chemotherapy followed by surgery compared with surgery alone for localized esophageal cancer. *N Engl J Med*. 1998;339(27):1979–1984.
11. Bosset JF, Gignoux M, Triboulet JP, et al. Chemoradiotherapy followed by surgery compared with surgery alone in squamous-cell cancer of the esophagus. *N Engl J Med*. 1997;337(3):161–167.
12. Hulscher JB, van Sandick JW, de Boer AG, et al. Extended transthoracic resection compared with limited transhiatal resection for adenocarcinoma of the esophagus. *N Engl J Med*. 2002;347(21):1662–1669.
13. Altorki N, Kent M, Ferrara C, et al. Three-field lymph node dissection for squamous cell and adenocarcinoma of the esophagus. *Ann Surg*. 2002;236(2):177–183.
14. Orringer MB, Marshall B, Iannettoni MD. Transhiatal esophagectomy: clinical experience and refinements. *Ann Surg*. 1999;230(3):392–400; discussion 400–403.
15. Rice TW, Rusch VW, Apperson-Hansen C, et al. Worldwide esophageal cancer collaboration. *Dis Esophagus*. 2009;22(1):1–8.

16. Allum WH, Stenning SP, Bancewicz J, et al. Long-term results of a randomized trial of surgery with or without preoperative chemotherapy in esophageal cancer. *J Clin Oncol.* 2009;27:5062–5067.

17. Nygaard K, Hagen S, Hansen HS, et al. Pre-operative radiotherapy prolongs survival in operable esophageal carcinoma: a randomized, multicenter study of pre-operative radio-therapy and chemotherapy. The second Scandinavian trial in esophageal cancer. *World J Surg.* 1992;16(6):1104–1109; discussion 1110.

18. Le Prise E, Etienne PL, Meunier B, et al. A randomized study of chemotherapy, radiation therapy, and surgery versus surgery for localized squamous cell carcinoma of the esopha-gus. *Cancer.* 1994;73(7):1779–1784.

19. Cooper JS, Guo MD, Herskovic A, et al. Chemoradiotherapy of locally advanced esophageal cancer: long-term follow-up of a prospective randomized trial (RTOG 85-01). Radiation Therapy Oncology Group. *JAMA.* 1998;281(17):1623–1627.

20. Urschel JD, Vasan H. A meta-analysis of randomized controlled trials that compared neo-adjuvant chemo-radiation and surgery to surgery alone for resectable esophageal cancer. *Am J Surg.* 2003;185:538–543.

21. Tepper J, Krasna MJ, Niedzwiecki D, et al. Phase III trial of trimodality therapy with cispla-tin, fluorouracil, radiotherapy, and surgery compared with surgery alone for esophageal cancer: CALGB 9781. *J Clin Oncol.* 2008;26(7):1086–1092.

22. van Hagen P, Hulshof MC, van Lanschot JJ, et al. Preoperative chemoradiotherapy for esophageal or junctional cancer. *N Engl J Med.* 2012;366(22):2074–2084.

23. Bang YJ, Van Cutsem E, Feyereislova A, et al. Trastuzumab in combination with chemo-therapy versus chemotherapy alone for treatment of HER2-positive advanced gastric or gastro-oesophageal junction cancer (ToGA): a phase 3, open-label, randomised controlled trial. *Lancet.* 2010;376(9742):687–697.

24. Fuchs CS. Ramucirumab monotherapy for previously treated advanced gastric or gastro-oesophageal junction adenocarcinoma (REGARD): an international, randomised, multicentre, placebo-controlled, phase 3 trial. *Lancet.* 2014;383(9911):31–39.

25. Wilke H. Ramucirumab plus paclitaxel versus placebo plus paclitaxel in patients with previously treated advanced gastric or gastro-oesophageal junction adenocarcinoma (RAINBOW): a double-blind, randomised phase 3 trial. *Lancet Oncol.* 2014;15(11):1224–1235.

26. Joossens JV, Hill MJ, Elliott P, et al. Dietary salt, nitrate and stomach cancer mortality in 24 countries. European Cancer Prevention and the INTERSALT Cooperative Research Group. *Int J Epidemiol.* 1996;25(3):494–504.

27. Yoshida S, Tanaka S, Kunihiro K, et al. Diagnostic ability of high-frequency ultrasound probe sonography in staging early gastric cancer, especially for submucosal invasion. *Abdom Imaging.* 2005;30(5):518–523.

28. Smyth E, Schöder H, Strong VE, et al. A prospective evaluation of the utility of 2-deoxy-2-[(18)F] flouro-D-glucose positron emission tomography and computed tomog-raphy in staging locally advanced gastric cancer. *Cancer.* 2012;118(22):5481–5488.

29. Hartgrink HH, van de Velde CJ, Putter H, et al. Extended lymph node dissection for gastric cancer: who may benefit? Final results of the randomized Dutch gastric cancer group trial. *J Clin Oncol.* 2004;22(11):2069–2077.

30. The Surgical Cooperative Group, Cuschieri A, Fayers P, et al. Postoperative morbidity and mortality after D1 and D2 resections for gastric cancer: preliminary results of the MRC randomised controlled surgical trial. *Lancet.* 1996;347(9007):995–999.

31. Songun I. Surgical treatment of gastric cancer: 15-year follow-up results of the randomised nationwide Dutch D1D2 trial. *Lancet Oncol.* 2010;11(5):439–449.

32. Jatzko GR, Lisborg PH, Denk H, et al. A 10-year experience with Japanese-type radical lymph node dissection for gastric cancer outside of Japan. *Cancer.* 1995;76(8):1302–1312.

33. Sierra A, Regueira FM, Hernández-Lizoáin JL, et al. Role of the extended lymphadenopa-thy in gastric surgery: experience in a single institution. *Ann Surg Oncol.* 2003;10:219–226.

34. Diaz-Nieto R, Orti-Rodriguez R, Winslet M. Post-surgical chemotherapy versus surgery alone for resectable gastric cancer. *Cochrane Database Syst Rev.* 2013;9:CD008415.

35. Cunningham D, Allum WH, Stenning SP, et al. Perioperative chemotherapy versus surgery alone for resectable gastroesophageal cancer. *N Engl J Med.* 2006;355(1):11–20.

36. Bang YJ, Kim YW, Yang HK, et al. Adjuvant capecitabine and oxaliplatin for gastric can-cer after D2 gastrectomy (CLASSIC): a phase 3 open-label, randomised controlled trial. *Lancet.* 2012;379(9813):315–321.

37. Sasako M, Sakuramoto S, Katai H, et al. Five-year outcomes of a randomized phase III trial comparing adjuvant chemotherapy with S-1 versus surgery alone in stage II or III gastric cancer. *J Clin Oncol.* 2011;29(33):4387–4393.

38. Macdonald JS, Smalley SR, Benedetti J, et al. Chemoradiotherapy after surgery compared with surgery alone for adenocarcinoma of the stomach or gastroesophageal junction. *N Engl J Med.* 2001;345(10):725–730.

39. Dent DM, Werner ID, Novis B, et al. Prospective randomized trial of combined oncological therapy for gastric carcinoma. *Cancer*. 1979;44(2):385-391.

40. Moertel CG, Childs DS, O'Fallon JR, et al. Combined 5-fluorouracil and radiation therapy as a surgical adjuvant for poor prognosis gastric carcinoma. *J Clin Oncol*. 1984; 2(11):1249-1254.

41. Lee J, Lim do H, Kim S, et al. Phase III trial comparing capecitabine plus cisplatin versus capecitabine plus cisplatin with concurrent capecitabine radiotherapy in completely resected gastric cancer with D2 lymph node dissection: the ARTIST trial. *J Clin Oncol*. 2012;30(3):268-273.

42. Park SH, Sohn TS, Lee J, et al. Phase III trial to compare adjuvant chemotherapy with capecitabine and cisplatin versus concurrent chemoradiotherapy in gastric cancer: final report of the adjuvant chemoradiotherapy in stomach tumors trial, including survival and subset analyses. *J Clin Oncol*. 2015;33(28):3130-3136.

43. Dai Q, Jiang L, Lin RJ, et al. Adjuvant chemoradiotherapy versus chemotherapy for gastric cancer: a meta-analysis of randomized controlled trials. *J Surg Oncol*. 2015;111(3): 277-284.

44. Bleiberg H, Conroy T, Paillot B, et al. Randomised phase II study of cisplatin and 5-fluorouracil (5-FU) versus cisplatin alone in advanced squamous cell oesophageal cancer. *Eur J Cancer*. 1997;33(8):1216-1220.

45. Okines AF, Norman AR, McCloud P, et al. Meta-analysis of the REAL-2 and ML17032 trials: evaluating capecitabine-based combination chemotherapy and infused 5-fluorouracil-based combination chemotherapy for the treatment of advanced oesophago-gastric cancer. *Ann Oncol*. 2009;20(9):1529-1534.

46. Cunningham D, Starling N, Rao S, et al. Capecitabine and oxaliplatin for advanced esophagogastric cancer. *N Engl J Med*. 2008;358(1):36-46.

47. Ohtsu A, Shah MA, Van Cutsem E, et al. Bevacizumab in combination with chemotherapy as first-line therapy in advanced gastric cancer: a randomized, double-blind, placebo-controlled phase III study. *J Clin Oncol*. 2011;29(30):3968-3976.

48. Yoon H, Bendell J. Ramucirumab (RAM) plus FOLFOX as front-line therapy (Rx) for advanced gastric and esophageal adenocarcinoma (GE-AC): randomized, double-blind, multicenter phase 2 trial. *J Clin Oncol*. 2014;32(5, suppl):Abstract 4004. Special issue on ASCO Annual Meeting.

49. Fuchs CS, Tomasek J, Yong CJ, et al. Ramucirumab monotherapy for previously treated advanced gastric or gastro-oesophageal junction adenocarcinoma (REGARD): an international, randomised, multicentre, placebo-controlled, phase 3 trial. *Lancet*. 2014; 383(9911):31-39.

50. Wilke H, Muro K, Van Cutsem E, et al. Ramucirumab plus paclitaxel versus placebo plus paclitaxel in patients with previously treated advanced gastric or gastro-oesophageal junction adenocarcinoma (RAINBOW): a double-blind, randomised phase 3 trial. *Lancet Oncol*. 2014;15(11):1224-1235.

51. Qin S. Phase III study of apatinib in advanced gastric cancer: a randomized, double-blind, placebo-controlled trial. *J Clin Oncol*. 2014;32(5, suppl):Abstract 4003. Special issue on ASCO Annual Meeting.

52. Rinke A, Müller HH, Schade-Brittinger C, et al. Placebo-controlled, double-blind, prospective, randomized study on the effect of octreotide LAR in the control of tumor growth in patients with metastatic neuroendocrine midgut tumors: a report from the PROMID Study Group. *J Clin Oncol*. 2009;27(28):4656-4663.

53. Panzuto F, Di Fonzo M, Iannicelli E, et al. Long-term clinical outcome of somatostatin analogues for treatment of progressive, metastatic, well-differentiated entero-pancreatic endocrine carcinoma. *Ann Oncol*. 2006;17:461-466.

54. Caplin ME, Pavel M, Ćwikła JB, et al. Lanreotide in metastatic enteropancreatic neuroendocrine tumors. *N Engl J Med*. 2014;371(3):224-233.

55. Sun W, Lipsitz S, Catatlano P, et al. Phase II/III study of doxorubicin with fluorouracil compared with streptozocin with fluorouracil or dacarbazine in the treatment of advanced carcinoid tumors: Eastern Cooperative Oncology Group Study E1281. *J Clin Oncol*. 2005;23(22):4897-4904.

56. Kölby L, Persson G, Franzén S, et al. Randomized clinical trial of the effect of interferon alpha on survival in patients with disseminated midgut carcinoid tumors. *Br J Surg*. 2003;90(6):687-693.

57. Kulke MH, Lenz HJ, Meropol NJ, et al. Activity of sunitinib in patients with advanced neuroendocrine tumors. *J Clin Oncol*. 2008;26(20):3403-3410.

58. Yao JC, Phan A, Hoff PM, et al. Targeting vascular endothelial growth factor in advanced carcinoid tumor: a randomized assignment phase II of depot octreotide with bevacizumab and pegylated interferon alpha-2b. *J Clin Oncol*. 2008;26(8):1316-1323.

59. Pavel ME, Hainsworth JD, Baudin E, et al. Everolimus plus octreotide long-acting repeatable for the treatment of advanced neuroendocrine tumours associated with carcinoid syndrome (RADIANT-2): a randomised, placebo-controlled, phase 3 study. *Lancet*.

2011;378(9808):2005–2012.

60. Koh JL, Yan TD, Glenn D, et al. Evaluation of preoperative computed tomography is estimating peritoneal cancer index in colorectal peritoneal carcinomatosis. *Ann Surg Oncol.* 2009;16(2):327–333.

61. Liu Z, Zhang Y, Niu Y, et al. A systemic review and meta-analysis of diagnostic and prognsotic serum biomarkers of colorectal cancer. *PLoS One.* 2014;9(8):e103910.

62. Tournigand C, André T, Achille E, et al. FOLFIRI followed by FOLFOX6 or the reverse sequence in advanced colorectal cancer: a randomized GERCOR study. *J Clin Oncol.* 2004; 22(2):229–237.

63. Fuchs CS, Marshall J, Mitchell E, et al. Randomized, controlled trial of irinotecan plus infusional, bolus, or oral fluoropyrimidines in first-line treatment of metastatic colorectal cancer: results from the BICC-C Study. *J Clin Oncol.* 2007;25(30):4779–4786.

64. Falcone A, Ricci S, Brunetti I, et al. Phase III trial of infusional fluorouracil, leucovorin, oxaliplatin, and irinotecan (FOLFOXIRI) compared with infusional fluorouracil, leucovorin, and irinotecan (FOLFIRI) as first-line treatment for metastatic colorectal cancer: the Gruppo Oncologico Nord Ovest. *J Clin Oncol.* 2007;25(13):1670–1676.

65. Falcone A, Cremolini C, Masi G, et al. FOLFOXIRI/bevacizumab (bev) versus FOLFIRI/bev as first-line treatment in unresectable metastatic colorectal cancer (mCRC) patients (pts): results of the phase III TRIBE trial by GONO group. *J Clin Oncol.* 2013;31(suppl):Abstract 3505. Special issue on ASCO Annual Meeting.

66. Tol J, Koopman M, Rodenburg CJ, et al. A randomised phase III study on capecitabine, oxaliplatin and bevacizumab with or without cetuximab in first-line advanced colorectal cancer, the CAIRO2 study of the Dutch Colorectal Cancer Group (DCCG). An interim analysis of toxicity. *Ann Oncol.* 2008;19(4):734–738.

67. Marshall JL. Vascular endothelial growth factor plus epidermal growth factor receptor dual targeted therapy in metastatic colorectal cancer: synergy or antagonism? *J Oncol.* 2009;2009:937305.

68. Heinemann V, von Weikersthal LF, Decker T, et al. FOLFIRI plus cetuximab versus FOLFIRI plus bevacizumab as first-line treatment for patients with metastatic colorectal cancer (FIRE-3): a randomised, open-label, phase 3 trial. *Lancet Oncol.* 2014;15(10):1065–1075.

69. Venook AP, Niedzwiecki D, Lenz HJ, et al. CALGB/SWOG 80405: phase III trial of irinotecan/5-FU/leucovorin (FOLFIRI) or oxaliplatin/5-FU/leucovorin (mFOLFOX6) with bevacizumab (BV) or cetuximab (CET) for patients (pts) with KRAS wild-type (wt) untreated metastatic adenocarcinoma of the colon or rectum (mCRC). *J Clin Oncol.* 2014;32(5, suppl):Abstract LBA3. Special issue on ASCO Annual Meeting.

70. Stintzing S, Modest DP, Fischer von Weikersthal L, et al. LBA11—independent radiological evaluation of objective response, early tumor shrinkage, and depth of response in FIRE-3 (AIO KRK-0306) in the final RAS evaluable population. Paper presented at: ESMO; September 26–30, 2014; Madrid.

71. Grothey A, Sugrue MM, Purdie DM, et al. Bevacizumab beyond first progression is associated with prolonged overall survival in metastatic colorectal cancer: results from a large observational cohort study (BRiTE). *J Clin Oncol.* 2008;26(33):5326–5334.

72. Arnold D, Andre T, Bennouna J, et al. Bevacizumab (BEV) plus chemotherapy (CT) continued beyond first progression in patients with metastatic colorectal cancer (mCRC) previously treated with BEV plus CT: results of a randomized phase III intergroup study (TML study). *J Clin Oncol.* 2012;30(suppl):CRA3503.

73. Van Cutsem E, Peeters M, Siena S, et al. Open label phase III trial of panitumumab plus best supportive care versus best supportive care alone in patients with chemotherapy-refractory metastatic colorectal cancer. *J Clin Oncol.* 2007;25(13):1658–1664.

74. Grothey A, Van Cutsem E, Sobrero A, et al. Regorafenib monotherapy for previously treated metastatic colorectal cancer (CORRECT): an international, multicentre, randomised, placebo-controlled, phase 3 trial. *Lancet.* 2013;381(9863):303–312.

75. Kim TW, Xu R, Yau TCC, et al. 5O0O—CONCUR: a randomized, placebo-controlled phase 3 study or regorafenib monotherapy in Asian patients with previously treated metastatic colorectal cancer. *Ann Oncol.* 2014;25(suppl 4):Abstract 5000.

76. Van Cutsem E, Tabernero J, Lakomy R, et al. Addition of aflibercept to fluorouracil, leucovorin, and irinotecan improves survival in a phase III randomized trial in patients with metastatic colorectal cancer previously treated with an oxaliplatin-based regimen. *J Clin Oncol.* 2012;30(28):3499–3506.

77. Tabernero J. RAISE: a randomized, double-blind multicenter phase III study of irinotecan, folinic acid, and 5-flourouracil (FOLFIRI) plus ramucirumab (RAM) or placebo in patients with metastatic colorectal carcinoma progression during or following first-line combination therapy with bevacizumab, oxaliplatin and a flouropyridimidine. *J Clin Oncol.* 2015;33(suppl 3):Abstract 512. Special issue on Gastrointestinal Cancers Symposium.

78. Lenz HJ, Stringzing S, Loupakis F, et al. TAS-102, a novel antitumor agent: a review of the mechanism of action. *Cancer Treat Rev.* 2015;41(9):777–783.

79. Yoshino T, Mizunuma N, Yamazaki K, et al. TAS-102 monotherapy for pretreated meta-

static colorectal cancer: a double-blind, randomised, placebo-controlled phase 2 trial. *Lancet Oncol.* 2012;13(10):993–1001.

80. Mayer RJ, Van Cutsem E, Falcone A, et al. Randomized trial of TAS-102 for refractory metastatic colorectal cancer. *N Engl J Med.* 2015;372(20):1909–1919.

81. Le DT, Uram JN, Wang H, et al. PD-1 blockade in tumors with mismatch repair deficiency. *J Clin Oncol.* 2015;33(suppl):Abstract LBA100. Special issue on ASCO Annual Meeting. Retrieved December 21, 2015, from http://meetinglibrary.asco.org/content/143531-156

82. Morris EJ, Forman D, Thomas JD, et al. Surgical managment and outcome of colorectal cancer liver metastases. *Br J Surg.* 2010;97(7):1110–1118.

83. Cummings LC, Payes JD, Cooper GS. Survival after hepatic resection in metastatic colorectal cancer: a population-based study. *Cancer.* 2007;109(4):718–726.

84. Simmonds PC, Primrose JN, Colquitt JL, et al. Surgical resection of hepatic metastases from colorectal cancer: a systematic review of published studies. *Br J Cancer.* 2006; 94(7):982–999.

85. Wei AC, Greig PD, Grant D, et al. Survival after hepatic resection for colorectal metastases: a 10-year experience. *Ann Surg Oncol.* 2006;13(5):668–676.

86. Roh MS, Colangelo LH, O'Connell MJ, et al. Preoperative multimodality therapy improves disease-free survival in patients with carcinoma of the rectum: NSABP R-03. *J Clin Oncol.* 2009;27(31):5124–5130.

87. Sauer R, Becker H, Hohenberger W, et al. Preoperative versus postoperative chemoradiotherapy for rectal cancer. *N Engl J Med.* 2004;351(17):1731–1740.

88. Aschele C, Cionini L, Lonardi S, et al. Primary tumor response to preoperative chemoradiation with or without oxaliplatin in locally advanced rectal cancer: pathologic results of the STAR-01 randomized phase III trial. *J Clin Oncol.* 2011;29(20):2773–2780.

89. Gerard JP, Azria D, Gourgou-Bourgade S, et al. Comparison of two neoadjuvant chemoradiotherapy regimens for locally advanced rectal cancer: results of the phase III trial ACCORD 12/0405-Prodige 2. *J Clin Oncol.* 2010;28(10):1638–1644.

90. Schmoll H-J, Haustermans K, Price TJ, et al. Preoperative chemoradiotherapy and postoperative chemotherapy with capecitabine and oxaliplatin versus capecitabine alone in locally advanced rectal cancer: first results of the PETACC-6 randomized trial [abstract]. *J Clin Oncol.* 2013;31(suppl):Abstract 3531. Special issue on ASCO Annual Meeting.

91. Bosset JF, Collette L, Calais G, et al. Chemotherapy with preoperative radiotherapy in rectal cancer. *N Engl J Med.* 2006;355(11):1114–1123.

92. Collette L, Bosset JF, den Dulk M, et al. Patients with curative resection of cT3-4 rectal cancer after preoperative radiotherapy or radiochemotherapy: does anybody benefit from adjuvant fluorouracil-based chemotherapy? A trial of the European Organisation for Research and Treatment of Cancer Radiation Oncology Group. *J Clin Oncol.* 2007;25(28):4379–4386.

93. Klas JV, Rothenberger DA, Wong WD, et al. Malignant tumors of the anal canal: the spectrum of disease, treatment, and outcomes. *Cancer.* 1999;85(8):1686–1693.

94. Palefsky JM. Anal human papillomavirus infection and anal cancer in HIV-positive individuals: an emerging problem. *AIDS.* 1994;8(3):283–295.

95. Flam M, John M, Pajak TF, et al. Role of mitomycin in combination with fluorouracil and radiotherapy, and of salvage chemoradiation in the definitive nonsurgical treatment of epidermoid carcinoma of the anal canal: results of a phase III randomized intergroup study. *J Clin Oncol.* 1996;14(9):2527–2539.

96. Allal A, Kurtz JM, Pipard G, et al. Chemoradiotherapy versus radiotherapy alone for anal cancer: a retrospective comparison. *Int J Radiat Oncol Biol Phys.* 1993;27(1):59–66.

97. Anjani JA, Winter KA, Gunderson LL, et al. Fluorouracil, mitomycin, and radiotherapy vs fluorouracil, cisplatin, and radiotherapy for carcinoma of the anal canal: a randomized controlled trial. *JAMA.* 2008;299(16):1914–1921.

98. James RD, Glynne-Jones R, Meadows HM, et al. Mitomycin or cisplatin chemoradiation with or without maintenance chemotherapy for treatment of squamous-cell carcinoma of the anus (ACT II): a randomised, phase 3, open-label, 2×2 factorial trial. *Lancet Oncol.* 2013;14(6):516–524.

99. UKCCCR Anal Cancer Trial Working Party, UK Co-ordinating Committee on Cancer Research. Epidermoid anal cancer: results from the UKCCCR randomised trial of radiotherapy alone versus radiotherapy, 5-fluorouracil, and mitomycin. *Lancet.* 1996;348 (9034):1049–1054.

100. Bartelink H, Roelofsen F, Eschwege F, et al. Concomitant radiotherapy and chemotherapy is superior to radiotherapy alone in the treatment of locally advanced anal cancer: results of a phase III randomized trial of the European Organization for Research and Treatment of Cancer Radiotherapy and Gastrointestinal Cooperative Groups. *J Clin Oncol.* 1997;15(5):2040–2049.

101. Jaiyesimi IA, Pazdur R. Cisplatin and 5-fluorouracil as salvage therapy for recurrent metastatic squamous cell carcinoma of the anal canal. *Am J Clin Oncol.* 1993;16(6):536–540.

第9章　胰腺癌、肝癌、胆囊癌和胆管癌

Timothy J. Kennedy, Steven K. Libutti

一、胰　腺　癌

（一）流行病学

胰腺癌仅占美国所有癌症病例的 3%，但在癌症所致死亡的原因中，却占所有癌症相关死亡的 7%，位居第 4 位。据美国癌症协会预计，2015 年新诊断的胰腺癌患者为 48 960 例，而死亡患者为 40 560 例。胰腺癌患者的 5 年总生存率约为 6%。大多数患者确诊时肿瘤已是局部晚期无法切除，或已出现转移。这些患者的中位生存期是 3～12 个月。仅有 15% 局限在局部病灶的患者可接受外科手术。然而，这类患者的中位生存期也仅有 2 年，预计 5 年生存率也仅有 12%～20%。

（二）病因学

胰腺癌的危险因素包括年龄、性别和种族。胰腺癌通常发生于老年人，中位年龄约 71 岁。男性、非裔美国人是发生胰腺癌的高危因素。另外，吸烟，肥胖，糖尿病，慢性胰腺炎，肝硬化，幽门螺杆菌感染，接触某些化学物质如 β-萘胺、联苯胺等也增加了癌症的发生风险。饮食和饮酒与胰腺癌发生之间的关系目前并不清楚，还在研究中。胰腺癌的发病也与遗传因素有关，但这类病例占总数的比例不到 10%。某些家族性癌症患者发生胰腺癌的风险也会增加。遗传性胰腺癌在遗传性乳腺癌和卵巢癌综合征（*BRCA2* 突变）、家族性黑色素瘤（*p16/CDKN2A* 突变）、家族性胰腺炎（*PRSS1* 突变）、波伊茨-耶格（Peutz-Jeghers）综合征（*STK11* 突变）、von Hippel-Landau 综合征（*VHL* 突变）和遗传性非息肉病性结直肠癌（最常见的是 *MLH1* 和 *MSH2* 突变）中均有发现。在被切除的胰腺癌当中，超过 80% 的可切除胰腺癌组织中伴随有癌基因 *KRAS* 的突变激

活或有 *p16*、*p53*、*BRAF*、*DPC4*（*SMAD4*）等抑癌基因的突变失活。

（三）常见症状和体征

胰腺癌的相关症状并无特异性，且常在疾病晚期才会出现，疼痛是最常见的症状，疼痛发病与癌症侵犯胰腺周围局部组织有关。3/4 的胰头癌患者及几乎所有的胰体胰尾癌患者发生疼痛。通常表现为位于上腹部的钝痛，当肿瘤位于胰腺头部时，疼痛会放射到右上腹，或当肿瘤位于胰腺体或尾部时，疼痛会放射到左上腹；疼痛也可能会放射到腰背部。胰腺癌患者常出现显著的体重下降，同时伴随厌食、脂肪泻、恶心、呕吐、早饱等症状。这些非特异性的模糊症状往往会延误胰腺癌的诊断。70%的胰头癌患者出现黄疸，而胰体癌出现黄疸的比例则低于 15%。抑郁症和糖尿病往往出现在胰腺癌之前，也可能是胰腺癌的早期症状。年龄大于 50 岁的糖尿病患者，约有 1%在 3 年内确诊为胰腺癌。晚期胰腺癌体检的阳性体征包括体重下降、肝大和腹部肿块。25%的胰腺癌患者在没有胆囊炎和胆管炎的情况下可触及胆囊，这提示发生了严重胆总管梗阻病变[库瓦西耶（Courvoisier）征]。还有一些表示远处转移的阳性体征，如低钙束臂（Trousseau）征（迁移性表浅静脉炎）、腹水、菲尔绍（Virchow）淋巴结（左锁骨上淋巴结）、脐周肿块（Sister Mary Joseph 淋巴结）或在直肠指诊中触及骨盆架（Blumer 架）。

（四）诊断方法

精确诊断成像技术常被用来确定肿瘤是否可行外科切除，三维薄层 CT 是确诊胰腺癌最常见也是最有效的诊断方法，CT 扫描可发现胰腺肿块及胰管或胆总管的扩张。尽管 CT 的灵敏性和特异性约为 90%，但是 CT 检查会遗漏很小的病灶。超声内镜（EUS）可以帮助分期（如淋巴结状态），确定大血管侵犯情况，同时通过经皮细针穿刺（FNA）明确肿瘤病理性质。判断大血管是否受侵有 3 条途径：螺旋 CT、磁共振动脉成像和超声内镜。CT 扫描发现的可疑病变可以通过经皮细针抽吸活检确诊胰腺癌，灵敏度为 80%～90%，特异性 100%。胰腺癌常见的病理学表现是结缔组织增生，在某些肿块，可能高估肿瘤的恶性程度。而且，胰腺癌可能伴随有不同程度的急慢性胰腺炎或胰腺囊肿形成，导致细针抽吸活检诊断较为困难，并产生假阴性的结果。

（五）实验室检查

大多数肿瘤标记物不能作为胰腺癌的特异性和敏感性指标。CA19-9 是一个与胰腺癌有关的细胞表面糖蛋白，大约 90% 的胰腺癌患者 CA19-9 水平有升高。治疗后 CA19-9 下降 20% 或更多是预后良好和生存期改善的标志，而其血清水平的升高可能是肿瘤复发或进展的一个早期有效的指标。但由于其特异性不高，并不能作为筛查的方法。然而，仍有数据建议对所有可疑胰腺癌患者均应当检测 CA19-9。

（六）分期和术前评估

1. 分期　对原发灶、区域淋巴结及可能发生转移的部位，均应进行详尽的检查及评估。分期系统已经被修订得更加合理，对"可手术切除"病变解释得更加清晰。"可手术切除病变"的定义并不严格，是指位于胰腺边缘，未侵犯腹腔干和大血管的病灶。在评估胰腺肿瘤的可切除性时，有经验的外科医生应该对每位患者进行独立的评估。

2. 术前评估　术前应根据临床情况，首先选择创伤性小的方法进行检查，当发现转移灶或明确的手术难以切除的局部播散后，可以不用继续完善术前检查。所有的患者均应行腹部三维螺旋 CT 扫描，以探查胰腺包块并评估血管受累情况。如果没有发现肿瘤远处转移的证据，且无大血管侵犯，应行腹腔镜探查肝脏及腹膜的微小转移灶。对于通过以上检查为阴性结果，而临床高度怀疑有胰腺外侵犯的胰腺癌患者，可用腹腔镜检查。应用泛影葡胺胶液（FDG）进行全身正电子发射体层成像（PET）扫描诊断胰腺癌的方法仍然存在争议，还不能常规使用。

（七）主要治疗

1. 手术　3/4 的胰腺癌患者具有手术适应证，但仅 15%～20% 的患者肿瘤可切除。无明显的远处转移灶或大血管受累，且其表现状态允许手术治疗的患者可作为行根治性手术的候选者。

2. 综合治疗

（1）可切除肿瘤

1）胰腺癌完整切除术后容易出现局部复发和远处转移。胰腺癌的辅助治疗方式也在不断演进。1985年，胃肠肿瘤协作组（GITSG）报道的一项前瞻性随机研究旨在探讨胰腺癌术后辅助治疗的意义[1]。1974～1982年，这项研究共入组43例胰腺癌完整切除的患者，患者被随机分为观察组和辅助化疗组（5-FU的序贯化疗加维持化疗2年），研究结果显示辅助化疗组的总生存时间和2年生存率均显示出优势（中位生存时间，20个月 vs 11个月，P=0.03；2年生存率，42% vs 15%），但该项研究的缺陷在于样本量小，放疗剂量低（40Gy），试验时间长，且随访时间短。欧洲肿瘤研究和治疗组织（EORTC）随后进行了相似的研究（EORTC 40891），1987～1995年共入组218例壶腹周围肿瘤完整切除的患者，患者被随机分为观察组和辅助化疗组（5-FU的序贯化疗，未加维持化疗）。其中114例患者被确诊为胰腺癌[2]。早期中位随访7.3年的数据显示，辅助化疗组有提高生存的趋势（中位生存时间，17.1个月 vs12.6个月；P=0.099）。然而经过长期中位随访11.7年的数据显示，两组对改善患者生存并无显著性差异。这项研究同样存在放疗剂量低和低效性的缺陷。

2）欧洲肿瘤组织胰腺癌组（ESPAC-1）也完成了另一项2×2设计的复杂临床研究。1994～2000年，该研究共入组289例胰腺癌完整切除的患者。患者被随机分配到4个治疗组：同步放化疗组、化疗组、同步放化疗+化疗序贯组及观察组[3]。中位随访47个月发现，接受化疗患者的5年生存率为21%，而未接受化疗患者的5年生存率仅为8%，两者的中位生存时间分别是20.1个月和15.5个月（P=0.009）。此外，接受放化疗患者的5年预计生存率是10%；未接受放化疗患者的5年预计生存率是20%（P=0.05）。然而这个试验由于选择偏倚和治疗变异性等试验设计问题，结果被质疑。

3）1998～2004年，CONKO-001研究共入组368例胰腺癌完整切除的患者，随机分为吉西他滨组和观察组[4]。这一研究首次证实吉西他滨单药辅助治疗较观察组可以延长患者的无病生存时间和总生存时间，且不增加患者不良反应。两者的

5 年生存率分别是 21% 和 10%；中位生存时间分别是 22.8 个月和 20.2 个月（P=0.005）。

4）欧洲开展 CONKO-001 研究的同时，北美放射肿瘤治疗组开展了 RTOG97-04 Ⅲ 期临床研究[5]。1998～2002 年，该研究共入组 451 例患者，患者接受 12 周放化疗前，随机接受 3 周吉西他滨或 5-FU 化疗。研究结果显示，放疗联合吉西他滨化疗能改善患者生存。然而，仅在胰头癌中发现使用吉西他滨能获得比 5-FU 更好的生存优势（18.8 个月 vs 16.7 个月，P=0.047）。

5）随后开展的 ESPAC-3 研究起初设计将患者随机分为 3 个治疗组：5-FU/LV 组、吉西他滨组和观察组。但是鉴于 ESPAC-1 的实验结果，最终取消了观察组[6]。这一研究于 2000～2007 年共入组 1088 例患者。所有患者接受 6 个月辅助化疗。经过 34 个月中位随访，吉西他滨组和 5-FU/LV 组的患者的生存时间相当（分别是 23 个月和 23.6 个月）。但是 5-FU/LV 组发生 3 度以上严重不良反应的比例要高于吉西他滨组。

6）美国临床肿瘤学会（ASCO）在 2015 年年会上报道了 CONKO-005 的初步研究结果。这一研究于 2008～2013 年共入组 436 例胰腺癌完整切除的患者，随机接受 6 个月吉西他滨或吉西他滨+厄洛替尼治疗。经过 41 个月的中位随访，两组患者的无病生存时间和总生存时间均无显著性差异。而且，联合组因厄洛替尼出现的皮疹与无病生存的改善之间也无明显关系。但是整体生存曲线仍显示出在晚期使用吉西他滨+厄洛替尼存在生存优势（5 年生存率为 28% vs 19%），值得进一步研究。

7）这些实验均表明，对某些合适的胰腺癌患者，术后辅助化疗可以改善患者生存。6 个月的吉西他滨或 5-FU/LV 是标准的辅助化疗方案。然而，是否进行放疗仍然存在争议。更多的回顾性研究、Ⅱ 期试验及 Meta 分析等将为是否进行辅助放疗提供依据。此次对于可切除胰腺癌患者的辅助化疗并没有推荐标准方案。5-FU 为基础的联合吉西他滨放化疗、5-FU 单药、吉西他滨单药或卡培他滨单药都是指南所列举的方案。

8）目前所进行的研究正在探索用不同的方法去改善胰腺癌辅助治疗的效果。这些方法包括细胞毒化疗药物的联合、靶向药物的联合应用及免疫治疗等。ESPAC-4 作为一项大型的 Ⅲ 期随机临床试验，旨在比较吉西他滨联合卡培他滨和吉西他滨单药之间的疗效。这项研究预计入组 1080 例患者，主要研究终点是总生存时间，目前正在进行中。正在进行的 RTOG 0848 研究拟入组 952 例患者，随机分配到吉西他滨单药组和吉西他滨 +6 个月厄洛替尼联合治疗组。如果患者没有复发的证据，将进行第二次随机分组，患者分别入组放化疗组或观察组。

9）鉴于 FOLFIRINOX 和吉西他滨联合白蛋白紫杉醇在晚期胰腺癌中的良好疗效，目前也在研究这两种方案在胰腺癌辅助治疗中的作用。Ⅲ期临床研究 PRODIGE 24/ACCORD24 旨在评价吉西他滨对比改良 FOLFIRINOX 方案在胰腺癌术后辅助化疗中的作用。这项研究于 2012 年 1 月启动，计划入组患者 490 例，主要研究终点是 3 年无病生存率。APACT 研究是另外一项多中心随机对照Ⅲ期临床研究。该研究旨在评估白蛋白紫杉醇联合吉西他滨对比吉西他滨单药在胰腺癌术后辅助化疗中的作用。这一研究于 2014 年 3 月启动，计划入组 800 例患者，主要研究终点是无病生存。

10）截至目前，还没有Ⅲ期临床研究证实免疫治疗或肿瘤疫苗能够显著改善可切除胰腺癌患者的总生存。然而，根据超急性排斥反应的原理，一种名为 algenpantucel-L 的疫苗目前在Ⅱ期临床研究中显示出良好的疗效。为此，关于此项疫苗的Ⅲ期临床研究目前正在开展。这项研究纳入了 722 名手术可切除的胰腺癌患者，接受标准的吉西他滨联合 5-FU 为基础的放化疗，加或不加 algenpantucel-L 免疫治疗。目前该研究已经结束入组，在不远的将来会发布结果。

11）目前，可供选择的辅助化疗药物（联合或不联合放疗）包括以下几种。

A. 吉西他滨单药（1000mg/m^2，第 1 天、第 8 天、第 15 天，休息 1 周）。

B. 氟尿嘧啶 225mg/m^2，放疗期间持续静脉滴注，然后给予每周氟尿嘧啶同步化疗，4～6 周，或吉西他滨化疗（1000mg/m^2，第 1 天、第 8 天、第 15 天，休息 1 周）。

C. 亚叶酸钙 20mg/m^2，静脉注射，1 小时后给予氟尿嘧啶 425mg/m^2，静脉注射，在放疗的第 1 周每天一次，连用 4 天；第 5 周用药 3 天。随后给予每周氟尿嘧啶同步化疗，4～6 周，或吉西他滨化疗（1000mg/m^2，第 1 天、第 8 天、第 15 天，休息 1 周）。

D. 卡培他滨 1500mg/m^2，每天口服，同步放疗。随后给予每周氟尿嘧啶同步化疗，4～6 周，或吉西他滨化疗

（1000mg/m²，第1天、第8天、第15天，休息1周）。单用卡培他滨可以作为化疗方案，但是还没有Ⅲ期临床试验数据证实可将单用卡培他滨作为标准方案。

（2）可切除胰腺癌的新辅助化疗：结合上述多项大型Ⅲ期临床研究的结果，术后辅助化疗已经证明可以带来生存获益。然而，胰腺癌术后的高死亡率使许多患者在术后治疗窗无法接受辅助治疗。因此，这也为新辅助化疗在一些患者中的系统治疗提供了理论依据。目前还没有已结束的Ⅲ期临床试验可用来比较新辅助化疗和辅助化疗的作用。一项小型的回顾性Ⅱ期临床试验发现，吉西他滨联合顺铂的新辅助化疗在改善患者生存方面显示出良好的前景。但是，Meta分析的结果并没有发现新辅助化疗可以提高胰腺癌的可切除率及患者生存时间。最近，美国开展的一项"评估吉西他滨联合厄洛替尼的新辅助化疗作用"多中心Ⅱ期临床研究已经结束入组，但是结果尚未公布。目前，欧洲正在开展两项探讨新辅助化疗和新辅助放化疗作用的Ⅲ期临床研究。NEOPAC是一项Ⅲ期多中心随机对照临床研究，旨在评价吉西他滨/奥沙利铂新辅助化疗在可切除胰腺癌患者中的作用，这项研究目前已结束入组310例患者，在不远的将来会公布结果。NEOPA则是另一项Ⅲ期多中心随机对照临床研究，旨在评价新辅助放化疗在可切除胰腺癌患者中的作用，这项研究目前已开始招募患者，预期入组410例患者。

（3）可切除胰腺癌的界限：可切除胰腺癌的处理目前仍是个挑战，需要多学科共同努力。如果对术前化疗或术前放化疗有较好的效果，则这部分亚组患者肿瘤具有潜在的可切除性。目前有一些Ⅱ期临床试验正在研究以吉西他滨为基础的新辅助化疗或放化疗在潜在可切除胰腺癌中的应用。但是还没有Ⅲ期的临床研究，目前新辅助化疗药物的选择及放疗是否参与，仍未达成一致。

（4）局部晚期无法手术的胰腺癌

1）20余年前，GITSG所进行的一系列随机试验表明，对于局部无法手术切除的肿瘤，给予放化疗联合治疗的疗效优于单用放疗或化疗[7]。同期，ECOG将局部晚期的胃癌和胰腺癌患者随机分为5-FU单药组和5-FU联合放疗组，结果显示5-FU联合放疗组并没有改善患者的无进展生存时间或总生存时间。2000～2001年，法国开展的FFCD/SFROⅢ期临床研究旨在研究吉西他滨为基础的同步放化疗与吉西他滨单药在局部晚期胰腺癌中的价值，结果同步放化疗组的预后更差（8.6 个月 vs13 个月；P=0.03）。

2）随后，ECOG 也开展了临床研究，比较吉西他滨为基础的同步放化疗与吉西他滨单药在局部晚期胰腺癌中的价值。尽管这一研究因入组慢而提前终止，但仍然有 71 例患者随机接受治疗，结果发现吉西他滨联合放疗可以改善患者生存（11.1 个月 vs 9.2 个月；P=0.017）。GERCOR 的治疗策略：患者先接受 3 个月单独化疗，若患者有远处转移迹象，可考虑进行放化疗。回顾性分析发现，放化疗较单独化疗可显著改善患者的生存（15 个月 vs11.7 个月；P=0.009）。这一研究策略继续在国际Ⅲ期临床研究（LAP-07）中进行评估，结果已在 2013 年 ASCO 年会中汇报，但是并未正式发表。这一研究发现联合放疗并未改善患者的预后。这项研究共入组 442 例患者，随机接受吉西他滨单药或吉西他滨+厄洛替尼治疗。对照组（269 例患者）随后继续随机接受 2 个月化疗或 2 个月卡培他滨+放疗（54Gy）。主要研究终点是第二次随机后患者的总生存。结果两组患者生存没有显著差异。

3）鉴于放疗在局部晚期胰腺癌中的地位和 FOLFIRINOX 在晚期胰腺癌中的使用还存在争议。2013 年开展的一项Ⅲ期临床研究旨在评价改良 FOLFIRINOX 方案联合或不联合放疗在局部晚期胰腺癌中的价值。这项研究拟入组 172 例患者，放疗则采取立体定向放射治疗（SBRT）。

（八）转移性肿瘤的化疗

由于明显的体重减轻、一般情况差、剧烈的疼痛、缺乏可测量或可评估的病灶，以及出现黄疸和影响药物清除率的肝损伤，胰腺癌的患者往往不适合化疗。晚期胰腺癌的主要治疗目标是缓解症状和提高生存率。有随机临床试验表明相较于单纯的支持治疗，在晚期患者中有选择地进行化疗可使患者生存及生活质量受益。

1. 单药化疗 许多药物单用时提示有临床疗效，然而没有一个药物可以使完全或者部分缓解率超过 20%。吉西他滨被作为一线治疗药物用于一般情况较好的转移性胰腺癌患者，证据来自于一项比较 5-FU 与吉西他滨的Ⅲ期临床试验，其研究终点是"临床获益分数"[8]。临床获益是指在大于 4 周的情况下，以下各指标中至少1项有改善，且任意1项无恶化：一般状态评分、疼痛评分（平均疼痛强度和麻醉镇痛药的使用）和体重。在吉西他滨和5-FU组中临床获益分数的改善分别为23.8%和4.8%（P=0.0022）。另外，在中位生存期（5.65个月 vs 4.41个月，P=0.0025）和1年生存率（18% vs 2%）方面，两组也有重要差异。治疗耐受性良好，3~4级药物毒性发生率低。吉西他滨的不良反应包括骨髓抑制、嗜睡、流感样综合征、恶心、呕吐、外周水肿。

2. 联合化疗

（1）多年来，尽管有许多有前景的Ⅱ期临床试验在研究联合化疗，但还未能证明吉西他滨联合其他如5-FU、顺铂、奥沙利铂、伊立替康的细胞毒药物能取得比单药吉西他滨化疗更好的效果。一项由英国国家癌症研究所开展的表明联合化疗获益的Ⅲ期临床研究包括了533名患者，患者被随机分为高剂量吉西他滨联合卡培他滨组和单药吉西他滨组，结果发现中位总生存期（7.1个月 vs 6.2个月，P=0.077）延长，12个月内总无进展生存期（13.9% vs 8.4%，P = 0.004）有明显统计学差异。另一包括319名患者的Ⅲ期临床研究同样表明吉西他滨联合卡培他滨对比吉西他滨单药，其中位总生存期（8.4个月 vs 7.2个月，P = 0.234）和一年存活率（32% vs 30%）无明显统计学差异。然而，亚组分析表明，吉西他滨联合卡培他滨对比单药吉西他滨，一般情况良好（KPS评分90~100分）的患者其中位总生存期（10.1个月 vs 7.4个月，P=0.014）及无进展生存期（HR，0.69，P = 0.022）具有统计学差异。同时，一项Meta分析指出，这些吉西他滨联合卡培他滨对比单药吉西他滨的随机试验在联合用药时有明显的生存获益（P = 0.02）。

（2）在几项Ⅲ期试验中显示吉西他滨联合铂类对比单药吉西他滨不能提高生存率[9]。其中最大的一项研究包含400名患者，随机分为吉西他滨联合铂类和单药吉西他滨两组，中位总生存期（8.3个月 vs 7.2个月，P=0.38）和无进展生存期（3.9个月 vs 3.8个月，P=0.80）并未显示出差异。然而，一项总共包含623名患者、5个以铂类为基础的随机试验的Meta分析揭露出联合用药较吉西他滨单药在中位总生存期（HR = 0.85；P = 0.01）方面有明显提高。约翰·霍普金斯大学的一项回顾性研究评估了468名接受以铂类为基础治疗的转移性胰腺癌患者。具有明确乳腺癌、卵巢癌或者胰腺癌家族史的患者对比无明确家族史的患者，中位总生存期，22.9 个月 vs 6.3 个月；$P<$ 0.01。美国 NCCN 已认可铂类联合吉西他滨对进展期的治疗，但通常仅针对可能的遗传性胰腺癌患者。

（3）对癌症生物学的更好理解使针对癌细胞生存途径的新型药物被开发。在过去 10 年里，临床试验探索了吉西他滨与多种生物靶向制剂的联合应用，如贝伐珠单抗、西妥昔单抗、厄洛替尼。尽管它们在临床前研究中很有前途，但大多数研究并没有显示出与标准单药吉西他滨相比的生存优势。美国癌症研究合作组织与白血病协会组 B 的Ⅲ期试验评估了吉西他滨联合贝伐珠单抗（抗血管内皮生长因子抗体）对比吉西他滨加安慰剂，国家癌症中心（NCI）西南肿瘤协会组的Ⅲ期试验评估了吉西他滨联合西妥昔单抗（靶向表皮生长因子受体）对比单药吉西他滨，其均未在生存期上有所改善。然而，在一项包括 569 位进展或转移的胰腺癌患者的Ⅲ期试验中，患者随机分组后接受厄洛替尼（EGFR 酪氨酸激酶抑制剂）联合吉西他滨或者单药吉西他滨，厄洛替尼联合吉西他滨组的患者在中位生存期（6.24 个月 vs 5.91 个月，$P=0.038$）和一年生存率（23% vs 17%）上体现出统计学差异[10]。接受厄洛替尼联合吉西他滨的患者 3～4 级皮疹和腹泻的发生率稍有增高，但两组患者整体生活质量无明显差异。以此研究为基础，美国 FDA 批准厄洛替尼联合吉西他滨作为局部进展或转移的胰腺癌患者的一线治疗。

（4）2011 年，对转移性胰腺癌的联合化疗较单药吉西他滨的研究最终体现出有意义的生存获益。ACCORD 有一项包含 342 位未经治疗的胰腺癌患者的Ⅱ期和Ⅲ期试验，患者被随机分组予以 FOLFIRINOX 化疗方案对比单药吉西他滨[11]。FOLFIRINOX 方案组的患者在中位总生存期（11.1 个月 vs 6.8 个月；$P<0.001$）和无进展生存期（6.4 个月 vs 3.3 个月；$P<0.001$）上有明显获益。FOLFIRINOX 组同时观察到了更高的肿瘤反应率（31.6% vs 9.4%；$P<0.001$）。然而，FOLFIRINO 化疗方案 3 级和 4 级毒性的发生率高于吉西他滨。

（5）白蛋白紫杉醇联合吉西他滨最近被批准为转移性胰腺癌的一线治疗。纳米微粒白蛋白结合紫杉醇（白蛋白紫杉醇）使用纳米技术将人类白蛋白与紫杉醇结合起来，以纳米微粒的形式将不能溶解的药物转运至肿瘤，以增加紫杉醇的生物利用率[12]。在Ⅲ期随机多中心试验中，861 名患者被随机予以吉西他滨联合白蛋白紫杉醇或者单药吉西他滨。吉西他滨联合白蛋白紫杉醇组较单药吉西他滨中位总生存期（8.5 个月 vs 6.7 个月，$P<0.001$）和无进展生存期（5.5 个月 vs 3.7 个月，$P<0.001$）有所提高。肿瘤反应率在联合组也有明显提高（23% vs 7%，$P<0.001$）。正如预期，吉西他滨联合白蛋白紫杉醇治疗的患者有更高的骨髓抑制和周围神经病变发生率。

（6）吉西他滨联合白蛋白紫杉醇或者 FOLFIRINOX 的新联合方案的出现给一般情况良好的转移性胰腺癌患者的一线治疗提供了新选项。

3. 目前推荐方案

（1）FOLFIRINOX

- 5-FU 400mg/m² 于第一天静脉注射，之后以 2400mg/m² 的剂量维持静脉注射 46 小时，亚叶酸钙 400mg/m² 于第一天静脉注射，伊立替康 180mg/m² 于第一天静脉注射，奥沙利铂 85mg/m² 于第一天静脉注射且每 14 天给药一次。
- 吉西他滨加白蛋白紫杉醇：吉西他滨 1000mg/m² 静脉注射，白蛋白紫杉醇 125mg/m² 静脉注射，每周 1 次，连用 3 周，间歇 1 周。

（2）吉西他滨加厄洛替尼

- 厄洛替尼 100～150mg 每天口服，吉西他滨 1000mg/m²，静脉注射，每周 1 次，连用 3 周，间歇 1 周。

（3）卡培他滨和吉西他滨

- 吉西他滨 1000mg/m² 静脉注射，每周 1 次，连用 3 周，间歇 1 周。卡培他滨 1500mg/m² 静脉注射，每日 2 次，总剂量分为 14 天注射，21 天为 1 个周期。

（4）吉西他滨和奥沙利铂

- 吉西他滨 1000mg/m²，静脉注射，每周 1 次，连用 3 周，间歇 1 周。奥沙利铂 130mg/m²，第 1 天，每 3 周重复。

（5）吉西他滨单药

- 吉西他滨 1000mg/m²，静脉注射，每周 1 次，连用 3 周，间歇 1 周。

4. 二线化疗方案

（1）将近一半经一线治疗后进展的胰腺癌患者可以接受二线治疗。在一项Ⅲ期随机试验中，经以吉西他滨为基础的化疗后进展的患者被随机分为支持治疗组，对比 5-FU，亚叶酸钙联合奥沙利铂治疗组。该项研究因为招募人数不足很快被终止，尽管如此，联合用药组显示出 4.82 个月的中位生存期对比对照组的 2.3 个月（$P=0.008$），且中位总生存期获益（9.1 个月 vs 7.9 个月，$P=0.031$）。最近，包含 168 名经吉西他滨治疗后进展的胰腺癌患者的Ⅲ期试验 CONKO-003 结果被发表，患者被随机分为 5-FU/亚叶酸钙（FF）组和奥沙利铂+5-FU/亚叶酸钙（OFF）组。OFF 组中位总生存期较 FF 单药组高（5.9 个月 vs 3.3 个月，$P=0.010$）。以此试验为基础，NCCN 推荐 5-FU+奥沙利铂作为以吉西他滨为基础的治疗后进展的患者的二线治疗。然而，最近Ⅲ期随机试验 PANCREOX 的结果表明，奥沙利铂联合 5-FU/亚叶酸钙可能是不利的。该试验含纳了 108 名以吉西他滨为基础的治疗后进展的胰腺癌患者，接受 mFOLFOX6 的二线治疗或 5-FU/亚叶酸钙。后者中位总生存期低于 mFOLFOX6 组（6.1 个月 vs 9.9 个月，$P=0.02$）。此外，加入奥沙利铂导致毒性增加，3～4 级不良事件发生率 FOLFOX 组为 63%，5-FU/亚叶酸钙组为 11%。

（2）现仍没有明确的证据支持将 FOLFIRINOX 作为一线治疗的患者的二线治疗选择是以吉西他滨为基础的治疗。目前对于两种治疗方法后仍进展的患者没有推荐的治疗标准，因此建议对这类患者进行临床试验。

（3）许多临床试验目前正处于不同化疗组合的Ⅱ/Ⅲ期研究。最近着眼于包裹在脂质体纳米颗粒中的伊立替康（MM-398）的Ⅲ期试验 NAPOLI-1 结果发布。该试验将 417 名经以吉西他滨为基础的治疗后进展的转移性胰腺癌患者随机分为 MM-398 联合 5-FU/亚叶酸钙组和 5-FU/亚叶酸钙组两组。MM-398 联合 5-FU/亚叶酸钙对比 5-FU/亚叶酸钙中位总生存期延长（6.1 个月 vs 4.2 个月；$P=0.012$）。

二、胰腺神经内分泌肿瘤

（一）流行病学

神经内分泌肿瘤（NET）是一类异质性肿瘤，临床表现广泛而复杂。胰腺神经内分泌肿瘤（PNET）是一种罕见的恶性肿瘤，在美国的总发病率为 0.32/（10 万人·年）。胰腺神经内分泌肿瘤占所有神经内分泌肿瘤的 22%～28%。这些肿瘤的发病率在过去 30 年一直在增加，但生存率没有显著变化。它们在所有消化系统恶性肿瘤占比不到 2%，在所有内分泌肿瘤中占比 1%。这些肿瘤包括很多类型，虽不是全部，其中如起源于胰岛的郎格罕细胞的肿瘤，因此被称为胰岛细胞瘤。该肿瘤发病高峰出现在 70～79 岁，40 岁后发病率显著上升。

（二）表现

胰腺神经内分泌肿瘤多为散发性，然而 PNET 可表现为家族综合征，如 MEN 1 综合征、von Hippel-Lindau 病、Ⅰ型多发性神经纤维瘤等。PNET 临床表现复杂，且临床表现取决于肿瘤分泌激素和生物胺的能力。它们被广泛地分为有和无临床症状的人，因此被称为"功能性"或"非功能性"。这些肿瘤中只有不到 50% 过度分泌一种或多种激素，这可导致激素分泌过多的临床症状：最常见的是胰岛素或胃泌素；不太常见的是胰高血糖素、血清素或促肾上腺皮质激素；罕见的有血管活性肠肽、生长激素释放激素或生长抑素。超过 50% 的肿瘤是无功能的，通常是由于肿瘤负担相关症状或偶然发现的。大多数神经内分泌肿瘤（胰岛素瘤除外，其中 90% 为良性）是恶性的，且具有转移能力，最常见的是淋巴结或肝脏转移，其次是骨、肺、脑或其他器官。然而，这些肿瘤通常生长缓慢，有丝分裂活性低，且常具有隐匿表现。PNET 的治疗取决于病理分化程度、诊断分期和与激素分泌相关的症状。在约 75% 的功能性肿瘤和类癌综合征患者中，生长抑素类似物被有效用于抑制激素分泌和改善症状。

（三）主要治疗

1. 胰腺神经内分泌肿瘤的治疗　大多数胰腺神经内分泌肿瘤在诊断时即已转移，且肝脏为主要转移部位。局部高分化的 PNET 患者 5 年生存率为 60%～100%，高分化至中分化的远处转移患者 5 年生存率为 35%，低分化转移性 PNET 患者 5 年生存率低于 5%。外科手术切除是胰腺内分泌肿瘤的最佳治疗方法，也是唯一的治疗选择。然而，由于 50% 以上的患者在诊断时已发生转移，根治性手术往往不可行。对于这些患者，推荐针对原发肿瘤的姑息性减瘤术和直接针对肝脏的治疗。在手术切除前，治疗的首要目标必须是控制内分泌综合征。

2. 胃泌素瘤的治疗 对胃泌素瘤患者，H^+，K^+-腺苷三磷酸酶抑制剂奥美拉唑和兰索拉唑可以成功控制胃酸分泌。当胰岛素瘤患者饮食治疗失败时，胰岛素释放抑制剂二氮嗪可以治疗低血糖。利尿剂应与二氮嗪连用，以防止水潴留。醋酸奥曲肽是一种生长抑素类似物，可抑制肠道激素的分泌。它通常用于类癌和血管活性肠多肽瘤综合征，也可能用于控制胰高血糖素瘤、促性腺激素释放的肿瘤和胃泌素瘤患者的症状。对于不可切除的胰岛素瘤患者，它可使胰岛素分泌减少 50%，并使血糖恢复正常。然而，由于可能引起严重的低血糖，对住院患者治疗时必须谨慎。奥曲肽常用起始剂量为 50μg，皮下注射，每日 2 次，之后注射的剂量和频率可以增加到 100μg，每日 3 次。最近，一种长效剂（奥曲肽长效缓释剂）已开始被应用，其剂量根据患者所需短效制剂给予，每月 20～30mg，肌内注射。当短效制剂达到稳定剂量后，可以用长效制剂，每月注射 1 次或 2 次，使用方便。

（1）PNET 的治疗取决于分型和增殖指数。2010 年 WHO 的分类系统将 NET 与神经内分泌癌（NEC）区分开来。该分类系统以增殖指数（Ki-67，MIB-1）、血管浸润、有丝分裂为重要因素，将肿瘤分为分化良好的 NET（大小<2cm，Ki-67 指数<2%）、分化良好的 NEC（大小>2cm，Ki-67 指数>2% 或血管浸润）和低分化的 NEC（Ki-67 指数>20%）。欧洲神经内分泌肿瘤学会（ENETS）在有丝分裂计数和 Ki-67 指数的基础上，提出了这些肿瘤（G1，G2，G3）的分级体系。G1 肿瘤的 Ki-67<2%，G2 肿瘤为 2%～20%，G3 肿瘤>20%。一般来说，G1 和 G2 指分化良好的 NET，G3 指分化较差的 NEC。

（2）辅助治疗，目前没有证据支持在完全切除的 PNET 病例中使用辅助治疗。对于高复发风险的手术切除的高级别（G3）病变，应考虑辅助治疗。具体可以参考小细胞肺癌的辅助治疗。

3. 局部晚期或转移性胰岛细胞瘤的治疗 手术切除和生长抑素类似物：对于可切除的局部复发病灶，建议手术切除。有肝脏转移的患者也应考虑手术切除。然而，对于无法切除且有症状或临床上有明显肿瘤负荷的患者，生长抑素类似物可以有效治疗与激素分泌相关的症状[13]。PNET 的临床研究中最常用的生长抑素类似物有奥曲肽、兰瑞肽和帕瑞泰。一项Ⅲ期安慰剂对比长效奥曲肽加安慰剂治疗中肠神经内分泌肿瘤的随机试验显示疾病进展的风险可降低 66%[14]。PROMID 研究显示，用长效奥曲肽治疗功能性和非功能性肿瘤在抗肿瘤作用上均有获益。在一项对无功能肿瘤患者的分析中，接受奥曲肽 LAR 的患者的肿瘤进展时间为 28.8 个月，而接受安慰剂的患者为 5.9 个月（HR = 0.25）。对于功能性肿瘤的患者，接受长效奥曲肽的患者其肿瘤进展时间为 14.3 个月，接受安慰剂的患者为 5.5 个月（HR=0.23）。最近 CLARINET 试验验证了生长抑素类似物的效用，204 名晚期无功能性 G1 或 G2 NET（包括 PNET）患者被随机分为兰瑞肽组和安慰剂组，结果显示无进展生存期有显著提高。

4. 标准化疗方案

（1）与非 PNET 相比，PNET 对全身化疗更敏感，通常考虑对进展性肿瘤（G3）和生长迅速的 G1/ G2 肿瘤患者进行化疗。对 PNET 最有效的全身化疗药物有链脲霉素、多柔比星、5-FU 和替莫唑胺。链脲霉素是最有效的单药治疗方案，有效率达 50%，但有相当大的肾毒性和血液学毒性。联合其他药物如 5-FU 和多柔比星后有效率甚至高达 70%，且可延长无进展生存期。在 NCCTG 的研究中，链脲霉素联合多柔比星对比链脲霉素联合 5-FU 或单药氯脲霉素，链脲霉素联合多柔比星治疗组有更高的有效率（69%）、更长的中位生存期（26.5 个月）和肿瘤进展时间（20 个月）[15]。本方案为第 1～5 天静脉注射链脲霉素 500mg/m^2，第 1 天和第 22 天静脉注射多柔比星 50mg/m^2；每 6 周重复一次。该方案常有毒性，接受链脲霉素化疗方案的患者中约有 30%发生肾脏损害；约 60%的患者出现恶心和呕吐；约 75%的患者出现白细胞减少症。最近一项Ⅲ期试验对比了链脲霉素联合 5-FU 与多柔比星联合 5-FU 的差异，结果显示链脲霉素联合 5-FU 组的中位生存期延长（24.3 个月 vs 15.7 个月，P= 0.03）。

（2）另一种在Ⅱ期试验中已被证明对 PNET 有效的药物是替莫唑胺。一项单臂回顾性研究考察口服替莫唑胺和卡培他滨的临床疗效，观察到 70%的客观有效率，中位无进展生存期为 18 个月，2 年总生存率为 92%。这种联合疗法还未在Ⅲ期随机试验中开展，目前尚不清楚替莫唑胺单药疗法是否与联合疗法一样有效。

（3）铂类化疗方案仍然是高级别或 G3 的 PNET 患者的标准一线选择。常用的方案有顺铂+依托泊苷、卡铂+依托泊苷、卡铂+紫杉醇。顺铂联合依托泊苷仍是高级别或 G3 的 PNET 患者的标准治疗方案，有效率达 41.5%，有效期达 9.2 个月。目前还没有针对高等级或 G3 的 NET 二线化疗方案的Ⅲ期试验。对于接受顺铂联合依托泊苷一线治疗的患者，替莫唑胺联合卡培他滨后有效率为 33%，中位有效期为 19 个月。

5. 靶向治疗

（1）靶向治疗方案被推荐用于维持病情的稳定。最近有关 PNET 分子生物学的研究发现某些细胞生长因子及其受体的表达升高。研究特别关注 VEGF 和 mTOR 通路的作用。最近与靶向药物相关的试验表明，贝伐珠单抗、几种抑制 VEGFR 的酪氨酸激酶抑制剂和 mTOR 抑制剂依维莫司具有抗肿瘤活性。这些药物似乎对 PNET 比晚期胃肠 NET 更有效。

（2）最近一项Ⅲ期临床试验（RADIANT-3）检测了 410 名晚期低分化或中分化 PNET 患者使用依维莫司（每日 10mg）的情况，结果显示，使用依维莫司的患者无进展生存期为 11 个月，而安慰剂组无进展生存期为 4.6 个月（HR，0.35；$P<$ 0.001）。依维莫司主要用于稳定病情，其次用于缩小肿瘤。两组的总生存期没有差异。大于 30% 的患者发生的不良事件包括口腔炎、皮疹、腹泻、疲劳和感染。至少 5% 的患者发生 3 级或 4 级的贫血、高血糖症和口腔炎。

（3）另一项国际Ⅲ期试验对晚期分化良好的 PNET 患者测试了舒尼替尼（37.5mg，每天 1 次）对比安慰剂的疗效，项目在招募了 171 名患者后提前结束。中期分析显示无进展生存期（11.4 个月 vs 5.5 个月；HR，0.42；$P<0.001$）存在明显差异。大于 30% 的患者出现不良事件，包括腹泻、恶心、乏力、呕吐和疲劳。至少 5% 的舒尼替尼组患者出现 3 级或 4 级的腹泻、乏力、疲劳、中性粒细胞减少、腹痛、高血压和手足综合征。

（4）目前还没有对比依维莫司和舒尼替尼或评估药物排序的相关数据。药物的选择应根据患者选择、合并症、毒性、耐受性和可用性。

6. 放射性核素治疗 肽受体放射性核素治疗以靶向方式运输放射性核素，其被认为是奥曲肽依赖患者的标准治疗方案。研究表明，在停药 3 个月后，非功能性 PNET 的部分应答率为 36%。3 级血液和肾脏毒性为 5%～40%。

三、胆管癌和胆囊癌

（一）引言

胆管癌是起源于胆囊上皮层、肝内（外周）胆管、肝外（肝门和远端胆管树）胆管的侵袭性恶性肿瘤，在美国，每年约 14 000 人被诊断为胆管癌。在 2015 年，美国约有 10 910 例新发病例，约 3 700 例患者死于该病，然而，这个数字不包括肝内胆管癌（包括国家数据库中的原发性肝癌）病例。虽然近 20 年肝外胆管细胞癌的发病率保持不变，但肝内胆管细胞癌的发病却显著增高。

（二）流行病学和临床表现

胆管癌的发生与慢性炎症、自身免疫性疾病、胆结石、某些传染性病原体和某些致癌物质有关。胆囊癌的危险因素与慢性炎症有关，其中胆石症是最常见的危险因素。胆囊钙化（陶瓷样胆囊）是慢性炎症的结果，也与胆囊癌有关。虽然有证据表明某些特定的危险因素可能与部分患者的发病相关，但在大多数诊断为胆管癌的患者中尚未发现诱发因素。这些危险因素与慢性炎症有关，包括胆石症、溃疡性结肠炎、肝吸虫、接触氧化钍（氧化钍胶体）、原发性硬化性胆管炎和先天性胆管异常（胆总管囊肿）。近年来发现，丙肝病毒感染可能是肝内胆管癌发病率增加的部分原因。由于胆管癌侵袭性强和扩散速度快，诊断时多已为晚期。胆囊癌患者则多表现为类似胆绞痛或慢性胆囊炎症状。在行腹腔镜胆囊切除时，0.4%～2% 的患者被发现为原发性胆囊恶性肿瘤。胆囊癌最常见的表现为疼痛、恶心、呕吐和体重下降。其他的表现如在超声下发现可疑肿块、黄疸。约 1/3 的患者表现出黄疸，多是由于肿瘤进展无法切除所致。肝内胆管癌患者多表现出非特异性症状，如发热、体重减轻、腹痛等不典型症状，胆管阻塞多不常见。肝内胆管癌通常偶然经影像学发现，表现为孤立的肝内肿块。与之相反，肝外胆管癌多因胆道梗阻出现黄疸后才进行影像学检查。

（三）自然病史和发病机制

胆管恶性肿瘤的发生发展与解剖位置、局部浸润、局部淋巴结转移、血管生成、远处转移有关。唯一可以治愈胆管癌的方法是完整的手术切除，然而，仅有 10%的早期患者可获得手术根治的机会。影响预后的关键因素为完整的手术切除、淋巴结情况及分化程度，然而，即使行手术切除后，复发的可能性仍很大，所以，化疗不论是作为辅助方案还是姑息性方案，在治疗中均起重要作用。对于不可切除或转移性胆管癌的中位总生存期不到 1 年。胆囊癌是胆道系统中最具有侵袭性的肿瘤，中位生存期相对较短。虽然胆管癌侵袭过程大致相似，对化疗也都不太敏感，但胆囊癌、肝内胆管癌和肝外胆管癌具有分子差异，需分别研究。然而由于相对来说病例较少，这些疾病被归为一类而进行化疗临床研究分析。

（四）化疗

（1）某研究在一组胰腺癌和胆道癌患者中采用 5-FU 加亚叶酸钙和依托泊苷对比支持治疗，并首次提出全身化疗在延长生存期和提高生活质量方面优于单纯支持治疗[16]。化疗组的总生存期为 6 个月，而支持治疗组为 2.5 个月，但只有 41.1%（37/90）的患者为胆道癌。最近，一项随机对照 II 期研究将 81 名不可切除的胆囊癌患者随机分为两组，一组给予最好的支持治疗，另一组给予 5-FU 联合亚叶酸钙或 GEMOX（吉西他滨加奥沙利铂）方案。BSC 组的中位生存期为 4.5 个月，5-FU 联合亚叶酸钙组为 4.6 个月，GEMOX 组为 9.5 个月。

（2）2010 年，一项 III 期晚期胆囊癌随机试验（ABC）-02 的结果发表，其比较了单药吉西他滨与吉西他滨联合顺铂的疗效[17]。试验包含 410 名患有局部进展或转移的肝内及肝外胆管细胞癌、胆囊癌或壶腹癌的患者。接受吉西他滨联合顺铂治疗的患者较接受吉西他滨单药治疗的患者的中位总生存期明显延长（11.7 个月 vs 8.1 个月；HR, 0.64；$P < 0.001$）。有趣的是，顺铂和吉西他滨的生存优势是在不增加 3 级或 4 级毒性的情况下实现的。在日本的一项随机 II 期试验和一项临床试验汇总分析中也发现了类似的结果。一般情况良好（PS 0～1）的患者获益最大，一般情况差（PS 2）的患者和壶腹癌患者获益最小。

因此，吉西他滨联合顺铂（顺铂，$25mg/m^2$；吉西他滨，$1000mg/m^2$，第 1 天和第 8 天，每 3 周重复给药）是不可切除胆管癌的一线标准治疗方案。当有顺铂治疗禁忌证（如肾功能不全）时，可以用奥沙利铂代替顺铂。吉西他滨联合奥沙利铂在多项 II 期研究中已显示出疗效和安全性。老年患者和有合并症的患者仍推荐吉西他滨单药治疗。另外，一般情况差的患者也可从吉西他滨中获益，因为接受吉西他滨治疗的患者其症状控制好于只接受最佳支持治疗的患者。

（3）除基于吉西他滨的化疗外，氟尿嘧啶在胆管癌的治疗中也显示出疗效。吉西他滨联合 5-FU 和吉西他滨联合卡培他滨治疗在多项随机 II 期研究中显示出 30%的有效率。在 5-FU 或卡培他滨联合铂类的 II 期随机试验中也得出类似结果。联合用药的有效率和中位生存期均高于单独使用 5-FU。

（4）目前，大多数在晚期胆管癌患者中进行的试验研究了如何提高吉西他滨和顺铂的疗效，如联用一种或多种靶向药。最近发表的 II 期研究 BINGO 随机选取 150 名患者接受 GEMOX 联合或不联合西妥昔单抗的治疗，结果显示并无获益。许多关于 VEGF 抑制剂、MEK 抑制剂和多重激酶抑制剂的 II 期试验正在开展。

（5）目前正在研究一线治疗后进展的患者的明确治疗方案，但暂无随机试验找到可以获益的二线方案。最近，一项关于晚期胆管癌患者二线化疗疗效的大型回顾性研究结果发表，结论显示二线治疗较支持治疗可延长生存期。该研究也为未来的临床试验提供了一个改善观察到的 2.8 个月的无进展生存期的思路。

（五）推荐的治疗方案

1. 一般情况良好的患者

（1）吉西他滨联合顺铂

- 顺铂，$25mg/m^2$，第 1 天；吉西他滨，$1000mg/m^2$，第 1 天和第 8 天。每 3 周重复。

（2）吉西他滨联合奥沙利铂（有顺铂禁忌证者，如肾功能不全）

- 奥沙利铂，$130mg/m^2$，第 1 天；吉西他滨，$1000mg/m^2$，第 1 天和第 8 天。每 3 周重复。

（3）吉西他滨联合卡培他滨

- 卡培他滨，1500mg/m²，每日分 2 次，第 1～14 天；吉西他滨，1000mg/m²，第 1 天和第 8 天。每 3 周重复。

（4）卡培他滨联合顺铂或奥沙利铂

- 卡培他滨，1500mg/m²，每日分 2 次，第 1～14 天；奥沙利铂，130mg/m²，或者顺铂，25mg/m²，第 1 天。每 3 周重复。

（5）氟尿嘧啶联合顺铂或奥沙利铂

- 亚叶酸钙，400mg/m²，静脉滴注 2 小时；5-FU，400mg/m²，静脉注射，第 1 天，之后改为 2400mg/m²，静脉滴注超过 46 小时，加奥沙利铂，100mg/m²，静脉注射，第 1 天。每 2 周重复。

2. 一般情况较差的患者 单药吉西他滨、卡培他滨或氟尿嘧啶。

四、原发性肝癌

（一）流行病学

肝细胞癌（HCC）占原发性肝癌的 80%～90%。全世界每年超过 750 000 例患者被确诊为肝细胞癌。其在全世界最常见癌症中排第 5 位，在与癌症有关的死亡中居第 2 位，且大多数病例发生于亚洲。虽然肝癌在美国并不常见，但在 2015 年，约 35 660 例确诊为肝癌，约 24 550 例死亡（该数据包括肝内胆管癌）。90% 的原发性肝癌是肝细胞癌或肝细胞瘤，余下的包括胆管细胞癌（约 7%）、肝母细胞瘤、血管肉瘤和其他肉瘤。在美国，发病年龄的高峰期为 60 岁，而在亚洲和非洲，高发年龄相对较早。

（二）病因学和危险因素

男性肝癌发病率为女性的 2～4 倍。80%～90% 的肝细胞癌患者有肝硬化病史，而肝硬化也是肝细胞癌最为重要的危险因素。约 80% 的肝细胞癌患者有乙型或丙型肝炎病毒的慢性感染。慢性乙型肝炎病毒的感染在亚洲和非洲是最常见的导致 HCC 的原因。慢性乙型肝炎病毒携带者患肝癌的相对风险是一般人的 100 倍，肝硬化的年发病率为 2%~6%。相反的，慢性丙型肝炎病毒感染在西方国家较常见。HCC 其他危险因素包括酒精性肝硬化、黄曲霉素、遗传性血色素沉着病、自身免疫性肝炎、α1-抗胰蛋白酶缺乏症、威尔逊症等。

　　肝癌在美国的发病率不断上升，尤其是在感染丙肝病毒的人群中。美国有约 400 万的慢性丙型肝炎病毒携带者，而丙型肝炎相关肝硬化患者的年发病率为 2%~8%。且美国有约 150 万的乙型肝炎病毒携带者，乙型肝炎肝硬化患者肝细胞癌的年发病率为 2.5%，其中约 0.5% 不发展为肝硬化。

（三）症状和体征

　　原发性肝癌患者的主诉通常为右上腹疼痛、腹胀、体重减轻。多表现为钝痛，但也可为锐痛，并向右肩部放射，还可伴有疲乏、食欲缺乏和不明原因的发热。有肝硬化的患者可表现为肝功能不全，如腹水、静脉曲张破裂出血、黄疸或肝性脑病。在很少见的情况下，肿瘤表现为副肿瘤综合征。红细胞增多症最为常见，其次还有高钙血症、甲状腺功能亢进症和类癌综合征。体检可发现伴有肝区摩擦音和动脉杂音的结节性肝大。约 50% 的患者病程中发生肝外播散；20% 的患者有肺转移。

（四）诊断与筛查

　　有几项已发表的研究表明，对肝硬化或慢性肝炎病毒感染的 HCC 高危人群进行筛查，可以降低肝癌死亡率。血清甲胎蛋白（AFP）和肝脏超声是筛查 HCC 使用最广泛的方法。多数机构建议每 6~12 个月进行一次 AFP 和肝脏超声。若血清 AFP 持续升高或肝超声检查发现肝结节，则进一步行影像学检查。肝细胞癌病灶的特点是动脉血供丰富，其大部分供血来自肝动脉。而周围肝脏组织的大部分血供来自门静脉系统。因此，最常用的诊断肝细胞癌的影像学检查是三相螺旋 CT 或三相动态对比增强磁共振成像（MRI）。对于大于 2cm 的病灶，CT 或 MRI 显示出典型动脉增强即可以诊断。对于 1~2cm 的病灶，CT 和 MRI 上均出现典型的动脉增强是 HCC 的诊断标准。小于 1cm 的病灶应密切随访，并定期行影像学检查。大于 1cm 但未表现出典型动脉增强的病灶，应行组织活检以确诊。

（五）实验室检查

60%～70%的 HCC 患者有肿瘤标志物 AFP 升高，血清 AFP 虽不是 HCC 的特异性检验指标，但血 AFP 水平可结合影像结果对可疑患者的治疗提供帮助。血清 AFP＞200μg/L，且肝脏肿块直径＞2cm 对 HCC 有较高的预测价值，即使影像学没有出现典型的动脉增强也可诊断。

（六）分期和术前评估

1. 分期 患者被诊断为肝癌后应行进一步检查，如确定潜在的肝脏疾病病因，包括肝炎病毒检测，评估其他合并症，影像学评估转移性病灶（行胸部扫描、骨扫描来确认肺、骨、腹腔淋巴结有无转移），以及评估肝功能，包括门静脉高压。一个好的分期系统应结合肿瘤特征和潜在肝病（Child-Pugh 分级），因为这些因素会影响治疗的选择和患者的生存。肝细胞癌有很多分期系统，最为常用的有奥田邦雄（OKuda）分级系统、意大利肿瘤计划分期系统、日本综合分期系统、中国协会预后指数，HCC 简化（Vauthey）分期、Izumi TNM 修正、法国分期系统及巴塞罗那（BCLC）肝癌分期系统。这些分期系统均有局限性，因此没有一个被普遍接受。治疗后随访，患者被分为以下几类：转移性肝癌者、局部进展不宜移植的无法切除肝癌者、可切除或可移植但一般情况不允许手术者、可切除或可移植且一般状态良好者。

2. 术前评估 HCC 患者可接受手术治疗的条件包括肿瘤大小、潜在肝病疾病的严重程度、肝功能评估、患者的一般情况。以下情况一般不可手术：肿瘤体积过大使剩余肝组织不足，多灶性双叶结节，肿瘤发生肝外转移，伴有门脉或肝静脉/下腔静脉受累。此外，一般建议仅在肝功能正常、无门静脉高压的情况下行切除术。

（七）初始治疗

根据临床各项检查结果，仅 25%的肝细胞癌患者是可能切除病灶的。一系列大型回顾性研究的结果显示在肝功能正常的情况下选择接受肝脏切除术的患者其 5 年生存率为 50%～

70%。然而在美国，可以接受肝切除术的患者很少，因为很多患者肝功能处于 B 级或 C 级。而且，肝切除术后的 5 年内复发率高达近 70%。肝移植使患有晚期肝硬化的小病灶肝癌患者的病灶被切除，术后生存率接近或优于没有肝移植的患者。按照 Milan 标准能够进行肝移植的肝细胞癌患者要求单一肿块直径小于 5cm，或 2～3 个肿块直径小于 3cm，且无大血管受累或肝外病灶的证据。这类患者接受肝移植后复发率低，5 年生存率高于 75%。移植的主要问题为是否有合适的器官来源。有既不能手术切除也不能移植的局限病灶的患者可以考虑消融或栓塞治疗。此外，对于等待肝源的移植患者，许多研究已经探讨了局部治疗在控制疾病方面的作用。局部治疗包括消融治疗，如射频消融、微波消融、冷冻消融或经皮乙醇注射和栓塞治疗（如温和栓塞、化学栓塞、药物洗脱珠和放射栓塞）。新的实验技术（如 PHP）也可发挥作用。

（八）晚期肝癌的治疗

（1）大多数肝细胞癌患者在确诊的时候已是晚期，失去了手术或局部治疗的机会。不幸的是，肝细胞癌对化疗相对不敏感，对细胞毒性药物有很高的抵抗性。临床研究评估细胞毒化疗药如多柔比星对肝癌的疗效，发现有效率低且无证据显示对提高生存率有益。多柔比星是目前在该疾病中研究最广泛的化疗药物。在每 3 周予以 $75mg/m^2$ 的剂量，仅有 8% 的患者肿瘤缩小 25% 以上，与最佳支持治疗相比，生存获益较小。在过去，这是不可切除肝细胞癌的标准治疗方案，然而其毒性限制了使用。临床实践中，多柔比星累计剂量超过 $400mg/m^2$ 可显著增加心肌损伤和心肌病的风险，中性粒细胞减少症也会发生，并在胆道梗阻的情况下导致脓毒血症。

（2）然而，最近的两项Ⅲ期临床试验发现索拉非尼对转移性或局部进展的肝细胞癌患者有效，索拉非尼是一种口服的可以抑制肿瘤细胞增殖和血管生成的多重激酶抑制剂[18]。在一个大型多中心安慰剂对照Ⅲ期随机临床试验（SHARP）中，602 个晚期肝细胞癌患者(一般情况良好，之前没接受过系统治疗，肝功能良好）被随机分组，试验组服用 400mg 索拉非尼，每日 2 次，对照组予以支持治疗并服用安慰剂，结果显示，索拉非尼组的中位生存期明显优于安慰剂组（10.7 个月 vs 7.9 个月；

HR=0.69；$P<0.001$）。另一项Ⅲ期临床试验（亚太地区的研究）有着相同的设计，226个患者以2∶1的比例被随机分为两组，分别服用索拉非尼和安慰剂。不同于SHARP试验，该实验入组患者均为年轻的有潜在乙型肝炎病毒感染和肿瘤病灶更大的亚洲人。这一试验得出相同的结果，即索拉非尼组相比于安慰剂组有更高的中位生存期（6.5个月 vs 4.2个月；HR=0.68；$P=0.014$）。总的来说，索拉非尼耐受性好且不良反应少，最常见的不良反应为腹泻、高血压、手脚皮肤反应。鉴于临床试验的研究结果，索拉非尼适用于不能接受手术或局部治疗的晚期转移性肝细胞癌患者，但目前仅肝功能正常的患者被纳入研究。

（3）自2007年11月FDA批准索拉非尼以来，多种小分子TKI或VEGF单克隆抗体在Ⅱ期临床试验中展示出良好的应答活性，但在Ⅲ期试验中，没有一种治疗方案优于索拉非尼。目前，索拉非尼联合肝靶向治疗如SBRT、射频消融（RFA）和经动脉化疗栓塞（TACE）正在进行多项临床试验。对于索拉非尼治疗后进展且肝功能良好的患者，临床试验正在探寻二线治疗方案。瑞戈非尼和c-met抑制剂等药物作为潜在的二线治疗方案，目前正在进行Ⅲ期试验。

（4）目前推荐的治疗方案：索拉非尼400mg口服，每日2次。

（肖晓光 译 张明生 于世英 校）

参 考 文 献

1. Gastrointestinal Tumor Study Group. Further evidence of effective adjuvant combined radiation and chemotherapy following curative resection of pancreatic cancer. *Cancer.* 1987;59:2006-2010.
2. Klinkenbijl JH, Jeekel J, Shamoud T, et al. Adjuvant radiotherapy and 5-fluorouracil after curative resection of cancer of the pancreas and periampullary region: phase III trial of the EORTC gastrointestinal tract cancer cooperative group. *Ann Surg.* 1999;230(6):776-782.
3. Neoptolemos JP, Stocken DD, Friess H, et al. A randomized trial of chemoradiotherapy and chemotherapy after resection of pancreatic cancer. *N Engl J Med.* 2004;350:1200-1210.
4. Oettle H, Post S, Neuhaus P, et al. Adjuvant chemotherapy with gemcitabine vs. observation in patients undergoing curative-intent resection of pancreatic cancer; a randomized controlled trial. *JAMA.* 2007;297:267-277.
5. Regine WF, Winter KA, Abrams RA, et al. Fluorouracil vs gemcitabine chemotherapy before and after fluorouracil based chemoradiation following resection of pancreatic adenocarcinoma: a randomized controlled trial. *JAMA.* 2008;299:1019-1026.
6. Neoptolemus JP, Stocken DD, Bassi C, et al. Adjuvant chemotherapy with fluorouracil plus folinic acid vs gemcitabine following pancreatic cancer resection: a randomized trial. *JAMA.* 2010;304:1073-1081.
7. Moertel CG, Frytak S, Hahn RG, et al. Therapy of locally unresectable pancreatic carcinoma: a randomized comparison of high dose (6000 rads) radiation alone, moderate dose radiation (4000 rads-5-fluorouracil), and high dose radiation-5-fluorouracil. *Gas-*

trointestinal Tumor Study Group. *Cancer*. 1981;48:1705-1710.

8. Burris HA, Moore MJ, Andersen J, et al. Improvements in survival and clinical benefit with gemcitabine as first-line therapy for patients with advanced pancreas cancer: a randomized trial. *J Clin Oncol*. 1997;15:2403-2413.

9. Louvet C, Labianca R, Hammel P, et al. Gemcitabine in combination with oxaliplatin compared with gemcitabine alone in locally advanced or metastatic pancreatic cancer: results of a GERCOR and GISCAD phase III trial. *J Clin Oncol*. 2005;23(15):3509-3516.

10. Moore MJ, Golstein D, Hamm J, et al. Erlotinib plus gemcitabine compared with gemcitabine alone in patients with advanced pancreatic cancer: a phase III trial of the National Institute of Cancer Clinical Trials Group. *J Clin Oncol*. 2007;25:1960-1966.

11. Conroy T, Desseigne F, Ychou M, et al. FOLFIRINOX versus gemcitabine for metastatic pancreatic cancer. *N Engl J Med*. 2011;364:1817-1825.

12. Von Hoff DD, Ervin T, Arena FP, et al. Increased survival in pancreatic cancer with nab-paclitaxel plus gemcitabine. *N Engl J Med*. 2013;369:1691-1703.

13. Oberg K, Kvols L, Caplin M, et al. Consensus report on the use of somatostatin analogs for the management of neuroendocrine tumors of the gastroenteropancreatic system. *Ann Oncol*. 2004;15:966-973.

14. Rinke A, Muller HH, Schade-Brittinger C, et al. Placebo controlled, double blind, prospective, randomized study on the effect of octreotide LAR in the control of tumor growth in patients with metastatic neuroendocrine midgut tumors: a report from the PROMID Study Group. *J Clin Oncol*. 2009;27:4656-4663.

15. Moertel CG, Lefkopoulo M, Lipsitz S, et al. Streptozocin-doxorubicin, streptozocin-fluorouracil, or chlorozotocin in the treatment of advanced islet-cell carcinoma. *N Engl J Med*. 1992;326:519-523.

16. Glimelius B, Hoffman K, Sjoden PO, et al. Chemotherapy improves survival and quality of life in advanced pancreatic and biliary cancer. *Ann Oncol*. 1996;7:593-600.

17. Valle J, Wasan H, Palmer DH, et al. Cisplatin plus gemcitabine versus gemcitabine for biliary tract cancer. *N Engl J Med*. 2010;362(14):1273-1281.

18. Llovet JM, Ricci S, Mazzaferro V, et al. Sorafenib in advanced hepatocellular carcinoma. *N Engl J Med*. 2008;359:378-390.

第10章 乳 腺 癌

Lillian M. Smyth, Clifford A. Hudis

一、自然病史和治疗模式

（一）流行病学和危险因素

乳腺癌占所有癌症的 25%，仍然是全球第二高发癌症，2012 年大约有 167 万新确诊病例[1]。不论是经济发达地区或是经济欠发达地区，乳腺癌仍是目前女性中最常见的肿瘤，欠发达地区（883 000 例）的病例数略高于发达地区（794 000 例）[1]。

世界各地区的发病率差异接近 4 倍，中非和东亚的发病率为 27/10 万，西欧为 96/10 万[1]。西欧和美国妇女的乳腺癌发病率较高，可能与较高的人口中位年龄、强有力的早期检测项目、更好地控制导致早期死亡的其他原因及最近肥胖的增加相关。有人提出，炎症可能在肥胖和超重患者的乳腺癌和其他癌症的发病机制中发挥作用[2-4]。发展中国家女性乳腺癌发病率上升也归因于"西化"的生活方式，包括饮食变化、运动减少和生育变化，如生育延迟、胎次降低和母乳喂养减少[5,6]。

自 2003 年以来，发达国家的乳腺癌发病率有所下降，这与女性健康倡议报告公布后，绝经后妇女使用 HRT（激素替代治疗）显著减少有关，该报告显示每使用 HRT 5 年则乳腺癌的发病风险提高约 10%，雌激素/孕激素联合用药的风险较单独使用雌激素治疗的风险更高[7]。自 2004 年以来，乳腺癌整体发病率保持相对稳定[8]。

乳腺癌的致死率低于许多其他实体肿瘤，是癌症死亡的第五大原因（522 000 例死亡）。然而，在欠发达地区，乳腺癌仍是女性癌症死亡的最常见原因（324 000 例死亡，占总数的 14.3%），在发达地区是继肺癌之后的女性癌症死亡第二大原因（198 000 例死亡，15.4%）[1]。由于发达地区（高发病率）的乳腺癌存活率更高，世界各地区之间乳腺癌死亡率的变化区间小于发病率，从东亚地区的 6/10 万到西非地区的 20/10 万[1]。目前，由于早期诊断和更好的治疗，更多的妇女存活[9]，自 1990 年左右以来，每年的绝对死亡人数一直在下降，疾病特异性死亡率每年下降 2.2%，且小于 50 岁的女性（3.1%/年）比 50 岁及以上的女性（1.9%/年）下降更明显[8]。

不同种族和民族的乳腺癌发病率各不相同。与大多数年龄组的非裔美国女性相比，美国的白种人女性更容易患乳腺癌；然而，非裔美国女性在 40 岁之前的发病率更高，并且每个年龄段的死亡率都高于白种人女性[10]。

无论什么人种，其社会经济地位低下组群的癌症相关死亡率通常更高。

虽然不能确定每一位乳腺癌患者的个体病因，但已经发现许多增加乳腺癌发病危险的因素。在这些因素中，最危险的是家族史，尤其是家族中有一名以上成员年轻时曾患过乳腺癌[11]。

更具体来说，遗传学分析显示 BRCA1 和 BRCA2 两个抑癌基因突变最为重要。BRCA1 和 BRCA2 基因分别位于第 17 号和第 13 号染色体上，BRCA1 和 BRCA2 突变均为女性乳腺癌及卵巢癌的易患因素，BRCA2 与男性乳腺癌有关，这两个基因突变也与其他肿瘤发病有关[12-17]。虽然全部乳腺癌患者 BRCA1 和 BRCA2 基因突变率在 10% 以下，但是其在家族多发乳腺癌的患者中占 45%，在有乳腺癌和卵巢癌家族史的患者中高达 90%[18,19]。这些突变在整体人群中占比不到 1%，但是在诸如德系犹太人（东欧）血统的特定种族更加常见[18]。但如果某妇女在 50 岁以前罹患乳腺癌，且曾有亲属也在 50 岁以前患乳腺癌，那么该患者具有 BRCA1 或 BRCA2 基因突变的机会高达 25%[19]。其他增加该患者基因突变概率的因素包括曾有亲属患卵巢癌，或个人有双侧乳腺癌病史，或有双侧卵巢癌病史。这两个基因突变的人群在一生中患乳腺癌的概率高达 70%，这个概率还取决于家族史、特定的突变及其他可能改变外显率的细胞基因[17]。在调整基因携带者容易罹患特定亚型乳腺癌这一因素的影响之后，具有任何一种 BRCA 基因突变的患者，5 年生存率并未显著低于其他乳腺癌患者。

值得注意的是，大多数具有乳腺癌家族史的患者没有确定的遗传突变，有时也会出现其他不太常见的致病突变[19,20]。与乳腺癌风险增加相关的遗传性疾病包括利-弗劳梅尼

（Li-Fraumeni）综合征（p53 中的种系突变）、多发性错构瘤（Cowden）综合征（80%由于 *PTEN* 突变）和一些更常见的基因突变。*PALB2*（*BRCA2* 的伴侣和定位者）之前已被确定为乳腺癌中的中度风险基因，并且种系功能丧失的 *PALB2* 突变携带者终生患乳腺癌的风险与 *BRCA2* 突变携带者所承担的风险一样高[21,22]。

对已知家族性癌症综合征检测呈阴性的家庭，除了 *BRCA1/2* 的分子检测之外，多重检测板现在已经商业化，可以鉴定高等和中等外显率基因。然而，对中度外显率基因相关风险的有限理解及检测不确定临床意义（VUCS）变异的可能性，使得对检测结果的解释复杂化。在测试之前应该进行全面的遗传咨询，以确保测试结果能够恰当地调整这些患者的临床治疗[23,24]。

乳腺癌发病的其他危险因素包括月经初潮年龄早、绝经年龄晚、未生育、初产年龄晚、曾有良性乳腺疾病（尤其是分级数高的良性上皮不典型增生）[25,26]。虽然男性也可发生乳腺癌，但男性乳腺癌的病例数不到整个乳腺癌患者数的 1%，大多数医院很少见到男性患乳腺癌。男性 *BRCA2* 基因突变携带者一生中患乳腺癌的危险性为 6%，显著高于普通人群。

（二）预防

已有至少 3 项研究证实，预防性使用选择性雌激素受体调节剂（SERM）3～5 年可以降低短期内激素受体阳性乳腺癌的发病率[27-30]。与服用安慰剂组妇女相比，有乳腺癌家族史、处于易发年龄等危险因素的妇女，每天服用他莫昔芬 20mg，可减少 45%浸润性乳腺癌的发病率，还可降低非浸润性乳腺癌及癌前病变的发生率。绝经后妇女常罹患骨质疏松症，其乳腺癌发病风险等于或低于平均值，每天服用雷洛昔芬 60mg 或 120mg 也可减少该类妇女乳腺癌的发病风险，其患乳腺癌的相对危险性降为 0.26[31]。尽管有这些好处，但 SERM 可以增加静脉血栓及子宫内膜癌的发生率。服用他莫昔芬的人群与未服药妇女相比，子宫内膜癌患病率增加 1.5～2 倍，而服用雷洛昔芬人群患子宫内膜癌的危险性略低于服用他莫昔芬的人群[27]。这些预防性用药能否改善乳腺癌的生存率尚未得到证实。在他莫昔芬与雷洛昔芬比较试验中，虽然两药死亡率方面没有显著差异，但是雷洛昔芬具有 76%的他莫昔芬预防侵袭性疾病的效果，随着时间的推移，逐渐接近他莫昔芬预防非侵袭性疾病的效果，且毒性更低（如明显更低的子宫内膜癌发生率和更低的血栓栓塞事件）[32]。有一项纳入了 9 项预防性试验的荟萃分析，这些试验使用的药物包括他莫昔芬、雷洛昔芬、阿佐昔芬和拉索昔芬，分析结果显示乳腺癌发病率降低了 38%[33]。经过 20 年的随访，他莫昔芬服用 5 年的长期获益大概需要治疗 22 例以预防 1 例乳腺癌（95%CI，19～26）[34]。这些药物有相似但不完全相同的毒性，需要根据临床情况做出选择。

芳香酶抑制剂（AI）也被证明在绝经后的高风险人群中具有预防作用。5 年的依西美坦使用显著降低了 65%浸润性乳腺癌的发病率，与健康相关的生活质量变化很小，并且没有严重的毒性作用[35]。同样，阿那曲唑可以降低 50%激素受体阳性浸润性乳腺癌及浸润前癌的发生风险[36]。

针对有乳腺癌家族史及抑癌基因突变的高危妇女的筛查研究正在进行。对于高危人群，增加检查，如在常规乳房摄片基础上每年进行一次磁共振检查是一个有效的普查策略。由于缺乏卵巢癌普查的方法，对于携带突变基因的乳腺癌和卵巢癌高危人群，推荐在过了生育年龄后切除双侧卵巢，而且这种预防切除还可以降低原发乳腺癌的发生率。对癌基因突变携带者，推荐育龄后接受预防性双侧乳房切除术（50 岁，甚至提前到 35 岁），一方面是由于卵巢癌筛查不充分，另一方面预防性切除可以将原发性乳腺癌的风险降低大约 50%、卵巢癌的风险降低大约 80%，并且降低全因死亡率[37-39]。降低风险的乳房切除术是一种有效的选择，相对风险降低约 90%[37,40]。需要注意的是，残留的乳腺腺体组织仍有小概率发生乳腺癌的风险。SERM 也适用于携带 BRCA1 和 BRCA2 突变的患者。参加 P-01（他莫昔芬）试验的女性血液样本分析显示，突变携带者患乳腺癌的风险也降低了 47%[41,42]。他莫昔芬也被证明可降低高危人群对侧乳腺癌的发病率[43]。

（三）检查、诊断和治疗前评估

1. 筛查　由于早期乳腺癌的治疗效果好，因此制定了许多发现早期乳腺癌的检查计划。尽管目前证据有限，但仍建议青春期后的所有女性每月进行一次自我乳房检查，20 岁以上的女性每年接受 1 次医生或经培训过的专业人员进行的乳腺检查。对于 50 岁以上的妇女，乳房摄片作为常规基础检查，可减少乳腺癌死亡率 25%～30%[44]。由于 40～50 岁的妇女乳腺癌发生率低[45,46]，乳房摄片对此类人群的积极作用尚难证实。因此，需要更多的检查方法去发现肿瘤，挽救生命。通过乳房摄片早期发现肿瘤还可有其他好处，包括减少使用毁损性手术、减少放疗的使用、减少化疗及其他系统治疗手段等。因此，这些绝对获益远远超过了单纯生存获益。总而言之，建议 40 岁作为乳房摄片检查的基础年龄，建议 40～50 岁妇女每 1～2 年检查 1 次（具体时间取决于危险因素及所推荐的组织机构），50 岁以上妇女每年检查 1 次，检查有效性的上限年龄尚未确立。对高危及家庭成员有基因突变患者的妇女，应该在患乳腺癌的最年轻亲属确诊时年龄的基础上，再前推 10 年开始进行每年一次的乳房摄片检查。霍奇金淋巴瘤患者，不管是否进行过斗篷野照射，应该将 25 岁作为乳房摄片的基础年龄。对于 *BRCA1* 或除每年乳房摄片以外，*BRCA2* 突变的人群，近年来乳房 MRI 检查在乳腺癌筛查中的作用也得到认可[47,48]。乳房摄片能及时地发现许多早期患者，提高浸润前癌（浸润性导管癌，DCIS）的发现率，浸润前癌尚未出现侵袭，其治疗比浸润性乳腺癌的治疗要简单许多。其他的筛查方法，如超声波检查法，一般仅限于评估可触及的病灶。

2. 症状和体征 虽然通过乳房摄片检查可发现许多体检未触及肿块的乳腺癌病例，但浸润性乳腺癌患者仍常因自我检查发现无痛性孤立肿块而就诊。如果乳房肿块未被发现，被忽视或被疏忽一段时间（尤其当肿瘤迅速增大或进展时），那么肿瘤可能侵犯并固定于皮肤和胸壁，出现溃疡、疼痛和炎症等改变。部分早期病变可出现乳头溢液或出血。有时，在未发现原发病灶时，患者已出现转移病灶症状，如胸腔积液、淋巴结肿大、骨转移。约半数患者的病变位于乳房外上象限（乳房的大多数腺体组织位于此部位），大约 20%的肿块位于乳晕区，其他象限肿块分别占 10%，约 1/4 的乳腺癌患者在诊断时已有腋窝淋巴结转移。而通过乳房摄片或其他普查方法发现的乳腺癌患者中，确诊时则较少合并腋窝淋巴结转移。

3. 分期 乳腺癌分期是根据原发肿瘤大小和特征（T）、区域淋巴结受累情况（N）和是否有远处转移（M）等情况而做出判断的。目前采用的乳腺癌 TNM 分期标准由美国癌症联合委员会（AJCC）发表[49]。虽然一般在手术前已进行初步分期，但仍需等待手术后病理学结果以评估原发肿瘤的大小及淋巴结转移等情况，明确分期以判断患者预后并制订进一步治疗计划。约 30% 以上临床可触及肿块的乳腺癌患者（并非乳房摄片发现）临床检查未发现腋窝淋巴结转移，但组织病理学检查发现淋巴结转移。常规组织病理学检查淋巴结阴性的患者中，连续切片可能发现部分患者已有微小转移灶。新的分期标准的主要改变是考虑到广泛采用的免疫组织化学（IHC）和分子生物学技术，这些技术使病理学家能从单个肿瘤细胞水平检测出微小转移病灶。目前尚不清楚如果通过这些强化检查方法能发现淋巴结中存在癌细胞，是否会对预后判断有价值。当前的分期体系中，如果单独 IHC 检查发现肿瘤细胞，且肿瘤细胞群直径小于 0.2mm，则定义为淋巴结病理学阴性。"（i）"定义用于表示孤立的肿瘤细胞，如 pN0（i+）表示淋巴结阴性但淋巴结中有这样的孤立肿瘤细胞。与此相似，"（mol+）"定义为淋巴结病理阴性但分子生物学检查方法如 PCR 发现有恶性细胞的证据。

（四）诊断评估

（1）活检前应该仔细询问病史，注意有无发病危险因素，并进行体格检查。不仅要检查患侧乳房，还要检查对侧乳房、区域淋巴结，此外还应检查双肺、骨和肝脏。双侧乳房摄片有助于评估肿瘤范围，并有助于寻找同侧及对侧乳房是否有其他病变。

（2）原发病灶切除活检或针刺活检后将完整组织标本（非甲醛固定）送病理学检查，病理学家对标本分别进行组织学检查、激素受体分析、HER2 基因检测[通过免疫组化或荧光原位杂交（FISH）检测]。

（3）组织学确诊后进一步检查排除癌转移，在这过程中，病史采集和体检是评估中最重要的部分。

1）必须检查项目：包括血常规、血生化。

2）其他检查项目：如骨放射性核素扫描、骨骼检查（骨扫描结果阳性时进行）、胸部和肝脏（腹部）CT 检查，一般在病史、体检及血液学等检查提示预后不良或有特定器官受累时进行。PET/CT 也是评估局部区域病变的一种选择。

3）组织学：75%～80%的乳腺癌是浸润性导管癌，10%是浸润性小叶癌；这两种类型的乳腺癌的生物学行为相似，但后者表现出对内分泌治疗较好的反应性及HER2的阴性表达。另外，虽然两者有相似的转移风险，但两者的转移方式有很大差异。其他组织学类型的浸润性乳腺癌预后稍好些，但其治疗主要还是根据临床分期而不是组织学类型。随着近来微阵列技术的发展，传统的以组织学为基础的分类方法已被改进，人们认为乳腺癌是多种亚型所组成的疾病。约15%是基底样亚型（基底上皮亚型），即常指的"三阴性乳腺癌"（内分泌受体及HER2均为阴性）[50]。Luminal乳腺癌一般是激素受体阳性，Luminal A型是明确的激素应答的亚型，而Luminal B型通过是否表达HER2或高增殖率与此区别[51]。

基底样乳腺癌与*BRCA1*突变有关，更常见于非裔美国女性[52]。每一种亚型（包括Luminal A、B，基底样，HER2阳性等）都有各自独特典型的自然病程，其出现远处转移的时间不同[53]。

（五）治疗方法

许多机构已经建立了多学科小组或中心，以制定切实可行的治疗计划。在某些情况下遵循这种特殊的临床治疗模式是有一定益处的，但也需要采用一些合理的策略来促进个体化治疗的发展。

1. 会诊 一旦高度怀疑或组织学确诊或手术切除诊断为乳腺癌，通常就应进行外科医生、放射治疗医师及肿瘤内科医师的会诊。多学科综合治疗对乳腺癌的预后有深远的影响，因为其可保存器官功能、延长无病生存时间（DFS）和总生存时间。任何参与治疗乳腺癌患者的医师，应当非常熟悉团队中其他成员的作用及其所提供的治疗措施。在向患者介绍治疗方案、各治疗方案的相对优缺点及会诊医生的建议之后，让患者（如患者希望，也可包括患者家属）参与治疗决策也相当重要。患者应当知道为什么医生向她推荐的治疗方案是最佳方案，以便最后决定是否接受该推荐治疗方案。

2. 治疗目标 取决于开始治疗时患者的疾病分期。

3. 早期浸润性病例的治疗目标 消除原发肿瘤，抑制微转移灶增殖或消灭微转移灶，并凭此预防复发和死亡。术后治疗又称为辅助治疗。有3种全身性的辅助治疗方法：内分泌治疗

（他莫昔芬，或在绝经后妇女中使用芳香酶抑制剂）、化疗（任何一种标准的联合方案）和针对 HER2 的靶向治疗（在 HER2 阳性患者中使用曲妥珠单抗+/-帕妥珠单抗）。根据患者的风险获益比仔细分析权衡这些治疗方案，并进行个体化选择。当然，在治疗一位术后患者时，如果这位患者可以被手术（和放疗）治愈，我们应该避免不必要的药物引起的近期和远期毒性反应。尤其需要注意的是，治疗完成数年后日益增加的第二原发癌的发生概率，特别是化疗引起的骨髓增生异常和白血病，以及他莫昔芬引起的子宫内膜癌。其他风险包括 AI 引起的骨质疏松，蒽环类和曲妥珠单抗导致的心力衰竭。要重点指出的是，尽管有这些毒性反应，但经这些治疗措施治疗过的人群其总生存时间常常得以延长[54]。因此，正在进行的调查性研究的一个目标就是明确在某种特定的临床情况下，能在最大程度上有效防止复发的最小治疗剂量。

4. 局部晚期病例 其定义是ⅢA 期或 T3～T4 的或更晚期的患者，包括炎性乳腺癌。此时全身治疗的目标已在一定程度上发生改变，除了对控制全身疾病非常重要以外，还可对肿瘤局部控制具有潜在益处。它可增加局部缓解，继而减少损毁性手术，在某些病例，甚至可以免除手术。这种治疗也称为新辅助或术前全身治疗，可使不可切除病灶的体积缩小，或使原先计划的根治术转变为保乳术。研究还发现，这种术前治疗还能帮助检测新药和新方案的疗效，指导相关的科学研究，从而促进药物优化和发展。

5. 晚期（转移）**病例的治疗目标** 通常是采用毒副作用可接受的治疗手段，尽可能延长生存时间，缓解或控制患者的症状和体征。此时，远期毒性往往不是最重要的考虑因素，对于医生和患者而言，应该更关注近期毒性，因为此时治疗的目标中，改善患者的感觉（生活质量）与延长患者生存时间同等重要。总的策略是尽可能使用内分泌治疗，或是在 HER2 大量扩增或过表达的情况下使用抗 HER2 靶向治疗或序贯的单药化疗。现在许多新靶向药物的研发正在蓬勃发展，而且有许多治疗方案被证实可以延长总生存时间。

6. 手术治疗 其仍是大多数乳腺癌常用的初次治疗方法。在过去的半个世纪，乳腺癌手术发展方向越来越趋于保守手术，减少正常组织的损毁，因此保乳手术（病灶切除术）加放疗，以及前哨淋巴结活检（或者在某些患者进行腋窝淋巴结清扫术）是大势所趋。手术切缘应该距肿瘤组织足够距离，但是确切的安全距离目前还没有明确。当经验丰富的外科医生确认前哨淋巴结无转移时，完整的腋窝淋巴结清扫已不是必需的了[55]。保乳术后（并且通常在化疗完成之后）进行放射治疗可控制乳房微小残留癌灶。淋巴结引流区是否需要放射治疗则需根据乳腺癌患者的分期决定。依据长期无病生存时间和总生存时间的研究，保乳手术加放疗可取得与乳腺癌根治术同样好的治疗效果[56]。因此，许多患者选择乳房保留手术和放射治疗而不是乳房切除术。当然还是有部分人需要采用乳腺癌根治术。例如，肿块太大或局部分期晚无法保乳（这部分患者也可以通过术前系统的新辅助治疗缩小肿瘤降低期别以达到保乳手术要求）；多中心或多病灶肿瘤；患者有放疗禁忌证；同侧复发患者，且既往曾行乳腺放疗（这是再次放疗的禁忌证）；无法取得足够的肿瘤安全切缘。

在美国，保乳手术的实行有较大的地区差异，而且这些差异没有经过完善的医学验证。对于已经接受乳房切除术的患者，可考虑进行乳房重建。乳房重建有很多方法，而且需要经验丰富的整形外科医师执行。乳房重建术可以在乳房切除术后即刻进行，也可延迟进行（通常在术后 1 ～ 2 年）。目前还没有证据证实乳腺重建对乳腺癌患者的自然病程有何影响[57]。

7. 放射治疗 其在乳腺癌治疗中的地位自 20 世纪 70 年代早期就已确认。现在放射治疗联合保乳手术已普遍应用于乳腺癌的初次治疗，在与保乳手术联合应用时，采用体外放射治疗进行全乳照射，再对瘤床区推量照射。最近，缩短外照射治疗周期正被考虑单独应用于乳腺治疗[58]。另外，对早期患者，也可以考虑只照射瘤床区域。某些患者也可以考虑后装近距离照射或局部外照射。放射治疗也用于乳房根治术后有局部复发危险的患者，对那些有较高局部复发风险的患者，放射治疗能提高总生存率[59]。通常情况下，术后放疗对那些低复发风险的患者，如 1～3 枚腋窝淋巴结转移患者，也有潜在的生存获益，但主要还是适用于原发肿瘤大于 5cm 或 4 个及以上腋窝淋巴结阳性的患者[59]。在年龄超过 70 岁、雌激素受体阳性、肿瘤小于 2cm 的乳腺癌患者，如果已经接受了内分泌治疗，可不进行放疗[60]。然而，长期随访显示，未进行放疗的患者局部复发率增高，但对生存没有影响。当有放疗指征时，常在细胞毒化疗完成后开始放疗。放疗也可作为转移或局部晚期及未切除病灶患者的辅助治疗[60]。放疗对出现局部复发和远处孤立的转移病灶也常常有效，如骨转移疼痛，特别是有病理性骨折危险的患者，尤其适于进行放射治疗。

8. 系统性治疗 可以减少早期乳腺癌复发，但更多用于局部晚期或伴有远处转移的晚期乳腺癌患者。对于可治愈的早期病患，早期乳腺癌试验研究协作组（EBCTCG）对辅助治疗的分析显示，术后化疗或内分泌治疗（包括绝经前患者卵巢去势治疗）有明确获益[54]。虽然随着每 5 年的随访和更新，准确的生存获益数据一直在变化，但一般来讲，这种治疗能使复发风险降低 50%，死亡风险下降 30%。辅助治疗对于降低淋巴结阴性组患者死亡率的作用与降低淋巴结阳性组的作用相似，但由于淋巴结阴性者本身的死亡率较低，因此接受辅助治疗的此类患者获益绝对数较低[61]。过去，临床肿瘤学家依靠淋巴结状态、肿瘤大小、激素受体状态、HER2 状态、DNA 合成率（S 期细胞的百分率）及其他因素帮助判断风险、评估辅助治疗的获益程度并指导患者治疗。而最近，一些可以提示预后的商业化检测工具（基因组测定）出现了，更重要的是，可以利用这些检测来预测治疗方案的获益程度[62,63]。一如既往，患者的生理年龄、伴随疾病也是辅助治疗决策时应该重点考虑的因素。

9. 内分泌治疗方法 包括用手术、放疗、化学药物去除卵巢功能或抑制卵巢功能，也包括抗雌激素治疗（典型的如 SERM）、AI、孕激素、雄激素，甚至是皮质类固醇。对于既无雌激素受体也无孕激素受体表达的肿瘤，单用内分泌治疗往往无效，而且患者的受体水平越高，治疗效果越好[64]。然而，还没有一个明确的可以提示用药效果的受体表达阈值[65]。而且还有一点不明，即如果雌激素受体被检测出阳性，孕激素受体的表达是否还重要。另外，检测质量和结果的差异也是内分泌治疗领域非常重要的挑战。

（六）预后

乳腺癌患者的肿瘤生物学行为表现多种多样，可表现为具有侵袭性的、迅速致命的乳腺癌，也可表现为进展相对缓慢、晚期才出现复发转移的乳腺癌。分子生物学的研究进一步揭示，乳腺癌是一系列疾病的集合，而不是一种单一疾病。目前，医生可以根据下列因素大体估计患者的复发概率及生存时间，而此领域内新的检测方法可迅速改善当前的治疗方式。

1. 分期 腋窝淋巴结的受累和原发灶肿瘤的大小是影响生存的主要因素[66-68]。

（1）淋巴结：美国国家乳腺癌外科及辅助治疗组（NSABP）的一项大型研究结果显示，在进行当前的术后辅助治疗之前，乳腺癌患者接受根治术后的 5 年总生存率为 65%，10 年生存率为 45%[69]。其中无腋窝淋巴结转移的患者 5 年生存率大约为 80%，10 年生存率为 65%。腋窝淋巴结转移患者的 5 年生存率低于 50%，10 年生存率为 25%。≥4 个腋窝淋巴结转移患者的 5 年生存率为 30%，10 年生存率低于 15%。自那时（1975 年）以来，乳腺癌的治疗效果已有进步，5 年生存率Ⅰ期为 87%，Ⅱ期为 75%，Ⅲ期为 45%，Ⅳ期为 13%[70]。传统的光学显微镜判定的淋巴结受累情况是评价预后和进行治疗决策的最重要的独立指标。用当代高敏感性检测方法识别淋巴结微转移非常重要，但如何确定这些微转移对预后的影响，这方面的内容还不甚清楚。

（2）原发灶大小：无论淋巴结是否出现转移，原发灶大的乳腺癌患者较病灶小的患者有更高的复发与死亡风险，因为肿块大的患者更易出现淋巴结转移。肿瘤侵犯皮肤或胸壁的乳腺癌患者预后差。炎性乳腺癌的预后特别差，中位生存时间不到 2 年，5 年生存率大约 30%[71,72]。新辅助化疗可能会改善这部分预后较差患者的治疗效果，因为可以得到局部手术的机会并延长无疾病进展时间[73,74]。

2. 雌激素和孕激素受体 虽然疾病分期在决定复发风险方面是最重要的，但肿瘤生物学行为，特别是激素受体状态，也会显著影响预后。雌激素受体或孕激素受体阴性（或低水平表达）的患者，确诊后最初几年的复发率高于激素受体阳性患者[75]。不管是绝经前还是绝经后的患者，淋巴结转移数目不同（0 个，1～3 个，≥4 个）的患者组都表现出上述结果。近几十年的研究发现，激素受体阴性及阳性的患者具有相似的复发和死亡概率，但受体阴性的患者出现更早[75]。

3. *HER2/neu* 基因 该基因扩增及其产物跨膜受体的过度表达影响早期乳腺癌患者的生存，*HER2/neu* 过度扩增（见于 20%～30%早期乳腺癌）可导致乳腺癌患者早期发生转移及预后恶化[76]。然而现在的研究也表明，这个基因和受体的过度表达也预示着对曲妥珠单抗的治疗敏感，其治疗使得那些 HER2 阳性患者的预后优于其他亚组患者。

4. 基因谱检测 现在有很多方法和工具可用来进行个体化基因检测，这些基于不同技术的方法和工具可以提供更精确的个体化复发风险评估（"预后"）及某些治疗方法的疗效评估（"预测"）。由加利福尼亚州亨廷顿海滩的 Agendia 公司开发的 MammaPrint 检测系统可为不管何种受体状态的淋巴结阴性的乳腺癌患者提供预后预测[77]。另外一种名为 OncotypeDx 的试剂盒，由位于加利福尼亚州雷德伍德城的 Genomic Health 公司推出，用于检测激素受体阳性的淋巴结阴性乳腺癌患者，这部分患者用他莫昔芬治疗，试剂盒的检测结果可以预测哪部分人需要联合应用化疗从而获益[62,63]。这个试剂盒也可以用于激素受体阳性且淋巴结也为阳性的患者。这个技术是在新鲜冰冻或石蜡包埋的肿瘤组织中进行基因检测。

下面就以 OncotypeDx 为例介绍。

（1）复发分数（RS）小于 18 分（大约 50%的检测者）的患者被认为是低复发风险，而且在已经行激素治疗的情况下，联合细胞毒化疗可能无法获益。

（2）而大于 30 分的患者有很高的全身转移的风险，可以从化疗中获得最大益处。

（3）分数在 18～30 分的患者当前很难决定其复发风险和获益，为了更好地确定化疗对这部分患者的价值，目前正在开展许多临床试验[78,79]。

5. 其他预后因素 尤其是在淋巴结阴性的患者中，其他预后因素能否成为独立判断预后的指标还尚在研究中。关键是确认所有这些可能的因素是否可靠、是否经得起验证、结果是否经得起重复、是否为当前已存在方法的有益补充。

6. 在线辅助工具 是以网络为基础的、允许医生和患者输入关键个人参数、建立个体化治疗模式的决策工具（参见 www.adjuvantonline.com），通过数字和图标显示获益程度[80]。这种方法有明显的缺陷，包括缺乏 HER2 状态，但可以提供简单的可供判读的信息。

二、乳腺癌的综合治疗

（一）化疗

与其他癌症一样，在乳腺癌治疗中，有效的细胞毒化疗药物的作用基础尚未完全明确。但是，已经肯定联合 2 种或 2 种以上化疗药物的疗效明显优于单一药物化疗。几乎所有的乳腺癌化疗方案都需要联合用药，不管是同时使用还是序贯使用[81]。化疗药物除细胞毒作用外，可能诱导绝经前患者的绝经，从而产生额外的抗癌作用[82-85]。

1. 治疗有效性 在辅助化疗阶段，由于无法检测微小转移灶，因此除非患者出现复发，否则无法评估治疗对单个患者微小转移灶的有效性。复发提示治疗没有消除所有病灶，没有阻止新病灶的发展，或者只是减慢了微小转移灶的生长。确定辅助化疗方案对个体的有效性必须依赖于大样本随机对照研究。

2. 早期乳腺癌治疗（辅助治疗） 就如前面所讨论的，早期乳腺癌的标准治疗方案是根据一系列因素决定的。由于至今还缺乏适用于不同情况患者治疗的最佳治疗方案，因此首选鼓励患者参与临床试验。如果没有可参与的临床试验或患者拒绝参加，可采用表 10.1 的预后评估指南评判风险。

表 10.1　评判乳腺癌复发风险的预后因素

预后指标	因素
淋巴结状态	淋巴结受累数目增加，复发转移危险性增加
肿瘤大小	肿瘤体积增大，复发危险性增加，该因素独立于淋巴结状态
雌激素受体和孕激素	受体阳性者预后好
年龄	该因素较复杂（生物学年表）：45～49 岁预后最好，年龄低于或高于该年龄范围复发危险性增加
组织形态学	核分裂象多、组织分化程度低、肿瘤坏死、瘤床淋巴管受累、肿瘤微血管密度增加都是不良预后因素[86]
DNA 含量及增殖能力	二倍体和低 S 期肿瘤的预后较异倍体及高 S 期（流式细胞仪检查）肿瘤的预后好
HER2/neu（*c-erbB-2*）	扩增可能与早期复发或生存期短有关。*HER2/neu*（*c-erbB-2*）可以通过 FISH 检测，如分子/基因拷贝比大于 2.0 则为阳性；也可通过 IHC 检测，其范围是 0～3+，IHC 3+ 与 FISH 阳性相关性最佳

续表

预后指标	因素
OncotypeDx 复发风险评分	提供复发风险评估（预后），在激素受体阳性肿瘤中评估联合化疗方案与 CMF 方案的优劣性（预测），有时候也可能是与环磷酰胺、多柔比星和氟尿嘧啶比较
MammaPrint	预测提供不受受体状态影响的预后风险

注：CMF，环磷酰胺、甲氨蝶呤和氟尿嘧啶；FISH，荧光标记的原位杂交；IHC，免疫组织化学。

（1）治疗的选择：对激素受体阴性且肿瘤大小为 0.5～1cm 的肿瘤，以及大于 1cm 的不管受体状态如何的乳腺肿瘤，我们都推荐进行细胞毒性药物化疗[87]。对于 HER2 过表达及基因扩增的患者，推荐接受化疗和曲妥珠单抗治疗。对于激素受体阳性的浸润性乳腺癌患者，不管其接受化疗与否，不管其肿瘤大小，都应该接受内分泌治疗，如果未绝经，建议使用他莫昔芬，如果已绝经，可以单用芳香酶抑制剂或在他莫昔芬后序贯使用。辅助化疗的目的是降低死亡风险及减少全身转移。由于细胞毒药物也有导致死亡的风险，所以在辅助治疗时很少推荐老年人使用（这也要基于患者的身体状态而不是仅仅参考患者的绝对年龄）；对于这群患者，特别要考虑到合并症，从而给予个体化建议[88]。对于激素受体阳性且淋巴结阴性的低危患者，在抗雌激素受体治疗的基础上加用细胞毒化疗药物是否有价值，虽然许多检测都可达到预测目的，但尤其应该强调前面所讨论的 OncotypeDx 系统。

（2）传统化疗方案的选择：当前，有一系列化疗方案可供选择，这些方案正是临床试验中的阳性对照。CMF 方案（环磷酰胺、甲氨蝶呤和氟尿嘧啶）是复发危险较低患者的一种选择。4 个周期剂量密集的多柔比星和环磷酰胺（AC 方案），序贯每隔一周（剂量密集型）或每周的紫杉醇是一种标准的且被 NCCN 优选的方案，特别是对于高风险患者[88]。1998 年，在瑞士圣加仑举行的国际乳腺癌治疗研讨会上，与会专家一致认为以蒽环类药物为基础的方案优于 CMF[复发率，0.89（标准误差 0.03），2P=0.001；乳腺癌死亡率比率 0.84（0.03），2P＜0.00001][54]。牛津大学的综述和国际早期乳腺癌试验合作组（EBCTCG）的更新数据显示，紫杉烷加蒽环类药物治疗方案与基于蒽环类药物的方案相比，8 年绝对生存率获益 2.8%[61]。强烈建议读者回顾 2005 年和 2011 年的 *Lancet* EBCTCG 更新，以便更好地了解乳腺癌治疗的进展[54,61]。

（3）紫杉醇类药物的加入：多个 Ⅲ 期临床试验评估了紫杉醇类药物（紫杉醇或多西他赛）在早期乳腺癌患者中的作用。癌症和白血病治疗协作组 B（CALGB）的 9934 试验和 NSABP 的 B28 试验证实，在淋巴结阳性的乳腺癌患者中，不管激素受体状态、他莫昔芬使用与否、患者年龄、淋巴结转移个数，在 AC 方案后序贯使用紫杉醇均有受益[89,90]。回顾性分析显示，激素受体阳性而 HER2 阴性患者获益程度有限，但其他研究并没有取得类似结果。另一个设计稍有不同的试验——乳腺癌国际研究协作组的 BCIRG 001 试验探讨了同样的问题，该试验将淋巴结阳性的患者分为 2 组，分别进行 6 个周期的 TAC（多西他赛、多柔比星和环磷酰胺）和 6 个周期的 FAC（氟尿嘧啶、多柔比星和环磷酰胺）化疗方案，然后将这两种辅助化疗方案进行比较。研究显示，TAC 方案在各亚组别患者中均有优势[91]。当表柔比星替代多柔比星后，可以得到相似的结果：法国辅助治疗研究组发现，在淋巴结阳性的患者中，3 个周期 FEC 后序贯 3 个周期多西他赛，较使用 6 个周期 FEC 的患者获益更多[92]。一篇紫杉烷研究的综述（荟萃分析）显示 OS 的绝对改善率为 3%[93]。

（4）曲妥珠单抗和帕妥珠单抗在辅助治疗中的使用：在所有乳腺癌患者中，*HER2/neu* 阳性的患者有 20%～30%，如果不予以针对 HER2 的治疗，这些患者有较高的复发和早期死亡风险，肿块较小的（T1a 和 T1b）、HER2+、淋巴结阴性的肿瘤也是如此[94]。曲妥珠单抗可以延长转移患者的生存时间，也可以在早期辅助治疗阶段阻止复发和死亡[95,96]。在高危复发的淋巴结阴性患者及淋巴结阳性患者中，曲妥珠单抗与化疗（大多数临床试验采用含紫杉醇类药物化疗方案）联用，复发风险分别降低 39% 和 52%，生存也明显改善[97-99]。辅助治疗时曲妥珠单抗建议使用一年，并应与包含紫杉醇的辅助化疗同时使用[100,101]。尽管含有蒽环类药物的方案[多柔比星/环磷酰胺/紫杉醇/曲妥珠单抗（ACTH）]仍然是高风险患者的首选，但曲妥珠单抗也可以与泰索帝（多西他赛）/卡铂（TCH）联用，疗效相当，但心脏毒性和继发性白血病的风险更低[96]。

一项 Ⅱ 期临床研究显示，单独使用曲妥珠单抗和紫杉醇辅助治疗的淋巴结阴性、HER2⁺患者可获得较好的 DFS（3 年 DFS 为 98.7%）且毒性极小，这为低风险 Ⅰ 期 HER2⁺患者提供了合理的辅助策略[102]。

曲妥珠单抗无法穿过血脑屏障，所以在辅助治疗中，相对于全身其他部位，脑部的复发风险并没有降低。有许多针对转移性病变的抗 HER2 活性药物已通过审批或正在开发中，包括曲妥珠单抗-DM1、帕妥珠单抗、奈拉替尼和几种热休克蛋白-90 抑制剂。这些新药以 HER2 下游的信号转导通路为靶点。

最近的研究显示，帕妥珠单抗可以显著延长转移患者的无进展生存期（PFS）和总生存期，也可显著提高术前使用过曲妥珠单抗和紫杉醇患者的病理完全缓解率[103-106]。基于此，该药物被加速批准用于新辅助治疗，并且辅助试验已经完成[107]。鉴于帕妥珠单抗对早期疾病患者的治疗效果，虽然临床试验尚在进行中，但 NCCN 已经批准帕妥珠单抗作为辅助治疗的常规药物[108]。拉帕替尼是一种小分子酪氨酸激酶抑制剂，在术前研究中具有与帕妥珠单抗相似的活性，但在与曲妥珠单抗联用的 Ⅲ 期 ALTTO 试验中，没有增加接受标准辅助治疗 HER2 阳性乳腺癌的获益[109]。

（5）高剂量化疗：与传统治疗方案相比，使剂量大于"标准"化疗方案剂量（包括那些需要自体骨髓或外周血干细胞回输的方案）并没有给患者带来生存获益，所以不应该实施[89,110]。

（6）化疗剂量和持续时间：最近的研究显示，6 个周期的 FEC 与 4 个周期 AC 相比，DFS 和 OS 相当，但是不良反应更大[111]。提出增加标准剂量使用频率的密集疗法是因为认识到更高剂量并没有带来更多的获益。密集疗法依赖于更频繁的标准剂量增加了细胞毒性，但通常需要生长因子支持，该方案已经在几个随机试验中显示出优越性[112,113]。AC 和紫杉醇常规使用密集疗法。同时，6 个周期的标准方案（AC 或紫杉醇）已被证明并不比 4 个周期效果更好，毒性却更大[114]。在没有抗 HER2 靶向治疗的情况下，单药治疗不如联合用药有效[115]。

（7）一些常用的化疗方案（请参考本章第二部分关于依据淋巴结情况选择化疗方案的讨论）如下所示。

1）AC+紫杉醇（剂量密集）

- 多柔比星 60mg/m²，通过静脉通道快速注射。
- 环磷酰胺 600mg/m²，静脉注射；在生长因子支持下每 2 周重复；4 个周期后转换为紫杉醇 175mg/m²，静脉滴注 3 小时，每 2 周重复一次，连续 4 个周期。

2）多西他赛和环磷酰胺

- 多西他赛 75mg/m², 通过静脉通道快速注射。
- 环磷酰胺 600mg/m², 静脉注射。每 3 周重复一次。

3）FEC

- 氟尿嘧啶 500mg/m², 静脉注射，第 1 天。
- 表柔比星 100mg/m², 静脉注射，第 1 天。
- 环磷酰胺 500mg/m², 静脉注射，第 1 天。每 21 天重复一次。

4）TAC

- 多西他赛 75mg/m², 静脉注射第 1 天。
- 多柔比星 50mg/m², 静脉注射第 1 天。
- 环磷酰胺 500mg/m², 静脉注射第 1 天。每 21 天重复一次。

对那些 HER2 阳性患者，在完成 4 个周期 AC 化疗后，可在使用紫杉醇同时加用曲妥珠单抗；帕妥珠单抗可以用于术前有指征的患者。有以下用药方式可供选择。

1）紫杉醇 80mg/m²，每周一次，连续 12 周；同时用曲妥珠单抗，4mg/m² 作为初始剂量，随后用药剂量为 2mg/m²，每周 1 次×52 周。

2）在包含紫杉醇的剂量密集化疗方案中，曲妥珠单抗的使用时间和剂量如上所述。

3）或在传统的多西他赛给药时（100mg/m²，每 3 周 1 次，连续 4 个周期），加用曲妥珠单抗；或在辅助治疗时，多西他赛 100mg/m²，加卡铂（AUC=6），每 3 周 1 次，连续 6 个周期，在此方案同时加用曲妥珠单抗。

在所有上述化疗方案中，曲妥珠单抗一般都是在化疗同时或化疗后连续使用 1 整年。

（8）注意事项

1）为了减少含多柔比星联合化疗方案的心脏毒性反应，用多柔比星的化疗周期限制在 6 个周期（小于 300～360mg/m²）。

2）避免同时使用曲妥珠单抗与蒽环类药物。

3）在使用紫杉醇时需要监测患者的周围神经病变，特别是对糖尿病患者和老年患者。

3. 局部晚期疾病的治疗（辅助治疗） 对于Ⅲ期或局部晚期疾病，通常优选新辅助（术前）化疗。该策略给可手术的Ⅲ

期肿瘤患者创造保乳术的机会，也可以测试不能手术的Ⅲ期疾病的生物学行为，从而改善预后。虽然这种方法并不能提高生存率[116]；然而，新辅助化疗后病理完全缓解（pCR）是三阴性乳腺癌更有利的预后因素[117,118]。治疗的选择可参考辅助治疗中高危情况的化疗方案，应该由基于蒽环类和紫杉烷的药物组成[119]。

对于 HER2 阳性患者，加入曲妥珠单抗可以提高 pCR 率并降低复发和死亡的风险[120]。在Ⅲ期 NeoALTTO 研究中，拉帕替尼加入曲妥珠单抗和紫杉醇方案可提高 pCR 率[121]。在Ⅱ期 Neosphere 试验中，帕妥珠单抗、曲妥珠单抗和多西紫杉醇的组合使 pCR 率提高[105]。如前所述，这些结果与帕妥珠单抗在转移性疾病中的生存优势促使其被加速批准用于新辅助治疗[104,107]。

对于三阴性亚组，卡铂联合紫杉醇、蒽环类药物方案可显著提高 pCR 率，但生存获益仍然未知[122,123]。

术后，HER2 阳性患者应完成 1 年曲妥珠单抗治疗，雌激素受体阳性患者应开始标准的辅助激素治疗。如果胸部、锁骨上区域和乳房内区域受侵，应对这些部位进行放射治疗[88]。

4. 晚期（转移）患者的细胞毒药物治疗 最常用的细胞毒药物包括多柔比星、环磷酰胺、甲氨蝶呤、氟尿嘧啶、紫杉醇、多西他赛、白蛋白紫杉醇、吉西他滨、卡培他滨、长春瑞滨、伊沙匹隆和艾日布林。这些药物单独使用的有效率在 12%～40%，其药物有效率与患者先前使用的药物方案及患者样本数有关。但在复发转移患者中除了少数一些试验外，联合化疗的多数结果显示在生存上没有优势，而且毒性大于单药，所以绝大多数患者最好是选用单药序贯化疗的姑息治疗[124]。

对激素受体阴性的进展期乳腺癌患者，一线治疗多采用细胞毒性药物化疗。在多器官受累的激素受体阳性患者中，是否应用细胞毒性药物联合化疗代替内分泌治疗还存在争议，因为一些临床医生认为联合化疗比单用内分泌治疗起效更快，然而内分泌治疗可以提供更持久的疾病稳定。

不管雌激素受体状态如何，细胞毒药物化疗临床获益率（病灶缓解和疾病稳定）可达 60%～80%。中位有效时间在绝大多数试验中均小于 1 年。很明显，延长生存时间是当务之急，但当前绝大部分化疗方案对延长生存时间的作用有限。

然而，对于那些 HER2 阳性的转移性乳腺癌患者，曲妥珠单抗取得了生存获益，说明一旦确定了正确的生物学靶点，转化医学就可以取得治疗进展。曲妥珠单抗（赫赛汀）主要是在免疫组化 HER2 3+患者或 FISH 阳性患者中发挥作用。跨线治疗依然有获益[125]。

HER2 阳性患者群体已取得显著治疗进展。帕妥珠单抗是一种抑制受体二聚化的抗 HER2 人源化单克隆抗体，已在Ⅲ期 CLEOPATRA 研究中显示，可联合曲妥珠单抗和多西紫杉醇改善反应率、PFS 和总生存率[103,104]。帕妥珠单抗已获批准用于一线治疗，也可以与其他活性细胞毒素（紫杉醇，长春瑞滨）联合使用[126,127]。曲妥珠单抗美坦新（T-DM1）是一种抗体-药物偶联物，其在之前接受过曲妥珠单抗和紫杉烷治疗的 HER2 阳性晚期乳腺癌患者中能够改善 RR、PFS 和 OS，且毒性低于拉帕替尼联合卡培他滨治疗[128,129]。

二线化疗的选择取决于患者起始治疗的方案，如果患者在进行微小转移灶的治疗（辅助治疗）过程中复发，或是在辅助化疗结束后 6 个月内复发，那么再用这些药物联合化疗就很难获得再次缓解。另外，在选择正确的治疗方案时，多重治疗的不良反应也要仔细考虑，同时也要兼顾患者的顾虑，如患者先前治疗时留下的毒副作用。

除辅助治疗中使用的药物和方案外，有效的个体化药物和方案包括以下内容（注意：所列出的不是所有药物，这些只是在临床实践中最常使用的方案）。

（1）紫杉醇 150～175mg/m²，静脉注射，连续 3 小时以上，每 3 周 1 次；或 80mg/m²，静脉注射，连续 1 小时以上，每周 1 次（后者更常用）。

（2）多西他赛 60～100mg/m²，静脉注射，连续 1 小时以上，每 3 周 1 次（预处理方法：肾上腺皮质激素如地塞米松 8mg，每日 2 次，在用多西他赛之前一天开始用药，连用 5 天。该治疗对于减少严重的水潴留及过敏反应的发生是必要的）。

（3）长春瑞滨 20～30mg/m²，静脉注射，连续 6～10 分钟以上，每周一次。

（4）卡培他滨 1250mg/m²，口服，每日 2 次，第 1～14 天用药，休 1 周，每 3 周重复 1 次。

（5）吉西他滨/紫杉醇
- 吉西他滨 1250mg/m²，静脉注射，第 1 天、第 8 天，休 1 周。
- 紫杉醇 175mg/m²，静脉注射，第 1 天。每 3 周重复 1 次。

（6）白蛋白紫杉醇 $260mg/m^2$，静脉注射，持续 30 分钟以上，每 3 周重复 1 次；或 $100\sim130mg/m^2$，静脉注射，持续 30 分钟以上，每周重复 1 次。

（7）曲妥珠单抗每周方案+紫杉醇（HER2 阳性）

- 曲妥珠单抗首次剂量 $4mg/m^2$，静脉注射，继后用药剂量为 $2mg/m^2$，每周 1 次。
- 紫杉醇 $200mg/m^2$，静脉注射，每 3 周 1 次；或白蛋白紫杉醇，如前述使用。

（8）拉帕替尼 1250mg，口服，每日 1 次，第 1～21 天用药；联合卡培他滨每天 $2000mg/m^2$，分 2 次服用，第 1～14 天用药，每 21 天一个周期。用于既往蒽环类、紫杉醇类或曲妥珠单抗治疗失败的晚期或复发的 HER2 阳性乳腺癌患者。拉帕替尼也可用于绝经期 HER2 阳性、激素受体阳性的乳腺癌患者，与来曲唑（2.5mg，每天口服）联用，剂量为每天 1500mg。

5. 剂量调整　与化疗方案有关，要知道任一药物的剂量调整方案，读者必须研读原始参考文献。

（二）内分泌治疗

内分泌治疗有效是因为乳腺癌组织是激素依赖性的。在绝经前的妇女中，如果乳腺癌的生长受到卵巢产生的雌激素的支持，那么通过切除卵巢来减少内源性雌激素的产生或使用促黄体素释放素（LHRH）影响雌激素的生成等内分泌治疗就可以控制乳腺癌的生长。研究发现，雌激素受体的不同亚型、各种不同配基、许多受体相关的蛋白质、一系列转录活化因子及一些反应元件均可影响 SERMS 的内分泌治疗，使得其作用机制错综复杂。在某些组织中，这个类型的抗雌激素治疗也有雌激素类作用（如骨组织）。

1. 早期疾病的治疗（辅助治疗）　在所有抗激素治疗药物中，他莫昔芬（是一种 SERM 药物）、阿那曲唑、来曲唑和依西美坦是最常用的，后三种是 AI。雷洛昔芬也可替代他莫昔芬，但雷洛昔芬通常被用来治疗骨质疏松，也可以作为一种化学防癌剂，而不是用于辅助治疗。AI 类药物（阿那曲唑、来曲唑和依西美坦）主要是在细胞水平可逆或不可逆地抑制芳香酶（芳香酶的主要作用是在绝经后妇女中将雄激素和其他前体转化为雌激素）活性，从而阻止其催化雌激素的产生。他莫昔芬是雌激素受体阳性的早期绝经前乳腺癌患者的传统标准方案。在绝经后妇女中，AI可以使服用他莫昔芬5年的患者继续获益，减少5%的疾病复发[130]。ATAC试验和乳腺癌国际协作组（BIG）1～98试验都阐明了优先使用AI药物（分别使用阿那曲唑和来曲唑）较他莫昔芬的优势[131,132]。而IES试验结果显示，与单用他莫昔芬5年相比，先用他莫昔芬2～3年后序贯使用依西美坦具有更长的无病生存时间[133,134]。使用AI类药物的患者比使用他莫昔芬的患者出现更少的不良反应。在使用他莫昔芬5年后再使用来曲唑是有效的，可以轻度提高DFS、DDFS和OS[135]。重要的是使用AI类药物的患者较使用他莫昔芬的患者发生静脉血栓形成及子宫内膜癌的概率较低，但是骨质疏松和肌肉骨骼并发症较高。

他莫昔芬，每天20mg，是激素受体阳性的绝经前患者的推荐治疗方案。ATLAS和aTTOM研究均显示，10年的激素治疗优于5年的治疗，可以降低乳腺癌的复发率并提高OS[136,137]。受体阳性的患者在接受细胞毒药物化疗后（如果使用的话）再服用他莫昔芬，也可增加获益，在辅助治疗时风险较低，所以我们目前在化疗的基础上常常推荐使用他莫昔芬，参见图10.1。

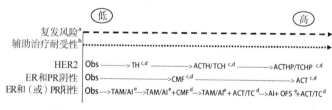

图 10.1 乳腺癌的全身辅助治疗——推荐指南

a. 复发风险取决于表10.1中列出的预后因素的权衡（患者年龄、肿瘤大小、分级、淋巴结状态等），尤其是 ER/PR$^+$ 疾病中的基因预测因子（如 OncotypeDx），以便更清楚地识别肿瘤生物学并量化复发的固有风险；b. 辅助治疗（Adj Tx）建议应个体化，需平衡合并症和 Adj Tx 相关的风险和对毒性的个体耐受性；c. 肿瘤>0.6cm 需考虑化疗（CT），肿块>1cm 则推荐 CT；d. 年龄>70 岁的人群中行 Adj CT 的数据有限；e. TAM 用于绝经前的患者；AI 用于绝经后的患者；AI + OFS 可用于被认为具有高风险的绝经前患者。CT，化疗；ER，雌激素受体；PR，孕酮受体；TAM，他莫昔芬；AI，芳香酶抑制剂；OFS，用 LHRH 激动剂或卵巢切除术抑制卵巢功能（去势治疗）；LN，淋巴结；TH，紫杉醇、赫赛汀；TCH，泰索帝、卡铂、赫赛汀；ACTH，多柔比星、环磷酰胺、紫杉醇、赫赛汀；P，帕妥珠单抗；CMF，环磷酰胺、甲氨蝶呤、5-FU；TC，泰索帝、环磷酰胺；Adj，辅助治疗；Tx，治疗；Pt，患者他莫昔芬和 AI 类（用于绝经后患者）可以提高绝大多数雌激素受体阳性患者的 DFS 和 OS。虽然他莫昔芬治疗对高危和低危（如淋巴结阳性和阴性）患者均可降低相似的死亡率（约降低 25%），但对高危患者来说，他莫昔芬降低其复发和死亡危险的绝对作用更明显。所有 AI 类药物提高无病生存时间的优势更明显，而且与他莫昔芬相比，这些药物可以明显降低对侧乳腺癌的发生率[131,132,138-140]。

他莫昔芬是通过细胞色素酶 CYP2D6 代谢的，这种酶的活性可被某个选择性 5-羟色胺再吸收抑制剂类抗抑郁药抑制，而单核苷酸多态性（SNP）遗传变异也可导致细胞色素酶 CYP2D6 活性受抑[141]。然而目前还没有前瞻性的研究证据表明 SNP 检测可以指导患者更好地选择内分泌治疗并取得获益。

2. 卵巢抑制　抑制卵巢（OS）雌激素的产生可以通过给予黄体生成激素释放激素（LHRH）激动剂，如亮丙瑞林、戈舍瑞林和德舍瑞林，或者通过卵巢切除术或放射治疗等卵巢去势治疗来实现。绝经前妇女单独使用 OS 可减少乳腺癌复发并提高生存率[54,142,143]。在辅助化疗和他莫昔芬的基础上加上 OS 的效果并不清楚，但对 40 岁以下的人来说可能更为重要，因为她们更有可能在化疗后恢复卵巢功能[144-146]。

鉴于 AI 在绝经后人群中优于他莫昔芬[131,132]，最近的研究提出了这样一个问题，即绝经前妇女通过 OS 获得绝经后使用 AI 是否可以获得与他莫昔芬类似的或更优的效果。SOFT 和 TEXT 试验的联合分析显示，在绝经前妇女中，与他莫昔芬联合 OS 相比，5 年的依西美坦联合 OS 显著降低了复发率[147]。与之前的研究一致，在他莫昔芬的基础上加用 OS 在整体人群中并未获益。然而，在化疗后没有绝经的年轻女性中，OS 的加入改善了疾病预后，而使用依西美坦代替他莫昔芬联合 OS 将进一步改善预后[148]。

与这种治疗选择相关的毒性需要权衡患者个体的乳腺癌风险。

3. 晚期（转移性）乳腺癌的治疗　如果在肿瘤组织中检测到雌激素或孕激素受体阳性，推荐使用内分泌治疗。但如果患者既往内分泌治疗不敏感，则不推荐单独进行内分泌治疗。如果患者有内脏转移，内分泌治疗也是不合适的。对绝经前患者，卵巢去势手术仍然是一个治疗选择。LHRH 类似物戈舍瑞林和亮丙瑞林也可取得与手术去势相似的效果。这些治疗可以与AI 类药物或他莫昔芬联用[149]。对于绝经后患者，AI 类药物应该是首选的。内分泌治疗的缓解时间要长于化疗的缓解时间，一般可以持续 12～24 个月。如果疾病进展速度允许，二线内分泌治疗药物，如选择性雌激素受体下调剂氟维司群也是一个合理的选择。序贯激素治疗可能最适合进展缓慢的激素受体阳性的乳腺癌患者，如有骨转移的患者。在初治患者的内分泌治疗中，氟维司群联合 AI 使 PFS 和 OS 获益[150-152]。

常用药物的剂量如下所示。

（1）他莫昔芬，20mg 口服，每天 1 次。

（2）阿那曲唑，1mg 口服，每天 1 次。

（3）来曲唑，2.5mg 口服，每天 1 次。

（4）依西美坦，25mg 口服，每天 1 次。

（5）氟维司群，500mg 肌内注射（臀部），每月 1 次，第一个月的第 1 天和第 15 天给予起始剂量 500mg。

（6）醋酸甲地孕酮，40mg 口服，每天 4 次。

随着对耐药机制的深入理解，几项以磷酸肌醇-3 激酶（PI3K）-Akt-mTOR 通路为治疗靶点的研究正在进行，该通路与内分泌治疗抵抗密切相关[153,154]。依维莫司，一种抑制 mTOR 通路的西罗莫司类似物，可与依西美坦联合用于一线或二线内分泌治疗后进展。尽管这种联合治疗方法在 PFS 方面有明显改善，但是这种改善并没有转化为 OS 获益[155,156]。

（三）并发症

乳腺癌治疗可导致一系列不良反应，而且因人因药而不同。急性期毒性反应主要是血液毒性和胃肠道反应；亚急性毒性反应包括脱发、出血性膀胱炎、高血压、水肿、神经功能异常；慢性或迟发性毒性反应包括心脏毒性、致癌作用或神经功能异常。绝经前妇女应该知晓化疗后会出现月经不规则、提前绝经和不育，如果需要，应该考虑保护生育能力。在使用某种化疗药物后，如何调整用药剂量必须按照该药的原始研究。读者需要研读原始研究报告以了解该药的毒副作用。另外，由于个体差异的存在，患者可能发生比预计更严重的毒性反应，负责治疗的医生必须随时注意病情变化，必要时调整用药剂量。第 28 章中讨论了每一种化疗药物的毒性作用、用药注意事项及预防毒性反应的措施。

就如所有治疗策略，他莫昔芬辅助性治疗的不良反应也已明确。该药可使子宫内膜癌的发病风险增加 2～4 倍，也有增加白内障和血栓性疾病的风险。潮热是常见的并发症，部分患者每天口服 25～50mg 文拉法辛可缓解该症状。部分患者使用孕激素如甲地孕酮 20mg，每日 2 次也可改善症状，但孕激素在控制复发方面的作用还不确切。雌二醇阴道环或通过阴道内施用的雌二醇片剂（Vagifem）具有很小的全身性雌激素作用，可以缓解内分泌治疗引起的黏膜不良反应。虽然他莫昔芬相关的骨质疏松症及骨折风险降低减少，但心血管事件似乎没有减少。相反，AI 类药物可能增加骨质疏松发生率，尽管在许多临床试验中出现骨折的发生率并没有增加。凝血因子 V 莱顿突变（factor V Leiden）的患者，在开始应用他莫昔芬进行预防和辅助治疗时，应该小心谨慎，如有可能可以进行抗凝治疗。

双膦酸盐静脉滴注一般用于患者出现骨转移时，可以降低骨相关事件发生率[88,157]。最近，一些辅助治疗的随机临床研究发现双膦酸盐的应用可以降低骨和其他部位的远处转移，但对生存没有影响[158,159]。双膦酸盐静脉滴注包括唑来膦酸 4mg，静脉滴注 15 分钟；或者帕米膦酸 60～90mg，静脉滴注 1～2 小时。另一种通过皮下途径给药的选择是狄诺塞麦，一种针对 RANK 配体的完全人源性单克隆抗体，同时也是一种调节破骨细胞存活时长的因子[160]。

致谢

感谢先前版本中编纂本章的前任作者 Iman Mohamed 博士和 Patrick Morris 博士，他们为本书的前几版做出了贡献。当前版本中的许多章节都是他们的工作成果。

（庄　亮　译　杨　琳　于世英　校）

参 考 文 献

1. Ferlay J, Soerjomataram I, Ervik M, et al. *GLOBOCAN 2012 v1.0, Cancer Incidence and Mortality Worldwide: IARC CancerBase No. 11.* Lyon: International Agency for Research on Cancer; 2013. Retrieved November 21, 2014, from http://globocan.iarc.fr
2. Calle EE, Rodriguez C, Walker-Thurmond K, et al. Overweight, obesity, and mortality from cancer in a prospectively studied cohort of U.S. Adults. *N Engl J Med.* 2003; 348(17):1625-1638.
3. Iyengar NM, Hudis CA, Dannenberg AJ. Obesity and inflammation: new insights into breast cancer development and progression. *Am Soc Clin Oncol Educ Book.* 2013:46-51.

4. Morris PG, Hudis CA, Giri D, et al. Inflammation and increased aromatase expression occur in the breast tissue of obese women with breast cancer. *Cancer Prev Res (Phila)*. 2011;4:1021–1029.

5. World Cancer Research Fund, American Institute for Cancer Research. *Food, nutrition, physical activity, and the prevention of cancer: a global perspective*. Washington: American Institute for Cancer Research; 2007.

6. Porter P. "Westernizing" women's risks? Breast cancer in lower-income countries. *N Engl J Med*. 2008;358:213–216.

7. Ravdin PM, Cronin KA, Howlader N, et al. The decrease in breast-cancer incidence in 2003 in the United States. *N Engl J Med*. 2007;356:1670–1674.

8. Howlader N, Noone AM, Krapcho M, et al., eds. *SEER Cancer Statistics Review, 1975–2010*. Bethesda: National Cancer Institute; 2013. http://seer.cancer.gov/csr/1975_2010/, based on November 2012 SEER data submission.

9. Berry DA, Cronin KA, Plevritis SK, et al. Effect of screening and adjuvant therapy on mortality from breast cancer. *N Engl J Med*. 2005;353:1784–1792.

10. American Cancer Society. *Colorectal Cancer Facts & Figures 2014–2016*. Atlanta: American Cancer Society; 2014.

11. Collaborative Group on Hormonal Factors in Breast Cancer. Familial breast cancer: collaborative reanalysis of individual data from 52 epidemiological studies including 58,209 women with breast cancer and 101,986 women without the disease. *Lancet*. 2001;358:1389–1399.

12. Hall JM, Lee MK, Newman B, et al. Linkage of early-onset familial breast cancer to chromosome 17q21. *Science*. 1990;250:1684–1689.

13. Narod SA, Feunteun J, Lynch HT, et al. Familial breast-ovarian cancer locus on chromosome 17q12-q23. *Lancet*. 1991;338:82–83.

14. Wooster R, Neuhausen SL, Mangion J, et al. Localization of a breast cancer susceptibility gene, BRCA2, to chromosome 13q12-13. *Science*. 1994;265:2088–2090.

15. Tai YC, Domchek S, Parmigiani G, et al. Breast cancer risk among male BRCA1 and BRCA2 mutation carriers. *J Natl Cancer Inst*. 2007;99:1811–1814.

16. Thompson D, Easton DF. Cancer incidence in BRCA1 mutation carriers. *J Natl Cancer Inst*. 2002;94:1358–1365.

17. Chen S, Parmigiani G. Meta-analysis of BRCA1 and BRCA2 penetrance. *J Clin Oncol*. 2007;25:1329–1333.

18. Schwartz GF, Hughes KS, Lynch HT, et al. Proceedings of the international consensus conference on breast cancer risk, genetics, & risk management, April, 2007. *Breast J*. 2009; 15:4–16.

19. Robson M, Offit K. Management of an inherited predisposition to breast cancer. *N Engl J Med*. 2007;357:154–162.

20. Turnbull C, Rahman N. Genetic predisposition to breast cancer: past, present, and future. *Annu Rev Genomics Hum Genet*. 2008;9:321–345.

21. Tischkowitz M, Xia B. PALB2/FANCN: recombining cancer and fanconi anemia. *Cancer Res*. 2010;70:7353–7359.

22. Antoniou AC, Casadei S, Heikkinen T, et al. Breast-Cancer risk in families with mutations in PALB2. *N Engl J Med*. 2014;371:497–506.

23. Robson ME, Storm CD, Weitzel J, et al. American Society of Clinical Oncology policy statement update: genetic and genomic testing for cancer susceptibility. *J Clin Oncol*. 2010; 28:893–901.

24. Domchek SM, Bradbury A, Garber JE, et al. Multiplex genetic testing for cancer susceptibility: out on the high wire without a net? *J Clin Oncol*. 2013;31:1267–1270.

25. Yang XR, Chang-Claude J, Goode EL, et al. Associations of breast cancer risk factors with tumor subtypes: a pooled analysis from the Breast Cancer Association Consortium studies. *J Natl Cancer Inst*. 2011;103:250–263.

26. Degnim AC, Visscher DW, Berman HK, et al. Stratification of breast cancer risk in women with atypia: a Mayo cohort study. *J Clin Oncol*. 2007;25:2671–2677.

27. Fisher B, Costantino JP, Wickerham DL, et al. Tamoxifen for the prevention of breast cancer: current status of the National Surgical Adjuvant Breast and Bowel Project P-1 study. *J Natl Cancer Inst*. 2005;97:1652–1662.

28. Cuzick J, Forbes JF, Sestak I, et al. Long-term results of tamoxifen prophylaxis for breast cancer—96-month follow-up of the randomized IBIS-I trial. *J Natl Cancer Inst*. 2007;99: 272–282.

29. Powles TJ, Ashley S, Tidy A, et al. Twenty-year follow-up of the Royal Marsden randomized, double-blinded tamoxifen breast cancer prevention trial. *J Natl Cancer Inst*. 2007; 99:283–290.

30. Veronesi U, Maisonneuve P, Rotmensz N, et al. Tamoxifen for the prevention of breast cancer: late results of the Italian Randomized Tamoxifen Prevention Trial among women with hysterectomy. *J Natl Cancer Inst*. 2007;99:727–737.

31. Visvanathan K, Chlebowski RT, Hurley P, et al. American society of clinical oncology clinical practice guideline update on the use of pharmacologic interventions including tamoxifen, raloxifene, and aromatase inhibition for breast cancer risk reduction. *J Clin Oncol*.

2009;27:3235-3258.

32. Vogel VG, Costantino JP, Wickerham DL, et al. Update of the National Surgical Adjuvant Breast and Bowel Project Study of Tamoxifen and Raloxifene (STAR) P-2 Trial: preventing breast cancer. *Cancer Prev Res (Phila)*. 2010;3:696-706.

33. Cuzick J, Sestak I, Bonanni B, et al. Selective oestrogen receptor modulators in prevention of breast cancer: an updated meta-analysis of individual participant data. *Lancet*. 2013;381:1827-1834.

34. Cuzick J, Sestak I, Cawthorn S, et al. Tamoxifen for prevention of breast cancer: extended long-term follow-up of the IBIS-I breast cancer prevention trial. *Lancet Oncol*. 2015;16(1):67-75.

35. Goss PE, Ingle JN, Ales-Martinez JE, et al. Exemestane for breast-cancer prevention in postmenopausal women. *N Engl J Med*. 2011;364:2381-2391.

36. Cuzick J, Sestak I, Forbes JF, et al. Anastrozole for prevention of breast cancer in high-risk postmenopausal women (IBIS-II): an international, double-blind, randomised placebo-controlled trial. *Lancet*. 2014;383:1041-1048.

37. Domchek SM, Friebel TM, Singer CF, et al. Association of risk-reducing surgery in BRCA1 or BRCA2 mutation carriers with cancer risk and mortality. *JAMA*. 2010;304:967-975.

38. Rebbeck TR, Kauff ND, Domchek SM. Meta-analysis of risk reduction estimates associated with risk-reducing salpingo-oophorectomy in BRCA1 or BRCA2 mutation carriers. *J Natl Cancer Inst*. 2009;101:80-87.

39. Finch AP, Lubinski J, Moller P, et al. Impact of oophorectomy on cancer incidence and mortality in women with a BRCA1 or BRCA2 mutation. *J Clin Oncol*. 2014;32:1547-1553.

40. Rebbeck TR, Friebel T, Lynch HT, et al. Bilateral prophylactic mastectomy reduces breast cancer risk in BRCA1 and BRCA2 mutation carriers: the PROSE Study Group. *J Clin Oncol*. 2004;22:1055-1062.

41. Fisher B, Costantino JP, Wickerham DL, et al. Tamoxifen for prevention of breast cancer: report of the National Surgical Adjuvant Breast and Bowel Project P-1 Study. *J Natl Cancer Inst*. 1998;90:1371-1388.

42. King MC, Wieand S, Hale K, et al. Tamoxifen and breast cancer incidence among women with inherited mutations in BRCA1 and BRCA2: National Surgical Adjuvant Breast and Bowel Project (NSABP-P1) Breast Cancer Prevention Trial. *JAMA*. 2001;286:2251-2256.

43. Phillips KA, Milne RL, Rookus MA, et al. Tamoxifen and risk of contralateral breast cancer for BRCA1 and BRCA2 mutation carriers. *J Clin Oncol*. 2013;31:3091-3099.

44. Paci E. Summary of the evidence of breast cancer service screening outcomes in Europe and first estimate of the benefit and harm balance sheet. *J Med Screen*. 2012;19(1, suppl):5-13.

45. Nelson HD, Tyne K, Naik A, et al. Screening for breast cancer: an update for the U.S. Preventive Services Task Force. *Ann Intern Med*. 2009;151:727-737, W237-W242.

46. Partridge AH, Winer EP. On mammography—more agreement than disagreement. *N Engl J Med*. 2009;361:2499-2501.

47. Warner E, Hill K, Causer P, et al. Prospective study of breast cancer incidence in women with a BRCA1 or BRCA2 mutation under surveillance with and without magnetic resonance imaging. *J Clin Oncol*. 2011;29:1664-1669.

48. Saslow D, Boetes C, Burke W, et al. American Cancer Society guidelines for breast screening with MRI as an adjunct to mammography. *CA Cancer J Clin*. 2007;57:75-89.

49. American Joint Committee on Cancer. *AJCC cancer staging manual*. 7th ed. Chicago: American Joint Committee on Cancer; 2010.

50. Voduc KD, Cheang MC, Tyldesley S, et al. Breast cancer subtypes and the risk of local and regional relapse. *J Clin Oncol*. 2010;28:1684-1691.

51. Cheang MC, Chia SK, Voduc D, et al. Ki67 index, HER2 status, and prognosis of patients with luminal B breast cancer. *J Natl Cancer Inst*. 2009;101:736-750.

52. Perou CM, Borresen-Dale AL. Systems biology and genomics of breast cancer. *Cold Spring Harb Perspect Biol*. 2011;3:a003293.

53. Blows FM, Driver KE, Schmidt MK, et al. Subtyping of breast cancer by immunohistochemistry to investigate a relationship between subtype and short and long term survival: a collaborative analysis of data for 10,159 cases from 12 studies. *PLoS Med*. 2010;7:e1000279.

54. Early Breast Cancer Trialists' Collaborative Group. Effects of chemotherapy and hormonal therapy for early breast cancer on recurrence and 15-year survival: an overview of the randomised trials. *Lancet*. 2005;365:1687-1717.

55. Lyman GH, Giuliano AE, Somerfield MR, et al. American Society of Clinical Oncology guideline recommendations for sentinel lymph node biopsy in early-stage breast cancer. *J Clin Oncol*. 2005;23:7703-7720.

56. Fisher B, Anderson S, Bryant J, et al. Twenty-year follow-up of a randomized trial comparing total mastectomy, lumpectomy, and lumpectomy plus irradiation for the treatment of invasive breast cancer. *N Engl J Med*. 2002;347:1233-1241.

57. Nedumpara T, Jonker L, Williams MR. Impact of immediate breast reconstruction on breast cancer recurrence and survival. *Breast*. 2011;20:437-443.

58. Whelan TJ, Pignol JP, Levine MN, et al. Long-term results of hypofractionated radiation therapy for breast cancer. *N Engl J Med*. 2010;362:513–520.

59. Clarke M, Collins R, Darby S, et al. Effects of radiotherapy and of differences in the extent of surgery for early breast cancer on local recurrence and 15-year survival: an overview of the randomised trials. *Lancet*. 2005;366:2087–2106.

60. Hughes KS, Schnaper LA, Bellon JR, et al. Lumpectomy plus tamoxifen with or without irradiation in women age 70 years or older with early breast cancer: long-term follow-up of CALGB 9343. *J Clin Oncol*. 2013;31:2382–2387.

61. Early Breast Cancer Trialists' Collaborative Group, Peto R, Davies C, et al. Comparisons between different polychemotherapy regimens for early breast cancer: meta-analyses of long-term outcome among 100,000 women in 123 randomised trials. *Lancet*. 2012;379:432–444.

62. Paik S, Tang G, Shak S, et al. Gene expression and benefit of chemotherapy in women with node-negative, estrogen receptor-positive breast cancer. *J Clin Oncol*. 2006;24:3726–3734.

63. Paik S, Shak S, Tang G, et al. A multigene assay to predict recurrence of tamoxifen-treated, node-negative breast cancer. *N Engl J Med*. 2004;351:2817–2826.

64. Osborne CK, Yochmowitz MG, Knight WA 3rd, et al. The value of estrogen and progesterone receptors in the treatment of breast cancer. *Cancer*. 1980;46:2884–2888.

65. Harvey JM, Clark GM, Osborne CK, et al. Estrogen receptor status by immunohistochemistry is superior to the ligand-binding assay for predicting response to adjuvant endocrine therapy in breast cancer. *J Clin Oncol*. 1999;17:1474–1481.

66. National Surgical Adjuvant Breast and Bowel Project Investigators, Fisher ER, Costantino J, et al. Pathologic findings from the National Surgical Adjuvant Breast Project (Protocol 4). Discriminants for 15-year survival. *Cancer*. 1993;71:2141–2150.

67. Rosen PP, Groshen S, Saigo PE, et al. Pathological prognostic factors in stage I (T1N0M0) and stage II (T1N1M0) breast carcinoma: a study of 644 patients with median follow-up of 18 years. *J Clin Oncol*. 1989;7:1239–1251.

68. Loprinzi CL, Thome SD. Understanding the utility of adjuvant systemic therapy for primary breast cancer. *J Clin Oncol*. 2001;19:972–979.

69. Fisher B, Redmond C, Fisher ER, et al. Ten-year results of a randomized clinical trial comparing radical mastectomy and yotal mastectomy with or without radiation. *N Engl J Med*. 1985;312:674–681.

70. Howlader N, Noone AM, Krapcho M, et al., eds. *SEER Cancer Statistics Review, 1975–2011*. Bethesda: National Cancer Institute. Retrieved http://seer.cancer.gov/csr/1975_2011/, based on November 2013 SEER data submission, posted to the SEER website, April 2014.

71. Hance KW, Anderson WF, Devesa SS, et al. Trends in inflammatory breast carcinoma incidence and survival: the surveillance, epidemiology, and end results program at the National Cancer Institute. *J Natl Cancer Inst*. 2005;97:966–975.

72. Cristofanilli M, Valero V, Buzdar AU, et al. Inflammatory breast cancer (IBC) and patterns of recurrence: understanding the biology of a unique disease. *Cancer*. 2007;110:1436–1444.

73. Liauw SL, Benda RK, Morris CG, et al. Inflammatory breast carcinoma: outcomes with trimodality therapy for nonmetastatic disease. *Cancer*. 2004;100:920–928.

74. Cristofanilli M, Buzdar AU, Sneige N, et al. Paclitaxel in the multimodality treatment for inflammatory breast carcinoma. *Cancer*. 2001;92:1775–1782.

75. Hess KR, Pusztai L, Buzdar AU, et al. Estrogen receptors and distinct patterns of breast cancer relapse. *Breast Cancer Res Treat*. 2003;78:105–118.

76. Slamon DJ, Clark GM, Wong SG, et al. Human breast cancer: correlation of relapse and survival with amplification of the HER-2/neu oncogene. *Science*. 1987;235:177–1782.

77. Buyse M, Loi S, van't Veer L, et al. Validation and clinical utility of a 70-gene prognostic signature for women with node-negative breast cancer. *J Natl Cancer Inst*. 2006;98:1183–1192.

78. Sparano JA, Paik S. Development of the 21-gene assay and its application in clinical practice and clinical trials. *J Clin Oncol*. 2008;26:721–728.

79. National Institutes of Health. Hormone therapy with or without combination chemotherapy in treating women who have undergone surgery for node-negative breast cancer (the TAILORx Trial NCT00310180). Retrieved from www.clinicaltrials.gov.

80. Olivotto IA, Bajdik CD, Ravdin PM, et al. Population-based validation of the prognostic model ADJUVANT! for early breast cancer. *J Clin Oncol*. 2005;23:2716–2725.

81. Polychemotherapy for early breast cancer: an overview of the randomised trials. Early Breast Cancer Trialists' Collaborative Group. *Lancet*. 1998;352:930–942.

82. Pagani O, O'Neill A, Castiglione M, et al. Prognostic impact of amenorrhoea after adjuvant chemotherapy in premenopausal breast cancer patients with axillary node involvement: results of the international Breast Cancer Study Group (IBCSG) trial VI. *Eur J Cancer*. 1998;34:632–640.

83. Parulekar WR, Day AG, Ottaway JA, et al. Incidence and prognostic impact of amenorrhea during adjuvant therapy in high-risk premenopausal breast cancer: analysis of a National Cancer Institute of Canada Clinical Trials Group Study—NCIC CTG MA.5. *J Clin Oncol*. 2005;23:6002–6008.

84. International Breast Cancer Study Group, Colleoni M, Gelber S, et al. Tamoxifen after adjuvant chemotherapy for premenopausal women with lymph node-positive breast cancer: International Breast Cancer Study Group Trial 13-93. *J Clin Oncol*. 2006;24:1332–1341.

85. Walshe JM, Denduluri N, Swain SM. Amenorrhea in premenopausal women after adjuvant chemotherapy for breast cancer. *J Clin Oncol*. 2006;24:5769–5779.
86. Rakha EA, El-Sayed ME, Lee AH, et al. Prognostic significance of Nottingham histologic grade in invasive breast carcinoma. *J Clin Oncol*. 2008;26:3153–3158.
87. Park YH, Kim ST, Cho EY, et al. A risk stratification by hormonal receptors (ER, PgR) and HER-2 status in small (< or = 1 cm) invasive breast cancer: who might be possible candidates for adjuvant treatment? *Breast Cancer Res Treat*. 2010;119:653–661.
88. Gradishar WJ, Anderson BO, Blair SL, et al. Breast cancer version 3.2014. *J Natl Compr Canc Netw*. 2014;12:542–590.
89. Henderson IC, Berry DA, Demetri GD, et al. Improved outcomes from adding sequential Paclitaxel but not from escalating Doxorubicin dose in an adjuvant chemotherapy regimen for patients with node-positive primary breast cancer. *J Clin Oncol*. 2003;21:976–983.
90. Mamounas EP, Bryant J, Lembersky B, et al. Paclitaxel after doxorubicin plus cyclophosphamide as adjuvant chemotherapy for node-positive breast cancer: results from NSABP B-28. *J Clin Oncol*. 2005;23:3686–3696.
91. Martin M, Pienkowski T, Mackey J, et al. Adjuvant docetaxel for node-positive breast cancer. *N Engl J Med*. 2005;352:2302–2313.
92. Roche H, Fumoleau P, Spielmann M, et al. Sequential adjuvant epirubicin-based and docetaxel chemotherapy for node-positive breast cancer patients: the FNCLCC PACS 01 Trial. *J Clin Oncol*. 2006;24:5664–5671.
93. De Laurentiis M, Cancello G, D'Agostino D, et al. Taxane-based combinations as adjuvant chemotherapy of early breast cancer: a meta-analysis of randomized trials. *J Clin Oncol*. 2008;26:44–53.
94. Banerjee S, Smith IE. Management of small HER2-positive breast cancers. *Lancet Oncol*. 2010;11:1193–1199.
95. Slamon DJ, Leyland-Jones B, Shak S, et al. Use of chemotherapy plus a monoclonal antibody against HER2 for metastatic breast cancer that overexpresses HER2. *N Engl J Med*. 2001;344:783–792.
96. Slamon D, Eiermann W, Robert N, et al. Adjuvant trastuzumab in HER2-positive breast cancer. *N Engl J Med*. 2011;365:1273–1283.
97. Dahabreh IJ, Linardou H, Siannis F, et al. Trastuzumab in the adjuvant treatment of early-stage breast cancer: a systematic review and meta-analysis of randomized controlled trials. *Oncologist*. 2008;13:620–630.
98. Piccart-Gebhart MJ, Procter M, Leyland-Jones B, et al. Trastuzumab after adjuvant chemotherapy in HER2-positive breast cancer. *N Engl J Med*. 2005;353:1659–1672.
99. Romond EH, Perez EA, Bryant J, et al. Trastuzumab plus adjuvant chemotherapy for operable HER2-positive breast cancer. *N Engl J Med*. 2005;353:1673–1684.
100. Perez EA, Suman VJ, Davidson NE, et al. Sequential versus concurrent trastuzumab in adjuvant chemotherapy for breast cancer. *J Clin Oncol*. 2011;29:4491–4497.
101. Goldhirsch A, Gelber RD, Piccart-Gebhart MJ, et al. 2 years versus 1 year of adjuvant trastuzumab for HER2-positive breast cancer (HERA): an open-label, randomised controlled trial. *Lancet*. 2013;382:1021–1028.
102. Tolaney SM, Barry WT, Dang CT, et al. Adjuvant paclitaxel and trastuzumab for node-negative, HER2-positive breast cancer. *N Engl J Med*. 2015;372:134–141.
103. Baselga J, Cortes J, Kim SB, et al. Pertuzumab plus trastuzumab plus docetaxel for metastatic breast cancer. *N Engl J Med*. 2012;366:109–119.
104. Swain SM, Kim SB, Cortes J, et al. Pertuzumab, trastuzumab, and docetaxel for HER2-positive metastatic breast cancer (CLEOPATRA study): overall survival results from a randomised, double-blind, placebo-controlled, phase 3 study. *Lancet Oncol*. 2013;14:461–471.
105. Gianni L, Pienkowski T, Im YH, et al. Efficacy and safety of neoadjuvant pertuzumab and trastuzumab in women with locally advanced, inflammatory, or early HER2-positive breast cancer (NeoSphere): a randomised multicentre, open-label, phase 2 trial. *Lancet Oncol*. 2012;13:25–32.
106. Schneeweiss A, Chia S, Hickish T, et al. Pertuzumab plus trastuzumab in combination with standard neoadjuvant anthracycline-containing and anthracycline-free chemotherapy regimens in patients with HER2-positive early breast cancer: a randomized phase II cardiac safety study (TRYPHAENA). *Ann Oncol*. 2013;24:2278–2284.
107. Amiri-Kordestani L, Wedam S, Zhang L, et al. First FDA approval of neoadjuvant therapy for breast cancer: pertuzumab for the treatment of patients with HER2-positive breast cancer. *Clin Cancer Res*. 2014;20:5359–5364.
108. Gradishar WJ, Anderson BO, Balassanian R, et al. Breast cancer version 2. *J Natl Compr Canc Netw*. 2015;13(4):448–475.
109. Piccart-Gebhart MJ, Holmes AP, Baselga J, et al. First results from the phase III ALTTO trial (BIG 2-06; NCCTG [Alliance] N063D) comparing one year of anti-HER2 therapy with lapatinib alone (L), trastuzumab alone (T), their sequence (T→L), or their combination (T+L) in the adjuvant treatment of HER2-positive early breast cancer (EBC). *J Clin Oncol*. 2014;32(5, suppl):Abstract LBA4. Special issue on ASCO Annual Meeting.

110. Goldstein LJ, O'Neill A, Sparano JA, et al. Concurrent doxorubicin plus docetaxel is not more effective than concurrent doxorubicin plus cyclophosphamide in operable breast cancer with 0 to 3 positive axillary nodes: North American Breast Cancer Intergroup Trial E 2197. *J Clin Oncol.* 2008;26:4092–4099.

111. Samuel JA, Wilson JW, Bandos H, et al. NSABP B-36: a randomized phase III trial comparing six cycles of 5-fluorouracil (5-FU), epirubicin, and cyclophosphamide (FEC) to four cycles of adriamycin and cyclophosphamide (AC) in patients (pts) with node-negative breast cancer. *Cancer Res.* 2015;75(9, suppl):Abstract S3-02.

112. Citron ML, Berry DA, Cirrincione C, et al. Randomized trial of dose-dense versus conventionally scheduled and sequential versus concurrent combination chemotherapy as postoperative adjuvant treatment of node-positive primary breast cancer: first report of Intergroup Trial C9741/Cancer and Leukemia Group B Trial 9741. *J Clin Oncol.* 2003;21:1431–1439.

113. Bonilla L, Ben-Aharon I, Vidal L, et al. Dose-dense chemotherapy in nonmetastatic breast cancer: a systematic review and meta-analysis of randomized controlled trials. *J Natl Cancer Inst.* 2010;102:1845–1854.

114. Shulman LN, Cirrincione CT, Berry DA, et al. Six cycles of doxorubicin and cyclophosphamide or Paclitaxel are not superior to four cycles as adjuvant chemotherapy for breast cancer in women with zero to three positive axillary nodes: cancer and Leukemia Group B 40101. *J Clin Oncol.* 2012;30:4071–4076.

115. Shulman LN, Berry DA, Cirrincione CT, et al. Comparison of doxorubicin and cyclophosphamide versus single-agent paclitaxel as adjuvant therapy for breast cancer in women with 0 to 3 positive axillary nodes: CALGB 40101 (Alliance). *J Clin Oncol.* 2014;32:2311–2317.

116. Mauri D, Pavlidis N, Ioannidis JP. Neoadjuvant versus adjuvant systemic treatment in breast cancer: a meta-analysis. *J Natl Cancer Inst.* 2005;97:188–194.

117. Liedtke C, Mazouni C, Hess KR, et al. Response to neoadjuvant therapy and long-term survival in patients with triple-negative breast cancer. *J Clin Oncol.* 2008;26:1275–1281.

118. Cortazar P, Zhang L, Untch M, et al. Pathological complete response and long-term clinical benefit in breast cancer: the CTNeoBC pooled analysis. *Lancet.* 2014;384:164–172.

119. Kaufmann M, Hortobagyi GN, Goldhirsch A, et al. Recommendations from an international expert panel on the use of neoadjuvant (primary) systemic treatment of operable breast cancer: an update. *J Clin Oncol.* 2006;24:1940–1949.

120. Petrelli F, Borgonovo K, Cabiddu M, et al. Neoadjuvant chemotherapy and concomitant trastuzumab in breast cancer: a pooled analysis of two randomized trials. *Anticancer Drugs.* 2011;22:128–135.

121. Baselga J, Bradbury I, Eidtmann H, et al. Lapatinib with trastuzumab for HER2-positive early breast cancer (NeoALTTO): a randomised, open-label, multicentre, phase 3 trial. *Lancet.* 2012;379:633–640.

122. von Minckwitz G, Schneeweiss A, Loibl S, et al. Neoadjuvant carboplatin in patients with triple-negative and HER2-positive early breast cancer (GeparSixto; GBG 66): a randomised phase 2 trial. *Lancet Oncology.* 2014;15:747–756.

123. Sikov WM, Berry DA, Perou CM, et al. Impact of the addition of carboplatin and/or bevacizumab to neoadjuvant once-per-week paclitaxel followed by dose-dense doxorubicin and cyclophosphamide on pathologic complete response rates in stage II to III triple-negative breast cancer: CALGB 40603 (Alliance). *J Clin Oncol.* 2015;33(1):13–21.

124. Cardoso F, Bedard PL, Winer EP, et al. International guidelines for management of metastatic breast cancer: combination vs sequential single-agent chemotherapy. *J Natl Cancer Inst.* 2009;101:1174–1181.

125. von Minckwitz G, Schwedler K, Schmidt M, et al. Trastuzumab beyond progression: overall survival analysis of the GBG 26/BIG 3-05 phase III study in HER2-positive breast cancer. *Eur J Cancer.* 2011;47:2273–2281.

126. Datko FM, Gabriella DA, Dickler MN, et al. Phase II study of pertuzumab, trastuzumab, and weekly paclitaxel in patients with HER2-overexpressing metastatic breast cancer (MBC). *J Clin Oncol.* 2013;31(15, suppl):606.

127. Perez EA, Lopez-Vega JM, Mastro LD, et al. A combination of pertuzumab, trastuzumab, and vinorelbine for first-line treatment of patients with HER2-positive metastatic breast cancer: an open-label, two-cohort, phase II study (VELVET). *J Clin Oncol.* 2012;30 (suppl): Abstract TPS653. Special issue on ASCO Annual Meeting.

128. Verma S, Miles D, Gianni L, et al. Trastuzumab emtansine for HER2-positive advanced breast cancer. *N Engl J Med.* 2012;367:1783–1791.

129. Krop IE, Kim SB, Gonzalez-Martin A, et al. Trastuzumab emtansine versus treatment of physician's choice for pretreated HER2-positive advanced breast cancer (TH3RESA): a randomised, open-label, phase 3 trial. *Lancet Oncol.* 2014;15:689–699.

130. Dowsett M, Cuzick J, Ingle J, et al. Meta-analysis of breast cancer outcomes in adjuvant trials of aromatase inhibitors versus tamoxifen. *J Clin Oncol.* 2010;28:509–518.

131. Howell A, Cuzick J, Baum M, et al. Results of the ATAC (Arimidex, Tamoxifen, Alone or in Combination) trial after completion of 5 years' adjuvant treatment for breast cancer. *Lancet.* 2005;365:60–62.

132. A comparison of letrozole and tamoxifen in postmenopausal women with early breast

cancer. *N Engl J Med*. 2005;353:2747–2757.

133. Jones SE. Exemestane as adjuvant treatment of early breast cancer: intergroup exemestane study/tamoxifen exemestane adjuvant multicenter trials. *Clin Breast Cancer*. 2006;6 (suppl 2):S41–S44.

134. Bliss JM, Kilburn LS, Coleman RE, et al. Disease-related outcomes with long-term follow-up: an updated analysis of the intergroup exemestane study. *J Clin Oncol*. 2012;30:709–717.

135. Jin H, Tu D, Zhao N, et al. Longer-term outcomes of letrozole versus placebo after 5 years of tamoxifen in the NCIC CTG MA.17 trial: analyses adjusting for treatment crossover. *J Clin Oncol*. 2012;30:718–721.

136. Gray R, Rea D, Handley K, et al. aTTom (adjuvant Tamoxifen—To offer more?): randomized trial of 10 versus 5 years of adjuvant tamoxifen among 6,934 women with estrogen receptor-positive (ER+) or ER untested breast cancer—preliminary results. *J Clin Oncol*. 2008;26:513.

137. Davies C, Pan H, Godwin J, et al. Long-term effects of continuing adjuvant tamoxifen to 10 years versus stopping at 5 years after diagnosis of oestrogen receptor-positive breast cancer: ATLAS, a randomised trial. *Lancet*. 2013;381:805–816.

138. Winer EP, Hudis C, Burstein HJ, et al. American Society of Clinical Oncology technology assessment on the use of aromatase inhibitors as adjuvant therapy for postmenopausal women with hormone receptor-positive breast cancer: status report 2004. *J Clin Oncol*. 2005;23:619–629.

139. Burstein HJ, Prestrud AA, Seidenfeld J, et al. American Society of Clinical Oncology clinical practice guideline: update on adjuvant endocrine therapy for women with hormone receptor-positive breast cancer. *J Clin Oncol*. 2010;28:3784–3796.

140. Burstein HJ, Temin S, Anderson H, et al. Adjuvant endocrine therapy for women with hormone receptor–positive breast cancer: American Society of Clinical Oncology clinical practice guideline focused update. *J Clin Oncol*. 2014;32:2255–2269.

141. Jin Y, Desta Z, Stearns V, et al. CYP2D6 genotype, antidepressant use, and tamoxifen metabolism during adjuvant breast cancer treatment. *J Natl Cancer Inst*. 2005;97:30–39.

142. Early Breast Cancer Trialists' Collaborative Group. Ovarian ablation in early breast cancer: overview of the randomised trials. *Lancet*. 1996;348:1189–1196.

143. Cuzick J, Ambroisine L, Davidson N, et al. Use of luteinising-hormone-releasing hormone agonists as adjuvant treatment in premenopausal patients with hormone-receptor-positive breast cancer: a meta-analysis of individual patient data from randomised adjuvant trials. *Lancet*. 2007;369:1711–1723.

144. Davidson NE, O'Neill AM, Vukov AM, et al. Chemoendocrine therapy for premenopausal women with axillary lymph node-positive, steroid hormone receptor-positive breast cancer: results from INT 0101 (E5188). *J Clin Oncol*. 2005;23:5973–5982.

145. Castiglione-Gertsch M, O'Neill A, Price KN, et al. Adjuvant chemotherapy followed by goserelin versus either modality alone for premenopausal lymph node-negative breast cancer: a randomized trial. *J Natl Cancer Inst*. 2003;95:1833–1846.

146. González Martín A, de la Cruz S, Márquez R. Adjuvant endocrine therapy in premenopausal women with breast cancer. *Breast Cancer Res Treat*. 2010;123:43–47.

147. Pagani O, Regan MM, Walley BA, et al. Adjuvant exemestane with ovarian suppression in premenopausal breast cancer. *N Engl J Med*. 2014;371:107–118.

148. Francis PA, Regan MM, Fleming GF, et al. Adjuvant ovarian suppression in premenopausal breast cancer. *N Engl J Med*. 2015;372:436–446.

149. Klijn JG, Blamey RW, Boccardo F, et al. Combined tamoxifen and luteinizing hormone-releasing hormone (LHRH) agonist versus LHRH agonist alone in premenopausal advanced breast cancer: a meta-analysis of four randomized trials. *J Clin Oncol*. 2001;19:343–353.

150. Mehta RS, Barlow WE, Albain KS, et al. Combination anastrozole and fulvestrant in metastatic breast cancer. *N Engl J Med*. 2012;367:435–444.

151. Bergh J, Jonsson PE, Lidbrink EK, et al. FACT: an open-label randomized phase III study of fulvestrant and anastrozole in combination compared with anastrozole alone as first-line therapy for patients with receptor-positive postmenopausal breast cancer. *J Clin Oncol*. 2012;30:1919–1925.

152. Johnston SR, Kilburn LS, Ellis P, et al. Fulvestrant plus anastrozole or placebo versus exemestane alone after progression on non-steroidal aromatase inhibitors in postmenopausal patients with hormone-receptor-positive locally advanced or metastatic breast cancer (SoFEA): a composite, multicentre, phase 3 randomised trial. *Lancet Oncol*. 2013; 14:989–998.

153. Miller TW, Hennessy BT, Gonzalez-Angulo AM, et al. Hyperactivation of phosphatidylinositol-3 kinase promotes escape from hormone dependence in estrogen receptor-positive human breast cancer. *J Clin Invest*. 2010;120:2406–2413.

154. Lauring J, Park BH, Wolff AC. The phosphoinositide-3-kinase-Akt-mTOR pathway as a therapeutic target in breast cancer. *J Natl Compr Canc Netw*. 2013;11:670–678.

155. Baselga J, Campone M, Piccart M, et al. Everolimus in postmenopausal hormone-receptor-positive advanced breast cancer. *N Engl J Med*. 2012;366:520–529.

156. Piccart M, Hortobagyi GN, Campone M, et al. Everolimus plus exemestane for hormone-

receptor-positive, human epidermal growth factor receptor-2-negative advanced breast cancer: overall survival results from BOLERO-2dagger. *Ann Oncol.* 2014;25:2357–2362.

157. Van Poznak CH, Temin S, Yee GC, et al. American society of clinical oncology executive summary of the clinical practice guideline update on the role of bone-modifying agents in metastatic breast cancer. *J Clin Oncol.* 2011;29:1221–1227.

158. Coleman RE, Marshall H, Cameron D, et al. Breast-cancer adjuvant therapy with zoledronic acid. *N Engl J Med.* 2011;365:1396–1405.

159. Ben-Aharon I, Vidal L, Rizel S, et al. Bisphosphonates in the adjuvant setting of breast cancer therapy—effect on survival: a systematic review and meta-analysis. *PLoS One.* 2013;8:e70044.

160. Stopeck AT, Lipton A, Body JJ, et al. Denosumab compared with zoledronic acid for the treatment of bone metastases in patients with advanced breast cancer: a randomized, double-blind study. *J Clin Oncol.* 2010;28:5132–5139.

第11章 妇科肿瘤

J. Alejandro Rauh-Hain, Marcela G. del
Carmen, Don S. Dizon, Michael J. Birrer

一、宫 颈 癌

美国癌症协会（ACS）报道全美每年宫颈癌新发病例数约为 12 000 例，死亡例数约为 4 000 例。在所有的妇科肿瘤中，宫颈癌发病率居第三位，但在 20～39 岁组中其死亡率位居第二。每年全球有 300 000 位女性死于宫颈癌。发达国家成功采取巴氏涂片进行筛查，极大地降低了死亡率，从而使曾经高发的宫颈癌变得相对稀少。然而，在发展中国家因难以实施有效而规律的筛查，宫颈癌的发病率依然较高。

大多数宫颈癌因人乳头瘤病毒（HPV）感染所致。发展有效的 HPV 疫苗使宫颈癌更易于预防。在未来数十年内，发达国家的宫颈癌死亡率将进一步降低。然而在疫苗和巴氏筛查于贫穷和发达国家范围内均能广泛和持续应用之前，全球宫颈癌死亡率依然较高。

（一）组织学

宫颈癌分为鳞状细胞癌(角化、非角化、疣状，80%～85%)、子宫内膜样癌和腺癌（15%）、腺鳞癌（3%～5%）。

（二）筛查

对于无症状的女性，只能通过宫颈内外口交界处（移行带）巴氏涂片筛查发现癌前病变。自从 1941 年引入巴氏检测以来，美国宫颈癌的死亡率下降超过 70%。巴氏涂片检测简单、安全、廉价并易于确认。常规细胞学筛查对于不典型增生的敏感性达到 60%（30%～87%）。采用乙醇介质的新技术（由 BD Diagnostics 研发的 Sure-Path，由 Hologic 研发的 Thin-Prep，由 MonoGen 研发的 MonoPrep）与常规方法一样有效，并且更容易读取结果，能够检测性传播疾病和 HPV。

在美国，每年约 350 万妇女巴氏涂片异常。美国妇产科医师学会（ACOG）和 ACS 建议如果患者接触己烯雌酚或处于免疫抑制状态［如人类免疫缺陷病毒（HIV）感染］，巴氏筛查结果不可靠。另外，HIV 阳性的女性在 HIV 确诊后的第一年应检测两次宫颈细胞学（每 6 个月一次），如果结果正常，后续每年一次。

宫颈上皮内瘤样病变 Ⅰ～Ⅲ级取代了之前的术语（轻度、中度、重度不典型增生），以侵犯上皮 1/3、2/3 及全层进行分级。宫颈上皮内瘤样病变 Ⅰ～Ⅲ级这一分级系统近来被"意义不明的异常鳞状上皮细胞（ASCUS）"及鳞状上皮内病变（SIL）这一新的系统所取代，2/3 的异常巴氏涂片表现为意义不明的异常鳞状上皮细胞，而鳞状上皮内病变可以进一步划分为低级别 SIL 和高级别 SIL。

巴氏检测呈 ASCUS 表现需进一步行 HPV 检测。如果为阳性，应推荐患者行阴道镜检查。超过 40 岁的妇女，巴氏检测为正常子宫内膜细胞需行子宫内膜活检，但极少能诊断为子宫内膜肿瘤。大约半数患者在阴道镜检查中细胞学和组织学有明确的相关性。

美国预防医学工作组（USPSTF）和 ACS 均不推荐每年常规检测。21～65 岁女性每 3 年检测一次；年龄低于 21 岁或高于 65 岁的女性不再常规推荐进行宫颈癌筛查。对于 30～65 岁的女性如果同时进行巴氏检测和 HPV 检测，则筛查间隔期延长至 5 年[1]。

无 HPV 感染证据的宫颈癌极其少见。除了新的巴氏检测，HPV 检测比标准的巴氏筛查敏感性更高，方法更好[2]。

（三）临床及分期

1. 临床表现　宫颈浸润癌最常见的症状为异常阴道出血，包括性交后和月经间期阴道出血，以及阴道排液。较大肿瘤也会影响排尿及排便，并可能伴随盆腔疼痛。一旦病变转移至区域淋巴结，单侧下肢肿胀、腰骶痛、神经病理性疼痛和（或）肾后梗阻性肾衰竭都是常见症状。需要注意的是，许多宫颈癌患者没有任何症状，仅在盆腔检查或筛查时发现病变。

宫颈癌最常见的临床体征是医生为患者行盆腔检查时发现宫颈异常病灶。外生性病变常伴坏死，肿瘤质脆易碎。需评估周围组织有无侵犯，包括宫旁、侧壁和子宫骶韧带，以及表浅的腹股沟、股动脉淋巴结和锁骨上淋巴结。周围组织的浸润是考虑放化疗而不是手术的最常见原因。

2. 诊断 一旦医生查体发现宫颈异常病变，就应进行组织活检来证实或排除恶性病变。医生应确保活检深度足以包括非坏死区组织，从而获取具有诊断意义的标本。

3. 预后因素 分期、组织学分级及类型、肿瘤大小、间质浸润深度、宫旁浸润和淋巴管血管间隙浸润都影响预后。有盆腔淋巴结转移的患者，生存率明显降低。

在一项 115 例宫颈癌匹配正常组织的全外显子测序分析中，79 例进行了转录组测序，14 例进行了肿瘤-正常组织匹配全基因组测序。79 例原发鳞癌的显著体细胞突变包括 *MAPK1* 基因 E322K 重复替换（8%）、*HLA-B* 基因失活突变（9%）、*EP300* 基因突变（16%）、*FBXW7* 基因突变（15%）、*NFE2L2* 基因突变（4%）、*TP53* 基因突变（5%）和 *ERBB2* 基因突变（6%）。作者还观察了 24 例腺癌中的 *ELF3* 体细胞突变（13%）和 *CBFB* 体细胞突变（8%）。在本研究中，鳞癌在 Tp*C 二核苷酸上下游中的体细胞突变率高于腺癌。在有 HPV 整合的肿瘤中，HPV 整合位点的基因表达水平显著高于没有病毒整合的肿瘤[3]。

4. 分期 宫颈癌的分期采取临床分期标准，包括触诊、阴道镜检、膀胱镜检、宫颈内刮除术、直肠镜检、宫腔镜检、经静脉尿路造影和 X 线检查。许多中心也采用磁共振（MRI）明确病变的局部病变范围，以及采用 PET/CT 明确有无远处播散。术后病理分期不改变临床国际妇产科联盟（FIGO）分期[4]。

5. 治疗 在过去的几十年间，宫颈癌前病变和浸润性癌的治疗发生了显著改变：更多癌前病变通过阴道镜得以治疗；对于早期浸润性癌优先选择手术而不是放疗；采用放化疗而不是放疗作为初始或辅助治疗。

6. 不典型增生和原位癌 治疗选择包括锥形切除术（"环形电切"或"冷刀"）、子宫切除术。Ⅰ A1 期患者不需要行淋巴结清扫，因为转移风险非常低（1%）。如果切缘阳性，需行完全子宫切除。对于切缘阳性的患者，建议在进行子宫切除术之前再次切缘，以便发现浸润程度更深的肿瘤——这些肿瘤需要根治性子宫切除术，而不仅仅是单纯或筋膜外子宫切除术。如果切缘阴性，仅需密切随访。

7. 早期宫颈癌 早期病变可以采用放化疗或手术治疗。手术完整切除比初始单纯放疗预后更好，可能提供更好的生活质量。病例对照和非随机研究的回顾性数据表明，ⅠB/ⅡA期宫颈癌采用根治性手术和根治性放射治疗同样有效。343例ⅠB/ⅡA期宫颈癌患者进行随机对照试验（RCT）的结果表明，从无病生存率和总生存率及复发率来看，这两种方法对控制宫颈癌同样有效。这个试验也最终表明，对于子宫颈腺癌患者，手术比放射治疗有生存优势。但是，手术与更严重的不良事件有关（28%vs12%），64%的手术患者需要术后放疗，而这可能与不良事件增加有关[5]。绝经前的妇女也应考虑手术治疗以保留卵巢功能。下列情况同样需要考虑手术，包括未诊断明确的盆腔包块、放疗导致肠道毒性风险高的患者（因盆腔炎症、子宫内膜异位症、炎性肠病容易导致粘连的患者或非常瘦的妇女）及放疗依从性差的患者（如社会弱势群体患者）。

很重要的一点是，对可能需要行放疗的患者尽量避免手术。大多数临床医生应用PET/CT扫描筛查转移性病变和磁共振评估局部病变范围，这样就能分选出非早期患者，首先给予放化疗。

尽管机器人辅助手术技术增加了安全性，但是病理性肥胖的患者手术风险依然很高，通常不考虑行标准手术治疗。年龄并不是根治性子宫切除术的绝对禁忌。在一些少见的情况下，如对妊娠或HIV感染的患者，需要采取个体化治疗。

所有早期宫颈癌进行根治性子宫切除术必须进行淋巴结清扫。前哨淋巴结活检仍在探索中。回顾性分析显示，单纯放疗前对可触及的淋巴结进行减瘤手术能带来生存获益，但现代影像学（MRI和PET/CT）和同步放疗的应用使得这个观点更有争议。

根据一项前瞻性研究，妇科肿瘤学组（GOG）使用三种因素（LVSⅠ、深部间质浸润和肿瘤大小）的不同组合定义了"中等风险组"。该"GOG标准"如下：①毛细血管-淋巴血管间隙浸润阳性，浸润中下1/3间质，临床肿瘤大小为2cm；②浸润深度为上1/3间质，伴临床肿瘤大小为5cm；③淋巴血管间隙浸润受累阴性，间质浸润为中或下1/3，临床肿瘤大小为4cm。在一项随机对照试验中，在中等危险因素的妇女中，根治性子宫切除术后的辅助盆腔放疗减少了ⅠB期宫颈癌的复发例数[6]。目前正在开展对于这一部分人群化疗作用的研究。

根治性子宫切除术后的高危（淋巴结、切缘或宫旁阳性）患者需要行辅助放疗。西南癌症协作组的一项包括243例患者的随机对照试验显示采用顺铂和氟尿嘧啶放化疗明显优于单纯放疗（放化疗组4年总生存率为81%，单纯放疗组为71%），但不良反应更大[7]。

如果希望保留生育功能，在仔细选择的小肿瘤（小于2cm）患者中采取经阴道根治性子宫颈切除术（仅切除宫颈）和淋巴结清扫术。这种手术能更好地保留经过仔细选择的患者的生育功能（接受根治性子宫颈切除术的患者妊娠率高达50%），而复发风险在可接受范围。肿瘤大小是考虑保留生育能力的手术中最重要的标准，其他因素包括肿瘤分级、颈管受累、淋巴血管间隙浸润[8]。正在进行的临床试验评估了根治性子宫颈切除术前行MRI和PET/CT等影像学检查排除宫颈外病变的重要性。

8. 局部晚期病变（分期ⅡB～ⅣA） 在1999年，美国国家癌症研究所（NCI）发出临床警示，内容是关于5个NCI赞助的同步放化疗对比放疗的临床试验显示出的显著生存获益。对18项随机研究进行系统回顾显示，同步放化疗的PFS的绝对获益为16%（95% CI，13%～19%），OS的绝对获益为12%（8%～16%），然而同步放化疗方式的胃肠道毒性也增加了一倍。因为同步放化疗组的放疗总剂量更低，所以其预期迟发毒性更低。

与顺铂联合氟尿嘧啶方案相比，放疗期间每周予以单药顺铂40mg/m²不良反应更低，成为常用方案。目前并没有关于顺铂直接对比顺铂联合氟尿嘧啶的研究，从GOG-120研究推测出两者疗效相当。GOG-120研究了526例ⅡB、Ⅲ和ⅣA期宫颈癌患者，对比放疗同步顺铂化疗与放疗同步顺铂+氟尿嘧啶+羟基脲化疗，以及放疗同步羟基脲三种方案。在两组接受放疗和顺铂的患者中，3年生存率为65%，而接受放疗和羟基脲的患者为47%[9]。

联合顺铂和另一种化疗药以提高疗效是以更重的不良反应为代价的。在一项针对ⅡB期和Ⅲ期宫颈癌患者的国际随机对照临床试验中，研究人员比较标准顺铂每周同步盆腔放疗方案，对比在此基础上增加每周吉西他滨（潜在的放疗增敏剂）+

序贯 2 个周期吉西他滨/顺铂辅助化疗（具有独立的全身治疗的双药方案）。试验组在随访第 3 年时 PFS 有 9%的改善[10]。此外，国际妇科肿瘤协会目前正在开展一项比较标准每周顺铂同步放疗方案和在此基础上再增加 3 个周期卡铂联合紫杉醇全身辅助治疗方案的临床试验（OUTBACK 试验）。

9. 腺癌 预后更差，但目前治疗方案的选择仍不考虑组织学类型，因此腺癌的治疗通常与鳞癌一样。

10. 新辅助和辅助化疗 初始化疗（新辅助化疗）采用含铂方案（顺铂、长春新碱、博来霉素）联合巩固性的辅助放疗能带来相当高的反应率（ⅠB2 期患者为 90%）[11]。对于不能开展放疗的地区而言，术前新辅助化疗对于局部晚期宫颈癌而言有效。然而，没有数据证实这种方法的疗效等同或高于初始放化疗。

11. 对复发和晚期的化疗 三个现代 RCT 研究［GOG-204、GOG-240 和日本临床肿瘤学组 0505(JCOG-0505)］研究了针对晚期和复发性宫颈癌的最佳化疗方案。早期研究发现，顺铂联合紫杉醇双药方案总体反应率为 36%，顺铂联合拓扑替康双药方案有 2.9 个月的 OS 获益（从而获得 FDA 批准）。GOG204 研究正是基于上述研究而开展的。GOG-204 比较了四种含顺铂的双药化疗方案：顺铂联合紫杉醇（标准组）、顺铂联合长春瑞滨、顺铂联合吉西他滨、顺铂联合拓扑替康。尽管有新药的加入且反应率、生存期有改善的趋势，但其他三组方案并不优于标准顺铂/紫杉醇组[12]。

日本 GOG 报告说，紫杉醇 175mg/m²，3 小时输注联合卡铂（AUC=5），每 21 天一次的化疗方案疗效不低于顺铂联合紫杉醇组，且耐受性更好。因此，含顺铂和卡铂的联合用药方案均可用于宫颈癌。顺铂具有更多的肾脏、神经和肠道毒性，卡铂有更多的骨髓相关不良反应，特别是血小板减少。

最后，GOG-240 研究采用 2×2 因子设计，患者被分配到包括顺铂联合紫杉醇或拓扑替康联合紫杉醇组，每组再随机分配到加用或不加用 15mg/kg 贝伐珠单抗组。治疗周期每 21 天重复一次，直到疾病进展、毒性不可耐受或完全缓解。两组中超过 70%的患者既往接受过以铂类为基础的方案。研究发现与单用化疗相比，化疗加用贝伐珠单抗的中位 OS 得到明显改善（17.0 个月 vs 13.3 个月）。这项研究促使 FDA 批准贝伐珠单抗加化疗用于复发和晚期宫颈癌患者的治疗（表 11.1）[13]。

表 11.1 GOG-240 试验中贝伐珠单抗组方案

1	贝伐珠单抗 15mg/kg，IV，每 3 周一次，顺铂 50mg/m^2+紫杉醇 135mg/m^2 或 175mg/m^2（第 1 天）
2	贝伐珠单抗 15mg/kg，IV，每 3 周一次，拓扑替康 0.75mg/m^2，（第 1～ 3 天）+紫杉醇 175mg/m^2（第 1 天）

12. 新的生物治疗 复发性宫颈癌需要更多的有效治疗方法。靶向血管内皮生长因子、上皮生长因子和 HER2/neu 受体的药物目前处于有前景的临床试验阶段。但是尚没有靶向药物（贝伐珠单抗之外）被批准用于宫颈癌治疗。

13. 姑息治疗 支持治疗强调生理、心理、社会和精神层面，是临终期患者系统治疗中的关键部分。常见的医疗问题包括疼痛、恶心和呕吐、淋巴水肿、梗阻（泌尿生殖系统和胃肠道）和瘘管形成，需要多学科综合治疗。

二、子宫内膜癌

子宫内膜癌是美国最常见的妇科恶性肿瘤。据 ACS 估计，全美每年子宫内膜癌新发例数约为 49 500 例，死亡例数约为 8000 例。子宫内膜癌患者早期常表现为绝经后出血。因为子宫内膜癌常常在局限于子宫内时即有症状，常常能由单纯手术治愈。既往使用他莫昔芬治疗是发生子宫内膜癌的显著危险因素。由于他莫昔芬被用于预防和治疗各期乳腺癌，这些使用该药物的患者发生子宫内膜癌的风险增加。

（一）组织学

子宫内膜癌包括子宫内膜上皮癌(95%)和间质肿瘤(5%)。子宫内膜上皮癌被划分为Ⅰ型和Ⅱ型，它们有不同的分子类型改变，因此有不同的发病机制和临床预后。Ⅰ型与既往雌激素暴露相关，通常是癌前病变。它们通常被诊断为早期，肿瘤级别低（组织学类型主要是子宫内膜样），预后好。肥胖和家族史仍然是这类子宫内膜癌的两个最强烈的危险因素[14]。

相比之下，Ⅱ型子宫内膜癌代表雌激素非依赖性肿瘤，临床病程侵袭性更强。与Ⅰ型肿瘤不同，Ⅱ型没有容易观察到的癌前期。主要的组织学类型为透明细胞癌和浆液性癌。一些专家还将子宫癌癌肉瘤纳入Ⅱ型组织学类型。

间质肿瘤包括子宫肉瘤[平滑肌肉瘤（LMS）和内膜间质肉瘤]和混合型上皮/间质肿瘤（癌肉瘤和腺肉瘤）。

（二）筛查

没有必要进行子宫内膜癌筛查，因为疾病在早期就表现为典型的绝经后阴道出血，预后良好。虽然能够通过超声筛查子宫内膜增厚的患者（特别是服用他莫昔芬的患者），但是与临床监测有无绝经后阴道出血相比，没有明显的生存获益。相比之下，由于有结直肠癌家族史（Lynch Ⅱ综合征或遗传性非息肉病性结直肠癌综合征）导致子宫内膜癌风险高于平均水平的患者，应从30～35岁开始接受超声筛查和门诊子宫内膜活检（EMB），或在无生育要求的情况下行预防性子宫切除术和双侧输卵管卵巢切除术（BSO）[15]。Lynch相关性子宫内膜癌生存者也应进行结直肠癌筛查。

尚未被诊断出患有癌症的家庭成员应同时接受子宫内膜癌和结肠癌的筛查。结直肠监测是Lynch综合征中唯一有效的监测方案。与一般人群的结肠癌筛查相比，每3年定期结肠镜检查可减少结肠癌相关死亡率，也可显著降低总死亡率。患有Cowden综合征（一种常染色体显性遗传综合征）的妇女罹患子宫内膜癌的终生风险增加13%～28%。尽管这些患者并没有针对性的子宫内膜癌筛查指南，但大多数专家主张其与Lynch Ⅱ综合征患者采用相同的策略。

（三）临床表现

子宫内膜癌最常见的症状为阴道异常出血和排液。因为出血可能是由功能紊乱而不是肿瘤所致，对于绝经后或年龄超过35岁的子宫内膜癌高危风险患者出现的异常出血需特别注意。腹膜转移病变能导致与晚期卵巢癌相似的症状，包括腹胀、盆腔压迫和盆腔疼痛。对于绝经后阴道出血的患者，盆腔超声检查显示子宫内膜增厚可能是子宫内膜癌的征象，需行子宫内膜活检。

（四）诊断

子宫内膜癌明确诊断必须行组织活检，常常通过内膜活检（EMB）或分段扩张和刮除（D&C）。目前，EMB 是评估异常子宫出血的推荐方法。需要注意的是，EMB 对绝经后患者比绝经前患者更为有效，并且能更好地证实肿瘤存在而不是排除肿瘤。门诊患者如无法行 EMB，或在活检阴性的情况下异常出血持续存在，则需进行分段 D&C。

（五）预后因素

子宫内膜癌的 5 年生存率为 83%，诊断时肿瘤相关预后因素包括组织学亚型、分期、分级、子宫肌层浸润深度和淋巴血管间隙侵犯。Ⅰ型子宫内膜癌的预后好于Ⅱ型。

某些分子异常也会导致预后更差，如表皮生长因子受体（EGFR）过表达。子宫内膜样腺癌患者中 EGFR 过表达者 5 年总生存率从 89% 降至 69%；在浆液型和透明细胞型肿瘤，EGFR 过表达者生存率从 86% 降至 27%。

最近癌症基因图谱（TCGA）利用整合阵列技术和测序技术分析了 373 个子宫内膜肿瘤样本，将疾病分为不同预后组。根据这项研究，一些具有相似组织学特征的子宫内膜肿瘤实际上有不同的分子谱，并且可能受益于不同的治疗。子宫浆液性肿瘤和大约 25% 的高级别子宫内膜样肿瘤具有广泛的拷贝数改变、很少的 DNA 甲基化改变、低雌激素受体/孕激素受体水平和频繁的 TP53 突变。大多数子宫内膜样肿瘤很少有拷贝数改变或 TP53 突变，但具有较多的 PTEN、CTNNB1、PIK3CA、ARID1A 和 KRAS 突变，以及 SWI/SNF 染色质重构复合物基因 ARID5B 的显著突变。一个子宫内膜样肿瘤亚组具有显著增加的颠换突变频率和从 POLE 中新发现的热点突变。根据这些结果，作者将子宫内膜癌分为四类：POLE 强突变型、微卫星不稳定超突变型、低拷贝数型和高拷贝数型。该研究中 POLE 组有 17 例肿瘤（少于 10%），预后最好，高拷贝数型预后最差[16]。

（六）分期

子宫内膜癌的分期为手术分期[4]。

虽然既往的手术方式是开腹手术，但日益增加的腹腔镜手术已被用于进行外科分期。GOG 于 1996～2005 年进行了一项大型的前瞻性试验，纳入 2600 多名临床上患有早期子宫内膜癌的女性，按 2∶1 的比例随机分为腹腔镜下和开腹子宫切除术、双侧输卵管卵巢切除术和盆腔主动脉旁淋巴结清扫。这项研究 [腹腔镜手术或标准手术治疗子宫内膜癌或子宫肿瘤（LAP2）] 的第一份报告证实了腹腔镜的短期优势，包括缩短住院时间、减少围手术期并发症、减少出血和改善身体状况。腹腔镜组术后 3 年复发率为 11.39%，开腹组为 10.24% [腹腔镜组危险比（HR）为 1.14；95%CI，0.92～1.46]。尽管两组间 3 年生存率的差别很小，但试验被认为是未达到预期的，因为预定的腹腔镜组的非劣效性 HR 阈值 95%CI 区间为 1.4[17]。

根据 FIGO 的建议，子宫内膜癌的手术至少包括检查网膜、肝脏、附件表面、网膜囊及增大的主动脉旁和盆腔淋巴结，以及全筋膜外子宫切除术+双侧输卵管卵巢切除术。为了完成子宫内膜癌的外科分期，还需要切除双侧盆腔和主动脉旁淋巴结。许多妇科肿瘤学家已经着手为几乎所有子宫内膜癌患者进行全面的手术分期。手术分期的依据包括淋巴结转移率低到可以忽略的患者群体、术前或术中评估预测淋巴结转移风险的不准确性、对淋巴结阳性和阴性的患者潜在的治疗获益，以及手术相关风险发生率低。最好等到信息最完整后再进行术后治疗决策。如果淋巴结评估是划分患者危险程度的主要因素，那么常规淋巴结清扫是确定哪些患者需要接受辅助治疗的最佳方法。

然而，应该注意的是，两项结果阴性的随机研究对完整淋巴结清扫术的获益提出质疑。

一项子宫内膜癌治疗研究（ASTEC）将子宫内膜癌患者随机分为子宫切除术加或不加盆腔淋巴结清扫。术后分期为Ⅰ期和ⅡA 期的患者如果具有组织学类型 3 级、浆液性或透明细胞组织学类型、超过 50% 的肌层浸润、宫颈腺体浸润（ⅡA 期），将被再次随机进行观察或盆腔放疗。无论是否进行盆腔放疗，患者也被允许进行经阴道后装近距离治疗。结果显示，没有证据表明盆腔淋巴结清扫对于早期子宫内膜癌患者在总生存率或无复发生存率方面有任何获益[18]。

意大利进行了类似的研究（CONSORT 试验）。在这项试验中，514 名患者接受子宫切除术加或不加盆腔淋巴结清扫。患者被要求有子宫肌层浸润，排除了Ⅰ级肿瘤和侵袭程度小于50%的患者。在无淋巴结清扫（LND）组中，22%的患者由于临床怀疑进行了淋巴结切除，其中14%的患者（占整个无淋巴结清扫组的3%）的淋巴结为阳性。在LND组中，清扫淋巴结的中位数为26。外科医生自行决定是否行主动脉外层剥离术，最终有26%的病例完成此术。13%的LND组中有阳性淋巴结。术后治疗没有规定，但放射治疗在无 LND 组更常见（25%vs17%）。两组 5 年无病生存率均为 81%，无 LND 组 5 年总生存率为 90%，LND 组为 86%（HR，1.2；P=0.5）。作者的结论是，盆腔淋巴结清扫术不能被推荐为用于治疗目的的常规手术[19]。

尽管新的 FIGO 分期仍需要收集腹膜细胞学，但盆腔冲洗液阳性不再被正式认为是分期系统的一部分，因此不会影响分期。在制定子宫内膜癌患者的辅助治疗策略时，单纯细胞学阳性通常不被认为是高危。子宫内膜癌患者的治疗决策应基于疾病的程度（如分期）和最终的病理肿瘤特征[4]。

（七）治疗

1. 手术　单纯手术切除可以治愈多数子宫内膜癌患者。ACOG 推荐至少进行全子宫切除术和双侧输卵管卵巢切除术。同时行淋巴结切除的作用越来越受争议。对于高级别组织学亚型的子宫内膜癌患者，全子宫切除术和双侧输卵管卵巢切除术时加行淋巴结清扫是合适的。对于低级别组织学亚型（1～2级）的患者，淋巴结清扫应基于其他肿瘤危险因素，如原发病灶大小、子宫肌层浸润深度和宫颈间质受累。腹腔镜手术能缩短住院时间，提高生活质量。机器人辅助腹腔镜下子宫切除术的应用急剧增加，特别是在肥胖患者人群中。与开腹手术相比，机器人手术围手术期并发症显著降低。然而，机器人手术的成本-效益优势还有待观察。

据报道，Lynch Ⅱ综合征或遗传性非息肉病结肠癌患者预防性全子宫切除术和双侧输卵管卵巢切除术可以 100%预防子宫癌。

2. 放疗　辅助性放疗可降低局部复发风险(术后经阴道穹近距离照射)，但并不能带来生存获益。外照射（EBRT）适用于肿瘤完全切除且淋巴结阳性患者（ⅢC 期），也适用于早期具有高危因素的患者（分级差，或不良组织类型、深度浸润、高龄）。此外，近距离照射更为合理，毒性更低。对经选择的少量肿瘤残留的患者也可行更广泛的放疗（扩大放疗野），但需权衡其获益和晚期并发症[20]。

两项前瞻性随机试验比较单纯手术与手术加术后外照射对于早期子宫内膜癌的疗效。第一项试验由 GOG 进行（GOG 99），390 名 I B 和 II B 期子宫内膜癌患者接受了经腹全子宫切除、BSO 和盆腔/主动脉旁淋巴结清扫后被随机分配入观察组（n=202）或术后盆腔放疗组（n=190）。中位随访 69 个月，放疗组 4 年生存率为 92%，观察组为 86%（P=0.6）。2 年预估 PFS 率放疗组更优，为 97%，观察组为 88%（P=0.007），其中阴道/盆腔复发率下降程度最大[21]。第二项试验是 PORTEC 研究，714 名 2～3 级 I B 期和 1～2 级 I C 期患者在经腹全子宫切除+BSO，无淋巴结清扫后被随机分入观察组（n=360）或盆腔放疗组（n=354）。中位随访 52 个月，放疗组 5 年阴道/盆腔复发率为 4%，观察组为 14%（P＜0.001）。放疗组和观察组 5 年生存率分别为 81%和 85%（P=0.37）[22]。

随后开展的 PORTEC2 研究纳入 427 名高危患者[年龄＞60 岁加 1～2 级和子宫外 50%受侵，或 3 级和子宫内 50%受侵，或 II A 期（1988 年 FIGO 分期）]，比较盆腔放疗和阴道近距离放疗。所有患者均未接受淋巴结评估，5 年 PFS 率（78% vs 83%）和生存率（80% vs 85%）提示对于这部分人群两种放疗方式预后相似[23]。

患有严重并发症不宜手术的患者可以把放射治疗作为初始治疗，临床获益良好，放射治疗对转移所致的症状（脑或骨转移、盆腔疼痛或出血）也有很好的姑息治疗作用。

3. 内分泌治疗 仅推荐用于转移或晚期子宫内膜癌患者[24]。虽然内分泌治疗最常应用于低级或中级的癌症患者，但激素受体状态的预测作用尚不清楚。例如，一项 GOG 试验入组了 56 名女性患者，评价交替使用醋酸甲地孕酮与他莫昔芬的疗效。总反应率为 27%，OS 为 14 个月[25]。有趣的是，3 级肿瘤患者的缓解率为 22%。孕激素和他莫昔芬单药是合理的；尽管数据非常有限，但芳香酶抑制剂似乎对于这个疾病几乎没有活性，两个小样本临床试验中报道的有效率小于 10%。

4. 化学治疗（表 11.2） 越来越多的子宫内膜癌患者使用全身治疗。据报道，辅助化疗可提高高风险早期疾病患者的 5

年生存率（从 78%增加到 88%；HR，0.51；*P*=0.02），并且通常被推荐用于深度肌层浸润、淋巴结阳性、高级别的肿瘤。GOG-122 试验的数据支持化疗，该试验纳入 396 例Ⅲ期和最大限度减瘤术后的Ⅳ期患者，随机分配入全腹放疗或多柔比星/顺铂（AP）方案化疗。化疗组 PFS（50% vs 38%，*P*=0.007）和 OS（55% vs 42%，*P*=0.004）显著优于放疗组[26]。

GOG 的一项随机试验（GOG-163）纳入初治的Ⅲ期和Ⅳ期或复发的具有可测量病灶的子宫内膜癌患者，比较了多柔比星/顺铂对比多柔比星联合紫杉醇 24 小时输注序贯粒细胞集落刺激因子（G-CSF）两组的疗效。两组在缓解率、PFS 和 OS 上无显著性差异。GOG-163 的缺点是在含紫杉醇的组中缺少铂类。随后的 GOG-177 中加入了紫杉醇，比较了标准治疗组多柔比星/顺铂与紫杉醇、多柔比星和顺铂（TAP 方案）序贯 G-CSF 两组的疗效。总体而言，TAP 方案使者 12 个月的生存率从标准治疗组的 50%提高到 59%，HR=0.75（0.56~0.99）。虽然 TAP 方案在缓解率和 PFS 方面有所改善，但生存期提高程度不大，并且不良反应更大[27]。

GOG 209 将卡铂和紫杉醇列入目前较常规的给药方案。在这个试验中，将近 1300 名复发或晚期子宫内膜癌（包括Ⅲ期）的女性患者被随机分配入 TAP 或卡铂/紫杉醇组。2012 年的妇科肿瘤学年会报道接受卡铂和紫杉醇治疗的女性总缓解率与接受 TAP 治疗的女性相似（两组均为 51%）。此外，生存期无差异（PFS，两组均为 13 个月；OS，37 个月 vs 40 个月）。然而，卡铂/紫杉醇组耐受性显著提高。

复发患者(尤其是 ER/PR 阴性)常进行进一步的姑息化疗，然而这些方案缓解率均很低，获益有限[28]。

表 11.2 子宫内膜癌化疗方案

1.	多柔比星+顺铂
	多柔比星 60mg/m^2，静脉注射，每 3 周重复
	顺铂 50mg/m^2，静脉注射，每 3 周重复
2.	醋酸甲地孕酮 80mg，每天 2 次
3.	拓扑替康 1.2~1.5mg/（m^2·d），静脉注射，第 1~5 天，每 3 周重复
4.	TC
	卡铂，AUC=6，静脉注射，第 1 天
	紫杉醇，175mg/m^2，静脉注射，第 1 天，每 3 周重复

续表

5.	TAP
	多柔比星，45mg/m^2，静脉注射，第 1 天
	顺铂，50mg/m^2，静脉注射，第 1 天
	紫杉醇，160mg/m^2，静脉注射，第 2 天

5. 子宫乳头状浆液性癌 所有子宫乳头状浆液性癌均需在手术后行化学治疗，但那些病灶局限于一个乳头的患者可能不需要辅助化疗。

6. 新的生物制剂 医学界已经开始研究多条细胞增殖的分子通路，并探索了这些通路中的若干靶点。随着对子宫内膜癌分子生物学基础认识的不断深入，西罗莫司靶蛋白、血管生成和 EGFR 家族靶点成为子宫内膜癌的相关治疗靶点。此外，肿瘤中有亚群存在 HER2/neu 的过度表达或扩增；然而，以HER2 为靶点的治疗作用尚不清楚，需进一步探索。

针对晚期或复发性疾病的全身治疗疗效有限，促使研究者开展一些临床试验，为这些通路的关键驱动基因测试相关的靶向药物。不幸的是，即使一开始有效，上皮性肿瘤的一些内在突变使得它们在治疗过程中初始耐药或继发耐药。因为通路很多，这些突变使肿瘤能够绕过受阻的通路，导致肿瘤仍然能够生长。

7. 多学科治疗 GOG-122（多西他赛+顺铂对比全腹放疗）显示化疗对比单纯放疗能提高Ⅲ期和Ⅳ期患者生存，这一结果改变了子宫内膜癌的治疗前景。这部分患者需要采取多种治疗方式，然而这些治疗方式的先后顺序及方案尚无最佳标准。最常见的治疗包括手术，然后是化疗和个体放化疗。

8. 随访 在最初的 2 年内，每 3 个月行盆腔检查，以发现潜在的、可治愈的局部复发灶，支持治疗需注重功能、心理、社会和精神因素。

三、子宫肉瘤

（一）组织学

子宫内膜间质肉瘤（ESS）和未分化子宫内膜肉瘤是子宫

肉瘤的少见类型。ESS 的细胞与内膜间质细胞类似，为低级别。其他子宫肉瘤包括 LMS。

（二）子宫平滑肌肉瘤

子宫 LMS 是罕见的侵袭性肿瘤，复发率高，哪怕确诊时肿瘤仅局限于子宫体。肿瘤表现为巨大的肌层肿块，可通过血行播散。患者表现出与平滑肌瘤类似的症状。大多数患者术后才能被诊断为 LMS。

即使已经转移，也应尽可能完成完整的减瘤手术。淋巴结清扫术应仅在怀疑有淋巴结转移性的患者身上进行，并作为减瘤手术的一部分。

辅助化疗或辅助放疗对于早期疾病并不一致。晚期患者应接受吉西他滨和多西他赛辅助化疗。复发的患者适用于多种二线治疗，其中许多方案仍在探索中。尽管预后仍然不佳，但目前仍正在开展对于高级、多学科治疗、预后列线图和特殊生物医学治疗的研究，以提高对 LMS 的了解和改善患者的治疗选择。

（三）子宫内膜间质肉瘤

1. 组织学 ESS 和未分化子宫内膜肉瘤是子宫肉瘤的少见类型。ESS 的细胞与内膜间质细胞相似，为低级别。其他子宫肉瘤包括平滑肌肉瘤（LMS）。

2. 子宫平滑肌肉瘤 子宫 LMS 是罕见的侵袭性肿瘤，复发率高，即使确诊时肿瘤仅局限于子宫体。肿瘤表现为巨大的肌层肿块，可通过血行播散。患者表现出与平滑肌瘤类似的症状。大多数患者术后才能被诊断为 LMS。

即使已经转移，也应尽可能完成完整的减瘤手术。淋巴结清扫术应仅在怀疑有淋巴结转移性的患者身上进行，并作为减瘤手术的一部分。

早期疾病辅助化疗或辅助放疗的依据仍然存在争议。晚期患者应接受吉西他滨和多西他赛辅助化疗。复发的患者适用于多种二线治疗，其中许多方案仍在探索中。尽管预后仍然不佳，但目前仍正在开展对于影像技术、多学科治疗、预后列线图和特殊的生物医学治疗的研究，以提高对 LMS 的了解和改善患者的治疗选择。

3. ESS 是一种特殊的组织亚型，表现为子宫体部大量间质性肿瘤。ESS 患者最常见的症状为异常阴道出血。ESS 多为低级别肿瘤，大体病理表现为孤立肿块。它们可以出现在子宫以外的部位，包括卵巢、输卵管、宫颈、阴道、外阴、盆腔、腹部、腹膜后、胎盘、坐骨神经或圆韧带。ESS 可能被误诊为内膜间质结节，边缘浸润伴或不伴血管侵犯是其两个鉴别特征，这两者均可见于子宫肉瘤但不见于结节中。从内膜刮除标本难以确诊 ESS，需行全子宫切除。

未分化内膜肉瘤的特征：非典型细胞广泛生长至不能确认其来源于内膜间质。这些肿瘤在肉眼上类似于未分化间质肿瘤，在行为上与高级别肉瘤相似。

分级和分期对 3 种类型肿瘤的预后都很重要。ESS 预后良好，部分源于其低级别的特征，大多数可经手术治愈。然而，低级别 ESS 如果表现出下列特征将具有侵袭性行为，包括雄激素受体高表达或雌激素受体低表达。ESS 常规治疗包括手术和可能采用孕激素或芳香酶抑制剂等内分泌治疗。ESS 复发率为62%。复发时常出现肺转移，对内分泌治疗有效。在内分泌治疗后进展的复发或转移的 ESS 可以采用异环磷酰胺或多柔比星等化疗药物。尽管迄今为止还没有研究表明使用辅助化疗可以带来明显获益，但对于未分化子宫内膜肉瘤患者，也可以考虑化疗。有效的药物包括异环磷酰胺、多柔比星、吉西他滨、多西他赛、脂质体多柔比星和紫杉醇。但这些药物的缓解率都很低[29]。

四、卵巢癌

卵巢癌相对少见，在妇女中发病率为 1/70。据 ACS 报道，美国每年的新发卵巢癌病例数约为 22 000 例，死亡例数为14 000 例。早期卵巢癌常无症状，并且没有有效的筛查措施，卵巢癌患者就诊时常为中晚期（Ⅲ～Ⅳ期）。尽管卵巢癌对化疗很敏感，使得大多数患者带瘤生存数年，但卵巢癌很少能治愈。晚期卵巢癌患者 5 年生存率为 20%～40%，早期患者可达70%～90%[30]。卵巢上皮癌的病因尚不明确，相关理论包括过多排卵或输卵管伞的异常。

（一）组织学

卵巢上皮癌分为浆液型（70%）、内膜样（20%）、透明细胞（<10%）和一些更少见的类型，包括黏液型、移行细胞型、癌肉瘤和未分化或混合型上皮癌。75%的卵巢乳头状浆液癌患者诊断时即为晚期，而只有40%黏液型、内膜样和透明细胞癌患者在诊断时为晚期。基因谱研究提示治疗需根据基因型或组织类型实现个体化。但是，这些研究还在计划阶段。

（二）筛查

卵巢癌筛查具有非常重要的价值，因为大多数患者发现时即为晚期，导致疾病不能治愈。筛查检测（超声波和癌抗原CA-125）比较灵敏，但是没有数据显示筛查能提高生存。发展有效的卵巢癌筛查方案的挑战包括：①没有明确的癌前病变；②浆液型肿瘤发展迅速；③诊断操作（剖腹手术）的创伤性要求筛查必须谨慎选择；④大多数生物标志物的发现最初来自临床患者的标本，由于确诊患者经常是晚期而很少有真正的早期患者，因此获得的标本也多是晚期患者而非早期患者。血清标记物CA-125仅在50%的Ⅰ期患者中出现升高，但在Ⅱ～Ⅳ期患者中90%出现升高。CA-125的检测特异性为97%～99%，由于患卵巢癌的终身风险为1/70，而隐匿的病灶仅在1/2300的绝经妇女中存在。因此难以接受高达1%～3%的假阳性率[31]。

迄今为止，英国最大的关于以CA-125为基础进行筛查的研究一共入组202 638例年龄在50～74岁的绝经后健康妇女，被随机分为不治疗组（对照组）、仅经阴道超声筛查组（TVUS组）及多模式筛查组（MMS组）。初步筛查发现，MMS组发现42例原发卵巢癌和输卵管癌，其中8例为交界性肿瘤，34例浸润性癌中有16例（47%）为Ⅰ期或Ⅱ期。原发性卵巢癌和输卵管癌的敏感性、特异性和阳性预测值分别为89.4%、99.8%和43.3%，原发性浸润癌的敏感性、特异性和阳性预测值分别为89.5%、99.8%和35.1%。在8.7%（4355人）的MMS参与者中需要额外的检查，而手术的比例是0.2%（97人）。与TVUS相比，MMS的特异性明显更高。13名筛查结果阴性的患者被诊断为卵巢癌（TVUS组8例，MMS组5例）。筛查对卵巢癌死亡率的影响尚不清楚，结果尚待确定。

在一项针对前列腺癌、肺癌、结肠直肠癌和卵巢癌筛查研究（PLCO）的卵巢癌亚组中，将 78 237 名年龄在 55～74 岁的健康妇女随机分成筛查组和对照组，39 115 名妇女进行年度血清 CA-125 检测和 TVUS 筛查。CA-125 值≥35U/ml 或 TVUS 中发现卵巢体积异常或卵巢囊肿伴有乳头状突起或实体成分被认为是筛查为阳性。在一份初步报告中，28 506 名同时进行两种检查的妇女中，1703 人至少有一项检查异常：1338 人 TVUS 异常，399 人血清 CA-125 水平异常，而只有 34 人两者均有异常。在 570 名接受手术治疗的妇女中，共检查出 29 例恶性肿瘤，9 例为低恶性潜能肿瘤（LMP），1 例为卵巢性索间质肿瘤（颗粒细胞癌）。值得注意的是，19 例浸润性上皮性卵巢癌中只有 1 例为 I 期，异常 CA-125 检测的阳性预测值（PPV）为 3.7%，异常 TVUS 检测的 PPV 为 1.0%，异常 TVUS 检测的 PPV 为 23.5%。在随后的 4 年筛查报告中，3388 名妇女有阳性结果（CA-125 或 TVUS）。在这些妇女中，1170 名（34.5%）接受手术。在接受手术的妇女中，发现 60 例（5.1%）患有卵巢癌；72% 的肿瘤为 III 期或 IV 期。筛查工作没有改变正常未筛查人群的预期分期分布。阳性筛查试验的 PPV 在筛查 4 年间为 1.0%～1.3%。本研究期间诊断出的 29 例卵巢癌未通过筛查发现。

在日本的一项 RCT 中，83 000 名绝经后妇女中有 42 000 名被邀请参加每年 1 次的骨盆超声和 CA-125 筛查。对照组仅接受常规护理。平均随访 9.2 年后卵巢癌的检出率在接受筛查的患者（27 例）和对照患者（32 例）两者间没有显著差异。在筛查组中，疾病并没有在更早期被发现的趋势。共有 33 例卵巢癌患者进行手术治疗。死亡率数据尚未公布。

目前尚没有在高危人群中进行筛查的随机临床试验。在最大规模的队列研究——英国家族性卵巢癌筛查研究（UK FOCSS）中，3563 名患有家族性卵巢癌综合征的妇女（估计终身患病风险最低为 10%）拒绝接受预防性输卵管卵巢切除术，参与者每年进行 TVUS 和 CA-125 筛查，平均筛查时间 3.2 年。报道检测卵巢癌/输卵管癌发病的敏感性为 81.0%～87.5%，根据在降低风险的输卵管卵巢切除术时是否检测到隐匿性癌症（在研究期结束之前接受手术的妇女）被分类为假阴性或真阳性。阳性预测值为 25.5%，超过卵巢癌筛查所需的 10% 的阈值。四名妇女接受了手术治疗。

在高危人群中，筛查有效性的证据尚未得到证实，并且筛查该患者群体的决定是基于他们非常高的卵巢癌终生风险。最佳筛选方案或筛选频率尚未确定。在没有随机试验的情况下，ACOG 建议筛查 BRCA 突变的妇女从 30～35 岁开始，或在家庭成员最早诊断之前的 5～10 年开始，每 6～12 个月联合使用血清 CA-125 和 TVUS 方法筛查。降低风险的输卵管卵巢切除术降低了 90%～95% 的后续癌症风险，对于结束生育的妇女，这是一种更安全的策略[32]。

（三）临床

1. 临床表现和诊断 卵巢癌最常见的症状包括持续性腹胀、盆腔或腹部疼痛、食欲缺乏和尿频尿急。尽管这些症状很常见且为肿瘤特异性症状，但在卵巢恶性肿瘤患者中，这些症状更常见且更严重。其他症状包括乏力、消化不良、背痛、性交痛、便秘和月经异常，尽管这些症状并非在卵巢癌妇女中更常见。卵巢癌最常见的临床征象为盆腔超声波检查或妇科检查时发现附件包块。大多数绝经前妇女的附件肿块不能被证实为恶性病变。因此，绝经前妇女的直径小于 8cm 的单纯囊肿，可以由经治医生每 1～3 个月进行随诊观察。然而初潮前和绝经后妇女的附件包块常常考虑为恶性病变，特别是对肿瘤较大且成分复杂者，当盆腔超声显示附件包块边界不规则、多种回声形式（由于存在实体成分）、多个不规则间隔及呈双侧包块时，常考虑为恶性病变。非妊娠妇女血清 CA-125 水平大于 35U/ml 也应考虑卵巢癌。通常，只有在手术后由病理医生分析手术标本后才能肯定诊断。

2. 预后因素 卵巢上皮癌的预后因素包括分期、残留肿瘤大小、分级和组织学亚型。5 年生存率与分期直接相关。Ⅰ 期 5 年生存率为 90%，Ⅱ 期为 80%。Ⅲ 期（15%～20%）和Ⅳ 期（5%）急剧下降。最佳减瘤术（<1cm）患者的中位生存显著高于次最佳减瘤术的患者。

卵巢上皮癌亚型因为诊断时组织类型和分期不同，总生存也不同。早期（Ⅰ 期和Ⅱ 期）卵巢癌，内膜样和浆液肿瘤患者 10 年生存率为 85% 和 79%，然而，透明细胞和高级别黏液肿瘤患者 10 年生存率为 70% 和 57%。而在晚期（Ⅲ 和Ⅳ 期），与内膜样和浆液肿瘤相比，透明细胞和黏液肿瘤预后急剧下降。

所有分期 10 年总生存率为 39%。

低级别和低恶性潜能（LMP）肿瘤比高级别肿瘤的预后更好，但是化疗后更易复发。卵巢癌分级因增殖标记物的基因表达不同导致患者总生存不同。分期晚、高级别肿瘤高表达参与细胞增殖和转移相关的基因，如 *PDCD4*、*E2F3*、*MCM4*、*CDC20* 和 *PCNA*。LMP 和低级别浆液癌低表达，如 *CDC2*、*KIF11*、*TOP2A*、*CCNB1* 和 *MKI67* 等增殖标记物，同时野生型 *p53* 激活。

TCGA 数据库分析了 489 例高级别卵巢浆液性腺癌信使 RNA 表达、microRNA 表达、启动子甲基化和 DNA 拷贝数，并对其中 316 例卵巢浆液性腺癌肿瘤的编码基因外显子的 DNA 序列进行了分析。作者指出在高级别浆液性卵巢癌中，几乎所有肿瘤都存在 *TP53* 突变（96%）；此外 9 个基因（包括 *NF1*、*BRCA1*、*BRCA2*、*RB1* 和 *CDK12*）虽然发生率低但与肿瘤复发有关；有 113 个 DNA 拷贝数畸变；168 个基因涉及启动子甲基化。分析描绘了 4 种转录亚型、3 种 microRNA 亚型、4 种启动子甲基化亚型和一个与生存期相关的转录特征，并阐明了具有 *BRCA1/2* 和 *CCNE1* 畸变的肿瘤对生存的影响。旁路分析表明，同源重组缺陷存在于大约一半的肿瘤中，NOTCH 和 FOXM1 信号通路参与了浆液性卵巢癌的病理生理过程[33]。

3. 分期 卵巢癌采用手术分期[34]。FIGO 推荐彻底探测腹部和盆腔，切除所有可见病灶，包括全子宫切除术、BSO 和盆腔、主动脉旁淋巴结清扫。如果患者要求，对分期早、级别低的肿瘤可采用保留生育功能的手术。

（四）治疗

1. 减瘤手术 卵巢癌是少数几种初始标准治疗包括转移灶切除的肿瘤之一。剖腹探查术通常既是诊断步骤，也是初始的治疗方法，对治愈很关键。Griffiths 是最开始倡导成功的减瘤手术（残留病灶最大直径≤1.5cm，现在是 1cm）能获得更好生存的学者之一。手术减瘤有以下几个目的：①切除部分或全部肿瘤；②改善生理状况（胃肠道梗阻和腹水丢失蛋白）；③去除新的化疗耐药克隆；④切除肿瘤后血流供应更好，利于药物分布。患者依据最佳（残留病灶<1cm）或次最佳减瘤术进行分层，这是继分期后第二重要的预测因素。目前数据支持

减瘤术的目标应尽可能达到术后无残留。

新辅助化疗及间歇性肿瘤细胞减灭术（NACT-IDS）作为晚期卵巢癌治疗的首要策略一直存在争议[35]。多项研究表明晚期卵巢癌患者接受NACT-IDS治疗后的生存率与初始接受肿瘤细胞减灭术的患者相似，但患者一般状况改善，手术并发症降低，并且具有更高的肿瘤切除率。欧洲癌症研究和治疗组织（EORTC）55971试验纳入670名ⅢC/Ⅳ期上皮性卵巢癌患者，随机分为初始肿瘤减灭术加铂类为基础的化疗6个周期或NACT-IDS（卡铂联合紫杉醇治疗3个周期，随后进行间歇性肿瘤细胞减灭术及术后辅助化疗）。作者认为，在晚期ⅢC和Ⅳ期卵巢癌中，NACT-IDS并不劣性于初始肿瘤细胞减灭术。值得注意的是，在这个试验中，10%接受NACT的患者由于疾病进展或其他临床原因而未接受肿瘤细胞减灭术[36]。这项试验令人诟病的可能使NACT-IDS组结果更优的另一个问题是，接受初次肿瘤细胞减灭术的患者中，只有不到一半的患者能做到残留肿瘤小于1cm，这大大低于美国大部分医疗中心超过80%的理想减瘤率。

2. 早期卵巢癌 虽然只有15%的卵巢癌在诊断时为早期，但是所有治愈患者中1/3～1/2来自于这组人群。手术医生需行专科培训，包括剖腹探查术、全子宫切除术、BSO、网膜切除、腹膜表面全面探查、多点活检、腹膜腔灌洗和腹主动脉旁及盆腔淋巴结取样，以确定正式分期。初步诊断为早期卵巢癌但缺乏足够证据的患者，需行再次探查手术以明确分期。大约1/4的患者因发现淋巴结转移而改变分期。

Ⅰ期卵巢上皮癌患者的5年生存率≥90%。ⅠA和ⅠB期低级别的患者不需行辅助化疗。依据国际卵巢肿瘤协作组（ICON Ⅰ）和EORTC的ACTION研究显示含铂方案的化疗能使总生存率提高8%[37]，因此其他所有患者需行辅助含铂方案化疗。

GOG-157研究在早期卵巢癌患者中对比卡铂+紫杉醇（TC）方案3个周期和6个周期。化疗周期数越多毒性越大，虽然6个周期化疗改善了PFS，但OS没有获益[38]。另外，这项研究显示浆液性癌患者更可能从6个周期化疗中获益。

3. 晚期卵巢癌 其治疗原则包括减瘤手术，后续化疗（表11.3）。缓解（CA-125和CT均正常）的患者只有少数能治愈，但是含铂方案化疗的5年生存率>40%。即使一线化疗后达到完全缓解，但在第二次探查术中未发现肿瘤的患者中只有接近一半最终能被治愈。

表 11.3　卵巢癌化疗方案

一线化疗

1. 紫杉醇+卡铂

   卡铂（AUC=5～7.5），静脉注射，第 1 天

   紫杉醇 175mg/m^2，持续静脉注射大于 3 小时，第 1 天，每 3 周重复，共 6 个周期

2. 紫杉醇+顺铂

   紫杉醇 135mg/m^2，持续静脉注射超过 24 小时，第 1 天

   顺铂 75～100mg/m^2，配生理盐水，腹腔内注射，第 2 天

   紫杉醇 60mg/m^2，配生理盐水，腹腔内注射，第 8 天，每 3 周重复，共 6 个周期

3. 紫杉醇+卡铂剂量密集

   卡铂（AUC=6），静脉注射，第 1 天

   紫杉醇 80mg/m^2，持续静脉注射大于 1 小时，第 1 天、第 8 天、第 15 天，每 3 周重复，共 6 个周期

铂类敏感的化疗

1. 紫杉醇+卡铂方案

   卡铂（AUC=5～7.5），静脉注射，第 1 天

   紫杉醇 175mg/m^2，持续静脉注射大于 3 小时，第 1 天，每 3 周重复，共 6 个周期

2. 吉西他滨+卡铂方案

   吉西他滨 1000mg/m^2，持续静脉注射 30 分钟，第 1 天，第 8 天

   卡铂（AUC=4），静脉注射，第 1 天，每 3 周重复，共 6 个周期

3. PLD+卡铂方案

   PLD 30mg/m^2，第 1 天

   卡铂（AUC=5），静脉注射，第 1 天，每 3 周重复，共 6 个周期

铂类耐药的化疗

1. PLD 40mg/m^2，持续静脉注射大于 1 小时，每 4 周重复

2. 紫杉醇 80mg/m^2，持续静脉注射大于 1 小时，每周重复（FDA 批准方案是每 3 周重复）

3. 贝伐珠单抗 15mg/kg，静脉注射，每 3 周重复（NCCN 推荐药物，FDA 并未批准）

4. 拓扑替康

   方案 1（每 3 周重复）：1～1.5mg/（m^2·d），持续静脉注射 30 分钟，第 1～5 天（通常选用 1.25mg/m^2，第 1～4 天）每 3 周重复

续表

方案2：3.75～4mg/（$m^2 \cdot d$），持续静脉注射30分钟，第1天、第8天、第15天，每4周重复

5. 吉西他滨 800～1000mg/m^2，静脉注射，第1天、第8天，每3周重复，共6个周期

6. 依托泊苷 50mg，口服，bid，第1～10天或者第1～14天，每3周重复（根据WCC耐受性）

AURELIA试验

1. 贝伐珠单抗 10mg/kg，静脉注射，每2周重复或15mg/kg，静脉注射，每3周重复

   PLD 40mg/m^2，静脉注射，每4周重复

2. 贝伐珠单抗 10mg/kg，静脉注射，每2周重复或15mg/kg，静脉注射，每3周重复

   紫杉醇 80mg/m^2，第1天、第8天、第15天、第22天，每4周重复

3. 贝伐珠单抗 10mg/kg，静脉注射，每2周重复或15mg/kg，静脉注射，每3周重复

   拓扑替康 4mg/m^2，第1天、第8天、第15天，每4周重复或1.25mg/kg，第1～5天，每3周重复

注：AUC，曲线下面积；FDA，美国食品药品监督管理局；NCCN，美国国家综合性癌症网络；PLD，聚乙二醇脂质体多柔比星；WCC，白细胞计数。

4. 一线含铂化疗 近40年来，化疗由单药烷化剂（美法仑和环磷酰胺）发展到蒽环类联合方案，直至目前的含铂和含紫杉醇的方案。目前治疗晚期疾病的妇女的选择可按其是否完全切除或达到最佳减瘤术（至<1mm残留病灶）进行分层。与每3周一次的标准化疗相比，IP化疗联合IV化疗的患者具有最长的生存优势。对于那些没有达到最佳减瘤术或完全切除的患者，以及那些不适合IP化疗的患者，建议每3周进行一次静脉化疗。另一种选择，卡铂每3周一次加紫杉醇每周一次（称为剂量密集疗法），尽管其在晚期疾病患者治疗中的作用并不完全清楚，但仍是很有希望的选择。此外，虽然贝伐珠单抗被批准在欧洲使用（与化疗联合使用，随后单药维持治疗超过1年），但是贝伐珠单抗的作用在美国是有争议的。

5. 腹腔内化疗 在肿瘤局部提供尽可能高药物浓度的局部化疗似乎是合理的。三项随机实验显示出此方法有明确的生存优势。然而，不良反应不能耐受已成为腹腔内化疗运用的一

个障碍，因此腹腔内化疗未能成为标准的治疗方案。

GOG-104 是一项关于静脉注射环磷酰胺联合顺铂腹腔内化疗或静脉注射的随机临床对照实验，结果显示前者获得 8 个月的中位生存优势。GOG-114 实验研究了静脉注射紫杉醇最初两个周期联合适量卡铂，然后再联合腹腔内注射顺铂的方案，也显示出 11 个月的生存优势[39]。第 3 个实验（GOG-172）引起 NCI 的重视，因为它显示出在最佳减瘤术的卵巢癌患者中运用腹腔内注射可以明显提高生存达到 16 个月。强方案组方案中紫杉醇 135mg/m^2，持续静脉注射 24 小时（减轻神经毒性），第 2 天腹腔内注射顺铂 100mg/m^2，第 8 天腹腔内注射紫杉醇 60mg/m^2，每 3 周重复，共 6 个周期。这一方案可导致更严重的乏力及血液学、胃肠道、代谢和神经毒性，降低患者的生活质量，但中位 OS 从 50 个月延长至 66 个月（$P=0.03$）[40]。

腹腔内化疗可能达不到腹膜下病灶、淋巴结或者被粘连包裹的区域。导管并发症的问题（感染、疼痛及堵塞）是最大的不足，GOG-172 实验研究发现会有 1/4 的患者出现此类严重的并发症，并且 58% 的患者因此而不能完成腹腔内化疗。技术上的挑战是腹腔内化疗在某些条件下运用的障碍，一个更深入的实验（GOG-252）正在探索腹腔内注射卡铂、剂量密集紫杉醇，以及贝伐珠单抗的作用。

6. 贝伐珠单抗 GOG-218 研究了在晚期卵巢癌中一线联合使用贝伐珠单抗及 TC 方案（紫杉醇和卡铂）。在这项三臂随机Ⅲ期研究中，晚期上皮性卵巢癌（Ⅲ期或Ⅳ期，最大限度尝试手术减瘤后）患者被分配为 TC 随后安慰剂（TC-P）组，TC+贝伐珠单抗随后安慰剂（TC-B）组，或者 TC+贝伐珠单抗随后贝伐珠单抗维持治疗（TCB-B）组。贝伐珠单抗或安慰剂以 15mg/kg 每 3 周给药，前 5 个周期与 2～6 化疗周期同时给药，另外 17 个周期作为单药维持治疗。PFS 在 TC-P 组为 10.3 个月，TC-B 组为 11.2 个月，TCB-B 组为 14.1 个月。3.8 个月 PFS 改善的代价是以每 3 周接受一次治疗，持续超过标准时间 51 周（患者不便和毒性），23% 出现 2 级高血压，10% 出现 3～4 级高血压风险，2.3% 出现 3 级或更严重的胃肠道穿孔、出血或瘘管形成风险[41]。目前，尽管数据尚未成熟，但组间 OS 似乎没有差异。

ICON7 试验随机分配 1528 名先前未治疗的高危早期（Ⅰ或ⅡA 透明细胞或 3 级）或晚期上皮性卵巢癌妇女，在化疗期间使用或不使用贝伐珠单抗（7.5mg/kg）联合标准 TC 化疗 6 个周期，随后进行 12 个周期的维持治疗。与标准化疗相比，加入贝伐珠单抗后 ORR（67% vs 48%）显著提高，随访 42 个月中位 PFS（24 个月 vs 22 个月）显著改善，但 OS 无差异。试验组患者有更严重的（3/4 级）不良反应（66% vs 56%），包括轻度到重度（2 级或更高）的高血压发生率（18% vs 2%）[42]。

7. 维持治疗 次最佳减瘤术的患者必定会复发，维持治疗是一个合理的选择。GOG-178 比较了单药紫杉醇维持 1 年和 3 个月的效果，前者可以推迟复发的时间近 7 月。尽管这不是一个标准的方案，但是它促进了 GOG-212 实验对于聚谷氨酸紫杉醇（Xyotax）的研究，这种药物可以减少神经毒性。如上所述，在 GOG 218 和 ICON-7 中，贝伐珠单抗与化疗同时使用或作为维持治疗均未显示出 OS 获益。

8. 剂量密集（每周重复）紫杉醇 在复发病例中每周使用紫杉醇会加重周围神经病，但是总的不良反应（包括血液学和非血液学毒性）更低，因此得到广泛应用。近期一项随机对照研究中，631 名日本患者在运用 AUC=6 的卡铂联合紫杉醇 180mg/m^2，每 3 周重复，或者 80mg/m^2，每 7 天重复（剂量密集紫杉醇和卡铂，dd-TC），后者显示出更好的 PFS（28 个月 vs 17 个月）及两年的 OS（84% vs 78%，P=0.05）。dd-TC 组中 III～IV 级贫血更为常见，其他的不良反应在两个组中相当[43]。GOG-262 正在验证这一方案。

9. PARP 抑制剂 PARP 抑制可能是最有希望的研究领域。PARP 将烟酰胺腺嘌呤二核苷酸聚合物增加到组蛋白和其他的核蛋白，因此提高了 DNA 损伤之后的细胞存活。如果这个系统被抑制，PARP-1 的激活不能参与碱基切除修复途径使 DNA 修复。如果没有其他的修复系统，如患者 BRCA-1 或 BRCA-2 基因突变，或者存在修复途径的功能损伤（在接近一半的浆液性卵巢癌中被发现），细胞将凋亡[44]。

奥拉帕尼（AZD2281）是一种口服 PARP-1 和 PARP-2 抑制剂，是迄今为止在卵巢癌中进行了最广泛临床研究的 PARP 抑制剂。奥拉帕尼已经完成 I 期和 II 期研究；作为单一药物，奥拉帕尼在 BRCA 突变的卵巢癌及散发的 HGSC 不伴 BRCA 突变肿瘤中显示出抗癌活性。在一项试验中，296 名对铂敏感的复发高级别浆液性卵巢癌患者被随机分配到奥拉帕尼组（口服 400mg，每天 2 次）或安慰剂组治疗。患者平均接受过 3 个周期先前方案治疗，每组大约60%的PFS＞12个月。与安慰剂相比，奥拉帕尼使PFS显著改善（8个月 vs 5个月），但分析发现OS没有改善（两者均为30个月）。奥拉帕尼与低比例的（3/4级）毒性相关。与安慰剂组相比，奥拉帕尼组更常见的不良反应（任何级别）包括恶心（68% vs 35%）、疲劳（49% vs 38%）、呕吐（32% vs 14%）和贫血（17% vs 5%）。对这些数据的单独分析表明，其对已知BRCA突变患者的临床益处最大。由此引发另一项正在进行的试验，在已知BRCA突变的患者中评价奥拉帕尼作为维持治疗的作用[45,46]。

至少另外两种PARP抑制剂——尼拉帕尼和鲁卡帕尼——正在被评估作为铂敏感的高级别浆液性卵巢癌患者的维持治疗。鲁卡帕尼是一种PARP-1和PARP-2口服抑制剂，已进入复发性卵巢癌的临床试验阶段，并已显示出体外和体内抗卵巢癌活性。目前有两项正在进行的针对复发性卵巢癌使用600mg，每天2次鲁卡帕尼的临床研究：ARIEL2和ARIEL3。ARIEL2是一个Ⅱ期生物标志物研究，针对180名接受一种或多种先前铂类化疗方案且最后一种治疗方案为铂类化疗的高级别浆液性癌或子宫内膜样癌患者。ARIEL3与ARIEL2具有相同的组织学要求，是口服鲁卡帕尼与安慰剂（2∶1随机）在基于铂的治疗之后的Ⅲ期随机试验。此外，尼拉帕尼是一种选择性PARP-1和PARP-2抑制剂，已经显示了良好的结果。目前，一项名为NOVA的临床试验使用尼拉帕尼对比安慰剂作为维持治疗的Ⅲ期研究已经开放，主要针对铂敏感性复发性高级别浆液性卵巢癌的患者，且这些患者已经对其之前的化疗达到部分或完全缓解。这是一项针对胚系BRCA或体性BRCA突变的复发性铂敏感性高级别浆液性卵巢癌的临床试验，使用尼拉帕尼2∶1随机双盲安慰剂对照[46]。

10. 多西他赛和卡铂 SCOTROC实验证实多西他赛的神经毒性比紫杉醇明显减轻，并且与卡铂联用的效果和紫杉醇相当，是一个能够替代紫杉醇但使用不多的药物[47]。

11. 复发病例 患者的随访应该包括骨盆检查和CA-125，尽管早期发现复发似乎并不能提高生存率，但目前仍推荐最初每3个月进行一次随访。

大多数患者在初始治疗缓解后会出现复发，需要继续治疗及后来的姑息治疗，复发常伴有肠梗阻。卵巢癌有时被认为是一种慢性疾病，采用姑息性化疗可以使患者带瘤生存数年并且有较好的生活质量。

复发的卵巢癌依据预测因素、无铂类间歇期被分类为可能对铂类敏感（距最初用铂类的时间超过 6 个月）和对铂类不敏感，前者的中位生存期以年计，后者以月计[48]。

复发的定义是至关重要的，因为 CA-125 的升高通常发生在临床症状出现之前的 2～6 个月。对肿瘤标志物升高但是无症状的患者可采取期待疗法，因姑息性化疗有毒性。此外OV05/55955 实验明确显示对无症状的 CA-125 升高患者行治疗会降低其生活质量，却并不能带来生存获益。这项实验随机选取了 1442 名患者，预期可使两年 OS 升高 10%。①方法 1：当CA-125 升至正常值的 2 倍以上时立即行化疗（较第二种方法平均提前了 5 个月）；②方法 2：患者和医生均不知晓 CA-125的水平，直到患者出现临床症状后再行治疗[49]。

12. 铂类敏感性病例 无铂类间歇期至少 6 个月的患者可以再用含铂方案，标准的联合方案包括①紫杉醇和卡铂[50]；②吉西他滨和卡铂[51]；③PLD 和卡铂[52]。

ICON4 已证实，相比于常规的含铂化疗方案，紫杉醇+卡铂可使 1 年 PFS 改善 10%，死亡风险降低 18%（$P=0.02$）[50]。AGO 研究（德国）显示联用卡铂和吉西他滨比单用卡铂多获得 28% 的 PFS 获益（$P=0.003$）[51]，这一结果使 FDA 批准该方案用于对铂类敏感性的复发性卵巢癌。此外，CALYPSO 研究仅用摘要的形式报道了 PLD 卡铂可能会有更明显的 PFS 优势（11.3 个月 vs 9.4 个月），并且脱发及神经毒性更少[52]。

在复发病例中，一项Ⅲ期试验（OCEANS 研究）研究了在铂类敏感性病例中使用贝伐珠单抗联合卡铂和吉西他滨化疗，随后贝伐珠单抗维持治疗。贝伐珠单抗联合化疗可改善 PFS（12 个月 vs 8 个月）。然而，随着中位随访 35 个月，OS 在两组之间没有差异（33 个月 vs 35 个月）。实验组的客观反应率也较高（79% vs 57%，$P<0.001$）。但实验组因不良事件而中断治疗的比率更高（23% vs 5%），包括严重高血压（17%vs1%）、蛋白尿＞3 级（9% vs 1%）和非中枢神经系统出血（6% vs 1%）。值得注意的是，没有报告胃肠穿孔的病例[53]。

13. 铂类耐药的病例 当病变对铂类耐药时，治疗的目标是延长无症状期和减少治疗导致的不良反应。化疗在考虑效果的同时也应考虑不良反应，因为化疗反应率较低（15%～20%）。持续的、序贯和单药姑息化疗已经成为治疗复发肿瘤的主流。CA-125 可能比 CT 扫描对治疗反应有更好的预测。PLD、拓扑替康、不同的紫杉醇方案（如紫杉醇每周方案），再次予以铂类、吉西他滨、六甲蜜胺、培美曲塞及口服依托泊苷都是合理的选择。对合适的患者应推荐参加临床试验。内分泌治疗适用于无症状复发的患者。他莫昔芬、阿那曲唑、来曲唑和氟维司群均有Ⅱ期临床数据。疾病缓解率低，大部分病例处于稳定。对于雌激素受体阳性的患者，来曲唑和氟维司群的有效率更高。尽管如此，我们并不推荐复发的上皮性卵巢肿瘤患者接受常规性雌激素受体检测。

在 AURELIA 研究中，361 例铂类耐药的卵巢癌患者被随机分配为化疗加或不加贝伐珠单抗组（15mg/kg，每 3 周一次）。化疗方案由研究者选择下列方案之一：紫杉醇每周 80mg/m^2，第 1 天，第 8 天，第 15 天，第 22 天，每 4 周一次（n=115），拓扑替康 4mg/m^2，第 1 天，第 8 天，第 15 天，每 4 周一次（或 1.25mg/m^2，第 1～5 天，每 3 周一次），PLD 40mg/m^2，第 1 天，每 4 周一次。值得注意的是，疾病进展时，只接受化疗的患者被允许转入单药贝伐珠单抗组。中位随访 13.5 个月，与单纯化疗相比，化疗加贝伐珠单抗在总体缓解率（ORR）上显著提高（分别为 31% vs 13%），疾病进展的风险降低（HR，0.48；95%CI，0.38～0.60；中位时间 6.7 个月 vs 3.4 个月），但 OS 无统计学显著改善（HR，0.85；95%CI，0.66～1.08；中位数，16.6 个月 vs 13.3 个月）。此外，实验组中，2 级或以上的不良事件发生率增加，包括高血压（20% vs 7%）和蛋白尿（0.6% vs 11%）。4 例患者（2.2%）发生胃肠道穿孔[54]。2014 年 11 月，FDA 批准贝伐珠单抗联合化疗治疗铂类耐药性卵巢上皮癌。

14. 姑息治疗　肠梗阻症状通常预示着患者生命的最后阶段，这个阶段需要更强的多专业的治疗。手术仅限于对化疗有反应的患者，插胃管可以缓解患者的呕吐症状。完全肠外营养并不能改变疾病的临床进程，参与临终事宜是人文关怀的核心部分。

五、外阴癌

外阴癌少见，仅占妇科恶性肿瘤的 4%，占女性肿瘤的 0.6%。ACS 统计每年约有 4000 名妇女确诊为外阴癌，约有 900

名患者死于外阴肿瘤。老年妇女的发病风险明显增加，少于20%的患者在 50 岁以下发病，大概一半患者是在 70 岁或 70 岁以上发病。年轻妇女发病常伴有 HPV 病毒感染。外阴癌通常早期即出现症状，且早期发现治疗效果较好。但由于外阴癌患病部位非常特殊且相对罕见，症状经常被忽略，从而使疾病错过了早期发现的时机。

（一）组织病理学

外阴肿瘤的病理学类型分为鳞癌（80%～90%）、黑色素瘤（9%）、巴氏腺癌及肉瘤（1%～11%）。

（二）筛查

外阴肿瘤没有常规筛查方案，临床症状是早期发现的线索。尽管如此，应鼓励患者注意外阴健康，临床医生应积极主动地对外阴异常患者做相关检查及病变部位活检。

（三）临床

1. 临床表现与诊断 早期外阴肿瘤主要症状包括外阴肿块并伴疼痛及瘙痒等局部症状。接诊医生应直接进行组织学活检以免贻误诊断。组织学活检应包括病变皮肤及间质以下组织，以确定侵犯深度。如长时间不治疗导致肿瘤进展，患者会出现局部疼痛、出血及渗液等表现。进展期肿瘤可以转移到局部淋巴结，最终转移到远处组织。

2. 预后因素 影响预后的重要因素包括患者的年龄、临床分级、核分级、肿瘤的侵犯深度及淋巴结转移状况。其中肿瘤侵犯深度是影响预后的独立因素。有腹股沟转移的患者常常在初始治疗后 2 年内复发，且长期生存降低 50%。此外，p53 基因过度表达与肿瘤侵袭性相关。

3. 分期 外阴肿瘤依据外科手术及病理分期[4]。

（四）治疗

1. 早期外阴肿瘤 外阴肿瘤依据外科方法分期，早期肿瘤（微浸润，Ⅰ期与Ⅱ期）主要通过手术治疗，微浸润肿瘤可以通过局部切除成功治疗，但是多灶性肿瘤依然是个问题。所有的患者都需要密切随访。

2. ⅠA期 Ⅰ期肿瘤依据间质侵犯深度分为ⅠA期与ⅠB期，ⅠA期（间质浸润深度小于1mm）的病变可仅行单纯广泛切除而不做淋巴结清扫治疗，因为ⅠA期肿瘤的淋巴结侵犯风险小于1%。

3. ⅠB期 ⅠB期（间质浸润深度≥1mm）肿瘤的腹股沟淋巴结侵犯风险大于8%，需考虑行腹股沟淋巴结清扫术。单侧或双侧腹股沟淋巴结清扫依据病灶的位置而定，位于中线者需行双侧清扫。对于体检中腹股沟淋巴结阴性的患者，只要有相关的专业检查，前哨淋巴结活检可作为腹股沟淋巴结清扫的替代方法。这项技术可以在不影响淋巴结转移检出率且不增加腹股沟复发风险的前提下，减少并发症的发生率。术中前哨淋巴结检查最佳对象为肿瘤局限于外阴且直径＜4cm，体检及影像学均未发现明显淋巴结肿大，且未接受过可能改变淋巴回流的外阴手术的患者[55-57]。

4. Ⅱ期 Ⅱ期肿瘤的手术切除范围要求肉眼离病灶有1cm的切缘，为了达到这个目标，可能需要进行根治性的病灶切除、部分外阴切除、一种3切口技术或者涉及整形手术与皮瓣重建手术。

考虑到放疗的远期不良反应，早期肿瘤一般不考虑行放疗。对于切缘阳性的患者，推荐再次手术，除非因病变解剖位置无法通过手术实现完全切除或患者不愿意再次手术。考虑到放疗的不良反应，对这类患者推荐再次手术。

放疗的适应证包括2个及以上腹股沟淋巴结镜下阳性，1个及以上淋巴结肉眼阳性，淋巴结包膜外受侵，或手术中仅取很少数目的淋巴结。

5. 进展期外阴肿瘤，Ⅲ期及Ⅳ期 一般对进展期外阴肿瘤采取个体化治疗。尽管很多进展期肿瘤的病灶能够通过手术完全切除，但是这种治疗方法严重影响生活质量。例如，病变侵犯尿道、肛门、膀胱或者盆骨，手术需要切除这些重要的器官及脏器，并行输尿管及结肠造瘘术。考虑到手术并发症，这类患者最好考虑行放化疗治疗。术前新辅助放化疗可以使肿瘤缩小，使患者实现肿瘤根治手术。对于放化疗达到完全缓解的患者，也可以不行外科手术。一般常用的治疗方案是放疗及顺铂或"顺铂+5-FU"的同步增敏化疗。虽然有关外阴癌的数据有限，但在宫颈癌观察到的治疗获益支持对这些患者进行更积极的治疗[58]。

6. 姑息性化疗 对于身体无法耐受手术或无法手术的晚期患者而言，疾病无法治愈，姑息性化疗可以作为治疗的选择。治疗的选择较为有限，对其他部位来源的鳞状上皮癌有效的药物，如顺铂、5-FU、多柔比星、甲氨蝶呤、丝裂霉素、博来霉素、顺铂及紫杉醇对外阴肿瘤疗效有限。

六、卵巢生殖细胞肿瘤

卵巢生殖细胞肿瘤是卵巢肿瘤中比较少见的，与卵巢上皮性肿瘤不同，该类疾病好发于年轻妇女。该病发病机制不明。由于对化疗高度敏感，该病可治愈。

（一）组织病理学

卵巢生殖细胞肿瘤占卵巢肿瘤的 2%～3%，主要包括以下病理亚型：无性细胞瘤、卵黄囊瘤、胚胎性癌、多胚瘤、非妊娠绒毛膜癌、混合性生殖细胞肿瘤、畸胎瘤。50%～75%的患者确诊时为早期（Ⅰ期或Ⅱ期）。

（二）筛查

由于疾病罕见，目前尚无筛查方法。尽管如此，诊断应在术前进行，为确保后续治疗顺利进行，术中应做好相应的标记，尤其是对行保留生育功能手术的患者。

（三）临床

1. 临床表现及诊断 恶性卵巢生殖细胞肿瘤的发病年龄通常远比卵巢上皮性肿瘤年轻，通常发病中位年龄为 16～20 岁，具体取决于特定的病理类型。常见的症状和体征有盆腔体检时发现盆腔包块、卵巢破裂、出血及扭转导致的腹部疼痛。其他相对少见症状还包括腹胀、发热及阴道出血。多数生殖细胞肿瘤会导致肿瘤标志物升高，这有助于疾病的诊断及早期发现。最常见的肿瘤标志物是 hCG 和 AFP。AFP 升高提示最常见的是畸胎瘤，而不会是无性细胞瘤。而 CA-125 除了在卵巢上皮性肿瘤中会升高，在生殖细胞肿瘤患者中同样也会升高。

2. 预后因素　由于对化疗敏感，本病预后相对较好。肿瘤的完整切除、完善的手术分期及有效的治疗相互结合是高生存率的保证。即使无法完全切除的肿瘤或诊断时已是进展期的肿瘤患者，仍然可以获得较长的生存期。

3. 分期　按照 FIGO 建议，分期参照卵巢上皮性肿瘤的分期原则[34]。

（四）治疗

恶性卵巢生殖细胞肿瘤主要依靠手术治疗。由于患者多为年轻女性，因此在可以实现肿瘤完全切除的情况下，应尽可能行保留生育功能的手术。如仅有一侧卵巢受累，应仅行单侧卵巢输卵管手术，保留对侧卵巢和子宫。对于Ⅱ～Ⅳ期的无性细胞瘤，多行双侧手术，或至少应行对侧卵巢活检。尽管如此，由于卵巢生殖细胞肿瘤对化疗敏感，通常无须行双侧卵巢输卵管切除术。对进展期患者，可行减瘤手术。初次手术未能完全切除或含畸胎瘤成分者，可行二次探查术。

除了ⅠA 期无性细胞瘤或分化级别为 1 级的未成熟畸胎瘤（观察为主）以外，其余的患者术后均需行含铂方案化疗。病灶完全切除的需行 3 个周期的辅助性化疗（博来霉素，30U 静脉注射，每周一次；依托泊苷，$100mg/m^2$ 静脉注射，每天一次，连用 5 天；顺铂，$20mg/m^2$ 静脉注射，每天一次连用 5 天，每 3 周重复，即 BEP 方案）；切除不完全的需行 4 个周期的化疗[59]。

大多数复发发生在治疗完成后的两年内。复发通常通过血清肿瘤标志物的增高或影像学检查发现新病灶。由于这些肿瘤的发病率较低，用于指导患者治疗的数据十分有限。对于既往接受过化疗（辅助治疗或Ⅳ期患者的一线治疗）但未出现难治性的患者（即在治疗期间或治疗刚结束未出现疾病进展），可继续使用铂类为基础的方案化疗。对于复发难治患者，大部分专家推荐采用和复发难治睾丸癌患者类似的治疗方案。

七、间质或颗粒细胞瘤

间质或颗粒细胞瘤（GCT）十分罕见，是一类可以导致幼女性早熟的内分泌肿瘤。

（一）组织病理学

GCT 占恶性性索间质肿瘤的 70%，但仅占卵巢恶性肿瘤的 5%。病理类型可分为成年型（AGCT，占 95%）和幼年型（JGCT，占 5%）。

（二）临床

1. 临床表现 AGCT 最常见的临床症状包括阴道不规则出血、腹胀及腹痛。腹胀及腹痛通常是由体积较大的肿瘤所致。部分患者可出现腹水，绝经前女性可出现经量过多、经量过少或闭经。此外，由于 GCT 分泌雌性激素，患者还常会出现乳房触痛、子宫肥大及子宫内膜增生。青春期前的 JGCT 患者常出现假性性早熟、腹围增加，并在腹部、盆腔或直肠体检时触诊到肿块。最后患者会出现腹痛、排尿困难及便秘。

2. 预后因素 AGCT 患者的预后不良因素包括确诊时分期、肿瘤大小、肿块破裂、分级为Ⅰ级的患者、核异型性及分裂活性过高；对 JGCT 患者而言，外科分期及分裂活性是最明确的预后因素。

3. 分期 按照 FIGO 建议，分期参照卵巢上皮性肿瘤[34]。

（三）治疗

GCT 标准治疗方法包括子宫切除术加 BSO，以及以铂类为基础的化疗，这些化疗都源于上皮性卵巢肿瘤的经验。对于大多数 GCT 患者，手术治疗是可以接受的，因为大多数患者诊断时为ⅠA 期，病变仅局限在一个卵巢。许多研究报道，90%以上的患者肿瘤局限于单侧卵巢。由于性索卵巢肿瘤发生率低、组织学类型多样及肿瘤生物学行为多变，我们对这类肿瘤的认识还很有限。目前的治疗原则是通过小样本人群研究及对上皮性肿瘤的临床治疗推断而来的。对于ⅠC～Ⅳ期患者，有的研究组不推荐术后化疗，而另外一些研究组推荐以铂类为基础的化疗，最常用的是博来霉素、依托泊苷和顺铂（BEP）[59-61]。

八、妊娠滋养细胞肿瘤

（一）组织病理学

妊娠滋养细胞肿瘤（GTN）的病理类型取决于之前妊娠的状态。发生在葡萄胎之后的 GTN 病理表现为葡萄胎或绒毛膜癌（CCA）；发生在流产或足月妊娠之后的 GTN 表现为 CCA；发生在异位妊娠之后的 GTN 表现为葡萄胎或 CCA；胎盘部位滋养细胞肿瘤非常少见。

（二）筛查

无论是部分性或完全性葡萄胎患者，在清宫术后应每周查血 hCG 一次，直至连续三次血 hCG 水平正常，然后每月测定血 hCG 一次，连续 6 个月。hCG 不高的患者发生 GTN 的概率几乎为零。

（三）临床

1. 临床表现 GTN 的症状和体征随病变范围改变。局限期 GTN 常常因肿瘤侵及子宫肌层或子宫血管破裂而产生腹腔内出血或阴道出血。转移性病灶多发生在肺、阴道、脑、肝脏，导致咯血、腹腔内出血及急性神经损伤。GTN 在肺部常表现为多种放射学征象，包括胸腔积液、泡状或者雪花状阴影、间断性圆形密度影或表现为栓子。阴道转移也常常出现并且极易出血，因此阴道病灶不能行组织学活检。有脑部转移的患者在治疗第一周有极高的致死性出血风险，因此需要先放疗（美国标准）或低剂量化疗（英国标准）。最后，肝脏转移的患者常常表现为黄疸、腹部疼痛或上腹部疼痛。

2. 诊断 所有患者需常规检测 hCG 基线水平、肝肾功能及甲状腺功能，对于转移性病变患者，即使胸片为阴性，仍建议行胸部 CT 检查。盆腔检查及胸部 CT 正常且无相关症状的患者不大可能出现肝脑转移，但是如果出现阴道或者肺转移，建议行脑部和腹部 CT 检查，排除是否有肝脑转移。

3. 预后因素 预后不良因素包括侵袭部位、肿瘤大小

（hCG 水平、转移病灶的大小与数目）、先前化疗及病程。较晚诊断、高水平的 HCG、肝或脑转移常常单药化疗效果不佳。足月妊娠后出现的绒毛膜癌预后也较差。

4. 分期　按照 FIGO 建议，GTN 使用解剖分期系统[62]。WHO 的预后评分系统在完全性葡萄胎、部分性葡萄胎和 CCA 患者的医疗管理中很重要（表 11.4 和表 11.5）。FIGO 分期系统采用改良的 WHO 预后评分系统。来自 8 个危险因素的分数被求和并入 FIGO 阶段。0～6 分被认为是低风险，7 分以上被认为是高风险。

表 11.4　妊娠滋养细胞肿瘤预后评分指标

风险评分	0	1	2	4
年龄（岁）	<40	≥40		
先前妊娠情况	葡萄胎	流产	足月妊娠	
与妊娠间隔月数	<4	4～6	7～12	>12
治疗前血清 hCG 水平（IU/ml）	<1000	1000～10 000	10 000～100 000	≥100 000
肿瘤最大径，包括子宫（cm）	<3	3～5	>5	
转移部位	肺	脾、肾	胃肠道	脑、肝
转移数目		1～4	5～8	>8
既往失败化疗类型			单药	两药或多药

表 11.5　妊娠滋养细胞疾病联合化疗方案

方案名称	方案内容
EMA-CO	依托泊苷 100mg/m²，静脉注射，第 1 天、第 2 天，每 2 周重复
	放线菌素 0.5mg，静脉注射，第 1 天、第 2 天
	甲氨蝶呤 100mg/m²，静脉注射，然后 200mg/m² 持续静脉滴注 12 小时以上，第 1 天
	亚叶酸 15mg，口服，每 12 小时一次，共 4 次，在甲氨蝶呤（MTX）后 24 小时使用
	长春新碱 1mg/m²，静脉注射，第 8 天
	环磷酰胺 600mg/m²，静脉注射，第 8 天

续表

方案名称	方案内容
EMA-EP	依托泊苷*100mg/m², 静脉注射, 第 1 天, 每两周重复
	甲氨蝶呤 300mg/m², 静脉滴注 12 小时以上, 第 1 天
	放线菌素 0.5mg, 静脉注射, 第 1 天
	亚叶酸 15mg, 口服或肌内注射, 每 12 小时一次, 共 4 次, 在 MTX 后 24 小时使用
	依托泊苷 150mg/m², 静脉注射, 第 8 天,
	顺铂*75mg/m², 静脉注射, 第 8 天

注: EMA-CO, 依托泊苷、甲氨蝶呤; ACT-D, 环磷酰胺和长春新碱; EMA-EP, 依托泊苷、甲氨蝶呤、放线菌素和顺铂。

*指除用依托泊苷/顺铂代替长春新碱、环磷酰胺外, 与 EMA-CO 相同。

(四) 治疗

对于早期或者低危性转移的 GTN, 治疗方案的选择常常取决于患者是否需要保留生育能力。如果患者不需要保留生育能力, 治疗方案包括子宫切除术和单药辅助化疗。化疗能够预防肿瘤细胞向远处转移及治疗隐匿性转移。如果患者需要保留生育能力, 则采用甲氨蝶呤或者放线菌素 D 单药化疗。对两种治疗方法, 患者都能够很好地耐受, 但是接受放线菌素 D 的患者有更高的不良反应发生率, 包括恶心(61% vs 50%)、呕吐(33% vs 14%)和脱发 (26% vs 14%)。目前首选的方案是甲氨蝶呤 100mg/m² 静脉注射及 200mg/m² 静脉滴注 (>12 小时), 并在 MTX 治疗开始后的 24 小时予以亚叶酸 15mg 肌内注射或者每 12 小时口服亚叶酸 60mg, 共 4 次。8 天方案的甲氨蝶呤 (1mg/kg, 肌内注射, 隔天一次, 共 4 次)及亚叶酸钙(0.1mg/kg, 每次 MTX 24 小时后一次给予)易于操作且耐受性好。Ⅰ期的 GTN 患者缓解率可达 90%, Ⅱ期或Ⅲ期也可接近 70%的缓解率。如果患者对 MTX 耐药, 则使用放线菌素 D。

一项比较每周甲氨蝶呤和脉冲双周放线菌素的随机 GOG 研究显示, 对于高危疾病 (WHO 评分为 5～6 分) 或 CCA 的患者, 每周甲氨蝶呤的完全缓解率特别低 (9%; 11 名患者中有 1 名)。然而, 值得注意的是, 本研究中使用的甲氨蝶呤剂量为每周 30mg/m², 这是临床试验中使用的最低剂量每周方案[63]。

疾病缓解需要在 14～21 天内连续 3 次 hCG 检测为正常值（小于 5mIU/ml）。当使用每周或双周化疗方案时，该方案继续进行直到获得第 3 个阴性结果。当输注甲氨蝶呤作为一次性剂量给药时，随后每周随访 hCG 水平，只有在观察到充分的反应时才给予额外治疗。

如果对单药治疗产生耐药性，则推荐使用替代单药治疗（即接受甲氨蝶呤的患者换用放线菌素 D，或反之亦然），前提是该疾病风险低。对于单药治疗复发且具有高危疾病的患者，建议采用联合治疗，包括甲氨蝶呤、放线菌素 D、环磷酰胺或依托泊苷、甲氨蝶呤、放线菌素 D、环磷酰胺和长春新碱（EMA-CO，见表 11.4）。

Ⅳ期患者应采取严格的联合化疗方案（EMA-CO）和选择性放疗及手术治疗，如果患者有脑部转移，MTX 的剂量需提高到 $1g/m^2$ 并采取放疗[64]。

Ⅰ、Ⅱ、Ⅲ期的 GTN 患者在治疗后需要每周复查 hCG 直到连续 3 周正常，然后每月复查 hCG，连续 12 个月；Ⅳ期的 GTN 患者在治疗后每周复查 hCG 直到连续正常 3 周，然后每月复查，连续 24 个月。缓解后的复发风险因分期而不同：Ⅰ期为 2.9%，Ⅱ期为 8.3%，Ⅲ期为 4.2%，Ⅳ期为 9.1%。

对于因 EMA-CO 后持续或复发疾病而需要进一步治疗的患者，可以使用其他替代方案，包括 EMA 与依托泊苷和顺铂（EP）交替。值得注意的是，对于晚期 GTN 的妇女，尤其是那些胎盘滋养细胞肿瘤的妇女，这种方案也可以作为一线组合方案来选择。

GTN 妇女很少需要手术治疗。然而，外科手术在清除已知化疗耐药病灶方面可作为挽救化疗的辅助。子宫切除术可能适用于部分亚型如上皮样或胎盘滋养细胞肿瘤[65]。

（程　熠　沈　倩　译　韩　娜　熊慧华　校）

参 考 文 献

1. American College of Obstetricians and Gynecologists. Practice Bulletin No. 140: management of abnormal cervical cancer screening test results and cervical cancer precursors. *Obstet Gynecol.* 2013;122(6):1338-1367.
2. Mayrand MH, Duarte-Franco E, Rodrigues I, et al. Human papillomavirus DNA versus Papanicolaou screening tests for cervical cancer. *N Engl J Med.* 2007;357:1579-1588.
3. Ojesina AI, Lichtenstein L, Freeman SS, et al. Landscape of genomic alterations in cervical carcinomas. *Nature.* 2014;506(7488):371-375.
4. Mutch DG. The new FIGO staging system for cancers of the vulva, cervix, endometrium, and sarcomas. *Gynecol Oncol.* 2009;115:325-328.

5. Landoni F, Maneo A, Colombo A, et al. Randomised study of radical surgery versus radiotherapy for stage Ib-IIa cervical cancer. *Lancet*. 1997;350:535–540.

6. Sedlis A, Bundy BN, Rotman MZ, et al. A randomized trial of pelvic radiation therapy versus no further therapy in selected patients with stage IB carcinoma of the cervix after radical hysterectomy and pelvic lymphadenectomy: a gynecologic oncology group study. *Gynecol Oncol*. 1999;73(2):177–183.

7. Peters WA 3rd, Liu PY, Barrett RJ 2nd, et al. Concurrent chemotherapy and pelvic radiation therapy compared with pelvic radiation therapy alone as adjuvant therapy after radical surgery in high-risk early-stage cancer of the cervix. *J Clin Oncol*. 2000;18:1606–1613.

8. Koliopoulos G, Sotiriadis A, Kyrgiou M, et al. Conservative surgical methods for FIGO stage IA2 squamous cervical carcinoma and their role in preserving women's fertility. *Gynecol Oncol*. 2004;93:469–473.

9. Rose PG, Bundy BN, Watkins EB, et al. Concurrent cisplatin-based radiotherapy and chemotherapy for locally advanced cervical cancer. *N Engl J Med*. 1999;340:1144–1153.

10. Dueñas-González A, Zarba JJ, Alcedo JC, et al. A phase III study comparing concurrent gemcitabine (Gem) plus cisplatin (Cis) and radiation followed by adjuvant Gem plus Cis versus concurrent Cis and radiation in patients with stage IIB to IVA carcinoma of the cervix. *J Clin Oncol*. 2009;27(18, suppl):Abstract CRA5507. Special issue on ASCO Annual Meeting.

11. Sardi JE, Giaroli A, Sananes C, et al. Long-term follow-up of the first randomized trial using neoadjuvant chemotherapy in stage Ib squamous carcinoma of the cervix: the final results. *Gynecol Oncol*. 1997;67:61–69.

12. Monk BJ, Tewari KS. Evidence-based therapy for recurrent cervical cancer. *J Clin Oncol*. 2014;32(25):2687–2690.

13. Tewari KS, Sill MW, Long HJ 3rd, et al. Improved survival with bevacizumab in advanced cervical cancer. *N Engl J Med*. 2014;370(8):734–743.

14. Amant F, Moerman P, Neven P, et al. Endometrial cancer. *Lancet*. 2005;366:491–505.

15. Schmeler KM, Lynch HT, Chen LM, et al. Prophylactic surgery to reduce the risk of gynecologic cancers in the Lynch syndrome. *N Engl J Med*. 2006;354:261–269.

16. Cancer Genome Atlas Research Network. Integrated genomic characterization of endometrial carcinoma. *Nature*. 2013;497(7447):67–73.

17. Walker JL, Piedmonte MR, Spirtos NM, et al. Recurrence and survival after random assignment to laparoscopy versus laparotomy for comprehensive surgical staging of uterine cancer: Gynecologic Oncology Group LAP2 Study. *J Clin Oncol*. 2012;30(7):695–700.

18. ASTEC/EN.5 Study Group, Blake P, Swart AM, et al. Adjuvant external beam radiotherapy in the treatment of endometrial cancer (MRC ASTEC and NCIC CTG EN.5 randomised trials): pooled trial results, systematic review, and meta-analysis. *Lancet*. 2009;373(9658):137–146.

19. Benedetti Panici P, Basile S, Maneschi F, et al. Systematic pelvic lymphadenectomy vs. no lymphadenectomy in early-stage endometrial carcinoma: randomized clinical trial. *J Natl Cancer Inst*. 2008;100(23):1707–1716.

20. Latif NA, Haggerty A, Jean S, et al. Adjuvant therapy in early-stage endometrial cancer: a systematic review of the evidence, guidelines, and clinical practice in the U.S. *Oncologist*. 2014;19(6):645–653.

21. Keys HM, Roberts JA, Brunetto VL, et al. A phase III trial of surgery with or without adjunctive external pelvic radiation therapy in intermediate risk endometrial adenocarcinoma: a Gynecologic Oncology Group study. *Gynecol Oncol*. 2004;92(3):744–751.

22. PORTEC Study Group, Creutzberg CL, van Putten WL, et al. Surgery and postoperative radiotherapy versus surgery alone for patients with stage-1 endometrial carcinoma: multicentre randomised trial. *Lancet*. 2000;355:1404–1411.

23. Nout RA, Smit VT, Putter H, et al. Vaginal brachytherapy versus pelvic external beam radiotherapy for patients with endometrial cancer of high-intermediate risk (PORTEC-2): an open-label, non-inferiority, randomised trial. *Lancet*. 2010;375:816–823.

24. Thigpen JT, Brady MF, Alvarez RD, et al. Oral medroxyprogesterone acetate in the treatment of advanced or recurrent endometrial carcinoma: a dose-response study by the Gynecologic Oncology Group. *J Clin Oncol*. 1999;17:1736–1744.

25. Fiorica JV, Brunetto VL, Hanjani P, et al. Phase II trial of alternating courses of megestrol acetate and tamoxifen in advanced endometrial carcinoma: a Gynecologic Oncology Group study. *Gynecol Oncol*. 2004;92:10–14.

26. Randall ME, Filiaci VL, Muss H, et al. Randomized phase III trial of whole-abdominal irradiation versus doxorubicin and cisplatin chemotherapy in advanced endometrial carcinoma: a Gynecologic Oncology Group Study. *J Clin Oncol*. 2006;24:36–44.

27. Fleming GF, Brunetto VL, Cella D, et al. Phase III trial of doxorubicin plus cisplatin with or without paclitaxel plus filgrastim in advanced endometrial carcinoma: a Gynecologic Oncology Group Study. *J Clin Oncol*. 2004;22:2159–2166.

28. Rauh-Hain JA, Del Carmen MG. Treatment for advanced and recurrent endometrial carcinoma: combined modalities. *Oncologist*. 2010;15(8):852–861.

29. Rauh-Hain JA, del Carmen MG. Endometrial stromal sarcoma: a systematic review. *Obstet Gynecol*. 2013;122(3):676–683.

30. Cannistra SA. Cancer of the ovary. *N Engl J Med.* 2004;351:2519-2529.
31. Jacobs IJ, Skates SJ, MacDonald N, et al. Screening for ovarian cancer: a pilot randomised controlled trial. *Lancet.* 1999;353:1207-1210.
32. Kauff ND, Satagopan JM, Robson ME, et al. Risk-reducing salpingo-oophorectomy in women with a BRCA1 or BRCA2 mutation. *N Engl J Med.* 2002;346:1609-1615.
33. Cancer Genome Atlas Research Network. Integrated genomic analyses of ovarian carcinoma. *Nature.* 2011;474(7353):609-615.
34. Prat J. FIGO Committee on Gynecologic Oncology. Staging classification for cancer of the ovary, fallopian tube, and peritoneum. *Int J Gynecol Obstet.* 2014;124(1):1-5.
35. Bristow RE, Eisenhauer EL, Santillan A, et al. Delaying the primary surgical effort for advanced ovarian cancer: a systematic review of neoadjuvant chemotherapy and interval cytoreduction. *Gynecol Oncol.* 2007;104(2):480-490.
36. Vergote I, Tropé CG, Amant F, et al. Neoadjuvant chemotherapy or primary surgery in stage IIIC or IV ovarian cancer. *N Engl J Med.* 2010;363(10):943-953.
37. Colombo N, Guthrie D, Chiari S, et al. International Collaborative Ovarian Neoplasm trial 1: a randomized trial of adjuvant chemotherapy in women with early-stage ovarian cancer. *J Natl Cancer Inst.* 2003;95:125-132.
38. Bell J, Brady MF, Young RC, et al. Randomized phase III trial of three versus six cycles of adjuvant carboplatin and paclitaxel in early stage epithelial ovarian carcinoma: a Gynecologic Oncology Group study. *Gynecol Oncol.* 2006;102(3):432-439.
39. Seamon LG, Richardson DL, Copeland LJ. Evolution of the Gynecologic Oncology Group protocols in the treatment of epithelial ovarian cancer. *Clin Obstet Gynecol.* 2012;55(1):131-155.
40. Armstrong DK, Bundy B, Wenzel L, et al. Intraperitoneal cisplatin and paclitaxel in ovarian cancer. *N Engl J Med.* 2006;354:34-43.
41. Burger RA, Brady MF, Bookman MA, et al. Incorporation of bevacizumab in the primary treatment of ovarian cancer. *N Engl J Med.* 2011;365(26):2473-2483.
42. Perren TJ, Swart AM, Pfisterer J, et al. A phase 3 trial of bevacizumab in ovarian cancer. *N Engl J Med.* 2011;365(26):2484-2496.
43. Katsumata N, Yasuda M, Takahashi F, et al. Dose-dense paclitaxel once a week in combination with carboplatin every 3 weeks for advanced ovarian cancer: a phase 3, open-label, randomised controlled trial. *Lancet.* 2009;17:1331-1338.
44. Fong PC, Boss DS, Yap TA, et al. Inhibition of poly(ADP-ribose) polymerase in tumors from BRCA mutation carriers. *N Engl J Med.* 2009;361(2):123-134.
45. Ledermann JA, Harter P, Gourley C, et al. Olaparib maintenance therapy in platinum-sensitive relapsed ovarian cancer. *N Engl J Med.* 2012;366:1382-1392.
46. Liu JF, Konstantinopoulos PA, Matulonis UA. PARP inhibitors in ovarian cancer: current status and future promise. *Gynecol Oncol.* 2014;133(2):362-369.
47. Vasey PA, Jayson GC, Gordon A, et al. Phase III randomized trial of docetaxel-carboplatin versus paclitaxel-carboplatin as first-line chemotherapy for ovarian carcinoma. *J Natl Cancer Inst.* 2004;96(22):1682-1691.
48. Markman M, Rothman R, Hakes T, et al. Second-line platinum therapy in patients with ovarian cancer previously treated with cisplatin. *J Clin Oncol.* 1991;9(3):389-393.
49. Rustin GJ, van der Burg ME, on behalf of MRC and EORTC. A randomized trial in ovarian cancer (OC) of early treatment of relapse based on CA125 level alone versus delayed treatment based on conventional clinical indicators (MRC OV05/EORTC 55955 trials). *J Clin Oncol.* 2009;27(18, suppl):Abstract 1. Special issue on ASCO Annual Meeting.
50. Parmar MK, Ledermann JA, Colombo N, et al. Paclitaxel plus platinum-based chemotherapy versus conventional platinum-based chemotherapy in women with relapsed ovarian cancer: the ICON4/AGO-OVAR-2.2 trial. *Lancet.* 2003;361:2099-2106.
51. Pfisterer J, Plante M, Vergote I, et al. Gemcitabine plus carboplatin compared with carboplatin in patients with platinum-sensitive recurrent ovarian cancer: an intergroup trial of the AGO-OVAR, the NCIC CTG, and the EORTC GCG. *J Clin Oncol.* 2006;24(29):4699-4707.
52. Pujade-Lauraine E, Mahner S, Kaern J, et al. A randomized, phase III study of carboplatin and pegylated liposomal doxorubicin versus carboplatin and paclitaxel in relapsed platinum-sensitive ovarian cancer (OC): CALYPSO study of the Gynecologic Cancer Intergroup (GCIG). *J Clin Oncol.* 2009;27(18, suppl):Abstract LBA5509. Special issue on ASCO Annual Meeting.
53. Aghajanian C, Blank SV, Goff BA, et al. OCEANS: a randomized, double-blind, placebo-controlled phase III trial of chemotherapy with or without bevacizumab in patients with platinum-sensitive recurrent epithelial ovarian, primary peritoneal, or fallopian tube cancer. *J Clin Oncol.* 2012;30(17):2039-2045.
54. Pujade-Lauraine E, Hilpert F, Weber B, et al. Bevacizumab combined with chemotherapy for platinum-resistant recurrent ovarian cancer: the AURELIA open-label randomized phase III trial. *J Clin Oncol.* 2014;32(13):1302-1308.
55. Levenback CF, Ali S, Coleman RL, et al. Lymphatic mapping and sentinel lymph node biopsy in women with squamous cell carcinoma of the vulva: a gynecologic oncology group study. *J Clin Oncol.* 2012;30(31):3786-3791.

56. Van der Zee AG, Oonk MH, De Hullu JA, et al. Sentinel node dissection is safe in the treatment of early-stage vulvar cancer. *J Clin Oncol.* 2008;26(6):884–889.
57. Oonk MH, de Hullu JA, van der Zee AG. Current controversies in the management of patients with early-stage vulvar cancer. *Curr Opin Oncol.* 2010;22(5):481–486.
58. Fuh KC, Berek JS. Current management of vulvar cancer. *Hematol Oncol Clin North Am.* 2012;26(1):45–62.
59. Pectasides D, Pectasides E, Kassanos D. Germ cell tumors of the ovary. *Cancer Treat Rev.* 2008;34(5):427–441.
60. Williams S, Blessings J, Liao SY, et al. Adjuvant therapy of ovarian germ cell tumors with cisplatin, etoposide and bleomycin: a trial of the Gynecologic Oncology Group. *J Clin Oncol.* 1994;12:701–706.
61. Jamieson S, Fuller PJ. Management of granulosa cell tumour of the ovary. *Curr Opin Oncol.* 2008;20:560–564.
62. FIGO Committee on Gynecologic Oncology. Current FIGO staging for cancer of the vagina, fallopian tube, ovary, and gestational trophoblastic neoplasia. *Int J Gynaecol Obstet.* 2009;105(1):3–4.
63. Osborne RJ, Filiaci V, Schink JC, et al. Phase III trial of weekly methotrexate or pulsed dactinomycin for low-risk gestational trophoblastic neoplasia: a gynecologic oncology group study. *J Clin Oncol.* 2011;29(7):825–831.
64. Horowitz NS, Goldstein DP, Berkowitz RS. Management of gestational trophoblastic neoplasia. *Semin Oncol.* 2009;36:181–189.
65. Clark RM, Nevadunsky NS, Ghosh S, et al. The evolving role of hysterectomy in gestational trophoblastic neoplasia at the New England Trophoblastic Disease Center. *J Reprod Med.* 2010;55(5–6):194–198.

第 12 章 泌尿及男性生殖系统肿瘤

Robert Dreicer

一、尿路上皮癌

（一）一般情况和分期

尿路上皮癌起源于尿道、膀胱、输尿管和肾盂的移行上皮。90%以上的膀胱肿瘤为移行细胞癌（TCC），其他病理类型较少见，包括鳞状细胞癌、神经内分泌癌和腺癌。单纯鳞状细胞癌、神经内分泌癌和腺癌占膀胱癌的 5%～10%。TCC分为非肌层浸润性膀胱肿瘤和肌层浸润性膀胱肿瘤（MIBC）两大类。

大约 2/3 的患者为低级别、非浸润性肿瘤，此类患者具有 *FGFR3* 基因突变；另外 1/3 的患者为高级别、浸润性肿瘤，此类患者存在主要的抑癌基因丢失，如 *p53*、*pRB* 和 *p21*。这些膀胱癌的生物学行为特征信息得益于"人类肿瘤基因图谱膀胱尿路上皮癌分子特征"的出版[1]。

主要危及患者生命的多是高级别、浸润性肿瘤，但大多数患者所患的是非浸润性、低级别肿瘤。这些患者在初次诊断后能生存多年，并伴有肿瘤反复复发。这使膀胱癌成为所有肿瘤中最常见的肿瘤，同时也是治疗费用最高的肿瘤。

膀胱癌患者典型的主诉包括无痛性血尿、伴随或不伴随排尿刺激症状，这包括尿频、尿急、排尿困难。患者如为高级别肿瘤，可能出现因肿瘤局部侵犯或者尿路梗阻引起的进行性腹部或者盆腔疼痛。

膀胱壁由四层组织组成，包括尿路上皮（最内侧的上皮内层组织）、固有层、固有肌层（逼尿肌层）和外膜（浆膜层）。多数（75%～85%）膀胱肿瘤诊断时为非肌层浸润性，病理类型为低级别，临床低分期[Ta 期（TaLG）或者 T1 期]。肿瘤组织穿透了上皮组织基底膜，但未侵犯至肌层。另外20%～30%的患者一开始肿瘤便侵犯膀胱肌层（T2～T4 期）。

我们使用的膀胱癌 TNM 分期来自第 7 版 AJCC 肿瘤分期手册[2]。

当患者临床考虑可能存在膀胱肿瘤时应采取进一步检查以明确诊断，包括膀胱镜、尿液细胞学检查和评估肾功能。如果膀胱镜发现异常，患者可能需要行经尿道膀胱肿瘤切除术（TURBT）。这项检查需在麻醉下进行，目的在于获取组织病理诊断。检查标本必须包括肌层，以评估肿瘤肌层浸润的可能性。如果发现肿瘤肌层浸润应该进行肺部、腹部、盆部 CT 检查（如果 TURBT 前未做），以及血常规细胞计数和血浆生化检查，以评估是否存在肿瘤转移。

（二）一般治疗方案

1. 非肌层浸润性膀胱癌　治疗非肌层浸润性膀胱癌的指导原则是降低肿瘤的复发频率，同时降低肿瘤进展为肌层浸润性膀胱癌或危及患者寿命疾病的可能。大多数 TaLG 患者的肿瘤都不足以危及寿命，虽然容易复发，但不至于进展为高级别或浸润性肿瘤（可能性＜10%）。这些患者的治疗目标是监测肿瘤是否复发，典型的随访方式是每 3 个月进行一次膀胱镜检查联合尿细胞学检查。Ⅰ类证据支持肿瘤多发、长径＞3cm 保留膀胱的 TURBT 术后患者术后 24 小时内即刻膀胱灌注化疗药物（如丝裂霉素）来降低肿瘤复发风险。

对于 Ta 期高级别（TaHG）、原位癌（CIS）或者 T1 期的患者，治疗的目的在于防止肿瘤进展转移，同时保证患者的生活质量。这往往需要患者自行选择是否保留膀胱或切除膀胱并行尿路重建手术。对于这些患者来说，是即刻行膀胱根治性切除，还是采用膀胱内卡介苗（BCG）灌注治疗保留膀胱是个两难的选择。如果患者的预期寿命＞10～15 年，并且患者为较大、多发肿瘤，肿瘤组织学检查发现存在微乳头或者淋巴血管侵犯，膀胱切除手术应作为 TaHG、CIS 或者 T1 期患者的首要选择。而对于其他患者或者拒绝行膀胱切除手术的患者，膀胱内 BCG 灌注应作为更合理的选择。

全剂量 BCG 诱导灌注应在 TURBT 术后 2 周开始，每周一次，维持 6 周。患者 3 个月后行膀胱镜检查及尿细胞学检查，对疗效进行重新评估，决定是否适合行维持灌注治疗。维持灌注的方案：在诊断膀胱肿瘤后的第 3 个月、第 6 个月、第 12

个月、第 18 个月、第 24 个月、第 30 个月、第 36 个月接受为期 3 周的灌注治疗，每周 1 次，维持 3 周。如果患者肿瘤持续存在或复发，应依据患者的情况考虑重新进行 BCG 诱导灌注，但是此时膀胱切除应作为优先选择的治疗方案。

2. 肌层浸润性膀胱癌　通常肌层浸润性膀胱癌（T2～T4，N0，M0）患者采用的治疗方式为根治性膀胱切除术或放疗。越来越多的证据表明在根治性膀胱切除术中行扩大淋巴结清扫能改善患者的 5 年无进展生存率[3]。对于合适的患者，可以选择可控的尿流改道手术以代替回肠输出道尿流改道方式。尽管采用合理的局部治疗方式，MIBC 患者的复发率仍为 40%～100%。采用围手术期全身化疗有望提高膀胱切除术后患者的治愈率。已有两项前瞻性随机对照试验提出明确证据，基于顺铂的新辅助治疗能使接受根治性膀胱切除术的患者生存获益。因此，这是能够接受顺铂化疗患者的标准方案[4,5]。对于病理高危，术前未接受新辅助化疗的患者，术后能从基于顺铂的辅助化疗中获得生存获益。

（1）新辅助化疗：对于 MIBC 患者，与单纯手术相比，基于顺铂的新辅助化疗后行根治性膀胱切除术已被证实能提高患者的生存率[6]。值得注意的是，以非顺铂为基础的方案对患者的生存无获益。对于不适合或不愿接受顺铂类化疗的患者，单独行手术切除仍是标准的治疗方案。虽然临床工作中采用顺铂辅助化疗可能是合理的选择，但没有 I 类证据表明在这种情况下患者的总生存率有所改善[7]。唯一一项 III 期的临床研究包括了 MVAC 方案［甲氨蝶呤、长春碱、多柔比星和顺铂（表 12.1）和 CMV 方案（顺铂、甲氨蝶呤、长春碱）］。第二个方案在临床工作中很少使用。许多肿瘤科医生都依据一项转移性尿路上皮癌的 III 期临床试验，将吉西他滨联合顺铂方案（GC 方案）应用于新辅助化疗。这项研究对比 GC 和 MVAC 方案后，认为两者在疗效和持续反应性上相当，但 GC 方案的不良反应相对较轻[8]。最近，几项 II 期试验已经证明，新辅助治疗中 MVAC 在加速/剂量-浓度方面具有潜在的应用价值和安全性[9,10]。最优的给药周期循环次数仍未确定，但是 3～4 个周期最常用。在完成新辅助治疗后 3～6 周，大多数患者继续接受根治性膀胱切除术。

表 12.1 膀胱癌常用的化疗方案

方案	剂量和时间表
MVAC（标准）	■ 甲氨蝶呤 30mg/m², 静脉滴注, 第 1 天、第 15 天和第 22 天
	■ 长春碱 3mg/m², 静脉滴注, 第 2 天、第 15 天和第 22 天
	■ 多柔比星 30mg/m², 第 2 天
	■ 顺铂 70mg/m², 静脉滴注, 第 2 天（滴注前充足水化）
	如果白细胞计数＞2000/μl（ANC＞1000）
	血小板计数＞50 000/μl, 在第 15 天和第 22 天给予甲氨蝶呤和长春碱
	每 28 天重复一次
A-MVAC（加速或剂量密集）	■ 甲氨蝶呤 30mg/m², 静脉滴注, 第 1 天
	■ 长春碱 3mg/m², 静脉滴注, 第 1 天
	■ 多柔比星 30mg/m², 静脉滴注, 第 1 天
	■ 顺铂 70mg/m², 静脉滴注, 第 1 天
	■ 化疗后 24～48 小时之后给予聚乙二醇化重组人粒细胞集落刺激因子
	长春碱、多柔比星和顺铂可以在第 1 天或第 2 天用药
	每 14 天重复一次
吉西他滨/顺铂	■ 吉西他滨 1000mg/m², 第 1 天、第 8 天和第 15 天
	■ 顺铂 70mg/m², 第 2 天
	如果白细胞计数＞2000/μl（ANC＞2000）和血小板计数＞50 000/μl, 在第 8 天和第 15 天给予吉西他滨
	每 28 天重复一次

（2）保留膀胱的治疗：在某些地区，外放射治疗被广泛应用，并被作为世界范围内某些地区标准的局部治愈手段。近年来，有 1 级证据显示与单用放疗相比，患者接受化疗-放疗联合治疗的生存情况得以改善[11]。接受放射治疗的患者需要持续、定期行膀胱镜检查，以评估膀胱内的情况。

对于要求保留膀胱或不适合行根治性手术的 MIBC 患者，可以考虑行化疗和放疗。采用含有顺铂的化疗方案联合放疗能增加肿瘤的局部控制。肌层浸润性膀胱癌患者经过联合治疗模式，5 年无复发生存率大约为 30%。对于未能完全缓解或者保留膀胱后复发的患者，还可以采用挽救性膀胱切除术。目前，还没有针对根治性膀胱切除术对比保膀胱治疗的随机对照临床研究。放疗后局部的并发症包括尿频、尿失禁和直肠炎，这些症状通常会逐渐消退，但对于有些患者可能会持续存在。保留膀胱主要适用于肿瘤位置较好（肿瘤未累及膀胱三角或输尿管），或者一些因为合并了其他疾病不适合行膀胱根治性切除术的患者。

3. 肾盂尿路上皮癌　肾盂移行细胞癌的主要治疗方式是肾输尿管切除术。对于围手术期是否应用化疗的临床研究正在进行。

4. 转移性移行细胞癌　在过去的 30 年里，局部进展和转移性尿路上皮膀胱癌的预后变化不大。对于未治疗的转移性膀胱癌患者，有利的预后因素包括患者一般情况较好、无内脏转移及正常的血浆白蛋白和血红蛋白值[12]。以顺铂为基础的联合疗法的临床随机对照研究已经证明能够治愈 5%～15% 的少部分患者[13,14]。

（三）系统治疗方案及疗效评价

1. 初始治疗　如上所述，在治疗进展性尿路上皮癌时，MVAC 和 GC 方案是应用最为广泛的方案（表 12.1）。虽然顺铂是最有效的单药治疗晚期尿路上皮癌的药物，但很多患者因为疾病或者合并疾病的原因，并不适合应用基于顺铂的化疗方案[15]。其他药物如卡铂、多西他赛、紫杉醇和吉西他滨等单药或者联合用药均具有明显的抗肿瘤作用，但缺乏潜在治愈的能力。

接受基于顺铂的多药化疗患者的中位无进展生存时间和总生存时间分别为 7～8 个月和 14～15 个月[8]。这些化疗方案的药物是否会对患者引起毒性作用，需要结合患者一般情况和合并疾病的情况具体分析。定期监测和评估肿瘤化疗疗效一般采用 CT 影像学方法。大多数预期有效的患者在治疗的前 1～2 个周期均能观察到变化。

2. 挽救性治疗　在最初采用以铂类为基础的化疗方案后，患者仍出现疾病进展，说明预后较差，目前也没有标准的治疗方案。目前，已有 II 期临床研究采用多种抗肿瘤化疗药物治疗上述患者，但没有结论证实能改善患者的生存率[16]。在治疗开始前，必须就治疗的预期目标跟患者进行反复沟通。对于强烈要求添加额外治疗方案的患者，可以首先考虑是否适合入组新一代临床药物试验研究。

3. 新一代治疗方法　最近，在移行细胞癌的治疗上，新一代免疫调节剂（PD1/PDL1 抗体）被证实具有显著作用。几项Ⅱ期临床研究已经证实，部分患者持续缓解，安全性良好，上述患者的反应率为 30%～40%。目前，已经开展了多项Ⅲ期临床实验以进一步确定这些药物的作用[17]。

（四）非移行细胞癌

非移行细胞癌，特别是腺癌、鳞状细胞癌或小细胞癌的治疗具有挑战性。原发的膀胱腺癌和鳞状细胞癌主要为手术治疗。这是因为无论辅助还是新辅助化疗均没有明确的作用。由于标准的化疗方案没有明确的疗效，出现转移性疾病的患者可考虑进入Ⅰ期临床新药实验。

膀胱神经内分泌肿瘤通常的治疗方案类似小细胞肺癌顺铂和依托泊苷化疗方案。对于病变局限在膀胱的患者，可以选择放疗或膀胱切除术。上述类型的患者有部分能获得较长的生存期，但如果患者存在转移病灶，其与进展期小细胞肺癌具有相同的预后。这些患者化疗的反应率相对较高，但生存率非常低。

二、前 列 腺 癌

（一）概述及肿瘤分期

前列腺癌是美国第二常见的肿瘤，发病率仅次于非黑色素瘤皮肤癌。自从 20 世纪 80 年代前列腺特异性抗原（PSA）被应用于前列腺癌大规模广泛筛查，大量低级别、低分期的前列腺癌被筛查出来，并通过手术或者放射治疗得以治愈。在美国和欧洲，大样本随机前列腺筛查研究得到了复杂的研究结论，这导致美国医学界在对于推荐前列腺筛查方面存在微妙的差异[18-21]。对于低危险度的患者，主动监测（AS）作为一种策略联合基因组诊断的最新进展，能提高我们对患者进行风险分层的能力，使我们能将可能危及寿命的前列腺癌患者筛查出来，并行根治手术以达到治愈效果，同时减少那些不会因前列腺癌致死的患者由接受治疗带来的不良反应[22,23]。

明确前列腺癌的病理分期需要外科手术切除前列腺并行区域淋巴结清扫，而采用治疗前临床各项指标得出的前列腺癌临床分期可用于评估前列腺扩散程度及预后，有助于选择前列腺癌治疗的方案。术前评估前列腺癌分期的方法包括直肠指诊、前列腺癌穿刺活检获得的组织学特征、PSA 和前列腺 MRI 检查。前列腺病理分期能更准确地评估肿瘤负荷，这比临床分期在评估患者预后中更为有效。前列腺根治性切除术最重要的病理指标包括肿瘤分级、有无精囊浸润及包膜外侵犯、手术切缘情况、盆腔淋巴结是否受累。前列腺癌分期最常用的是 TNM 分期系统[2]。

（二）临床上器官局限性前列腺癌

随着前列腺癌筛查的普及，临床分期潜在的对肿瘤的低估和前列腺癌的异质性使局限性前列腺癌的治疗决策变得复杂。治疗原则应该是对需要进行治疗的患者提供必需的治疗；对于可能不会死于前列腺癌的患者，应避免因治疗引起的不良反应[24]。

我们建立基于疾病风险的治疗方案，能够利用现有的临床和病理标准为新诊断的前列腺癌患者预见其肿瘤的临床行为。目前，广泛使用的前列腺癌危险分类系统有 NCCN 采用 T 分期、Gleason 评分、PSA 值等临床参数及穿刺活检阳性标本的数量，将前列腺癌患者分为极低危、低危、中等危险、高危或极高危人群[25]。

1. 主动监测　许多低风险前列腺癌患者实际上并不需要治疗。在充分认识到疾病进展的危险因素后，主动监测成为一种延迟治疗的管理策略。越来越多 NCCN 危险度极低的患者被纳入主动监测的防范范围中，这些患者必须具备以下几点：T1c，Gleason 评分≤6，PSA<10ng/ml，前列腺活检阳性<3 针，并且每针肿瘤组织<50%。虽然没有达成共识的随访流程，但大多数专家要求在最初诊断后的 6 个月内进行重复活检，进一步证实肿瘤为低级别、低分期。在后续监测期间，应每隔 3～6 个月或特定时间进行一次 PSA 检查和直肠指诊，如果存在 PSA 或者临床进展，必须重复活检[22]。

治疗方法包括根治性前列腺切除术、前列腺外放射（光子或质子）治疗、近距离放射治疗或近距离放射联合外放射治疗。目前，没有随机对照研究对比放疗和手术的疗效。然而，大量数据表明，对于特定的患者来说，是否获得良好的预后与选择的治疗方式无关。选择患者的治疗方式时，应充分考虑治疗的不良反应、患者是否合并疾病和患者的意愿。

2. 根治性前列腺切除术 是一种逐渐发展起来的外科手术。机器人辅助根治性前列腺切除术的数量越来越多。有较好的数据表明，如果手术医生具有丰富的经验，接受开放和机器人手术效果相似[26]。与根治手术相关的主要并发症包括尿失禁和勃起功能障碍，其发生率因人而异，主要取决于患者个体特征、术前控尿和勃起功能情况及医生手术经验[27]。

3. 放射治疗 前列腺癌的放射治疗包括多方面的技术。现代的外放射治疗采用尖端的计算机建模技术，使病灶能获得更高的允许剂量，并减少对正常组织的损伤。这些技术包括强度调节放射治疗、影像引导放射治疗、立体定向放射治疗和质子束放射治疗。

近距离放射治疗包括低剂量近距离放射治疗（碘-123，钯-103），这种治疗方法多为门诊手术方式，采用（麻醉下）超声引导永久性放射性粒子植入。高剂量近距离放射治疗是在麻醉下经导尿管短期内放置放射粒子，患者有时可能需要住院过夜。近距离放射治疗的不良反应包括膀胱炎、尿失禁、勃起功能障碍和直肠出血。

（三）转移性前列腺癌的治疗：一般考虑及治疗的目标

转移性前列腺癌是一种不能治愈，但能治疗的疾病。雄激素剥夺治疗（ADT）通过药物手段或手术去势治疗，具有很高的反应率，并可能改善疾病相关的症状（疼痛、疲劳、厌食症）和前列腺癌特异性生存率。初次行 ADT 治疗的转移性前列腺癌患者总反应率超过 90%，其持续反应时间在 12~24 个月。随后患者可能转变为转移性去势抵抗性前列腺癌（mCRPC）。促黄体素释放素（LHRH）激动剂/拮抗剂或双侧睾丸切除术是主要的治疗手段，两种方式能获得相等的疗效。两者之间的选择主要依靠患者的喜好。目前，在美国的主要治疗方法是药物去势。患者接受去势治疗后主要出现以下情形：性欲减退、发热、红疹、肌肉萎缩、体重增加、患代谢综合征风险增加、糖尿病和骨质疏松症。

虽然 ADT 仍然是最初治疗的主流方案，但最近的随机试验证据支持，对于高肿瘤负荷［出现脏器转移和（或）超过 4

处骨转移并有一处在椎体和骨盆之外]的患者，在开始 ADT 治疗的 4 个月内，增加 6 个周期的多西他赛化疗（静脉注射 75mg/m², 每 3 周 1 次）[28]。

1. 雄激素剥夺治疗

（1）双侧睾丸切除术：其仍然是睾酮处于去势（定义为≤ 50ng/dl）状态下转移性疾病的标准治疗方法。与药物去势相比，这种方式更划算，并且不引起睾酮一过性升高。后者见于使用 LHRH 激动剂后患者，发生率为 2%～13%。然而，因为手术去势显著影响患者的心理状态，且 LHRH 激动剂缓释技术出现，目前手术去势的使用已大大减少。

（2）LHRH 激动剂：是经肌内或皮下注射给药的合成多肽，目前，已有多种剂型上市，包括 1 个月、3 个月、4 个月、6 个月和 12 个月的配方。LHRH 激动剂对脑垂体产生一种无脉冲、持续性的刺激，从而降低黄体生成素（LH）和睾丸激素的分泌。给药后，LH 在最初的 2 周内会出现短暂的增加，这可能导致睾酮一过性升高，随后 LH 和促卵泡激素的分泌被反馈性下调，睾酮的分泌受到抑制，其水平通常在 20～30 ng/dl。尽管睾酮一过性升高加重疾病相关症状恶化相对罕见，但患者通常先开始服用第一代抗雄激素药物（比卡鲁胺、氟他胺、尼鲁他胺）疗程 30 天，借此缓解睾酮激增可能带来的症状。持续使用 LHRH 激动剂联合抗雄激素药物疗法被称为"联合雄激素阻断"（CAB）。一项汇集大量随机试验的 Meta 分析指出，与单用 LHRH 激动剂相比，采用 CAB 方案 5 年总生存率提高了 2%～3%[29]。

（3）LHRH 拮抗剂：这些肽分子制剂和 LH 竞争，与垂体前叶的 LH 受体结合，从而能直接抑制睾酮的产生，因而没有 LHRH 激动剂使 LH 或睾酮升高的不良反应。目前，地加瑞克（degarelix）是唯一一种获得 FDA 批准的此类药物。它的给药方式是每个月进行一次皮下注射。

（4）间歇 ADT：已经开展了两项主要的随机研究对比间歇性睾酮抑制方案与连续抑制方案，目的在于研究两者在治疗期间恢复睾酮水平在改善患者生活质量方面潜在的作用。其中一项试验在仅有 PSA 异常的前列腺患者中进行，这些患者在手术或放疗后才得以诊断前列腺癌（术前无影像学转移证据）。研究证明，就整体生存而言，间歇性 ADT 并不逊色于连续治疗，间歇治疗组患者的生活质量有一定改善。在一个更大规模的研究中，患有转移性前列腺癌的患者初始接受连续 ADT 其总生存率优于间歇治疗组。然而，这项研究被指出具有统计学上的不确定性，没有足够的证据排除间歇性治疗的劣势[30,31]。

2. 去势抵抗转移前列腺癌的治疗：一般考虑和治疗目标 虽然没有统一的定义，mCRPC 的定义通常是指：转移性前列腺癌患者曾在抗雄激素治疗中血清睾酮值＜50ng/dl；对于最初使用 CAB 方案的患者，要求停用抗雄激素治疗后，出现影像学和（或）生化（PSA）进展的证据。过去，mCRPC 患者的治疗选择有限，存活率通常小于 1 年。在过去的 10 年里，前列腺癌分子生物学的重大发现已经带来了具有临床价值的治疗进展，包括新一代抗雄激素受体靶向制剂、一种新型前列腺癌疫苗、第一个用于癌症的放射物治疗和第二代紫杉烷，所有这些药物都有提高 mCRPC 患者总生存率的潜力。

（1）Sipuleucel-T：是目前 FDA 批准的唯一一种治疗肿瘤的疫苗。对患者进行白细胞分离，提取抗原呈递细胞（APC）并与前列腺酸性磷酸酶和粒细胞-巨噬细胞集落刺激因子融合蛋白共培养，产生活化的血液制品（APC8015），并重新输注入患者体内。在 4～5 周，这个过程需要重复 3 次。这种治疗方式耐受性良好，部分患者再次输注药物时出现轻度发热。虽然随机对照研究证明 Sipuleucel-T 治疗的患者获得生存获益，但这种治疗性疫苗没有明显的抗肿瘤作用，即通常 PSA 无下降，影像学或临床指标方面没有治疗反应的证据。一些回顾性证据表明，患者生存改善与较低的肿瘤负荷有关。因此，无症状或轻微症状的 mCRPC 患者最适合用这种方式治疗[32,33]。

（2）阿比特龙：能抑制 CYP17。CYP17 是一种存在于睾丸、肾上腺、前列腺肿瘤组织中的，能促进糖皮质激素和性激素的合成酶。抑制 CYP17 的药物包括酮康唑和阿比特龙等，它们能导致血液循环系统中睾酮和皮质醇水平显著下降，引起盐皮质激素毒性（后者的作用可通过阿比特龙与泼尼松联合用药得以改善）。随机研究指出，mCRPC 患者在治疗前后服用多西他赛能改善无进展生存率和总生存率[34,35]。阿比特龙的常规剂量为 1000mg/d（一次剂量），两次进食之间服用，以减少食物对药物吸收的影响，泼尼松 5～10mg/d。本药物的耐受性好，已知的不良反应包括轻度疲劳、水肿和高血压。对于无症状患者，PSA 下降意味着药物有效，许多有症状的患者在用药几天到几周后会出现临床疗效。20%～30% 的患者可能无反应和

（或）出现临床症状进展。

（3）恩杂鲁胺：是第二代雄激素受体（AR）抑制剂，通过诱导构象改变来抑制 AR 的核易位并抑制 AR 与 DNA 结合[36]。Ⅲ期临床试验中，对于 mCRPC 的患者，与阿比特龙/泼尼松联合多西他赛治疗相比，恩杂鲁胺方案能改善患者的无进展生存率和总生存率[37,38]。恩杂鲁胺的常规剂量为 160mg/d。其不良反应包括疲劳和增加癫痫突然发作的风险。

（4）多西他赛：是 FDA 批准的第一个应用于 mCRPC 患者的化疗药物，它被证实能改善患者的整体生存率。两项Ⅲ期试验证实，与对照组相比，多西他赛能改善 2～3 个月内的中位生存期[39,40]。

值得注意的是，尽管它的生存效益有限，但多西他赛具有很高的临床疗效。对于有症状的 mCRPC 患者来说，采用多西他赛单药治疗获得临床疗效并不少见。多西他赛常规剂量为 75mg/m^2，静脉滴注，每 21 天给药一次，联合泼尼松 10mg/d 口服。多西他赛的不良反应包括中性粒细胞减少症、周围神经病变和腹泻。

（5）卡巴他赛：是一种半合成紫杉烷，它来源于多西他赛耐药临床应用前的模型。针对 mCRPC 患者，卡巴他赛联合泼尼松的疗效和安全性评估已进入Ⅲ期临床实验阶段，接受过多西他赛的患者被随机入组到卡巴他赛联合泼尼松和米托蒽醌联合泼尼松两个组。卡巴他赛组患者的中位生存期为 15.1 个月，对照组米托蒽醌为 12.7 个月[41]。FDA 批准的卡巴他赛剂量为 25mg/m^2，目前一项Ⅲ期临床试验正在进行，目的在于对比常规剂量 25mg/m^2 联合生长因子和低剂量 20mg/m^2 不使用生长因子两种方案之间的差异（NCT01308580）。

（6）米托蒽醌：FDA 已批准米托蒽醌应用于晚期前列腺癌缓解症状的治疗。在小型Ⅲ期试验中，与单纯泼尼松治疗相比，患者接受米托蒽醌+泼尼松治疗后虽然对整体生存没有任何影响，但患者疼痛症状得到控制，减少了对镇痛药物的需求量。虽然米托蒽醌/泼尼松不良反应小，但由于多种新批准的药物可以延长 mCRPC 患者的生存时间，使它的应用逐渐减少。

（7）镭-223：其是一种发射粒子的放射性同位素，能通过诱导 DNA 双链断裂发挥细胞毒性作用。作为一种钙模拟物，镭-223 只针对骨骼，它与骨矿物羟基磷灰石形成复合物，因而具有较高的骨靶向作用[42]。在一项Ⅲ期临床试验中，mCRPC

患者接受镭-223 治疗后生存获益并伴随较低的临床骨事件发生率（包括病理性骨折、需要放疗或脊髓压迫）。镭-223 被 FDA 批准应用于治疗 mCRPC 患者。它主要通过胃肠道排泄。因此，患者消化系统症状较多（如恶心、呕吐、腹泻）。由于其骨骼穿透能力有限，所以以镭-223 对骨髓毒性较小[43]。

（四）骨靶向支持治疗

在以骨破坏为主的肿瘤中（如前列腺癌），治疗与骨骼相关的事件贯穿整个疾病治疗的过程。治疗目标包括预防 ADT 相关的骨质疏松症，预防骨转移并减少与骨骼相关事件（SRE），这些事件通常包括病理性骨折、脊髓压迫，并需要手术或放疗[44]。

1. ADT 相关的骨质疏松症　ADT 治疗降低了骨密度，并增加了与之相关的骨折风险。NCCN 和美国国家骨质疏松症基金会已经发布了 ADT 继发性骨质疏松和骨折预防治疗指南。这些指南建议所有 50 岁以上接受 ADT 治疗的患者应服用钙剂（1200mg/d）和维生素 D（1000IU/d）；还建议对 10 年期髋部骨折的概率≥3%的患者，或 20 年期骨质疏松性、骨折的概率≥20%的患者予以额外的药物治疗[45]。地诺单抗是一种人单克隆抗体，能够结合并抑制 RANK 配体，后者可以调节成骨细胞之间的连接。破骨细胞是目前 FDA 唯一批准的用于 ADT 治疗患者预防骨折的药物。地诺单抗的推荐剂量为 60mg，皮下注射，每 6 个月一次。

2. 去势抵抗性前列腺癌患者骨质相关事件的预防　一项Ⅲ期试验证明对 mCRPC 患者，唑来膦酸（一种有效的双膦酸盐）和地诺单抗能降低 SRE 的发生率[44]。一项大型试验对比了地诺单抗和唑来膦酸的作用，与单用唑来膦酸相比，接受地诺单抗治疗的患者发生骨转移的事件出现更晚[46]。

为了预防 SRE，通常使用唑来膦酸 4mg，静脉滴注，每 4 周一次，地诺单抗，120mg 皮下注射，每 4 周一次。治疗期间监控肾功能和血钙水平十分重要。此外，患者必须避免进行侵入性的牙科手术，因为这些药物可能引起颌骨坏死。

（五）疗效评估

前列腺癌是一种可高度引起骨破坏的肿瘤，几乎所有死亡的患者都有骨转移。目前，缺乏可重复性的客观手段对 mCRPC 患者骨转移治疗进行疗效评价。因此限制了骨骼或 CT 扫描等客观评价手段的应用。PSA 在评估 AR 靶向治疗或细胞毒性化疗疗效中具有一定的作用，但 PSA 不受 Sipuleucel-T 或镭-223 治疗的影响。疼痛、疲劳、食欲等相关临床症状的改变可以作为治疗选择的依据。

三、睾丸肿瘤（生殖细胞肿瘤）

（一）一般注意事项和分期

虽然原发睾丸肿瘤可起源于睾丸间质或睾丸间质支持细胞，但 95%以上的睾丸癌起源于精原性或生殖细胞。据统计，生殖细胞瘤（GCT）很少见，约占男性恶性肿瘤的 1%。然而，它们在男性恶性肿瘤中的地位很重要，因为它们是年轻男性最常见的实体肿瘤，而且可治愈性很高。随着顺铂化疗药物、肿瘤标记物、积极的手术方法的出现，播散性肿瘤的患者总治愈率超过 90%，早期疾病几乎全能治愈。GCT 也是为数不多的能够靠挽救性化疗得以治愈的实体肿瘤。

GCT 可分为精原细胞瘤和非精原细胞瘤（指肿瘤组织包括各种其他的组织学成分，如胚胎细胞癌、绒毛膜癌和卵黄囊瘤）。单纯精原细胞瘤占 GCT 患者的 40%。尽管可能出现 β-人绒毛膜促性腺激素（hCG）轻度升高，但单纯精原细胞瘤甲胎蛋白（AFP）不高。非精原细胞瘤可伴随 hCG、AFP 升高或两者同时升高。治疗前对患者进行临床分期应行血清肿瘤标记物（AFP、hCG）检查及胸腹盆腔的 CT 扫描。其他影像学检查仅在症状或体检有异常提示后再进行。

（1）Ⅰ期：肿瘤局限于睾丸，伴或不伴有精索或附睾侵犯。

（2）Ⅱ期：肿瘤转移限于腹膜后淋巴结（ⅡA 期，5 个或 5 个以下淋巴结转移，均≤2cm；ⅡB 期，5 个以上淋巴结转移或任何淋巴为>2～5cm；ⅡC 期，任何淋巴结>5cm）。

（3）Ⅲ期：肿瘤扩散至腹膜后淋巴结以外。

（二）治疗策略及特殊情况的处理

睾丸肿瘤的治疗方法取决于肿瘤的组织学类型及临床或病理分期。

1. 精原细胞瘤

（1）Ⅰ期肿瘤：以前的辅助放疗方案很快被积极观察所取代。欧洲和加拿大的指南均将积极观察作为Ⅰ期肿瘤的首选，而且这一观点很快被美国接受。观察期间进行影像学检查的精准指南仍在改进中，目前推荐最少在3～5年内行3～5次CT检查。这些指南限制或者取消了盆腔CT检查及胸片检查。低辐射曝光技术可产生高质量的腹膜后图像，已被大量中心所应用[47]。辅助放疗或卡铂辅助化疗应在特殊情况下使用。

（2）Ⅱ期肿瘤：其传统治疗方案根据肿瘤负荷的大小而有所不同。肿瘤负荷较小的腹膜后病变（ⅠA期）往往给予治疗剂量（略高于辅助放疗）的放疗（3000～3500cGy）。对于20%左右治疗性放疗后复发的患者，可以进行化疗。对于病灶较大（＞5cm）的患者应给予联合化疗（通常为BEP方案：博来霉素、依托泊苷、顺铂，3个周期；或者EP方案：依托泊苷、顺铂，4个周期。参见非精原细胞瘤的化疗）。联合化疗的预期治愈率较高。

2. 非精原细胞瘤

（1）Ⅰ期肿瘤：目前多数情况下选择进行观察而不行腹膜后淋巴结清扫术（RPLND）。由于这些患者中有30%最终复发，所以必须进行包括血清学标志物、体检及腹部CT在内的密切随访。多数复发在2年内即可出现，以前对这些患者进行RPLND并进行病理分期。若经病理学证实为Ⅰ期肿瘤，无需进一步治疗，因为只有10%的患者出现复发。约有25%临床分期为Ⅰ期的患者在RPLND术后发现其病理学分期为Ⅱ期，这些患者的治疗将在随后的章节讨论。RPLND的主要并发症为逆行射精并继发不育，尽管这在进行保留神经手术的有经验的医疗中心较为少见。

（2）Ⅱ期肿瘤：有确凿影像学证据证实为Ⅱ期肿瘤及血清标志物升高的患者应该首先进行化疗。如果淋巴结情况不能确定且标志物阴性，则可考虑行RPLND或反复做CT密切观察病灶变化。行根治手术且病理学证实为Ⅱ期肿瘤患者的复发率约为30%。这些患者可以在RPLND术后进行2个周期的辅助化疗，也可以先密切观察，如果有复发再进行标准化疗。

（3）Ⅲ期肿瘤：大约30%的患者为Ⅲ期肿瘤。最常见累及的部位是肺，但也可以转移至肝、骨或脑。根据原发瘤的位置、血清肿瘤标志物水平，以及是否有脑、肝、骨受累，这些患者被进一步分为低风险、中等风险和高风险三类。在对5000例以上的转移性GCT患者进行回顾性分析后，人们建立了国际生殖细胞瘤预后分类系统。按照该分类方法，高风险（预后不良）患者包括以下几类。

1）原发癌位于纵隔。

2）出现肺外转移（如肝、骨、脑）。

3）AFP＞10 000ng/ml、hCG＞10 000ng/ml或LDH＞10倍正常值上限。

无纵隔原发灶或无肺外转移的非精原细胞瘤患者分为如下两种情况。

1）AFP＜1000ng/ml、hCG＜1000ng/ml及LDH＜1.5倍正常值上限者预后良好。

2）AFP 1000～10 000ng/ml、hCG 1000～10 000ng/ml及LDH 1.5～10倍正常值上限者预后中等。

所有需行化疗的Ⅱ期或Ⅲ期肿瘤患者都应该接受基于顺铂的BEP化疗方案，具体如下所示。

顺铂20mg/m^2，静脉滴注，第1～5天（注射时间＞30分钟）。

- 依托泊苷100mg/m^2，静脉滴注，第1～5天。
- 博来霉素30U，静脉滴注，第1天、第8天、第15天。
- 如不考虑血细胞计数，可每21天重复一次。作为辅助化疗，可重复2个周期；如为低风险患者，可重复3个周期；如为中等风险或高风险患者，则需重复4个周期。

如果患者出现因粒细胞减少所致的发热，应该继续下一周期的化疗（不减小药物剂量），同时每天皮下注射粒细胞集落刺激因子（非格司亭）或培非司亭单次给药。其他化疗方案如VIP（依托泊苷、异环磷酰胺、顺铂）并不能提高疗效，而且毒性更大。用卡铂替代顺铂是较差的方案，不应采用。

（三）化疗后的管理

对化疗有完全反应的患者需要进一步跟踪随访，但不需要任何进一步的治疗。如果患者肿瘤标记物正常，但在影像学上没有达到完全缓解，应该接受手术切除残留病灶。如果切除的病灶为畸胎瘤、坏死或纤维化组织，则无需进一步治疗，并且需要跟踪随访。如果切除组织内有癌组织，应该和患者商讨可能需要加做 2 个疗程基于顺铂（顺铂和依托泊苷）的化疗。

大多数患者多在前 2 年肿瘤复发，但也存在晚期复发的患者。一般来说，第 1 年，患者应该每 2 个月进行一次体格检查、胸部 X 线检查和血清标记物检查。第 2 年，每 4 个月进行一次上述检查。第 3～4 年，每 6 个月进行一次上述检查。此后每年 1 次。由于肿瘤可能会出现在对侧睾丸，因此，应教会患者自行检查睾丸。

（四）复发疾病的治疗

1. 标准剂量治疗 对一线化疗药物有反应的患者，如出现复发，仍可以采用 VIP 或者 TIP 等挽救性方案得以治愈。

（1）VIP 方案

- 长春碱 0.11mg/kg（4.1mg/m^2），静脉滴注，第 1 天，第 2 天。
- 异环磷酰胺 1.2g/m^2，静脉滴注，超过 30 分钟，第 1～5 天。
- 顺铂 20mg/m^2，静脉滴注，超过 30 分钟，第 1～5 天。

（2）TIP 方案

- 紫杉醇 250mg/m^2，持续静脉滴注超过 24 小时，第 1 天。
- 异环磷酰胺 1.5g/m^2，静脉滴注，第 2～5 天。
- 顺铂 25mg/m^2，静脉滴注，第 2～5 天。

每 21 天重复 1 次，一共 4 个周期。挽救性化疗后如出现任何影像学异常，应考虑予以手术切除病灶。

2. 大剂量化疗联合自体干细胞移植 对于需要挽救性化疗的患者，在采用大剂量卡铂和依托泊苷包含或不包含环磷酰胺或异环磷酰胺后，应考虑采用自体干细胞移植（ASCT）。总的来说，15%～25%的上述患者能获得长期生存。患者在最初接受挽救性治疗时就选择 ASCT 所获得的疗效仍在评估过程中。患者反应不完全，肿瘤标记物水平高、肿瘤负荷重和肿瘤晚期复发是早期挽救性治疗选择 ASCT 的最佳适应证。

采取这些策略，Ⅰ期患者的总治愈率超过 98%，Ⅱ期患者超过 95%，Ⅲ期患者超过 80%。

（五）治疗并发症

由于患者能够治愈，所以药物引起的短期和远期毒性需要引起足够重视。上述化疗药物的短期毒性并发症包括恶心呕吐、骨髓抑制、肾毒性、出血性膀胱炎。主要的远期并发症包括不孕症、肺纤维化和继发性白血病。后者风险虽小但较为明确。

（六）纵隔及其他中线 GCT

GCT 可来源于多种中线组织，如腹膜后、纵隔及松果体。所有这些部位的 GCT 患者都应该行睾丸超声检查以排除隐藏的原发瘤。纵隔的非精原细胞瘤性生殖细胞肿瘤与克兰费尔特（Klinefelter）综合征及少见的血液系统肿瘤（特别是急性巨核细胞性白血病）有关。较小的纵隔精原细胞瘤可以单用放疗。广泛播散的肿瘤或非精原细胞瘤可予以 4 个周期的 BEP 化疗。挽救性化疗（包括自体骨髓移植）对于纵隔的非精原细胞瘤性生殖细胞肿瘤有效。

四、阴　茎　癌

（一）一般情况及治疗

阴茎癌在北美很少见，但在许多发展中国家却是个严重问题。阴茎癌几乎都是鳞状细胞来源，而且与包皮过长及卫生状况差有关。典型的阴茎癌表现为难愈性溃疡、龟头或包皮肿物。最常见的治疗方法为广泛手术切除病灶或阴茎切除术，这主要根据肿瘤的部位和大小而定。预防性腹股沟淋巴结清扫可用于特定患者。放疗也能达到局部控制，特别是对于较小的肿瘤，不过局部复发率高达 30%。因此，手术还是应该作为标准治疗方案，特别是对于较大的肿瘤。

（二）全身性疾病的化疗

由于阴茎癌罕见，且对有效药物缺乏随机对照临床试验，因此目前化疗主要用于姑息性治疗。有效的单药治疗包括博来霉素、顺铂和甲氨蝶呤，药物的反应率为 20%～50%。联合药物化疗的反应率较高，但是是否优于单药化疗的临床疗效尚不清楚。合理的方案如下：顺铂 100mg/m² 第 1 天；氟尿嘧啶 1000mg/（m² · d），第 1～4 天持续静脉滴注，每 21 天重复。对于合适的患者，可以考虑在初始或挽救性治疗中采用探索性治疗。

（李　凡　译　管　维　于世英　校）

参 考 文 献

1. Cancer Genome Atlas Research Network. Comprehensive molecular characterization of urothelial bladder carcinoma. *Nature*. 2014;507:315–322.
2. Edge SB. *American Joint Committee on Cancer. AJCC cancer staging manual*. 7th ed. New York: Springer; 2010.
3. Gakis G, Efstathiou J, Lerner SP, et al. ICUD-EAU International Consultation on Bladder Cancer 2012: radical cystectomy and bladder preservation for muscle-invasive urothelial carcinoma of the bladder. *Eur Urol*. 2013;63(1):45–57.
4. Grossman H, Natale R, Tangen C, et al. Neoadjuvant chemotherapy plus cystectomy compared with cystectomy alone for locally advanced bladder cancer. *N Engl J Med*. 2003;349:859–866.
5. International Collaboration of Trialists on behalf of the Medical Research Council Advanced Bladder Cancer Working Party tEOfR, Treatment of Cancer Genito-Urinary Tract Cancer Group tABCSGtNCIoCCTGFNBCSG, Club Urologico Espanol de Tratamiento Oncologico Group. International phase III trial assessing neoadjuvant cisplatin, methotrexate, and vinblastine chemotherapy for muscle-invasive bladder cancer: long-term results of the BA06 30894 trial. *J Clin Oncol*. 2011;29(16):2171–2177.
6. Advanced Bladder Cancer (ABC) Meta-analysis Collaboration. ABCAM-a. Neoadjuvant chemotherapy in invasive bladder cancer: update of a systematic review and meta-analysis of individual patient data advanced bladder cancer (ABC) meta-analysis collaboration. *Eur Urol*. 2005;48:202–206.
7. Sternberg C, Skoneczna I, Kerst J, et al. Immediate versus deferred chemotherapy after radical cystectomy in patients with pT3-pT4 or N+ M0 urothelial carcinoma of the bladder (EORTC 30994): an intergroup, open-label, randomised phase 3 trial. *Lancet Oncol*. 2015;16:76–86.
8. von der Maase H, Hansen S, Roberts J, et al. Gemcitabine and cisplatin versus methotrexate, vinblastine, doxorubicin, and cisplatin in advanced or metastatic bladder cancer: results of a large, randomized, multinational, multicenter, phase III study. *J Clin Oncol*. 2000;18:3068–3077.
9. Plimack ER, Hoffman-Censits JH, Viterbo R, et al. Accelerated methotrexate, vinblastine, doxorubicin, and cisplatin is safe, effective, and efficient neoadjuvant treatment for muscle-invasive bladder cancer: results of a multicenter phase II study with molecular correlates of response and toxicity. *J Clin Oncol*. 2014;32(18):1895–1901.
10. Choueiri TK, Jacobus S, Bellmunt J, et al. Neoadjuvant dose-dense methotrexate, vinblastine, doxorubicin, and cisplatin with pegfilgrastim support in muscle-invasive urothelial cancer: pathologic, radiologic, and biomarker correlates. *J Clin Oncol*. 2014;32(18):1889–1894.
11. James N, Hussain S, Hall E, et al. Radiotherapy with or without chemotherapy in muscle-invasive bladder cancer. *N Engl J Med*. 2012;366:1477–1478.
12. Apolo AB, Ostrovnaya I, Halabi S, et al. Prognostic model for predicting survival of patients with metastatic urothelial cancer treated with cisplatin-based chemotherapy. *J Natl*

Cancer Inst. 2013;105(7):499–503.

13. Saxman S, Propert K, Einhorn L, et al. Long-term follow-up of a phase III intergroup study of cisplatin alone or in combination with methotrexate, vinblastine, and doxorubicin in patients with metastatic urothelial carcinoma: a cooperative group study. *J Clin Oncol.* 1997;15:2564–2569.

14. von der Maase H, Sengelov L, Roberts J, et al. Long-term survival results of a randomized trial comparing gemcitabine and cisplatin with methotrexate, vinblastine, doxorubicin, plus cisplatin in patients with bladder cancer. *J Clin Oncol.* 2005;23:4602–4608.

15. Galsky MD, Hahn NM, Rosenberg J, et al. A consensus definition of patients with metastatic urothelial carcinoma who are unfit for cisplatin-based chemotherapy. *Lancet Oncol.* 2011;12(3):211–214.

16. Narayanan S, Harshman LC, Srinivas S. Second-line therapies in metastatic urothelial carcinoma. *Hematol Oncol Clin North Am.* 2015;29(2):341–359.

17. Powles T, Eder JP, Fine GD, et al. MPDL3280A (anti-PD-L1) treatment leads to clinical activity in metastatic bladder cancer. *Nature.* 2014;515(7528):558–562.

18. Schroder FH, Hugosson J, Roobol MJ, et al. Screening and prostate-cancer mortality in a randomized European study. *N Engl J Med.* 2009;360(13):1320–1328.

19. Andriole GL, Crawford ED, Grubb RL 3rd, et al. Mortality results from a randomized prostate-cancer screening trial. *N Engl J Med.* 2009;360(13):1310–1319.

20. Carter HB, Albertsen PC, Barry MJ, et al. Early detection of prostate cancer: AUA Guideline. *J Urol.* 2013;190(2):419–426.

21. Moyer VA. Screening for prostate cancer: U.S. Preventive Services Task Force recommendation statement. *Ann Intern Med.* 2012;157(2):120–134.

22. Klotz L, Zhang L, Lam A, et al. Clinical results of long-term follow-up of a large, active surveillance cohort with localized prostate cancer. *J Clin Oncol.* 2010;28(1):126–131.

23. Canfield SE, Kibel AS, Kemeter MJ, et al. A guide for clinicians in the evaluation of emerging molecular diagnostics for newly diagnosed prostate cancer. *Rev Urol.* 2014;16(4):172–180.

24. Montie JE, Smith JA. Whitmoreisms: memorable quotes from Willet F. Whitmore, Jr, M.D. *Urology.* 2004;63(1):207–209.

25. Mohler J, Bahnson RR, Boston B, et al. NCCN clinical practice guidelines in oncology: prostate cancer. *J Natl Compr Cancer Netw.* 2010;8(2):162–200.

26. Gandaglia G, Trinh QD. Models of assessment of comparative outcomes of robot-assisted surgery: best evidence regarding the superiority or inferiority of robot-assisted radical prostatectomy. *Urol Clin North Am.* 2014;41(4):597–606.

27. Chen RC, Clark JA, Talcott JA. Individualizing quality-of-life outcomes reporting: how localized prostate cancer treatments affect patients with different levels of baseline urinary, bowel, and sexual function. *J Clin Oncol.* 2009;27(24):3916–3922.

28. Sweeney C, Chen Y, Carducci M, et al. Impact on overall survival (OS) with chemohormonal therapy versus hormonal therapy for hormone-sensitive newly metastatic prostate cancer (mPrCa): an ECOG-led phase III randomized trial. *J Clin Oncol.* 2014;35(5, suppl):Abstract LBA2. Special issue on ASCO Annual Meeting.

29. Prostate Cancer Trialists' Collaborative Group. Maximum androgen blockade in advanced prostate cancer: an overview of the randomised trials. *Lancet.* 2000;355:1491–1498.

30. Crook JM, O'Callaghan CJ, Duncan G, et al. Intermittent androgen suppression for rising PSA level after radiotherapy. *N Engl J Med.* 2012;367(10):895–903.

31. Hussain M, Tangen C, Berry D, et al. Intermittent versus continuous androgen deprivation in prostate cancer. *N Engl J Med.* 2013;368:1314–1325.

32. Kantoff PW, Halabi S, Conaway M, et al. Hydrocortisone with or without mitoxantrone in men with hormone-refractory prostate cancer: results of the cancer and leukemia group B 9182 study. *J Clin Oncol.* 1999;17:2506–2513.

33. Schellhammer PF, Chodak G, Whitmore JB, et al. Lower baseline prostate-specific antigen is associated with a greater overall survival benefit from sipuleucel-T in the immunotherapy for prostate adenocarcinoma treatment (IMPACT) trial. *Urology.* 2013;81(6):1297–1302.

34. de Bono JS, Logothetis CJ, Molina A, et al. Abiraterone and increased survival in metastatic prostate cancer. *N Engl J Med.* 2011;364(21):1995–2005.

35. Ryan CJ, Smith MR, de Bono JS, et al. Abiraterone in metastatic prostate cancer without previous chemotherapy. *N Engl J Med.* 2013;368(2):138–148.

36. Tran C, Ouk S, Clegg N, et al. Development of a second-generation antiandrogen for treatment of advanced prostate cancer. *Science.* 2009;324:787–790.

37. Scher HI, Fizazi K, Saad F, et al. Increased survival with enzalutamide in prostate cancer after chemotherapy. *N Engl J Med.* 2012;367(13):1187–1197.

38. Beer T, Armstrong A, Rathkopf D, et al. Enzalutamide in men with chemotherapy-naïve metastatic prostate cancer (mCRPC): results of phase 3 PREVAIL Study. *N Engl J Med.* 2014;371:424–433.

39. Tannock I, de Wit R, Berry W, et al. Docetaxel plus prednisone or mitoxantrone plus prednisone for advanced prostate cancer. *N Engl J Med.* 2004;351:1502–1512.

40. Petrylak D, Tangen C, Hussain M, et al. Docetaxel and estramustine compared with

mitoxantrone and prednisone for advanced refractory prostate cancer. *N Engl J Med.* 2004;351:1513–1520.

41. de Bono J, Oudard S, Ozguroglu M, et al. Prednisone plus cabazitaxel or mitoxantrone for metastatic castration-resistant prostate cancer progressing after docetaxel treatment: a randomised open-label trial. *Lancet.* 2010;376:1147–1154.

42. Bruland ØS, Nilsson S, Fisher DR, et al. High-linear energy transfer irradiation targeted to skeletal metastases by the alpha-emitter 223Ra: adjuvant or alternative to conventional modalities? *Clin Cancer Res.* 2006;12(20):6250S–6257S.

43. Parker C, Nilsson S, Heinrich D, et al. Alpha emitter radium-223 and survival in metastatic prostate cancer. *N Engl J Med.* 2013;369(3):213–223.

44. Saad F, Gleason, DM, Murray R, et al. A randomized, placebo-controlled trial of zoledronic acid in patients with hormone-refractory metastatic prostate carcinoma. *J Natl Cancer Inst.* 2002;94:1458–1468.

45. Morgans AK, Smith MR. Bone-targeted agents: preventing skeletal complications in prostate cancer. *Urol Clin North Am.* 2012;39(4):533–546.

46. Fizazi K, Carducci M, Smith M, et al. Denosumab versus zoledronic acid for treatment of bone metastases in men with castration-resistant prostate cancer: a randomised, double-blind study. *Lancet.* 2011;377:813–822.

47. Nichols CR, Roth B, Albers P, et al. Active surveillance is the preferred approach to clinical stage I testicular cancer. *J Clin Oncol.* 2013;31(28):3490–3493.

第13章 肾 癌

David M.J. Hoffman, Rekha A. Kumbla,
Robert A. Figlin

一、肾 细 胞 癌

肾细胞癌因其多样化的临床表现而被称为"内科医生的肿瘤"，随着人们对肾癌生物学认识的进步，内科药物治疗、精细外科手术治疗和局部仪器治疗方面产生了新的变革，针对血管生成、细胞内信号转导和宿主免疫激活的新型药物，形成了实体恶性肿瘤治疗的新模式。自2005年12月以来，已有7种新的治疗药物被批准用于治疗晚期肾癌[1,2]。

（一）组织病理学

肾透明细胞癌是一种起源于肾近曲小管的腺癌，是肾癌中最常见的病理类型，占原发性肾脏肿瘤的75%～85%[3,4]。乳头状肾细胞癌占肾脏恶性肿瘤的10%～15%，往往呈多病灶性，乳头状肾癌可分为两种主要的亚型：Ⅰ型和Ⅱ型。Ⅰ型通常是低级别的，具有更惰性的生物学，可能具有遗传性；Ⅱ型具有更激进的生物学行为并且预后较差[5]。嫌色细胞癌由缺乏脂质和糖原的深色细胞构成，预后较好。嗜酸性细胞瘤起源于集合管的闰细胞，由大的分化良好的细胞构成，因细胞内富含线粒体而呈现为颗粒状嗜酸性的细胞质，这类肿瘤通常为良性，多发性和双侧嗜酸细胞瘤与结节性硬化症（tuberous sclerosis complex，TSC）和Birt-Hogg-Dubé（BHD）综合征有关联。肾脏集合管癌很少见，但其发病倾向于年轻患者，具有较强的侵袭性，并且经常伴有肉瘤样分化。未分类肾细胞癌在肾肿瘤中占比不足5%，与透明细胞癌相比预后较差[6]。

（二）遗传学变异

在散发性透明细胞癌中，3号染色体短臂缺失较为常见，缺失区域的基因包括 Von Hippel-Lindau（*VHL*）、BRCA1 关联蛋白-1（*BAP1*）和 Polybromo-1（*PBRM1*），而 *PBRM1* 与透明细胞癌和肾细胞癌的发生有关联。

在 90%以上的透明细胞癌患者中发现了 *VHL* 基因（3p25-26）的变异，*VHL* 基因的灭活或缺失与血管内皮生长因子（VEGF）的表达增强有关，而 VEGF 是肿瘤血管生成的关键调控因子[7,8]。遗传性肾细胞癌及其基因异常详见表 13.1。

表 13.1　遗传性肾细胞癌综合征

综合征	相关基因/染色体	组织学类型	主要临床表现
VHL	*VHL* 抑癌基因（3p25-26）	透明细胞	常染色体显性遗传，视网膜血管瘤，中枢神经系统血管母细胞瘤，嗜铬细胞瘤，胰岛细胞瘤，副神经节瘤，阔韧带或附睾囊腺瘤
遗传性乳头状肾癌	*MET* 原癌基因（7q31）	乳头状 I 型	常染色体显性，多灶性、双侧肾细胞肿瘤
Birt-Hogg-Dubé 综合征	*FLCN* 抑癌基因（17p11.2）	嫌色细胞癌，嗜酸细胞腺瘤-嫌色细胞癌杂交瘤	常染色体显性，皮肤纤维滤泡瘤，肺囊肿，自发性气胸
遗传性平滑肌瘤病和肾细胞癌	*FH* 抑癌基因（1q42-43）	乳头状 II 型	常染色体显性，皮肤和子宫平滑肌瘤，单侧、单发和侵袭性肾细胞瘤
琥珀酸脱氢酶（SDH）相关性家族癌[9]	*SDH-B* 亚基（1p35-36），*SDH-D* 亚基（11q23）	透明细胞，嫌色细胞，乳头状 II 型，肾嗜酸细胞瘤	头颈部副神经节瘤，肾上腺或肾上腺外嗜铬细胞瘤
结节性硬化症	*TSC1*（9q34），*TSC2*（16p13）	透明细胞（常见）	常染色体显性，面部血管纤维瘤，多灶性肾血管平滑肌脂肪瘤，神经系统疾病或癫痫发作，肺部淋巴管肌瘤病

来源：Rini BI, Campbell SC, Escudier B. Renal cell carcinoma. Lancet.2009；373（9669）：1119-1132.

（三）流行病学

2015 年，美国地区有大约 61 560 例患者被诊断为肾癌和肾盂癌，并导致超过 14 080 人死亡，发病率呈上升趋势，部分原因是广泛使用先进的影像学检查导致偶然诊断增加。这类癌症约占所有成人恶性肿瘤的 4%，男女发病率比例约为 1.5∶1。

（四）危险因素

吸烟使罹患肾癌的风险增加一倍，这与吸烟的量和时间直接相关。接触有毒工业物质，包括镉、石棉和石油副产品，以及摄入某些镇痛药物(非那西汀和阿司匹林)会增加患病风险。其他危险因素包括高血压、肥胖、多囊肾病(遗传性和获得性)、儿童时期接受细胞毒性化疗、慢性丙型肝炎感染。有趣的是，镰状细胞贫血（尤其是血红蛋白 SS 型）增加了肾髓质癌的风险。VHL 和 BHD 等遗传综合征也与某些肾肿瘤的发生有关[10]。

（五）临床特点

许多肾癌是无症状和偶然被发现的[11]。虽然在诊断时只有 9%的患者出现了典型的肾癌三联征:血尿、可触及的腹部包块、腰痛，但是单独表现为这些症状仍然是常见的主诉[12]，其他报道的症状还有体重减轻和发热。一般而言，体征和症状通常是转移受累部位的反映。在初诊时，约 25%的患者并无任何症状，近 1/3 的患者在诊断时即有转移，最常见的转移部位为肺、软组织、骨骼和肝脏。副肿瘤综合征包括高钙血症、红细胞增多症、高血压、高血糖和无肝转移的肝功能障碍（Stauffer 综合征）。上述肾肿瘤初始体征的多样性反映了其生物学的复杂性和异质性[13]。

（六）分期

1. TNM 分期　肾癌分期采用 AJCC TNM 系统[14]。

2. 预后系统　加利福尼亚大学洛杉矶分校（UCLA）综合分级系统首次发表于 2001 年，该预后系统在 AJCC 分期的基础上融合了患者的体力状态评分和肿瘤的 Fuhrman 核分级（详见表 13.2）。Fuhrman 核分级系统最适用于透明细胞癌，它考虑到细胞核的大小、形状和核仁的突起，该分级系统在肾癌的生存评估中起重要作用。综合这些影响预后的因素，可以将患者分为低危、中危和高危人群[14]。

表 13.2　UISS 局限性肾癌分级系统

UISS 分级	T 分期	Fuhrman 分级	ECOG 评分	两年生存率（%）
低危（Ⅰ）	T1	1～2	0	96
中危（Ⅲ）		介于低危和高危之间		66
高危（Ⅴ）	T3	2～4	≥1	9
	T4	1～4	任何	

注：ECOG，东部肿瘤协作组；UISS，加利福尼亚大学洛杉矶分校（UCLA）综合分级系统。

除了分期以外，还有一些影响总生存的因素，根据 1999 年首次发表的纪念斯隆凯特琳癌症中心（MSKCC）系统，以下因素与晚期转移（分期为Ⅳ期）患者较短的生存期有关，表 13.3 显示了 MSKCC 转移性肾细胞癌的危险分层系统。

表 13.3　MSKCC 转移性肾细胞癌危险分级系统

危险因素	危险因素得分	两年生存率（%）
未行肾切除	0	45
KPS＜80 分		
Hgb＜正常值	1～2	17
钙＞正常值		
LDH＞正常值	3～5	3

注：Hgb，血红蛋白；LDH，乳酸脱氢酶；KPS，Karnofsky 体力状况评分。

- 高乳酸脱氢酶（LDH）
- 高血钙
- 贫血（低红细胞计数）
- 两处及以上远处转移部位
- 从初诊到需要全身治疗（靶向治疗或化疗）不足一年
- 体能状态不佳（衡量一个人日常活动能力的指标）

没有上述因素的患者被认为预后良好；有 1 个或 2 个因素被认为是中等的预后；有 3 个或更多因素则被认为预后不良，可能或多或少能从某些治疗中受益。

（七）治疗策略

1. 局限性肾癌　腹腔镜和机器人辅助肾切除术因其疼痛少、恢复快，已取代开放根治性肾切除术成为理想的技术手段。如果可行的话，最好选择保留肾单位的手术[15]。可根据 TNM 分期进行肾切除术后的复发风险分层，在随访监测方面，有多个指南可供参考，包括美国泌尿外科协会（AUA）和 NCCN 的指南，指南建议在中危和高危人群中采取更频繁的胸部和腹部计算机断层扫描[16]。

对于老年人或体弱患者，消融治疗（冷冻消融、射频、微波）是一种可选的手术替代方案[17,18]。对小于 4cm、偶然发现的病灶，尤其是伴有合并症或寿命有限的患者，积极的主动监测似乎是一种安全的策略[19]。

2. 转移性肾癌　减瘤性肾切除术后继续接受免疫治疗可以为具有某些特征的肾癌患者提供生存益处。同样，转移灶外科手术切除也有明确的作用，无论是初发还是复发的寡转移都可以通过手术获得持久缓解[20,21]。放射治疗：利用常规外照射和立体定向放射治疗适用于缓解骨转移的疼痛、肾窝复发或中枢神经系统受累[22]。

3. 系统治疗

（1）免疫治疗：1992 年，FDA 首次批准将大剂量白介素-2（IL-2）用于肾癌的治疗，可使 10%～20%的患者获得长期缓解。IL-2 是一种刺激细胞毒性 T 淋巴细胞增殖的细胞因子，本身没有直接的抗肿瘤作用[23]。在最近的 SELECT 临床试验中，对 120 例具有良好体力状态（ECOG 评分为 0～1，良好的器官功能——血肌酐低于 1.5 倍上限）且已行肾切除术的透明细胞癌患者进行 IL-2 治疗，并根据标本的组织病理学特征区分高低危风险，结果两组患者均获益于高剂量 IL-2 的治疗，获得了持续的缓解和生存时间的延长，整体治疗反应率为 25%，高于之前报道的总体反应率。值得注意的是，其中 11%的患者 3 年内无疾病进展，中位总生存期约为 42.8 个月；高、低风险两组患者的反应率无显著性差异。该试验突出了 IL-2 作为生物标志物的重要性，并介绍了使用程序性死亡配体 1（PDL-1）作为免疫治疗反应预测因子的可能性[24]。

已经在转移性肾细胞癌中进行了多项试验，用于评估 IL-2 的剂量及其与干扰素的比较。例如，在 McDermott 等的研究中[25]，患者被随机分为高剂量 IL-2 治疗组和皮下注射 IL-2 联合干扰素组，本研究显示大剂量 IL-2 提高了治疗反应率，并且在骨转移、肝转移或特定的原发肿瘤患者中，生存改善具有统计学意义。IL-2 相关的多项试验表明，它适用于选定的一组患者，并证明与其他标准药物如干扰素相比，能使更大比例的患者获得持久的治疗反应。

需要指出的是，这种治疗的适用性受到患者特征（组织学为透明细胞癌，ECOG 评分为 0 或 1，心肺储备充足，无不受控制的脑转移）及可获得性的限制，其不良反应是多变的，包括合并血流动力学不稳定的毛细血管渗漏综合征，需要血管加压药物治疗[26]。

α 干扰素具有免疫增强和直接的细胞毒性作用，其治疗反应率与 IL-2 相似，但是没有显著的持久性。有各种各样的 α 干扰素治疗剂量和治疗方案，包括每周一次的聚乙二醇制剂。随着新的免疫治疗方法的出现，特别是免疫检查点抑制剂的出现，IL-2 和干扰素开始不再那么受欢迎[27]。

免疫学家 James P. Allison 首先提出利用药物去除负性免疫调节剂的方法，推动了免疫检查点抑制剂的发展。检查点分子"细胞毒性 T 淋巴细胞相关蛋白-4"可抑制 T 细胞活化，因而用治疗性抗体阻断该分子对 T 细胞的抑制作用有可能引发肿瘤免疫应答。此外还知道，程序性死亡受体 1（PD-1）在 T 细胞上表达，与免疫细胞和癌细胞上表达的 PD-1 配体（PD-L）相互作用可阻断免疫应答，因此，去除 PD-1 或 PD-L，靶向消除这种作用，可能触发免疫系统直接攻击肿瘤细胞。

纳武单抗（nivolumab）是一种人源性 IgG4 程序性死亡抑制剂，可阻断 PD-L1 和 PD-L2 配体，重新激活宿主细胞对肿瘤的免疫反应。最近进行的将纳武单抗作为第二线、第三线治疗转移性透明细胞癌（抗血管生成药物治疗后）的试验中，显示了平均 25 个月的中位整体生存获益，而Ⅲ期 CheckMate-025 试验中依维莫司的中位整体生存获益为 19.6 个月，纳武单抗和依维莫司的客观反应率分别为 25% 和 5%，两者具有显著差异。

针对免疫系统的治疗可能会出现显著的不良反应，如疲劳、恶心、皮肤瘙痒、腹泻，但值得注意的是，和依维莫司相比，纳武单抗出现 3 级或 4 级不良事件的概率更小[28]。

目前正在对免疫检查点抑制剂及联合治疗进行进一步的研究，以确定最佳的治疗策略。

（2）分子靶向药物——血管内皮生长因子抑制物

1）索拉非尼（sorafenib）最初被开发为 RAF 抑制剂，之后才发现其具有 VEGF 抑制剂的作用，并于 2005 年 12 月获批用于肾癌的治疗，尽管客观反应率低，但大多数治疗患者病情稳定。索拉非尼是一种酪氨酸激酶抑制剂（TKI），400mg，口服，每天 2 次，与安慰剂相比，其在细胞因子治疗失败后可改善无进展生存期（24 周 vs12 周）[29,30]。

2）舒尼替尼（sunitinib）是 2006 年 1 月获批的一种多激酶 VEGF 受体抑制剂，其治疗反应率为 40%，另有 40% 的患者病情保持稳定。常用剂量为 50mg，口服，每天 1 次，持续 4 周，然后休息 2 周。据报道，部分缓解率高达 40%，疾病进展的中位时间大于 8 个月。舒尼替尼作为一线治疗的总生存期为 26.4 个月[31]。这类 TKI 的常见不良事件包括味觉改变、腹泻、疲劳、头发颜色变化、贫血、血小板减少和四肢皮疹。

3）贝伐珠单抗（bevacizumab）是一种重组人单克隆抗体，与可溶性 VEGF 结合，进而阻断 VEGF 受体结合，从而抑制血管生成和内皮细胞增殖[32]。其于 2009 年 7 月被批准联合 α 干扰素用于治疗转移性肾癌，最高剂量为 10mg/kg，静脉注射，每 2 周 1 次。与干扰素联合进行的研究显示，总体生存率提高[33]。但是，反应率相对较低，需要肠外给药，加之新的有效疗法的不断开发，使得这种方法不受欢迎[34]。治疗期间应积极监测患者有无高血压和蛋白尿。

4）帕唑帕尼（pazopanib）是一种 VEGF 受体的 TKI，于 2009 年 10 月被批准用于治疗转移肾癌，它与舒尼替尼具有相似的作用机制和反应率。尽管其肝毒性比舒尼替尼要高，但由于较好的耐受性，其一直受到患者和医生的青睐。

常用剂量如下所示。

- 800mg，空腹口服，每天 1 次。
- 如有中度肝功能受损，200mg，空腹口服，每天 1 次。
- 因其主要通过酶来代谢，如无法避免强效 CYP3A4 抑制药物的使用，400mg 或以下剂量口服。

其总体有效率达 30%，无进展生存期从安慰剂组的 2.8 个月增加到 11.1 个月，目前尚无总生存率的数据[35]。

5）阿西替尼（axitinib）是 2012 年 1 月批准的一种 VEGF 受体 TKI，与索拉非尼相比，无进展生存期（PFS）有所改善（分别为 8.3 个月和 5.7 个月）。它适用于既往一种全身治疗失败后的晚期肾细胞癌[36]。

（3）分子靶向药物——mTOR 抑制物

1）替西罗莫司（temsirolimus）于 2007 年 5 月被批准，其靶向作用于 mTOR，被认为是细胞生长和血管生成的主要细胞内调节因子。在低危患者中，与干扰素相比，替西罗莫司治疗组具有生存优势。常用剂量是每周 25mg，静脉注射[37]。

2）依维莫司（everolimus）是 2009 年 3 月批准的一种口服 mTOR 抑制剂，适用于 VEGFR 抑制剂治疗后进展的患者。常用剂量及方案如下所示。

- 依维莫司 10mg 口服，每天 1 次。
- 出现 Child-Pugh 分级为 B 级的肝功能损害或需要处理的药物不良反应者，减量为 5mg 口服，每天 1 次。
- 如需同时使用强效 CYP3A4 诱导药物，日服量可每次增加 5mg，最大剂量为 20mg，每天 1 次[38]。

应用 mTOR 抑制剂的患者应监测有无贫血、口腔炎、高三酰甘油血症、高血糖、高血压、感染，以及少见的肺炎。

（4）新兴的治疗方法

1）卡博替尼（cabozantinib）是一种小分子 TKI，最初于 2012 年 11 月被批准用于治疗甲状腺髓样癌，其可以靶向作用于 VEGFR、MET 和 AXL 的受体酪氨酸激酶，临床前研究提示这些激酶与肾细胞癌对 VEGFR 抑制剂的耐药机制有关。此外还知道，在肾细胞癌中灭活 VHL 基因可以上调 MET 和 AXL 的受体酪氨酸激酶，并且与较差的预后相关[39]。在 METEOR Ⅲ期试验中，对卡博替尼与依维莫司进行了比较研究，既往接受过至少一种 VEGF 抑制剂治疗的转移性透明细胞癌患者被 1∶1 随机分配至卡博替尼组与依维莫司组，主要观察终点为 PFS。接受卡博替尼治疗的患者中位 PFS 较使用依维莫司组有所改善（分别为 7.4 个月和 3.8 个月），此外，卡博替尼组和依维莫司组的客观应答率有显著差异（分别为 21% 和 5%）。卡博替尼最常见的 3 级不良事件是疲劳、腹泻和高血压，这与其他大多数 TKI 药物类似[40]。

2）仑伐替尼（lenvatinib）是一种多靶点（VEGF 受体 1-3、FGF 受体 1-4、PDGFR-α、RET、KIT）口服 TKI，在既往接受过至少一种 VEGF 抑制剂治疗的转移性透明细胞癌患者中，评估仑伐替尼联合依维莫司与单用仑伐替尼和单用依维莫司的疗效，研究结果显示当仑伐替尼联合依维莫司与单用仑伐替尼或单用依维莫司相比时，PFS 显著改善，分别为 14.6 个月、7.4 个月、5.5 个月。此外，联合治疗组的整体反应率有显著提高（分别为 22%、14% 和 3%）。一项仑伐替尼相关的 III 期临床试验正在计划中[9]。

3）瑞戈非尼（regorafenib）是一种多激酶抑制剂，于 2012 年 9 月被批准用于治疗转移性结肠癌（并于 2013 年被批准用于伊马替尼和舒尼替尼治疗后进展的胃肠道间质瘤）。瑞格非尼在晚期肾癌中的应用正在试验中。

如前所述，免疫治疗相关的检查点抑制剂是一类具有巨大潜力的新兴药物。PD-1 抑制剂帕博利珠单抗和纳武单抗分别于 2014 年 9 月和 2014 年 12 月获批用于治疗转移性黑色素瘤。详见相应章节。

4. 细胞毒类药物化疗/内分泌治疗　传统细胞毒性药物化疗的益处仅限于非透明细胞肾癌和集合管癌。在透明细胞癌中没有明确的作用。不推荐孕激素和选择性雌激素受体调节剂用于肾癌的治疗。

5. 疫苗　鉴于肾细胞癌对 IL-2、干扰素和现在的免疫检查点抑制剂治疗的显著反应，很明显，调节免疫系统在控制和治疗肾癌中具有关键作用。疫苗疗法是一种实验性的治疗方法，它利用患者自身的肿瘤细胞或肿瘤相关的蛋白多肽来使患者获得免疫肿瘤特异性抗原。在适当的免疫监视下，免疫系统通过活化的树突状细胞和淋巴细胞识别外来肿瘤细胞，树突状细胞作为抗原呈递细胞，将小分子肽呈递给主要的组织相容性复合物，使 T 细胞克隆扩增，产生细胞毒性 T 细胞以对抗肿瘤。肿瘤细胞具有通过改变抗原表达来抑制细胞毒性 T 细胞和下调宿主肿瘤免疫的能力，因此，接种疫苗的目的是重新刺激免疫系统/防御系统，以便更好地识别和对抗肿瘤[41]。

疫苗疗法目前仍处于研究阶段，正在进行的临床试验包括以下几个。

- 由 Argos 开展的在晚期肾癌患者中进行标准治疗加用树突细胞免疫疗法 AGS-003 的 III 期试验（NCT01582672）。
- 由西北生物治疗中心研发的 DCVax 治疗实体瘤患者的 I/II 期试验（NCT01882946）。
- 使用或不使用西罗莫司联合疫苗疗法治疗表达 NY-ESO-1 实体瘤患者的 I 期研究。（NCT01522820）

6. 过继细胞疗法 从患者肿瘤中取出肿瘤浸润淋巴细胞（TIL），然后经基因修饰或用细胞因子处理以增强其免疫活性，再重新导入患者体内，目的是改善免疫系统的抗癌反应。最初在黑色素瘤中对该疗法进行了研究，小型单中心研究证实该疗法是有益的，患者接受 CD8+的 TIL 联合低剂量 IL-2治疗可以达到 34.6% 的应答率（完全应答+部分应答）[42]。然而，后续的Ⅲ期临床试验中，TIL 的效果却不及安慰剂；部分原因可能是 TIL 存在表型变异，且 TIL 的生产也存在重大问题[43]。随后的研究主要集中于从原发性和转移性肿瘤中生产有效的 TIL[44]。以下列举几个正在进行的评估 TIL 疗效的试验。

- 利用基因工程生产抗-VEGFR2 的 CD8 阳性细胞,用于治疗转移性癌症（包括肾癌）的 Ⅰ/Ⅱ 期研究（NCT01218867）。
- 检测包括肾癌在内的晚期癌症患者体内的自然杀伤细胞、重要的非特性免疫细胞的 Ⅰ 期试验（NCT00720785）。

7. 辅助治疗 在手术切除所有已知病灶后，全身辅助治疗没有确切的作用。迄今为止，使用舒尼替尼、索拉非尼和依维莫司作为对照的辅助治疗试验结果均为阴性。在随机、安慰剂对照的多中心Ⅲ期临床试验（辅助索拉非尼或舒尼替尼治疗不良预后肾癌，ASSURE）中，索拉非尼（多吉美，Nexavar）或舒尼替尼（索坦，Sutent）的辅助治疗未能改善局部晚期肾癌患者的无病生存期。ASSURE 试验共招募了 1943 名肿瘤切除术后的中高危肾癌患者（包括透明细胞癌和非透明细胞癌），并随机分配至索拉非尼、舒尼替尼或安慰剂组治疗 1 年，结果显示：索拉非尼组和舒尼替尼组的中位无病生存期均为 5.8 年，而安慰剂组则为 6 年，三组的 5 年无病生存率分别为 52.8%、53.8% 和 55.8%，5 年总体生存率分别为 80.7%、76.9% 和 78.7%。两种药物与安慰剂相比都没有提高疗效，但两种药物都具有显著的毒性[45]。

目前有两项研究正在评估 VEGF TKI 辅助治疗的持续时间。SORCE 试验选取肿瘤切除术后患者，比较了 1 年索拉非尼、3 年索拉非尼和安慰剂在治疗透明细胞癌和非透明细胞癌中的疗效。ATLAS 研究则探索使用阿西替尼对高危肾细胞癌进行长达 3 年辅助治疗的疗效。

此外，EVEREST 试验将透明细胞癌和非透明细胞癌患者随机分配至依维莫司辅助治疗组和安慰剂治疗组，并将持续治疗 1 年。到目前为止，这些研究还没有最终的数据，在确切结果出来之前，辅助治疗被认为是试验性质的。

8. 联合治疗 迄今为止，除了前面讨论过的仑伐替尼联合依维莫司（详见"新兴的疗法"）和贝伐珠单抗联合 α 干扰素（详见"分子靶向药物——血管内皮生长因子抑制物"）取得成效，其他靶向联合药物基本上都是不成功的，并且因为具有显著的毒副作用，最好就此停留在临床试验阶段。

（八）转移性肾癌的治疗策略

入组临床试验可以作为初始治疗，也可以作为疾病进展后治疗的选择。大剂量 IL-2 具有长期持久治疗的潜力，是符合条件患者的首选治疗方法。对于其他患者，建议使用舒尼替尼或帕唑帕尼作为一线治疗。目前尚不清楚治疗进展期肾癌的最佳药物次序，但根据临床试验，可考虑如下选择（详见表 13.4）。

表 13.4 转移性肾细胞癌的治疗——透明细胞类型

	标准方案	可选方案
一线治疗		
风险分组		
中/低风险	舒尼替尼	大剂量 IL-2
	帕唑帕尼	贝伐珠单抗+小剂量 α 干扰素
高风险	替西罗莫司	舒尼替尼
二线治疗		
前序治疗		
TKI	阿西替尼	卡博替尼*
	依维莫司	索拉非尼
		纳武单抗*
三线治疗		
前序治疗		
TKI（至少二线）	纳武单抗*	仑伐替尼+依维莫司*
	卡博替尼*	索拉非尼

* 正在接受 FDA 审查。

二、非透明细胞癌的治疗

对于转移性非透明细胞肾细胞癌患者，最标准的治疗方法是 VEGFR TKI，而不是基于免疫的治疗。前瞻性Ⅲ期临床试验 ESPN 将非透明细胞肾细胞癌患者随机分配至舒尼替尼组和依维莫司组，PFS 为主要终点。本研究未获得统计学意义上显著差异的 PFS 结果，但从其中可以观察到，舒尼替尼比依维莫司具有更高的总体反应率（分别为 12%和 0%）[46]。

美国临床肿瘤学会开展的对比舒尼替尼和依维莫司治疗非透明细胞肾细胞癌者（主要为乳头状类型）的Ⅱ期试验（ASPEN）的初步结果显示，舒尼替尼组具有更长的无进展生存期 PFS（分别为 8.3 个月和 5.6 个月）及更高的总体反应率（18%和 9%）。值得注意的是，亚组分析（低风险、中等风险和高风险）具有明显的变异性，高风险的患者似乎从依维莫司治疗中获益更多[47]。

此外，在评估非透明细胞肾细胞癌治疗的 RECORD3 试验中，将"先舒尼替尼后依维莫司"和"先依维莫司后舒尼替尼"的序贯治疗进行比较，发现患者在初始使用舒尼替尼而非依维莫司治疗时 PFS 有所改善（分别为 7.2 个月和 5.1个月）[48]。

对于集合管癌或肾髓质癌患者，应给予细胞毒性药物化疗。随着 VEGF 抑制剂研究的进展，靶向 mTOR 或参与临床试验是一个合理的二线治疗策略。由于这些癌症在肾癌中的比例很小，缺乏信息，因此很难通过临床试验来获得合理的结果[49]。

随着技术的发展，人们可以对肿瘤的分子结构进行深入研究，目前正在尝试个体化治疗，以开发利用特定的细胞表面受体或细胞内酶途径。这些策略目前仍然是非标准性的，最好在临床试验中进行研究证实。

（张宗彪 译 管 维 于世英 校）

参 考 文 献

1. Bukowski R, Figlin R, Motzer R, eds. *Renal cell carcinoma: molecular targets and clinical applications*. 3rd ed. New York: Springer;2015.
2. Vogelzang NJ. Another step toward the cure of metastatic renal cell carcinoma? *J Clin Oncol.* 2010;28:5017–5019.
3. Atkins MB. Management of advanced renal cancer. *Kidney Int.* 2005;67:2069–2082.
4. Rafia S. Renal cell carcinoma: natural history and results of treatment. *Cancer.* 1970;25:26–40.
5. Motzer R, Bacik J, Mariani T, et al. Treatment outcome and survival associated with metastatic renal cell carcinoma of non–clear cell histology. *J Clin Oncol.* 2002;20:2376–2381.
6. Ljungberg B, Bensalah K, Canfield S, et al. EAU guidelines on renal cell carcinoma: 2014 update. *Eur Urol.* 2015;67(5):913–924.
7. Pantuck A, Zisman A, Belldegrun A. The changing natural history of renal cell carcinoma. *J Urol.* 2001;166:1611–1623.
8. Rini BI, Campbell SC, Escudier B. Renal cell carcinoma. *Lancet.* 2009;373(9669):1119–1132.
9. Motzer RJ, Hutson TE, Glen H, et al. Lenvatinib, everolimus, and the combination in patients with metastatic renal cell carcinoma: a randomised, phase 2, open-label, multicentre trial. *Lancet Oncol.* 2015;16(15):1473–1482.
10. Mandell JS, McLaughlin JK, Schlehofer B, et al. International renal-cell study. IV. Occupation. *Int J Cancer.* 1995;61:601–605.
11. Volpe A, Panzarella T, Rendon R, et al. The natural history of incidentally detected small renal masses. *Cancer.* 2004;100:738–745.
12. Bosniak M, Birnbaum B, Krinsky G, et al. Small renal parenchymal neoplasms: further observation on growth. *Radiology.* 1995;197:589–597.
13. Rini B. Metastatic renal cell carcinoma: many treatment options, one patient. *J Clin Oncol.* 2009;27(19):3225–3234.
14. Edge SB, Byrd DR, Compton CC, et al., eds. *AJCC cancer staging manual*. 7th ed. New York: Springer; 2010:479–489.
15. Rendon R, Stanietzky N, Panzarella T, et al. The natural history of small renal masses. *J Urol.* 2000;164:1143–1147.
16. Zisman A, Pantuck A, Wieder J, et al. Risk group assessment and clinical outcome algorithm to predict the natural history of patients with surgically resected renal cell carcinoma. *J Clin Oncol.* 2002;20:4559–4566.
17. Lamb G, Bromwich E, Vasey P, et al. Management of renal masses in patients medically unsuitable for nephrectomy—natural history, complications, and outcome. *Urology.* 2004:64:909–913.
18. Wehle M, Thiel D, Petrou S, et al. Conservative management of incidental contrast-enhancing renal masses as safe alternative to invasive therapy. *Urology.* 2004;64:49–52.
19. Chin A, Lam J, Figlin R, et al. Surveillance strategies for renal cell carcinoma patients following nephrectomy. *Rev Urol.* 2006;8(1):1–7.
20. Biswas S, Kelly J, Eisen T. Cytoreductive nephrectomy in metastatic renal cell carcinoma: perspectives in the tyrosine kinase inhibitor era. *Oncologist.* 2009;14(1):52–59.
21. Policari A, Gorbonos A, Milner J, et al. The role of cytoreductive nephrectomy in the era of molecular targeted therapies. *Int J Urol.* 2009;16(3):227–233.
22. Motzer R, Mazumda M, Bacik J, et al. Survival and prognostic stratification of 670 patients with advanced renal cell carcinoma. *J Clin Oncol.* 2002;17(8):2530–2540.
23. Coppin C, Porzsolt F, Awa A, et al. Immunotherapy for advanced renal cell cancer. *Cochrane Database Syst Rev.* 2005;(1):CD001425.
24. McDermott DF, Cheng SC, Signoretti S, et al. The high-dose aldesleukin "select" trial: a trial to prospectively validate predictive models of response to treatment in patients with metastatic renal cell carcinoma. *Clin Cancer Res.* 2015;21(3):561–568.
25. McDermott D, Regan M, Clark J, et al. Randomized phase III trial of high-dose interleukin-2 versus subcutaneous interleukin-2 and interferon in patients with metastatic renal cell carcinoma. *J Clin Oncol.* 2005;23(1):133–141.
26. Schwartzentruber D. Guidelines for the safe administration of high-dose interleukin-2. *J Immunother.* 2001;24:287–292.
27. Atkins MN, Sparano J, Fisher RI. Randomized phase II trial of high dose interleukin-2 either alone or in combination with interferon alfa-2b in advanced renal cell carcinoma. *J Clin Oncol.* 1993;11(4):661–670.
28. Motzer R, Escudier B, McDermott D, et al. Nivolumab versus everolimus in advanced renal cell carcinoma. *N Engl J Med.* 2015;373:1803–1813.
29. Escudier B, Szczylik C, Eisen T, et al. Randomized phase III trial of the raf kinase and VEGF inhibitor sorafenib (BAY 43-9006) in patients with advanced renal cell carcinoma (RCC).

J Clin Oncol. 2005;23:380.

30. Gollob JA, Rathmell WK, Richmond TM, et al. Phase II trial of sorafenib plus interferon-α-2b as first- or second-line therapy in patients with metastatic renal cell cancer. *J Clin Oncol.* 2007;25(22):3288–3295.

31. Motzer R, Michaelson M, Redman B, et al. Activity of SU11248 (Sunitinib), a multitargeted inhibitor of vascular endothelial growth factor receptor and platelet-derived growth factor receptor, in patients with metastatic renal cell carcinoma. *J Clin Oncol.* 2006;24:16–24.

32. Rini B, Small E. Biology and clinical development of vascular endothelial growth factor-targeted therapy in renal cell carcinoma. *J Clin Oncol.* 2005;23:1028–1043.

33. Yang J, Haworth L, Sherry RM, et al. A randomized trial of bevacizumab, an anti-vascular endothelial growth factor antibody, for metastatic renal cancer. *N Engl J Med.* 2003;349:427–434.

34. Yang J. Bevacizumab for patients with metastatic renal cancer: an update. *Clin Cancer Res.* 2004;10(18, pt 2):6367S–6370S.

35. Sternberg C, Davis I, Mardiak J, et al. Pazopanib in locally advanced or metastatic renal cell carcinoma; results of a randomized phase III trial. *J Clin Oncol.* 2010;28(6):1061–1068.

36. Motzer RJ, Escudier B, Tomczak P, et al. Axitinib versus sorafenib as second-line treatment for advanced renal cell carcinoma: overall survival analysis and updated results from a randomized phase 3 trial. *Lancet Oncol.* 2013;14:552–562.

37. Hudes G, Carducci M, Tomczak P, et al. A phase 3, randomized, 3-arm study of temsirolimus (TEMSR) or interferon-alpha (IFN) or the combination of TEMSR + IFN in the treatment of first-line, poor-risk patients with advanced renal cell carcinoma (adv RCC). *J Clin Oncol.* 2006;24(8, suppl):Abstract LBA4. Special issue on ASCO Annual Meeting.

38. Motzer R, Escudier B, Oudard S, et al. Efficacy of everolimus in advanced renal cell carcinoma: a double-blind, randomized, placebo-controlled phase III trial. *Lancet.* 2008;372(9637):449–456.

39. Zhou L, Liu X, Sun M, et al. Targeting MET and AXL overcomes resistance to sunitinib therapy in renal cell carcinoma. *Oncogene.* 2015;1–11.

40. Choueiri T, Escudier B, Powles T, et al. Cabozantinib versus everolimus in advanced renal cell carcinoma. *N Engl J Med.* 2015;373(19):1814–1823. doi:10.1056/NEJMoa1510016

41. Rosenberg S, Lotze M, Yang J, et al. Prospective randomized trial of high-dose interleukin-2 alone or in conjunction with lymphokine-activated killer cells for the treatment of patients with advanced cancer. *J Natl Cancer Inst.* 1993;85:622–632.

42. Figlin RA, Pierce WC, Kaboo R, et al. Treatment of metastatic renal cell carcinoma with nephrectomy, interleukin-2 and cytokine-primed or CD8+ selected tumor infiltrating lymphocytes from primary tumor. *J Urol.* 1997;158:740–745.

43. Figlin RA, Thompson JA, Bukowski RM, et al. Multicenter, randomized, phase III trial of CD8+ tumor infiltrating lymphocytes in combination with recombinant interleukin-2 in metastatic renal cell carcinoma. *J Clin Oncol.* 1999;17:2521–2529.

44. Baldan V, Griffiths R, Hawkins RE, et al. Efficient and reproducible generation of tumor infiltrating lymphocytes for renal cell carcinoma. *Br J Cancer.* 2015;112:1510–1518.

45. Haas N, Manola J, Uzzo RG, et al. Initial results from ASSURE (E2805): adjuvant sorafenib or sunitinib for unfavorable renal carcinoma, an ECOG-ACRIN-led, NCTN phase III trial. *J Clin Oncol.* 2015;33(suppl 7):Abstract 403. Special issue on Genitourinary Cancers Symposium.

46. Tannir N, Jonasch E, Altinmakas E, et al. Everolimus versus sunitinib prospective evaluation in metastatic non clear cell renal cell carcinoma (The ESPN trial): a multicenter randomized phased 2 trial. *J Clin Oncol.* 2014;32(5, suppl):Abstract 4505. Special issue on ASCO Annual Meeting.

47. Armstrong AJ, Broderick S, Eisen T, et al. Final clinical results of a randomized phase II international trial of everolimus vs. sunitinib in patients with metastatic non–clear cell renal cell carcinoma (ASPEN). *J Clin Oncol.* 2015;33(suppl):Abstract 4507. Special issue on ASCO Annual Meeting.

48. Motzer RJ, Barrios CH, Kim TM, et al. Record-3: phase II randomized trial comparing sequential first-line everolimus (EVE) and second-line sunitinib (SUN) versus first-line SUN and second-line EVE in patients with metastatic renal cell carcinoma (mRCC). *J Clin Oncol.* 2013;31(suppl):Abstract 4504. Special issue on ASCO Annual Meeting

49. Kroeger N, Xie W, Lee J, et al. Metastatic non–clear cell renal cell carcinoma treated with targeted therapy agents: characterization of survival outcome and application of the International mRCC Database Consortium criteria. *Cancer.* 2013;119:2999–3006.

第 14 章 内分泌肿瘤

Jaydira del Rivero, Antonio Tito Fojo

一、甲状腺癌

（一）发病率[1-3]

甲状腺癌在男性及女性中的发病率均呈逐年上升趋势。美国国家癌症研究所（NCI）报道美国每年新诊断的甲状腺癌约为 62 450 例，死亡病例为 1950 例。甲状腺癌发病率大约是 9/10 万，女性为男性的 2.7～3.1 倍。女性发病的高峰年龄为 35 岁，男性为 44 岁。2006～2010 年，男性和女性的甲状腺癌发病率分别为 6.1/10 000 和 18.2/10 000。女性甲状腺癌的发病率每年增加 5%。在过去 10 年中，甲状腺癌死亡率上升了 1/3。也有人认为，发病率不断增加可能归因于筛查及检测技术的提高而并不是真实的数据。目前美国甲状腺肿瘤病例较 10 年前增加了 1 倍，而且位列美国女性最常见肿瘤的第五位。其 5 年总生存率约为 98%。

（二）病因及预防[4]

目前，甲状腺癌的病因尚不清楚。明确的危险因素有患霍奇金病、胸腺增生而接受过头颈部放射治疗、遗传因素、家族甲状腺癌病史、甲状腺肿和（或）自身免疫性甲状腺疾病史。自身免疫性甲状腺疾病在女性中更为普遍，这也许可以解释为什么甲状腺癌在女性比男性更为常见。原子弹爆炸后的幸存者中，接受辐射后的 20～25 年可观察到甲状腺癌的发病。日本一些地区的人群监测数据表明这些地区甲状腺癌发生率高于美国基础发病率的 0.1～10 倍。如果人体意外暴露于放射性同位素中，摄入碘化钾有助于阻止甲状腺摄取放射性碘（RAI）。

某些甲状腺肿瘤有家族遗传性。甲状腺髓样癌（MCT）可见于多发性内分泌肿瘤综合征（MEN）2A 及 2B 型，而家族性 MCT（FMCT）占甲状腺癌的 3%～5%。在 1/30 000 的患者

可观察到 *RET* 原癌基因的生殖系突变引起的 MEN2 和 FMTC 常染色体显性综合征。对于患有这些综合征的年轻高危患者来说，需考虑行预防性甲状腺切除术。在 50% 的散发甲状腺髓样癌患者中也可以观察到 *RET* 突变。

（三）组织学类型[5]

甲状腺癌最常见的组织学类型如下所示。

1. 分化良好的甲状腺癌（DTC；占 88%） 90% 左右的甲状腺癌是分化良好的甲状腺癌，其中甲状腺乳头状癌（PTC）是最常见的类型（80%～85%）。PTC 通常是单侧的，也可以是单叶多灶性。组织学亚型预后较差的 PTC 包括高细胞变异型、柱状细胞变异型、弥漫性硬化变异型。滤泡癌的高侵袭变异型预后差。后者的特点是血管侵袭、甲状腺外组织侵犯或广泛的肿瘤坏死伴分裂象。其他分化不良的侵袭性肿瘤的组织学表现包括小梁亚型、岛状亚型和固体亚型。甲状腺乳头状癌中 75% 存在丝裂原活化蛋白激酶（MAPK）信号转导的改变，大约 45% 存在 *BRAFV600E* 突变。*RAS* 癌基因激活突变约占 10%。RET 重排约占 25%。转移性疾病中常见血管内皮生长因子（VEGF）信号转导通路的上调。

其次较常见的分化型甲状腺癌是滤泡状癌（FTC），为 10%～15%。FTC 主要经血行转移，进展期疾病常见肺和骨转移。FTC 中可检测到 *RAS* 基因点突变和 3 号染色体上的突变（*PAX8-PPAR* 突变）。Hürthle 细胞癌（HCC；3%）也称为亲氧或嗜酸瘤细胞甲状腺癌，是滤泡状癌的一种组织学变异，恶性度高，通常被认为是滤泡性癌的一个亚型而非独立的细胞类型。分化良好的甲状腺癌来源于甲状腺滤泡细胞，通常分泌甲状腺球蛋白（TG），并且为典型的初始 RAI 反应型。因此，甲状腺球蛋白可以作为抗甲状腺球蛋白抗体阴性患者的肿瘤标志物。

2. 髓样癌（MTC；4%）[6,7] MTC 产生降钙素，起源于甲状腺滤泡旁细胞或来源于神经嵴的 C 细胞。全世界有 20%～25% 的 MTC 病例为常染色体显性遗传，散发病例占 75% 左右。散发性肿瘤倾向于单发，而家族性肿瘤倾向于双侧和多灶性。FMTC 的特征是原癌基因 *RET* 的激活突变，以及胚系 *RET* 激活突变，MEN2 是先驱因素。髓样癌细胞既可产生免疫活性的降钙素，又可产生癌胚抗原（CEA），两者都可作为肿瘤标记物。

3. 未分化癌（ATC；2%） 甲状腺未分化癌少见，但具有高侵袭性，占 2%～5%。ATC 发病率在一些国家已经明显下降，这归因于增加了膳食碘及分化良好的甲状腺癌治疗水平的提高。多达 50%的患者同时有分化良好的甲状腺癌病史。ATC 患者的中位生存期为 3～7 个月，并且在甲状腺癌的死亡率中占相当大的比例。疾病特异性死亡率接近 100%，自明确诊断起 1 年生存率仅为 10%。因此，甲状腺未分化癌治疗水平有待进一步提高。大约 90%的患者在诊断时存在局部或远处转移；然而，大多数患者最终死于系统性疾病。

4. 甲状腺淋巴瘤（5%） 并不常见，起源于淋巴组织，将于第 22 章及第 23 章讨论。

5. 甲状腺肉瘤（少于 1%） 同样少见，治疗方法应遵从其组织来源，将于第 17 章讨论。

6. 甲状腺鳞状细胞癌（少于 1%） 少见。其最佳治疗方法同头颈部原发鳞状细胞癌（见第 6 章）。

（四）预后[8-12]

1. 细胞类型/病理 乳头状癌患者生存率最高，与混合性乳头状和滤泡状癌相似，一般具有较好的生物学行为及预后，20 年死亡率小于 15%。尽管部分患者发生肺转移，其 20 年的生存率仍超过 50%，10 年生存率接近 93%～98%。单纯滤泡状癌患者的预后差于乳头状癌，10 年相对生存率为 85%。近年研究显示，有血管浸润的滤泡状癌患者预后相对差，而无血管浸润的滤泡状癌的预后与乳头状癌相似。甲状腺髓样癌患者常发生区域淋巴结转移和远处转移，且上述转移往往在早期出现。甲状腺髓样癌在手术切除后的 10 年生存率为 40%～60%。甲状腺未分化癌的预后极差，中位生存时间仅为 4 个月，1 年生存率不足 10%。

2. 其他因素 肿瘤直径大于 4cm、患者年龄超过 40 岁、男性患者、远处转移、DNA 呈异倍体，这些指标提示预后差。分化良好的甲状腺癌首先易转移至淋巴结，其次是肺，更少见的是骨转移，其 5 年、10 年、15 年生存率分别为 53%、38%、30%。其他转移部位包括皮下、肝脏及脑。相比其他肿瘤，分化良好的甲状腺癌局部淋巴结转移并不显著影响生存率，放射线诱发的甲状腺癌也并非预后更差。目前有数个可用于预测分化良好甲状腺癌预后的系统，如 MACIS 评分系统：转移，转移+3 分；年龄，≤39 岁，+3.1 分，≥40 岁，+（年龄×0.08分）；手术切除难度，若首次切除有残留+1 分；侵袭性，若有病理侵袭+1 分；大小，+[0.3×肿瘤的最大直径（cm）]分，根据总分估计中位预后，如表 14.1 所示。

表 14.1　甲状腺癌 MACIS 预后评分系统

总 MACIS 得分	20 年生存率（%）
<6	99
6	89
7～8	56
>8	24

来源：Edge SB，Byrd DR，Compton CC. AJCC cancer staging manual.7th ed. New York：Springer；2010.

（五）诊断及分期

一般来说，甲状腺结节＞1cm 应进一步评估，这种结节有可能发展成恶性肿瘤。颈部超声是重要的辅助检查方法。甲状腺结节＜1cm 有时也需要进一步评估，如超声检查有可疑病灶、淋巴结病、头颈部放疗史或甲状腺癌家族史。由于大多数甲状腺肿瘤主要通过局部侵犯和区域淋巴结转移播散，颈部的检查极为重要。可触及的甲状腺结节需进行超声检查评估和促甲状腺激素（TSH）检测。如果超声检查可见结节，TSH 正常或升高，需要进行细针穿刺（FNA）。如果 TSH 低于正常水平，应该进行 ^{99m}Tc 或 ^{123}I 甲状腺放射性核素扫描，以明确结节是否为功能亢进。功能亢进结节为良性，按照甲状腺功能亢进症进行治疗。30%以上的 FNA 不能明确诊断，仍需要手术切除。如果 FNA 不能明确病理类型，新的基因表达分类方法也能够协助预测（如 BRAF，RAS，RET/PTC，Pax8-PPAR，galectin-3）。如果细胞学检查提示滤泡肿瘤，考虑甲状腺叶切除或甲状腺全切术。如果可疑为乳头状甲状腺癌或 Hurthle 肿瘤，也应考虑手术。胸部平片应在手术前进行，以排除肺转移。如有任何临床或实验室检查可疑的骨或其他部位转移，个别病例可考虑骨骼 X 线、CT、PET 和（或）放射性核素骨扫描。

同样，PET 检查在甲状腺癌中的结果也应仔细辨析，对于未分化癌 PET 非常有帮助，但是对于分化良好的甲状腺癌，PET 显影并不理想，肿瘤的恶性度越高，PET 的特异性越好。

通常甲状腺癌患者的甲状腺功能是正常的，但约 20% 的甲状腺淋巴瘤及部分分化良好的甲状腺癌合并桥本甲状腺炎的患者表现为 TSH 及甲状腺过氧化物酶抗体水平升高。

TNM 是最为广泛接受的肿瘤分期系统，内容包括肿瘤大小、范围、淋巴结受累及远处转移。所有的未分化癌患者都是 Ⅳ 期（A、B 或者 C），小于 45 岁的分化良好的腺癌患者没有 Ⅲ 期及 Ⅳ 期。此分期系统应用于甲状腺癌尚不十分理想，因此促进了上述 MACIS 系统的应用[13]。

（六）治疗

组织学类型、疾病程度、患者症状和疾病进展率决定了甲状腺癌的治疗策略。对于颈部的病灶应该谨慎处理，以保护气道、食管等其他重要结构。

1. 分化良好的甲状腺腺癌[14]

（1）手术：考虑到分化良好的甲状腺癌对侧甲状腺叶发生癌变的概率为 20%～87%，推荐对于大于 1cm 的病灶行甲状腺全切除术。对侵犯范围超出甲状腺及曾接触过头颈部电离辐射的患者也推荐甲状腺全切除术。此外，甲状腺全切术有利于放射性碘成像术后监测，可简化高危患者的随访。对于颈侧淋巴结受累的患者推荐进行甲状腺全切加改良颈部清扫。小于 1cm 的分化良好的甲状腺癌或滤泡病变且无多中心病变的可行单侧叶切除及肿瘤整块切除。分化良好的甲状腺癌患者在甲状腺切除术后的死亡率极低。手术并发症包括永久性的喉返神经损伤，发生率为 2%；永久性的甲状旁腺功能低下，发生率为 1%～2%。

（2）TSH 抑制：由于残留肿瘤细胞通常可被 TSH 刺激生长，大剂量的左甲状腺素治疗对于高危患者很重要。高危（肉眼可见肿瘤浸润，肿瘤切除不全，远处转移）及中危（镜下可见肿瘤浸润甲状腺周围软组织，颈部淋巴结转移，侵袭性组织学表现或血管浸润）患者每日口服甲状腺素（T_4）125～200μg，使促甲状腺激素水平保持在小于 0.1mIU/L。对于低风险的患者，目标是维持 TSH 低于 0.1～0.5mIU/L 的下限。然而，将TSH 水平抑制在 0.1mU/L 以下会带来骨质的长期损害并影响生活质量，有些情况下会造成甲状腺素毒症。抑制 TSH 剂量的左甲状腺素可导致快速心率甚至是心律失常而诱发心绞痛。因此在使用 TSH 抑制治疗时，应该充分评估患者的治疗风险。

（3）辅助治疗/放射治疗——放射性碘剂：放射性碘（RAI）治疗用以消除残留的正常甲状腺组织，治疗微转移，减少与癌症相关的肿瘤远处转移、复发及死亡。采用 RAI 来破坏残留的正常甲状腺组织，称之为放射性残留甲状腺切除术（RRA）。RRA 不同于 RAI 治疗，后者予以更大剂量的碘以消除持续存在的肿瘤，而前者被用来消减首次手术后残存的正常甲状腺组织。通常，在甲状腺切除术后 4～6 周行放射性残留甲状腺切除术。RRA 可使今后在使用放射性碘成像寻找转移灶时的显像效果更为理想。RRA 也可使甲状腺球蛋白的测量更为敏感（因为残存甲状腺已被切除）。完全消融残余病灶定义为在后续的诊断性 RAI 扫描中没有可见的 RAI 摄取或刺激后未检测到血清甲状腺球蛋白。RRA 剂量 30～100mCi 的消融成功率相似。RAI 消融推荐用于已存在远处转移，不论肿瘤大小但肉眼可见甲状腺外侵犯，或原发性肿瘤>4cm 的患者。

对分化良好且已知术后有残留病灶的甲状腺癌患者、有远处转移的患者及肿瘤有局部浸润的患者推荐进行放射性碘治疗。转移淋巴结较小不易切除的患者，RAI 治疗的剂量为 100～175mCi。切除不完全的局部浸润癌患者，治疗剂量为 150～200mCi。有远处转移的患者，予以 200～250mCi 甚至是 300mCi 的剂量。但肺转移例外，根据给药 48 小时体内滞留 ^{131}I 的剂量，常予以 80mCi，从而避免放射引起的肺纤维化，或者给予经验性治疗剂量 100～200mCi。

放射性碘治疗甲状腺癌要求肿瘤细胞能够摄取并浓聚碘（如分化良好的甲状腺癌），以及适当的准备以提高患者的 TSH 水平（暂时禁用甲状腺激素或采用重组促甲状腺激素）。前一种情况下，由于 T_4 半衰期长于 T_3，若在放射性碘治疗前 2 周停止所有的甲状腺药物，T_4 呈非连续性变化而 T_3 在扫描前 6 周被启动。理想状态下，血清促甲状腺激素水平应至少为 25～30μm/ml 才可保证放射性切除残留甲状腺或放射性碘治疗成功。另外，可应用重组促甲状腺激素以刺激甲状腺细胞在 T_4 撤退后摄取放射性碘，此种做法可维持较高的生活质量但治疗费用昂贵。由于食物中的碘可与放射性碘竞争性进入正常甲状腺细胞及肿瘤细胞而削弱放射性碘的疗效，因此必须给予低碘饮食。可通过测量 24 小时尿碘排泄来评价低碘饮食的情况。

大剂量放射性碘治疗（150～300mCi）必须在配备特殊挡铅设备的中心进行，实时监测确保环境放射线剂量符合安全规定以保障患者及公众的安全。住院时间长短取决于所给予放射剂量的大小、治疗后患者归家交通方式及患者与公众接触的时间。放射性碘治疗后可能发生的不良反应包括短暂出现的骨髓抑制（重复给予高剂量放射性碘可持续数周甚至数月的骨髓抑制）、短暂恶心、涎腺炎/口干（可能引起永久性的唾液停止分泌）及在浓聚放射性碘的组织表面发生皮肤反应及肺纤维化等。高剂量累积放射治疗（通常需接近 1000mCi）还可能引起急性髓性白血病，极少情况下诱发膀胱癌、乳腺癌。在放射性碘治疗后 4～10 天需进行放射性核素扫描检查以评价肿瘤摄碘情况及探测是否有残余病灶存在，该检查不能用其他检查代替。

（4）放射治疗——局部外照射：外照射在分化良好甲状腺腺癌中的应用很少，主要局限于姑息治疗，用于颈部不摄碘且不能手术治疗的局部晚期肿瘤。外照射也可用于发生骨转移且有局限性骨痛及存在其他局部病灶可能导致骨折、神经症状或压迫症状且不适合手术的患者，如椎体、中枢神经系统、盆腔或隆突下淋巴结转移患者。立体定向放射外科技术用于原放射部位复发及肿瘤对放射线非常敏感的病例。

（5）全身治疗：一些 VEGFR 抑制剂对于分化良好的甲状腺癌显示出良好的疗效，其中索拉非尼及仑伐替尼已经通过Ⅲ期随机研究而获得 FDA 批准。索拉非尼是多种蛋白酪氨酸激酶（VEGFR 和 PDGFR）和一些胞内丝氨酸/苏氨酸激酶（如 C-Raf，野生及突变型 B-Raf）抑制剂。一项 417 名受试者（包括局部复发及转移，进展期分化良好的甲状腺癌且对 RAI 治疗无效）参与的随机研究验证了药物的安全性及有效性。索拉非尼的剂量为 400mg，每日 2 次。中位 PFS 为 10.8 个月，而对照安慰剂组为 5.8 个月（$P<0.0001$）。接受索拉非尼治疗组的部分反应率为 12.2%，而安慰剂组为 0.5%（$P<0.0001$）。索拉非尼主要的不良反应为腹泻、疲劳、脱发、手足皮肤反应、皮疹、体重下降、厌食、恶心、胃肠道及腹部疼痛和高血压。TSH 是甲状腺癌的潜在驱动剂，在索拉非尼治疗中可能会升高，需要重新调整替代治疗。仑伐替尼是 VEGFR2 抑制剂。仑伐替尼

获批基于一项多中心、双盲、安慰剂对照的临床研究，入组 392 例患者，为局部复发或转移且 RAI 治疗抗拒的分化良好甲状腺癌，且随机前 12 个月内的影像学证据提示疾病进展。患者每日口服仑伐替尼 24mg，中位 PFS 为 18.3 个月，对比安慰剂组为 3.6 个月（$P<0.0001$）。仑伐替尼及安慰剂组的客观反应率分别为 65% 和 2%，而两组的总体生存差异无统计学意义。常见的不良反应为高血压、疲劳、腹泻、关节痛/肌肉痛、厌食、体重下降、恶心、胃炎、头痛、呕吐、蛋白尿、手足掌跖红斑感觉障碍综合征（PPES）、腹痛和发音障碍。68% 的患者因不良反应降低用药剂量，18% 的患者因不良反应终止用药。因此，目前推荐的剂量是否能够耐受并不明确，因此其有效性也不确定。

2. 甲状腺髓样癌[6,7,15]

（1）手术：髓样癌推荐甲状腺全切和淋巴结清扫。家族性甲状腺髓样癌患者应早期行预防性甲状腺切除术。

（2）放射治疗：局部外照射可用于残留病灶或复发性疾病，然而生存获益并不明确。由于甲状腺髓样癌细胞并不摄取碘，放射性碘治疗无效。

（3）全身治疗：与分化良好的甲状腺癌一样，几种 VEGFR 抑制剂在髓样癌中显示出较好的疗效，目前 FDA 批准了两种 RET 酪氨酸激酶抑制剂。凡德他尼获批是基于国际多中心随机双盲临床研究。入选患者为局部进展不可切除或转移性甲状腺髓样癌。试验组相对于安慰剂组观察到 PFS 获益（HR，0.35；$P<0.0001$）。凡德他尼组总体反应率（ORR）为 44%，安慰剂组为 1%。最常见（至少 20%）的 1～4 级不良反应包括腹泻/结肠炎、皮疹、痤疮样皮炎、恶性高血压、头痛、疲劳、食欲下降和腹痛。凡德他尼的推荐剂量为每日 300mg，口服。第二个是卡博替尼，其抑制多种酪氨酸激酶的活性，包括 RET、MET 和 VEGFR2。卡博替尼获批是基于一项国际多中心随机（2∶1）安慰剂对照临床研究，共入组 330 例转移性甲状腺髓样癌患者。入选标准要求患者在入组前 14 个月内出现疾病进展。中位 PFS 在卡博替尼组和安慰剂组分别为 11.2 个月和 4.0 个月（$P<0.0001$）。卡博替尼组的总体反应率明显提高（27% vs 0；$P<0.0001$），并且全部达到部分缓解。中位缓解维持时间是 14.7 个月（95% CI，11.1～19.3）。总生存差异无统计学意义。接受卡博替尼治疗组≥25% 的患者出现不良反应，包括腹泻、胃炎、PPES、体重下降、厌食、恶心、疲劳、口腔疼痛、毛发

颜色改变（色素减退或变灰）、味觉障碍、高血压、腹部疼痛和便秘。尽管卡博替尼的推荐剂量为每日 140mg，但 79% 的患者都需要降低剂量，这对耐受剂量的实际有效性再次提出了质疑。

3. 甲状腺未分化癌[16]

（1）手术：手术切除并不能提高甲状腺未分化癌的局部控制率及生存，而且大部分情况下手术治疗是姑息性的。局限于甲状腺内的未分化癌应行甲状腺叶全切、甲状腺全切或次全切除，并行淋巴结清扫。有甲状腺外侵犯，如果能达到肉眼切缘阴性，应行肿瘤整块切除。手术后 2～3 周进行局部放射治疗。ATC 的局部控制是非常必要的，这是因为肿瘤的迅速增大很可能导致窒息。

（2）放射治疗：放疗在甲状腺未分化癌局部治疗中占有一席之位。对可切除且无远处转移的患者，考虑行局部放疗（联合或不联合全身治疗）。局部病灶不可切除的患者，局部放射治疗可以达到长期控制局部病灶的目的。另外，外照射联合全身治疗能控制 2/3ATC 患者的局部病灶，大部分患者最终死于远处转移。

（3）甲状腺未分化癌的全身治疗：多数（约 60%）甲状腺未分化癌出现症状时已无法切除或已转移，而化疗对于提高这部分患者的生存收益甚微。即使化疗对晚期甲状腺未分化癌患者有效，中位生存时间也仅能获得数个月的延长。单药化疗：甲状腺未分化癌证据最多的两类细胞毒药物是蒽环类（如多柔比星）和紫杉类（如紫杉醇），两类药物对于晚期患者的有效率都约为 50%。使用这些药物治疗有效的患者可获得更长的生存期。而且，越来越多的证据认为强调放疗联合这些药物可能获得更长的生存时间。联合化疗：一直用于治疗甲状腺未分化癌，但并不清楚多药应用是否可获得比单药更长的生存期。目前尚没有全身治疗方案（细胞毒药物、新药、靶向药物）证实能够提高晚期甲状腺未分化癌患者的生存或生活质量，因此需强烈推荐新的治疗方法。

一些新药已经进入了初期临床研究，如康布瑞汀（fosbretabulin）在 Ⅱ 期临床试验中的结果显示延长了部分患者的总生存。TKI 类如索拉非尼、阿昔替尼、吉非替尼未显示出良好的疗效（按照 RECIST 标准评估）。只有少数患者可达到病情稳定。目前正在进行评估 MAPK 和 B-Raf 抑制剂单用或联合用药治疗 B-Raf 突变甲状腺未分化癌疗效的临床研究，已观察到一些患者的病情得到缓解。

二、肾上腺癌

（一）发病率及病因学[17]

肾上腺皮质癌（ACC）是一种罕见的肿瘤，存在很多治疗的挑战，同时需要多学科协作治疗。全世界 ACC 新发病例是每年 150 万~200 万。尽管治疗上也取得了很大的进展，但 ACC 的治疗仍然很困难，其 5 年生存率为 10%~25%，从确诊开始的平均生存期大约为 14.5 个月。大部分 ACC 是散发的，没有特征性的危险因素。然而，小部分患者发病与特定的基因综合征有关，包括 Li-Fraumeni 综合征、贝-维（Beckwith- Wiedemann）综合征、MEN-1、家族性腺瘤性息肉病。

（二）临床表现[18,19]

大约 50% 的肾上腺皮质癌有生化证据显示激素水平升高，10%~20% 表现为库欣综合征。其他患者临床表现不明显，如女性多毛症和男性乳房发育，或没有明显的临床症状。最近的一些综述提供了一些更深入的总结。有的患者有内分泌亢进引起的全身性或生化表现，因而能够很明确地诊断疾病。也有的患者没有症状或只有一些不明确的症状，或是有因原发肿瘤巨大、局部浸润导致的局部症状。

（三）评估和检查[19,20]

初始检查包括病史、体检和血液尿液检查，用来确定肿瘤是否为功能性的，并行 CT 或 MR 检查评估。CT 和 MR 都可以协助鉴别良性腺瘤和恶性肿瘤，同时也可以指导治疗。ACC 较腺瘤有较少的脂肪成分，因此在 CT 扫描中密度值较高，在 MRI 的 T_1 像中 ACC 往往与肝脏等密度，T_2 像则表现为中密度到高密度。MRI 的优势在于分辨肝脏转移及血管侵犯程度，尤其是下腔静脉（IVC），为手术前评估提供了有价值的信息，并可监测肝脏肿瘤的治疗反应。^{18}F -氟脱氧葡萄糖正电子发射断层扫描（FDG-PET）不推荐作为初始检查，或用来区分良恶性肾上腺占位，或区分原发性肾上腺肿瘤与其他高代谢活性的肿瘤。然而，对于需要进行手术治疗的患者，FDG-PET 有助于帮助评估疾病侵犯的范围，并确保发现所有的病灶，以保证手术顺利进行。

（四）活检的价值[21]

对于大部分发现肾上腺肿块并可疑为恶性的患者，都应该行手术而并不是活检。这是因为活检有肿瘤播散的风险，并且活检取得的组织量少而无法区分良恶性肿瘤。最重要的原因是行活检术不能改变治疗策略。以下情况应在无活检结果的基础上谨慎行手术：①有库欣综合征或是激素过量的生化证据，诊断 ACC 毫无疑问；②没有激素分泌的证据但是在检查时或行影像扫描意外发现孤立的肾上腺肿块。后一种情况下，手术切除既是诊断的方法也是治疗的策略。仅仅在以下情况下考虑行活检术：①结果提示肾上腺可能不是原发肿瘤；②广泛转移导致手术切除不能够获益。

（五）病理[22,23]

1984 年，Weiss 首次提出一套标准来帮助区分体积小且无局部侵犯或远处转移的 ACC 与良性腺瘤。他报道了自己认为最重要的 9 条标准。现在认为如果符合其中 3 条及以上则认为有可能为恶性。这 9 条标准被称为"Weiss 标准"，包括：①细胞核分级Ⅲ/Ⅳ；②分裂象比例大于 5/50 高倍镜视野；③非典型分裂象；④肿瘤有 25%或更少的透明细胞；⑤分散的结构；⑥镜下坏死；⑦静脉侵犯；⑧正弦式侵犯；⑨包膜浸润。

尽管已经确定 Weiss 标准可用以区分小的肾上腺瘤与肾上腺癌，其评估大肿瘤预后的价值尚未确定。这 9 条标准通常会有并存的情况，尚未明确是否符合标准项目越多预后越差。事实上，除了有丝分裂率外，病理结果的预后价值仍然不明确。在 42 个被诊断为 ACC 的患者中，Weiss 和他的团队仅发现有丝分裂率与预后有统计学相关性。肿瘤重量超过 250g，直径大于 10cm，非典型有丝分裂和包膜侵犯被证实与较短的生存期临界相关（$P < 0.06$）。最近的一项研究尝试将 ACC 病理分类

简化，同时确定了有丝分裂率的重要性。

（六）ACC 的治疗[24]

肾上腺皮质癌的治疗方法包括手术切除、口服米托坦、静脉化疗和姑息性放疗。然而事实是肾上腺癌的发病率极低，往往缺乏随机对照临床试验的数据，但这也不意味着没有治疗的依据或者任何治疗方法都是可选择的。对于使用常规治疗方法后疾病进展的患者，最理想的选择是加入临床试验治疗。

1. 手术切除[24-28]　手术仍然是唯一被证明有效的 ACC 治疗方法，因此有临床表现时初次发病和复发时都必须始终积极地进行手术。不完整切除肿瘤的患者生存期不到 1 年。因此，初治时必须完全切除肿瘤。

初次发病时，应该由具有丰富手术经验的肿瘤外科医生以开腹手术方式切除肿瘤，而不是普通外科医生，并且不能实施腹腔镜手术。外科医师偏重腹腔镜手术，甚至患者也认为住院时间短、术后恢复快是理想的选择，然而腹腔镜术中肿瘤播散率高达 50%，这决定了除开腹手术外没有更好的治疗选择。也并不是所有的学者都同意这一观点。一项研究汇总了 152 例 ACC 患者的治疗结局，结论是对于局限性且直径≤10cm 的肿瘤，腹腔镜手术不劣于开腹手术。但是扩大选择标准后，腹腔镜手术仅在 23% 的患者中进行了尝试，且有 1/3 的患者后期转为开腹手术。此外，这些第三级专科转诊中心的数据很难在一般社区医院实现。除了腹膜播散风险大之外，报道显示腹腔镜切除术有较高比例的阳性切缘和短期复发。由于全身化疗选择受限，术后短期腹膜复发而无法手术切除或其他任何形式的复发都是严重的不良事件，应该避免其发生。一篇关于各种肿瘤腹腔镜手术的系统综述得到结论：没有前瞻性随机研究能够指导或允许腹腔镜手术切除肾上腺皮质癌或嗜铬细胞瘤。我们也支持这一结论。

出现疾病复发时，首选推荐选择性的扩大切除术。虽然切除明确的转移灶可能是有价值的，但是必须认识到大多数支持这种治疗的研究都存在固有偏倚：那些手术病例通常是病灶较局限、一般情况好，肿瘤的生物学行为往往是惰性的。事实上复发肿瘤往往侵袭性强，如果不处理很有可能导致死亡。这提示转移灶切除术获益的患者一般是没有广泛复发证据的患者。

文献资料可能最终会证实这种治疗方法的有效性。

2. 米托坦[29,30]　20 世纪 60 年代，米托坦就被用于治疗肾上腺皮质癌。那时候，人们认为杀虫剂 DDT 是抗肾上腺素试剂。那个年代对米托坦十分推崇，但是评估试剂活性的方法并不准确，对肿瘤的定量也依赖于体检和临床表现，现在看来这一结论也缺乏充分的证据。作为一个可能的肾上腺激素合成抑制剂，研究者对米托坦抗肿瘤活性的评估可能受到一些因素的影响，如激素过度分泌症状的缓解被错误地认为是代表了肿瘤的缩小。

事实上，尽管米托坦可用于不可手术的功能性和非功能性肾上腺皮质癌的治疗，但其临床应用价值主要是作为一种抗激素药物，只轻微地杀伤肿瘤细胞。米托坦最有价值的作用是能够修复肾上腺起源细胞的激素合成及修饰类固醇的外周代谢。因此，在产激素的肿瘤中，米托坦的应用是不可或缺的，应该尽早使用并持续用药。对于激素过度分泌的患者，即使影像学提示疾病进展也应该继续使用米托坦，此时米托坦不是一种抗癌药物而是一种抗激素药物，可在此基础上再联合其他治疗方法。

尽管大多数医生使用米托坦治疗肾上腺皮质癌且使用方法各有差异，但米托坦是否应该被应用于辅助治疗尚未明确。多项小的回顾性研究和一项大的回顾性研究显示米托坦用于辅助治疗并维持用药可以延缓及预防疾病复发。目前也有正在进行的临床研究探索哪些患者最可能获益。只有部分患者可以很好地耐受米托坦，而大部分患者难以耐受并严重影响了生存质量，因此确定受益人群很重要。给所有术后的患者口服米托坦意味着 35%～40% 的患者会出现毒副反应而没有生存获益，这是因为手术本身已经可以治愈这部分患者。然而以下情况应该考虑口服米托坦，包括大肿块、切缘情况不清、按照病理表现符合 Weiss 标准及 Ki67 指数大于 10%～15%。其他情况则很难决定是否使用米托坦。因此在确定准确的复发预测因素之前，根据经验进行临床判断是至关重要的。

很多学者关于米托坦应用的推荐包括在下述链接中：http://packageinserts.bms.com/pi/pi_lysodren.pdf，但是可实施性不强，很可能无法继续应用。我们应该认识到给予大剂量米托坦不能达到快速缓解，其疗效只能随着时间推移表现出来。因此，高强度米托坦治疗会导致不同程度的耐受性下降甚至停药。特别是对于已经没有可见病灶的进行辅助治疗的患者，完全没有理由为了达到阈值水平而给予高强度的治疗。米托坦的治疗应该被视为马拉松而不是最后冲刺，给药也应该根据实际情况调整。米托坦的初始剂量为 1～2g/d，经 2～3 个月逐渐增加到最大剂量 4～6g/d，再根据血清水平进一步调整。激素替代可以与米托坦治疗同时进行，或临床表现及实验室检查参数提示肾上腺功能不足时开始激素替代治疗。可以给予氢化可的松和氟氢可的松。米托坦从体内清除需要数月的时间，因此进行米托坦治疗的患者应佩戴监测肾上腺功能的手环，并在米托坦停药后继续佩戴 1 年。

3. 全身化疗[31]　目前能够指导肿瘤科医生进行肾上腺癌化疗的临床数据很少，但是很明确的是化疗不应该被忽视和放弃，支持新的靶向治疗。到目前为止尚未证实以上任何一种治疗有效。一些研究中，评估缓解率是量化评估肾上腺癌患者 PFS 的主要模式。

FIRM-ACT 研究（全球第一个关于局部进展期和转移性肾上腺皮质癌治疗的随机临床研究）是一个国际性的随机试验，其对比了关于 ACC 的两个治疗方案：依托泊苷、多柔比星、顺铂（EDP）联合米托坦和单药链脲霉素联合米托坦。在一线治疗中，EDP 联合米托坦对比链脲霉素联合米托坦显示出明显改善的缓解率（23.2% vs 9.2%，$P<0.001$）和 PFS（5.0 个月 vs 2.1 个月；HR，0.55；$P<0.001$），两组治疗毒性反应相似。而总体生存无明显差异。这一结果可能是因为试验中允许两组间治疗方案交叉。研究者提到"我们的研究观察到肿瘤的消退比新疗法还要好"，尽管"总体生存率差，仍需要继续改善治疗方案"，强调了试验中这些治疗方案的价值（尽管有一定的局限）及对更好的治疗方案的需求。185 名患者二线进行 EDP-米托坦治疗，中位 PFS 基本上为 5.6 个月，而链脲霉素组是 2.1 个月。有人会质疑一般情况好肿瘤负荷轻的患者会有加入新试验方案的机会而应该鼓励。我们还注意到 FIRM-ACT 研究发现 EDP 联合米托坦及链脲霉素联合米托坦在一线和二线治疗中的疗效相似，这提示这两个方案是可以相关交叉的，因此如果一线方案未达到有效缓解，可以考虑另外一个方案。

应该强调的是从未有研究对比 EDP 与其他更简单的一些化疗方案的疗效。未经证实的可选方案是对于激素分泌过度的患者给予足剂量的酮康唑及顺铂每周 $40mg/m^2$。这种方案可以保证高剂量强度的顺铂治疗，一般被认为是治疗 ACC 最有效的药物。最后，尽管大部分 ACC 患者做了肾脏切除，但并不推荐将顺铂替换为卡铂。尽管在其他肿瘤中顺铂与卡铂的疗效相似，而 ACC 中的研究数据主要都是基于顺铂的。

4. 放射治疗[32] 由于没有明确的数据支持，目前的结论是姑息性放疗对转移性疾病可能有益。而对于初始手术后的辅助放疗疗效尚不明确。初次手术后的放射治疗可能消除镜下病灶，但是在确定风险的前提下疗效尚不确定。放疗风险包括常见的急性放疗并发症。而根治性的挽救行手术实施难度很大。由经验丰富的肿瘤外科医师行肿瘤切除术后确定切缘阳性，且无法再次手术的患者可考虑行术后放射治疗。

5. 射频消融（RFA）介入治疗[33] 手术是 ACC 治疗的唯一治疗方式，具有无可争议的价值。低创伤的选择包括 RFA 和冷冻消融已经开始作为潜在可切除复发患者手术前的衔接治疗或独立的治疗方法。正如不能进行局部减瘤术一样，如果 RFA 或冷冻消融不能根除肿瘤，也不推荐实施。尽管尚缺乏随机研究数据，但栓塞术对于术前缩小肿瘤及减少肿瘤血供有明确的价值。常规栓塞或用化疗药物负荷的珠子进行栓塞联合 RFA 或冷冻消融的治疗方法还需要正式的研究进行评估，但是很有前景。

6. 激素过量或激素缺乏的治疗[34] 对于术前的治疗，应该谨慎评估患者的激素状态。功能性的肿瘤可能抑制促肾上腺皮质激素，同时影响对侧肾上腺。分泌激素的肿瘤切除后一定要进行必要的类固醇替代治疗。

对于激素过量分泌的患者，必须重视并持续关注激素水平。通过化疗降低激素水平并不理想，化疗仅对少数患者有效，大多数患者仍然会出现持续的激素水平升高。因此，除了被认定为治疗基石的米托坦外，还应该单独或联合使用酮康唑、甲吡酮和依托咪酯。对肿瘤负荷考虑不足将导致短时间内不可避免地出现肿瘤快速进展，因此应该提前考虑肾上腺皮质抑制剂治疗。

7. ACC 患者的多学科协作 肾上腺皮质癌的治疗需要多学科合作，包括内科、外科、放射治疗科、放射介入科和内分泌科。以上已经提过 ACC 的唯一根治方法是手术，初次发病及复发时都必须慎重考虑手术。但是对于短期复发和广泛转移的患者，应进行化疗临床试验。化疗很难达到长期完全缓解，因此化疗主要用于转移性疾病，如缩小肺部肿瘤争取手术切除的希望，以及消除镜下可见的病灶。

8. 总结 ACC 的治疗必须是多学科的协作。手术是 ACC治疗的基石，因此初次发病或复发病灶局限都应该考虑手术。如果复发病灶局限，RFA 及冷冻消融治疗很有意义。化疗对很多患者有益，但是仍需要提出新的治疗方案。推荐加入临床试验。放射治疗主要是姑息性放疗。对于肿瘤过度分泌激素的患者应该积极治疗并发症，争取最大程度地改善患者生存质量。

三、嗜铬细胞瘤及副神经节瘤

（一）临床表现及诊断[35-40]

嗜铬细胞瘤和副神经节瘤是一种起源于嗜铬细胞的少见肿瘤。90%的嗜铬细胞瘤起源于肾上腺，而副神经节瘤（嗜铬细胞瘤的肾上腺外部分）来源于沿交感神经和副交感神经链分布的神经节（如颈动脉体/颅底、膀胱、心脏和 Zuckerkand 器官）。大部分嗜铬细胞瘤呈散发性发病，其中 15%与体细胞突变相关，而 35%为家族性起源，并存在易感基因胚系突变。近来研究发现的嗜铬细胞瘤及副神经节瘤易感基因已经增加到19 个，包括 *VHL* 抑癌基因、*RET* 原癌基因重排、抑癌基因神经纤维瘤 1 型（*NF1*）、编码琥珀酸脱氢酶复合物（SDH）亚基的四种基因（*SDHA，SDHB，SDHC，SDHD*）、编码 SDHA 亚基修饰酶的基因（*SDHAF2*）。此外，还提出了一些新的易感基因，如跨膜蛋白 127（*TMEM127*）、MYC 相关因子 X（*MAX*）、低氧诱导因子 2α（*HIF2A*）。还包括 kinesin 家族成员 1B、转录变异体 β（*KIF1Bβ*）、脯氨酰羟化酶 1 和 2（*PHD1/EGLN2* 和*PHD2/EGLN1*）、哈维鼠肉瘤病毒致癌基因（*H-RAS*）、Kirsten大鼠肉瘤病毒致癌基因（*K-RAS*）、异柠檬酸脱氢酶 1（*IDH1*）、富马酸水合酶（*FH*）和 BRCA1-相关蛋白 1（*BAP1*）。苹果酸脱氢酶 2（*MDH2*）中的胚系突变、α-珠蛋白生成障碍性贫血/智力低下综合征 X-连锁（*ATRX*）基因的体细胞突变也与嗜铬细胞瘤和副神经节瘤相关。散发嗜铬细胞瘤通常是单中心、单侧的，家族性嗜铬细胞瘤病灶往往是多中心和双侧的。尽管嗜铬细胞瘤发病率很低，但是必须重视。因为90%的嗜铬细胞瘤可以治愈，而如果不及时治疗，可能是致命的。

恶性嗜铬细胞瘤发病率大约为 10%。由于没有病理诊断恶性嗜铬细胞瘤的标准，因此转移是判断恶性的唯一确定证据。良恶性成分经常会同时存在，所以肿瘤医生必须认真学习文献资料。恶性嗜铬细胞瘤总 5 年生存率为 36%～44%。约 50% 或更多的 SDHB 突变携带者将发展为恶性副神经节瘤，高达 60% 的恶性副神经节瘤患者有 SDHB 突变。30% 的嗜铬细胞瘤患者不分泌儿茶酚胺，因此其诊断经常依赖于血浆或尿 3-甲氧基肾上腺素和甲氧酪胺水平的检测。影像学检查包括 CT 和 MRI。123I-MIBG 闪烁扫描敏感性有限，但可以判断 131I-MIBG 治疗是否有效。

（二）治疗[41,42]

1. 手术　外科手术是唯一明确的治疗方法。微创肾上腺切除术被推荐用于大多数肾上腺嗜铬细胞瘤，对大的或侵袭性的肿瘤应开放切除以确保完全切除，避免局部复发。激素分泌型肿瘤应在术前 7～14 天开始使用苯氧苄胺、多沙唑嗪阻断 α-肾上腺素能受体，以预防围手术期心血管并发症。当出现持续性快速心率时，部分患者还需加用 β-肾上腺素能受体阻滞剂。不建议在 α 受体阻滞剂应用之前使用 β 受体阻滞剂，以避免继发于难治性血管收缩的高血压危象。如果联用 α-肾上腺素能受体和 β-肾上腺素能受体仍不能控制高血压及心律失常，可以使用酪氨酸羟化酶竞争性抑制剂 α-对甲基酪氨酸（甲基酪氨酸，Demser）。术后生化检测结果正常并不能排除镜下可见病灶。推荐进行长时间定期随访，对于有疾病相关基因突变的患者，随访更为重要。

2. 放射治疗　123I-MIBG 扫描检查阳性的肿瘤对 131I-MIBG 治疗敏感。但是此方法常带来严重的骨髓抑制，因此最好用于临床试验。外照射、伽马刀及射波刀等立体定向放疗方法对于控制局部症状和危及生命的转移灶有一定的意义。

3. 化疗　有关化疗疗效的临床数据很有限。单药及多药联合方案在小样本病例报道中的数据差异很大。环磷酰胺、长春新碱及达卡巴嗪联合化疗（CVD）是目前最有效的化疗方案，在有症状的患者中可以达到一定时间的持续缓解。18 例接受 CVD 化疗的嗜铬细胞瘤和副神经节瘤的患者中，分别观察到 2

例（11%）和 8 例（44%）达到完全或部分缓解，并改善了儿茶酚胺过度分泌相关的高血压症状。CVD 方案耐受性良好，只观察到 I / II 级毒性反应。

（孙 黎 译 熊 华 于世英 校）

参 考 文 献

1. National Cancer Institute. SEER Stat Fact Sheets: Thyroid Cancer. 2015. Retrieved November 28, 2015, from http://seer.cancer.gov/statfacts/html/thyro.html
2. American Cancer Society. Cancer Facts and Figures: Thyroid Cancer. 2015. Retrieved November 28, 2015, from http://www.cancer.org/acs/groups/content/@editorial/documents/document/acspc-044552.pdf
3. Hundahl SA, Fleming ID, Fremgen AM, et al. A National Cancer Data Base report on 53,856 cases of thyroid carcinoma treated in the U.S., 1985–1995. *Cancer.* 1998;83:2638–2648.
4. Bergant D, Hocevar M, Besic N, et al. Hereditary medullary thyroid cancer in Slovenia—genotype-phenotype correlations. *Wien Klin Wochenschr.* 2006;118:411–416.
5. Williams ED. Histogenesis of medullary carcinoma of the thyroid. *J Clin Pathol.* 1966;19:114–118.
6. Williams ED, Brown CL, Doniach I. Pathological and clinical findings in a series of 67 cases of medullary carcinoma of the thyroid. *J Clin Pathol.* 1966;19:103–113.
7. Pelizzo MR, Boschin IM, Bernante P, et al. Natural history, diagnosis, treatment and outcome of medullary thyroid cancer: 37 years experience on 157 patients. *Eur J Surg Oncol.* 2007;33:493–497.
8. Lo CY, Chan WF, Lam KY, et al. Follicular thyroid carcinoma: the role of histology and staging systems in predicting survival. *Ann Surg.* 2005;242:708–715.
9. D'Avanzo A, Treseler P, Ituarte PH, et al. Follicular thyroid carcinoma: histology and prognosis. *Cancer.* 2004;100:1123–1129.
10. van Heerden JA, Hay ID, Goellner JR, et al. Follicular thyroid carcinoma with capsular invasion alone: a non-threatening malignancy. *Surgery.* 1992;112:1130–1136.
11. Sanders LE, Silverman M. Follicular and Hürthle cell carcinoma: predicting outcome and directing therapy. *Surgery.* 1998;124:967–974.
12. Baloch ZW, LiVolsi VA. Prognostic factors in well-differentiated follicular-derived carcinoma and medullary thyroid carcinoma. *Thyroid.* 2001;11:637–645.
13. National Cancer Institute. Thyroid Cancer Treatment–for health professionals (PDQ®). Retrieved November 28, 2015, from http://www.cancer.gov/types/thyroid/hp/thyroid-treatment-pdq#link/stoc_h2_2
14. American Thyroid Association (ATA) Guidelines Taskforce on Thyroid Nodules and Differentiated Thyroid Cancer, Cooper DS, Doherty GM, et al. Revised American Thyroid Association management guidelines for patients with thyroid nodules and differentiated thyroid cancer. *Thyroid.* 2010;20:674–675.
15. Wells SA Jr, Asa SL, Dralle H, et al. Revised American Thyroid Association guidelines for the management of medullary thyroid carcinoma. *Thyroid.* 2015;25:567–610.
16. Smallridge RC, Ain KB, Asa SL, et al. American Thyroid Association guidelines for management of patients with anaplastic thyroid cancer. *Thyroid.* 2012;22:1104–1103.
17. Fassnacht M, Kroiss M, Allolio B. Update in adrenocortical carcinoma. *J Clin Endocrinol Metab.* 2013;98:4551–4564.
18. Ayala-Ramirez M, Jasim S, Feng L, et al. Adrenocortical carcinoma: clinical outcomes and prognosis of 330 patients at a tertiary care center. *Eur J Endocrinol.* 2013;169:891–899.
19. Terzolo M, Daffara F, Ardito A, et al. Management of adrenal cancer: a 2013 update. *J Endocrinol Invest.* 2014;37:207–217.
20. Groussin L, Bonardel G, Silvéra S, et al. 18F-fluorodeoxyglucose positron emission tomography for the diagnosis of adrenocortical tumors: a prospective study in 77 operated patients. *J Clin Endocrinol Metab.* 2009;94:1713–1103.
21. Williams AR, Hammer GD, Else T. Transcutaneous biopsy of adrenocortical carcinoma is rarely helpful in diagnosis, potentially harmful, but does not affect patient outcome. *Eur J Endocrinol.* 2014;170:829–835.
22. Weiss LM. Comparative histologic study of 43 metastasizing and nonmetastasizing adrenocortical tumors. *Am J Surg Pathol.* 1984;8:163–169.

23. Lau SK, Weiss LM. The Weiss system for evaluating adrenocortical neoplasms: 25 years later. *Hum Pathol*. 2009;40:757–768.
24. Pommier RF, Brennan MF. An eleven-year experience with adrenocortical carcinoma. *Surgery*. 1992;112:963–970.
25. Leboulleux S, Deandreis D, Al Ghuzlan A, et al. Adrenocortical carcinoma: is the surgical approach a risk factor of peritoneal carcinomatosis? *Eur J Endocrinol*. 2010;162:1147–1153.
26. Miller BS, Ammori JB, Gauger PG, et al. Laparoscopic resection is inappropriate in patients with known or suspected adrenocortical carcinoma. *World J Surg*. 2010;34:1380–1385.
27. Brix D, Allolio B, Fenske W, et al. Laparoscopic versus open adrenalectomy for adrenocortical carcinoma: surgical and oncologic outcome in 152 patients. *Eur Urol*. 2010;58:609–615.
28. Bellantone R, Ferrante A, Boscherini M, et al. Role of reoperation in recurrence of adrenal cortical carcinoma: results from 188 cases collected in the Italian National Registry for Adrenal Cortical Carcinoma. *Surgery*. 1997;122:1212–1218.
29. Terzolo M, Angeli A, Fassnacht M, et al. Adjuvant mitotane treatment for adrenocortical carcinoma. *N Engl J Med*. 2007;356:2372–2380.
30. Huang H, Fojo T. Adjuvant mitotane for adrenocortical cancer—a recurring controversy. *J Clin Endocrinol Metab*. 2008;93:3730–3732.
31. Fassnacht M, Terzolo M, Allolio B, et al. Combination chemotherapy in advanced adrenocortical carcinoma. FIRM-ACT Study Group. *N Engl J Med*. 2012;366:2189–2197.
32. Fassnacht M, Hahner S, Polat B, et al. Efficacy of adjuvant radiotherapy of the tumor bed on local recurrence of adrenocortical carcinoma. *J Clin Endocrinol Metab*. 2006;91:4501–4504.
33. Wood BJ, Abraham J, Hvizda JL, et al. Radiofrequency ablation of adrenal tumors and adrenocortical carcinoma metastases. *Cancer*. 2003;97:554–560.
34. Veytsman I, Nieman L, Fojo T. Management of endocrine manifestations and the use of mitotane as a chemotherapeutic agent for adrenocortical carcinoma. *J Clin Oncol*. 2009;27:4619–4629.
35. Lenders JW, Eisenhofer G, Mannelli M, et al. Phaeochromocytoma. *Lancet*. 2005;366: 665–675.
36. Lenders JW, Pacak K, Walther MM, et al. Biochemical diagnosis of pheochromocytoma: which test is best? *JAMA*. 2002;287:1427–1434.
37. Manger WM, Gifford RW. Pheochromocytoma. *J Clin Hypertens*. 2002;4:62–72.
38. Lodish MB, Adams KT, Huynh TT. Succinate dehydrogenase gene mutations are strongly associated with paraganglioma of the organ of Zuckerkandl. *Endocr Relat Cancer*. 2010;17:581–588.
39. Amar L, Bertherat J, Baudin E, et al. Genetic testing in pheochromocytoma or functional paraganglioma. *J Clin Oncol*. 2005;23:8812–8818.
40. Favier J, Gimenez-Roqueplo AP. Genetics of paragangliomas and pheochromocytomas. *Med Sci*. 2012;28:625–632.
41. Pacak K, Del Rivero J. Pheochromocytoma. Endotext [Internet]. South Dartmouth: MDText.com, Inc.; 2000–2013. Retrieved from http://www.ncbi.nlm.nih.gov/books/NBK278970/
42. Martucci V, Pacak K. Pheochormoyctoma and paragnglioma: diagnosis, genetics, management and treatment. *Curr Probl Cancer*. 2014;38:7–41.

第15章 黑色素瘤和其他恶性皮肤肿瘤

Ragini Kudchadkar, Jeffrey S. Weber

一、引　言

2014 年，美国皮肤癌患者数超过 200 万人，使皮肤癌成为最常见的恶性肿瘤，其有较高的发病率。大多数皮肤癌起源于基底细胞或鳞状细胞，其中大约 80% 为基底细胞癌（BCC）。这些非黑色素瘤皮肤癌大多数是可以治愈的，但每年仍有约 2000 人死于鳞状细胞癌（SCC）或 BCC[1]。2014 年美国黑色素瘤病例约 76 100 例，死亡病例约 9710 人，远远超过其他皮肤恶性肿瘤死亡人数的总和[2]。在美国，黑色素瘤发病率的增长速度比其他任何肿瘤都要快（女性非小细胞肺癌除外）。2014 年，美国新诊断了 5120 例非上皮性皮肤癌患者，死亡 3270 人[1]。其他较不常见的皮肤恶性肿瘤包括梅克尔（Merkel）细胞瘤、卡波西肉瘤（见第 25 章）及蕈样肉芽肿病（MF）。

二、黑色素瘤

（一）自然病史

1. 病因学和流行病学　黑色素瘤起源于产生黑色素的黑色素细胞，这些细胞在胚胎发育过程中从神经脊移行到皮肤和眼睛。大约 5% 的黑色素瘤发生于皮肤以外的部位，如眼睛、口咽部黏膜、阴道和肛门[3]。约有 5% 的患者表现为区域淋巴结受累或原发灶不明的远处转移。黑色素瘤男性较女性更常见，发病高峰年龄约 50 岁。因为黑色素瘤的发病年龄较轻，该疾病对于一个国家的患者死亡年龄平均数有很大影响。美国黑色素瘤发病率增长快，现居常见恶性肿瘤的第 6 位。其发病率增长可能与阳光（主要是紫外线）照射增加有关，间歇高强度的日光照射是最大的危险因素，特别是对于浅肤色、浅发色的人群，如红发或金发、蓝色或绿色眼睛。人们习惯上认为光照后的褐色皮肤是健康美丽的表现，但这也在促使发病率的增长。臭氧层的减少也与此相关。美国阳光充足的地方，特别是南加利福尼亚、佛罗里达和得克萨斯，黑色素瘤的发病率最高。雀斑型黑色素瘤是一种特殊类型的黑色素瘤，与职业性的长时间日光暴露（如农夫和渔民）关系密切。应教育人们如何预防黑色素瘤，包括使用遮阳衣服，避免一天中最强烈阳光的照射，涂抹皮肤遮光剂，节制日光浴，进行皮肤自我检查，避免日晒成褐色皮肤（褐色皮肤=受损皮肤）。着色性干皮病（一种常染色体隐性遗传病）患者遭受紫外线损伤后容易并发基底细胞癌、皮肤鳞癌及黑色素瘤，因为这些患者的皮肤缺乏修复紫外线照射所致皮肤损伤的能力。

2. 前驱病变、遗传学和家族性黑色素瘤　黑色素瘤不仅来源于发育不良的痣，还可能来自先天或后天的痣。发育不良的痣可为散发性或家族性。大约一半的皮肤黑色素瘤无明显前驱病变。良性痣数目超过 20 的人患黑色素瘤的风险增加。黑色素瘤的患者中，10%有家族史。对这些有危险因素的患者应仔细随访。对可疑的或发生变化的病变，如颜色、形状、高度变化或出血，应进行处理。家族性非典型性多发痣/黑色素瘤综合征的特点是平均发病年龄较低（34 岁），病变常为多发性。在家族性黑色素瘤中，常见的胚系突变是抑癌基因 *CDKN2A* 突变。*CDKN2A*、*PTEN*、*NRAS* 和 *BRAF* 基因突变也同样在非家族性黑色素瘤中被发现[4,5]。

3. 原发病变的类型和临床表现　黑色素瘤原发病变的临床特征，通常被称为"ABCDE"特征。

- Asymmetry：病变不对称。
- Borders：边缘不规则。
- Color：颜色不均匀。
- Diameter：直径大于 6mm（或直径大于铅笔擦）。
- Evolution：发生变化。

其他应引起注意的特征包括短期内快速增长、颜色变化、溃疡、瘙痒和出血。切除后复发的色素性病变应重新活检。对于这些病变，应进行免疫组化染色（S-100 和 HMB-45），因为1%～2%的黑色素瘤是无黑色素的[3]。

皮肤的原发性黑色素瘤主要有四种临床类型[3]。表浅扩散型黑色素瘤是最常见的类型，占黑色素瘤的 70%，通常发生于男性的躯干和女性的肢端。结节型黑色素瘤占黑色素瘤的 10%～15%，早期浸润性生长，常发生于男性的躯干。此种类型发病与日光暴露相关，且多数（50%～60%）有 *BRAF* 基因突变，但 *C-KIT* 为野生型。雀斑型黑色素瘤大约占 10%，多发生于老年人（中位年龄 70 岁）的手臂和面部，扁平，较大（直径为 1～5cm），生长相对缓慢。肢端雀斑型黑色素瘤占 3%～5%，主要发生于手掌、足底、指（趾）甲下。这种类型的黑色素瘤常见于深肤色人群，与日光暴露关系不大。肢端雀斑黑色素瘤和黏膜黑色素瘤较其他亚型常见外显子 9 和 11 上的 *C-KIT* 基因突变，但也只有 20%～30% 的病例[4]。

  总体来说，黑色素瘤有 2 个明确的生长期：早期在皮肤基底层上水平生长；后期垂直生长以突向皮下脂肪为特征。在垂直生长期发生转移的概率高（表 15.1）。

表 15.1   Clark 侵袭分级

水平	描述
Ⅰ	局限于表皮
Ⅱ	侵袭乳头状真皮
Ⅲ	延伸至乳头-网状真皮结合处
Ⅳ	侵袭网状真皮
Ⅴ	侵袭皮下脂肪

  4. 转移方式 除淋巴道转移外，黑色素瘤同时有血行播散的倾向。常见的转移部位包括肺、肝、骨、皮下，以及主要发生在晚期的脑转移。但是，黑色素瘤实际上可播散到血行的任何位置，诊断后，约 25% 的患者会发生内脏（非淋巴结）转移；另外约 15% 的患者仅发生淋巴结转移。患者可能表现为淋巴结受累或转移性病变，而无明确原发病灶，这可能是由于某种免疫系统作用导致原发灶自行消退。应将原发灶不明的活检材料进行免疫组化染色（S-100 和 HMB-45）以明确病变性质。

  5. 眼黑色素瘤 是发生于成人眼睛的最常见恶性肿瘤。主要起源于眼睛的色素层，可发生于眼睛的包含色素细胞的任一结构，以葡萄膜为主，脉络膜、睫状体、虹膜的发生率递减。治疗的标准方法包括眼球摘除术（一般采用非接触技术）或放

射性核素如 ^{125}I 近距离治疗。最近一项大型随机临床研究表明对于深度小于 5mm 的肿瘤，这两种治疗手段获得的生存率一样。这种肿瘤一旦发生转移（常发生于肝脏），对生物治疗和化疗的敏感性不如皮肤黑色素瘤。

（二）分期

黑色素瘤分期依据最新的 AJCC 分期系统[6]。对所有患者应仔细询问病史，特别注意皮肤体检，包括瘢痕、黏膜和区域淋巴结[2,7,8]。病理报告须包括原发病变的厚度、有无溃疡、有丝分裂个数/mm^2 视野、有无淋巴管侵犯。实验室检查包括全血细胞计数、血尿素氮、血清肌酐、肝功能、碱性磷酸酶和血清乳酸脱氢酶。胸片或 CT 扫描可用来评估肺部病变。肝功能异常者需要进行肝脏 CT 扫描。ALP 升高或不明原因的骨痛需要进行 CT 或 MRI。原发病变≥1.0mm 时，区域淋巴结受累风险较高，因此，对于病变深度在 0.76～1mm 及 1mm 以上的病变，主张行前哨淋巴结检查。最近对分期标准的重要补充包括淋巴结转移负荷的概念，特别是在前哨淋巴结活检时淋巴结的转移状态，以及原发病灶中是否存在有丝分裂，这些是显著的预后不良因素[7,8]。

（三）手术治疗

可疑黑色素瘤病变的标准治疗是切除活检，而不是切开或刮除活检。因为黑色素瘤容易局部复发，因此，接下来的扩大手术应切除肿瘤周围足够的组织以保证肿瘤周围切缘阴性。多数主张如果技术上可行，对厚度小于 1mm 的黑色素瘤，应切除肿瘤周边 1cm 的正常组织，对厚度大于 1mm 的肿瘤应切除肿瘤周边 1～2cm 的正常组织，并且推荐对原发肿瘤厚度大于 1mm 的进行前哨淋巴结检查[9]。现已确认每一个淋巴引流区都有一个特殊淋巴结（前哨淋巴结，有时为一个以上），肿瘤细胞最先出现于此淋巴结[10]。如果前哨淋巴结没有肿瘤细胞，则该淋巴区域转移的可能性小，不需要进行淋巴结清扫[11,12]。最近的一个多中心研究中，11 347 名黑色素瘤原发肿瘤深度在 1.2～3.5cm 的患者被随机分为观察组和前哨淋巴结活检组，活检组为阳性的予以彻底的区域淋巴结清扫，阴性的则予以观察[13]。两组中淋巴结局部复发的予以手术切除。初步的结果表明前哨淋巴结活检组较观察组并无生存获益，但相对复发风险降低了 26%，局部复发率从 15.6%降到了 3.4%，前哨淋巴结活检阳性的较阴性的预后差。

（四）辅助治疗

一项大样本随机试验（ECOG1684 号试验）报告表明：进行选择性或治疗性淋巴结清扫术后，用 α 干扰素（INF-α_{2b}）进行辅助治疗在提高黑色素瘤患者总的生存率上有统计学意义。受试对象包括原发肿瘤的厚度大于 4mm 和局部淋巴结阳性的黑色素瘤患者[14]。INF-α_{2b}的剂量为 $20\times10^6IU/m^2$，静脉注射，每周 5 次，连用 4 周。然后，$10\times10^6IU/m^2$，皮下注射，每周 3 次，连用 48 周（总疗程为 1 年）。虽然不良反应（类流感综合征、肝炎和中枢神经系统异常）明显，但生活质量分析表明总的生活质量得到改善[15]。随后，ECOG 进行的试验（E1690）也表明低剂量 INF 治疗可以提高黑色素瘤患者的无病生存率，但对总的生存率无影响。这两项研究的差别可能是 E1690 中的观察组在复发时接受了生物治疗（包括 IFN 或 IL-2）。最近公布的大剂量干扰素与疫苗的随机对照辅助治疗临床研究显示，IFN 组在无复发和总体生存率方面优于疫苗组[16]。ECOG 1684 是一项Ⅱ期临床研究，旨在评估黑色素瘤术后高风险患者进行 1 个月大剂量干扰素治疗对比 1 年标准药物治疗，结果显示干扰素的疗效更差[17]。对于黏膜黑色素瘤术后的患者，1 个月大剂量干扰素与化疗相比较，干扰素组没有优势[18]。一些随机研究的 Meta 分析显示大剂量的 IFN 治疗对无复发生存率有统计学上的获益，对总生存的获益只有 2%～3%[19,20]。由于原发肿瘤较深及淋巴结受侵的患者复发转移风险高，且一旦复发则大多数患者死于该种疾病，因此对于高风险的患者应予以术后大剂量 IFN 辅助治疗或参加临床试验。辅助性 IFN 治疗疗效的预测性生物标记物尚不明确，经验显示白斑的发生及自身免疫的表现往往与良好的疗效相关，但这种评估存在提前时间偏差[21]。因为治疗受益的患者将持续更长时间的治疗，从而患白斑的可能性也增加了。

聚乙二醇干扰素的半衰期较普通干扰素明显延长，以每周给药的方式用于黑色素瘤的辅助治疗，在前哨淋巴结活检阳性患者的无病生存率方面具有优势。EORTC 的一项随机试验中用聚乙二醇干扰素对比安慰剂治疗Ⅲ期术后黑色素瘤患者，其中具有溃疡性原发病灶且前哨淋巴结活检阳性的患者使用聚乙二醇干扰素存活时间明显延长[22,23]。一项Ⅲ期随机临床研究使用伊匹单抗（阻断 CTLA-4 的人源抗体）对比安慰剂治疗Ⅲ期黑色素瘤术后患者，其中使用伊匹单抗 10mg/kg 治疗长达 3 年的患者无复发生存率增加，其代价是不良反应显著增加，主要是所谓的免疫相关不良事件[24]。化疗单独作为辅助治疗较单纯观察并无获益，化疗联合大剂量 IFN 治疗较单纯 IFN 治疗未显示无复发生存率或总生存率的获益[25]。另一项辅助治疗的研究比较了生物化疗与 IFN 的疗效，尽管无复发生存率有改善，但总体生存率没有获益，且生物化疗组的毒性增加[26]。

鉴于目前的数据，IFN 或观察仍然是美国的标准辅助治疗选择。伊匹单抗和纳武单抗的研究正在进行中，希望将来能够改变这个标准。

（五）转移性黑色素瘤的治疗

1. 全身治疗 患者的选择：黑色素瘤对全身化疗的疗效相对较差。单药或多药化疗，大剂量 IL-2，或是新批准的药物治疗时，如伊匹单抗、帕博利珠单抗、纳武单抗，必须考虑患者是否有预计对治疗疗效较好的因素。这些因素包括患者的一般状况较好（ECOG 评分 0～1 级）；皮下、淋巴结或肺转移且碱性磷酸酶正常；以前未经化疗；血常规和肝肾功能正常及无中枢神经系统转移。这些发现的生物学基础尚未完全明了。当考虑患者的治疗方案时，一定要考虑患者的特点和疾病的自然进程。当患者病变仅有一个或多个部位时，如果有切除可能，应首先考虑手术治疗。当无法手术切除时，需要评价患者的疾病特点，若为惰性进展，一线伊匹单抗及二线帕博利珠单抗或纳武单抗的免疫治疗可能更合适，而侵袭性进展则需考虑其他治疗方法。例如，如果患者的肿瘤具有 BRAF V600 突变，则采用 BRAF+MEK 抑制剂联合治疗。转移性疾病一线或二线治疗首要考虑临床试验，对于具有良好依从性的患者，也可以考虑高剂量的 IL-2 治疗（表 15.2）。

表 15.2　基于不同分期的黑色素瘤的生存情况

临床分期	TNM 分期	5 年生存率（%）
ⅠA	T1a	95
ⅠB	T1b	90
	T2a	89
ⅡA	T2b	77
	T3a	
ⅡB	T3b	65
	T4a	
ⅡC	T4b	45
ⅢA	N1a	53
	N2a	49
ⅢB	N1b	51
	N2b	46
ⅢC	N3	27
Ⅳ	M1a	19
其他	M	<10

来源：Balch CM，Buzaid AC，Soong SJ，et al. Final version of 2009AJCC melanoma staging and dassification. J Clin Oncol 2009；27：2199-2206。

2. 生物制剂　这类药物在黑色素瘤的治疗中取得了一些成功，它在黑色素瘤中的疗效得到了广泛的研究。

（1）伊匹单抗是一种人免疫球蛋白 G1 抗体，作用于细胞毒性细胞抗原-4（表达于活化的 T 细胞）[27]。其已被广泛用于Ⅳ期黑色素瘤患者，具有较好的疗效，客观反应率有 7%～20%[28]。许多反应是持久的，伊匹单抗可以引起新的反应形式，在 6～12 个月内病变缓慢缓解，之后病情缓解进展交替，在老的病变缓解的基础上可能出现新的病灶。这个药物的独特不良反应直接与其免疫机制相关，称为免疫相关不良反应，包括皮疹、结肠炎、腹泻、肝炎、胰腺炎及垂体炎（导致垂体功能不全）。伊匹单抗 3mg/kg 联合一种肽类疫苗曾报道被用于复发难治黑色素瘤，其疗效明显优于单用疫苗组。这也是第一个Ⅳ期黑色素瘤结果阳性的随机临床试验，建立了一个新的治疗标准[29]。伊匹单抗联合达卡巴嗪治疗黑色素瘤对比安慰剂加达卡巴嗪，患者的中位生存期和总生存期显著提高，进一步确立了伊匹单抗作为黑色素瘤一线或二线治疗的标准[30,31]。伊匹单抗诱导的 CTLA-4 阻断可促进对免疫细胞识别黑色素瘤表达的突变"新抗原"，扩大了抗原特异性 T 细胞识别的范围[32]。

（2）帕博利珠单抗是一种人源化 IgG4 抗体，作用于 T 细胞和 B 细胞上表达的程序性死亡检查点蛋白-1（PD-1）。Ⅰ期和Ⅱ期试验在初治黑色素瘤的患者中显示出超过 40%的反应率，而在伊匹单抗治疗失败的患者中显示出 21%～25%的反应率。3～4 级剂量限制性毒性仅 12%或更低，只有 3%～4%的患者因为不良反应而不得不停止治疗[33]。在 2mg/kg 或 10mg/kg 两种不同剂量药物的随机试验中，没有观察到反应率或无进展生存率的差异，其反应率为 24%，且持续时间长。故 FDA 最近批准帕博利珠单抗 2mg/kg 每 3 周静脉注射用于伊匹单抗治疗失败患者，也可用于伊匹单抗和 BRAF 抑制剂治疗失败的 *BRAF* 突变患者[34]。最近的一项Ⅲ期随机试验中，帕博利珠单抗对比化疗显著延长了伊匹单抗治疗耐药的复发患者无进展生存期和总生存率。正在进行的试验将确定帕博利珠单抗在初治患者中的作用。上述试验的生物标记物分析表明，肿瘤 PD-L1 表达和 T 细胞浸润预示帕博利珠单抗有较好的疗效[35]。

（3）纳武单抗是一种针对 PD-1 的 IgG4 人源抗体，最近 FDA 批准其用于治疗伊匹单抗难治性黑色素瘤患者，或者经 BRAF 抑制剂和伊匹单抗治疗失败的 *BRAF* V600 突变黑色素瘤患者[36,37]。纳武单抗 0.1～10mg/kg 剂量范围在难治、复发黑色素瘤患者显示出较好的疗效，其反应率达到 32%，而化疗仅有 11%，且反应持续时间长，患者中位生存期长达 18 个月，3～4 级剂量限制毒性为 9%，而化疗为 31%[38,39]。这又为难治性黑色素瘤患者的治疗又增添了一个新的方式。在初治黑色素瘤患者中进行的随机试验显示，纳武单抗与 DTIC 化疗相比，有效率达到 40%，无进展生存期和总生存期结果都更好[40]。

（4）PD-L1 抗体 MPDL 3280A 是针对 PD-1 配体的人源化抗体，称为 PD-L1，在黑色素瘤中试验的反应率为 25%，持续时间长[41]。其在黑色素瘤中的反应率类似于膀胱癌等其他肿瘤，与 PD-L1 在肿瘤组织中的表达情况相关[42]。

（5）伊匹单抗联合纳武单抗已经在黑色素瘤中进行了试验，有效率为 43%，且 85%的患者呈持续有效，2 年总生存率为 79%，3～4 级的不良反应高达 62%，以生化肝炎和胰腺炎最为常见[43]。联合用药方案对比单药方案作为一线治疗正在进行相关临床试验。

（6）IL-2 当前被批准用于转移性黑色素瘤的治疗，在内脏转移性黑色素瘤的多线治疗中有疗效。常用剂量较高，600 000IU/kg，在 15 分钟内静脉注射，每 8 小时一次，连用最多不超过 14 次，第 1 天及第 15 天给药，每 6～8 周重复。缓解率 15%～20%，完全缓解率 5%～6%，缓解时间较长[44]。NCI 最近的研究显示局限于皮肤/皮下组织的黑色素瘤缓解率达 50%。但 IL-2 可引起毛细血管渗漏综合征，表现为低血压、液体潴留、肾和肝脏低灌注及肺水肿。使用上述方案需住院治疗，并由有经验的医生使用。因此，患者使用 IL-2 治疗需有较好的体质，年龄大于 50 岁或具有心脏危险因素的患者治疗前需要检测患者的心功能，过去的文献表示 IL-2 剂量时使用国际单位，换算公式是 $1mg = 3 \times 10^6 Cetus\ Units = 6 \times 10^6\ Roche\ Unites = 18 \times 10^6\ IU$。鉴于高剂量 IL-2 的毒性和复杂性，以及低毒性的简单药物（如检查点蛋白抑制剂）的可及性，高剂量 IL-2 目前适用于二线或三线治疗的适合人群。

（7）IFN-α_{2b} 和 IFN-α_{2a}：用于转移性黑色素瘤的治疗，其使用剂量、时间和途径都有很大的变动范围，（3～50）$\times 10^6$IU/m^2，肌内注射或静脉滴注，3～5 次/周。一些研究表明有效率为 10%～15%[45]。并且，一些患者可以维持病情稳定数月或更长时间。在剂量方面，一些研究者认为高剂量（20MIU/m^2，静脉滴注，像辅助治疗一样）可以更有效地抑制肿瘤增殖，而低剂量（≤5MIU/m^2，皮下注射）可能更具免疫原性。对于转移性黑色素瘤，IFN 并不常用，而一些选择性的病变局限性的患者可能从中获益。

（8）酪氨酸激酶/信号转导抑制剂

1）BRAF 抑制剂：这些小分子抑制剂包括泛-酪氨酸激酶抑制剂索拉非尼和舒尼替尼，其可抑制肿瘤新生的血管生成，被发现在Ⅳ期黑色素瘤中单独使用或与化疗联合应用几乎没有疗效。一个由 Bayer 发起的Ⅱ期单中心临床试验 PRISM 研究了索拉非尼联合紫杉醇和卡铂用于黑色素瘤二线治疗的疗效，遗憾的是，索拉非尼组联合化疗组相较于化疗组的中位生存及总生存率并无临床获益[46]。

近年的研究显示超过 50%的黑色素瘤患者 *BRAF* 基因上存在一个常见的激活突变，位于 V600E 位点上，目前有许多小分子 RAF 抑制剂在Ⅳ期黑色素瘤中进行试验[47,48]。

维莫非尼是第一个进行大型临床试验的 V600 BRAF 位点的抑制剂,FDA 在 2011 年批准它用于治疗初治或经治性转移性黑色素瘤[49]。在Ⅱ期二线试验中的反应率为 50%,中位生存期为 16 个月[50],在与 DTIC 化疗对比的一线试验中的中位生存为 13.6 个月[51,52],中位无进展生存期 5.5~6.5 个月。不良反应是患者皮肤的光敏性增强,25%的患者发生新角化棘皮瘤和鳞状皮肤癌。达拉非尼是另一种 BRAF 抑制剂在具有 BRAF V600E 或 V600K 突变的肿瘤患者中进行试验[53]。治疗初治转移性黑色素瘤的反应率接近 50%,中位总生存期为 16 个月,而 DTIC 化疗组仅 10 个月。发生皮肤鳞癌的患者低于 10%,光敏的发生率较低,常见的不良反应是发热。该药于 2013 通过 FDA 批准,其在中枢神经系统中具有显著的抗肿瘤活性[54]。

2)MEK 抑制剂:曲美替尼在 BRAF V600E 或 K 突变的初治转移性黑色素瘤患者中对比 DTIC 单药进行了随机大型临床研究[55]。MEK 抑制剂显著延长无进展生存期、中位生存期及总生存期。2013 年,FDA 批准其用于黑色素瘤一线及后续治疗。目前,很少有患者接受 MEK 抑制剂单药治疗,因为 BRAF+MEK 抑制剂联合治疗的Ⅱ期和随机Ⅲ期试验显示出优异的结果,将在下文详述。

3)BRAF+MEK 联合用药:有较高的反应率,并减少了单用 BRAF 抑制剂导致的 MAP 激酶途径异常激活诱导的早期皮肤鳞癌和其他皮肤疾病发病的增加。在 BRAF 抑制剂达拉非尼和 MEK 抑制剂曲美替尼联合用药的随机Ⅱ期试验中,反应率高达 76%,中位生存期 25 个月,因此 FDA 于 2014 年初批准其联合用药治疗 BRAF V600E 或 V600K 突变的转移性黑色素瘤[56]。随后的Ⅲ期随机试验显示联合用药与单用维莫非尼或达拉非尼等 BRAF 抑制剂相比,有效率更高,无进展中位期和总生存率更长,形成了 BRAF+MEK 抑制联合治疗作为有 BRAF V600 突变的黑色素瘤患者的一线治疗模式[57,58]。联合使用可减少皮肤毒性,显著减少鳞癌和乳头状瘤,但发热和昏睡的比例增加。BRAF 抑制剂维莫非尼与 MEK 抑制剂 cobemetinib 的联合也显示出 70%以上的高应答率,并且无进展生存率优于单独维莫非尼治疗[59]。

大约20%的黏膜黑色素瘤发生9、11外显子上活化的 *C-KIT* 基因突变,导致 *C-KIT* 的扩增。在一项小样本的预试验及一些有趣的报道中,口服 C-KIT 抑制剂伊马替尼可以使具有 *C-KIT*

基因突变的黏膜型黑色素瘤发生快速和显著的消退，然而，这些反应的持续时间仍有待明确[60]。

3. 化疗

（1）单一药物化疗：很多常用于其他肿瘤的化疗药物对黑色素瘤无效，但部分药物有一定效果。缓解主要出现于肺和非内脏病变或无症状及症状轻的患者。由于最近批准了针对黑色素瘤的靶向免疫药物，这些药物已经成为第三线或第四线药物。

1）达卡巴嗪（DTIC）：仍然是转移性黑色素瘤应用最广泛的单药。最常用的剂量是 200mg/m^2，静脉滴注，第 1～5 天，3 周重复或 750～800mg/m^2，静脉滴注，第 1 天，4～6 周重复。缓解多出现于皮下或淋巴结区病变。缓解率在 10%～20%，中位进展时间 2～3 个月[61]。

2）铂类药物：顺铂 100mg/m^2，静脉滴注，每 3 周重复一次或卡铂 400mg/m^2，静脉滴注，每 3 周重复 1 次，疗效相似。

3）紫杉醇类：多西紫杉醇 60～100mg/m^2，1 小时内静脉滴注，每 3 周重复，或紫杉醇 135～215mg/m^2，3 小时内静脉滴注，每 3 周重复。

4）替莫唑胺（一种口服咪唑类药物）：是一种新型的口服 DTIC 衍生物，具有较好的中枢神经系统穿透性，因此，对中枢神经系统转移可能有效，常用剂量为 150～200mg/m^2，每日口服，连用 5 天，28 天重复，或者每周 75mg/m^2，持续 6～8 周，两种给药方式疗效相当。

5）长春碱类（如长春碱）和亚硝基脲类（如亚硝脲氮芥）多联合使用，在黑色素瘤中有中等抗瘤效应。

（2）多种药物联合化疗：尽管经过数十年的研究，但目前尚无标准联合化疗方案。虽然单臂Ⅱ期或非随机临床试验显示联合化疗有较高的缓解率，但尚无随机试验证实联合化疗与单药治疗（通常是达卡巴嗪）之间在有效率和中位生存期方面有统计学差异[62,63]。一项Ⅱ期研究显示"Dartmouth 方案"（达卡巴嗪、亚硝脲氮芥、顺铂和他莫昔芬）较单药达卡巴嗪有更高的客观反应率，但一项Ⅲ期临床试验发现两者在无病生存期和总生存期上并无差异。顺铂、长春碱和达卡巴嗪是组成联合化疗方案的常用药物，表 15.3 是基于 PRISM 临床试验的结果，卡铂联合紫杉醇每 3 周一次的方案是目前最常用的联合化疗方案。

表 15.3　黑色素瘤的全身联合化疗方案

方案	药物剂量
BCDT（Dartmouth）方案	卡莫司汀，150mg/（m^2·d），第 1 天，每 6 周重复一次
	顺铂，25mg/（m^2·d），第 1～3 天，每 3 周重复一次
	达卡巴嗪，220mg/（m^2·d），第 1～3 天，每 3 周重复一次
	他莫昔芬 20mg，每天口服
CVD	顺铂，20mg/（m^2·d），第 1～4 天，每 3 周重复
	长春碱，1.6mg/（m^2·d），第 1～4 天，每 3 周重复
	达卡巴嗪，800mg/m^2，第 1 天，每 3 周重复
生物化疗	上述 CVD，加以下药物
	IL-2，9MIU/m^2，每天一次，持续静脉滴注第 1～4 天（96 小时）*
	INF-α_{2b}，5MIU/m^2，皮下注射，第 1～5 天，第 7 天，第 9 天，第 11 天和第 13 天
	G-CSF，5μg/kg，皮下注射，每天一次，第 7～16 天
	每 21 天重复 1 个周期，最多 4 个周期
环磷酰胺和中等剂量 IL-2	环磷酰胺，350mg/m^2，第 1 天，IVPB
	IL-2，22MIU/m^2，第 4～8 天、第 11～15 天，IVPB
	每 21 天重复 1 个周期，3 个周期后改为每 28～42 天重复一次

注：G-CSF，粒细胞集落刺激因子；IVPB，借道静脉输注。

* 治疗第一天，化疗后 2～3 小时开始 IL-2 治疗。

（3）生物化疗：三项随机对照研究比较了多药化疗（顺铂、长春碱和达卡巴嗪）联合生物治疗（IL-2 及 IFN）和单纯化疗的疗效。最先发表的研究结果表明，化疗加生物治疗可以提高反应率和中位进展时间（4.9 个月 vs 2.4 个月）[64]。然而，遗憾的是，进一步研究没有发现两者在中位进展时间和中位生存时间上有差别。最近的一项 II 期生物化疗临床研究使用剂量逐渐增加的 IL-2，对于依从性好的患者使用 IL-2 维持治疗，中位生存期超过 12 个月[65]。在这项试验里患者的选择对预后起到一定的作用，客观反应率较高，可作为 *BRAF* V600 野生型未治疗的生长较快的肿瘤或 III 期局部大肿块术前新辅助治疗的选择[66]。最近进行的生物化疗对比单用化疗治疗 3、4 期高危患者的随机 III 期临床试验显示，生物化疗提高了无复发生存率，但是由于生物化学治疗的复杂性和对治疗毒性的照护，此方法在社区医院中较少使用[26]。

4. 局部治疗

（1）局部灌注：对于皮下转移局限在单个肢体的患者，经动静脉套管灌注加热的化疗药物（如美法仑、顺铂、TNF-α）可比静脉给药达到更高的组织药物浓度。Ⅱ期研究显示的有效率达 80%或者更高[67]。但是，局部灌注与全身治疗相比，在提高生存上是否有优势尚有争议。由于这种治疗方法的实施涉及多个因素，如花费、设备和技术人员，因此其应用受到限制。肝动脉灌注和经皮肝灌注（PHP）理论上适用于眼黑色素瘤发生肝转移的情况，更多的研究在进一步评估这种治疗手段，个别研究的确也显示了 PHP 的优势[68]。虽然在改善中位生存时间上的优势尚不明确，但这种治疗方法似乎比全身化疗更适用于眼黑色素瘤。

（2）瘤内注射：用卡氏杆菌、α干扰素、粒细胞-巨噬细胞集落刺激因子、IL-2 和其他药物进行瘤内治疗，在治疗非常小的皮肤转移病变方面也取得了不同程度的成功[69-71]。一种称为 talimogene lapaherivac 或 T-VEC 的表达 GM-CSF 的溶瘤病毒直接注射入瘤体的方式被用于治疗不可切除的Ⅲ期和ⅣA/B 期黑色素瘤。该溶瘤病毒注射入可触及的真皮或皮下病变后，内脏转移的消退率为 16%，消退持续时间长达 6 个月，与单用 GM-CSF 注射相比达到了显著延长。FDA 正在考虑批准这项治疗[72]。

（3）中枢神经系统转移瘤的治疗：首先，给予地塞米松 10mg 静脉注射，随后，每 6 小时静脉或口服地塞米松 6mg 一次，以减少脑水肿。接下来，应尽早开始放疗，如立体定向放疗、伽马刀治疗或三维适形放疗。对于孤立的病灶，神经外科手术切除联合放疗可使相当一部分患者存活 1 年以上，且有较好的生活质量。替莫唑胺对这种疾病的治疗作用尚有待进一步研究[73]。伊匹单抗和 BRAF+MEK 抑制剂均显示出诱导脑转移瘤消退的疗效[54]。

（4）放射治疗：对于黑色素瘤局部转移或骨转移的治疗，放疗的疗效不确定，但有时能够很好地缓解症状。对于中枢神经系统多发转移的患者，在脑部放疗的过程中常规每天予以替莫唑胺 75mg/m^2 以增加放疗的敏感性[73]。

（5）外科手术：如果应用得当，单个转移灶病变手术切除后长期无病生存率可达 20%,这些患者的中位生存时间是 30～

36 个月。可以考虑手术治疗的情况，包括存在慢性出血或肠梗阻、穿孔的胃肠道转移，单发的脑转移灶（脑转移通常需要长时间使用激素，而激素对生物制剂有拮抗作用）。数项临床试验正在评估术后无临床病灶的患者进行辅助治疗的价值，对于转移瘤切除术后的患者，应该考虑疫苗或其他辅助治疗临床试验。另一种辅助治疗方法是用前文中叙述的 IFN 进行治疗。

（六）临床试验和治疗展望

以下仅简要介绍一部分，有大量的参考文献可供深入了解。

1. 治疗性疫苗　尽管近期的结果不尽如人意，但疫苗这一领域备受关注，未来几年有望有所突破。总体来说，疫苗治疗不良反应率低，通常局限于由疫苗或免疫辅料引起的局部反应。大多数疫苗研究用于已手术切除全部肉眼可见病变的患者，但迄今为止没有明显的益处。使用肿瘤相关抗原肽进行疫苗接种，这些肽被专门设计用于在主要组织相容性复合物 I 类或 II 类分子的背景下与 T 细胞结合，使用作用于黑色素瘤细胞裂解物的疫苗也是值得关注的方法。疫苗治疗的优点在于毒性相对较低、可能获得疾病长期稳定及给药后可能产生持久的免疫作用[74,75]。

2. 细胞治疗　给予体内活性细胞，如细胞毒 T 细胞，特异性作用于黑色素瘤细胞的方法仍然受到关注。目前，还没有证实培养的 T 细胞与 IL-2 合用优于 IL-2 单用。一项显著的进步是肿瘤浸润淋巴细胞（TIL）治疗[76]。这些效应 T 细胞来源于酶消化的肿瘤组织，组织培养 3～6 周进行扩增，得到单克隆的高肿瘤特异性 T 细胞。联合应用 IL-2，反应率可以达到50% 以上。最新的治疗包括在选择性输注 TIL 前进行淋巴消减，这些效应细胞在稳定的淋巴扩增中同样得到扩增，这种方法显著提高了长期完全缓解率和部分缓解率，有些患者甚至存活 10 年以上，无疾病复发[77-80]。在这段时间内，许多记忆效应细胞产生 T 细胞池，肿瘤特异性 T 细胞在外周循环中维持的时间更长。在 TIL 联合大剂量 IL-2 的治疗中加上全身放疗，客观反应率更高，可达 72%，在 IL-2 及化疗失败的患者中中位生存期可达 12 个月。一项 TIL 的随机 III 期试验现已在欧洲开展，目前全球至少有 10 个中心参与了这项试验。

三、非黑色素瘤皮肤癌

（一）病因学和流行病学

据美国癌症协会估计，全球每年有将近350万新发生皮肤BCC或SCC[1]。男性发病率是女性的2倍。BCC与SCC之比超过4∶1（70%～80% vs 10%～30%）。二者均主要发生于老年人，高危因素包括年龄大于60岁、暴露于日光、肤色白皙、浅色眼睛和头发。其中，日光暴露，尤其是早年时的日光灼伤是最重要的高危因素。其他易感因素包括皮肤良性病变的过量照射、慢性炎症、瘢痕、烧伤及砷接触。若处于慢性免疫抑制状态，如慢性淋巴细胞白血病和肾移植患者，以及基因缺陷如着色性干皮病患者，患病危险也会增加。有证据证实HIV感染后可能易患SCC或BCC，且侵袭性更大。多发的BCC或SCC占发病人数的30%～50%。基底细胞痣综合征（BCNS）患者具有 *PTCH* 基因胚系突变的遗传性疾病，这使他们在发病早期易患侵袭性BCC。

（二）诊断和临床特征

1. SCC 或 BCC 诊断有赖于活检 依据临床情况选择切开、切除或刮除标本送检。目前尚未使用分期系统，因为SCC和BCC的转移潜能低。BCC起源于表皮的基底层，常表现为结节性、溃疡性病变（浸润性溃疡），或表现为境界清楚、边缘半透明、中央为溃疡的病变。约0.1%的BCC发生转移，通常只出现于长期未发现的病变，淋巴结转移最常见（60%），其次为肺和骨。尽管不常见，但一旦发生转移，存活率显著降低至8～10个月。SCC通常起源于粗糙的日晒损伤皮肤区，转移率比BCC高（2%）。来源于光损伤以外原因的SCC（如免疫抑制），转移进程快，转移率高（20%～50%）。发现较晚且面积大的溃疡性病变、分化程度低的病变，转移风险高。绝大部分转移首先出现于淋巴结（90%），约50%出现其他部位转移，如肺和骨。SCC也可由日光性角化病（AK）癌前病变发展而成。AK是皮肤暴露区粉红或肉色的粗糙病变。原位SCC又称为鲍恩（Bowen）病，是真皮浸润前的红色斑片状病变，比日光性角化病范围大[81-83]。

2. 局部治疗　外科切除、电干燥疗法、刮除、显微外科（Mohs 法）、放疗和冷冻疗法疗效相当（治愈率约 95%），可以根据病变部位、医疗设备和技术情况等选择治疗方法。总体来说，治疗 SCC 推荐使用外科切除，因为 SCC 比 BCC 转移潜力大，因此需要保证足够的切缘范围（推荐至少在病变外 3～10mm）。而 BCC 转移潜能较低，因此可以选择上述其他的方法，包括冷冻治疗。治疗 SCC 和 BCC 时，如果病变邻近眼睑、耳郭、鼻尖，考虑到美容问题，均可选用放疗。

Mohs 显微外科是一个复杂的手术过程，需要精确地除薄层病变，进行化学固定，并立即进行显微镜检查，以确保切缘清晰。尽管这种治疗方法高度依赖于操作者的技能，但 Mohs 显微外科具有最高 5 年的治愈率，已经成为原发或复发 BCC 和 SCC 局部治疗的标准方法。

日光性角化病和原位 SCC 可以局部涂搽氟尿嘧啶治疗，药物不会吸收入血，因此无系统性毒性。局部不良反应包括皮肤褪色和光敏性增加。咪喹莫特被美国 FDA 批准用于 AK 和一些小的 SCC 的局部治疗，以上两种药物均需每天使用，持续至少 3 周。

3. 转移癌的治疗　BCC 和 SCC 的转移癌均可用含铂类方案治疗，据报道缓解率高达 70%。一旦发生远处转移，疾病则不可治愈，生存期多在 1 年以内。Hedgehog 信号转导抑制剂可能是转移性 BCC 治疗的新曙光。关于这类药物的临床试验正在进行中。在所有的 BCC 中，无论是散发性还是遗传性，Hedgehog 信号通路几乎普遍上调[84-86]。BCNS 和 90%的散发性 BCC 患者具有 PTCH 突变，其他 10%的散发性病例具有 SMO 突变。PTCH 通常是一种抑制 SMO 的跨膜蛋白，PTCH 抑制解除后，SMO 可以通过 GLI 信号进入细胞，然后 GLI 可以进入细胞核并影响促进细胞增殖的 DNA。维莫德吉作为 SMO 抑制剂可改善 BCNS 和不适合手术或放射治疗的晚期散发性 BCC 患者的预后。在 BCNS 人群中，新发展为可手术的 BCC 发病率[例/（年·组）]在维莫德吉组中低于安慰剂组（2 vs 29）。Ⅱ期临床试验评估维莫德吉治疗 104 例局部晚期 BCC 或转移性 BCC，独立性回顾分析发现两类患者的客观缓解率分别为 43%和 30%。研究者评估其治疗局部晚期和转移性基底细胞癌的反应率分别为 60.3%和 48.5%。主要不良反应是脱发、失语症、体重减轻和肌肉痉挛。其他 Hedgehog 抑制剂，如 SMO 抑制剂索尼德吉正在开发中。

（三）Merkel 细胞癌

1. 病因和流行病学 Merkel 细胞癌是一种少见的来源于表皮基底层的具有神经内分泌功能的皮肤肿瘤。美国每年大约有 500 例确诊患者。镜下表现为浆小、核大的小蓝色细胞（小细胞皮肤癌）。Merkel 癌多发于高加索地区（为非高加索地区的 20 倍），男性发病率高于女性，中位发病年龄为 65～70 岁。日晒是主要的危险因素。最近的研究发现 Merkel 肿瘤细胞中存在一种多瘤病毒[87-89]。

2. 临床特征 Merkel 癌开始常表现为蓝色或蓝红色、无触痛、较硬的皮肤结节，几周至数月内迅速增长。最常见的发病部位为面颈部（50%）和四肢（40%）。这一少见的肿瘤无统一的分期系统。尽管如此，Ⅰ 期多指局限性的病灶，Ⅱ 期则有区域淋巴结转移，Ⅲ 期有远处转移。总体来说，Merkel 癌具侵袭性，易复发，在这方面，其与小细胞肺癌和黑色素瘤相似。大部分治疗在开始治疗的 12 个月内复发。50% 的患者发生局部或区域淋巴结复发，1/3 随后出现转移。常见的远处转移部位是肝、肺和骨，总体 5 年生存率为 50%。

3. 治疗 由于 Merkel 癌少见，因此缺乏前瞻性随机对照资料。标准的治疗包括手术切除肿瘤外 2cm 加淋巴结清扫。前哨淋巴结检查是可行的，如果前哨淋巴结阴性，可以不必做扩大清扫手术。因为局部复发性高，对原发灶及病理证实受累的淋巴结可以行放疗，尤其是 Ⅰ 期患者。辅助化疗的地位尚未确立，对于高危病变的患者可予以辅助化疗，但并无数据显示其具有生存获益。2 个最常用的化疗方案是 CAV 及 EP 方案，与其用于小细胞肺癌的方案相同。化疗的有效率是 60%。

（四）蕈样肉芽肿病

1. 病因和流行病学 蕈样肉芽肿病是起源于 CD4 阳性的淋巴细胞的 T 细胞淋巴瘤，是一种少见的淋巴瘤，美国每年新发病例仅 500 余例。主要见于男性，中位发病年龄约 60 岁。这种疾病的淋巴细胞浸润主要在真皮浅层，向表皮浸润，形成特征性的细胞簇，称为 Pautrier 微脓肿。疾病早期（真菌前期）活检表现为非特征性、无诊断意义的皮肤改变[90-92]。

2. 临床特征 蕈样肉芽肿病表现为红斑样皮疹，有时伴脱屑和瘙痒。疾病过程中，可出现点状、斑片状，甚至溃疡状改变。患者可表现为红皮病或淋巴腺样病。Sezary 综合征是 MF 的白血病异型，在外周血涂片中可看到循环淋巴细胞。蕈样肉芽肿病的病程有所差异，小部分患者仅有皮肤表现，而有的则病变广泛，出现内脏（包括肝、肺、脾和胃肠道）转移。分期根据 TNM（B）系统[6]进行，基于病变皮肤的面积、是否有斑片或肿瘤。ⅠA～ⅡA 期预后好，中位生存期超过 11 年。ⅡB～Ⅲ期中位生存期 3～4 年。T4（红皮病）的患者，<65 岁、Ⅲ期及无血液系统受累的患者预后较好，中位生存期约 10 年。ⅣA/ⅣB 期预后差，中位生存期<1.5 年。蕈样肉芽肿病的一部分患者可能转化为大细胞淋巴瘤，CD30 阳性，预后差。

3. 治疗 如病变仅局限于皮肤，可行电子线放疗、PUVA（光敏物质，如补骨脂素和紫外线照射联用）、离体光提取法或氮芥局部化疗，可达到完全缓解，有望治愈[93-95]。厚的斑块状病变选用电子线放疗更合适，因为 PUVA 和氮芥难以达到病变深度。咪喹莫特也被尝试运用在其治疗中。使用一种方法局部治疗失败的患者可换用另外一种局部治疗方法，仍然有较好的控制率。对于内脏病变或 Sezary 综合征，应行全身化疗，IFN 300 万 U 皮下注射，每周 3 次，持续给予或逐渐增至每周 1800 万 U，有效率达 60%。联合使用类维生素 A 类物质，如贝沙罗汀（150mg/d）被认为可以增强免疫调节作用。传统的抗淋巴瘤化疗如 CTX、ADM、VCR 和 PDN（CHOP 方案）对蕈样肉芽肿病的治疗效果不如非霍奇金淋巴瘤，往往被保留到疾病转化为大 B 细胞淋巴瘤或对其他药物耐药时使用。氟达拉滨和喷司他丁有一定作用，有效率为 20%～70%。新药吉西他滨（1200mg/m^2，每周一次，连用 3 周，28 天重复）或脂质体多柔比星（20～40mg/m^2，每 2～4 周重复）单药治疗蕈样肉芽肿病正在研究中，据报道，对难治性蕈样肉芽肿病有效率可达 80%。另一种药物，IL-2 白喉毒素融合蛋白最近已被批准用于难治性蕈样肉芽肿病，有效率为 30%～70%。

（郭秋云 译 张莉红 校）

参 考 文 献

1. Aasi S, Leffell D. Cancer of the skin. In: DeVita VT, Hellman S, Rosenberg SA, eds. *Cancer: principles and practice of oncology*. 7th ed. Philadelphia: Lippincott Williams & Wilkins; 2005:1717–1744.

2. Balch CM, Gershenwal JE, Soong SJ, et al. Final version of 2009 AJCC melanoma staging and classification. *J Clin Oncol*. 2009;27:6199–6206.

3. Gershenwald JE, Balch CM, Soong, SJ, et al. Chapter 3. In: Balch, CM, Houghton, AM, Sober, AJ, et al., eds. *Cutaneous melanoma*. 5th ed. Philadelphia: Lippincott Williams & Wilkins; 2010:35–64.

4. Curtin JA, Fridlyand J, Kageshita T, et al. Distinct sets of genetic alterations in melanoma. *N Engl J Med*. 2005;353:2135–2147.

5. Soong SJ, Ding S, Coit DG et al. Chapter 5. In: Balch CM, Houghton AM, Sober AJ, et al., eds. *Cutaneous melanoma*. 5th ed. Philadelphia: Lippincott Williams & Wilkins; 2010:87–106.

6. Edge S, Byrd, Compton CC, et al., eds. *AJCC cancer staging manual*. 7th ed. New York: Springer; 2010.

7. Balch CM, Gershenwald JE, Soong SJ, et al. Multivariate analysis of prognostic factors among 2,313 patients with stage III melanoma: comparison of nodal micrometastases versus macrometastases. *J Clin Oncol*. 2010;28(14):2452–2459.

8. Thompson JF, Soong SJ, Balch CM, et al. Prognostic significance of mitotic rate in localized primary cutaneous melanoma: an analysis of patients in the multi-institutional American Joint Committee on Cancer melanoma staging database. *J Clin Oncol*. 2011;29(16):2199–2205.

9. Coit DG, Thompson JA, Andtbacka R, et al. Melanoma, version 4.2014. *J Natl Compr Canc Netw*. 2014;12(5):621–629.

10. van Akkooi AC, Eggermont AM. Melanoma: MSLT-1—SNB is a biomarker, not a therapeutic intervention. *Nat Rev Clin Oncol*. 2014;11(5):248–249.

11. Morton DL, Wen DR, Wong JH, et al. Technical details of intraoperative lymphatic mapping for early stage melanoma. *Arch Surg*. 1992;127:392–399.

12. Lee CC, Faries MB, Wanek LA, et al. Improved survival after lymphadenectomy for nodal metastasis from an unknown primary melanoma. *J Clin Oncol*. 2008;26:535–541.

13. Morton DL, Thompson JF, Cochran AJ, et al. Sentinel-node biopsy or nodal observation in melanoma. *N Engl J Med*. 2006;355:1307–1317.

14. Kirkwood JM, Strawderman MH, Ernstoff MS, et al. Interferon alfa-2b adjuvant therapy of high-risk resected cutaneous melanoma: the Eastern Cooperative Oncology Group Trial EST 1684. *J Clin Oncol*. 1996;14(1):7–17.

15. Kirkwood JM, Ibrahim JG, Sondak VK, et al. High- and low-dose interferon alfa-2b in high-risk melanoma: first analysis of intergroup trial E1690/S9111/C9190. *J Clin Oncol*. 2000;18(12):2444–2458.

16. Kirkwood JM, Ibrahim JG, Sosman JA, et al. High-dose interferon alfa-2b significantly prolongs relapse-free and overall survival compared with the GM2-KLH/QS-21 vaccine in patients with resected stage IIb–III melanoma: results of intergroup trial E1694/S9512/C509801. *J Clin Oncol*. 2001;19:2370–2380.

17. Payne MJ, Argyropoulou K, Lorigan P, et al. Phase II pilot study of intravenous high-dose interferon with or without maintenance treatment in melanoma at high risk of recurrence. *J Clin Oncol*. 2014;32(3):185–190.

18. Lian B, Si L, Cui C, et al. Phase II randomized trial comparing high-dose IFN-α2b with temozolomide plus cisplatin as systemic adjuvant therapy for resected mucosal melanoma. *Clin Cancer Res*. 2013;19(16):4488–4498.

19. Kirkwood JM, Manola J, Ibrahim J, et al. A pooled analysis of eastern cooperative oncology group and intergroup trials of adjuvant high-dose interferon for melanoma. *Clin Cancer Res*. 2004;10:1670–1677.

20. Mocellin S, Pasquali S, Rossi CR, et al. Interferon alpha adjuvant therapy in patients with high-risk melanoma: a systematic review and meta-analysis. *J Natl Cancer Inst*. 2010; 102(7):493–501.

21. Gogas H, Ioannovich J, Dafni U, et al. Prognostic significance of autoimmunity during treatment of melanoma with interferon. *N Engl J Med*. 2006;254:709–718.

22. Eggermont AMM, Suciu S, Santinami M, et al. Adjuvant therapy with pegylated interferon alfa-2B versus observation alone in resected stage III melanoma: final results of EORTC 18991, a randomized phase III trial. *Lancet*. 2008;372:117–126.

23. Eggermont AM, Suciu S, Testori A, et al. Long-term results of the randomized phase III trial EORTC 18991 of adjuvant therapy with pegylated interferon alfa-2b versus observation in resected stage III melanoma. *J Clin Oncol*. 2011;30(31):3810–3818.

24. Eggermont AM, Chiarion-Sileni V, Grob J-J, et al. Ipilimumab versus placebo after complete resection of stage III melanoma: initial efficacy and safety results from the EORTC

18071 phase III trial. *J Clin Oncol.* 2014;32:(5, suppl):Abstract LBA9008. Special issue on ASCO Annual Meeting.

25. Garbe C, Radny P, Linse R, et al. Adjuvant low-dose interferon {alpha}2a with or without dacarbazine compared with surgery alone: a prospective-randomized phase III DeCOG trial in melanoma patients with regional lymph node metastasis. *Ann Oncol.* 2008;19(6):1195–1201.

26. Flaherty LE, Othus M, Atkins MB, et al. Southwest Oncology Group S0008: a phase III trial of high-dose interferon Alfa-2b versus cisplatin, vinblastine, and dacarbazine, plus interleukin-2 and interferon in patients with high-risk melanoma—an intergroup study of cancer and leukemia Group B, Children's Oncology Group, Eastern Cooperative Oncology Group, and Southwest Oncology Group. *J Clin Oncol.* 2014;32(33):3771–3778.

27. Fong L, Small EJ. Anti-cytotoxic T-lymphocyte antigen-4 antibody: the first in an emerging class of immunomodulatory antibody for cancer treatment. *J Clin Oncol.* 2008;26:5275–5283.

28. Wolchok JD, Neyns B, Linette G, et al. Ipilimumab monotherapy in patients with pretreated advanced melanoma: a randomised, double-blind, multicentre, phase 2, dose-ranging study. *Lancet Oncol.* 2010;11:155–164.

29. Hodi FS, McDermott DF, O'Day S, et al. Improved survival with ipilimumab in patients with metastatic melanoma. *N Engl J Med.* 2010;363:711–723.

30. Robert C, Thomas I, Bondarenko C, et al. Ipilimumab plus dacarbazine for previously untreated metastatic melanoma. *N Engl J Med.* 2011;364:2517–2526.

31. Schadendorf D, Hodi FS, Robert C, et al. Pooled analysis of long-term survival data from phase II and phase III trials of ipilimumab in unresectable or metastatic melanoma. *J Clin Oncol.* 2015;33(17):1889–1894.

32. Snyder A, Makarov V, Merghoub T, et al. Genetic basis for clinical response to CTLA-4 blockade in melanoma. *N Engl J Med.* 2014;371(23):2189–2199.

33. Hamid O, Robert C, Daud A, et al. Safety and tumor responses with lambrolizumab (anti-PD-1) in melanoma. *N Engl J Med.* 2013;369(2):134–144.

34. Robert C, Ribas A, Wolchok JD, et al. Anti-programmed-death-receptor-1 treatment with pembrolizumab in ipilimumab-refractory advanced melanoma: a randomised dose-comparison cohort of a phase 1 trial. *Lancet.* 2014;384(9948):1109–1117.

35. Tumeh PC, Harview CL, Yearley JH, et al. PD-1 blockade induces responses by inhibiting adaptive immune resistance. *Nature.* 2014;515(7528):568–571.

36. Topalian SL, Hodi FS, Brahmer JR, et al. Safety, activity, and immune correlates of anti-PD-1 antibody in cancer. *N Engl J Med.* 2012;366(26):2443–2454.

37. Weber JS, Kudchadkar RR, Yu B, et al. Safety, efficacy, and biomarkers of nivolumab with vaccine in ipilimumab-refractory or -naive melanoma. *J Clin Oncol.* 2013;31(34):4311–4318.

38. Topalian SL, Sznol M, McDermott DF, et al. Survival, durable tumor remission, and long-term safety in patients with advanced melanoma receiving nivolumab. *J Clin Oncol.* 2014;32(10):1020–1030.

39. Weber JS, D'Angelo SP, Minor D et al. Nivolumab compared with chemotherapy in patients with advanced melanoma who progressed after anti-CTLA-4 therapy. *The Lancet Oncology.* 2015;16(4):375–384.

40. Robert C, Long GV, Brady B, et al. Nivolumab in previously untreated melanoma without BRAF mutation. *N Engl J Med.* 2015;372(4):320–330.

41. Hamid O, Sosman JA, Lawrence DP, et al. Clinical activity, safety, and biomarkers of MP-DL3280A, an engineered PD-L1 antibody in patients with locally advanced or metastatic melanoma (mM). *J Clin Oncol.* 2013;31(suppl):Abstract 9010. Special issue on ASCO Annual Meeting.

42. Herbst RS, Soria JC, Kowanetz M, et al. Predictive correlates of response to the anti-PD-L1 antibody MPDL3280A in cancer patients. *Nature.* 2014;515(7528):563–567.

43. Wolchok JD, Kluger H, Callahan MK, et al. Nivolumab plus ipilimumab in advanced melanoma. *N Engl J Med.* 2013;369:122–133.

44. Atkins MB, Lotze MT, Dutcher JP, et al. High-dose recombinant interleukin 2 therapy for patients with metastatic melanoma: analysis of 270 patients treated between 1985–1993. *J Clin Oncol.* 1999;17:2105–2116.

45. Kirkwood JM, Ernstoff MS, Davis CA, et al. Comparison of intramuscular and intravenous recombinant alpha-2 interferon in melanoma and other cancers. *Ann Intern Med.* 1985;103(1):32–36.

46. Flaherty KT, Lee SJ, Zhao F, et al. Phase III trial of carboplatin and paclitaxel with or without sorafenib in metastatic melanoma. *J Clin Oncol.* 2013;31(3):373–379.

47. Davies H, Bignell GR, Cox C, et al. Mutations of the BRAF gene in human cancer. *Nature.* 2002;417(6892):949–954.

48. Pollock PM, Meltzer PS. A genome-based strategy uncovers frequent BRAF mutations in melanoma. *Cancer Cell.* 2002;2(1):5–7.

49. Flaherty KT, Puzanov I, Kim KB, et al. Inhibition of mutated, activated BRAF in metastatic melanoma. *N Engl J Med.* 2010;363(9):809–819.

50. Sosman JA, Kim KB, Schuchter L, et al. Survival in BRAF V600-mutant advanced melanoma treated with vemurafenib. *N Engl J Med*. 2012;366(8):707-714.

51. Chapman PB, Hauschild A, Robert C, et al. Improved survival with vemurafenib in melanoma with BRAF V600E mutation. *N Engl J Med*. 2011;364(26):2507-2516.

52. McArthur GA, Chapman PB, Robert C, et al. Safety and efficacy of vemurafenib in BRAF(V600E) and BRAF(V600K) mutation-positive melanoma (BRIM-3): extended follow-up of a phase 3, randomised, open-label study. *Lancet Oncol*. 2014;15(3):323-332.

53. Ascierto PA, Minor D, Ribas A, et al. Phase II trial (BREAK-2) of the BRAF inhibitor dabrafenib (GSK2118436) in patients with metastatic melanoma. *J Clin Oncol*. 2013;31(26): 3205-3211.

54. Long GV, Trefzer U, Davies MA, et al. Dabrafenib in patients with Val600Glu or Val600Lys BRAF-mutant melanoma metastatic to the brain (BREAK-MB): a multicentre, open-label, phase 2 trial. *Lancet Oncol*. 2012;13(11):1087-1095.

55. Flaherty KT, Robert C, Hersey P, et al. Improved survival with MEK inhibition in BRAF-mutated melanoma. *N Engl J Med*. 2012;367(2):107-114.

56. Flaherty KT, Infante JR, Daud A, et al. Combined BRAF and MEK inhibition in melanoma with BRAF V600 mutations. *N Engl J Med*. 2012;367(18):1694-1703.

57. Long GV, Stroyakovskiy D, Gogas H, et al. Combined BRAF and MEK inhibition versus BRAF inhibition alone in melanoma. *N Engl J Med*. 2014;371(20):1877-1888.

58. Robert C, Karaszewska B, Schachter J, et al. Improved overall survival in melanoma with combined dabrafenib and trametinib. *N Engl J Med*. 2015;372(1):30-39.

59. Ribas A, Gonzalez R, Pavlick A, et al. Combination of vemurafenib and cobimetinib in patients with advanced BRAF(V600)-mutated melanoma: a phase 1b study. *Lancet Oncol*. 2014;15(9):954-965. doi:10.1016/ S1470-2045(14)70301-8. Erratum in: *Lancet Oncol*. 2014; 15(10):417.

60. Hodi FS, Corless CL, Giobbie-Hurder A, et al. Imatinib for melanomas harboring mutationally activated or amplified KIT arising on mucosal, acral, and chronically sun-damaged skin. *J Clin Oncol*. 2013;31(26):3182-3190.

61. Middleton MR, Grob JJ, Aaronson N, et al. Randomized phase III study of temozolomide vs. dacarbazine in the treatment of patients with advanced metastatic malignant melanoma. *J Clin Oncol*. 2000;18:158-166.

62. Bajetta E, Del Vecchio M, Nova P, et al. Multicenter phase III randomized trial of polychemotherapy (CVD regimen) versus the same chemotherapy (CT) plus subcutaneous interleukin-2 and interferon a-2b in metastatic melanoma. *Ann Oncol*. 2006;17: 571-577.

63. Chapman PB, Einhorn LH, Meyers ML, et al. Phase III multicenter randomized trial of the Dartmouth regimen versus dacarbazine in patients with metastatic melanoma. *J Clin Oncol*. 1999;17:2745-2751.

64. Eton O, Legha SS, Bedikian AY, et al. Sequential biochemotherapy versus chemotherapy for metastatic melanoma: results from a phase III randomized trial. *J Clin Oncol*. 2002;20(8):2045-2052.

65. Atkins MB, Hsu J, Lee S, et al. Phase III trial comparing concurrent biochemotherapy with cisplatin, vinblastine, dacarbazine, interleukin-2, and interferon alfa-2b with cisplatin, vinblastine, and dacarbazine alone in patients with metastatic malignant melanoma (E3695): a trial coordinated by the Eastern Cooperative Oncology Group. *J Clin Oncol*. 2008;26(35):5748-5754.

66. Ives NJ, Stowe RL, Lorigan P, et al. Chemotherapy compared with biochemotherapy for treatment of metastatic melanoma: a meta-analysis of 18 trials involving 2621 patients. *J Clin Oncol*. 2007;25:5426-5434.

67. Cornett WR, McCall LM, Petersen RP, et al. Randomized multicenter trial of hyperthermic isolated limb perfusion with melphalan alone compared with melphalan plus tumor necrosis factor: American College of Surgeons Oncology Group Trial Z0020. *J Clin Oncol*. 2006;24:4196-4201.

68. Reddy SK, Kesmodel SB, Alexander HR Jr. Isolated hepatic perfusion for patients with liver metastases. *Ther Adv Med Oncol*. 2014;6(4):180-194.

69. Byers BA, Temple-Oberle CF, Hurdle V, et al. Treatment of in-transit melanoma with intra-lesional interleukin-2: a systematic review. *J Surg Oncol*. 2014;110(6):770-780.

70. Thompson JF, Agarwala SS, Smithers BM, et al. Phase 2 Study of Intralesional PV-10 in refractory metastatic melanoma. *Ann Surg Oncol*. 2015;22(7):2135-2142.

71. Agarwala SS. Intralesional therapy for advanced melanoma: promise and limitation. *Curr Opin Oncol*. 2015;27(2):151-156.

72. Andtbacka RHI, Collichio FA, Amatruda T, et al. OPTiM: a randomized phase III trial of talimogene laherparepvec (T-VEC) versus subcutaneous (SC) granulocyte-macrophage colony-stimulating factor (GM-CSF) for the treatment (tx) of unresected stage IIIB/C and IV melanoma. *J Clin Oncol*. 2013;31(suppl):Abstract LBA9008. Special issue on ASCO Annual Meeting.

73. Devito N, Yu M, Chen R, et al. Retrospective study of patients with brain metastases from

melanoma receiving concurrent whole-brain radiation and temozolomide. *Anticancer Res*. 2011;31(12):4537−4543.

74. Brinkman JA, Fausch SC, Weber JS, et al. Peptide-based vaccines for cancer immunotherapy. *Expert Opin Biol Ther*. 2004;4(2):181−198.

75. Carreno BM, Magrini V, Becker-Hapak M, et al. Cancer immunotherapy. A dendritic cell vaccine increases the breadth and diversity of melanoma neoantigen-specific T cells. *Science*. 2015;348(6236):803−808.

76. Dudley ME, Wunderlich JR, Yang JC, et al. Adoptive cell transfer therapy following non-myeloablative but lymphodepleting chemotherapy for the treatment of patients with refractory metastatic melanoma. *J Clin Oncol*. 2005;23(10):2346−2357.

77. Dudley ME, Yang JC, Sherry R, et al. Adoptive cell therapy for patients with metastatic melanoma: evaluation of intensive myeloablative chemoradiation preparative regimens. *J Clin Oncol*. 2008;26(32):5233−5239.

78. Besser MJ, Shapira-Frommer R, Treves AJ, et al. Clinical responses in a phase II study using adoptive transfer of short-term cultured tumor infiltration lymphocytes in metastatic melanoma patients. *Clin Cancer Res*. 2010;16(9):2646−2655.

79. Robbins PF, Morgan RA, Feldman SA, et al. Tumor regression in patients with metastatic synovial cell sarcoma and melanoma using genetically engineered lymphocytes reactive with NY-ESO-1. *J Clin Oncol*. 2011;29(7):917−924.

80. Gros A, Robbins PF, Yao X, et al. PD-1 identifies the patient-specific CD8[+] tumor-reactive repertoire infiltrating human tumors. *J Clin Invest*. 2014;124(5):2246−2259.

81. Fleming ID, Amonette R, Monaghan T, et al. Principles of management of basal and squamous carcinoma of the skin. *Cancer*. 1995;75:699−680.

82. Guthrie TH Jr, Porubsky ES, Luxenberg MN, et al. Cisplatin-based chemotherapy in advanced basal and squamous cell carcinomas of the skin: results in 28 patients including 13 patients receiving multimodality therapy. *J Clin Oncol*. 1990;8:342−346.

83. Marmur ES, Schmults CD, Goldberg DJ. A review of laser and photodynamic therapy for the treatment of nonmelanoma skin cancer. *Dermatol Surg*. 2004;30(2):264−271.

84. Von Hoff DD, LoRusso PM, Rudin CM, et al. Inhibition of the Hedgehog Pathway I advanced basal-cell carcinoma. *New Engl J Med*. 2009;361:1−9.

85. Tang JY, Mackay-Wiggan JM, Aszterbaum M, et al. Inhibiting the hedgehog pathway in patients with basal-cell nevus syndrome. *N Engl J Med*. 2012;366:2180−2188.

86. Sekulic A, Migden MR, Migden MR, et al. Efficacy and safety of vismodegib in advanced basal cell carcinoma. *N Engl J Med*. 2012;366:2171−2179.

87. Goessling W, McKee PH, Mayer RJ. Merkel cell carcinoma. *J Clin Oncol*. 2002;20:588−598.

88. Feng H, Shuda M, Chang Y, et al. Clonal integration of polyomavirus in human Merkel cell carcinoma. *Science*. 2008;319:1096−1100.

89. Clarke CA, Robbins HA, Tatalovich Z, et al. Risk of Merkel cell carcinoma after solid organ transplantation. *J Natl Cancer Inst*. 2015;107(2):1−9.

90. Agar N, Wedgeworth E, Crichton S, et al. Survival outcomes and prognostic factors in mycosis fungoides/Sézary syndrome: a validation of the revised ISCL/EORTC proposal. *J Clin Oncol*. 2010;28:4730−4739.

91. Rupoli S, Barulli B, Guiducci B, et al. Low-dose interferon-alpha 2b combined with PUVA is an effective treatment of early stage mycosis fungoides: results of a multicenter study. Cutaneous-T Cell Lymphoma Multicenter Study Group. *Haematologica*. 1999;84:809−813.

92. Foss F. Mycosis fungoides and the Sézary's syndrome. *Curr Opin Oncol*. 2004;16(5):421−428.

93. Humme D, Nast A, Erdmann R, et al. Systematic review of combination therapies for mycosis fungoides. *Cancer Treat Rev*. 2014;40(8):927−933.

94. Duvic M, Hymes K, Heald P, et al. Bexarotene is effective and safe for treatment of refractory advanced-stage cutaneous T-cell lymphoma: multinational phase II-III trial results. *J Clin Oncol*. 2001;19:2456−2471.

95. Wilcox RA. Cutaneous T-cell lymphoma: 2014 update on diagnosis, risk-stratification, and management. *Am J Hematol*. 2014;89(8):837−851.

第16章 原发及转移性脑肿瘤

**Muhammad O. Chohan, Gregory N. Gan,
Olivier Rixe**

一、原发性脑肿瘤

（一）流行病学、危险因素和存活率

原发性脑肿瘤（primary brain tumors，PBT）是一组起源于中枢神经系统（CNS）的肿瘤。美国于 2004 年在《良性脑肿瘤登记处修正案》通过后开始收集全国范围的非恶性脑肿瘤。美国中央脑肿瘤登记处（CBTRUS）追踪了这些数据及各州和全国癌症登记处收集的关于恶性 PBT 的统计数据。该处最近的报告涵盖了美国全国非恶性 PBT 的 4 年趋势（2004～2007 年）和恶性 PBT 的 27 年趋势（1980～2007 年）。根据 2007～2011 年年龄调整发病率，估计 2015 年美国新发 68 470 例脑和中枢神经系统肿瘤。其中 23 180 例是恶性肿瘤，45 300 例是良性肿瘤[1]。

在 20 岁以上的成年人中，良性肿瘤发病率是恶性肿瘤的 2 倍。女性脑肿瘤总发病率为 23.26/100 000，男性为 19.42/100 000。0～19 岁的儿童发病率明显低于成人（5.42/100 000 vs 21.42/100 000），但儿童肿瘤为恶性的概率高于成人，儿童脑肿瘤恶性的概率为 65.2%，成人为 33.7%。据估计，2015 年在美国有 13 770 人死于 PBT 和中枢神经系统肿瘤[1]。

暴露于电离辐射是原发性胶质瘤唯一明确的病因，电磁场、头部外伤或其他环境因素（如杀虫剂）等因素仍然存在争议。

最佳的治疗策略基于临床和肿瘤领域的多学科合作，包括神经外科学家、肿瘤放化疗专家、神经病理学家、神经影像学家和支持治疗医护人员。

（二）恶性胶质瘤

恶性胶质瘤是一类异质性的侵袭性肿瘤。既往根据光镜表现对其进行形态学分类，二测序技术的兴起使得分子分型用于胶质瘤的预后评价及治疗指导[2,3]。

WHO 将 PBT 分为良性（WHO Ⅰ级）、低级别（WHO Ⅱ级）、间变性（WHO Ⅲ级）和恶性（WHO Ⅳ级）胶质瘤。恶性胶质瘤（WHO Ⅳ，多形性胶质母细胞瘤，GBM）可新生或由低级别胶质瘤（LGG，即继发性 GBM）发展而来。这一分级基于核异型性、有丝分裂数、内皮增殖和坏死程度。神经病理学家还应在报告中标明星形细胞、少突胶质细胞或混合性胶质瘤。胶质瘤中存在广泛的遗传改变，包括（但不限于）EGFR 扩增、缺失或突变、*PTEN* 突变、Olig2 表达、IDH 1/2 突变、LOH 10q 和（或）19q，PI3 酶突变、RB 突变和 VEGFR 过表达。最近针对 GBM 提出了一个新的分子分型，包括以下 4 型：前神经、神经、经典和间充质型，其临床相关性由 6 个分子标记（*TP53*、*IDH1*、*PDFGRA*、*EGFR*、*NF1* 和 *CDKN2A*）确定[4]。

1. Ⅰ级胶质瘤　毛细胞性星形细胞瘤是 WHO Ⅰ级肿瘤，最常见于颅后窝。这些肿瘤在儿童中最常见，如果可以完全切除（gross total resection，GTR），复发率非常低[5]。次全切除（subtotal resection，STR）后，如果仍可能手术，也建议再次切除，而非观察。对于年轻患者，放射治疗通常被推迟，但对于不可切除病变（如病变位于丘脑、下丘脑）可予以放疗。

2. Ⅱ级胶质瘤　WHO Ⅱ级胶质瘤或 LGG 好发年龄为 20～40 岁。该肿瘤在磁共振成像（MRI）T_1 加权上表现为无强化、弥漫、低信号肿块，在 T_2 加权 FLAIR 序列上表现为弥漫、高信号肿块。必须进行活检以确定组织学亚型并排除更高级别病灶，因为多达 30% 的非强化病变在手术后病检为间变性（WHO Ⅲ级）。这些肿瘤的临床病程与肿瘤的组织学亚型及基因异常有关。总 5 年生存率（5-OS）为 58%～72%，5 年无进展生存率（5-PFS）为 37%～55%，少突胶质细胞瘤的 5-OS 最高，为 70%，其后是混合胶质瘤，为 56%，星形细胞瘤为 37%。Pignatti 等[6]进行了两项关于放疗的前瞻性临床试验，EORTC 22844（构建集）和 EORTC 22845（验证集）研究证实高风险预后因素包括年龄超过 40 岁、组织学类型主要为星形细胞瘤、肿瘤最大径超过 6cm、肿瘤跨越中线、合并其他神经疾病。其他一些对于 LGG 预后因素的研究结论也大多类似。

首选治疗是提供最大安全边界的肿瘤手术切除。总体而言，STR 手术的平均 OS 为 5.1 年，GTR 为 7.5 年。尽管在如何确定安全边界（容积法与非容积法）方面存在争议，但明确的是，延迟手术会增加患者的恶变风险（减少无恶性进展生存率，MPFS），导致神经功能缺损永久化、顽固的癫痫发作，以致最终患者在较大年龄仍需要接受手术。最近在 LGG 中进行的一项关于切除程度（extent of resection，EOR）的荟萃分析涉及 11 项大型研究，每项研究包含至少 75 名患者，采用容积法测定 100%EOR 的患者具有超过 98%的 5-OS。8 项非容积法评估 EOR 的研究中有 7 项研究显示了类似的结果，GTR 在 5-OS 方面具有优势。GTR 和 STR 的 10-OS 分别为 76%和 49%，MPFS 分别为 12.5 和 7 年。另一项研究对 216 例患者平均随访 4.4 年，结果显示，OS 与残余肿瘤体积（小至 $10cm^3$）呈负相关。值得注意的是，因为 LGG 生存时间很长，OS 并非评估 LGG 的有效工具。如何在保证良好生活质量（QoL）的情况下获得最长生存期取决于降低肿瘤负担和保证功能外科边界之间的平衡。

来自成人 LGG 的三项前瞻性随机临床试验的数据为选择术后放疗时间和剂量提供了依据。EORTC 22845 研究显示，术后即时放疗对比延迟放疗，中位 PFS（5.3 年 vs 3.4 年）得到改善，中位 OS（7.4 年 vs 7.2 年）无明显改变，且两组间恶性转化率无差异。然而，这项研究观察到即时放疗改善了 1 年癫痫发作控制率。因此，放射治疗应该应用于有症状患者，可以提高患者整体 QoL[7,8]。EORTC 22844 和 INT/NCCTG 都对高剂量和低剂量放疗方案进行了研究，发现 45～54Gy 的放疗剂量与高剂量（59～65Gy）相比，疗效类似，低剂量放疗的耐受性更好，且 OS 没有降低[9,10]。但 Shaw 等[11]的回顾性分析表明，术后放疗＞53Gy 对比＜53Gy 有更好的 5 年和 10 年 OS（分别为 67% vs 50%和 40% vs 20%）。目前[9,10]LGG 术后放疗剂量广泛推荐剂量为 50.4～54Gy。

综上所述，术后放射治疗通常推荐用于 STR 或活检术后，特别是具有额外高危因素的患者。然而，放疗对 OS 没有明确的作用。对于有不良预后因素的患者，化疗（替莫唑胺或 PCV）也同样可进行。RTOG 0424 是一项关于术后放射（54Gy）联合同期和辅助性替莫唑胺治疗具有 3 个或以上高危因素患者的 II 期临床试验，其 3 年 OS 为 73.1%[12]。这项研究不是随机对照试验，但是与历史对照相比，OS 有显著的改善，因此值得进一步研究。至少一项研究提示应用替莫唑胺新辅助治疗弥漫性 LGG 可以改善 EOR[13]。

WHO Ⅱ级少突胶质细胞瘤和间变性少突胶质细胞瘤（Ⅲ级）在 1 号染色体短臂 1p 和 19 号染色体长臂 19q 等位基因缺失发生概率为 50%～70%，缺失患者对化疗有更好的反应和更长的存活时间。在间变性少突胶质细胞瘤患者中进行的两项Ⅲ期随机试验显示，PCV 方案可延长无病生存期（DFS），但不能延长 OS。然而，RTOG 9802 在一组高危 LGG 患者中术后放疗加 PCV 比单纯放疗明显改善了中位 OS（13.3 年 vs 7.8 年）。RTOG 9402 和 EORTC 26951 也显示了类似的结果。与 PCV 相比，替莫唑胺的耐受性更好，在 WHO Ⅳ级多形性胶质母细胞瘤患者中显示出益处，但是除了需要考虑在延长生存期的患者中放疗引起的迟发性神经认知毒性，这些Ⅲ期研究也没有纳入分子染色体标记，都使得研究结果难以推广。仅接受过手术的低级别少突胶质细胞瘤患者发生临床和（或）放射学进展，应用替莫唑胺作为初始治疗，客观反应率为 31%[14]。然而，替莫唑胺能否单独用于治疗 LGG，联合放疗时能否取代 PCV 等问题极具争议性，需要前瞻性临床研究进一步探讨。

复发后的一线治疗手段仍是手术，治疗目标是最大程度地切除肿瘤，明确组织病理学分级，明确是否出现恶性转化，以便指导术后治疗。如果脑组织广泛受累，大体手术切除无法实现，没有接受过放疗的患者可以先放疗。在放疗前，常规采用挽救性化疗。对于复发性疾病的另一种选择是立体定向放射外科手术或低分割放射治疗，回顾性研究显示这种治疗是有效的（再照射的平均 OS 和 PFS 分别为 23 个月和 12 个月）和可耐受的[15]。

3. Ⅲ级和Ⅳ胶质瘤（高级别胶质瘤，HGG）　HGG 占每年所有新诊断 PBT 的 70% 以上，是最常见的类型。间变性星形细胞瘤（anaplastic astrocytoma，AA，WHO 分级 Ⅲ级）好发年龄为 30～40 岁，而多形性恶性胶质母细胞瘤（WHO 分级Ⅳ级）则好发于 40～50 岁，各自的中位生存期分别为 24～36 个月及 12～15 个月。这两种胶质瘤在 MRI 检查 T_1 加权像均表现为弥漫性低信号病变，给予造影剂后迅速出现强化征，因此 MRI 检查不易区分。肿瘤好发于大脑半球，可能出现囊性、坏死或出血区域。大多数 HGG 的病因尚不清楚，电离辐射、结节性硬化症和 NF1/NF2 突变是已知的危险因素。如果不治疗其中位生存期小于 3 个月，而采用最佳治疗，GBM 中位生存期为 12～15 个月，只有不到 25% 的患者生存期可达 2 年。鉴于这种较差的预后，鼓励患者参与前瞻性的治疗性临床试验[16]。

（1）外科手术在新诊断的恶性胶质瘤中的作用：胶质瘤结果项目研究了新诊断成人恶性胶质瘤（Ⅲ级和Ⅳ级）的治疗模式。在美国共有 788 名患者在 52 个医疗点的 154 名医生中进行随访。这两种类型的病变在围手术期常使用皮质类固醇和抗癫痫药物，且Ⅳ级 GBM 比 AA 更有可能进行肿瘤全切和辅助放疗。胶质瘤结果项目提供了Ⅱ类证据，显示肿瘤分级、患者的年龄和功能状态是新诊断恶性胶质瘤患者的预后因素，手术切除预后优于单纯活检。

类似于 LGG，手术是 HGG 的主要治疗手段[17]。虽然尚缺乏Ⅰ类证据比较切除程度对 HGG 临床预后的影响，但若干前瞻性和回顾性研究表明：①手术切除优于单纯活检；②GTR 优于近全切除（near total resection，NTR）；③NTR 优于 STR。Meta 研究纳入 14 项大型 HGG 研究（每项超过 200 人），进行多因素分析显示更大程度的 EOR 使Ⅲ级和Ⅳ级恶性胶质瘤患者生存获益。Chaichana 等[18]研究发现大于 70% 的体积切除和小于 5cm^3 的残余肿瘤体积是影响新诊断 GBM 生存和复发的独立手术阈值。

多灶性和多中心性 GBM 占所有 GBM 的 0.5%～20%，预后较差。在高度选择的病例中，为了达到 GTR，多次开颅手术是可行的，且具有生存优势。

最近的一些技术进步，如术中 MRI 和荧光引导的使用，以及术前和术中的引导（功能 MRI、唤醒麻醉）已经显著地改善了现代外科手术的切除程度。

（2）新诊断的 WHO Ⅲ级胶质瘤的术后治疗及预后因素：尽管手术技术进步，但是恶性胶质瘤的治疗效果仍不乐观。由于缺乏前瞻随机研究数据，AA 的术后治疗仍存在争议。术后放疗（59.4～60Gy）联合替莫唑胺是最常用的治疗方法。目前 NRG 肿瘤学正在进行前瞻性试验（CATNON），评估联合治疗和辅助治疗的益处[19]。

良好的预后因素包括高 KPS 评分、GTR 和较年轻患者（<60 岁）。此外，多项研究已经表明 ^{6}O-甲基鸟嘌呤-DNA 甲基转移酶（MGMT）启动子的甲基化是 GBM 患者的良好预后标记，

并且可能作为对替莫唑胺有效的预测因素。

（3）新诊断的Ⅳ级胶质瘤术后治疗：化疗和放疗。术后放疗在 GTR、NTR 或活检术后发挥了重要作用。临床研究的进行不断地改进了恶性胶质瘤放射治疗的方法、技术和剂量。早期研究显示，全脑放疗（whole brain radiotherapy，WBRT）及手术区的推量对比单纯观察或卡莫司汀（BCNU）治疗有生存获益。现代放射治疗已经从 WBRT 进展到使用 MRI 来帮助放射治疗定位，进一步提高了 QoL。2005 年，欧洲癌症研究和治疗组织（EORTC）和加拿大国家癌症研究所（NCIC）进行的一项研究表明，放疗加替莫唑胺可以改善 OS 和 PFS[20]。在这项大型随机Ⅲ期研究中，术后放疗（60Gy/30F，6 周）与放疗加替莫唑胺口服[放疗期间 75mg/（$m^2 \cdot d$），随后 150～200mg/（$m^2 \cdot d$），连续 5 天，28 天为 1 个周期，共 6 个周期]的联合治疗进行了比较。联合治疗组毒性可耐受，具有生存优势（14.6 个月 vs 12.1 个月，$P < 0.001$）[20]。这种联合疗法也被称为"Stupp 方案"，是现在术后的标准治疗，且常作为当前进行的前瞻性临床试验的对照组。

迄今为止，用额外的生物制剂和低分割放疗（每次放疗剂量较高，分次数较少）修改传统的 Stupp 方案的尝试在改善生存方面均失败了。最近在美国和欧洲进行的两项前瞻性随机Ⅲ期试验使用血管内皮生长因子（VEGF）单克隆抗体贝伐珠单抗与放疗和替莫唑胺联合用于辅助治疗，未能显示出生存优势[21]。在前瞻性试验中，血管内皮生长因子受体酪氨酸激酶抑制剂西地尼布（cediranib）得到了相同的结果[22]。因此，这些结果不支持抗血管生成药物用于新诊断的胶质母细胞瘤的辅助治疗。在科罗拉多大学进行的Ⅱ期临床试验中，术后应用低分割放疗（60Gy/10F），同步及辅助治疗使用替莫唑胺和贝伐珠单抗，中位 PFS 和 OS 分别为 12.8 个月和 16.3 个月[23]。相比之下，纪念斯隆凯特琳癌症中心（MSKCC）的Ⅱ期试验采用了类似的化疗方案，但采用了更低的分割剂量（36Gy/6F），中位 PFS 和 OS 分别为 10 个月和 19 个月，较历史对照更优[24]。这两种放疗方案比传统放疗方案更方便，安全性较好，值得进一步研究。恶性胶质瘤的辅助化疗概述见表 16.1。

表 16.1　恶性胶质瘤化疗方案（辅助）

药物	剂量	主要不良反应	其他
替莫唑胺（TMZ）	与放疗同步 75mg/($m^2 \cdot d$)，共 6 周（包括周末），之后 150～200mg/m^2 连续 5 天，每 28 天给药，共 6 个周期	中性粒细胞减少血小板减少乏力肺孢子虫病	5-羟色胺 3 受体拮抗剂止吐和预防肺孢子虫肺炎骨髓抑制监测

（4）电场疗法：最近的Ⅲ期随机试验成功地测试了 NovoTFT-100A 在辅助治疗中的作用[25]。肿瘤治疗场（tumor treating field，TTF）阻止肿瘤细胞的生长，导致体外和体内快速分裂的癌细胞死亡。NovoTTF-100A 系统是一种便携式电池或电源操作装置，可产生变化的电场，并通过电绝缘表面电极作用于患者的头部。TTF 的频率与所处理的细胞类型的大小有关。TTF 联合替莫唑胺治疗，患者的 2 年生存率为 43%，而单独应用替莫唑胺治疗为 29%。TTF 联合替莫唑胺治疗的患者与单用替莫唑胺治疗的患者相比，OS 显著增加（中位 OS 19.4 个月 vs 16.6 个月；HR=0.75；P=0.022）。在复发 GBM 患者中采用 NovoTTF-100A 系统与最佳标准治疗相比，QoL 有所改善。

（5）复发性 GBM：GBM 复发可发生于初次切除后 34～36 周。越来越多的证据表明，选择性的多次再手术可以提高生存率。复发性胶质母细胞瘤的治疗包括在选择性病例中进行手术切除病灶、BCNU、贝伐珠单抗、立体定向放射外科（SRS）、立体定向放射治疗（SRT）、亚硝基脲（洛莫司汀）或其他单药疗法如卡铂（表 16.2）。

基于两项前瞻性临床试验，美国 FDA 于 2009 年批准贝伐珠单抗单独治疗复发性胶质母细胞瘤。在这两个试验中，贝伐珠单抗的反应率为 20%～30%，可改善临床症状，减少对类固醇的依赖。最近，贝伐珠单抗对比贝伐珠单抗加洛莫司汀及洛莫司汀单药治疗复发性胶质母细胞瘤的随机Ⅱ期研究显示，联合用药（贝伐珠单抗加大剂量洛莫司汀）的 PFS 具有显著优势[26]。回顾性和前瞻性研究表明，对于拒绝或不符合再切除条件且孤立部位复发的患者，在既往术后接受过照射的瘤床区使用 SRS 或 SRT 与贝伐珠单抗联合可有效地控制病变，耐受性良好[27]。此外，在再程放疗中使用贝伐珠单抗可能有助于降低放射性坏死的风险。

一项Ⅲ期随机临床试验将 NovoTTF-100A 与复发性 GBM

的最佳化疗进行比较，发现 TTF 与标准化疗具有相似的疗效，且不良反应更小，QoL 更佳[28]。这项研究促使 FDA 在 2011 年 4 月批准 NovoTTF-100A 治疗复发性 GBM。

表 16.2　复发性胶质瘤的治疗药物

药物	剂量	不良反应	特殊建议
贝伐珠单抗	10mg/kg，IV，每 2 周	高血压、蛋白尿、出血/中枢神经系统出血，动静脉血栓形成，伤口愈合并发症	监测血压和尿常规
BCNU 晶片	术中植入		
洛莫司汀（CCNU）	110mg/m^2，每 6 周，口服	恶心和呕吐 延迟性骨髓抑制（最低点：4～6 周）	

正在对各种靶向药物和免疫疗法（疫苗、免疫检查点抑制剂）进行广泛的临床试验。特别是针对 EGFRvⅢ阳性肿瘤的特异性药物在复发性肿瘤中显示出不错的结果。Rindopepimut（Rintega，CDX-110）是一种以 EGFRvⅢ突变体肽为靶点的治疗性疫苗，约 1/3 的胶质母细胞瘤表达 EGFRvⅢ。一项随机、安慰剂对照Ⅱ期试验（ReACT）显示 Rindopepimut 治疗 EGFRvⅢ阳性复发性胶质母细胞瘤具有生存优势，Rindopepimut 获得 FDA 突破性认证[29]。

（三）松果体区肿瘤

松果体区是指背部为胼胝体和脉络组织，腹侧为脑干顶盖和四叠体板，上方为第三脑室，后方为小脑蚓围成的区域。它是外科手术中最具技术挑战性的领域之一。松果体本身是间脑室管膜顶部的外翻。松果体区肿瘤占所有儿科肿瘤的 3%～8%，在成年肿瘤中的比例＜1%，组织学类型多样，可分为生殖细胞肿瘤和非生殖细胞肿瘤。松果体区肿瘤患者常因脑导水管梗阻而出现脑积水。其他常见的特征可能是 Parinaud 综合征和性早熟。

1. 病理学　松果体区肿瘤病理类型超过 17 种[30]。这些病理类型可大致分为四个亚型：①生殖细胞和非生殖细胞瘤性生殖细胞瘤（NGGCT），包括畸胎瘤、皮样囊肿、表皮样囊肿、胚胎癌和绒毛膜癌；②原发的松果体实体瘤（PPT），包括松果体细胞瘤、松果体母细胞瘤和中度分化的松果体实质瘤；③胶质细胞瘤包括星形细胞瘤、室管膜瘤和少突胶质细胞瘤；④混杂的肿瘤和囊变，包括良性松果体囊肿、脑膜瘤脉络丛乳头状瘤和转移性肿瘤。生殖细胞瘤是最常见的松果体区肿瘤，放射敏感性高，生存期长。松果体母细胞瘤是侵袭性肿瘤，与松果体瘤相比预后差[30]。

2. 治疗管理 初始诊疗推荐使用高分辨率 MRI，建议检测包括 β-HCG 和 AFP 在内的生殖细胞血清/脑脊液（CSF）标记物[31]。如果结果为阳性，可予以化疗（顺铂/依托泊苷）和放疗进行诊断性治疗。松果体母细胞瘤的放射治疗类似于髓母细胞瘤，建议使用全脑全脊髓放疗（CSI），然后术后瘤床区局部推量，同步辅以化疗。对于生殖细胞瘤和 NGGCT，如果神经轴阴性，推荐局部巩固放射治疗。在神经轴受累的情况下，推荐 CSI 及局部巩固推量。一些学者建议无论血清标志物如何，都通过立体定向活检进行组织学诊断，如果组织学提示非生殖细胞起源，则进行手术。

3. 手术治疗 松果体区肿瘤的手术已经发展多年[32]。在脑积水的情况下，推荐内镜第三脑室造口术或脑室腹腔分流术[33]。一般来说，良性或低级别肿瘤，尤其是脑膜瘤、表皮样瘤、畸胎瘤和松果体囊肿推荐 GTR。生殖细胞瘤和 NGGCT 不建议手术。松果体瘤 GTR 优于 STR，而手术在松果体母细胞瘤中的作用则是最具争议性的。

（四）髓母细胞瘤（WHO 分级Ⅳ级）

髓母细胞瘤多发于颅后窝，是胚胎组织来源的恶性肿瘤，80%发生于 15 岁以下的青少年，占所有儿童脑肿瘤的 20%。髓母细胞瘤发生于小脑蚓部的第四脑室顶部，常以梗阻性脑积水作为首发症状。病理组织学检查可见瘤细胞分化程度低、密集、核浓染，还可见到有核的小圆蓝色细胞。髓母细胞瘤具有侵袭性，容易随脑脊液播散到中枢神经系统其他部位。分期检查应包括全中枢神经系统（全脑及全脊髓）的增强 MR 扫描。如果腰椎穿刺操作对患者无明显危害，分期时还应腰椎穿刺进行脑脊液细胞学检查。

手术完整切除为一线治疗目标，术后进行 CSI[34]。在诊断和手术后，可进行风险分级：标准风险（年龄＞3 岁，GTR/STR 并残余病变＜$1.5cm^2$ 和 M0）或高风险（年龄＜3 岁或残余病变＞$1.5cm^2$ 或 M+）。

治疗：在标准风险患儿中，治疗包括最大限度安全边界的 GTR-STR，术后 CSI 至 23.4Gy，继而颅后窝推量到总剂量 54～55.8Gy，同时应用长春新碱化疗。随后予以辅助性 PCV 化疗，其 5 年无病生存率和总生存率分别为约 80% 和 85%～87%[35]。目前的临床试验力图进一步降低 CSI 剂量，以减少年轻患者的晚期神经认知功能损伤。

髓母细胞瘤有多种化疗方案。常用方案包括联合使用下列药物：依托泊苷、顺铂、环磷酰胺或 CCNU 和长春新碱[35]。对于婴儿（<3 岁）或复发性髓母细胞瘤患者，大剂量化疗联合自体干细胞移植可能是有益的。最近的分子分型鉴定出 4 个不同的髓母细胞瘤亚群（*WNT*、*SHH*、C 组和 D 组），它们具有独特的人口统计学特征、临床表现、遗传异常及临床预后[36,37]。特别是 *WNT*，预后良好（OS 为 90%），*SHH* 预后中等（OS 为 60%），其他两种亚型预后较差。今后的研究涉及靶向治疗，以期改善这些患者的预后。

（五）非免疫缺陷原发性中枢神经系统淋巴瘤

原发性中枢神经系统淋巴瘤（PCNSL）是弥漫性 B 细胞型结外恶性非霍奇金淋巴瘤，局限于脑、眼、软脑膜或脊髓[38]。该肿瘤占所有 PBT 的 3.1%，诊断时平均年龄为 60 岁，近年老年人发病率上升。60% 的病例为幕上病变，脑室周围区域及胼胝体部位受侵很常见。诊断时有 25%～50% 的患者为多部位病变。MRI 扫描 T_1 加权像为低密度或等密度病灶，钆造影剂显示为均匀强化。皮质类固醇类药物对 PCNSL 有效，因此，诊断未明确时避免使用此类药物。PCNSL 行外科手术的唯一目的是活检明确诊断。仅在肿瘤占位效应明显导致脑疝时，才考虑手术切除肿瘤[39]。PCNSL 的预后很差，但在过去的 20 年中取得了实质性的进展。由于初始诊断、临床表现和多手段治疗的复杂性，PCNSL 患者应在高度专业化的单位中由高水平团队进行诊治。患者年龄和一般状态是独立预后因素。

诊疗管理：PCNSL 分期检查包括钆增强的全脑全脊髓 MRI 扫描；全身 FDG-PET；腰穿脑脊液细胞学检查，流式细胞术和 IgH（免疫球蛋白重链）基因重排检测；血清 LDH 水平和骨髓活检。患者还应进行 HIV 检测。

PCNSL 的治疗是神经肿瘤学中最具争议的话题之一。以下可作为诊治 PCNSL 的推荐。

- 化疗应包括大剂量甲氨蝶呤，剂量至少 $3g/m^2$，并应每 2~3 周给予一次，至少 4~6 个周期。大剂量甲氨蝶呤联合其他能透过血脑屏障的化疗药物可提高反应率，并可能改善 OS。
- 鞘内化疗作为预防措施的价值尚不明确，在脑膜受累时推荐。
- 利妥昔单抗联合化疗似乎是有效的，但应作为试验药物在临床试验中使用。
- 治疗外周淋巴瘤的标准化疗方案（CHOP，EPOCH）对于 PCNSL 是无效的。
- 在 60 岁以上的患者中，WBRT 和大剂量甲氨蝶呤治疗具有神经毒性的高风险。大剂量甲氨蝶呤诱导化疗后使用 WBRT 巩固治疗仍存在争议，并已被考虑用于挽救性治疗或用于对化疗有完全反应的老年患者。延迟 WBRT 的目的是尝试延缓老年脑白质病。
- 对于 60 岁以下的患者，巩固 WBRT 可以改善疾病控制，因为 1/3 的患者在疾病初始或对治疗仅部分缓解时会出现软脑膜受累。初始时眼睛受累是眼及眼眶放疗与眼内化疗的指征。不适合化疗的患者（肾功能不全或 KPS＜40%）应考虑姑息性 WBRT 和（或）局部放疗。
- 在选择性人群中，推荐大剂量化疗联合自体干细胞移植治疗复发难治性 PCNSL。
- 复发难治性患者推荐参加临床试验。
- 对老年患者应评估具体的治疗方案。

PCNSL 使用的化疗方案见表 16.3。

表 16.3　PCNSL 的化疗方案

治疗方案	药物与剂量	建议
R-MVP	利妥昔单抗 $500mg/m^2$，第 1 天	"MSKCC" 方案
	甲氨蝶呤 $3.5g/m^2$，第 2 天	水化及亚叶酸钙解救
	长春新碱 $1.4mg/m^2$，第 2 天	对于 CSF 播散，脑室内甲氨
	丙卡巴肼 $100mg/（m^2·d）$，第 1~7 天（仅奇数周期）	蝶呤（12mg），每 14 天 1 次，共 5 次
甲氨蝶呤-阿糖胞苷	甲氨蝶呤 $3.5g/m^2$，第 1 天	"Ferreri" 方案
	阿糖胞苷 $2g/m^2$，第 2 天	水化及亚叶酸钙解救
		4 个周期，每 3 周 1 次

（六）鞍区和鞍旁肿瘤

鞍区和鞍旁肿瘤包括垂体腺瘤、颅咽管瘤、Rathke 裂囊肿（非肿瘤性病变）和脑膜瘤。

1. 垂体腺瘤　是常见肿瘤，占所有颅内肿瘤的 8%～10%[40]。起源于垂体前叶，按大小分为微腺瘤（<10mm）、大腺瘤（>10mm）和巨大腺瘤（>30mm）。临床表现包括原发性内分泌（在分泌性肿瘤中）症状、占位效应、急症（肿瘤出血/坏死引起的垂体卒中导致急性内分泌表现或视力恶化）。

（1）解剖学症状：症状取决于肿瘤的位置，向下侵犯蝶窦，引起脑脊液鼻漏，向上侵入第三脑室，引起脑积水，向前影响视觉神经，引起视野缺损（最常见的为双颞偏盲），横向压迫海绵窦，引起眼肌麻痹，或向背侧斜坡，导致脑干受压。

（2）内分泌症状：功能性垂体腺瘤可伴有激素异常分泌综合征。最常见的是分泌催乳素，导致不孕症和乳汁溢出症候群，分泌肾上腺皮质激素，引起库欣病，分泌生长激素，导致肢端肥大症。超过 80% 的垂体大腺瘤是非分泌性的，仅由于占位效应引起症状。

（3）诊疗管理：推荐行鞍区 MRI 进行详细的放射学评估。尽早行内分泌和眼科检查。催乳素瘤主要用溴隐亭治疗。对于偶然发现的肿瘤，随后应进行影像学随访，直至出现症状。手术指征为难治性功能性腺瘤（如巨大泌乳素瘤、原发性库欣病和肢端肥大症）及导致占位效应的无功能大腺瘤。

（4）手术和术后治疗：手术通常使用内镜通过鼻腔进行，避免了开颅手术。随着现代经蝶窦内镜手术的出现，通过使用不同角度镜，即使多叶肿瘤也常常能达到 GTR[41]。具有显著鞍上延伸（即朝向第三脑室）的巨大肿瘤需要经颅和鼻入路手术。虽然经蝶窦手术在大多数患者中能改善临床症状，但很少能治愈激素异常。肿瘤切除程度与无复发生存期相关。年轻患者若病情进展应手术治疗，术后 SRT 或 SRS。此外，对于手术后仍有持续性内分泌症状或大肿瘤伴鞍外侵犯或不可手术的患者应使用 SRT 或 SRS 治疗。单独放疗与手术加术后放疗在非分泌性肿瘤与分泌性肿瘤中疗效相当，联合治疗具有轻微优势（10%）。

2. 颅咽管瘤　占所有颅内肿瘤的 2%～5% 和所有儿童脑肿瘤的 5%～15%，WHO 分类为 Ⅰ 级。在组织学上，它们有两种不同的类型：在儿童中更为常见的成釉质细胞型和仅在成人可见的乳头型。虽然这类肿瘤在组织学上是良性的，但它们紧密附着在垂体柄、视路和下丘脑，肿瘤生长具有破坏性后果。在 MRI 中，其边界通常不规则，具有囊性成分，囊壁常强化。

诊疗管理：通过现代外科技术（经颅或经鼻），大多数患者都能够获得 GTR[42]。最近前瞻性儿科临床试验显示，GTR 后复发风险降低了 80%，局部控制率为 85%～100%。STR 联合辅助 RT 与单独观察相比局部控制率（75%～90% vs 30%）有所提高[43]。SRS 在小病灶或复发性疾病中的应用已有报道。激素功能障碍可通过药物补充治疗。复发性疾病可通过手术治疗减轻占位效应，且可将放射性物质和化疗药物植入瘤区内。最常见的不良反应是尿崩症，最可怕的手术并发症是双侧下丘脑损伤。疾病死亡率为 5%～10%，中位数 5-OS 为 55%～85%。

二、转移性脑肿瘤

（一）发病率

成人脑转移性肿瘤发病率显著高于 PBT，是原发性恶性中枢神经系统肿瘤的 10 倍。每年估计有 170 000 名患者死于脑转移瘤。血源性扩散是最常见的机制，大多数转移发生在大脑半球的灰白质交界处（动脉供应终末分水岭区域）。脑转移最常见于肺癌（＞50%）、乳腺癌（10%～20%）和黑色素瘤（5%～15%），而在儿童中，最常见的是神经母细胞瘤、横纹肌肉瘤和肾母细胞瘤。大脑半球受累较常见，尤其是额叶[44]。

最近的证据表明，星形细胞可刺激癌细胞中抗凋亡基因上调，保护癌细胞免受化疗的影响，而非血脑屏障导致化疗无效[45]。

（二）诊疗管理

虽然外科手术是主要的治疗手段，但术前必须根据关键的预后因素进行风险分层和预后分析。从颅内获得组织病理之前，在没有确定原发病灶的情况下，应进行彻底的系统性检查。此外，有 11% 的颅内影像异常患者伴有颅外癌症病史但却不是脑转移瘤。一项 RTOG 数据库的回顾性分析评估了 1200 例脑转移瘤患者的关键预后因素，并使用递归分割分析（RPA），将患者分成三个亚组进行分析。预后变量包括 KPS＜70、年龄、颅外转移及大脑是否是颅外转移的唯一部位。根据这一分层方法，最佳级别（RPA Ⅰ级）的中位数生存期为 7.1 个月，而 RPA Ⅲ级的存活期为 2.3 个月[46]。分级预后指数（GPI）是一种更新的分级系统，利用了两个 RTOG 试验和先前的 RPA 分级，有助于进一步细化预测因子[47]。某些肿瘤通过加入组织学和治疗情况，增加了 GPI 的复杂性和预后价值[48,49]。

（三）皮质类固醇与抗惊厥药物治疗

对于有颅内高压、疼痛或神经功能障碍的患者，使用类固醇可能改善症状。推荐地塞米松，因为其类盐皮质激素作用较低，半衰期更长。随机研究显示高剂量地塞米松较低剂量症状改善更明显，但并无统计学差异[50]。建议轻症患者 4～8mg/d，中度到重度症状患者 16mg/d，症状多在给药的 24～72 小时内改善。长期使用类固醇可能会诱发胃炎、失眠和食欲增加。服用类固醇 2 周以上，应考虑胃肠道疾病的预防。长期或高剂量服用的患者，剂量也应在 2 周内逐渐减少。不推荐无症状患者使用类固醇治疗。

由于转移瘤是球形的，与颅内原发肿瘤相比，其较少诱发癫痫。但是，有症状的患者需要常规使用抗惊厥药物，推荐使用耐受性较好的左乙拉西坦（Keppra）。多项研究显示，对无症状的原发性或转移性脑肿瘤患者预防性使用抗惊厥药物并不能改善生存或预防癫痫发作。因此，应该避免在无症状脑转移患者中使用抗惊厥药物。

（四）外科治疗

Ⅰ类证据表明，对于 KPS＞70 的患者，手术是治疗孤立、可切除病变的最佳方法。肾细胞癌、黑色素瘤和肉瘤等放疗抵抗肿瘤需要积极手术并采用全身靶向治疗。多个转移灶患者只有 RPA Ⅰ类可能从手术中获益。最近的一系列研究显示，保证邻近脑组织 5mm 的手术边缘减少了局部复发，建议整块切除，以防止软脑膜播散。1/3 的脑转移瘤患者为单一或孤立脑转移，这部分患者手术联合术后 WBRT 比单独进行 WBRT 具有更长的存活时间（肺癌脑转移患者为 40 周 vs15 周）[51]。

（五）放射治疗

WBRT 和 SRS 在脑转移瘤治疗中的应用已经取得了显著的进展，这是目前放射肿瘤学界积极讨论的一个领域。根据 RPA/GPI，一般状态良好的孤立病变患者具有较好的预后，建议进行外科切除，然后进行 WBRT。两项随机研究证实手术加术后 WBRT 较单独 WBRT 具有生存优势。相比之下，手术加术后 WBRT 较单纯手术增加颅内瘤床区及颅内远处的疾病控制率。此外，这些研究表明，术后 WBRT 降低了神经认知功能下降和（或）死亡的风险，可作为手术后，尤其是大块病变切除术后的标准治疗。标准 WBRT 剂量为 30Gy/10F 或 37.5 Gy/15F。

对于多发性脑转移患者，传统的模式是单独 WBRT，对合适的病例予以 SRS 局部加量。一项研究显示，WBRT 后予以 SRS 治疗孤立性脑转移患者显示出显著的生存优势（6.5 个月 vs 4.9 个月）。但是，这一方法在多发脑转移患者中没有观察到生存获益[52]。对一般状况不佳的患者，可以考虑采用 20Gy/5F 的姑息性放疗；然而，最近英国 Quartz 研究将最佳支持治疗与 20Gy/5F 的放疗进行比较，显示 OS 无差异（51 天 vs 49 天），最佳支持治疗也可作为治疗的选择。

近期的研究表明，SRS 局部控制良好，SRS 后是否进行 WBRT 对生存无明显影响，且由于多发性脑转移患者的晚期神经认知后遗症，出现推荐推迟 WBRT 的趋势。放射外科手术通常采用两种方式：伽马刀立体定向放射外科（GK-SRS）或以直线加速器为基础的放射外科。迄今为止，SRS 已用于治疗 1～4 个脑转移瘤患者，一些医疗机构使用 GK-SRS 方法治疗 10 个或更多病灶的脑转移瘤患者，证明局部控制良好且不良反应可耐受。一般来说，较小的病灶与较大的病灶相比，1 年和 2 年的局部控制率更优。此外，新发脑转移瘤的 SRS 再照射是安全和可耐受的。

（六）化疗

由于存在血脑屏障，但更重要的是由于微环境（星形胶质细胞），化疗在治疗脑转移瘤方面作用有限。然而，生殖细胞肿瘤和乳腺癌脑转移灶对全身治疗反应良好。最近靶向药物的研究显示其对脑转移灶和全身病灶有相似的活性，尤其是转移性黑色素瘤中的 BRAF 抑制剂威罗菲尼（vemurafenib）。免疫检查点抑制剂目前正在用于几种肿瘤类型脑转移瘤的治疗[44]。

三、软脑膜转移癌

软脑膜转移癌（leptomeningeal carcinomatosis，LMC）又称癌性脑膜炎，由肿瘤细胞侵袭脑脊液和脑膜导致[53]。发病率为 10%，无论治疗与否，OS 为 2.8 个月。大量回顾性数据表明，与整体切除相比，不论原发疾病的病理类型如何，脑转移性病变的分段切除较整体切除易导致软脑膜播散。软脑膜转移癌的治疗包括中枢神经系统有症状区域的姑息性放射治疗（如颅底放疗治疗脑神经功能障碍，腰骶部放疗治疗马尾神经疾病）和使用甲氨蝶呤鞘内化疗，脂质体阿糖胞苷通过 Ommaya 囊给药，以增加药物给药效率和患者的舒适度[53]。治疗软脑膜转移癌的化疗方案如表 16.4 所示。

表 16.4　软脑膜转移癌的化疗方案

药物	剂量（mg）	注意事项
甲氨蝶呤	12～15	每周两次直到细胞学缓解
脂质体阿糖胞苷	50	每 2 周
		配合口服类固醇

（郭秋云　译　张孟贤　校）

参 考 文 献

1. Ostrom QT, Gittleman H, Liao P, et al. CBTRUS statistical report: primary brain and central nervous system tumors diagnosed in the United States in 2007–2011. *Neuro Oncol.* 2014;16(suppl 4):iv1–iv63.
2. Hagemann IS, O'Neill PK, Erill I, et al. Diagnostic yield of targeted next generation sequencing in various cancer types: an information-theoretic approach. *Cancer Genet.* 2015;208(9):441–447.
3. Suzuki H, Aoki K, Chiba K, et al. Mutational landscape and clonal architecture in grade II and III gliomas. *Nat Genet.* 2015;47(5):458–468.
4. Brennan CW, Verhaak RG, McKenna A, et al. The somatic genomic landscape of glioblastoma. *Cell.* 2013;155(2):462–477.
5. Austin EJ, Alvord EC Jr. Recurrences of cerebellar astrocytomas: a violation of Collins' law. *J Neurosurg.* 1988;68(1):41–47.
6. Pignatti F, van den Bent M, Curran D, et al. Prognostic factors for survival in adult patients with cerebral low-grade glioma. *J Clin Oncol.* 2002;20(8):2076–2084.
7. Karim AB, Afra D, Cornu P, et al. Randomized trial on the efficacy of radiotherapy for cerebral low-grade glioma in the adult: European Organization for Research and Treatment of

Cancer Study 22845 with the Medical Research Council study BRO4: an interim analysis. *Int J Radiat Oncol Biol Phys.* 2002;52(2):316–324.

8. van den Bent MJ, Afra D, de Witte O, et al. Long-term efficacy of early versus delayed radiotherapy for low-grade astrocytoma and oligodendroglioma in adults: the EORTC 22845 randomised trial. *Lancet.* 2005;366(9490):985–990.

9. Karim AB, Maat B, Hatlevoll R, et al. A randomized trial on dose-response in radiation therapy of low-grade cerebral glioma: European Organization for Research and Treatment of Cancer (EORTC) Study 22844. *Int J Radiat Oncol Biol Phys.* 1996;36(3):549–556.

10. Shaw E, Arusell R, Scheithauer B, et al. Prospective randomized trial of low- versus high-dose radiation therapy in adults with supratentorial low-grade glioma: initial report of a North Central Cancer Treatment Group/Radiation Therapy Oncology Group/Eastern Cooperative Oncology Group study. *J Clin Oncol.* 2002;20(9):2267–2276.

11. Shaw EG, Daumas-Duport C, Scheithauer BW, et al. Radiation therapy in the management of low-grade supratentorial astrocytomas. *J Neurosurg.* 1989;70(6):853–861.

12. Fisher BJ, Hu C, Macdonald DR, et al. Phase 2 study of temozolomide-based chemoradiation therapy for high-risk low-grade gliomas: preliminary results of Radiation Therapy Oncology Group 0424. *Int J Radiat Oncol Biol Phys.* 2015;91(3):497–504.

13. Blonski M, Pallud J, Gozé C, et al. Neoadjuvant chemotherapy may optimize the extent of resection of World Health Organization grade II gliomas: a case series of 17 patients. *J Neurooncol.* 2013;113(2):267–275.

14. Taal W, Bromberg JE, van den Bent MJ. Chemotherapy in glioma. *CNS Oncol.* 2015;4(3):179–192.

15. Combs SE, Ahmadi R, Schulz-Ertner D, et al. Recurrent low-grade gliomas: the role of fractionated stereotactic re-irradiation. *J Neurooncol.* 2005;71(3):319–323.

16. Le Rhun E, Taillibert S, Chamberlain MC. The future of high-grade glioma: where we are and where are we going. *Surg Neurol Int.* 2015;6(suppl 1):S9–S44.

17. Hardesty DA, Sanai N. The value of glioma extent of resection in the modern neurosurgical era. *Front Neurol.* 2012;3:140.

18. Chaichana KL, Jusue-Torres I, Navarro-Ramirez R, et al. Establishing percent resection and residual volume thresholds affecting survival and recurrence for patients with newly diagnosed intracranial glioblastoma. *Neuro Oncol.* 2014;16(1):113–122.

19. Le Rhun E, Taillibert S, Chamberlain MC. Anaplastic glioma: current treatment and management. *Expert Rev Neurother.* 2015;15(6):601–620.

20. Stupp R, Mason WP, van den Bent MJ, et al. Radiotherapy plus concomitant and adjuvant temozolomide for glioblastoma. *N Engl J Med.* 2005;352(10):987–996.

21. Khasraw M, Ameratunga M, Grommes C. Bevacizumab for the treatment of high-grade glioma: an update after phase III trials. *Expert Opin Biol Ther.* 2014;14(5):729–740.

22. Batchelor TT, Mulholland P, Neyns B, et al. Phase III randomized trial comparing the efficacy of cediranib as monotherapy, and in combination with lomustine, versus lomustine alone in patients with recurrent glioblastoma. *J Clin Oncol.* 2013;31(26):3212–3218.

23. Carlson JA, Reddy K, Gaspar LE, et al. Hypofractionated-intensity modulated radiotherapy (hypo-IMRT) and temozolomide (TMZ) with or without bevacizumab (BEV) for newly diagnosed glioblastoma multiforme (GBM): a comparison of two prospective phase II trials. *J Neurooncol.* 2015;123(2):251–257.

24. Omuro A, Beal K, Gutin P, et al. Phase II study of bevacizumab, temozolomide, and hypofractionated stereotactic radiotherapy for newly diagnosed glioblastoma. *Clin Cancer Res.* 2014;20(19):5023–5031.

25. Rehman AA, Elmore KB, Mattei TA. The effects of alternating electric fields in glioblastoma: current evidence on therapeutic mechanisms and clinical outcomes. *Neurosurg Focus.* 2015;38(3):e14.

26. Taal W, Oosterkamp HM, Walenkamp AM, et al. Single-agent bevacizumab or lomustine versus a combination of bevacizumab plus lomustine in patients with recurrent glioblastoma (BELOB trial): a randomised controlled phase 2 trial. *Lancet Oncol.* 2014;15(9):943–953.

27. Cuneo KC, Vredenburgh JJ, Sampson JH, et al. Safety and efficacy of stereotactic radiosurgery and adjuvant bevacizumab in patients with recurrent malignant gliomas. *Int J Radiat Oncol Biol Phys.* 2012;82(5):2018–2024.

28. Stupp R, Wong ET, Kanner AA, et al. NovoTTF-100A versus physician's choice chemotherapy in recurrent glioblastoma: a randomised phase III trial of a novel treatment modality. *Eur J Cancer.* 2012;48(14):2192–2202.

29. Reardon DA, Schuster JM, Tran D, et al. 107 ReACT: overall survival from a randomized phase II study of Rindopepimut (CDX-110) plus Bevacizumab in Relapsed Glioblastoma. *Neurosurgery.* 2015;62(suppl 1):198–199.

30. Fèvre-Montange M, Vasiljevic A, Champier J, et al. Histopathology of tumors of the pineal region. *Future Oncol.* 2010;6(5):791–809.

31. Blakeley JO, Grossman SA. Management of pineal region tumors. *Curr Treat Options Oncol.* 2006;7(6):505–516.

32. Bruce JN, Stein BM. Surgical management of pineal region tumors. *Acta Neurochir (Wien)*. 1995;134(3/4):130–135.
33. Zhang Z, Wang H, Cheng H, et al. Management of hydrocephalus secondary to pineal region tumors. *Clin Neurol Neurosurg*. 2013;115(9):1809–1813.
34. Sutton LN, Phillips PC, Molloy PT. Surgical management of medulloblastoma. *J Neurooncol*. 1996;29(1):9–21.
35. Packer RJ, Gajjar A, Vezina G, et al. Phase III study of craniospinal radiation therapy followed by adjuvant chemotherapy for newly diagnosed average-risk medulloblastoma. *J Clin Oncol*. 2006;24(25):4202–4208.
36. Parsons DW, Li M, Zhang X, et al. The genetic landscape of the childhood cancer medulloblastoma. *Science*. 2011;331(6016):435–439.
37. Northcott PA, Korshunov A, Witt H, et al. Medulloblastoma comprises four distinct molecular variants. *J Clin Oncol*. 2011;29(11):1408–1414.
38. Hoang-Xuan K, Bessell E, Bromberg J, et al. Diagnosis and treatment of primary CNS lymphoma in immunocompetent patients: guidelines from the European Association for Neuro-Oncology. *Lancet Oncol*. 2015;16(7):e322–e332.
39. Holdhoff M. Role of surgical resection in primary CNS lymphoma: a resurrected discussion. *Oncology (Williston Park)*. 2014;28(7):641–642.
40. Ezzat S, Asa SL, Couldwell WT, et al. The prevalence of pituitary adenomas: a systematic review. *Cancer*. 2004;101(3):613–619.
41. Schwartz TH, Fraser JF, Brown S, et al. Endoscopic cranial base surgery: classification of operative approaches. *Neurosurgery*. 2008;62(5):991–1002; discussion 1002–1005.
42. Cavallo LM, Solari D, Esposito F, et al. The role of the endoscopic endonasal route in the management of craniopharyngiomas. *World Neurosurg*. 2014;82(6, suppl):S32–S40.
43. Regine WF, Mohiuddin M, Kramer S. Long-term results of pediatric and adult craniopharyngiomas treated with combined surgery and radiation. *Radiother Oncol*. 1993;27(1):13–21.
44. Lin X, DeAngelis LM. Treatment of brain metastases. *J Clin Oncol*. 2015;33(30):3475–3484.
45. Kim SW, Choi HJ, Lee HJ, et al. Role of the endothelin axis in astrocyte- and endothelial cell-mediated chemoprotection of cancer cells. *Neuro Oncol*. 2014;16(12):1585–1598.
46. Gaspar L, Scott C, Rotman M, et al. Recursive partitioning analysis (RPA) of prognostic factors in three Radiation Therapy Oncology Group (RTOG) brain metastases trials. *Int J Radiat Oncol Biol Phys*. 1997;37(4):745–751.
47. Sperduto PW, Berkey B, Gaspar LE, et al. A new prognostic index and comparison to three other indices for patients with brain metastases: an analysis of 1,960 patients in the RTOG database. *Int J Radiat Oncol Biol Phys*. 2008;70(2):510–514.
48. Sperduto PW, Kased N, Roberge D, et al. The effect of tumor subtype on the time from primary diagnosis to development of brain metastases and survival in patients with breast cancer. *J Neuro Oncol*. 2013;112(3):467–472.
49. Sperduto PW, Chao ST, Sneed PK, et al. Diagnosis-specific prognostic factors, indexes, and treatment outcomes for patients with newly diagnosed brain metastases: a multi-institutional analysis of 4,259 patients. *Int J Radiat Oncol Biol Phys*. 2010;77(3):655–661.
50. Vecht CJ, Hovestadt A, Verbiest HB, et al. Dose-effect relationship of dexamethasone on Karnofsky performance in metastatic brain tumors: a randomized study of doses of 4, 8, and 16 mg per day. *Neurology*. 1994;44(4):675–680.
51. Patchell RA, Tibbs PA, Walsh JW, et al. A randomized trial of surgery in the treatment of single metastases to the brain. *N Engl J Med*. 1990;322(8):494–500.
52. Andrews DW, Scott CB, Sperduto PW, et al. Whole brain radiation therapy with or without stereotactic radiosurgery boost for patients with one to three brain metastases: phase III results of the RTOG 9508 randomised trial. *Lancet*. 2004;363(9422):1665–1672.
53. Roth P, Weller M. Management of neoplastic meningitis. *Chin Clin Oncol*. 2015;4(2):26.

第 17 章 软组织肉瘤

Jean-Yves Blay, Olivia Bally, Jean-Michel Coindre

一、软组织及内脏肉瘤概述

软组织及内脏肉瘤是一组以特异性或非特异性间质组织细胞肿瘤性增殖为特点的恶性疾病。肉瘤在人类癌症中占1%～2%，每年发病率接近 5.9/10⁵[1-4]。

四种最常见的组织学亚型[胃肠道间质瘤（GIST）、脂肪肉瘤（LPS）、平滑肌肉瘤（LMS）和未分化的多形性肉瘤]的发病率为每年（8～12）/10^6，占所有肉瘤的 50%。其他组织学亚型的发病率低于每年 5/10^6，因此都是非常罕见的肿瘤[2]。

目前认为和软组织及内脏肉瘤发生相关的危险因素很少。放射治疗是一个明确的能导致这些肿瘤发生的危险因素（如保乳手术后）。生殖细胞中抑癌基因的缺失，如 *TP53*（Li-Fraumeni综合征）、*Rb* 或 *NF1*，也可显著增加一生中发生肉瘤的风险[3,4]。

（一）分类及流行病学

1. 软组织及内脏肉瘤的组织学亚型 尽管总体来说罕见，但软组织及内脏肉瘤的组织学分类是很复杂的，包括多种组织学亚型。这个分类在过去的 20 年里有很大的变化：越来越多不同的组织类型和分子亚型逐步被发现，其分类学和组织来源正在不断被完善[3-5]。

80 多种不同的肉瘤组织学亚型在最新的 WHO 分类中被确认。肉瘤分类是根据正常组织的分化来进行的。例如，横纹肌肉瘤会表现于骨骼、横纹肌、肌肉纤维，脂肪肉瘤表现为脂肪组织的形成，而胃肠道间质瘤则与 Cajal（肠运动的起搏器细胞）的间质细胞相似[4-6]。重要的是在这些组织学亚型中，分子亚型正在通过不同的自然病程和治疗方法来进行区分，如脂肪肉瘤。有些肉瘤类型缺乏分化线索，被认为是"不确定组织来源"或"未分类肉瘤"亚群，这些肉瘤通常具有多形性特征。

多形性肉瘤以前被归类为恶性纤维组织细胞瘤（MFH），现在已被归为未分类的高级多形性肉瘤。值得注意的是，相对于原发性骨肉瘤，肉瘤也可以从软组织中形成，如骨外骨肉瘤，骨外尤因肉瘤（占尤因肉瘤的 30%）和骨外软骨肉瘤。

2. 分子分类　当形态学分析不足以明确最终诊断的时候，除了免疫组化，分子分型的其他方法，如荧光原位杂交（FISH）、聚合酶链反应（PCR）或直接测序都可以有力促进和完善软组织肉瘤的诊断。肉瘤的分类目前基于对特定分子标志的鉴定：易位型肉瘤（如尤因肉瘤、滑膜肉瘤、黏液样和圆形细胞脂肪肉瘤），激酶突变型肉瘤（如 *KIT* 或 *PDGFRA* 突变的 GIST，伴有 *VEGFR2* 突变的血管肉瘤），关键抑癌基因缺失型肉瘤[恶性周围神经鞘肿瘤（MPNST）伴有 *NF1* 缺失]，染色体 12q13 扩增型肉瘤[如分化良好的脂肪肉瘤（WDLPS）、去分化脂肪肉瘤（DDLPS）、内膜肉瘤]，以及一类具有复杂的基因变异但没有被充分明确的肉瘤，约占所有肉瘤的 50%（表 17.1）[3-6]。

表 17.1　肉瘤分子亚型分类

初始突变	组织亚型	突变
易位	尤因肉瘤	t（11、22）
	滑膜肉瘤	t（X，18）
	黏液样脂肪肉瘤	t（12、16）
激酶突变	GIST	*KIT* exon11
		PDGFRA exon18
12q13 扩增	WD 脂肪肉瘤	12q12 扩增
	DD 脂肪肉瘤	
	内膜肉瘤	
肿瘤抑制基因缺失	恶性周围神经鞘肿瘤	*NF1* 缺失
	PEComa	*TSC1/2* 缺失
多基因重排	未分化的多形性肉瘤	未知的

注：DD，去分化；GIST，胃肠道间质瘤；WD，分化良好的。

LPS 可分为以下几类：WDLPS、具有 12q13 特异性扩增特征的 DDLPS（包括 DDLPS 的其他基因改变）、黏液样显示特定易位的 LPS 和多形性显示复杂基因突变的 LPS。这些不同的 LPS 有不同的转归史和预后，需要不同的治疗方法。同样的，在 GIST 中，准确检测激酶的突变对后面针对性的治疗至关重要（如伊马替尼，接近 20%的原发性胃间质瘤表达一种 *PDGFRA* 突变，这些突变大部分是在密码子 842 上产生错义突变）。通过体外及体内实验发现这种突变基因编码的蛋白对伊马替尼的激酶抑制作用具有耐药性。这类肿瘤通过根治性手术可以降低进展风险。因此只要有可能，手术应该是该类肿瘤的首选治疗方法。野生型 *KIT* 和 *PDGFRA* 的 GIST 通常受到 *NF1* 突变、*BRAF* 突变或者 *SDHA*、*SDHB*、*SDHC*、*SDHD* 基因突变的影响，也有特定的自然历史。伊马替尼在这些亚型间质瘤中的临床治疗意义要比 *KIT* 外显子 11 和 9 的经典突变间质瘤中的意义小得多。

（二）临床表现及自然史

1. 临床表现 肉瘤可发生在身体的任何部位、任何组织和器官。最常见的是来源于软组织四肢（尤其是大腿）、躯干（尤其是躯干腹膜后），较少见的是上肢、胸壁或头部和颈部区域。在组织学亚型之间的异质性上，男女性别比接近 1 : 1。不同的组织学亚型具有年龄分布的区别：横纹肌肉瘤最常发生于儿童和青少年；滑膜肉瘤发生的中位年龄是在生存时间里第 3 个 10 年当中；而发生未分化肉瘤或 LPS 的中位年龄接近 60 岁[3-5]。

逐渐增大的肿块伴有肿胀或疼痛是肉瘤最常见的症状。有时肿块多年来一直被患者及其家人注意到，并被误诊为良性病变，从而未行进一步检查。患者通常因最近肿块的临床行为发生改变而去医院就诊。

对于深部肿瘤，胃肠和妇科肿瘤出血是最初的症状，而体重减轻和发热是主要的就诊症状。

在其他的临床或放射检查过程中偶然发现肉瘤的情况也并不罕见。

肉瘤是一种罕见的肿瘤，非专科医生很少能碰到这种疾病。不适当的初始活检或手术切除可能会增加复发的风险，并影响生存和最终治疗的效果[7,8]。因此要着重记住，斯堪的纳维亚肉瘤组织提出的，任何肿块超过直径 5cm 且无明显诱因，除非有明确证据排除，否则均应考虑肉瘤的可能。在这个阶段，应该组织专家小组讨论并精心地设计活检在这个阶段是必要的。

2. 肿瘤生长 原发性肉瘤倾向于进行性生长并侵袭邻近的器官。这种情况在肿瘤发生症状较晚的部位尤为明显，如腹膜后区域。

所有肉瘤的转移性扩散倾向于通过血液系统而不是通过淋巴系统。肺是转移性疾病最常见的部位。肝转移主要见于腹部肉瘤，如 GIST 或腹膜肉瘤。软组织转移多见于黏液样 LPS 的分子亚型和部分 LMS。骨和中枢神经系统转移很少见，主要是某些组织学亚型如肺泡柔软部位肉瘤。淋巴结转移也在某些特定亚型（如上皮样肉瘤、肺泡软组织肉瘤）中可以见到。

3. 分级和分期 肉瘤的分期是根据原发肿瘤的大小（T）、有无浸润淋巴结（N）、有无转移（M）及肿瘤的分级来进行的[3,4]。

（1）WHO 分级和 TNM 分期：肿瘤分级是决定最佳肿瘤分期的一个重要参数。通常推荐的是 WHO 的分类，分为三个等级（G1、G2 和 G3），其取决于肿瘤细胞的有丝分裂率、分化及原发肿瘤的坏死情况。这个评分适用于大多数但不是所有的肉瘤组织学亚型。未知时被认为是 Gx。

原发肿瘤（T），T1 是指原发肿瘤最大直径不超过 5cm（2in），大于 5cm 则为 T2。T1a 或 T2a 提示肿瘤位于浅筋膜上方，位于下面则是 T1b 或 T2b。当未知时则被分类为 Tx。

肿瘤未扩散到区域淋巴结时为 N0，如果肿瘤已经扩散到区域淋巴结则为 N1。当未知时则被归类为 Nx。

如果没有远处转移为 M0，否则为 M1。当未知时归类为 Mx。

（2）分期：临床分期是通过 T、N、M、G 综合分组确定的。

- Ⅰ A 期：T1，N0，M0 和 G1 或 Gx。
- Ⅰ B 期：T2，N0，M0 和 G1 或 Gx。
- Ⅱ A 期：T1，N0，M0 和 G2 和 G3。
- Ⅱ B 期：T2，N0，M0 和 G2。
- Ⅲ 期：T2，N0，M0 和 G3，或任何 T，N1，M0，任何 G。
- Ⅳ 期：任何 T，任何 N，M1 和任何 G。

对于特定的组织学亚型，就要应用特定的参数和预后工具。例如，GIST 的预后分类可以通过不同的分类模型来进行，如使用二维模型（大小、有丝分裂率）、三维模型（大小、有丝分裂率、器官来源）、四维模型（大小、有丝分裂率、器官来源、有无肿瘤破裂）和五维模型（大小、有丝分裂率、器官来源、有无肿瘤破裂及有无突变）。

二、软组织及内脏肉瘤的临床治疗

（一）由专家组进行影像学、活检及组织学分类

凡是组织深部直径超过 5cm，没有明确的病因诊断的肿块都应考虑肉瘤的可能性。当然小于 5cm 的肿瘤也可能是肉瘤，但概率要比前者低得多。

尽管超声检查可有特异性的表现，但肢体和盆腔肿瘤的MRI 及任何部位的 CT 都应该作为肉瘤的手术前检查，以确定肿瘤的大小和位置。

首先应该考虑活检，无论是穿刺活检或者是手术活检，最好是经过有肿瘤治疗经验团队的多学科讨论后实施[3,4,7,8]。

如前所述，组织学诊断是复杂的，并且需要肉瘤专业病理学家的判断才能做出最恰当的分类。有时很难判断良性肿瘤（如脂肪瘤）是否来自一个分化良好的肿瘤脂肪肉瘤（WDLPS）[又称不典型脂肪肿瘤（ALT）]。分子检测肿瘤细胞是否有12q13 扩增是诊断 ALT/WDLPS 所必需的。事实证明，即使是非针对性的重复验证都能导致 20%～30%肉瘤病例最终诊断的修改，包括从良性到恶性肿瘤，从肉瘤到癌等[7]。

因为肉瘤很罕见，所以拥有丰富实践经验的多学科团队对诊断是非常有帮助的。

（二）原发肿瘤的治疗

尽管存在组织学和分子亚型的异质性，但软组织和内脏肉瘤仍按临床治疗实践指南及根据相关的组织类型提出常用治疗方案[3,4]。

具体的治疗方法现在通常根据不同的组织学或分子亚型来制订，不论是局部期还是转移期的肉瘤。特定的手术（再切除）或辅助（放疗或化疗）治疗方法要依据患者的初始治疗及原发肿瘤的切除情况来制订。

针对性的细胞毒性治疗和靶向治疗的出现形成了一个合理的、个性化的肉瘤治疗模式，可以显著地改善患者生存。而

分子亚群新理念的迅速崛起指导着新型药物的临床研究，尤其是在几种肉瘤类型中。

但是初始诊断及手术治疗的质量仍然是影响复发风险和生存的关键预测因素。

1. 手术和放疗 手术是原发性肿瘤治疗的基础，手术的目的是有计划地切除肿瘤[3,4]。

标准的手术是整体切除而不打开肿瘤，同时切除癌旁组织器官或被侵犯的组织。当肿瘤生长在腹膜后等部位时，常会累及多个器官，手术时会很困难。对于肢体部位的肉瘤，通常采用保守手术，广泛地局部切除。不过还是有一部分患者需要切除所累及的原发肌群原、隔室切除术，甚至极少数需要截肢。当根治性手术切除不可行时，就应该定义为局部晚期肿瘤。这种情况下建议行新辅助治疗，从而达到符合肉瘤规则的手术切除要求。

手术标本的组织学诊断对评估预后及后续治疗很重要：当手术切除有肉眼残留时划为 R2。当完成时，若肿瘤细胞仍然存在切除标本边缘则为 R1，在切除标本的所有边缘都是正常组织则为 R0。R2 或 R1 切除的患者是否需要再次手术应该通过多学科专家讨论确定。

2. 新辅助放疗和辅助放疗 所有 G2 或 G3 肿瘤及大多数 T1b 或 T2 肿瘤的初始治疗需要手术结合放疗。通过单个随机对照临床试验发现，新辅助放疗或者辅助放疗疗效相近。辅助放射治疗可降低肿瘤的局部复发风险[9]。通常是用外照射方式进行放射治疗，在 5 周内给予总量 50Gy、分次量 2Gy 的放射方式，即使已经接受过近距离治疗也可以[9-11]。

3. 新辅助化疗和辅助化疗 辅助化疗的作用仍有争议[12-16]。一个对随机的 1970～1990 年进行辅助化疗的患者数据的荟萃分析显示，辅助化疗可以显著降低（局部或远处转移）患者的疾病复发风险，而对于死亡风险只有轻微的降低[12]。最近的 12 项研究探讨辅助化疗（与没有接受辅助化疗比较）的效果，并没有得出一致的结果：其中 EORTC 62931 为最大的研究，其中包括超过 350 名患者，并没有表现出明显的改善无复发生存时间（RFS）或总生存时间[13]；而另外一个较小的来自意大利的临床试验入组了 13 名患者，结果显示可显著改善患者的 RFS[14]。40 岁以上、男性和 R1 切除均被报道为预测辅助化疗获益的因子，一些研究者认为辅助治疗适用于某些肿瘤组织学类型、级别或部位提示预后很差的患者[15]。没有可以发布的强烈推荐的软组织肉瘤辅助细胞毒性化疗。如果需要，则以多柔比星为基础的辅助化疗推荐用于非 GIST 肉瘤。其他辅助治疗策略仍在评估中，包括细胞毒性药物与热疗的结合及肿瘤坏死因子和美法仑的单侧肢体联合灌注[2,16]。一个研究新辅助化疗在有手术可能的患者中应用的临床试验结果显示其对总生存或 RFS 没有改善，或在使肿瘤降期从而可手术的机会方面并没有显著性差异[17]。

对于 GIST，伊马替尼辅助治疗 3 年显著改善患者的 RFS和总生存时间。伊马替尼辅助治疗用于复发风险高的患者。伊马替尼辅助治疗是否具有预防作用或者只是延迟了这些患者的复发，仍然未有定论[18-20]。

（三）转移性或局部晚期肿瘤的治疗

1. 局部晚期不可切除肿瘤，局部和远处复发 孤立性局部复发应以根治性治疗为目的的，与处理原发性肿瘤的规则相同。转移性复发也可以通过根治性外科手术治疗[3,4,21]。手术切除肺的小转移灶可以延长从原发肿瘤手术切除到肿瘤转移性复发之间的时间。约 20%的患者能达到完全缓解、长期存活甚至治愈[21]。

2. 化疗 软组织肉瘤具有多样性，因此它们对于标准的软组织肉瘤方案在反应性上有一些差异。GIST、横纹肌肉瘤、尤因肉瘤、皮肤纤维肉瘤隆突、孤立的纤维瘤（也称纤维瘤）、血管周细胞瘤、炎性肌成纤维细胞瘤、肺泡软部肉瘤、透明细胞肉瘤、上皮样肉瘤的治疗方案不同，效果也不同。尤其是GIST，不能用细胞毒性化疗[3,4]。

晚期肿瘤患者的治疗目标主要是延长生存。然而，大约20%的患者获得完全缓解实际上是治愈的，3%～4%患者的"部分缓解"或"病情稳定"在接下来的 10 年里不会再进展。

- 最重要的化疗药物是多柔比星，它既可以单药使用，也可以与异环磷酰胺或达卡巴嗪（DTIC）联合，或三者联合使用[22,23]。无论是否联合，其总生存无明显改善，但年龄小于 60 岁的患者采用联合治疗的有效率和 PFS均有优势[23]。
- 异环磷酰胺可以以单药作为二线治疗，或与其他药物联合组成一线化疗方案。它总是与保护剂美司钠一起使用，以防止出血性膀胱炎的发生[23,24]。

- 曲贝替定可作为晚期肉瘤患者多柔比星治疗后进展的二线药物。它作为单药滴注时间应超过 24 小时。随机试验显示长期使用可延长 PFS，某些分子亚型的肉瘤对该药有较高的有效率。但曲贝替定并非在所有国家都被批准使用[25-29]。

- 帕唑帕尼是一个多靶点酪氨酸激酶抑制剂，尤其针对 VEGFR2。它对除了 LPS 之外的所有软组织肉瘤都有效，并被多数国家批准[30]。

- 达卡巴嗪本身作为配合药物，能显著增加多柔比星或吉西他滨的疗效，延长患者的缓解时间和总生存，同时也能提高有效率[22,31]。

- 吉西他滨是一种活性药物，常和 DTIC 或多西他赛联合使用[31,32]。

- 紫杉醇，而不是贝伐珠单抗，单药使用显示出对血管肉瘤的疗效[33]。

- 尤因肉瘤和儿童横纹肌肉瘤对放线菌素 D、长春新碱或依托泊苷有效，而这些药物对其他组织学亚型肉瘤无效。

- 伊马替尼治疗（每日 400mg）可以明显延长 GIST 的缓解时间。对于无效或治疗后复发的患者，增大伊马替尼的剂量仍会有效（每日最多 800mg，分次），或舒尼替尼作为二线治疗，或雷戈拉非尼作为三线治疗。GIST 的患者和外显子 9 突变的患者，800mg 的伊马替尼较 400mg 有更好的疗效和更长的缓解时间[34-36]。

（1）晚期患者的一线化疗：多柔比星联合异环磷酰胺（大剂量 AI）方案加或不加 DTIC 的一线化疗方案可以获得最高的有效率和最长的 PFS[22,23]。对于横纹肌肉瘤和尤因肉瘤，采用长春新碱治疗，最大剂量 2mg 或每周 $1.4mg/m^2$，共 6 周时间，然后每 3～4 周 1 次（见第 18 章）。

高剂量的抗炎药物联合多柔比星[$75mg/m^2$，IV，$25mg/（m^2 \cdot d）$，连续 3 天]，异环磷酰胺（$2.5g/m^2$，静脉滴注，每天 2～3 小时，连续 4 天），美司钠（$500mg/m^2$，和第一针异环磷酰胺同时使用），异环磷酰胺（$1500mg/m^2$，配在 2L 的碱性液体里，连续输液 24 小时以上，持续 4 天）。粒细胞集落刺激因子必须皮下使用，直到粒细胞恢复到 1500/µl 之上。另外，培非格司亭在第 5 天给药剂量为 6mg。每 3 周重复一次。

最近一项临床试验对比多柔比星和吉西他滨分别联合多西他赛一线治疗晚期软组织肉瘤，结果显示吉西他滨联合多西他赛的毒性较高而有效率较低，从而证实多柔比星仍然是一线标准化疗方案[37]。

（2）尤因肉瘤和横纹肌肉瘤的一线治疗方案：对于尤因肉瘤和横纹肌肉瘤，可能需要维持治疗，放线菌素 D[2mg/m^2，单次剂量或 0.5mg/（m^2·d），连续 5 天]可用多柔比星代替治疗，持续 18 个月。

在尤因肉瘤中，VDC/IE 方案使用异环磷酰胺联合依托泊苷，与长春新碱、多柔比星和环磷酰胺（VAdriaC）方案交替使用。在最先的 2 个周期 VAdriaC 方案中，长春新碱（1.5mg/m^2）每周期给药 3 次，之后是每周期第一天给药一次。多柔比星的给药剂量为 75mg/m^2，环磷酰胺给药剂量为 1200mg/m^2，同时使用美司钠。3 周后，IE 方案合并异环磷酰胺，每日 1800mg/m^2，联合美司钠（连续 5 天），联合依托泊苷每天 100mg/m^2（连续 5 天）。化疗周期每 3 周轮换一次，共 39 周。也有 EuroEwing 指南建议使用 6 个疗程的 VIDE 方案作为诱导化疗，该方案包含长春新碱、异环磷酰胺、多柔比星和依托泊苷。

（3）二线化疗：肉瘤患者二线化疗的有效率相对较低，但有时会在一定比例的患者中观察到较长的 PFS，中位生存期可达 4 个月。

在大约 20% 的患者中，异环磷酰胺是有效的。高剂量异环磷酰胺（9～12g/m^2，在某些研究中可能会更高）可能会在对低剂量联合治疗耐受的患者中有效[24,38]。

众所周知，在多柔比星联合异环磷酰胺治疗后的患者中，曲贝替定是有效的。公开报告中的中位 PFS 接近 4 个月，有效率接近 10%。最近一项转移患者中使用曲贝替定对比安慰剂的随机研究报道了其总生存有优势。最近报道的 LMS 和 LPS 的随机研究也表现出 PFS 的改善。重要的是，在最近的一项随机研究中发现，超过 6 个疗程的曲贝替定治疗可以延长患者的 PFS，一些患者已经接受了最多 30 个疗程治疗并获得了超过 5 年的无进展生存时间。曲贝替定使用时第一天 24 小时给药，1.5mg/m^2，静脉滴注，使用前加地塞米松（口服 8mg）[24-29]。

　　吉西他滨可作为单药治疗 LMS，或者联合多西他赛或 DTIC 治疗其他类型的肉瘤。随机试验发现吉西他滨和多西他赛联合对比吉西他滨单药提高了治疗有效率和总生存率，降低了进展时间，在其他临床试验中，吉西他滨单药对比 DTIC 单药也能显著改善 PFS 和总生存率。目前还没有研究比较吉西他滨联合 DTIC（GemDTIC）与吉西他滨联合多西他赛（GemTax），两者都是软组织肉瘤可选择的二、三线治疗方案[3,4]。

　　GemTax 方案是吉西他滨，900mg/m^2，第 1 天和第 8 天静脉滴注超过 90 分钟，同时多西他赛，100mg/m^2，只在第 8 天使用，每 21 天为 1 个周期。吉西他滨的滴注持续时间是至关重要的，因为它可以按 10mg/（m^2·min）的速度转化为其活性代谢物吉西他滨三磷酸盐。对于接受过全身治疗或盆腔放疗的患者，两药的剂量可减少 25%，分别为 675mg/m^2 和 75mg/m^2。

　　GemDTIC 方案是吉西他滨，1800mg/m^2，第 1 天和第 15 天静脉滴注超过 180 分钟，DTIC，500mg/m^2 在第 1 天和第 15 天使用，每 28 天为 1 个周期。

　　对于病情进展或不适合多柔比星、异环磷酰胺、GemTax 或曲贝替定的患者，应该参加新药的 II 期临床试验，看是否能有效，因为不存在其他的药物选择。

（四）GIST 等其他肉瘤的靶向治疗

　　伊马替尼（400mg/d）是治疗 KIT 受体 9 号外显子突变的进展期 GIST 的标准药物；更为晚期的肿瘤应首先按 800mg/d 治疗。当患者使用伊马替尼 400mg/d 后多灶进展，剂量增加到 800mg/d，仍对 40% 的患者有效且中位 PFS 接近 4 个月。在二线治疗中，舒尼替尼 50mg/d，4 周服用、2 周停用的方案，中位 PFS 接近 5 个月。37.5mg/d 连续服用也是一种替代方案。事实证明，如果伊马替尼和舒尼替尼无效，则瑞戈非尼按 160mg/d，服用 3 周、停 1 周，中位 PFS 接近 5 个月，比安慰剂组有显著优势[19]。

　　帕唑帕尼是一种多靶点酪氨酸激酶抑制剂，在接受多柔比星治疗后进展的晚期软组织肉瘤患者中有效。在 III 期随机试验中，帕唑帕尼对比安慰剂，可以显著改善 PFS，但总生存期不获益。帕唑帕尼在不同分子亚型的 LPS 中的作用不能由单一试验得到验证。多个临床试验正在研究此领域。

在转移性皮肤纤维肉瘤隆突治疗中，伊马替尼也具有较高的有效率和肿瘤控制率，它能阻断这些肿瘤 PDGF/PDGFR 自分泌循环的活性[2]。

在恶性血管周上皮样细胞瘤中，mTOR 抑制剂会有效，主要是在有 TSC1 或 TSC2 基因序贯性缺失的那部分肿瘤[2]。

（五）化疗并发症

约 40% 的患者在治疗过程中有感染或疑似感染，这与药物引起的中性粒细胞减少有关。这些感染需要使用广谱抗生素及时处理，以防止中性白细胞减少伴发热的发生。

4 级血小板减少症（如低于 25 000/µl）是很少在单独使用多柔比星，甚至大剂量联合治疗中发生的。一旦血小板低于 10 000/µl，合并出血就需要输血治疗。

不到 25% 的患者会发生黏膜炎，可能干扰进食或成为感染来源。

充血性心力衰竭是多柔比星的剂量限制性毒性。当剂量低于 450mg/m^2 时，患者发生充血性心力衰竭的概率低于 5%。

肾衰竭是使用异环磷酰胺时罕见的并发症。范科尼综合征，尤其表现为一种显著的碳酸氢盐的缺乏，是与异环磷酰胺剂量相关的并发症，其在使用标准异环磷酰胺剂量的患者中发生率为 10%～30%，高剂量组 100% 的患者可发生；碱性溶液的常规使用和静脉或口服补充保持电解质平衡可以尽量减少其发生。肾毒性进展为肾衰竭的情况很少，常因脱水或微量肾毒性药物累积所致，如非甾体抗炎药。应告知使用异环磷酰胺治疗的患者避免使用非甾体抗炎药，即使是在化疗多年之后。

中枢神经系统毒性是异环磷酰胺治疗中很罕见但非常严重的并发症，患者经常表现出轻微的思维混乱、定向障碍或运动困难。嗜睡和昏迷在患者中很少见。

出血性膀胱炎是一种与环磷酰胺和异环磷酰胺治疗相关的并发症。在每次使用异环磷酰胺之前和之后同时使用另一种制剂美司钠，大多数情况下是可以预防这种并发症的，这样就可以大剂量使用异环磷酰胺。

肝毒性是曲贝替定常见的不良反应之一，在使用曲贝替定后的前 10 天，患者氨基转移酶水平呈上升趋势。然后在下一个化疗周期前逐渐下降至正常。当碱性磷酸酶（ALP）是正常值上限的 2.5 倍以上时，就不能使用曲贝替定。

恶心、呕吐是多柔比星、DTIC、异环磷酰胺治疗常见的并发症。脱发和疲乏是多柔比星、环磷酰胺、异环磷酰胺和多西他赛的常见并发症。

（六）特殊预防措施

1. 异环磷酰胺 患者必须充分水化和碱化，以防止中枢神经系统毒性和减少肾毒性。碳酸氢钠静脉输液及水化，使尿量至少达到 2L/d，维持血清碳酸氢钠浓度 25mEq/L 或更高。其他电解质应满足每日基础需要量。

2. 多柔比星 应避免外溢，多柔比星必须通过中心静脉置管给药。注意累积剂量（根据治疗时间表）是至关重要的，以尽量减少心脏毒性的风险。

3. 曲贝替定 应避免外溢，并必须通过中央静脉导管给药。

（七）治疗反应

CT、MRI 和 PET 常用于评价肉瘤治疗效果。效果采用经典容积法和量纲法，如 RECIST 1.1[39]。肿瘤的密度变化（Choi 标准）和代谢变化（PET-CT）可进一步优化评价。这些工具在区分假性进展时特别有用（如生物效应引起的病灶体积增大）。

三、结　论

治疗肉瘤需要有经验的医生对原发性肿瘤进行初步诊断、治疗，并对疾病进展进行治疗。组织学诊断是复杂的，通常涉及分子生物学。手术是主要手段，需要严格遵守临床治疗指南。有一小部分晚期肉瘤是可治愈的。现在已常规根据患者的临床特点及肉瘤的组织学和分子特征进行局部和晚期的个体化治疗。

（严 鹏 译 熊 华 校）

参 考 文 献

1. Clark MA, Fisher C, Judson I, et al. Soft-tissue sarcomas in adults. *N Engl J Med.* 2005;353:701–711.
2. Ducimetière F, Lurkin A, Ranchère-Vince D, et al. Incidence of sarcoma histotypes and molecular subtypes in a prospective epidemiological study with central pathology review and molecular testing. *PLoS One.* 2011;6(8):e20294.
3. von Mehren M, Randall RL, Benjamin RS, et al. Soft tissue sarcoma, version 2.2014. *J Natl Compr Canc Netw.* 2014;12(4):473–483.
4. ESMO/European Sarcoma Network Working Group. Soft tissue and visceral sarcomas: ESMO clinical practice guidelines for diagnosis, treatment and follow-up. *Ann Oncol.* 2014;25(suppl 3):102–112.
5. Fletcher CDM, JA Bridge, PCW Hogendoorn, et al. *Pathology and genetics of tumours of soft tissue and bone (IARC World Health Organization Classification of Tumours).* Lyon: IARC Press; 2013.
6. Corless CL, Barnett CM, Heinrich MC. Gastrointestinal stromal tumours: origin and molecular oncology. *Nat Rev Cancer.* 2011;11:865–878.
7. Ray-Coquard I, Montesco MC, Coindre JM, et al. Sarcoma: concordance between initial diagnosis and centralized expert review in a population-based study within three European regions. *Ann Oncol.* 2012;23:2442–2449.
8. Derbel O, Cropet C, Meeus P, et al. Adhesion to clinical practices guidelines (CPGs) and role on survival for soft tissue sarcoma patients. Analysis of a population based cohort from Rhone-Alpes region. *Ann Oncol.* 2012;23(suppl 9):Abstract 2955. Abstract Book of the 37th ESMO Congress.
9. O'Sullivan B, Davis AM, Turcotte R, et al. Preoperative versus postoperative radiotherapy in soft-tissue sarcoma of the limbs: a randomised trial. *Lancet.* 2002;359(9325):2235–2241.
10. Beane JD, Yang JC, White D, et al. Efficacy of adjuvant radiation therapy in the treatment of soft tissue sarcoma of the extremity: 20-year follow-up of a randomized prospective trial. *Ann Surg Oncol.* 2014;21(8):2484–2489.
11. Harrison L, Franzese F, Gaynor J, et al. Long-term results of a prospective randomized trial of adjuvant brachytherapy in the management of completely resected soft tissue sarcomas of the extremity and superficial trunk. *Int J Radiat Oncol Biol Phys.* 1993;27:259–265.
12. Sarcoma Meta-analysis Collaboration. Adjuvant chemotherapy for localised resectable soft-tissue sarcoma of adults: meta-analysis of individual data. *Lancet.* 1997;350:1647–1654.
13. Woll PJ, Reichardt P, Le Cesne A, et al. Adjuvant chemotherapy with doxorubicin, ifosfamide, and lenograstim for resected soft-tissue sarcoma (EORTC 62931): a multicentre randomised controlled trial. *Lancet Oncol.* 2012;13:1045–1054.
14. Frustaci S, Gherlinzoni F, De Paoli A, et al. Adjuvant chemotherapy for adult soft tissue sarcomas of the extremities and girdles: results of the Italian randomized cooperative trial. *J Clin Oncol.* 2001;19:1238–1247.
15. Le Cesne A, Ouali M, Leahy MG, et al. Doxorubicin-based adjuvant chemotherapy in soft tissue sarcoma: pooled analysis of two STBSG-EORTC phase III clinical trials. *Ann Oncol.* 2014;25:2425–2432.
16. Issels RD, Lindner LH, Verweij J, et al. Neo-adjuvant chemotherapy alone or with regional hyperthermia for localised high-risk soft-tissue sarcoma: a randomised phase 3 multicentre study. *Lancet Oncol.* 2010;11:561–570.
17. Gortzak E, Azzarelli A, Buesa J, et al. A randomised phase II study on neo-adjuvant chemotherapy for 'high-risk' adult soft-tissue sarcoma. *Eur J Cancer.* 2001;37(9):1096–1103.
18. Demetri GD, von Mehren M, Antonescu CR, et al. NCCN task force report: update on the management of patients with gastrointestinal stromal tumors. *J Natl Compr Canc Netw.* 2010;8(suppl 2):S1–S41.
19. ESMO/European Sarcoma Network Working Group. Gastrointestinal stromal tumours: ESMO clinical practice guidelines for diagnosis, treatment and follow-up. *Ann Oncol.* 2014;25(suppl 3):21–26.
20. Blay JY, Le Cesne A, Cassier PA, et al. Gastrointestinal stromal tumors (GIST): a rare entity, a tumor model for personalized therapy, and yet ten different molecular subtypes. *Discov Med.* 2012;13:357–367.
21. Blay JY, van Glabbeke M, Verweij J, et al. Advanced soft-tissue sarcoma: a disease that is potentially curable for a subset of patients treated with chemotherapy. *Eur J Cancer.* 2003;39:64–69.
22. Antman KH, Crowley J, Balcerzak SP, et al. An intergroup phase III randomized study of doxorubicin and dacarbazine with or without ifosfamide and mesna in advanced soft tissue and bone sarcomas. *J Clin Oncol.* 1993;11:1276–1285.

23. Judson I, Verweij J, Gelderblom H, et al. Doxorubicin alone versus intensified doxorubicin plus ifosfamide for first-line treatment of advanced or metastatic soft-tissue sarcoma: a randomised controlled phase 3 trial. *Lancet Oncol.* 2014;15:415–423.

24. Patel SR, Vadhan-Raj S, Papadopoulos N, et al. High-dose ifosfamide in bone and soft-tissue sarcomas: results of phase II and pilot studies—dose response and schedule dependence. *J Clin Oncol.* 1997;15:2378–2384.

25. Demetri GD, Chawla SP, von Mehren M, et al. Efficacy and safety of trabectedin in patients with advanced or metastatic liposarcoma or leiomyosarcoma after failure of prior anthracyclines and ifosfamide: results of a randomized phase II study of two different schedules. *J Clin Oncol.* 2009;27(25):4188–4196.

26. Kawai A, Araki N, Sugiura H, et al.Trabected in monotherapy after standard chemotherapy versus best supportive care in patients with advanced, translocation-related sarcoma: a randomised, open-label, phase 2 study. *Lancet Oncol.* 2015;16:406–416.

27. Blay JY, Leahy MG, Nguyen BB, et al. Randomised phase III trial of trabectedin versus doxorubicin-based chemotherapy as first-line therapy in translocation-related sarcomas. *Eur J Cancer.* 2014;50:1137–1147.

28. Le Cesne A, Blay JY, Domont J, et al. Interruption versus continuation of trabectedin in patients with soft-tissue sarcoma (T-DIS): a randomised phase 2 trial. *Lancet Oncol.* 2015;16:312–319.

29. Grosso F, Jones RL, Demetri GD, et al. Efficacy of trabectedin (ecteinascidin-743) in advanced pretreated myxoid liposarcomas: a retrospective study. *Lancet Oncol.* 2007;8:595–602.

30. van der Graaf WT, Blay JY, Chawla SP, et al. Pazopanib for metastatic soft-tissue sarcoma (PALETTE): a randomised, double-blind, placebo-controlled phase 3 trial. *Lancet.* 2012;379:1879–1886.

31. Spanish Group for Research on Sarcomas, García-Del-Muro X, López-Pousa A, et al. Randomized phase II study comparing gemcitabine plus dacarbazine versus dacarbazine alone in patients with previously treated soft tissue sarcoma: a Spanish Group for Research on Sarcomas study. *J Clin Oncol.* 2011;29:2528–2533.

32. Maki RG, Wathen JK, Patel SR, et al. An adaptively randomized phase 2 study of gemcitabine and docetaxel vs. gemcitabine alone in patients with metastatic soft-tissue sarcomas. *J Clin Oncol.* 2007;25:2755–2763.

33. Ray-Coquard IL, Domont J, Tresch-Bruneel E, et al. Paclitaxel given once per week with or without bevacizumab in patients with advanced angiosarcoma: a randomized phase ii trial. *J Clin Oncol.* 2015;33(25):2797–2802.

34. Demetri GD, von Mehren M, Blanke CD, et al. Efficacy and safety of imatinib mesylate in advanced gastrointestinal stromal tumors. *N Engl J Med.* 2002;347:472–480.

35. Demetri GD, van Oosterom AT, Garrett CR, et al. Efficacy and safety of sunitinib in patients with advanced gastrointestinal stromal tumour after failure of imatinib: a randomised controlled trial. *Lancet.* 2006;368:1329–1338.

36. Demetri GD, Reichardt P, Kang YK, et al. Efficacy and safety of regorafenib for advanced gastrointestinal stromal tumours after failure of imatinib and sunitinib (GRID): an international, multicentre, randomised, placebo-controlled, phase 3 trial. *Lancet.* 2013;381:295–302.

37. Seddon BM, Whelan J, Strauss SJ, et al. GeDDiS: a prospective randomised controlled phase III trial of gemcitabine and docetaxel compared with doxorubicin as first-line treatment in previously untreated advanced unresectable or metastatic soft tissue sarcomas (EudraCT 2009-014907-29). *J Clin Oncol.* 2015;33(suppl):Abstract 10500. Special issue on ASCO Annual Meeting.

38. Antman KH, Montella D, Rosenbaum C, et al. Phase II trial of ifosfamide with mesna in previously treated metastatic sarcoma. *Cancer Treat Rep.* 1985;69:499–504.

39. Eisenhauer EA, Therasse P, Bogaerts J, et al. New response evaluation criteria in solid tumours: revised RECIST guideline (version 1.1). *Eur J Cancer.* 2009;45(2):228–247.

第18章 骨 肉 瘤

Jean-Yves Blay, Olivia Bally

一、发病率和疾病分类学

骨肉瘤约占所有肉瘤的 10%，占成人所有恶性肿瘤的 0.1%～0.2%。它占儿童恶性肿瘤的 5%～10%，30%～50%的骨肉瘤发生于儿童[1,2]。骨肉瘤的组织学亚型与软组织肉瘤相比，异质性较小，但这种肿瘤的生物学行为非常具有异质性，因此要求各种不同的治疗方法。

成骨肉瘤、软骨肉瘤、尤因肉瘤（ES）及一种罕见的组织学亚型（如未分化亚多形性肉瘤、平滑肌肉瘤）是骨肉瘤中最常见的组织学亚型。骨肉瘤多是指成骨肉瘤，是一种形成类骨质结构的恶性骨肿瘤。骨肉瘤是最常见的原发性骨肿瘤，发病率为每年（0.2～0.3）/10 万。发病率在青少年中偏高，峰值在 15～19 岁。骨肉瘤最常发生于四肢，特别是胫骨的上段和股骨的下段，但其他任何骨骼部位也都能发生，包括脚趾和颈椎。

软骨肉瘤是成人最常见的骨肉瘤，发病率接近每年 0.2/10 万，发病年龄通常在 30～60 岁。软骨肉瘤最常见的发生部位是骨盆、肩甲及扁骨，包括颅骨，也可以出现在任何其他骨骼部位。

ES 是第三常见骨肉瘤，好发于儿童和青少年，发病的中位年龄是 15 岁，大约 30%的病例是成人，发病年龄甚至可到 80 岁。它和原始的神经外胚层肿瘤一起构成了尤因肉瘤肿瘤家族（EFT），有的特定基因易位，最常见的是 t（11；22）染色体易位导致 *EWS-FLI-1* 基因重排。EFT 成员应视为同一类肿瘤。任何部位的骨骼都可能产生 ES，30%发生于软组织，其治疗方法是相似的。骨盆骨、胸壁和椎骨是常见的原发部位。

少部分患者表现为具有多种组织学亚型的原发性骨肉瘤。其中大部分被认为是骨恶性纤维组织细胞肉瘤（MFH），但现在多分为未分化多形性肉瘤，指的是骨肉瘤或骨平滑肌肉瘤。它们往往发生在成年人，常影响长骨，临床表现与骨肉瘤接近。其治疗方法可借鉴骨肉瘤，但其年龄分布和临床行为有明显区别。

脊索瘤是另一种少见的骨恶性肿瘤，好发于脊索的残余部分，主要发生在骶骨、椎骨和颅底，发病率为0.1/10万。中位发病年龄为60岁，颅底症状通常影响年轻人群，包括儿童。

骨巨细胞瘤通常是局部侵袭性的肿瘤，好发于青壮年的长骨，容易局部复发，15%～20%的患者会出现远处转移。骨巨细胞瘤的发病率接近每年0.2/10万。

还有其他几种罕见的恶性骨肿瘤，如成釉细胞瘤。但一定要记住，骨的肿瘤首先应考虑继发性肿瘤，需要全面检查，尤其是在大于50岁的成人患者中。

二、诱 发 因 素

骨肉瘤的发生有几个公认的危险因素，包括遗传易感性、易感性疾病和之前有过放疗治疗史[2]。

各种家族遗传倾向能增加患癌症的风险。Li-Fraumeni综合征是由肿瘤抑制基因 TP53 的突变引起的。具有这种罕见综合征的患者更容易罹患各种癌症，包括骨肉瘤和软组织肉瘤。遗传性视网膜母细胞瘤由 RB1 基因的突变引起。发生突变的患者容易患上双侧视网膜母细胞瘤，并增加在青春期或成年早期患骨肉瘤或软组织肉瘤的风险，包括骨肉瘤或平滑肌肉瘤。Bessel-Hagen 疾病又称遗传性多发外骨骼病，是一种罕见的由 EXT1 或 EXT2 基因突变引起的骨结构紊乱而造成矮小症和四肢畸形的遗传性疾病。每种骨软骨瘤都有可能发展成恶性骨肉瘤，最常见的是软骨肉瘤。Ollier病（OD）或多发性内生软骨瘤也是一种罕见的由 IDH1 和 IDH2 基因突变引起的疾病。OD具有多种临床表现。多发性内生软骨瘤有发展成为骨肉瘤的风险（最常见的是软骨肉瘤）。

骨佩吉特病是一种良性疾病，其特点是骨吸收增高伴异常新生骨形成。骨肉瘤（大多数为成骨肉瘤）中大约 1%的患者患有佩吉特病，通常是多处骨骼受累。它主要好发于 50 岁以上的人。这些肿瘤的预后通常是很差的。自引入双膦酸盐进行治疗以来，佩吉特病转化的发生率似乎有所下降。

放疗会增加骨肉瘤的风险。骨肉瘤可以在接受其他癌症的放疗后发生。接受放疗到骨肉瘤发病之间的平均时间大约是 10

年。尽管如此，放疗引起的骨肉瘤是非常罕见的。

三、临床症状及诊断

由于骨肉瘤的少见性和组织学分类的复杂性，以及其有多种治疗方式，所有怀疑为原发性骨肉瘤的患者均应到专门的具备原发性骨肿瘤治疗专业知识的就诊中心就诊，这涉及专业病理学家、放射科医生、骨科医生、放射科医生肿瘤学家、医学肿瘤学家和儿科肿瘤学家[1,2]。

骨肉瘤的症状取决于肿瘤的大小和生长部位。最常见的症状是骨痛并逐渐加重，伴有夜间肿胀及功能障碍。病理性骨折可能是第一症状。神经或血管受压不太多见。发热、原因不明的体重减轻、疲劳或贫血也不常见。

在进行临床检查后，一般会建议进行骨 X 线检查。骨质破坏、皮质骨折、软组织部分异常成骨是骨肿瘤的特征（图 18.1）。通常，影像学表现就能够识别一些骨肿瘤，如骨肉瘤。MRI 对整体解剖和邻近关节的成像在诊断四肢和盆腔肿瘤中是必需

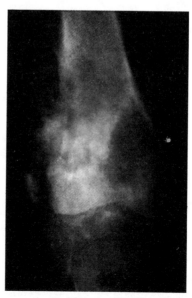

图 18.1　股骨下段骨肉瘤

的，并且其能使临床医生评估肿瘤大小及其对骨骼或周围软组织的侵犯程度。CT 精确扫描可以评估原发于躯干和头部还有颈部的骨肿瘤。胸部、腹部或骨盆 CT 扫描对于肿瘤分期也是必不可少的，使临床医生能够评估是否有肺内或肺外转移。PET 扫描和 ^{99}Tc 骨显像也常用于评估肿瘤的扩散和转移，以及分析骨骼重建和代谢活动。

活检必须由经验丰富的放射科医生或外科医生进行，经过多学科的临床和放射评估，以决定活检路径。可以进行穿刺针活检或手术切除活检，这取决于实际情况。肿瘤的组织病理评估必须由经验丰富的病理学家进行肿瘤分子检测[1,2]，如 *EWS-FLI-1* 的融合转录或 ES 的 t（11，22）易位对于骨肉瘤的治疗和软组织肉瘤的治疗越来越重要。肉瘤的分级也是选择治疗方法的一个关键依据，应该由经验丰富的病理学家确定。查血检查是评估肝肾功能和血细胞功能的一部分。骨肉瘤患者血中碱性磷酸酶和乳酸脱氢酶常会升高，可反映骨肉瘤肿瘤的负荷，并具有预后价值。

通过检查明确骨肿瘤的组织学亚型及肿瘤的分期，对治疗方案的选择和改善预后有帮助。

四、分　　期

骨肿瘤的分期是根据美国癌症联合委员会（AJCC）的标准及肌肉骨骼肿瘤协会的标准来进行的。

AJCC 分期系统的标准有肿瘤分级、肿瘤的大小、形态和部位。共分为四级。

- 等级 1：分化良好的——低级别。
- 等级 2：中等分化的——低级别。
- 等级 3：分化较差的——高级别。
- 等级 4：未分化的——高级别。

肿瘤大小以 8cm 为分界线。肿瘤大小分为 A 和 B，其中还有Ⅰ期、Ⅱ期和Ⅲ期三种亚型。

- T1：≤8cm。
- T2：>8cm。
- T3：原发部位非连续性肿瘤。

转移的状态是通过肿瘤的表象和转移部位来划分的。

- M0：没有远处转移。
- M1：远处转移。
- M1a：肺转移。
- M1b：其他远处转移，包括淋巴结。

AJCC 分期分组在 AJCC 癌症分期手册第七版中有提供。

肌肉骨骼肿瘤协会分期系统是根据等级和区划部位来进行肉瘤分期的。使用罗马数字表示肿瘤等级。

- Ⅰ期：低分化。
- Ⅱ期：高分化。
- Ⅲ期：任何级别肿瘤伴远处转移。
- A 期：局限于骨。
- B 期：累及相邻软组织。

Ⅰ A 期肿瘤是一种局限于骨的低级别肿瘤，Ⅰ B 期肿瘤是一种低度恶性肿瘤，累及邻近软组织等。

不同组织学亚型的骨肉瘤需要相对应的治疗，以下各部分将集中讨论各种骨肉瘤的一般治疗原则。

五、高级别骨肉瘤

高级别骨肉瘤又称传统骨肉瘤，是一种预后较差的肿瘤，缺乏有效的化疗方法。两个随机的临床试验比较了新辅助和辅助化疗，已得出结论，细胞毒性化疗能降低复发转移的风险，而复发转移是患者死亡的主要原因[3-5]。传统骨肉瘤应与低级别近皮质肉瘤或骨旁骨肉瘤区别开来，后者较少见，常发生于年轻女性的股骨下段，除非肿瘤内存在去分化成分，否则不应该接受细胞毒性化疗。骨肉瘤是最常见的原发性骨肿瘤，好发于10～25 岁的患者，大约 2/3 的骨肉瘤发生于股骨下段或胫骨上段。大约 10%的患者在最初诊断时就有转移。骨肉瘤的复发最常发生于肺，较少见于骨骼。因为传统骨肉瘤是一种高级别肿瘤，根据定义，在 90%或更多的患者中常伴有周围软组织侵犯，通常根据其侵犯的是肺还是骨骼分为ⅡB 或ⅢB 期。

（一）治疗方法

高级别骨肉瘤的治疗是多模式的，一般需要给予特定的细胞毒性化疗方案进行新辅助治疗，一般在 3 个月的新辅助化疗后进行原发肿瘤的外科手术切除治疗。新辅助化疗的应用使得保守手术，尤其是要精细化修复关节缺损的手术得以实施[5-8]。根治性切除肿瘤是所有肉瘤手术的原则，整体完整的切除以达到 R0（切除标本边缘无肿瘤细胞）切除为目标。局部治疗后的辅助化疗通常根据观察新辅助治疗后切除标本对治疗的反应来实施[1,2,9]。肿瘤中剩余活性肿瘤细胞的百分比是高级别骨肉瘤最重要的预后因素之一。当肿瘤已无法切除，或手术损毁太严重时，则需要讨论是否另加行放疗，虽然单纯放射治疗对这种组织学亚型的局部控制率仍然很低（相对于 ES）。当肿瘤经过初步手术切除，就需要在多学科委员会讨论下实施辅助化疗。

（二）细胞毒性化疗

化疗在新辅助或是更常见的新辅助和（或）辅助的情况下使用。术前化疗的组织学反应的有效率可以指导术后阶段的化疗。通过术前化疗达到完全缓解即肿瘤坏死超过 90% 的患者，其生存率显著提高且复发率明显降低。在可评估的肿瘤范围里，其有效率为 30%～80%。大样本中原发肿瘤的辅助性化疗有效率接近 60%。

四种治疗骨肉瘤的主要单药分别是顺铂、多柔比星、异环磷酰胺和大剂量甲氨蝶呤。通过初步或更广泛的评估，多种方案可能被推荐。最常用的方案是 MAP。

1. MAP

- 多柔比星 75mg/m²，静脉注射，第 1 周和第 6 周。
- 顺铂 120mg/m²，第 1 周和第 6 周。
- 大剂量甲氨蝶呤（甲酰四氢叶酸解毒）：12g/m²，第 4 周、第 5 周、第 9 周和第 10 周。

注射甲氨蝶呤 24 小时后，口服甲酰四氢叶酸 15～25mg，每隔 6 小时一次，至少 10 次，如果口服药物不能耐受则肌内注射。应该检测血清甲氨蝶呤水平，并应下降约 1log/d。当甲氨蝶呤浓度低于 10^{-7}mol/L 时，才能停止甲酰四氢叶酸。当口服摄入量不足时，通常表现为异常血清甲氨蝶呤浓度、持续性呕吐或早期毒性，需要静脉补液以产生足够的尿量。

术前给予 2 个疗程的化疗。术后治疗取决于原发性肿瘤的反应。肿瘤坏死 90% 以上的患者继续之前同样的方案化疗 4 个周期，最后 2 个周期去掉顺铂。如肿瘤残余细胞超过 10%，就需要改用 MAPIE 方案化疗，其中大剂量异环磷酰胺联合多柔比星 $12g/m^2$，或依托泊苷 $14g/m^2$。

2. 替代方案　MAP/MAPIE 方案在大型国际、多中心的患者中进行了测试，入组超过 2000 名患者[7,8]。其他合作组织一直在使用这四种药物的不同方案组合。重要的是，干扰素和双膦酸盐在随机试验中并不能改善成骨肉瘤患者的预后。不建议在骨肉瘤的临床试验之外使用该药物。

（三）复发难治性肿瘤的治疗

对大多数患者而言，手术切除肺转移瘤是唯一可行的二次治疗。这种治疗方式适用于当转移灶仅局限于肺内且数量有限的患者（通常少于 5 个）。晚期复发（超过 18 个月）及少发转移灶与患者转移灶完全切除的情况相关。因此，随访时仔细检查转移灶是否可切除是非常必要的。多柔比星联合顺铂治疗无效的骨肉瘤患者可能对大剂量甲氨蝶呤有效。对高剂量甲氨蝶呤耐药的患者，多柔比星联合顺铂也可能有效；而对两者都耐药的患者可能对异环磷酰胺有效，或少数情况下对吉西他滨联合多西他赛治疗有效。然而难治性患者的治疗效果通常是令人失望的，因此建议肿瘤不能切除的患者可参与新药物的临床试验。大剂量骨髓移植或者外周干细胞治疗还没有被证实可改善预后。

六、软 骨 肉 瘤

软骨肉瘤也是一组异质性骨肿瘤。低级别软骨肉瘤多为局部侵袭性疾病，而 2 级或 3 级软骨肉瘤虽然少见，但其相关的广泛转移及死亡风险明显升高。去分化软骨肉瘤是一种高级别肿瘤，通常会快速播散且预后极差[1,10]。

软骨肉瘤在很大程度上被认为是一种化疗抵抗性疾病，因此化疗不作为一线治疗。大部分软骨肉瘤患者仅适用于手术治疗。手术切除肿瘤的原则同其他肉瘤原则，即肿瘤完整切除且显微镜下切缘阴性的 R0 切除（切除标本边缘无肿瘤细胞）。这有时是要通过损害患者肢体来完成的，包括截肢。当肿瘤不能完全切除时，可以考虑放疗；其中质子治疗在这些患者中的疗效正在观察。去分化软骨肉瘤的治疗同骨肉瘤，由于其非常差的疗效及肿瘤罕见而无法进行前瞻性随机试验，因此其新辅助和辅助化疗的方案可借鉴骨肉瘤的方案[11]。当肿瘤发生转移时应采用二线治疗方案，尝试一些有效的并可能在今后推荐的化疗方案。最近，一项关于靶向药物的回顾研究和前瞻性试验正试着推翻软骨肉瘤是一致性化疗抵抗疾病的观念。更好地了解这些肿瘤的分子生物学特性可以指导新药开发，也许就在不久的将来，这些肿瘤就能得到更好的治疗[12]。

七、尤因肉瘤

尤因肉瘤（ES）是一种高度恶性、小圆细胞的骨肿瘤并属于 EFT，其特点是有一组特定的易位，最常见是 t（11；22）染色体易位而导致 *EWS-FLI-1* 基因重排。EFT 的成员应该考虑是同一种肿瘤，给予相同的治疗方案。EFT 最常发生在生命的第 2 个 10 年，30%的患者年龄大于 18 岁。ES 最常见的位置在骨盆或四肢长管状骨的骨干，全身症状有发热、体重减轻、疲劳，生化指标常提示炎症，如 ESR 红细胞沉降率、CRP（C 反应蛋白）、白细胞计数增高等并不罕见。骨的主要特征是骨溶解（图 18.2），有时伴有骨膜反应即"洋葱皮"征。在诊断时，

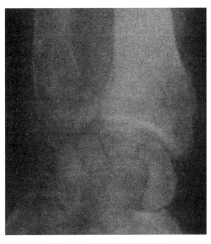

图 18.2　尺骨尤因肉瘤

多达 20% 的患者可发生肺转移（ IVA ）、骨转移（ IVB ）或两者同时转移。骨髓受累也不是不常见，而且骨髓穿刺活检是 ES 检查的一部分。骨转移常提示预后极差。

（一）治疗策略

ES 的治疗是多模式的，首先使用特定的细胞毒性药物进行新辅助化疗，一般经过 3 个月的新辅助治疗后再通过外科手术切除原发肿瘤，然后进行放射治疗[13-18]。手术切除的原则同所有肉瘤，完整地切除肿瘤达到 R0 切除（切除标本的边缘无镜下可见肿瘤细胞）。经过局部治疗后给予辅助化疗。当手术无法切除肿瘤时，或手术对患者损失太大时，可考虑放射治疗。当切除原发性肿瘤后，和之前的原则一样，组织多学科讨论肿瘤瘤床的扩大切除。

（二）化疗

在化疗出现前，EFT 的预后极差，5 年生存率低于 10%，且几乎半数患者在确诊后 1 年内死亡。化疗是 EFT 治疗的重要手段。最常用的新辅助和辅助治疗化疗方案的一线药物是长春新碱、多柔比星和环磷酰胺（ VDC ）或异环磷酰胺（ IE ），以及 EuroEwing 方案[15-17]。

1. VDC/IE 方案
（1） VDC 方案
- 长春新碱：$2mg/m^2$，第 1 天（总剂量不超过 2mg ）。
- 多柔比星：$37.5mg/m^2$，静脉注射，第 1 天，第 2 天（总剂量不超过 $375mg/m^2$ ），并联合放线菌素 D 1.25mg/m^2（ 最大剂量 2mg ）。
- 环磷酰胺：$1.2g/m^2$，静脉注射，第 1 天。

然后 2～3 周后给予第二部分药物。最近研究证实，每 2 周进行一次化疗能够获得更长的无复发生存时间，总生存时间高于经典的 3 周方案[17]。

（2） IE 方案
- 异环磷酰胺：$1800mg/m^2$，静脉注射，第 1～5 天（联合 Mesna ）。
- 依托泊苷，$100mg/m^2$，静脉注射，第 1～5 天。

术前或者局部治疗前通常行 VDC/IE 化疗 3 个周期，局部治疗后再行 4 个周期化疗。放线菌素 D 在 VDC 的第 6～7 个周期使用，用于替代多柔比星。

2. EuroEwing 方案 EuroEwing 建议在手术介入之前采用 VIDE 方案，结合长春新碱、异环磷酰胺、多柔比星和依托泊苷，21 次给药，共 6 个疗程，配合造血生长因子支持[18]。

（1）VIDE 方案

- 长春新碱：1.5mg/m^2（最大总剂量 2mg），第 1 天。
- 多柔比星：20mg/（m^2·d），第 1～3 天。
- 异环磷酰胺：3g/（m^2·d），第 1～3 天（联合 Mesna）。
- 依托泊苷：150mg/（m^2·d），第 1～3 天。
- G-CSF（粒细胞集落刺激因子）支持，直到粒细胞恢复到 1500/µl 以上。
- 每 3 周 1 次，循环重复。

在术后，VAI 或 VAC 方案化疗 7 个周期。

（2）VAI 方案

- 长春新碱：1.5mg/m^2（最大总剂量 2mg），第 1 天。
- 放线菌素 D：0.75mg/（m^2·d），第 1 天和第 2 天（最大剂量不超过 1.5mg/d）。
- 异环磷酰胺：每天 3g/m^2 静脉注射，第 1 天和第 2 天（联合 Mesna）。

（3）VAC 方案

- 长春新碱：1.5mg/m^2（最大总剂量 2mg），第 1 天。
- 放线菌素 D：0.75mg/（m^2·d），第 1 天和第 2 天（最大剂量 1.5mg/d）。
- 环磷酰胺：1.5g/m^2，静脉注射，第 1 天。

目前尚不清楚 EuroEwing 的 VDC/IE 方案是否能在 EFT 中提供类似的长期结果。一项随机试验（EuroEwing 2012）正在进行，以期解决这个问题。

（三）一线治疗后的治疗

原发性肿瘤通过化疗、手术或放射治疗后，其预后取决于原发肿瘤的大小及部位。与长骨病变相比，大的扁平骨病变患者的治愈率低。大多数未发生转移的患者能获得完全缓解。发生转移的患者中仅有少数能获得完全转移缓解。病灶局限患者的 5 年生存率接近 70%，相比之下，已发生转移的患者 5 年生存率仅为 20%～30%。偶尔可观察到 10 年之后再复发的情况。放射野内的肿瘤复发在 ES 后并不少见。大多数有骨转移的患者最终都会复发并死亡。

1. 二线化疗 依托泊苷（VP-16），拓扑异构酶 I 抑制剂，其他烷化剂（特别是异环磷酰胺）、亚硝基脲和顺铂偶见有效。依托泊苷和异环磷酰胺的组合是目前常用的方案，前提是这些药物在一线治疗中没有使用过。对于一线接受 5 种最有效的药物（长春新碱、异环磷酰胺/环磷酰胺、多柔比星、放线菌素 D）治疗过的患者，二线治疗药物可包括拓扑异构酶 I 抑制剂加烷化剂（依立替康、替莫唑胺或环磷酰胺，以及拓扑替康）。二线治疗的缓解时间非常短暂，复发的 ES 患者的生存时间仅有几周，除非是在完全缓解两年以上后复发。对于抗血管生成的口服药物（酪氨酸激酶抑制剂），目前正在进行相关临床试验。

2. 大剂量化疗结合干细胞移植 在预后较差的患者（盆腔原发性肿瘤大，已发生转移，诱导化疗反应差）中行骨髓移植或外周血干细胞治疗的疗效仍在观察中，目前看并未能改善预后。这种治疗方法已经在经过一线化疗后复发的患者中显示阴性结果，并不能让这部分患者获益。很显然，这种方法仅能用于临床试验研究。

八、原发性骨肉瘤的其他组织学亚型（原骨恶性纤维组织细胞瘤）

这些高级别的骨肉瘤不属于成骨肉瘤、ES 或软骨肉瘤分类，它们的实体里富含更多超出预期的异质性[1,2,19,20]。之前都集中在一起划分为骨 MFH，但现在这些骨肿瘤最近被重新分类为未分化多形性肉瘤、黏纤维肉瘤、平滑肌肉瘤、脂肪肉瘤等。

虽然它们的临床表现与成骨肉瘤相似，但它们的发病年龄更晚。在 X 线或 CT 扫描中，它们通常是特征性的骨内纯溶骨性病变表现。这些肿瘤单独手术治疗的预后不良，关于这方面的报道还很有限并且大多是异质较小的肿瘤。组织学分类通常是具有挑战性的。例如，这些肿瘤很难通过最小（即未检测到）类骨质的产生来和成纤维细胞骨肉瘤进行区分，这就需要骨骼病理学专家的帮助。

这些骨肉瘤对经典骨肉瘤化疗方案均有效，即使用大剂量甲氨蝶呤、多柔比星、异环磷酰胺和顺铂。有几个研究报告考虑到患者的年龄，去掉了方案中的高剂量甲氨蝶呤。针对这些罕见肿瘤的最佳化疗方案尚待确定。毕竟通常这些治疗方案是适用于骨肉瘤的[19]。

九、骨巨细胞瘤

骨巨细胞瘤（GCTB）是一种侵袭性原发性骨溶解性骨肿瘤，通常发生在年轻人生命的第2～3个10年。临床症状表现为骨肿瘤伴肿胀、关节活动受限、严重的难治性疼痛。

GCTB含有表达RANK的破骨细胞样巨细胞和基质细胞，这些基质细胞才是真正的肿瘤成分，它们表达RANK配体（RANKL）。RANKL是破骨细胞形成、活化、功能和生存的关键媒介。基质细胞中RANKL的过表达可能是由组蛋白H3A3的一个特定位点突变而导致的，这种突变就是这种疾病的分子特征。GCTB迅速生长，可破坏骨骼并扩散到周围的软组织。若不治疗，GCTB的自然转归是肿瘤持续生长、周围的骨骼被彻底破坏、大肿块形成，任何一种情况都会导致截肢[21-23]。

外科手术切除：对肿瘤可切除的患者通常推荐广泛刮除毛刺的手术方式。然而，当肿瘤体积较大且发生在四肢或骨盆或肩胛部位时，手术会给患者带来严重的损伤。比较少见的原发肿瘤的部位（如椎骨、颅底、骶骨）就排除了完全切除的可能。大约30%的GCTB患者会局部复发，10%～15%的患者会出现肺转移。大部分患者的肺转移可能是不被察觉的，但这种侵袭性的生长最终也能被发现。GCTB很少发展成为一种更具侵袭性的组织学亚型的高级别肉瘤，有时在放疗之后可产生（2016年之后使用较少）。

直到最近，系统性治疗（细胞毒性药物、双膦酸盐、干扰素等）未表现出持续性抗肿瘤活性。地诺单抗是一种单克隆抗体，对RANKL有抑制作用，可引起接近95%的没有转化的 GCTB 的肿瘤收缩和生长停滞。这是一个对无法获得手术切除的 GCTB 的推荐治疗方法。目前还不知道最佳的治疗持续时间。治疗中断后未能手术切除的肿瘤会在初始治疗中断几年后复发。地诺单抗作为新辅助治疗的效果目前正在研究中。

十、脊索瘤

脊索瘤是一种罕见的由颅骨的残余脊索发展而来的骨恶性肿瘤，发病的中位年龄是在 60 岁，但也会经常发生在较年轻的患者，包括儿科患者，多为颅底脊索瘤。脊索瘤是一种局部侵袭性的恶性肿瘤，局部进展通常是决定患者治疗效果的一个重要因素。然而，通常近 30% 的患者会出现转移，尤其是在疾病的晚期和局部复发之后[24,25]。

以 R0 为目的的手术根治切除是这些患者的主要治疗方式。然而，R0 或 R1 手术常会导致 S4 以上骶骨损伤致残而不能实施。在这种情况下，通常只建议行放疗，最近的临床试验通常使用质子束或碳离子来放疗。当出现局部或全身复发后，治愈的机会就非常渺茫了。治疗通常结合手术切除、射频尤其是射频消融、放疗和全身治疗，尤其是针对 mTOR 信号通路和 PDGFR 信号通路的靶向治疗。

十一、结　论

骨肉瘤是一类异质性恶性肿瘤，采用多模态治疗可以获得较高的治愈率。活检和准确的组织学分类是治疗的关键步骤。化疗在一线治疗中的作用、手术完整切除的重要性、儿童至老年临床表现的复杂性及肿瘤的少见性，这些都需要一个有经验的团队来处理。

（严　鹏　译　熊　华　校）

参 考 文 献

1. Biermann JS. Updates in the treatment of bone cancer. *J Natl Compr Canc Netw*. 2013;11 (5, suppl):681–683.
2. ESMO/European Sarcoma Network Working Group. Bone sarcomas: ESMO Clinical Practice Guidelines for diagnosis, treatment and follow-up. *Ann Oncol*. 2014;25(suppl 3): iii113–iii123.
3. Rosen G, Caparros B, Nirenberg A. The successful management of metastatic osteogenic sarcoma: a model for the treatment of primary osteogenic sarcoma. In: van Oosterom AT, Muggia FM, Cleton FJ, eds. *Therapeutic progress in ovarian cancer, testicular cancer and the sarcomas*. New Zealand: Leiden University Press; 1980:244–265.
4. Link MP, Goorin AM, Miser AW, et al. The effect of adjuvant chemotherapy, on relapse-free survival in patients with osteosarcoma of the extremity. *N Engl J Med*. 1986;314:1600–1606.
5. Eilber F, Giuliano A, Eckardt J, et al. Adjuvant chemotherapy for osteosarcoma: a randomized prospective trial. *J Clin Oncol*. 1987;5:21–26.
6. Bacci G, Briccoli A, Ferrari S, et al. Neoadjuvant chemotherapy for osteosarcoma of the extremity: long-term results of the Rizzoli's 4th protocol. *Eur J Cancer*. 2001;37:2030–2039.
7. EURAMOS Collaborators, Whelan JS, Bielack SS, et al. EURAMOS-1, an international randomised study for osteosarcoma: results from pre-randomisation treatment. *Ann Oncol*. 2015;26:407–414.
8. EURAMOS-1 Investigators, Bielack SS, Smeland S, et al. Methotrexate, Doxorubicin, and Cisplatin (MAP) plus maintenance pegylated interferon alfa-2b versus MAP alone in patients with resectable high-grade osteosarcoma and good histologic response to preoperative chemotherapy: first results of the EURAMOS-1 good response randomized controlled trial. *J Clin Oncol*. 2015;33:2279–2287.
9. van Oosterwijk JG, Anninga JK, Gelderblom H, et al. Update on targets and novel treatment options for high-grade osteosarcoma and chondrosarcoma. *Hematol Oncol Clin North Am*. 2013;27:1021–1048.
10. Leddy LR, Holmes RE. Chondrosarcoma of bone. *Cancer Treat Res*. 2014;162:117–130.
11. Italiano A, Mir O, Cioffi A, et al. Advanced chondrosarcomas: role of chemotherapy and survival. *Ann Oncol*. 2013;24:2916–2922.
12. Gehan EA, Sutow WW, Uribe-B Cairns RA, et al. Oncogenic isocitrate dehydrogenase mutations: mechanisms, models, and clinical opportunities. *Cancer Discov*. 2013;3:730–741.
13. Kushner BH, Meyers PA, Gerald WL, et al. Very-high-dose short-term chemotherapy for poor-risk peripheral primitive neuroectodermal tumors, including Ewing's sarcoma in children and young adults. *J Clin Oncol*. 1995;13:2796–2804.
14. Miser JS, Goldsby RE, Chen Z, et al. Treatment of metastatic Ewing sarcoma/primitive neuroectodermal tumor of bone: evaluation of increasing the dose intensity of chemotherapy—a report from the Children's Oncology Group. *Pediatr Blood Cancer*. 2007;49:894–900.
15. Juergens C, Weston C, Lewis I, et al. Safety assessment of intensive induction with vincristine, ifosfamide, doxorubicin, and etoposide (VIDE) in the treatment of Ewing tumors in the EURO-E.W.I.N.G. 99 clinical trial. *Pediatr Blood Cancer*. 2006;4:22–29.
16. Granowetter L, Womer R, Devidas M, et al. Dose-intensified compared with standard chemotherapy for nonmetastatic Ewing sarcoma family of tumors: a children's oncology Group Study. *J Clin Oncol*. 2009;27:2536–2541.
17. Womer RB, West DC, Krailo MD, et al. Randomized controlled trial of interval-compressed chemotherapy for the treatment of localized Ewing sarcoma: a report from the Children's Oncology Group. *J Clin Oncol*. 2012;30(33):4148–4154. Erratum in: *J Clin Oncol*. 2015;33:814. Dosage error in article text.
18. Le Deley MC, Paulussen M, Lewis I, et al. Cyclophosphamide compared with ifosfamide in consolidation treatment of standard-risk Ewing sarcoma: results of the randomized non-inferiority Euro-EWING99-R1 trial. *J Clin Oncol*. 2014;32:2440–2448.
19. Picci P, Bacci G, Ferrari S, et al. Neoadjuvant chemotherapy in malignant fibrous histiocytoma of bone and in osteosarcoma located in the extremities: analogies and differences between the two tumors. *Ann Oncol*. 1997;8:1107–1115.
20. Romeo S, Bovée JV, Kroon HM, et al. Malignant fibrous histiocytoma and fibrosarcoma of bone: a re-assessment in the light of currently employed morphological, immunohistochemical and molecular approaches. *Virchows Arch*. 2012;461(5):561–570.
21. Thomas D, Henshaw R, Skubitz K, et al. Denosumab in patients with giant-cell tumour of bone: an open-label, phase 2 study. *Lancet Oncol*. 2010;11:275–280.
22. Dufresne A, Derbel O, Cassier P, et al. Giant-cell tumor of bone, anti-RANKL therapy. *Bonekey Rep*. 2012;1:149.
23. Chawla S, Henshaw R, Seeger L, et al. Safety and efficacy of denosumab for adults and skeletally mature adolescents with giant cell tumour of bone: interim analysis of an open-

label, parallel-group, phase 2 study. *Lancet Oncol.* 2013;14:901–908.

24. Lebellec L, Aubert S, Zaïri F, et al. Molecular targeted therapies in advanced or metastatic chordoma patients: facts and hypotheses. *Crit Rev Oncol Hematol.* 2015;95:125–131.

25. Stacchiotti S, Sommer J, Chordoma Global Consensus Group. Building a global consensus approach to chordoma: a position paper from the medical and patient community. *Lancet Oncol.* 2015;16:e71–e83.

第 19 章 急性白血病

Ashwin Kishtagari, Olga Frankfurt,
Martin S. Tallman

一、总体特征

急性白血病是一组异质性疾病，以造血前体细胞克隆性增生和异常分化为特征。这些不成熟的血细胞或其母细胞在骨髓和外周血中增生聚集，导致造血功能障碍。急性白血病如不治疗，可导致迅速死亡。

近40年来，白血病治疗有很大进展，很多患者可以治愈。急性白血病总体治疗策略为采用大剂量化疗来根除异常造血细胞克隆，随后进行巩固治疗，某些病例还需要进行维持治疗。尽管这个策略比较有效，但很多年龄低于 55 岁的白血病患者及大多数老年白血病患者死亡率仍很高。

白血病最佳治疗方法的很多问题还未解决。因而，所有急性白血病患者都应考虑参加临床试验，而且试验应在能提供大剂量化疗和支持治疗的医疗中心进行。

（一）流行病学

急性髓细胞性白血病（也称为急性粒细胞性白血病，AML）及急性淋巴细胞白血病（ALL）的发病率分别为 2.7/10 万及1.5/10 万，AML 及 ALL 男性发病率稍高于女性。60%的 ALL患者为儿童，ALL 第一个发病高峰在 5 岁以内，第二个发病高峰出现在 60 岁以后。AML 发病率在 40 岁以后逐渐升高，中位发病年龄为 72 岁。AML 的一个特殊类型，急性早幼粒细胞白血病（APL）的中位发病年龄为 40 岁左右，其发病率不随年龄的增加而增加。总体而言，欧洲人种急性白血病的发病率稍高，但西班牙裔人群 APL 发病率较高。

（二）急性白血病的病因及危险因素

虽然目前有很多证据证明感染、基因变异、环境及社会经济因素与急性白血病发病相关，但是很多病例的确切病因仍不明确。

1. 感染　目前证实 EB 病毒（一种引起传染性单核细胞增多症的 DNA 病毒）与伯基特淋巴瘤及白血病的发病明确相关。

2. 遗传因素　流行病学研究显示，如果双卵双胞胎中的一个患白血病，另一个患白血病的风险增加 25%；如果是单卵双胞胎，则 ALL 发病风险增加 4 倍。唐氏综合征及克兰费尔特（Klinefelter）综合征患者急性白血病的风险也增加，类似情况也见于其他一些染色体脆性增加的遗传性疾病，如范科尼（Fanconi）贫血、共济失调毛细血管扩张综合征及布卢姆（Bloom）综合征。

3. 暴露于化疗和放疗中　化疗和放疗的暴露可明显增加患急性白血病的风险。有资料显示使用过烷化剂治疗的患者 2~9 年后发生伴有 5 号及 7 号染色体异常 AML 的风险。拓扑异构酶抑制剂与 11q23 染色体异常 AML 和 ALL 有关，尤其是使用拓扑异构酶 1~3 年后发生的白血病。暴露于辐射的人群患急性白血病的风险也显著增加，如原子弹爆炸、切尔诺贝利核电站泄漏及接受放射线治疗。其他一些与白血病发生可能相关的暴露因素包括汽油、芳香类化合物、烟草、柴油、汽车尾气及电磁辐射。

（三）急性白血病的临床及实验室表现

急性白血病的临床及实验室表现详见表 19.1。

表 19.1　急性白血病的临床及实验室表现

临床及实验室表现	症状及体征
贫血	苍白、乏力、活动后呼吸困难、CHF
白细胞降低	发热、感染
血小板降低	瘀点、瘀斑、肾出血
白细胞增多（10%的患者 WBC 计数>100 000/μl）	肝大、脾大、淋巴结肿大（常见于 ALL）骨痛（见于 40%~50%的儿童 ALL 患者及 5%~10%的成人患者）

续表

临床及实验室表现	症状及体征
	牙龈增生（尤其是 M4 及 M5 型患者）
	皮肤白血病
	白血病性粒细胞侵及任何器官（如乳房、皮肤、小肠、肠系膜及生殖泌尿系统或肝胆管的阻塞性病变）形成的单个肿块，有时成为"粒细胞性肉瘤"（仅不到 5% 的 AML 患者有该表现）
白细胞滞留	呼吸困难、缺氧、精神状况改变
纵隔肿块（见于 80% 的 T 细胞性 ALL，AML 少见）	咳嗽、呼吸困难、胸痛
中枢神经系统受累（不到 1% 的 AML 患者有该表现，成人 ALL 患者有 3%～5% 可有 CNS 受累）	头痛、复视、脑神经病，尤其是第Ⅵ、Ⅷ对脑神经受损表现、视盘水肿、恶心、呕吐
PT 及 PTT 时间延长、低纤维蛋白原	颅内出血及 DIC（尤其多见于 APL 患者）
急性肾衰竭（少见），酸中毒、高钾血症、高磷血症、低钙血症、LDH 及尿酸升高	肿瘤溶解综合征

注：ALL，急性淋巴细胞白血病；AML，急性髓细胞性白血病；APL，急性早幼粒细胞性白血病；CHF，慢性充血性心力衰竭；CN，脑神经；CNS，中枢神经系统；DIC，弥散性血管内凝血；LDH，乳酸脱氢酶；PT，凝血酶原时间；PTT，部分促凝血酶原激酶时间；WBC，白细胞。

（四）急性白血病的诊断、分类及预后

根据外周血涂片细胞形态学及瘤细胞来源免疫组织化学、免疫表型特征，急性白血病分为 AML 和 ALL。虽然外周血涂片对诊断有极高的提示作用（增殖细胞≥20%），但仍需骨髓穿刺及活检来明确诊断及疾病程度。细胞基因分析技术及分子生物学技术有助于对诊断进行进一步分型，可帮助判断预后并指导治疗。

1. AML 分类 目前，WHO 分类用于定义 AML。1976 年提出的以形态学为基础的法、美、英（FAB）分类系统是以异常增殖细胞的形态和组化特征为基础的，具有历史价值。最近利用流式细胞学来区分髓母细胞和淋巴母细胞的免疫表型分

类法也被引入 FAB 分类系统（表 19.2）。按照 FAB 分类方法，根据细胞类型及分化程度，AML 可分为 8 个亚型（表 19.3）。WHO 于 1999 年提出了一个新的分类方法，并于 2008 年更新，该分类系统根据细胞分化程度、染色体易位情况及分子标记情况将 AML 分为 17 个亚型（表 19.3）[1]。与 FAB 分类相比，WHO 分类的一个变化是诊断标准中将原始细胞比例由 FAB 分类系统的 30% 降为 20%，因此，将难治性贫血从骨髓增生异常综合征（MDS）中排除。另一个变化是如果患者有异常血细胞生成及细胞基因异常［如 t（8；21），t（15；17），t（16；16）或 inv（16）］方面的证据，则不需要考虑骨髓中原始细胞比例即可诊断为 AML。

表 19.2　流式细胞技术证实的常见抗原表型

细胞谱系	抗原
B 淋巴细胞性	CD19、CD20、胞质 CD22、CD23、CD79a
T 淋巴细胞性	CD1、CD2、胞质 CD3、CD4、CD5、CD7、CD8
髓性	髓过氧化物酶、CD11c、CD13、CD14、CD33、CD117（$c\text{-}KIT$）
红细胞性	血型糖蛋白 A
巨细胞性	von Willebrand 因子、GP II b（CD41）、GP III a（CD61）
NK 细胞性	CD16、CD56
非特异性细胞来源	TdT、HLD-DR

注：TdT，末端脱氧核苷酸转移酶。

表 19.3　世界卫生组织关于急性髓细胞性白血病（AML）的分类（简化版）

伴有常见基因易位的 AML

- AML 伴 t（8；21）(q22；22)；$RUNX1\text{-}RUNX1T1$
- AML 伴 inv（16）(p13；q22) 或 t（16；16）(p13；q22)；($CBF\beta/MYH11$)
- APL 伴 FABM-3：t（15；17）(q22；q12)；($PML/RAR\text{-}\alpha$) 和变异株
- AML 伴 t（9；11）(p23q23)；$MLLT3\text{-}MLL$
- AML 伴 t（6；9）(p23；34)；$DEK\text{-}NUP214$
- AML 伴 inv（3）(q21q26.2) 或 t（3；3）(q21；q26.2)；$RPN\text{-}EVI1$
- AML（巨核细胞）伴 t（1；22）(p13；q13)；$PBM15\text{-}MKL1$
- 临时：AML 伴突变 $NPM1$
- 临时：AML 伴突变 $CEBPA1$

续表

伴骨髓增生异常相关的 AML

治疗相关的髓细胞性白血病

按细胞进行分类的 AML（与 FAB 分类系统类似）

· 极低分化程度细胞为主的 AML（FABM$_0$）

· 未成熟细胞为主的 AML（FABM$_1$）

· 成熟细胞为主的 AML（FABM$_2$）

· 急性粒单核细胞白血病（FABM$_4$）

· 急性单核细胞性白血病（FABM$_5$）

· 急性红细胞性白血病（FABM$_6$）

· 急性巨噬细胞性白血病（FABM$_7$）

· 急性嗜碱粒细胞性白血病

· 伴骨髓纤维化的急性全骨髓增生

急性双表型白血病

· AUL

· 混合表型急性白血病（MPAL）伴 t（9；22）（q34；q11.2）；*BCR-ABL1*

· 混合表型急性白血病伴 t（v；11q23）；*MLL* 重新排列

· 混合表型急性白血病，B/髓系，NOS

· 混合表型急性白血病 T/髓系，NOS

· 临时：NK 细胞淋巴细胞性白血病/淋巴瘤

　　AML，急性髓细胞性白血病；APL，急性早幼粒细胞性白血病；AUL，急性未分化性白血病；FAB，法、美、英分类系统；MLL，混合谱系白血病；NOS，没有特别说明的；NPM1，核仁磷酸蛋白 1；PML，早幼粒细胞白血病；RAR-α，视黄酸受体 α。

　　2. AML 的预后因素　包括患者相关的特征（年龄、一般状态）及白血病克隆相关的特征。年龄的增长是一个不良的预后因素。除外细胞遗传性、分子遗传学、出血性疾病史和患者的一般状况，老年患者比年轻患者预后更差，完全缓解率（CR）40%～60%，5 年生存率仅为 5%～16%。

　　然而，年龄不应该是患者是否应该接受根治性化疗的唯一决定因素，因为无论对于治疗相关死亡率（TRM）或治疗抵抗，年龄都不是最重要的预后因素。

　　AML 相关预后特征包括白细胞计数、血液学疾病史、细胞毒药物治疗史，以及细胞遗传学和分子学的变化。事实上，细胞遗传学和分子遗传学特征是最重要的预后因素，有助于预测患者缓解率、复发风险及总体生存（OS）。较年轻的成人患者可常规分为 3 个危险程度：低危、中危及高危（表 19.4）。

最近，对按照癌症及白血病协作组 B（CALGB）治疗指南进行治疗的 1213 例 AML 患者数据的随访分析发现，有低危、中危及高危细胞遗传学特征的患者 5 年生存率分别为 55%、24%及 5%[2]。

表 19.4 基于细胞遗传学和分子异常的 AML 预后分组*

分组	细胞遗传学	分子异常
低危组	t（15；17）	正常核型
	CBF：inv（16）或 t（16；16）或 t（8；21）	*NPM1* 突变 不伴 *FLT3*-ITD 或单独 *CEBPA* 二倍体突变
中危组	正常核型	t（8；21），inv（16），t（16；16）：伴 *c-KIT* 突变
	8 号染色体三倍体	
	t（9；11）	
	其他未定义	
高危组	复杂核型（3 种或 3 种以上的染色体异常）	正常核型：伴 *FLT3*-ITD 突变
	单染色体核型	
	−5，5q−，−7，7q	
	11q23−non-t（9；11）	
	inv（3），t（3；3）	
	t（6；9）	

注：CBF，核心结合因子；*CEBPA*，CCAAT 增强子结合蛋白 α；*FLT3*-ITD，内部串联重复序列（ITD）FMS 样酪氨酸激酶-3（FLT3）。

*根据传统细胞遗传学技术、荧光原位杂交或聚合酶测定连锁反应。

（1）低风险 AML：核心结合因子（CBF）-AML［inv（16），t3（8；21）和 t（16；16）］预后最好。正常核型［细胞遗传学上正常的 AML（CN-AML）］包括一系列分子异质性恶性肿瘤。在部分但不是所有的临床研究中，核磷蛋白 1（*NPM1*）突变（*FLT3*-ITD 突变缺乏的情况下）在 CN-AML 中有较高的 CR、无复发生存率（RFS）和无事件生存率（EFS）。NPM1（+）/FLT3-ITD 基因型证明与 CBF 白血病有类似的 CR 和 OS。

（2）中度风险 AML：这一类包括正常的情况核型

（CN-AML）、第 8 染色体三体和 t（9；11）。*c-KIT* 突变在 CBF-AML 回顾性研究中对患者预后有负面影响。然而，在下列情况下，t（8；21）比 inv（16）的负面影响可能更明显。

（3）高风险 AML：复杂核型，定义为 3 个或更多（在一些研究中为 5 个或更多）染色体异常，发生率 10%～12%，预后差。单一染色体核型是最近提出的一个细胞遗传学分类，预后特别差（5 年生存率 4%）。单一染色体核型的不良预后可能与 *p53* 突变有关。5 号或 7 号单一染色体 5(－5) 和 (或)7(－7)、5 号或 7 号染色体的长臂缺失（del 5q）或（del 7q），3 号染色体的长臂异常预后更差。CN-AML 合并 *FLT3*-ITD 预后差。

3. ALL 的诊断及分类　所有分型 ALL 的诊断及分类是以细胞形态学和免疫组织化学为基础的，此外还需要考虑免疫表型及基因学特征。骨髓中淋巴母细胞比例超过 25%是区分 ALL 及淋巴瘤的标准，而且后者的肿瘤细胞主要集中于淋巴结区域[1]。70%～75%的 ALL 为前体 B 细胞来源；20%～25%为 T 细胞来源（表 19.5 和表 19.6）。

表 19.5　世界卫生组织 2008 年 ALL 的分类

前体 B 淋巴细胞白血病/淋巴瘤 NOS
前体 B 淋巴细胞白血病/淋巴瘤与的常见基因异常
t（9；22）（q34；q11.2）；*BCR-ABL1*
t（v；11q23）；*MLL* 重组
t（12；21）（p13；q22）；*TEL/AML1*（*ETV6-RUNX1*）
B-ALL 伴超二倍体
B-ALL 伴亚二倍体
t（5；14）（q31；q32）；*IL3-IGH*
t（1；19）（q23；p13.3）；*E2A-PBX1*（*TCF-PBX1*）
前体 T 细胞急性淋巴细胞白血病

表 19.6　ALL 的免疫表型

表型	特征性标记	成人 ALL 中发生频率
前体 B 细	CD19$^+$, CD22$^+$, CD79a$^+$ cIg$^{+/-}$, PAX5, sIgμ$^-$, HLA-DR$^+$	70%～75%
	CD20, CD34 多种表达	
	CD45 缺少可能	

续表

表型	特征性标记	成人 ALL 中发生频率
早期 B 细胞（前前或前）B 细胞	CD19+，cCD79a+，cCD22+，TdT+，CD10- TdT+，CD10-	11%
普通 B 细胞	CD10+	52%
前 B 细胞	CD10+/-，c-μ+	9%
成熟 B 细胞	CD19+，CD22+，CD79a+，cIg+，sIgm+，sIgλk+，sIgλ+	约 5%
T 系	最常见：CD7+，cCD3+（系统特异）	20%～25%
T 细胞前体	TdT+，HLA-DR+/-，CD2-，CD1-，CD4-，CD8-	6%
T 细胞	TdT+/-，HLA-DR-，CD2+，CD1+/-，CD4+/-，CD8+/-	18%

注：cCD3，胞质 CD3；c-μ+，细胞链；cIg，胞质免疫球蛋白；sIg，表面免疫球蛋白；PAX5，配对盒 5；TdT，末端脱氧核苷酸转移酶。

4. ALL 的预后因素　虽然现代大剂量化疗方案取消了过去认可的多种预后因素，但 ALL 一些独特的生物学及临床特征仍可以预示患者对治疗的反应、缓解持续时间及无疾病生存时间，有助于决定诱导化疗及缓解后治疗的持续时间。多因素分析显示，年龄大于 60 岁与预后不良密切相关，而且缓解持续时间短，生存率低。

外周血白细胞计数大于 30 000/μl 也是一个不良预后因素，缓解持续时间也短，但这个标准主要适用于前体 B 细胞性来源的 ALL，而对于 T 细胞来源的 ALL，提示预后不良的外周血白细胞计数标准超过 100 000/μl。早期某些临床试验发现，诱导化疗后获得 CR 的时间如果超过 4 周，则提示预后不良，但其他一些临床试验中未能证实该结论。

与 AML 类似，基因遗传学异常也是 ALL 的重要预后因子。约一半的 ALL 患者存在细胞遗传学异常，ALL 常见细胞遗传学异常是基因易位，而 AML 中基因缺失更常见。ALL 具有里程碑意义的临床实验（UKALL Ⅻ/ECOG E2993）由英国医学研究理事会（MRC，现国家癌症研究所）和美国的东部肿瘤协作小组（ECOG）进行，其研究了大量的患者，揭示了超过 20 种细胞遗传学异常的发病率和临床联系[3]。t（4；11）、t（8；14）、复杂的染色体核型（5 个或更多的异常）和亚二倍体/近三倍体异常都与较差的 EFS 和 OS 相关。其他不良的细胞遗传学异常包括 t（9；22）（*BCR-ABL1*）、t（1；19）、9p 异常和 11923 重排（*MLL*）。另外，具有高超二倍体或 del（9p）的患者预后相对较好。

BCR-ABL1 样（或 Ph 样）ALL 是一种新出现的常见症状的高风险 ALL 亚型，基因表达与 *BCR-ABL1*（+）ALL 相似，包括 *IKZF1* 改变，但缺乏 *BCR-ABL1* 融合基因。Ras 和 JAK/STAT5 通路的突变是常见的转换机制。这个发现在临床上很重要，由于激酶激活改变（*ABL1*，*EPOR*，*JAK2*，*PDGFRB*，*EBF1*，*FLT2*，*IL7R*，*SH2B3*），这类患者适合使用现有的酪氨酸激酶抑制剂（TKI）进行治疗[4]。

另外，高超二倍性（>50 条染色体）或 del（9p）预后良好。

5. 来源不明的急性白血病 随着免疫表型研究的进一步拓展，电子显微镜及基因重排检测技术越来越多地应用于急性白血病的分型研究中。随着研究的深入，越来越多的证据显示了髓性白血病与淋巴细胞性白血病在分子标志物方面的显著差异。WHO 将难以区分是髓性还是淋巴细胞性白血病的类型称为"来源不明的急性白血病"，包括不含系统分化证据的未分化的急性白血病（未分化的急性白血病 AUL）和表达多种细胞分化标志的急性白血病[混合型急性白血病（MPAL），见表 19.3]。AUL 常表达人类白细胞抗原（HLA）-DR、CD34 和（或）CD38，但是缺乏系统分化特异性标记。

二、初始支持治疗

急性白血病诊断一旦确立，随后 24～48 小时即应让患者为初次化疗进行准备。治疗开始前应对所有患者告知下列事情。

（一）白细胞过多症、白细胞黏滞症及白细胞清除术

绝对白细胞计数超过 100 000/μl 即可诊断为白细胞过多症，容易导致血液流变方面的并发症。白细胞黏滞可以导致血管阻塞和（或）血管壁坏死出血，从而引起脑及心功能障碍，绝大多数发生于 AML，属于肿瘤急症。白细胞过多症导致患

者猝死风险明显增加。因此，一旦确诊为白细胞过多症就应采取措施逐步降低白细胞计数。对于血液流变学数据比较稳定的患者，白细胞清除术是最快的降低白细胞计数的方法；然而，这并没有显示对远期结果有任何影响。对于白细胞过高的患者（>200 000/μl），初次的白细胞清除治疗应当使白细胞数目下降50%以上。这是因为数学模式计算结果认为应采用"3-L 交换"模式的白细胞清除治疗，增加治疗次数并不能达到有效降低白细胞计数的效果。白细胞清除术后应立即开始全身化疗，无法进行白细胞清除术的患者也应立即开始全身治疗。最常用的化疗方案：羟基脲 3～5g/（m² · d），将每日总量分成 3 次给药，直到白细胞总数低于 10 000～20 000/μl。对于白细胞过多症患者，别嘌醇耐受性比较好，别嘌醇剂量为 100mg/m²，每 8 小时 1 次（最大剂量 800mg/d），给药 2 天后，改为每次 300mg，每天 2 次，继续给药 2～3 天。白细胞过多症导致脑神经麻痹时可以考虑紧急全脑放疗。

有白细胞过多症的贫血患者输血需慎重，因为袋装红细胞可能进一步恶化血液高黏滞状况。除非患者有贫血相关症状，血细胞比容维持在 20%～25% 比较理想。

（二）水化及纠正电解质平衡紊乱

纠正脱水、维持足够尿量可预防肿瘤溶解的细胞分解产物沉积而导致肾功能损伤。无心脏病情况下应维持尿量在100ml/h 以上，可输入生理盐水，也可合用 5%低分子右旋糖酐。充血性心力衰竭患者须合用利尿剂。

急性白血病患者可出现各种电解质失衡，如低钙血症、高磷血症和高钾血症。血钾高于 6mmol/L 称为高钾血症，常见原因是大量细胞溶解，钾释放入血，患者主要表现为神经源性肌肉相关症状（如肌无力、肌痉挛及感觉异常），有可能导致致命性的心脏异常（如心搏骤停、室性心动过速及心室颤动）。治疗高钾血症可以口服钠钾交换树脂（如聚苯乙烯磺酸钠，15～30g，每 6 小时一次），同时给予葡萄糖/胰岛素联合治疗。

每天需要监测几次血清电解质、尿酸、磷、钙及肌酐，根据患者临床情况及代谢异常程度决定监测频率。对于出现少尿的肾衰竭及难治性电解质紊乱患者，需尽早透析治疗。治疗期间监测心电图及心律状况。

（三）预防尿酸性肾病

高尿酸血症在白血病患者中很常见，且化疗导致肿瘤溶解时也可发生。别嘌醇是预防高尿酸血症的主要药物，成人开始时口服，300mg（150mg/m²），每日 2 次，持续 2～3 天，然后减量为 300mg，每日一次。别嘌醇 10～14 天后应停药，以降低出现皮疹和肝功能不良的危险性。如需马上行化疗，别嘌醇剂量为 100mg/m²，每 8 小时 1 次（最大剂量 800mg/d），给药 2 天。使用别嘌醇后，尿液碱化作用变得不明确。

重组尿酸盐氧化酶（拉布立酶）是别嘌醇的安全有效的替代品。拉布立酶推荐剂量为 0.15～0.2mg/（kg·d），持续给药 5 天，但研究机构发现每天总量不超过 3g 的拉布立酶可以很好地控制高尿酸血症。

（四）纠正凝血功能紊乱

血小板减少而导致的止血功能障碍可加剧消耗性凝血紊乱（弥散性血管内凝血，DIC）。由于伴发 DIC 及原发性纤维溶解症（本章"五、急性早幼粒细胞白血病"），APL 患者常可发生危及生命的大出血并发症。AML 亚型 M4 及 M5 型白血病，其单核细胞释放的溶菌酶可以触发血液凝固的级联反应，导致凝血物质大量消耗。ALL 患者如果接受门冬酰胺酶 L-Asp 治疗即可能诱发 DIC。若初次诊断为白血病时即有凝血功能紊乱，败血症可能是病因之一。对有凝血障碍的患者，频繁检测凝血功能及使用替代治疗（如输注冷沉淀物或新鲜冰冻血浆等）非常重要。

（五）血液制品支持治疗

大多数急性白血病患者同时有骨髓功能障碍。有症状性贫血、血红蛋白低于 8g/dl、血小板低于 10 000/µl 及存在出血征象时，必须进行治疗。如果存在严重的黏膜炎、发热、贫血及凝血障碍等，可能导致大出血风险增高时，血小板输注标准需要进一步放宽（如 20 000/µl）。血液制品需要降低其白细胞含量，以减少非输血性发热反应及人类白细胞抗原的同种异体免疫反应，否则可能在今后难以进行血小板输注并导致巨细胞病毒（CMV）感染。此外，血液制品需经过γ射线照射以降低输血相关的移植物抗宿主疾病（GVHD）。对考虑进行 HSCT 的患者，应进行 CMV 检查，未明确患者的 CMV 感染状态以前尽量输注无 CMV 感染的血液制品。

（六）人类白细胞抗原配型

考虑进行 HSCT 的患者初始治疗前就应做好 HLA 配型，这是因为化疗期间骨髓功能严重受抑，患者体内可能缺乏足够的淋巴细胞进行 HLA 配型。

（七）发热或感染

白血病患者刚确诊时常伴发热和感染症状。主要原则是急性白血病患者一旦出现发热均考虑为感染所致，除非证实有其他发热原因。由于化疗抑制骨髓功能和免疫功能，因此化疗前一定要控制严重感染。诱导化疗的同时应进行抗生素治疗。白血病患者每天应进行一次详细的查体，尤其要注意潜在感染部位，包括眼部、窦道、口腔、三角区、会阴（中性粒细胞减少患者不要进行直肠指检）和插管部位。在寻找发热源时检查牙齿常有指导意义。

（八）血管通道

由于很多患者需在几个部位建立静脉通道至少 1 个月以上，必须尽快置入一种多腔置入管（如 Hickman 管和由外周静脉部位插入中央血管的 PICC 留置管）（除了可能是 APL 的患者）。由于置入部位发生感染和形成血肿的危险性较高，并不提倡所有白血病患者置入这种管道。APL 患者多有凝血功能紊乱，应避免放置留置管，除非凝血障碍已纠正而且患者处于 CR 状态。即使凝血功能检查正常，APL 患者仍有可能发生致命性大出血。

（九）抑制月经

所有绝经前女性患者开始化疗前均需检测血清人绒毛膜促性腺激素（β-hCG，即妊娠试验）。诱导化疗并发严重血小板减少症可导致月经过多，因此，我们期望阻止患者月经来潮。甲羟孕酮（普维拉）可用来支持孕前子宫内膜。甲羟孕酮用量10mg，每天 2 次，在下次月经来潮前 5～7 天开始口服。如果发生突破性出血，可将剂量增加至 10mg，每天 3 次或更高剂量。血小板减少症和中性粒细胞减少症患者禁用甲羟孕酮。

（十）控制生育

细胞毒性化学治疗有潜在致畸作用，对接受诱导化疗的育龄期妇女应采取适当措施避孕。虽然目前无明确资料显示男性患者接受诱导化疗后对胎儿有潜在致畸作用，但仍应谨慎地采取避孕措施。

治疗前应考虑化疗的晚期不良反应对年轻患者的影响，如不育。开始化疗前应为育龄期男性患者冷冻保存精子。

性腺功能障碍的妇女似乎很少受到细胞毒性化疗药物的影响。受精卵冷冻保存技术已经比较成熟，未受精卵子冷冻保存技术目前还处于研究阶段。

（十一）心理社会支持

既往身体健康，突然被确诊为急性白血病的患者不得不接受即将死亡的可能，这将带给患者带来巨大的心理和精神压力。医护人员、家庭及宗教组织人员应给予患者强有力的心理支持，这对维持患者心理健康至关重要。

三、治疗原则和方法

（一）治疗目标

化疗目标是消除白血病细胞克隆并重建骨髓正常造血功能。长期生存仅见于治疗后完全缓解者。虽然抗白血病治疗有较大毒性，感染是治疗期间死亡的主要原因，但未治疗（或对治疗无反应）的急性白血病患者中位生存时间为 2～3 个月，多数未治疗患者死于骨髓功能衰竭。化疗剂量不能因为血细胞计数降低而减量，这是因为低剂量化疗既不能消灭白血病细胞克隆，也不能从根本上改善骨髓功能，而且同样会导致不良反应（如进一步抑制骨髓功能）。

（二）化疗方式

1. 诱导化疗 此即为初始进行的大强度化疗,目的是消除白血病细胞克隆并诱导产生完全缓解。完全缓解是指外周血细胞计数恢复正常,骨髓细胞构成恢复正常,包括骨髓原始细胞比例小于 5%,无任何髓外疾病。诱导化疗的目的是以对数方式杀灭白血病细胞,即从确立诊断时临床检测的白血病细胞负荷（多为 10^{12},大约 1kg）下降到形态学检测到的最低细胞负荷（10^9 以下）。值得说明的是,初次完全缓解仅提示 3~6 个对数级的肿瘤细胞负荷下降,实际上仍有白血病细胞残留,如果不进一步治疗,患者多在几个月后复发。一旦确诊为白血病,必须立即进行诱导化疗,因为回顾性研究提示如果在确诊后超过 5 天才开始治疗,会影响治疗效果。

2. 缓解后化疗 这是完全缓解后进行的化疗,目的是消除无法检测的残留白血病细胞克隆。通常年轻急性白血病患者诱导完全缓解率较高,将来的进展很可能是改进诱导缓解后化疗。60 岁以上的老年患者完全缓解率较低,可列为临床试验候选人,以便对诱导化疗和缓解后化疗方案进行评估筛选。

（1）巩固治疗:诱导化疗获得缓解后不久就应立即进行巩固化疗,所用药物与诱导化疗方案相同,剂量类似或更高。巩固治疗常常需要进一步住院。

（2）维持治疗:主要指 ALL,可采取门诊给药方式,用低剂量维持治疗达 2 年,可以门诊给药。而 AML 的维持治疗仅适用于 APL。

3. 疗效评定标准 是在骨髓恢复状态和外周血细胞计数基础上建立的。如果骨髓仍处于增生不良状态,必须通过骨髓活检来判断缓解与否。

（1）完全缓解:外周血细胞计数恢复正常,中性粒细胞绝对计数大于 1500/µl,血小板计数大于 100 000/µl,同时骨髓功能恢复正常[即细胞构成比正常,原始细胞或早幼粒细胞及原始单核细胞比例小于 5%,未见典型白血病细胞（如 Auer 小体细胞）,无髓外疾病]。流式细胞术（FCM）及聚合酶链反应（PCR）检测到的微小残留病灶（MRD）是复发前兆。诱导化疗后检测白血病细胞数级别为 10^{-4} 上升至 10^{-3} 及 1%

时，复发从 0 上升至 14%～89%。

（2）部分缓解：形态学上可辨认的白血病病灶持续残留，骨髓中白血病细胞比例为 5%～15%。

四、成人急性髓性白血病的治疗
（不包括 APL）

开始诱导化疗的那一天称为第 1 天，在第 14 天时再次进行骨髓穿刺和骨髓活检。如果骨髓再生严重不良且骨髓中残存的原始细胞比例少于 5%，或出现骨髓再生障碍，须停止化疗，给予支持治疗直到骨髓功能恢复（常需 1～3 周）。2 周后复查骨髓（化疗开始后第 26～28 天）。一旦获得完全缓解，是否采取进一步诱导后化疗应根据个体化原则而确定。

（一）诱导化疗

选择化疗方案时，应考虑患者年龄、心功能和一般状况等因素。对年龄超过 60 岁的患者，由于多种因素（如预后不良的细胞遗传学特征比率高、化疗后骨髓功能难以恢复、容易产生多药耐药、并发症严重且发生率高，导致老年患者对大强度化疗耐受性差等），一般把 60 岁作为是否推荐诱导化疗的临界年龄。然而，年龄本身不应该作为唯一决定老年人是否应该接受强化治疗诱导化疗或选择性低强度治疗的标准。下文中阐述的初始治疗药物剂量根据肝肾功能情况调整，而不是由外周血细胞计数升高或降低来决定。

1. "3+7"　过去 40 年中，通过一系列临床试验已确立阿糖胞苷和蒽环类药物作为诱导化疗的标准方案。目前，应用最广泛的诱导化疗方案为 "3+7" 方案，具体用法为 3 天蒽环类的诱导疗法［柔红霉素 60～90mg/（$m^2 \cdot d$），伊达比星 10～12mg/（$m^2 \cdot d$），或者是米托蒽醌和蒽环类衍生物 12mg/（$m^2 \cdot d$）］和 7 天的阿糖胞苷化疗（阿糖胞苷 100～200mg/m^2）（表 19.7）。这样的方案，年轻患者的完全缓解率（年龄小于 55 岁）预计为 60%～80%，没有其他的方案被证明更好。几个随机试验比较了柔红霉素 45～60mg/m^2、伊达比星、米托蒽醌、阿柔比星、安吖啶的总生存时间，在同等剂量下这些药都不如柔红霉素有效。在年轻患者中，伊达比星能达到一个较高的细胞内药物浓度，缓解率更高，持续时间更长，总生存更好。然而，在老年人中，一项随机试验表明：蒽环类及其衍生物药物间并无明显差异。在最近发表的随机临床试验中，大剂量柔红霉素 90mg/（m²·d）比低剂量柔红霉素 45mg/（m²·d）有更高的 CR 率（70.6 vs 57.3，$P < 0.001$）和更好的 OS（23.7 个月 vs 15.7 个月，$P=0.003$）[5,6]。虽然柔红霉素 60mg/（m²·d）从未正式与 90mg/（m²·d）相比较，但是诱导化疗剂量超过 45mg/（m²·d）目前被公认为是标准治疗。几个细微之处需要进一步明确，特别是在年龄超过 50 岁的患者、带有不良细胞遗传学标记、FLT3-ITD 和 MLLPTD 突变的患者，不能从更高剂量的柔红霉素治疗中获益[5]。

表 19.7　AML 的常用诱导化疗方案

"3+7" 阿糖胞苷 + 蒽环类药物：适用于能承受大剂量化疗的患者
阿糖胞苷 100mg/m²，持续静脉注射 24 小时，第 1～7 天；联合
柔红霉素 60～90mg/m²，静脉注射，第 1～3 天给药；或
伊达比星 12mg/m²，静脉注射，第 1～3 天给药；或
米托蒽醌 12mg/m²，静脉注射，第 1～3 天给药
有心功能不全的患者适用的 HiDAC 诱导化疗
阿糖胞苷 2～3g/m²，静脉注射 1～2 小时，每 12 小时重复一次，共 12 次；或
阿糖胞苷 2～3g/m²，静脉注射 2 小时，每 12 小时重复一次，第 1、3、5 天给药

注：HiDAC，大剂量阿糖胞苷。

2. 阿糖胞苷剂量强度　几项临床试验研究了阿糖胞苷剂量强度与诱导化疗疗效的关系。基于这些研究的结果，大剂量阿糖胞苷（HiDAC）与标准剂量阿糖胞苷（SDAC）相比，完全缓解率并无提高。

HiDAC 联合柔红霉素的方案与 SDAC 联合柔红霉素相比，毒性更大，但生存率及完全缓解率并无提高。SDAC 诱导实现完全缓解的患者，采用 HiDAC 作为巩固治疗，增加了毒性，却没有提高总生存及无疾病生存，因而在无临床试验背景下进行 HiDAC 诱导化疗并不被推荐。

3. 其他方案　为提高完全缓解率并延长生存期，进行了多项以 "3+7" 方案为基础的变更方案疗效的临床研究。在 "3+7"

化疗方案的基础上加上其他的药物，如 6-巯基嘌呤和依托泊苷（"3+7"），在一些研究中能提高完全缓解率和反应持续时间，但这些方案增加了毒性，总生存时间（OS）并没有得到改善。

吉妥单抗（GO）加常规化疗没有改善完全缓解率或无病生存期（DFS）。因此，FDA 已经撤回了 2000 年该药的快速批件，药物的适应证被限制在目前已经接受该药治疗的患者或新药物的研究试验。然而，最近的一次荟萃分析发现，GO 的使用显著减少了复发的风险，并改善 5 年 OS，其在诱导化疗的使用对低风险（5 年 OS 为 55.2% vs 76.3%；$P = 0.0005$）和中等风险患者（5 年 OS 为 34.1% vs 39.4%；$P = 0.007$）尤其有利[7]。

有严重心脏病的患者禁用蒽环类药物及其衍生物，尤其是近期内发生过心肌梗死或心脏射血分数小于 50% 者。尽管 HiDAC 最佳剂量及给药时序（如给药次数、剂量及输注速率等）仍不明确，但对于有心功能受损的患者应选择 HiDAC 方案（表 19.7）。

（二）残留病灶

化疗第 28 天仍有残留病灶应视为初次治疗失败，需更换化疗方案。如果第 10～14 天骨髓检查示化疗疗效好（即白血病细胞浸润下降达 50%～60%），但同时仍有病灶残留，此时可用与第 1 周期相似的药物进行第 2 周期化疗（或换用其他备选方案，如 HiDAC 方案）。如果第 10～14 天骨髓检查仍提示白血病细胞浸润（即下降不足 40%～50%），应改换其他化疗方案。如果蒽环类药物可能导致药物相关性肝功能不良及心功能受损，才需要调整第 2 周期化疗剂量，而不是根据外周血细胞计数调整。

（三）缓解后治疗

大部分患者完全缓解后仍复发的事实表明：完全缓解后必须进行治疗以消除残留且无法检测的白血病细胞。缓解后治疗通常有以下 3 种治疗方式可供考虑：巩固化疗、自体造血干细胞移植（HSCT）和异体 HSCT。尽管还未明确哪种方式最佳，但几乎所有年轻患者均可从缓解后再治疗中获益。应根据预后因素尤其是年龄及诊断时的细胞遗传学特征来选择缓解后治疗方式。AML 患者初次完全缓解后应加入临床试验，以明确各种缓解后治疗方式的差异。对不适宜加入临床试验的患者，西北大学提出的诱导化疗方案见表 19.8。外周血细胞计数恢复正常（ANC>1500/μl，PLT>100 000/μl）、骨髓细胞计数正常、感染得到控制、无黏膜炎，即可开始巩固治疗。

表 19.8 大剂量阿糖胞苷巩固治疗

阿糖胞苷 $3g/m^2$，静脉注射 1～3 小时，每 12 小时一次，第 1、3、5 天，每月一次，治疗 2～4 个周期（可以较好耐受）；或
阿糖胞苷 $3g/m^2$，静脉注射 2 小时，每 12 小时一次，第 1～6 天，每月一次，治疗 1～3 个疗程(多数患者仅能耐受 1～2 个疗程的标准大剂量阿糖胞苷化疗)；或
年龄>60 岁和（或）肾功能不良患者（包括肌酐低于 2.0mg/dl）：年轻患者，阿糖胞苷 $1.5g/m^2$，静脉注射 1～3 小时，每 12 小时一次，第 1、3、5 天，每月一次，治疗 2～3 个周期；年龄>60 岁的患者，仅治疗 1 个周期，因为没有任何证据证明对于老年患者缓解后治疗与单纯诱导化疗相比能提高完全缓解率

目前的数据表明，HiDAC 比 SDAC 在年龄小于 55 岁患者的巩固治疗中有显著优势。CALGB 进行了一个具有里程碑意义的研究，表明 4 个周期的 HiDAC（$3g/m^2$，每 12 小时 1 次，第 1 天、第 3 天、第 5 天）优于 4 个周期平均剂量的阿糖胞苷（$400mg/m^2$，连续静脉注射，第 1～5 天）或 SDAC（$100mg/m^2$，连续静脉注射，第 1～5 天）。超过 40%～50% 的患者在接受 HiDAC 巩固治疗后会连续 5 年保持完全缓解。但是大剂量阿糖胞苷获益仅限于 CBF-AML 患者，确切来说，仅限于 CN-AML 患者，其他的细胞遗传学异常患者的预后与阿糖胞苷剂量无关[8]。

在 HiDAC 基础上增加其他药物，如柔红霉素或安吖啶在长期结果上没有获益。

1. 低危 AML 对于带有 c-KIT-CBF-AML、NPM1（+）/FLT3-ITD（-）或双突变 CEBPA 的年轻成人患者，缓解后治疗的标准方案是 3～4 个 HiDAC 治疗或其他大剂量细胞毒方案（表 19.8）。CALGB 进行的一项回顾性研究表明，3 个或更多的 HiDAC 的化疗（累积剂量：54～72g/m²）优于单周期化疗（18g/m²）；然而，在 MD 安德森癌症中心、SWOG、ECOG 联合协作项目中报道了大量 CBF-AML 的患者，无论 HiDAC 或任何缓解后治疗，预后没有此前小样本研究报道的那样好。自体或异体 HSCT 并没有比巩固治疗在首次缓解上更有优势。

然而，CBF-AML 的许多亚组中，如 t（8；21）伴白细胞多，CBF-AML 伴 *c-KIT* 基因突变，或持久性 MRD，常规治疗效果不好，可能会从异体 HSCT 中获益。

2. 中危 AML　治疗这部分患者的长期生存率为 40%～45%。对年龄小于 60 岁的中危细胞遗传学类型 AML 或 CN-AML 伴有不良分子标记（缺乏 *NPM1* 突变，双 *CEBPA*，或 *FLT3*-ITD 突变），研究数据（虽然并不是全部）支持以异体 HSCT 作为缓解后治疗。MRC 收集的多中心前瞻性研究数据表明，对这部分患者缓解后异体 HSCT、自体 HSCT 和巩固化疗的 3 年以上复发率分别为 18%、55% 和 35%，3 年生存率分别为 65%、56% 和 48%。美国合作研究组总结的试验中心数比 MRC 要少得多，未能发现与 MRC 类似的结果。虽然国际骨髓移植协会（IBMTR）证实 HSCT 之前用巩固化疗并不能提高疗效，但仍不明确异体 HSCT 的最佳时机。换言之，诱导化疗后完全缓解即可马上接受异体 HSCT 治疗。

过去几十年的随机临床试验表明，中危细胞遗传学类型 AML 患者自体 HSCT 疗效并不优于单用巩固化疗。

3. 高危 AML　虽然完全缓解率可达 60%，但有资料显示长期生存率低，5 年 OS 为 11%，根据诊断时基因型不同而波动 3%～20%（如染色体单体核型患者 4 年生存率仅为 4%）。美国合作研究组研究结果表明：就长期生存率而言，巩固治疗采用异体 HSCT 要明显优于自体 HSCT 或常规化疗。虽然类似试验病例数很少，但目前配型成功的同胞间异体 HSCT 治疗似乎是防止复发的最有效治疗方法。来自欧洲癌症研究与治疗组织的 GIMEMA AML-10 研究，以及来自血液肿瘤协作组和瑞士临床癌症研究机构（HOVON-SAKK）3 个序贯研究的数据表明，异体 HSCT 在具有不良细胞遗传学的年轻患者中具有优势。基于高分辨的 HLA 表型完全匹配的非相关性捐赠者（MUD）进行的异体 HSCT 与同胞间异体 HSCT 治疗的预后相似。据国际血液和骨髓移植中心的报道，具有不良细胞遗传学特征的 AML 患者在第 1 次完全缓解后进行完全匹配的非相关性捐赠者异体 HSCT 治疗的长期生存率约为 30%。

鉴于高危的 AML 患者接受常规疗法治疗效果不佳，血缘相关或无关的异体 HSCT 第 1 次完全缓解后都被认为是合理的治疗方案。

（四）原发性难治性 AML

研究表明，白血病细胞没能在早期被清除或对第一周期诱导化疗后无疗效是预后不良的主要预测因子。常规治疗几乎没有根治机会。即使采用最积极的治疗，如异体 HSCT，复发和死亡率仍较高，总生存率为 20%～30%。替代处理方案正在被研究。诱导失败的患者、不能采用异体 HSCT 的患者可以考虑参与临床研究。

（五）复发性 AML

1. 预后因素 很多 AML 患者初次缓解后仍会复发。复发的患者预后差，治疗方法仍不令人满意。长期存活取决于达到缓解和进行异体 HSCT 的能力。首次缓解持续时间、细胞遗传学特征和年龄决定应该选择哪种治疗策略：治疗性的、姑息性的或参加临床实验（表 19.9）。

表 19.9　年轻成年 AML 患者复发的预后指数

风险	得分	生存率（%）	
		1 年	5 年
低危（占 9%）	0～6	70	46
中危（占 25%）	7～9	49	18
高危（占 66%）	10～14	16	4

评分：15～60 岁患者，急性前髓细胞性白血病患者除外，按以下方法评分。

复发前缓解时间：>18 个月——0 分；7～17 个月——3 分；≤6 个月——5 分。

初始诊断细胞遗传学：inv（16）或 t（16；6）——0 分；t（8；21）——3 分；其他——5 分。

是否进行过 HSCT：无——0 分；有——2 分。

复发年龄：不超过 35 岁——0 分；36～45 岁——1 分；大于 45 岁——2 分。

2. 复发干预措施 对复发的干预措施包括常规化疗药物组成的大剂量化疗、研究性临床试验治疗方法（包括免疫交联物吉姆单抗奥佐米星）、姑息性化疗、最佳支持治疗。已接受异体 HSCT 后复发的患者可采用免疫抑制剂，去除和（或）输注供体淋巴细胞,使机体产生免疫反应,以产生移植物抗白血病(GVL)反应。

3. 标准化疗方案　以下重要问题目前还没有明确的答案,如常见解救治疗方案如何选择、阿糖胞苷的最佳剂量、联用蒽环类或其他药物是否能提高疗效。HiDAC($2\sim3g/m^2$,共给药$8\sim12$次)分别与米托蒽醌、依托泊苷、MTX 和氟达拉滨配对,在复发 AML 患者的完全缓解率为$40\%\sim60\%$,维持时间$4\sim6$个月。SWOG 进行的一项随机试验证明阿糖胞苷($3g/m^2$,每12 小时 1 次,共给药 6 次)加上米托蒽醌并无明显获益。德国 AML 合作组试验比较了年龄小于 60 岁的患者阿糖胞苷 $3g/m^2$治疗与阿糖胞苷 $1g/m^2$治疗,每天 2 次,第 1 天,第 2 天,第8 天,第 9 天,所有患者都接受米托蒽醌治疗。完全缓解率和中位 OS 没有实质性的差异。因此,HiDAC 应该被视为常规化疗的重要组成部分,但超过 $3g/m^2$,因毒性会大大增加而不被推荐。增加标准剂量的蒽环类药物似乎没有任何价值。不过,多个单臂试验表明大剂量蒽环类药物也是一个合理的选择。拓扑替康和阿糖胞苷组合在 AML 和高危 MDS 患者中完全缓解率为$35\%\sim70\%$。核苷类似物,如克拉屈滨和氟达拉滨对儿童和成人白血病均有效。最近的一项研究报告表明,氟达拉滨、阿糖胞苷、G-CSF 和伊达比星组合治疗 AML 的完全缓解率为61%,完全缓解持续时间为 7 个月。

(1)"7+3"方案。接受"7+3"诱导化疗的患者中有一半以上复发后对"7+3"方案仍有效。但最后一次化疗结束后 $6\sim12$个月内复发者,原有方案不可能再有效,此时应更换方案。

(2)HiDAC 方案:$50\%\sim70\%$的患者对大剂量阿糖胞苷方案有效。虽然大剂量阿糖胞苷与其他药物的联合用药可能提高疗效,但毒性增加,最终疗效并不优于单用大剂量阿糖胞苷。用 HiDAC 强化治疗 $6\sim12$ 个月内复发,则再次 HiDAC 治疗无明显疗效。HiDAC 剂量已在前面章节介绍了。有以下几种方案可供选择。

1)HiDAC+蒽环类药物

■ 阿糖胞苷 $3g/m^2$,静脉注射 2 小时,每 12 小时给药一次,第 $1\sim4$ 天给药。

■ 米托蒽醌 $10mg/(m^2 \cdot d)$,静脉注射,第 $2\sim5$ 天或第$2\sim6$ 天。

2)MEC 方案:该方案有明显胃肠道和心脏毒性。年龄超过 60 岁和心脏功能处于临界状态患者不推荐使用。目前经 ECOG 改良的 MEC 方案如下所示。

- 依托泊苷 40mg/（m² · d），静脉注射 1 小时，第 1～5 天。每天在此后应立即给予以下药物。
- 阿糖胞苷 1g/（m² · d），静脉注射 1 小时以上，第 1～5 天。
- 米托蒽醌 4mg/（m² · d），静脉注射，第 1～5 天。

3）FLAG-IDA 方案：氟达拉滨、阿糖胞苷、G-CSF 和伊达比星。

- 氟达拉滨 30mg/（m² · d），静脉注射 30 分钟，第 1～5 天。
- 阿糖胞苷 2g/（m² · d），静脉注射 4 小时，第 1～5 天。
- 伊达比星 10mg/（m² · d），第 1～3 天。
- G-CSF 5μg/kg，皮下注射，化疗结束后 24 小时，直到白细胞恢复。

（3）非 HiDAC 方案

1）依托泊苷 100mg/（m² · d），静脉注射，第 1～5 天；米托蒽醌 10mg/（m² · d）静脉注射，第 1～5 天。这是用于复发或难治性白血病的一个积极的、耐受性良好的组合。

2）大剂量依托泊苷+大剂量环磷酰胺。依托泊苷 70mg/（m² · h），持续静脉注射 60 小时；环磷酰胺 50mg/（kg · d）[1850mg/（m² · d）]，静脉注射 2 小时，第 1～4 天。此方案有效，虽然毒性较大但不需骨髓支持治疗。该方案对大剂量阿糖胞苷耐药 AML 有效（完全缓解率 30%）。年轻 AML 患者准备行异体 HSCT 前等待非相关供体时，也可使用这个方案进行治疗。

4. HSCT 补救巩固治疗　异体 HSCT 是解救治疗成功后的首选巩固性治疗，干细胞来源包括 HLA 相同的兄弟姐妹、HLA 表型完全匹配的 MUD、单位脐带血（UCB）（通常使用 2 个）或半相合的捐赠者。HSCT 联合低强度化疗与标准强度化疗相比，增加了复发风险。如果异体 HSCT 不能实现，可以考虑自体 HSCT。虽然回顾性研究表明自体 HSCT 有 20%～50% 的长期生存率，在疾病的这一阶段收集到不含白血病细胞的干细胞往往是不可能的。

异体 HSCT 后复发的患者可通过或不通过供者淋巴细胞输注取消免疫预防，但已经存在移植物抗宿主反应的患者不能使用。接受 HSCT 后一年或更长的时间复发的患者，可进行第二次 HSCT。

5. 研究性策略和新型制剂 白血病分子发病机制的进一步研究和白血病新的靶点的认识推动了分子靶向治疗的进展（表 19.10）。然而，白血病表型（除了 APL）是多个遗传/表观遗传病变，影响分化、增殖和细胞凋亡的结果，清除白血病细胞需要多个药物相结合。

表 19.10 用于 AML 治疗的一些新的和正在研究的药物

新化疗药物

　　Sapacitabine

　　CPX-351（含阿糖胞苷和柔红霉素的脂质体载体）

新免疫疗法

　　SGN-CD33A（抗 CD33 抗体）

　　CSL362（抗 CD123 抗体）

　　AMG 330（CD3/CD33 -双特异性 T 细胞参与抗体）

　　MGD006（CD3/CD123 -双重亲和重定向双特异性抗体）

靶向治疗

　　FLT3 抑制剂

　　　　索拉非尼

　　　　Quizartinib

　　　　Crenolanib

　　　　ASP2215

　　DOT1L 抑制剂

　　　　EPZ-5676

　　IDH1 和 IDH2 抑制剂

　　　　AG-221

　　　　AG-120

　　PLK（类 Polo 激酶）抑制剂

　　　　Volasertib

　　LSD1（赖氨酸特异性去甲基酶 1）抑制剂

　　　　GSK2879552

　　BET[溴域（布罗莫结构域）和终端外]抑制剂

　　　　CPI-0610

续表

GSK 525762

OTX015

Hedgehog 信号通路抑制剂

PF-04449913

注：AML，急性髓细胞性白血病；*FLT3*，FMS 样酪氨酸激酶-3。

氯法拉滨是一种新型的核苷类似物，已被证明对中高危 AML 患者治疗具有重要意义。特别是与半胱氨酸结合时。然而，它对老年患者的疗效存在争议。比较氯法拉滨、半胱氨酸和氯法拉滨"7+3"的随机临床研究目前正在进行中。

（六）中枢神经系统的预防

具有中枢神经系统复发高危因素的患者需考虑进行中枢神经系统预防性治疗。这些患者包括外周血白细胞计数超过 40 000/μl 及髓单核细胞性（FAB M4）和单核细胞性（FAB M5）型。HiDAC（＞7.2g/m^2）治疗后不需要进行鞘内化疗，因为此浓度的阿糖胞苷在颅内达到了足够的治疗浓度。常规鞘内化疗的药物是 MTX 12mg 或阿糖胞苷（Ara-C）30mg。中枢神经系统受累的患者鞘内化疗需通过 Ommaya 管进行。

（七）老年 AML

1. 背景 老年 AML 是 AML 中较常见的情况，确诊中位年龄为 72 岁。因此，加强支持治疗及化疗可能使老年 AML 患者获益，但过去 35 年对年龄大于 55 岁的 AML 患者的研究表明，长期生存率提高不明显。标准诱导缓解治疗及之后巩固治疗的中位无疾病进展时间为 10 个月，罕见长期生存。由于器官的正常老化和各种老年性疾病，与年轻患者相比，老年患者对诱导化疗的毒性难以耐受。老年性 AML 及其内在生物学特性，如诊断时 71% 的患者白血病细胞表达 P 糖蛋白，而年轻患者仅为 35%，明显的或潜在的继发性骨髓造血功能不良发生率高，这些特殊的生物学特性易导致耐药。另外，老年 AML 高危细胞遗传学类型的发生率也较高（包括 5 号和 7 号染色单体及复杂核型）。MRC 研究显示，年龄大于 55 岁的 AML 低危细胞遗传学类型为 7%；而年龄小于 55 岁的 AML 为 26%，复杂核型在老年 AML 中多见，为 13%，年轻患者仅为 6%。另外，年龄大于 55 岁伴复杂核型提示预后不良，5 年 OS 为 2%。MRC 指出，尽管年龄大于 55 岁的低危细胞遗传学类型 AML 5 年总体生存率为 34%，低于年轻患者的 65%（中危细胞遗传学类型的老年及年轻 AML 患者 5 年 OS 分别为 13% 及 41%），但对老年 AML 细胞遗传学类型的分析仍有助于判断预后。

仅靠年龄来决定老年 AML 患者是否应进行治疗是不正确的，还需要综合其他一些实质性因素进行考虑，如是否有伴随疾病、确定诊断时的一般状况、生活质量、患者的长期生存目标等。研究表明诱导缓解治疗比支持治疗能获得更好的生存质量和更长的生存时间。

2. 诱导化疗 一般状况良好，不伴有合并症的老年患者通过标准诱导化疗，CR 率可能达到 50%，死亡率低于 15%。一般状况良好但伴不良细胞遗传学因素，CR 率仅能达到 20%～30%，生存时间也缩短。

过去曾推荐降低"7+3"方案剂量化疗，但目前对无明显伴随疾病的老年患者可推荐使用全量化疗。全量化疗能得以进行，部分程度上是因为支持治疗的进展。AML 研究组（AMLSG）在老年患者中使用 60mg/m^2 的柔红霉素，没有增加疾病发生率和死亡率。HOVON-SAKK/AMLSG 证明年龄小于 65 岁的患者使用柔红霉素的量为 90mg/m^2 是安全的。

为提高诱导化疗的疗效，研究者坚持不懈地研究了各种改进方案，如改变阿糖胞苷药物的剂量；对蒽环类药物及其衍生物进行了比较；与其他化疗药物合用；使用生长因子作为启动药物或支持治疗。在 Ⅱ 期临床试验中，虽然 CR 率得到提高，但是 Ⅲ 期试验未能证实这些研究结果。

虽然核型在诊断的可能未知，但推迟初始治疗对老年患者可能并没有损害，因此允许个体化的治疗模式。

（1）标准"7+3"方案：阿糖胞苷 100mg/（m^2·d）或 200mg/（m^2·d）持续静脉注射，第 1～7 天；联合下面任一种。

■ 柔红霉素 60～90mg/（m^2·d），静脉注射，第 1～3 天给药。

■ 伊达比星 8～12mg/（m^2·d），静脉注射，第 1～5 天给药。

（2）改良大剂量阿糖胞苷方案：神经毒性是剂量限制性毒

性，减低阿糖胞苷剂量可降低神经毒性的发生。通常认为改良大剂量阿糖胞苷方案毒性较"7+3"方案大。对老年患者不主张推荐用大剂量阿糖胞苷方案，因为大剂量阿糖胞苷方案明显增加诱导化疗期间与大剂量阿糖胞苷有关的疾病发生率和死亡率，且目前尚无资料证实大剂量阿糖胞苷诱导化疗能提高老年 AML 完全缓解率。对于一般状况很好、心脏射血分数减少的选择性患者，可考虑用改良大剂量阿糖胞苷方案。尽管目前还不知道阿糖胞苷最佳剂量和方案，但常用剂量为 $1.5\sim2g/m^2$，静脉注射 2 小时，每 12 小时一次，共给药 $8\sim12$ 次。

甲基化抑制剂（HMA，如阿扎胞苷、地西他滨）作用于 AML 中的异常 DNA 甲基化。其反应率与标准疗法相当，毒性较轻。HMA 的疗效似乎与细胞遗传风险无关。在一项研究中，CN-AML 的 CR 率达到 52%，复杂核型为 50%。甲基化抑制剂在 MDS 中也被认为具有独立疗效，在有 DNMT3A 和 TET2 表观遗传突变的患者中可以得到更好的结果。

- 阿扎胞苷 $75mg/（m^2 \cdot d）$，皮下注射，第 $1\sim7$ 天给药，每 28 天 1 次。
- 地西他滨 $20mg/（m^2 \cdot d）$，静脉注射，第 $1\sim5$ 天给药，每 4 周 1 次[9]。

3. 缓解后治疗 目前有限的资料表明，虽然不能肯定缓解后维持治疗是否提高总体生存率，但老年患者多可良好耐受 $1\sim2$ 个周期的低剂量 HiDAC 化疗（$15g/m^2$，每 12 小时给药一次，第 1 天、第 3 天、第 5 天给药），所用剂量与年轻患者相比均较低。CALGB 临床试验对不同剂量的阿糖胞苷进行了疗效比较[$100mg/（m^2 \cdot d）$，$400mg/（m^2 \cdot d）$，$3g/m^2$]，各组 5 年无病生存率及总体生存率均相似，分别低于 15% 及 8%。虽然与年轻患者一样，自体 HSCT 最佳时机还不明确，但对于合适的老年 AML 仍可考虑自体 HSCT 治疗。低强度异体 HSCT 使异体 HSCT 在老年患者中的应用变为可能，但在一开始这种方法的死亡率需要被考虑。可供考虑的治疗方式简述如下。

- HiDAC $1.5g/m^2$，静脉注射 3 小时，每 12 小时给药一次，第 1 天、第 3 天、第 5 天给药。1 个月为 1 个周期，用 $1\sim2$ 个周期，耐受性好。但治疗中需注意监测是否有神经系统毒性及肾功能障碍。如果任何一种毒性反应严重，立即停止 HiDAC 方案化疗。
- 阿糖胞苷 $100mg/（m^2 \cdot d）$，每周期连用 5 天。

总而言之，没有确切资料显示缓解后治疗对老年患者有益。

4. 其他治疗途径 低强度（小）HSCT。小 HSCT 被越来越多地推荐给老年患者作为缓解后治疗。尽管现在很多的小 HSCT 研究均仅局限于单一机构，但它还是显示出了作为老年 AML 根治性治疗措施的前景。德国联合移植研究组的回顾性研究分析了 368 例患者，证实接受的同胞供者和 HLA 表型完全匹配 MUD 的 HSCT 患者生存相当。

（八）治疗相关急性髓细胞性白血病

1. 背景 治疗相关急性髓细胞性白血病（therapy-related AML，t-AML）是在接受细胞毒药物和（或）放射治疗后产生的一种临床综合征。接受过烷化剂化疗药物所诱发的 AML 以包括染色体 5 和（或）7 在内的细胞遗传学异常为特点，潜伏期长达 7～10 年，并经常前期出现 MDS。接受过拓扑异构酶Ⅱ抑制剂后发展成急性髓细胞性白血病的患者具有染色体 11q23（*MLL*）或 21q22（*RUNX1*）的重排，潜伏期相对较短（2～3 年），并伴有髓单核或单核系统分化。高剂量化疗联合自体干细胞移植在继发性白血病的病理形成中的作用正逐渐被阐明。一项研究显示，612 例霍奇金和非霍奇金淋巴瘤患者在接受大剂量化疗联合自体干细胞移植的 6 年期间，患者发生治疗相关 MDS 或急性髓细胞性白血病的预期累积概率为 $8.6\% \pm 2.1\%$。最重要的危险因素是烷化剂化疗药物的大剂量累积。但是，患者年龄、既往接受过放疗，尤其是接受全身放射治疗作为部位预处理方案是额外的风险因素。

2. 治疗 尽管大约 50% 的 t-AML 患者在接受化疗后会达到 CR，但中位缓解时间大约为 5 个月。治疗方案包括对症支持治疗、"7+3" 方案、HiDAC 或其他化疗方案。

在出现首次缓解后，更为年轻的 t-AML 患者应该考虑接受异基因-HSCT。对于不适合接受标准 HSCT 的患者，非清髓性异基因-HSCT 也正在研究当中。欧洲血液和骨髓移植小组登记中心显示 65 例 t-AML 患者在接受异基因-HSCT 后 3 年 OS 为 35%。

针对 t-AML 患者的主要考量点为原发肿瘤的状态、患者一般状态评分、年龄、白血病的核型。如有可能，所有患者均应进入临床研究进行治疗，其中适合的患者应该进行移植。

（九）妊娠期间 AML

对于在妊娠期间发展为 AML 的女性，在讨论治疗方案选择的时候应该考虑母亲和胎儿的治疗结果。妊娠并不改变 AML 的发展进程，超过 75%的患者在接受标准化疗后达到 CR。如果患者在早期妊娠阶段发展为 AML，那么应该考虑治疗性流产。如果治疗性流产不能作为一种决策，或者患者在中期妊娠或晚期妊娠阶段发展为 AML，可能就需要考虑进行诱导化疗。尽管可能会轻微增加早产和胎儿死亡风险的概率，但大部分患者和胎儿均能耐受"7+3"方案治疗。与其他的蒽环类药物相比，伊达比星具有更高的亲脂性，可以增加胎盘转运，具有更高的 DNA 亲和力。因此，柔红霉素也可以作为代替使用。

五、急性早幼粒细胞白血病

急性早幼粒细胞白血病（APL）是 AML 的一个特殊亚型，在 FAB 分型中归为 M3 型。在一般人群中，APL 占成人 AML 病例的 10%～15%，占拉丁美洲 AML 病例的 20%～25%。其中位起病年龄为 40 岁，显著低于其他 AML 亚型的发病年龄（72 岁）。由于 APL 对蒽环类药物、全反式维 A 酸（ATRA）和三氧化二砷非常敏感，其成为成人急性白血病中最易治愈的白血病。最近的研究数据显示，接受全反式维 A 酸和三氧化二砷（ATO）为基础的诱导化疗和巩固治疗可以使成人急性白血病 OS 超过 90%。

（一）细胞遗传学异常和预后因素

APL 的典型分子遗传学异常是源于两个基因的平衡相互易位，这两个基因分别位于 17 号染色体的维甲酸受体 α*RARα* 和 15 号染色体上的早幼粒细胞白血病基因，导致出现两个杂交基因产物：*PML-RARα* 和 *RARα-PML*。通过 PCR 技术检测到可以抑制分化转录所必需的 *PML-RARα* 融合蛋白，它是诊断和确认 MRD 的重要指标。目前已发现的 4 个染色体易位包括 *PLZF-RARα*、*NPM-RARα*、*NuMA-RARα* 和 *STAT5b-RARα*。表

19.11 中列举了预后因素。

表 19.11　APL 不良预后特征

年龄（＞50～60 岁）
男性
WBC 增高（＞10 000/μl）

注：WBC，白细胞计数。

（二）APL 凝血障碍的治疗

凝血障碍是 APL 的一个特殊表现，在怀疑 APL 的诊断之初就必须给予积极治疗，因为它可能导致较高概率的自发性出血，尤其是致命性的出血。20 世纪 80 年代后期的数据汇总分析显示即使在最好的状况下接受细胞毒性药物化疗，仍有 5% 的 APL 患者在入院后 24 小时内死于中枢神经系统出血，另有 20%～25% 的患者在诱导化疗期间死于中枢神经系统出血。随着对症支持治疗的加强，全反式维 A 酸及三氧化二砷（ATO）治疗的引入，目前大多数研究显示不到 5% 的患者在诱导化疗期间死于出血，但临床研究中显示总的诱导化疗死亡率仍接近 10%。当将以人群为基础的研究纳入分析，死亡率会更高。不管临床表现如何，基本上所有 APL 患者实验室检查都会具有 DIC 特征。表 19.12 列举了主要的治疗计划，以降低 APL 的凝血障碍。

表 19.12　APL 凝血障碍的治疗

在首次怀疑 APL 诊断时即开始 ATRA 治疗
每天至少两次监测 DIC 全套
通过冷沉淀和新鲜冰冻血浆维持纤维蛋白原水平＞150mg/dl
如有必要，每天 3～4 次血小板输注，维持血小板计数≥50 000/μl
避免中心静脉置管
避免使用氨基己酸

（三）APL 治疗

APL 治疗见表 19.13。

表 19.13　APL 治疗推荐

诱导推荐

- 诱导治疗应该包括同时使用 ATRA 和蒽环类为基础的化疗
- 根据目前现有数据，诱导治疗不应该由于存在继发性染色体异常、*FLT3* 突变、CD56 表达和 *BCR3 PML-RARα* 而进行方案调整
- ATRA 45mg/（m² · d）口服，总量每日分 2 次，与餐同服，直到 CR（不超过 90 天），联合蒽环类药物，DNR 50～60mg/（m² · d），共 3 天或伊达比星 12mg/m²，隔日一次，共 4 次。在由 PETHEMA 研究组改良的方案中，对 70 岁以上的患者，第 4 次伊达比星省去不用
- 假如 WBC 计数不高（＜10 000/μl），对于有明显出血临床证据的患者，可以在使用蒽环类为基础的化疗之前先采用 ATRA 治疗 2～3 天来改善凝血障碍。否则，同步使用 ATRA 和蒽环类为基础的联合化疗是目前的治疗规范，可能在降低维 A 酸综合征（现在被称为 APL 分化综合征；见后续讨论）方面具有优势
- ATRA 应该继续使用直到白血病原始细胞最终分化，并达到 CR，这也几乎是所有患者在接受 ATRA+蒽环类药物诱导治疗后发生的
- 在开始治疗 90 天后，由形态学、细胞遗传学或分子生物学检测发现原始细胞的不完全成熟（分化），也不需要进行治疗方案的调整
- 在诱导化疗后出现 RT-PCR 证实的 MRD（达 50%）并没有预后价值，也不需要进行治疗方案调整
- 阿糖胞苷在低危和中危患者的诱导化疗中的作用尚不明确；但阿糖胞苷在高危患者的治疗中起重要作用
- 对于低危患者（WBC≤10 000/μl）：ATRA 45mg/（m² · d）口服，总量分两次，每日与餐同服直到 CR（不超过 60 天），并联合 ATO 0.15mg/kg 静滴持续 2 小时以上，每天一次，直到骨髓缓解（不超过 60 天）

巩固治疗推荐

- 巩固治疗的目的是为了获得 RT-PCR 证实的分子生物学缓解，这与预后的改善明确相关
- 将 ATRA 加入巩固化疗似乎可以带来临床获益；一般处方剂量为 45mg/（m² · d），总量分两次使用，共 7～15 天
- 2～3 个周期的以蒽环类为基础的化疗是治疗标准（以下任选一项）
  DNR 50～60mg/（m² · d），IV，共 3 天
  伊达比星 5mg/（m² · d），第 1～4 天（第 1 次巩固强化），米托蒽醌 10mg/（m² · d），第 1 天（第 2 次巩固强化），伊达比星 12mg/m²，仅第 1 天（第 3 次巩固强化），如 PETHEMA 方案
  DNR 60mg/（m² · d），IV，共 3 天和 Ara-C 200mg/（m² · d），IV，共 7 天，如欧洲 APL 93 方案
- 对于低危患者（WBC≤10 000/μl）：ATRA 45mg/（m² · d）口服，总量分 2 次，与餐同服，共 2 周，每 4 周为 1 个周期，共使用 7 个周期，联合 ATO 0.15mg/kg，持续 2 小时，每天，每周使用 5 天，8 周为 1 个周期，共使用 4 个周期[10]

续表

- 小于 60 岁的高危患者（WBC>10 000/μl）应该接受至少 1 个周期中/大剂量阿糖胞苷

  伊达比星 5mg/（$m^2 \cdot d$）×4；Ara-C 1 000mg/（$m^2 \cdot d$）×4；ATRA 45mg/（$m^2 \cdot d$）×15（巩固#1）

  米托蒽醌 10mg/（$m^2 \cdot d$）×5；ATRA 45mg/（$m^2 \cdot d$）×15（巩固#2）

  伊达比星 12mg/（$m^2 \cdot d$）×1；Ara-C 150mg/（$m^2 \cdot d$）每 8 小时 1 次，4 次

  ATRA 45mg/（$m^2 \cdot d$）×15（巩固#3）

正如北美 C9710 研究方案，在 2 个周期蒽环类药物和 ATRA 之后可以使用 ATO 作为早期巩固治疗方案应用 2 个周期

- 对于参加临床研究或不适合接受化疗的患者应该考虑三氧化二砷

维持治疗推荐

- ATRA 45mg/（$m^2 \cdot d$），总量分两次使用，与餐同服，共 15 天，每 3 个月 1 次[使用 7 天，停 7 天，联合 6-巯基嘌呤 90～100mg/（$m^2 \cdot d$）加 MTX 10～15mg/（$m^2 \cdot w$），共 2 年]，或者
- ATRA 45mg/（$m^2 \cdot d$），总量分两次使用，与餐同服，共 1 年，或者
- ATRA 45mg/（$m^2 \cdot d$），总量分两次使用，与餐同服，共 15 天，每 3 个月 1 次，共 2 年
- 对于出现 MRD 证据的患者，早期治疗干预比出现血液学复发后治疗可以取得更好的预后，因此对于高危患者推荐前 3 年每 3 个月 PCR 复查 PML-$RAR\alpha$。对于低危和中危疾病，可以监测地不那么频繁或不需监测（标准危险疾病）

注：APL，急性早幼粒细胞白血病；Ara-C，阿糖胞苷；ATO，三氧化二砷；ATRA，全反式维 A 酸；CR，完全缓解；DNR，柔红霉素；IV，静脉注射；MRD，微小疾病残留；PCR，聚合酶链反应；PML，早幼粒细胞白血病；$RAR\alpha$，维 A 酸受体 α；RT，逆转录；WBC，白细胞。

在过去的 20 年，对新诊断的低风险组 APL，治疗已经从 ATRA 联合化疗作为基石演变为 ATO 联合 ATRA 不加化疗，并将其作为标准的治疗手段。不必接受化疗，ATRA 和 ATO 的联合治疗在诱导分化、凋亡方面显示出协同作用。ATRA 和 ATO 的协同作用显示在其可以通过 PML-$RAR\alpha$ 降解清除 APL 发生细胞。

1. 诱导 同时给予 ATRA 和蒽环类为基础的化疗可以产生 95% 的完全缓解率。原发性的耐药仅存在于一些个案报道，而且在真正的 APL 中几乎并不存在。一些随机临床研究显示，与单纯化疗相比，ATRA 联合化疗可以不仅改善 EFS 和 OS，

而且同时使用 ATRA 和化疗明显优于序贯使用 ATRA 和化疗，表现在 CR 率（87% vs 70%）、4 年复发率（20% vs 36%）及 4 年 OS（71% vs 52%）[11]。选择蒽环类药物仍有争议。没有确定性的数据表明某一种蒽环类药物优于另外一种蒽环类药物。也没有前瞻性的研究对比伊达比星和柔红霉素在治疗 APL 中的优劣。在 ATRA 时代，伊达比星作为单药治疗应用更为广泛，而柔红霉素主要用于与其他化疗药物的联合治疗，尤其是与阿糖胞苷联用。

阿糖胞苷作为诱导化疗治疗在 APL 中的作用仍有争议，因为有研究显示 ATRA/DNR/阿糖胞苷和 ATRA/伊达比星方案均有类似的 CR 率。欧洲 APL 研究组（APL2000）开展的一项随机研究显示接受 ATRA/DNR 方案治疗的患者具有更高的 CR 率，但与接受 ATRA/DNR/阿糖胞苷治疗的患者相比具有更高的复发率[12]。另一项随机研究显示 ATRA/伊达比星和 ATRA/DNR/伊达比星两组间具有类似的 CR、RR 率和 OS。此外，接受阿糖胞苷的患者组死亡率和复发率均略有增加。一项澳大利亚研究组（APLM4）开展的单臂研究使用 ATRA/ATO/伊达比星三药诱导化疗，之后接受 2 个周期 ATRA/ATO 巩固化疗，并接受 2 年 ATRA/甲氨蝶呤/6-MP 维持化疗，所有风险组总体 5 年 OS 和 EFS 分别为 94% 和 90%[13]。APML4 研究中并没有将阿糖胞苷纳入诱导或巩固治疗，但其不错的研究结果使得 ATRA/ATO/伊达比星作为 NCCN 指南的可选治疗推荐。另一项随机多中心研究比较了在低风险 APL 患者中使用 ATRA 联合伊达比星和 ATRA 联合 ATO 的优劣，结果显示 2 年 OS 在 ATRA/伊达比星组和 ATRA/ATO 组分别为 91% 和 99%[10]。对于低风险组 APL 患者，ATRA/ATO 已经作为新的标准治疗手段。此外，对于合并严重并发症不能耐受传统治疗的患者，如老年、心功能不良或其他严重器官功能不良患者，ATRA-ATO 方案也可能是具有潜力的可选方案。

2. 巩固治疗 接受以蒽环类为基础的至少 2 个周期化疗可以获得很高的分子生物学缓解率（大约 95%），这使得以蒽环类为基础的化疗作为巩固化疗的标准治疗手段。目前尚未有随机临床研究显示在巩固化疗方案中加入 ATRA 能带来获益。但是由 GIMEMA 和 PETHEMA 研究组开展的一系列研究与历史既往研究对比，显示在巩固化疗中加入 ATRA 可以显著改善患者预后。目前在巩固治疗中选择哪一种化疗方案最佳尚无共识。过去的研究重点集中在为高危患者提供强化治疗，尽量减少低危患者治疗带来的毒性。分别由PETHEMA（LPA2005）和 GIMEMA（AIDI2000）协作组开展的多中心研究仅在高危组患者中使用阿糖胞苷，结果显示与历史对照相比，复发率明显下降。但这项研究结果可能与巩固治疗中加入 ATRA 有关，因为历史对照组患者使用的化疗方案中并不含 ATRA。

随着 ATO 的发现，一线以 ATRA 为基础的巩固化疗方案中，使用 ATO 替代化疗逐渐发展起来。北美研究组开展的一项随机研究（C9710）中，将 ATO 加入巩固化疗在所有风险患者中均明显改善了 DFS 和 OS[14]。随后研究中省去化疗，仅有ATRA 和 ATO 作为巩固化疗方案显示出不错的结果，3 年 OS达到 85%。

由上可见，一项Ⅲ期随机前瞻性研究显示 ATRA/ATO 诱导化疗后采用 ATRA/ATO 维持在低风险组患者中产生很好的效果[10]。因此，对于白细胞计数≤10 000/μl 且没有使用 ATO 禁忌的患者，不含化疗的巩固化疗（诱导化疗也是如此）策略可以考虑作为新的标准治疗。在高危患者，ATRA/ATO/伊达比星诱导化疗后采用不含化疗的 ATRA/ATO 巩固治疗显示出不错的结果，并作为这些患者的常用方案。先用 1 个周期 ATRA和伊达比星（不含 ATO）作为诱导化疗，之后采用中等剂量阿糖胞苷作为首次巩固治疗方案也是有效的治疗策略，并可用于高风险患者。尽管在高风险组患者中将阿糖胞苷加入 ATRA 和蒽环类为基础的化疗方案中显示出获益，但其联合 ATO 的作用尚未可知。

3. HSCT 的作用　由于 ATRA/ATO 和化疗联合作用带来的高治愈率，对巩固化疗之后达到分子生物学缓解的 APL 患者来说，常规应用 HSCT 并没有作用。

4. 维持治疗　尽管延长维持治疗的重要性仍有争议，但延长维持治疗已经纳入 APL 的现代治疗模式。以前巩固治疗后是为期 2 年 ATRA、6-MP 和甲氨蝶呤的维持治疗。既然 ATO已经被用于诱导和（或）巩固治疗，ATO 用于维持治疗的需要受到了质疑。最新的研究结果显示对于在巩固化疗后获得完全分子生物学缓解的患者，尤其是对标准风险的患者，维持治疗并没有显示出优势。对于 APL 临床研究之外的治疗推荐见表 19.13。

（四）APL 分化综合征

APL 分化综合征（differentiation syndrome，DS），既往称为维 A 酸综合征（retinoic acid syndrome，RAS），是接受分化药物[ATRA 和（或）ATO]治疗的主要致命性并发症，以无法解释的发热、低血压、呼吸窘迫伴肺部浸润性改变、心包和胸腔积液、外周水肿、体重增加和急性肾衰竭为特征。通常 DS 发生在使用 ATRA 和（或）ATO 治疗的第 2 天至第 3 周，发生率为 5%～27%，对于发生 DS 的患者，死亡率为 5%～29%。早期识别并及早使用皮质类固醇是处理这个并发症的关键。尽管白细胞升高可能是 DS 发生的一个危险因素，但 DS 也可能在白细胞计数<5 000/μl 时发生。无论白细胞计数多少或者有无脓毒败血症的风险，一旦出现 DS 信号，应该马上开始使用地塞米松（10mg，静脉注射，每日 2 次）。如果患者症状较轻，ATRA 可能可以与激素同时使用并进行小心的监测观察。但是如果患者症状较重或者对激素治疗没有效果，ATRA 需要马上停止使用。对于包括 ATRA 和 ATO 在内的诱导化疗方案，可以在诱导化疗开始第一天开始预防使用泼尼松[0.5mg/（kg·d）]直到诱导化疗结束。目前推荐在特定方案结束后开始预防方案。假如一个患者发展为 DS，推荐从泼尼松治疗改为地塞米松 10mg，每天 2 次，直到 DS 缓解。之后患者可能可以改为之前使用的泼尼松剂量。

（五）复发的 APL

接受 ATRA 和化疗的患者有 10%～20%最终会复发。尽管使用标准治疗达到再次缓解的患者是非常常见的，尤其是对于复发出现在末次接受 ATRA 6～12 个月或以上的患者，但患者的这种缓解并不持久。一些临床研究显示 ATO 在复发人群中具有显著的效果，使得 FDA 批准了 ATO 在复发 APL 中的应用。ATO 发挥作用的临床前分子机制包括诱导凋亡和 APL 细胞分化。中国研究者报道复发 APL 至少 85%达到 CR，2 年 DFS 达40%。一项美国的多中心研究显示 ATO 诱导和巩固治疗复发 APL 有较高的 CR 率和长期生存率，最重要的是在完成巩固治疗后分子生物学缓解达 85%。

在 ATO 前时代进行的两项研究显示，与血液系统疾病复发时才开始治疗相比，在分子生物学复发时就给予治疗能够带来获益。尽管以 ATO 为基础的早期治疗干预的获益还有待证实，但出血死亡的高风险和发展为 APL MRD 所带来的明显的疾病强烈支持早期干预。因此，尤其对于高风险患者，推荐 3 年内每 3 个月进行 1 次 MRD 分子监测。

（六）早期死亡率

早期死亡而非复发逐渐成为大多数 APL 治愈患者的一个最重要的缺陷，这和特征性的出血体质相关。目前推荐当从临床表现和（或）形态学上怀疑 APL 的诊断时，应该立即将其当作急诊处理。而当基因诊断快速确立后应立即行 ATRA 治疗并给予积极的对症支持治疗，包括输注血制品如血小板和冷沉淀[15]。

（七）造血干细胞移植治疗复发 APL

尽管复发疾病最初的 CR 率很高，但在接受 ATO 为基础的治疗后仍有很多患者复发。回顾性研究结果显示造血干细胞移植在这点上或在接受 ATO 之后获得再次 CR 均是一个有效的选择。自体造血干细胞移植有更低的移植相关死亡率，对于获得分子生物学缓解和第一次 CR 延长（大于 1 年）来说是一个合理的选择。异基因造血干细胞移植具有更高的移植相关死亡率，但由于 GVL 效应带来了更强的抗肿瘤活性。这可以推荐给那些没有达到完全分子生物学缓解或那些 CR 持续时间短的患者。表 19.14 给出了复发 APL 的治疗推荐。

表 19.14　复发 APL 的治疗推荐

- 对于已被证实为分子生物学复发（连续两次 PCR 结果阳性，显示 PML-*RARα* 转录水平稳定或上升）的患者，必须提早治疗来防止临床复发
- ATRA 和化疗联合可能作为一个挽救治疗方案；但是以 ATO 为基础的方案应作为复发 APL 的第一考虑选择
- ATO
  - 诱导：0.15mg/kg，IV，每天持续 2 小时，直到骨髓缓解出现，最大累积剂量为 60 次。骨髓活检应在第 28 天或之前获得，之后则每周进行一次，直到 CR
  - 巩固：在诱导治疗完成后 3～4 周开始，0.15mg/kg，IV，每天持续 2 小时或每周进行 5 天治疗，累积 25 次

- ■ 维持钾>4mEq/L，镁>1.8mg/dl
- ■ 持续心电图监测，观察 QTc 间期延长测定
- ■ 观察 WBC 计数和 APL 分化综合征的征象。当出现 APL 分化综合征的早期征象时立即给予激素（地塞米松 10mg，IV，每天 2 次）
- ■ HSCT 患者应该进行评估
  - ■ 如果不能达到分子生物学缓解则进行异基因 HSCT
  - ■ 如果可以达到分子生物学缓解则进行自体 HSCT
- ■ 对于不能接受 HSCT 的患者，应该考虑进行再次 ATO 联合或不联合 ATRA 的化疗

注：APL，急性早幼粒细胞白血病；ATO，三氧化二砷；ATRA，全反式维 A 酸；CR，完全缓解；HSCT，造血干细胞移植；IV，静脉注射；PCR，聚合酶链反应；WBC，白细胞。

六、总体治疗策略

在过去的 40 年里，研究者们已经在成人急性淋巴细胞白血病的治疗方面取得了显著的进步。目前的治疗策略加入了更积极的诱导和缓解后治疗方案，并考虑到了疾病的生物和临床特征。尽管首次治疗的有效率较高（CR 80%～90%），但成人急性淋巴细胞白血病的总体长期 DFS 为 40%～50%。大多数治疗急性淋巴细胞白血病的化疗方案都是作为一个整体方案进行研究的，而没有研究方案中某一个成分的作用大小，也没有严格的前瞻性随机研究比较任何两个方案之间的优劣。所有需要进行治疗的急性淋巴细胞白血病患者均应该入组临床研究。

强化治疗的目的是在出现耐受克隆之前消除白血病细胞，如光学显微镜和流式细胞术发现的白血病细胞，以恢复正常的造血功能，并为肿瘤的避难所如中枢神经系统提供足够的化疗预防药物。一个典型的急性淋巴细胞白血病治疗方案包括诱导、巩固/强化和维持；中枢神经系统化疗预防通常在诱导和巩固中完成。

最近的临床研究数据表明年轻成人接受成人化疗方案，与相同年龄组患者接受儿童化疗方案相比，预后明显更差。这些研究结果归因于儿童患者接受了更强的治疗，包括高剂量激素和 L-Asp，患者、患者父母和医生对治疗的依从性也更好。目前临床研究正在评估采用儿童化疗方案治疗 40 岁成人患者的

化疗效果。

（一）诱导

将一种蒽环类药物加入儿童急性淋巴细胞白血病标准诱导化疗方案长春新碱、泼尼松和 L-Asp 中使得成人患者的 CR 率从 50%～60%提高到 70%～90%，中位疾病缓解时间大约达 18 个月。在一些研究中地塞米松被用于替换泼尼松，主要是因为其在体外更好的活性和更好的中枢神经系统穿透能力。但是一项小型的随机研究显示增大泼尼松的剂量可以取得在强化化疗背景下与地塞米松相似的结果。尽管 L-Asp 在蒽环类药物前时代有一定价值，在儿童临床研究中于诱导和（或）诱导后阶段使用 L-Asp 可以带来更长的生存，其在以蒽环类为基础的成人治疗模式中的作用正在研究中。考虑到 L-Asp 的显著毒性，许多研究者不推荐其在老年患者中使用；但是，将 L-Asp 加入年轻患者的强化化疗方案正在研究之中。新一代的聚乙二醇化的 L-Asp（peg-asp）具有更长的半衰期，并被 FDA 批准用于儿童急性淋巴细胞白血病。CALGB9511 研究将 peg-asp 代替 L-Asp 后显示 CR 率为 76%，中位 OS 为 22 个月，7.5 年 DFS 为 21%。

为了更好地改善急性淋巴细胞白血病患者的预后，研究者将阿糖胞苷、环磷酰胺、依托泊苷、米托蒽醌和 MTX 加入诱导和诱导后治疗中。对于未经选择的患者，将更多药物加入强化治疗或使用多周期诱导化疗是否能提高 CR 率目前尚不清楚，但一些特定的亚组可能会获益。在一项由 CALGB 开展的双盲、随机研究中，使用 G-CSF 使得中性粒细胞下降的持续时间从安慰组的 29 天缩短到 G-CFS 组的 16 天。CR 率在 G-CFS 组中更高（90% vs 81%），而诱导化疗死亡率安慰剂组更高（11% vs 4%）[16]。

（二）巩固（强化）治疗

诱导化疗后一般要接受 3～8 个周期的非交叉耐药化疗药物化疗。正如前面提到的，目前没有随机研究比较目前使用化疗方案的优劣（Linker 研究、French LALA-94 研究、CALGB 8811 研究、MRC UKALL XA 研究、GIMEMA ALL 0288 研究、PETHEMA ALL-89 随机研究、hyper-CVAD 方案或 R-hyper-CVAD）。

（三）维持治疗

维持治疗能否给成人急性淋巴细胞白血病患者带来获益尚无随机临床研究证实，但却是大多数亚型急性淋巴细胞白血病的常规治疗。

低危疾病患者和儿童患者具有相似的预后，维持治疗是合理的。考虑到一半以上高危患者在维持治疗期间复发，因此急需选择一定的策略消除微小残留疾病。对 T 细胞急性淋巴细胞白血病采用维持治疗的效果一直受到质疑，维持治疗也不用于成熟 B 细胞急性淋巴细胞白血病或者费城染色体阳性的疾病。

传统的维持治疗大约使用 2 年，每天使用 6-巯基嘌呤，每周使用 MTX 和每个月使用 VCR（长春新碱）和泼尼松。增大剂量或延长维持治疗时间超过 3 年并不能带来获益，反而带来更短的 DFS。

（四）对前体 B 细胞和 T 细胞谱系急性淋巴细胞白血病的治疗方案推荐

尽管既往 T 细胞急性淋巴细胞白血病在标准的诱导和维持治疗后预后较差，但随着更强的化疗方案的使用，有效率和长期的 DFS 与那些前体 B 细胞急性淋巴细胞白血病相似。由 Linker 及其同事在 2002 年设计的化疗方案治疗 T 细胞急性淋巴细胞白血病，显示有效率为 100%，长期 DFS 为 59%。CALGB8811 方案产生的 CR 率为 100%，在相似的研究组中患者 3 年 RFS 为 63%。前体 B 细胞和 T 细胞急性淋巴瘤也大多采用了同期类似的化疗方案。

1. Berlin-Frankfurt-Muenster（BFM）样方案（MRC/ECOG） 对于认为可以耐受此强度方案的患者，无论年龄，都应该考虑 MRC UKALL XII/ECOG E2993 治疗方案[17]。

（1）诱导（包括两个阶段）

1）阶段 I：第 1～4 周。

- VCR*1.4mg/m^2（最高 2mg），IV，第 1 天、第 8 天、第 15 天和第 22 天。

---

*对于接近远端指间关节感觉异常的患者，VCR 的剂量应该调整到 50% 使用。大肌肉无力、脑神经麻痹或严重肠梗阻患者应该停用 VCR。

- 泼尼松 60mg/m², 口服, 第 1~28 天（之后 7 天快速减量）。
- DNR†‡60mg/m², IV, 第 1 天、第 8 天、第 15 天和第 22 天。
- L-Asp 10 000 U, IV（或肌内注射）, 每日 1 次, 第 17~28 天。

2）阶段Ⅱ：第 5~8 周, 应该延缓直到 WBC 超过 3×10³/μl。

- CTX 650mg/m², IV, 第 1 天、第 15 天和第 29 天。
- 阿糖胞苷 75mg/m², IV, 第 1~4 天、第 8~11 天、第 15~18 天和第 22~25 天。
- 6-巯基嘌呤 60mg/m², 口服, 每日 1 次, 第 1~28 天。

直接胆红素（mg/dl）	VCR 使用剂量	DNR 使用剂量
2~3	按 100% 计算	按 50% 计算
>3	按 50% 计算	按 25% 计算

（2）中枢神经系统治疗和预防：假如初诊时存在中枢神经系统白血病, 每周进行 MTX 鞘内注射或 Ommaya 囊置入化疗直到肿瘤从中枢神经系统脑脊液中清除。此外, 在阶段Ⅱ诱导时进行同步全中枢放疗 24Gy 并行脊髓照射 12Gy。如果在初诊时不存在中枢神经系统白血病, 在阶段Ⅰ第 15 天进行 MTX 12.5mg 鞘内注射, 在阶段Ⅱ第 1 天、第 8 天、第 15 天和第 22 天进行 MTX 12.5mg 鞘内注射。

（3）强化治疗开始于阶段Ⅱ诱导后 4 周, 延缓直到 WBC 高于 3×10³/μl。

- MTX 3g/m², IV, 第 1 天、第 8 天和第 22 天。
- 亚叶酸钙在 24 小时后开始解救, 采用 10mg/m² 口服或 IV, 每 6 小时 1 次, 共 12 次, 或直到血清 MTX 浓度低于 5×10⁻⁸mol/L。
- L-Asp 10 000U, 第 2 天、第 9 天和第 23 天。

（4）巩固治疗（对于那些不计划做异基因造血干细胞移植的患者）：当强化治疗后 WBC 高于 3 000/μl 并且血小板计数高

---

†DNR 和 VCR 的剂量应该根据每周血清胆红素水平进行调整。

‡空白。

于 100 000/μl 时采用巩固治疗。

1）周期 I 巩固

- 阿糖胞苷 75mg/m², IV, 第 1～5 天。
- VCR 2mg, IV, 第 1 天、第 8 天、第 15 天和第 22 天。
- 地塞米松 10mg/m², 口服, 第 1～28 天。
- 依托泊苷 100mg/m², IV, 第 1～5 天。

2）周期 II 巩固（从第 1 周期第 1 天后 4 周开始或当 WBC 高于 3000/μl 时）

- 阿糖胞苷 75mg/m², IV, 第 1～5 天。
- 依托泊苷 100mg/m², IV, 第 1～5 天。

3）周期 III 巩固（从第 2 个周期第 1 天后 4 周开始或当 WBC 高于 3000/μl 时）

- DNR 25mg/m², IV, 第 1 天、第 8 天、第 15 天和第 22 天。
- CTX 650mg/m², IV, 第 29 天。
- 阿糖胞苷 75mg/m², IV, 第 31～34 天, 第 38～41 天。
- 6-硫鸟嘌呤 60mg/m², 口服, 第 29～42 天。

4）周期 IV 巩固（从第 3 个周期第 1 天后 8 周开始或当 WBC 高于 3000/μl 时）

- 阿糖胞苷 75mg/m², IV, 第 1～5 天。
- 依托泊苷 100mg/m², IV, 第 1～5 天。

（5）MTX 和 6-巯基嘌呤为基础以维持治疗成人急性淋巴细胞白血病：脉冲式给予 VCR 和泼尼松称为增强治疗，因为它们具有相对较小的毒性。维持治疗应该在强化治疗后继续 2.5 年。

- 6-巯基嘌呤 75mg/m², 口服 。
- VCR 2mg, IV, 每 3 个月一次。
- 泼尼松 60mg/m², 口服共 5 天, 每 3 个月 1 次, 与 VCR 一起使用。
- MTX 20mg/m², 口服或 IV, 每周 1 次, 共 2.5 年。

2. CALGB 8811 包括五药合用使得在诱导阶段获得更快速的肿瘤细胞减少。B 细胞系 ALL 的 CR 率为 82%, 36 个月 DFS 为 41%。缓解的患者接受多种巩固治疗、中枢神经系统预防、后期强化和维持化疗共 24 个月。不论年龄，只要能承受大剂量化疗的患者，都应考虑 CALGB 8811 治疗方案。

（1）年龄不超过 60 岁的诱导治疗

- 环磷酰胺 1200mg/m²，静脉注射，第 1 天。
- 柔红霉素 45mg/m²，静脉注射，第 1 天、第 2 天、第 3 天。
- 长春新碱 2mg，静脉注射，第 1 天、第 8 天、第 15 天、第 22 天。
- 泼尼松 60mg/（m²·d），口服，第 1~21 天。
- 门冬酰胺酶 6000U/m²，皮下注射，第 5 天、第 8 天、第 11 天、第 15 天、第 18 天、第 22 天。

（2）年龄超过 60 岁的诱导治疗

- 环磷酰胺 800mg/m²，静脉注射，第 1 天。
- 柔红霉素 30mg/m²，静脉注射，第 1 天、第 2 天、第 3 天。
- 泼尼松 60mg/（m²·d），口服，第 1~7 天。

（3）早期强化治疗（2 个周期）

- MTX15mg，鞘内注射，第 1 天。
- 环磷酰胺 1000mg/m²，静脉注射，第 1 天。
- 6-巯基嘌呤 60mg/（m²·d），口服，每天 1 次，第 1~14 天。
- 阿糖胞苷 75mg/（m²·d），皮下注射，第 1~4 天，第 8~11 天。
- 长春新碱 2mg，静脉注射，第 15 天、第 22 天。
- 门冬酰胺酶 6000U/m²，皮下注射，第 15 天、第 18 天、第 22 天、第 25 天。

（4）中枢神经系统的预防和维持

- 全脑放疗共 2400cGy，第 1~12 天。
- MTX15mg，鞘内注射，第 1 天、第 8 天、第 15 天、第 22 天、第 29 天。
- 6-巯基嘌呤 60mg/（m²·d），口服，每天一次，第 1~70 天。
- MTX20mg/m²，口服，第 36 天、第 43 天、第 50 天、第 57 天、第 64 天。

（5）晚期强化治疗

- 多柔比星 30mg/m²，静脉注射，第 1 天、第 8 天、第 15 天。
- 长春新碱 2mg，静脉注射，第 1 天、第 8 天、第 15 天。
- 地塞米松 10mg/（m²·d），口服，第 1~14 天。
- 环磷酰胺 1000mg/m²，静脉注射，第 29 天。

- 6-巯基嘌呤 60mg/（m²·d），口服，每天一次，第29～42天。
- 阿糖胞苷 75mg/（m²·d），皮下注射，第29～32天，第36～39天。

（6）延长的维持治疗（每月1次，直至诊断后24个月）

- 长春新碱 2mg，静脉注射，第1天。
- 泼尼松 60mg/（m²·d），口服，第1～5天。
- MTX20mg/m²，口服，第1天、第8天、第15天、第22天。
- 6-巯基嘌呤 60mg/（m²·d），口服，每天一次，第1～28天。

3. 其他　以长春新碱、泼尼松、多柔比星（VPD）为基础的方案如下，适用于不能耐受更大剂量化疗方案的患者。有些意见在括号内显示。

（1）诱导

- 长春新碱 2mg，静脉注射，第1天、第8天、第15天、（第22天）。
- 泼尼松 40mg/（m²·d）或60mg/（m²·d），口服，第1～28天，或第1～35天，7天快速减量。
- 柔红霉素 45mg/m²，静脉注射，第1天、第2天、第3天。
- 门冬酰胺酶 500U/kg（18 500U/m²），皮下注射，第22～32天。

（2）中枢神经系统预防：6次鞘内注射 MTX，全脑放疗始于约第36天。

（3）维持治疗：开始于骨髓治疗和中枢神经系统预防治疗的口腔毒性消除后，可以采用冲击式或持续式。如果达到缓解，别嘌醇常常不使用，但如果和别嘌醇合用，6-巯基嘌呤应减量75%。

（4）冲击式维持治疗：以8周为1个周期，包括每2周为1个周期，共3个周期的 MTX 和6-巯基嘌呤治疗，最后2周加上长春新碱和泼尼松。

- MTX7.5mg/m²，口服，第1～5天，第1周、第3周、第5周。
- 6-巯基嘌呤 200mg/m²，口服，每天一次，第1～5天，第1周、第3周、第5周。
- 长春新碱 2mg，静脉注射，第1天，第7周、第8周。

- 泼尼松 40mg/m², 口服, 第 1~7 天, 第 7 周、第 8 周。

口服 MTX 需每日 1 次性服用, 因为多次服用会显著增加黏膜炎的风险。一旦维持治疗开始, 需要约 3 次鞘注 MTX。鞘注 MTX 应调整至口服 MTX 的第 1 天, 当天不同时口服 MTX。冲击式维持治疗应维持 3 年。

MTX 和 6-巯基嘌呤的剂量需根据每周期化疗开始之前的血细胞计数进行调整 (表 19.15)。

表 19.15　MTX 和 6-巯基嘌呤的剂量调整方案

剂量 (%)	中性粒细胞计数 (/μl)	血小板计数 (/μl)
100	≥2000	≥100 000
75	1500~1999	75 000~99 999
50	1000~1499	50 000~74 999
0	<1000	<50 000

强化: 在随机、前瞻性临床试验中, 有阿糖胞苷和柔红霉素的强化方案 (如 "7+3" 方案和 "5+2" 方案) 与冲击式维持治疗相比并没有提高缓解时间和总生存率。

4. 大剂量 CVAD 方案[18]

(1) 奇数周期 (1、3、5、7)

- 环磷酰胺 300mg/m², 静脉注射, 每 12 小时 1 次, 第 1~3 天。
- 美司钠 600mg/ (m²·d), 持续静脉滴注, 第 1~3 天。
- 长春新碱 2mg, 静脉注射, 第 4 天、第 11 天。
- 多柔比星 50mg/m², 静脉注射, 第 4 天。
- 地塞米松 40mg/d, 口服, 第 1~4 天, 第 11~14 天。
- 鞘注方案: MTX 12mg, 每周期第 2 天。
- 阿糖胞苷 100mg, 每周期第 7 天 (如果存在中枢神经系统白血病, 需增加至每周 2 次, 直至脑脊液细胞计数正常)。

(2) 偶数周期 (2、4、6、8)

- MTX 1g/m², 静脉注射, 超过 24 小时, 第 1 天。
- 四氢叶酸 50mg, 静脉注射, MTX 后 12 小时, 后每 6 小时静脉注射 15mg 直至血清 MTX 小于 1×10^{-8} mol/L。
- 阿糖胞苷 3g/m², 持续静脉滴注 1 小时, 每 12 小时 1 次, 共 4 次, 第 2~3 天 (年龄大于 60 岁, 阿糖胞苷

应减至 $1g/m^2$)。

- 鞘内注射方案：MTX 12mg，每周期第 2 天。
- 阿糖胞苷 100mg，每周期第 7 天（如果存在中枢神经系统白血病，需增加至每周 2 次，直至脑脊液细胞计数正常）。

（3）维持治疗：持续治疗 2 年。

- 6-巯基嘌呤 50mg，口服，每天 2 次。
- MTX 20mg/（$m^2 \cdot w$），口服。

5. 改良的大剂量 CVAD 方案（CD20$^+$ALL） 利妥昔单抗 375mg/m^2，静脉注射，2～6 小时，奇数周第 1 天、第 11 天、偶数周第 2 天、第 8 天；在前 4 个周期共使用 8 次。

（五）成熟（Burkitt）B 细胞性 ALL

很罕见，占所有 ALL 的 2%～4%，与人体免疫缺陷病毒（HIV）感染综合征相关，白血病细胞以 FAB-L3 形态学为特征，表达单克隆表面免疫球蛋白，以及特定非随机染色体易位：t（8；14）（q24；q32），t（2；8）（q12；q24），t（8；22）（q24；q11）。其临床表现特点为中枢神经系统受累、淋巴结病、脾大、血清 LDH 水平高。过去，在儿童和成人中，B 细胞性 ALL 的治疗效果很差，CR 率约为 35%，长期白血病生存率（LFS）不到 10%。最近针对儿童的 B 细胞性 ALL 研究发现，治疗策略采用短期的、增大剂量强度的全身化疗，并尽早开始预防性中枢神经系统治疗，可使 CR 率提高到 90%，无病生存率由 50% 提高到 87%。

根据儿童 ALL 治疗措施设计的年轻 ALL 患者临床试验，长期生存率达到 70%～80%。德国 BFM 组的研究指出，与标准剂量的 ALL 化疗方案相比，增大剂量强度可使 CR 率由 44% 提高到 74%，DFS 由 0 提高到 71%，总体生存率由 0 提高到 51%。

超-CAVD 方案，年龄低于 60 岁的患者 CR 率为 90%，治愈率为 70%，年龄大于 60 岁的患者 CR 率为 67%，而治愈率仅为 15%。

超-CAVD 方案中联合抗 CD20 抗体（利妥昔单抗），可将 CR 率提高至 86%，3 年 OS、EFS、DFS 分别为 89%、80% 及 88%[19]。9 例老年患者获得 CR，3 年 OS 为 89%（其中 1 例患者死于感染）。

在 HIV 阳性患者中，超 CAVD 联合高活性抗逆转录病毒
（HAART）治疗方案的 CR 率为 92%，超过 50% 的患者在诊断
后 2 年仍然存活。结果显示，治疗进程中早期即开始 HAART
治疗可以改善 HIV 感染的 ALL 患者预后。

对所有成熟（Burkitt）B 细胞性 ALL 的成人患者，我们推
荐 HIV 检测、中枢神经系统预防及大剂量 CVAD 治疗。

（六）ALL 的微小残留灶

ALL 诱导化疗的目的是使白血病细胞克隆由 10^{12} 数量级
直接下降到细胞学检测手段可以检测到的最小水平，即 10^9 数
量级以下。许多研究表明，在特定时间点（通常在诱导或早期
巩固治疗之后）检测到 MRD 与高复发率和低生存率有关。例
如，一项来自德国的成人 ALL 多中心的研究表明，早期巩固
治疗后 MRD 的检测与仅有 12% 的 5 年 CR 相关。相反，在诱
导或巩固治疗后，MRD 的缺失与极好的 DFS 率相关[20]。MRD
监测是成人最佳治疗策略的重要组成部分，我们建议如果早期
巩固治疗后 MRD 持续存在，则应考虑同种异体移植。

（七）中枢神经系统白血病

尽管诊断 CNS 浸润的比例不足 10%，但如果不进行中枢
神经系统直接干预，50%～75% 的患者最终会发展为中枢神经
系统性白血病。因此，预防是所有治疗的重要部分，因为它已
被明确证明可以减少中枢神经系统疾病的发病率。

1. 中枢神经系统白血病的诊断、预防及处理原则

（1）一旦外周血中完全清除了淋巴母细胞，应立即再次进
行诊断性腰椎穿刺（目的是排除外周血中的瘤细胞在腰椎穿刺
的创伤中混入脑脊液，从而导致假阳性结果）。诊断性腰椎穿
刺的同时首次鞘内给药。

（2）脑脊液中出现淋巴母细胞（＞5 个淋巴细胞/μl，且脑
脊液中出现淋巴母细胞）即提示中枢神经系统受累。

（3）患者如果出现中枢神经系统受累的相关症状，如头痛、
感觉异常及脑神经（尤其是第Ⅵ脑神经）麻痹等，应当在出现
症状的最初 24 小时内进行中枢神经系统的影像学检查及腰椎

穿刺检查。对于免疫功能受损的白血病患者应当排除感染性脑膜炎的可能性。

（4）对已有中枢神经系统受累的患者及有中枢神经系统受累的高危因素患者，应该考虑置入 Ommaya 管。

（5）如果全身治疗方案无变化，孤立的神经系统受累病灶常是骨髓复发的先兆。对孤立的神经系统受累病灶的处理原则是进行全身的再诱导化疗、鞘内化疗，随后进行全脑放疗。

根据目前的治疗指南，中枢神经系统预防性处理措施包括鞘内注射 MTX、阿糖胞苷、类固醇激素，全身大剂量的 MTX、阿糖胞苷及门冬酰胺酶化疗和全脑全脊髓放疗，或者几种方式合用。但无任何一种合用方式被证实比其他合用放疗的有效率高。全脑放疗的作用仍有争议，这是因为全脑放疗有巨大的神经系统副作用，如癫痫、智力及认知力受损、痴呆及继发性神经系统肿瘤等。另外，目前的化疗方案常为大剂量阿糖胞苷或大剂量 MTX 或两者联合。

对于成人 ALL，与中枢神经系统疾病发展高风险相关因素包括成熟 B 细胞性 ALL、血清 LDH 高于 600U/L 及增殖指数高于 14%（增殖指数计算方法为 S 期细胞+G_2M 期细胞所占百分比）。

2. 常用的中枢神经系统预防性处理方法

（1）MTX，$12mg/m^2$（最大剂量 15mg），用无防腐剂的生理盐水溶解，每周 1 次，鞘内注射，持续 6 周。有些研究者为降低腰部蛛网膜炎发生率，同时鞘内加用 10mg 氢化可的松。鞘内注射 MTX 遵守"一进一出"的原则，即注入 1～2ml 的 MTX 溶液后，回输入 0.5～1ml 脑脊液，这种一进一出的方式持续到 MTX 完全注入到鞘内。这种给药方式是为了保证 MTX 完全注入蛛网膜下腔。可每 6 小时口服白细胞介素 5～10mg，4～8 次，以减轻黏膜炎，但这并不是必需的，除非患者同时接受全身 MTX 治疗。MTX 的并发症包括化学性蛛网膜炎和白质脑病。

（2）在 M. D. Anderson 大剂量 CVAD 方案中，每个周期的第 2 天鞘内注射 MTX 12mg，第 8 天鞘内给予阿糖胞苷 100mg，高危患者使用 8 个周期，低危患者使用 4 个周期。

（3）全脑放疗联合鞘内 MTX 注射常在完全缓解后的 2 周内进行，同时予以传统意义上的维持治疗。全脑放疗范围包括整个头颅，前界到眼球后壁，后界到第 2 颈椎的后缘，分次量为 0.2Gy，总量为 18～24Gy。通常不需要进行全脊髓放疗，因为全脊髓放疗后的骨髓抑制常常导致后续化疗难以进行。放疗的常见急性并发症包括口腔炎、腮腺炎、脱发、骨髓抑制及头痛等。许多治疗方案现已取消了中枢神经系统放疗，因为这些方案通常包括 HiDAC 和 TMX 等可穿过血脑屏障的化疗药物。

3. 显性中枢神经系统白血病的治疗　与中枢神经系统预防处理类似。

（1）全脑放疗，总剂量为 30Gy，分次量为 1.5～2Gy。

（2）鞘内给药方式与预防性处理类似，在腰穿脑脊液实验室检查结果的正确指导下每 3～4 天重复一次。直到脑脊液细胞涂片未检出肿瘤细胞，再增加 2 次以上的鞘内注射，此后每个月进行一次维持治疗。

（八）老年 ALL

儿童及年轻 ALL 患者的治疗发展及效果提高并没有发生在老年 ALL 中，可能的原因包括该年龄段的 ALL 谱的基础生物学特性差异、伴随疾病及化疗耐受力差。此外，老年患者通常都被排除在临床试验之外。ALL 患者的治疗结果与年龄的相关性已经通过 5 个 CALGB 系列研究得到了证实。年龄低于 30 岁、30～59 岁、60 岁以上患者的 CR 率分别为 90%、81%、57%。根据 Hoelzer 和 Pagano 等提供的数据，1990～2004 年，60 岁以上化疗患者加权平均 CR 率为 56%，早期死亡率为 23%，30% 原发性耐药[21,22]。

一项随机临床试验评估了所有患者在化疗期间使用生长因子的情况，年龄较大的患者获益最大。因此，推荐老年 ALL 患者在治疗期间使用生长因子[16]。

足量的以 VPD 为基础的诱导化疗方案可用于老年 ALL 患者，一些研究人员将长春新碱的剂量降低了 50%。如果评估认为患者可以耐受更大强度的化疗，则可以考虑使用 MRC UKALLIIX/ECOG E2993 及 CALGB8811 研究方案。

如果患者有潜在心脏疾病，应慎用蒽环类药物。比较合适的方案为 ECOG 开发的 MTX、长春新碱、peg-asp 和地塞米松（MOAD）方案，连续 10 天给药（最少 3 天，最多 5 天），直到缓解。一旦达到 CR，追加 2 个周期的 MOAD 方案化疗。新的靶向治疗（博纳吐单抗，奥英妥珠单抗）可能在老年 ALL

患者中发挥更大的作用。

1. 诱导化疗

■ 甲氨蝶呤 100mg/m²，静脉注射，第 1 天（第 2 个周期和第 3 个周期剂量增加 50%，后每个周期增加 25%，直至出现轻微的毒性反应）。

■ 长春新碱 2mg，静脉注射，第 2 天。

■ 门冬酰胺酶 500IU/kg（18 500IU/m²），静脉注射，第 2 天。

■ 地塞米松 6mg/（m²·d），口服，第 1~10 天。

2. 巩固化疗 每 10 天重复一次，共 6 个周期。

■ 甲氨蝶呤（诱导化疗中的终剂量），静脉注射，第 1 天。

■ 门冬酰胺酶 500IU/kg（18 500IU/m²），静脉注射，第 2 天。

3. 细胞减灭术 于最后一个甲氨蝶呤+门冬酰胺酶巩固治疗周期的第 30 天开始，细胞减灭术每月 1 次，共 12 个月。

■ 长春新碱 2mg，静脉注射，第 1 天，在甲氨蝶呤给药前 30 分钟用。

■ 甲氨蝶呤 100mg/kg（3.7g/m²），持续静脉滴注（持续时间 6 小时），第 1 天。

■ 四氢叶酸 5mg/kg（185mg/m²），分 12 次，在甲氨蝶呤给药后 2 小时开始，第 1~3 天。

■ 地塞米松 6mg/（m²·d），口服，第 2~6 天。

4. 维持治疗

■ 长春新碱 2mg，静脉注射，第 1 天。

■ 地塞米松，6mg/（m²·d），口服，第 1~5 天。

■ 甲氨蝶呤 15mg/m²，口服，每周 1 次。

■ 6-巯基嘌呤 100mg/m²，口服，每天。

（九）费城染色体阳性（Ph⁺）的 ALL 治疗

1. 背景 在没有 TKI 的时代，虽然 Ph⁺ALL 的 CR 率仅比 Ph⁻ALL 略低（60% vs 80%），但其长期无疾病生存率却很差，低于 10%，HSCT 治疗是 Ph⁺患者获得长期无病生存可能的唯一治疗方法。而且，MRC/ECOG 国际 ALL 试验比较了同胞之间异体 HSCT、非血缘供体 HSCT、自体 HSCT 及巩固维持化疗的效果：异体 HSCT 的 5 年复发率为 29%，低于自体 HSCT/化疗组（81%）；而异体 HSCT 的 5 年生存率为 43%，高于自体 HSCT/化疗组（19%）；毫无例外的是，异体 HSCT 组的 TRM

也较高,非血缘供体 HSCT 组的 TRM 为 43%,血缘供体 HSCT 为 37%,而自体 HSCT 为 14%,化疗组仅为 8%[23]。

然而,TKI 应用于临床后,改变了 Ph⁺患者的治疗方法和预后。

(1)伊马替尼(格列卫)是一种选择性的 BCR-ABL 酪氨酸激酶抑制剂,复发及难治性 Ph⁺ALL 的 I 期及 II 期临床试验显示,虽然伊马替尼对 ALL 细胞的抑制活性不持久(仅 42~123 天),但可以达到比较好的 CR 率(20%~58%)。20 例 Ph⁺ALL 复发患者在异体 HSCT 后服用伊马替尼,可获得 55% 的 CR 率。伊马替尼单药治疗未经治疗的患者,CR 率近 95%,且无化疗的相关毒性。伊马替尼与一线化疗方案(如大剂量 CAVD)同步使用,具有协同抗白血病细胞作用,可使血液学 CR 率高达 90%,分子反应率超过 50%。同时应用伊马替尼和化疗比序贯使用具有更好的抗白血病细胞作用[24]。

(2)尼罗替尼是第二代口服 TKI,在伊马替尼耐药的 Ph⁺ALL 中具有一定活性。1/10 的 Ph⁺复发(外周血复发)患者有部分血液学反应,1/3 的分子型 Ph⁺复发患者有完全的分子缓解。

(3)达沙替尼是另一种第二代口服激酶抑制剂,其作用靶点为 BCR-ABL 和 SRC 激酶。达沙替尼在伊马替尼耐药的 Ph⁺ALL 中表现出显著活性。达沙替尼能穿透血脑屏障,而伊马替尼和尼罗替尼则不能。

(4)帕纳替尼在达沙替尼或尼罗替尼治疗失败或耐受不良后的 Ph⁺ALL 中显示 41% 的主要血液学反应,这其中包括 T315I 突变患者。由于其血栓形成事件的高风险,仅用于 T315I 突变且无其他 TKI 治疗指征的 Ph⁺ALL[25]。

尽管有高缓解率和有效的 DFS,TKI 单独或联合化疗的治疗 Ph⁺ALL 长期效果还有待确定。异体 HSCT 应常规推荐给患者以获得充分反应率。

2. 费城染色体阳性 ALL 治疗推荐方案

(1)大剂量 CVAD 化疗伴伊马替尼 600mg,每天 1 次,每周期 14 天;或诱导化疗,序贯使用伊马替尼;如果可以耐受,异体 HSCT 不可行,剂量可调整至 800mg,作为无限期维持治疗。

(2)大剂量 CVAD 化疗伴达沙替尼 100mg,每天 1 次,每周期 14 天,随后进行维持治疗:如果异体 HSCT 不可行,使用长春新碱、泼尼松、达沙替尼(100mg),维持 2 年。

（3）对于符合条件的患者，异体造血干细胞移植仍然是一个治疗目标，尽管异体造血干细胞的作用现在受到质疑，但它的作用应该在临床试验中研究。

（4）TKI 在移植后的作用尚待明确。

（5）TKI 联合小剂量化疗（长春新碱、皮质激素）能使老年、体弱患者获益，这些患者不适合进行更积极的治疗，而且在 CR 中诱导死亡和死亡的风险更高。例如，在 GIMEMA LAL201-B 方案中仅包括 60 岁以上的患者，予以伊马替尼 800mg/d，泼尼松 40mg/（$m^2 \cdot d$），共 45 天。CR 率为 100%，毒性最小，1 年 OS 为 74%[26]。

（十）ALL 解救治疗

尽管 10%～50% 的成人 ALL 患者可通过化疗获第二次缓解，但第二次缓解期很短（为 6～7 个月）。如果复发 ALL 经治疗后获第二次缓解，应考虑进行异体 HSCT。解救治疗通常是将前线方案中使用的各种药物组合，包括长春新碱、类固醇及蒽环类药物联合，MTX 及门冬酰胺酶联合，HiDAC 方案。解救治疗方案的选择要考虑患者的疾病特征（免疫表型、髓外受累）、患者的年龄和合并症、治疗的目标、先前缓解的持续时间和先前治疗的类型。任何一个复发 ALL 的治疗方案都未能证实明显优于其他方案，目前所知道的一些差异可能是由试验研究选择方面的常见偏差造成的。

（1）长春新碱、柔红霉素、地塞米松化疗 CR 率为 39%，平均 CR 持续时间为 7 个月，平均生存时间 6 个月，2 年 DFS 20%，OS 8%。

（2）"7+3" 方案（阿糖胞苷与柔红霉素）AML 诱导化疗对 ALL 同样有效，也可在此基础上加用长春新碱和泼尼松。

（3）依托泊苷和阿糖胞苷：每 3 周给药一次，共 3 个周期，直到出现骨髓抑制或达到完全缓解。此后每月重复一次，直到疾病复发。

- 依托泊苷 60mg/m^2，静脉注射，每 12 小时一次，第 1～5 天。
- 阿糖胞苷 100mg/m^2，静脉注射，每 12 小时一次，第 1～5 天。

（4）HDAC 为基础的方案诱导 CR 率为 17%～70%。大剂量阿糖胞苷单药方案对 ALL 患者有一定疗效，完全缓解率 34%，平均中位缓解时间 3.6 个月。联用伊达比星或米托蒽醌可使有效率提高到 60%，但中位缓解时间仍为 3.4 个月。

（5）阿糖胞苷和氟达拉滨是一个无心脏毒性的有效化疗方案。中位反应时间为 5.5 个月。神经毒性发生率较低。如果必要，3 周后可再给予第 2 周期的化疗。

1）诱导化疗
- 阿糖胞苷　1g/（m² · d），静脉注射 2 小时，第 1～6 天。
- 氟达拉滨　30mg/（m² · d），在阿糖胞苷 4 小时前用，静脉注射 30 分钟，第 2～6 天。

2）巩固治疗：每月一次，持续 2～3 个疗程。
- 阿糖胞苷　1g/（m² · d），静脉注射 2 小时，第 1～4 天。
- 氟达拉滨　30mg/（m² · d），在阿糖胞苷 4 小时前用，静脉注射 30 分钟，第 1～4 天。

3）维持治疗
- 6-巯基嘌呤　50mg，口服，每天 2 次。
- 米托蒽醌　20mg/m²，口服，每周 1 次。

（6）FLAG-IDA：对复发及难治性 ALL 的诱导化疗 CR 率为 39%。有效者在第 2 周期化疗后进行异体 HSCT，无疾病生存期可达 6 个月（3～38 个月），总体生存期可达 9 个月（7～38 个月）。
- 氟达拉滨　30mg/（m² · d），注射 30 分钟，第 1～5 天。
- 阿糖胞苷　2g/（m² · d），静脉注射超过 4 小时，第 1～5 天。
- 伊达比星　10mg/（m² · d），第 1～3 天。
- G-CSF 5µg/kg，化疗结束 24 小时后皮下注射，白细胞恢复后停药。

（7）Hyper-CVAD（见本章六、（四）4.）治疗的 CR 率与 HDAC、米托蒽醌及粒细胞巨噬细胞集落刺激因子联用方案的 CR 率相似（44% vs 30%），但其改善了患者的生存。

（8）门冬酰胺酶与 MTX、蒽环类药物、长春碱类药物及泼尼松合用，研究报道的复发率为 33%～79%，中位生存期 3～6 个月。MTX 和门冬酰胺酶序贯疗法：口腔炎是剂量限制性毒副作用。大约有 23% 的患者对门冬酰胺酶发生过敏反应。

1）诱导化疗

- MTX 50~80mg/m^2，静脉注射，第 1 天。

  门冬酰胺酶 20 000IU/m^2，静脉注射，MTX 给药后 3 小时用，第 1 天。

- MTX 120mg/m^2，静脉注射，第 8 天。
- 门冬酰胺酶 20 000IU/m^2，静脉注射，第 9 天。
- 按此剂量每隔 7~14 天重复第 8 天的 MTX 和第 9 天的门冬酰胺酶，直到完全缓解。

2）维持治疗：每 2 周重复一次。

- MTX 10mg/m^2 或 40mg/m^2，静脉注射，第 1 天。
- 门冬酰胺酶 10 000IU/m^2，静脉注射，第 1 天。

（9）长春新碱脂质体 2.25mg/m^2，静脉注射，每周一次。长春新碱脂质体[作为硫酸长春新碱脂质体注射（VSLI）]是将长春新碱包封在鞘磷脂/胆固醇包膜中。已通过 FDA 批准，用于治疗第 2 次或更多次复发的 Ph$^-$ALL 成人患者。在一项包含了 65 名治疗前重症的 B 细胞和 T 细胞 ALL 成人患者的单臂研究中，总有效率为 32%[CR、Cri 形态学 CR 伴血细胞计数未完全恢复和 PR]，中位有效时间为 23 周，中位 OS 为 4.6 个月[27]。

（10）博纳吐单抗连续输注 28 天（第 1~7 天，每天 9μg；第 8~28 天，每天 28μg），然后休息 2 周，至多 5 个周期。它是一种针对 CD3 和 CD19 的双特异性 T 细胞结合物（BiTE）单克隆抗体，使正常细胞毒性 T 细胞接近正常和恶性 CD19 阳性 B 细胞。在一项单臂研究中，治疗了 189 例复发或难治性 Ph$^-$的 B 细胞 ALL 成年患者，43%的患者在两次博纳吐单抗循环后达到 CR 或 CRh（血液学缓解）。在未行 SCT 的应答患者中，40%成功桥接到同种异体 SCT[28]。博纳吐单抗最近被 FDA 加速批准用于治疗复发或难治性 Ph$^-$的 B 细胞 ALL。

（11）奈拉滨 1.5gm/m^2，第 1 天、第 3 天、第 5 天。它是嘌呤类似物（9-β-D-阿拉伯呋喃糖基鸟嘌呤的可溶性前药），2005 年 FDA 批准其用于治疗在两种先前化疗方案后复发或进展的成人 T 细胞 ALL。在 126 例复发和难治性的治疗前重症患者中（18~81 岁），CR 率为 36%，PR 率为 10%，随后在接受同种异体 SCT 治疗的患者中，80%获得 CR[29]。神经毒性是奈拉滨的主要副作用，并且呈剂量和时间依赖性；但可以通过隔天给药而不是每天给药来尽可能减小。

（十一）ALL 治疗新药及新治疗策略

对于成人 ALL，通过改变目前化疗方案中的给药顺序或提高药物剂量，期望显著改善最终的治疗结果是不可能的。一系列的试验性尝试目前正在临床试验中评估。其中，氯法拉滨（另一个核苷类似物）已经通过 FDA 批准，用于治疗至少有两次诱导疗法失败的儿童 ALL 患者。

奥英妥珠单抗/奥佐米星，一种与刺孢霉素偶联的 CD22 单克隆抗体，在复发/难治性 ALL 中似乎是安全有效的，在近期的临床研究中其有效率为 58%～82%[30]。

（十二）ALL 造血干细胞移植治疗

1. 自体 HSCT　目前所报道的几项小型前瞻性研究及 MRC UKALLⅫ/ECOG2993 前瞻性随机的数据表明，ALL 患者第一次缓解后行自体干细胞移植治疗与化疗相比并无明显优势，主要是由于复发率很高。

2. 异体 HSCT　理想的患者和时间选择仍然没有解决。初次缓解后进行同胞供体的 HSCT 治疗生存率为 50% 左右（20%～81%）。虽然高危患者初次缓解后进行异体 HSCT 已经被广泛接受，但是一项大型前瞻性随机国际合作研究（MRC UKALLⅫ/ECOG2993）[31]表明可能高估了此优势，特别应重视其高死亡率，但是 HSCT 的好处可能扩大到中等危险患者。对于无高危因素的 ALL 患者初次缓解后接受异体 HSCT，以往的研究未能证实其比标准化疗更有优势。然而这些试验大多数缺乏足够的病例数，而且不同试验患者选择的标准也不一样，因此，目前这些试验数据不能进行直接的前瞻性比较。

根据国际骨髓移植登记处收集的数据，接受化疗及异体 HSCT 的患者 9 年 DFS 无差异（32% vs 34%）。复发率是化疗组的 2 倍（66% vs 30%），HSCT 治疗组的高 TRM 是预后不佳的主要原因。

法国多中心临床试验（LALA87）证实具有高危因素的 ALL 患者异体 HSCT 治疗与异体 HSCT 结合化疗或初次缓解后自体 HSCT 治疗相比有获益。虽然 5 年 OS 无明显差异（48% vs 35%，P=0.08），但是高危因素的异体 HSCT 组的 5 年 OS（44% vs 22%）及 DFS（39% vs 14%）有优势。同样，伴有高危因素的

ALL 异体 HSCT 组 10 年 OS 为 44%，而化疗/自体 HSCT 组仅为 11%；对具有中危因素的 ALL，异体 HSCT 组的 10 年 OS 为 49%，化疗/自体 HSCT 组为 39%，$P=0.6$。

来源于前瞻性 MRC UKALLXII/ECOG2993 国际 ALL 临床试验包含 1929 例 15～59 岁的患者，容许患者同胞 HLA 匹配地接受异体 HSCT，剩余的随机接受自体 HSCT 或化疗。结论可以归纳如下：①对于所有的患者，CR 率为 90%，5 年 OS 为 43%；②对于 Ph⁻患者给予同胞配对的异体 HSCT，5 年 OS 为 53%，而结合自体 HSCT 合并化疗的为 45%；③中危患者组中有供体比无供体的 5 年生存期高（如 Ph⁻、年龄小于 36 岁、达缓解时间小于 4 周、B 细胞性白血病 WBC 计数小于 30 000/μl、T 细胞性白血病 WBC 计数小于 100 000/μl）；④高危患者的 5 年生存率对于有无供体没有显著不同（41% vs 35%，$P=0.2$；移植相关的毒性取消了复发率降低的效应）；⑤与自体 HSCT 比较，缓解后化疗产生较高的 EFS 和 OS（$P=0.02$ 和 $P=0.03$）。

尽管早期毒性反应很大，但初次缓解后的大多数中危因素 ALL 患者仍应考虑进行同胞异体 HSCT。

适宜进行异体 HSCT 治疗的 ALL 患者中仅 30% 能找到 HLA 匹配的血缘关系供体（MSD），改善从可选供体资源移植的预后仍然需要大量工作，包括部分匹配的相关供体、MUD 和 UBC。一个最近发表的试验比较了 260 例 ALL 患者在初次和再次 CR 时接受自体 HSCT 和 MUD HSCT 的预后。虽然 TRM 仍较高，但复发的危险在 MUD HSCT 中较低，5 年的 LFS 和 OS 却相似（37% vs 39% 和 38% vs 39%）。在比较 MUD 和 MSD 预后的其他研究中观察到一个相似的趋势。一个最近发表的对于 623 例 ALL 患者接受自体 HSCT 治疗的回顾性分析（$n=209$）、MSD（$n=245$）、不相关（$n=100$）和 UCB（$n=69$）数据表明，5 年 OS 为 29%，LFS 为 26%，RR 为 43%，2 年的 TRM 为 28%。错误匹配不相关的供体移植与 MSD 和 UCB HSCT 相比有较高的 TRM（$RR=2.2$；$P<0.01$）和较低的 OS（$RR=1.5$；$P<0.05$）。自体移植组有明显的高复发率（68%；$P<0.01$）和较差的 LFS（14%；$P=0.01$）。初次缓解患者接受 HSCT 治疗比晚期接受 HSCT 治疗有较好的预后。对比有相关的供体、MUD 和 UCB 来源，5 年的 LFS 分别是 40%、42% 和 49%，而复发分别为 31%、17% 和 27%。作者得出结论，异体 HSCT 导致持久的 LFS，而不是自体 HSCT。另外，UCB HSCT 与 MUD 或 MSD 有相似

的预后。

在最近几年，低强度异体 HSCT 预后已经发表在一系列小规模病例研究中。低 TRM 及 3 年 OS 达 30%，表明低强度异体 HSCT 对于那些不能接受标准异体 HSCT 治疗的患者是一个可行的模式。

基于可获得的数据，我们对 Ph$^+$ALL 初次缓解后及复发二次缓解患者，推荐进行 HLA 匹配的血缘关系供体和相关供体 HSCT 治疗。不能找到合适供体的 Ph$^+$ALL，应继续给予大剂量化疗联合 TKI，以及后续联合 TKI 的维持化疗。

（彭　慧　刘东伯　周　潇　译　邹燕梅　校）

参 考 文 献

1. Vardiman JW, Thiele J, Arber DA, et al. The 2008 revision of the World Health Organization (WHO) classification of myeloid neoplasms and acute leukemia: rationale and important changes. *Blood*. 2009;114(5):937–951.
2. Byrd JC, Mrózek K, Dodge RK, et al. Pretreatment cytogenetic abnormalities are predictive of induction success, cumulative incidence of relapse, and overall survival in adult patients with de novo acute myeloid leukemia: results from Cancer and Leukemia Group B (CALGB 8461). *Blood*. 2002;100(13):4325–4336.
3. Moorman AV, Harrison CJ, Buck GAN, et al. Karyotype is an independent prognostic factor in adult acute lymphoblastic leukemia (ALL): analysis of cytogenetic data from patients treated on the Medical Research Council (MRC) UKALLXII/Eastern Cooperative Oncology Group (ECOG) 2993 trial. *Blood*. 2007;109(8):3189–3197.
4. Roberts KG, Li Y, Payne-Turner D, et al. Targetable kinase-activating lesions in Ph-like acute lymphoblastic leukemia. *N Engl J Med*. 2014;371(11):1005–1015.
5. Fernandez HF, Sun Z, Yao X, et al. Anthracycline dose intensification in acute myeloid leukemia. *N Engl J Med*. 2009;361(13):1249–1259.
6. Löwenberg B, Ossenkoppele GJ, van Putten W, et al. High-dose daunorubicin in older patients with acute myeloid leukemia. *N Engl J Med*. 2009;361(13):1235–1248.
7. Hills RK, Castaigne S, Appelbaum FR, et al. Addition of gemtuzumab ozogamicin to induction chemotherapy in adult patients with acute myeloid leukaemia: a meta-analysis of individual patient data from randomised controlled trials. *Lancet Oncol*. 2014;15(9):986–996.
8. Bloomfield CD, Lawrence D, Byrd JC, et al. Frequency of prolonged remission duration after high-dose cytarabine intensification in acute myeloid leukemia varies by cytogenetic subtype. *Cancer Res*. 1998;58(18):4173–4179.
9. Kantarjian HM, Thomas XG, Dmoszynska A, et al. Multicenter, randomized, open-label, phase III trial of decitabine versus patient choice, with physician advice, of either supportive care or low-dose cytarabine for the treatment of older patients with newly diagnosed acute myeloid leukemia. *J Clin Oncol*. 2012;30(21):2670–2677.
10. The European APL Group, Fenaux P, Chastang C, Chevret S, et al. A randomized comparison of all transretinoic acid (ATRA) followed by chemotherapy and ATRA plus chemotherapy and the role of maintenance therapy in newly diagnosed acute promyelocytic leukemia. *Blood*. 1999;94(4):1192–1200.
11. Adès L, Chevret S, Raffoux E, et al. Is cytarabine useful in the treatment of acute promyelocytic leukemia? Results of a randomized trial from the European Acute Promyelocytic Leukemia Group. *J Clin Oncol*. 2006;24(36):5703–5710.
12. Iland HJ, Bradstock K, Supple SG, et al. All-trans-retinoic acid, idarubicin, and IV arsenic trioxide as initial therapy in acute promyelocytic leukemia (APML4). *Blood*. 2012;120(8):1570–1580; quiz 1752.
13. Lo-Coco F, Avvisati G, Vignetti M, et al. Retinoic acid and arsenic trioxide for acute promyelocytic leukemia. *N Engl J Med*. 2013;369(2):111–121.
14. Powell BL, Moser B, Stock W, et al. Arsenic trioxide improves event-free and overall survival for adults with acute promyelocytic leukemia: North American Leukemia Intergroup Study C9710. *Blood*. 2010;116(19):3751–3757.

15. Altman JK, Rademaker A, Cull E, et al. Administration of ATRA to newly diagnosed patients with acute promyelocytic leukemia is delayed contributing to early hemorrhagic death. *Leuk Res.* 2013;37(9):1004–1009.

16. Larson RA, Dodge RK, Linker CA, et al. A randomized controlled trial of filgrastim during remission induction and consolidation chemotherapy for adults with acute lymphoblastic leukemia: CALGB study 9111. *Blood.* 1998;92(5):1556–1564.

17. Rowe JM, Buck G, Burnett AK, et al. Induction therapy for adults with acute lymphoblastic leukemia: results of more than 1500 patients from the international ALL trial: MRC UKALL XII/ECOG E2993. *Blood.* 2005;106(12):3760–3767.

18. Kantarjian H, Thomas D, O'Brien S, et al. Long-term follow-up results of hyperfractionated cyclophosphamide, vincristine, doxorubicin, and dexamethasone (Hyper-CVAD), a dose-intensive regimen, in adult acute lymphocytic leukemia. *Cancer.* 2004;101(12):2788–2801.

19. Thomas DA, Faderl S, O'Brien S, et al. Chemoimmunotherapy with hyper-CVAD plus rituximab for the treatment of adult Burkitt and Burkitt-type lymphoma or acute lymphoblastic leukemia. *Cancer.* 2006;106(7):1569–1580.

20. Gökbuget N, Kneba M, Raff T, et al. Adult patients with acute lymphoblastic leukemia and molecular failure display a poor prognosis and are candidates for stem cell transplantation and targeted therapies. *Blood.* 2012;120(9):1868–1876.

21. Hoelzer D, Goekbuget N, Beck J, et al. Subtype Adjusted Therapy Improves Outcome of Elderly Patients with Acute Lymphoblastic Leukemia (ALL). *Blood.* 2004;104(11):2732. http://www.bloodjournal.org/content/104/11/2732.abstract

22. Pagano L, Mele L, Trapè G, et al. The treatment of acute lymphoblastic leukaemia in the elderly. *Leuk Lymphoma.* 2004;45(1):117–23. http://www.ncbi.nlm.nih.gov/pubmed/15061207

23. Fielding AK, Rowe JM, Richards SM, et al. Prospective outcome data on 267 unselected adult patients with Philadelphia chromosome-positive acute lymphoblastic leukemia confirms superiority of allogeneic transplantation over chemotherapy in the pre-imatinib era: results from the International ALL Trial MRC UKALLXII/ECOG2993. *Blood.* 2009; 113(19):4489–4496.

24. Fielding AK, Rowe JM, Buck G, et al. UKALLXII/ECOG2993: addition of imatinib to a standard treatment regimen enhances long-term outcomes in Philadelphia positive acute lymphoblastic leukemia. *Blood.* 2014;123(6):843–850.

25. Cortes JE, Kantarjian H, Shah NP, et al. Ponatinib in refractory Philadelphia chromosome-positive leukemias. *N Engl J Med.* 2012;367(22):2075–2088.

26. Vignetti M, Fazi P, Cimino G, et al. Imatinib plus steroids induces complete remissions and prolonged survival in elderly Philadelphia chromosome-positive patients with acute lymphoblastic leukemia without additional chemotherapy: results of the Gruppo Italiano Malattie Ematologiche dell'Adu. *Blood.* 2007;109(9):3676–3678.

27. O'Brien S, Schiller G, Lister J, et al. High-dose vincristine sulfate liposome injection for advanced, relapsed, and refractory adult Philadelphia chromosome-negative acute lymphoblastic leukemia. *J Clin Oncol.* 2013;31(6):676–683.

28. Topp MS, Gökbuget N, Stein AS, et al. Safety and activity of blinatumomab for adult patients with relapsed or refractory B-precursor acute lymphoblastic leukaemia: a multicentre, single-arm, phase 2 study. *Lancet Oncol.* 2015;16(1):57–66.

29. Gökbuget N, Basara N, Baurmann H, et al. High single-drug activity of nelarabine in relapsed T-lymphoblastic leukemia/lymphoma offers curative option with subsequent stem cell transplantation. *Blood.* 2011;118(13):3504–3511.

30. Kantarjian H, Thomas D, Jorgensen J, et al. Results of inotuzumab ozogamicin, a CD22 monoclonal antibody, in refractory and relapsed acute lymphocytic leukemia. *Cancer.* 2013;119(15):2728–2736.

31. Goldstone AH, Richards SM, Lazarus HM, et al. In adults with standard-risk acute lymphoblastic leukemia, the greatest benefit is achieved from a matched sibling allogeneic transplantation in first complete remission, and an autologous transplantation is less effective than conventional consolidation/maintenance chemotherapy in all patients: final results of the International ALL Trial (MRC UKALL XII/ECOG E2993). *Blood.* 2008;111(4):1827–1833.

第 20 章　慢性白血病

Chaitra Ujjani, Bruce D. Cheson

虽然为区别于急性侵袭性白血病，习惯上将慢性白血病另划为一类，但它们也确实具有明显异质性。慢性白血病依据其起源大致可分为起源于造血干细胞的慢性白血病或起源于成熟淋巴细胞的慢性白血病。慢性白血病的共同特征是肿瘤细胞克隆在起始阶段表现为相对成熟分化。恶性血细胞可有效增殖，使外周血和骨髓中这类形态基本正常的表征成熟的细胞逐渐增加。然而，无论是慢性髓细胞性白血病或是慢性淋巴细胞白血病的肿瘤细胞在功能上均不及正常的粒细胞和淋巴细胞。与急性白血病表现为血细胞成熟障碍和继发性骨髓功能衰竭的特点不同，慢性白血病细胞具有相对正常的形态学特征。尽管如此，慢性白血病各具迥异的生物学特征、发病机制、自然病程和治疗手段，将在本章中进一步详细讨论。

一、慢性髓细胞性白血病

在美国，慢性髓细胞性白血病（CML）是相对少见的恶性肿瘤，占成人白血病的 15%～20%，2015 年的新发病人数约为 6600 例[1]。诊断时的平均年龄为 53 岁，男性发病率略高于女性。仅不到 10% 的病例发病年龄在 20 岁以下。电离辐射包括治疗性辐射是唯一已知的危险因素，尚未发现明确的遗传易感因素，但有报道显示某些家族中多位成员可罹患骨髓增生性肿瘤，包括 CML。

克隆性造血干细胞异常是 CML 的病因。几乎所有的 CML 病例中可发现 Ph1 染色体，即 9 号和 22 号染色体长臂的平衡易位 t（9；22）（q34；q11.2），并产生致病性的 *BCR-ABL* 融合基因。该基因表达为 BCR-ABL 融合蛋白，它引起酪氨酸激酶信号转导活性结构性增加，并介导了 CML 的生物学特征，包括激活丝裂原信号通路、改变细胞与细胞外基质间的黏附性、抑制细胞凋亡、激活下游 Ras、MAPK、Myc、PI3k、NF-κ-B、

JAK 等信号转导及转录活化（STAT）通路[2]。

（一）诊断

约 90% 的 CML 患者发病时处于慢性期，且可能毫无症状。可能出现的症状包括疲乏、骨痛、体重下降及脾大引起的腹部不适。初始诊断 CML 时可发现以下重要特征：白细胞显著增多（通常超过 25×10^9/L，源于不同成熟状态的中性粒细胞显著增多，中幼粒细胞数目多于晚幼粒细胞）；中性粒细胞分化左移；嗜碱性粒细胞和嗜酸性粒细胞绝对数目均增加；血小板增多和轻度贫血。CML 患者的白细胞虽形态接近正常，但细胞化学检查可发现白细胞碱性磷酸酶（LAP）水平降低。LAP 水平降低一般认为与粒细胞集落刺激因子较低相关，这有助于鉴别感染等原因引起的白细胞增多或类白血病反应，后者 LAP 往往在正常范围或偏高。外周血的异常发现有助于诊断 CML，但还需进行骨髓活检及抽吸细胞学检查来证实诊断。骨髓通常富含细胞，髓系与红系细胞的比例稳定在（10～30）：1，不同分化阶段的髓系细胞均可见分布，但常以中幼粒细胞为主。巨核细胞数量通常明显增加，但体积小于正常。近 40% 的患者表现为骨髓网状纤维化，且常与巨核细胞增多的程度相关。不同期别 CML 患者骨髓的原始细胞比例不同，下文将进一步阐述。

大约 95% 的 CML 患者可被识别出 9 号和 22 号染色体长臂的平衡易位 t（9；22）（q34；q11.2）形成的 Ph1 染色体[3]。余下患者可能涉及其他染色体的复杂易位（变异 Ph1 染色体），也可能是不能被常规细胞遗传学技术检测出的 9q34 和 22q11.2 隐性易位，即所谓 Ph1 阴性患者，须对这部分患者采用 FISH 方法检测 *BCR-ABL1* 融合基因或 RT-PCR 方法检测 BCR-ABL1 融合 mRNA。因此，CML 患者的骨髓标本既要进行标准的核型分析也要对分裂中期或间期细胞进行 FISH 或 RT-PCR 检测。当骨髓活检不可行时，外周血 FISH 检测是可替代的诊断方法。CML 的分子发病机制涉及 22 号染色体上 *BCR* 基因 3 个不同的断点区域，因而产生不同的疾病表型。90% 以上的 CML 患者表达 210kDa 的癌蛋白，被称为 p210 BCR-ABL1 蛋白，其他患者则表达 p230 BCR-ABL1 或 p190 BCR-ABL1 融合蛋白，但患者的病程并无明显不同。

尽管 Ph1 染色体是 CML 发病的启动因素，但其他非随机性的染色体或分子改变对于促使病情发展至加速期和急变期是必需的[3]。高达 80% 的患者在加速期和急变期发现克隆演化，如果克隆演化发现于慢性期，提示预后更差。最常见的异常核型包括 8 号和 19 号染色体三倍体、Ph1 染色体双倍体及 17q 等臂染色体（导致 17p 上 p53 基因缺失）。端粒缩短也被认为与疾病演进相关。尚不清楚这些染色体改变导致细胞去分化和疾病进展的机制。

（二）分类

CML 可根据演进特点分为 3 个不同阶段，其临床表现、血液学改变、自然病程及治疗效果均有不同。

1. 慢性期 90% 的 CML 患者处于慢性期，其中约一半为无症状患者。其标志是外周血白细胞异常增多，骨髓粒细胞增生，但外周血及骨髓中的原粒细胞均少于 10%。与反应性白细胞增多症相比，嗜酸性粒细胞及嗜碱性粒细胞的绝对值常常异常增多。慢性期在进展为加速期之前要经历 3～5 年的缓慢自然病程。

2. 加速期 典型特征为失控的白细胞增加和克隆演化，包括在持续和重新出现的 Ph 染色体基础上再获得一个 Ph1 染色体，以及新染色体异常。外周血出现下列一项或更多改变：外周血原始细胞占 10%～19%；嗜碱性粒细胞比例大于 20%；外周血原始细胞加早幼粒细胞≥30%；与治疗无关的血小板减少（计数＜100×10^9/L）或治疗无反应的血小板增多（计数＞1000×10^9/L）（表 20.1）[4]。这些实验室异常可伴以下症状的出现或加重：发热、骨痛、乏力、进行性脾大。未治疗情况下，加速期将持续 4～6 个月。

表 20.1　CML 加速期和急变期的 WHO 诊断标准[4]

加速期	急变期
外周血和骨髓中原始细胞比例为 10%～19%	外周血和骨髓中原始细胞≥20%
外周血嗜碱性粒细胞＞20%	髓外原始细胞浸润
与治疗无关的持续性血小板减少（＜100×10^9/L）或治疗抗拒的血小板增多症（＞1000×10^9/L）	骨髓活检可见原始细胞集聚
进行性脾大或对治疗抗拒的白细胞增多	
细胞遗传学检查提示肿瘤细胞克隆演化	

3. 急变期 也称为原始细胞危象，这时 CML 进展成类似于急性白血病的阶段。慢性期 CML 患者每年约有 1%进展为急变期，因此大多数患者此前已经明确了 CML 的诊断。急变期按急性白血病的标准定义为骨髓或外周血中原始细胞≥20%[4]，未治疗状况下仅持续数月。然而骨髓原始细胞占 20%～29%的急变期患者较骨髓原始细胞>30%的患者预后好。在加速期和急变期均可出现髓外肿瘤增殖引起的绿色瘤。大多数（50%～60%）病例表现为分化差的髓系表型（AML）；其他的表型为淋巴细胞型（ALL，占 30%）、未分化型或混合型。除了 Ph1 染色体持续存在，还包括新增的 Ph1 染色体及其他细胞遗传学异常。还可能出现 BCR-ABL 激酶域突变。17p 缺失与髓系原始细胞危象有更大关联。新增 Ph1 染色体的急性 B 淋巴细胞白血病的患者主要表达 p190BCR-ABL1 融合蛋白，且髓系细胞缺失 Ph1 染色体，而 CML 患者出现淋巴细胞型原始细胞危象时，通常以 p210 BCR-ABL1 融合蛋白表达为特征，即使化疗诱导血液学缓解后 Ph1 染色体依然存在。

（三）预后

一系列因素可用来预测 CML 的疾病进展风险，这些因素包括年长、脾大、血小板增多、外周血中异常增多的原粒细胞、嗜酸性粒细胞或嗜碱性粒细胞。Sokal 预后系统和 Hasford 分级体系建立了以年龄、脾脏尺寸、血液学表现为要素的模型，将预后分为低危、中危和高危 3 组[5,6]，其中位总生存时间分别是96 个月、65 个月和 42 个月，5 年生存率分别是 76%、55%、25%。两种评分系统都来源于使用干扰素治疗对比酪氨酸激酶抑制剂治疗的荟萃人群分析，因而应用价值有限。欧洲治疗与结局研究（The European Treatment and Outcome Study，EUTOS）评分是一个新的预后模型，其对 2060 名伊马替尼治疗的患者数据进行了分析和验证[7]，基于脾脏尺寸和嗜碱性粒细胞比例分为低危组和高危组，5 年无进展生存率分别为 90%和 82%，*P*=0.006。EUTOS 模型可预测到 34%的高危患者在 18 个月时仍不能获得细胞遗传学完全缓解，但该模型尚没有广泛应用于临床研究设计，也没有在第 2 代或第 3 代酪氨酸激酶抑制剂治疗中获得验证。无论治疗前呈现何种疾病特征，最重要且最佳的预后预测因子还是采用细胞遗传学和分子水平缓解程度来评估治疗后的最小残留疾病状态（minimal residual disease）。

（四）治疗

1. 伊马替尼（格列卫） 是一种小分子 *BCR-ABL* 酪氨酸激酶抑制剂，靶向抑制 *BCR-ABL* 丝裂原通路，使 CML 患者产生显著的细胞遗传学和分子水平缓解并延长疾病控制时间。IRIS 研究（the International Randomized Study of Interferon and STI571）是一项大型随机对照研究，比较了伊马替尼单药和 α 干扰素联合阿糖胞苷对既往未治疗的慢性期 CML 患者的疗效和安全性，获得了伊马替尼治疗 CML 的丰富信息。治疗 18 个月时，伊马替尼组 76% 的患者获得细胞遗传学完全缓解，而 α 干扰素联合阿糖胞苷治疗组仅 15% 的患者取得细胞遗传学完全缓解（$P<0.001$）[8]。伊马替尼组患者第 8 年随访时，无事件生存率为 85%，未进展至 AP/BP 率为 92%，总生存约为 85%[9]。第 18 个月 BCR-ABL 转录水平下降超过 3 个对数级别的患者在下一年具有最小的疾病进展风险。在 98 例长期监测 BCR-ABL 转录水平的患者中，86% 在第 8 年仍保持主要分子缓解（MMR）。IRIS 研究的结果得到多项前瞻性和注册研究的支持，这些研究包括 PETHEMA、SPIRIT、CAMELIA、GIMEMA 和德国 CML 研究组[10-14]。基于 IRIS 研究的结果，伊马替尼被批准用于治疗 CML。每天口服 400mg 伊马替尼是慢性期患者初始治疗的标准剂量。密切监测 BCR-ABL 转录水平对治疗 CML 非常重要。

2. 伊马替尼耐药 不幸的是，患者会出现伊马替尼耐药。2%～4% 的患者在开始 TKI 治疗 3～6 个月无法获得完全血液学缓解并出现原发性耐药[15]。15%～25% 的患者会发生原发性细胞遗传学耐药（例如，伊马替尼治疗 6 个月时无法获得细胞遗传学部分缓解）。继发性耐药意味着有效的药物不再能控制疾病。IRIS 研究随访 7 年发现，17% 的患者在取得细胞遗传学完全缓解后出现继发耐药[16]。患者在进展期和急变期比慢性期发生更多继发耐药。耐药发生后需要再次进行骨髓活检以检测细胞遗传学和激酶突变，从而寻找更合适的酪氨酸激酶抑制剂。耐药机制可能仍与 *BCR-ABL* 基因相关（如基因扩增或点突变），也可能与 *BCR-ABL* 基因无关（如药物摄取和清除机制改变）[17]。*BCR-ABL* 酪氨酸激酶域可能在多个位点发生点突变，并引起不同程度的耐药[18]。发生 ATP 结合位点的 T315I 突变与高级别耐药相关[19]。换用第 2 代或第 3 代 TKI 是目前伊马替尼治疗失败或耐药的标准处理方案。符合条件的患者在伊马替尼耐药后也可考虑进行同种异基因造血干细胞移植。

3. 第 2 代酪氨酸激酶抑制剂

（1）达沙替尼（施达赛）：哌嗪衍生物，多酪氨酸激酶抑制剂，可有效抑制 SRC 和 ABL 激酶活性，包括 *BCR-ABL1* 的活性构象和大多数突变形式（除外 T315I）。该药被 4 项共 445 例的单臂多中心研究证明可有效治疗 Ph1 阳性白血病，因而最初于 2006 年被批准用于治疗伊马替尼不耐受或耐药的各期 Ph1 阳性 CML 患者[20]。其中 33% 的慢性期患者获得细胞遗传学完全缓解，主要血液学缓解可见于 59% 的加速期患者、32% 髓细胞型急变期患者和 31% 的淋巴细胞型急变期患者。对每日口服 100mg 达沙替尼的患者随访 6 年，其无进展生存率为 49%，总生存率为 71%[21]。42% 的患者达到最少疾病残留（BCR-ABL ＜0.1%）。基于 DASISION 研究的结果，达沙替尼于 2010 年被批准用于初治的 CML 患者。该研究将 519 例初诊的 CML 患者随机分配至 100mg/d 达沙替尼组和 400mg/d 伊马替尼组[22]。结果显示达沙替尼治疗 12 个月的细胞遗传学缓解率为 77%，伊马替尼组为 66%（$P=0.007$）。在随机时间点上达沙替尼比伊马替尼有更高的最少疾病残留率（52% vs 34%），然而，两组 3 年的无进展生存和总生存没有差异[23]。

（2）尼罗替尼（达希纳）：氨基嘧啶衍生物，抑制未突变和数个突变形式的 *BCR-ABL* 酪氨酸激酶（除外 T315I，另对 Y253H、E255K 和 E255V 抑制作用较弱），在体外比伊马替尼有更高的抑制效力和选择性。类似达沙替尼，尼罗替尼也是 Ph1 阳性 CML 的有效药物，于 2007 年获批用于治疗伊马替尼不耐受或耐药的 Ph1 阳性 CML 慢性期和加速期患者，治疗剂量为 400mg，每天 2 次。一项国际的Ⅱ期临床研究入组 321 例患者，接受尼罗替尼治疗的患者 45% 获得完全细胞遗传学缓解（CCyR）[24]。评估的 4 年无进展生存率和总生存率分别为 57% 和 78%。ENESTnd 研究显示尼罗替尼治疗初诊 CML 患者的 2 年细胞遗传学缓解率为 87%，3 年主要分子缓解率为 73%，3 年分子缓解率为 32%，均高于伊马替尼组[25-27]。迄今为止，两组的生存率是相当的。基于该项研究结果，尼罗替尼获批用于初治的 CML 患者。

4. 第 3 代酪氨酸激酶抑制剂

（1）伯舒替尼：是 SRC 和 ABL 酪氨酸激酶双重抑制剂，对 *BCR-ABL* 激酶域突变（除外 T315I 和 V299L）导致的伊马替尼耐药患者有显著疗效。该药于 2012 年获批用于至少对一种酪氨酸激酶抑制剂不耐受或耐药的 Ph1 阳性 CML 慢性期患者。一项单臂研究显示伯舒替尼可使伊马替尼耐药患者获得 46%的细胞遗传学完全缓解率，伊马替尼不耐受患者获得 54% 的 CCyR[28]。中位生存率和总生存率在分析时尚不成熟，但评估的 2 年无进展生存率和总生存率分别为 81%和 91%。对于曾接受两线及以上 TKI 治疗的 CML 患者，伯舒替尼的细胞遗传学完全缓解率为 24%，血液学完全缓解率为 73%，2 年无进展生存率和总生存率为 73%和 83%[29]。伯舒替尼在一线与伊马替尼的对比研究中，没有实现更高的细胞遗传学完全缓解率的主要研究终点，因此未能获得 FDA 批准[30]。

（2）帕纳替尼：是一种全 *BCR-ABL* 激酶抑制剂，对包括 T315I 等各种激酶域突变都有作用。对其他 TKI 耐药的各期 CML 患者，帕纳替尼获得加速批准治疗。在加入 PACE 研究的 449 例 CML 患者中，慢性期患者 70%存在 T315I 突变，接受帕纳替尼治疗可获得 54%的主要细胞遗传学缓解[31]。中位缓解时间至分析时尚不成熟。加速期和急变期 CML 患者的主要血液学缓解率分别为 52%和 31%，中位缓解时间分别为 9.5 个月和 4.7 个月。该药因导致动脉血栓形成风险增加而被暂停使用。目前帕纳替尼仅推荐用于 T315I 突变或无其他 TKI 可用的患者。

5. TKI 治疗期间的疾病监测　接受酪氨酸激酶抑制剂的患者需要密切监测药物毒性和疗效。疗效判定标准和治疗重要阶段分别见表 20.2 和表 20.3[32,33]。以下是合理的监测方法，对于具体患者可以适当调整。

（1）每两周进行全血细胞计数，获得血液学完全缓解后改为每 3 个月一次。

（2）在初次诊断和开始治疗后第 3 个月、第 6 个月、第 12 个月分别对分裂期（至少 20 个分裂间期细胞）骨髓细胞进行骨髓细胞遗传学检查（染色体条带分析，CBA）。获得细胞遗传学完全缓解后，每 12 个月检查 1 次。获得细胞遗传学完全缓解后也可使用血液细胞 FISH 检测替代。如果患者治疗 12 个月没有达到细胞遗传学完全缓解或治疗 18 个月没有达到主要分子缓解，应进行 CBA。当患者 BCR-ABL1 转录水平上升且没有主要分子缓解时，也应当进行 CBA。

（3）在初次诊断及治疗进行中，每 3 个月使用定量 RT-PCR 方法检测外周血 BCR-ABL mRNA 水平，3 年后改为每 3～6 个月检测一次。如果获得主要分子缓解后出现 BCR-ABL1 转录水平上升，须进行该项检查并在 1～3 个月内复查确认。

（4）如果 TKI 治疗无法获得最佳缓解、治疗失败或准备更换 TKI 前，均需要进行 *BCR-ABL1* 激酶域突变分析[34]。

治疗时长和缓解程度是疾病管理的重要事件，越早获得细胞遗传学和分子缓解，最终缓解的持续事件越长。治疗 12 个月获得细胞遗传学完全缓解将使患者获得更长的无进展生存期和总生存期[35]。近来，外周血定量 PCR 已成为新的可选监测手段，治疗 18 个月获得主要分子缓解与持久缓解相关[36]。不论是伊马替尼或第 2 代 TKI，早期的分子缓解提示更好的预后。伊马替尼[37]、达沙替尼[23]或尼罗替尼[38]治疗 3 个月时 BCR-ABL 转录水平下降至 10%以下，提示更好的总生存时间。

表 20.2　慢性髓细胞性白血病的疗效判定标准[15,16]

缓解类型	定义
完全血液学缓解（CHR）	白细胞计数<10×10⁹/L
	嗜碱性粒细胞<5%
	外周血中无中幼粒细胞、早幼粒细胞和原粒细胞
	血小板计数<450×10⁹/L
	脾脏触诊阴性
微小细胞遗传学缓解（Minimal CyR）	Ph⁺细胞 66%～95%
次要细胞遗传学缓解（Minor CyR）	Ph⁺细胞 36%～65%
部分细胞遗传学缓解（Partial CyR）	Ph⁺细胞 1%～35%
完全细胞遗传学缓解（Complete CyR，CCyR）	Ph⁺细胞 0 或 FISH 检测至少 200 个细胞核，*BCR-ABL1*⁺细胞核<1%
主要细胞遗传学缓解（Major CyR）	Ph⁺细胞 0～35%（部分+CCyR）
MR[3]	可检测到 BCR-ABL，其与 ABL（或其他管家基因）的比值≤0.1%（下降超过 3 个对数级别）

续表

缓解类型	定义
MR[4]	可检测到 BCR-ABL，其与 ABL（或其他管家基因）的比值≤0.01%（下降超过 4 个对数级别）或 cDNA 中检测不到 BCR-ABL，ABL 转录物≥10 000
MR[4.5]	可检测到 BCR-ABL，其与 ABL（或其他管家基因）的比值≤0.0032%（下降超过 4.4 个对数级别）或 cDNA 中检测不到 BCR-ABL，ABL 转录物≥32 000

注：FISH，荧光原位杂交；MR，分子缓解；Ph，费城染色体。

表 20.3　一线 TKI 疗效标准及阶段性评估策略[16]

治疗时间	最佳疗效	警告	治疗失败
3 个月	BCR-ABL1≤10% 和（或）Ph$^+$≤35%	BCR-ABL1＞10% 和（或）Ph$^+$细胞 36%～95%	未达到 CHR 和（或）Ph$^+$细胞＞95%
6 个月	BCR-ABL1＜1% 和（或）Ph$^+$=0	BCR-ABL1 1%～10% 和或 Ph$^+$细胞 1%～35%	BCR-ABL1＞10% 和（或）Ph$^+$细胞＞35%
12 个月	BCR-ABL1≤0.1%	BCR-ABL1＞0.1% 且≤1%	BCR-ABL1＞1% 和（或）Ph$^+$细胞＞0
之后任何时间	BCR-ABL1≤0.1%（至 18 个月时）	CCA/Ph$^-$（–7 或 7q–）	丧失 CHR、CCyR 或 MMR，出现 CCA/Ph$^+$

注：CCyR，完全细胞遗传学缓解；CHR，完全血液学缓解；MMR，主要分子缓解；TKI，酪氨酸激酶抑制剂；CCA/Ph$^-$，骨髓细胞费城染色体阴性合并其他克隆性染色体异常；CCA/Ph$^+$，骨髓细胞费城染色体阳性合并其他克隆性染色体异常。

6. TKI 的选择　已有的三代酪氨酸激酶抑制剂均可用于 CML 的初始治疗，但尚不明确如何选择才是最佳方案。第 2 代 TKI 获得更多推荐，是因为其比伊马替尼使更多患者 BCR-ABL1 转录水平在 3 个月内下降至 10% 及以下。需要指出，这种选择是基于估计的 OS 而不是明确的 OS 获益。其他需要考虑的因素包括患者的费用负担和合并症。伊马替尼可能导致轻度恶心、腹泻、外周和眶周水肿、肝毒性和心脏毒性，但总体耐受良好。达沙替尼可能导致胸腔积液和心包积液、出血风险增加及肺动脉高压。尼罗替尼会导致胰腺炎、高血糖、肝毒性、心脏和外周血管事件及 QT 间期延长。伯舒替尼类似伊马替尼，可引起液体潴留和胃肠道反应。帕纳替尼除了可能引起前面提到的动脉血栓，还会导致心力衰竭、高血压、肝毒性、液体潴留、胰腺炎和出血风险增加。

7. TKI 停药　需要指出的是酪氨酸激酶抑制剂只能控制而不是完全清除 CML 肿瘤克隆，因此患者需要持续治疗直至病情进展或毒性不可耐受。STIM 研究探索过 100 例伊马替尼治疗的慢性期或加速期 CML 患者，在获得至少 2 年分子水平完全缓解后停药[39]，中位随访 17 个月，54 例患者复发。对其中 42 例复发患者的长期随访发现，所有患者依然伊马替尼治疗有效，且未发现新的 *BCR-ABL* 突变表型。其他研究也发现停药后可维持一段时间缓解状态，并且复发后再次治疗有效[40-42]。尽管有这些初步数据，但除非停药是临床试验的一部分，目前仍推荐患者接受持续的 TKI 治疗。仅在妊娠等特殊选择性人群考虑中断治疗，且需要进行密切监测。二代 TKI 停药的临床研究正在进行中。

8. 高三尖杉酯碱（omacetaxine）　是一种可逆性蛋白翻译抑制剂，对特别是 *BCR-ABL* 激酶突变的白血病患者有治疗作用。基于两项 Ⅱ 期研究，高三尖杉酯碱获批用于治疗对两种或以上 TKI 耐药或不耐受的 CML 患者。研究中，高三尖杉酯碱使 18% 的慢性期患者获得主要细胞遗传学缓解，中位缓解时间为 12.5 个月。另有 14.3% 的加速期患者获得主要血液学缓解，中位缓解时间为 4.7 个月。最常见的不良反应是骨髓抑制和腹泻[43,44]。该药主要用于 TKI 治疗失败后的患者。

9. 同种异基因造血干细胞移植　仍是已知的目前唯一可治愈 CML 的方法。在有多个安全有效 TKI 的情况下，干细胞移植的合适患者和最佳时机较以前都有变化。总而言之，异基因造血干细胞移植可考虑用于 TKI 疗效欠佳或不耐受的慢性期患者或进展期和急变期患者的后续治疗。后者的治疗目标是通过 TKI 治疗（急变期患者常需使用化疗）使患者进入慢性期，然后再过渡到干细胞移植，首选 2 代或 3 代 TKI 而不是伊马替尼。移植的可行性通常在机构间存在差异，但通常需考虑年龄、合并症、体能状态、依从性和疾病状态等重要标准。为选择合适的干细胞移植患者，欧洲血液和骨髓移植合作组发布了移植风险评分系统，用于评估移植相关死亡率和远期生存（表 20.4）[45]。根据 0～7 不同的评分级别，干细胞移植的 5 年总生存率从 72% 下降至 22%。清髓性干细胞移植后各期 5 年生存率分别如下：慢性期为 50%～85%，加速期为 30%～40%，急变期为 5%～15%。获得分子缓解的慢性期 CML 患者进行干细胞移植术后是否继续 TKI 治疗尚不明确，但急变期患者干细胞移植术后推荐进行 2 年的 TKI 治疗。

表 20.4　欧洲血液和骨髓移植合作组异基因干细胞移植风险评分[43]

危险因素	评分
疾病分期	CP 0 分，AP 1 分，BP 2 分
年龄	<20 岁 0 分，20～40 岁 1 分，>40 岁 2 分
诊断至移植间期	≤1 年 0 分，>1 年 1 分
供体类型	HLA 匹配同胞供体 0 分，匹配无关供体 1 分
供受体性别配型	女性供体男性受体 1 分，其他类型 0 分

注：AP，加速期；BP，急变期；CP，慢性期。

二、慢性淋巴细胞白血病

慢性淋巴细胞白血病（CLL）是西方国家最常见的白血病类型。30% 的美国白血病患者为此类型，估计 2015 年有 14 620 例新发患者[1]。一般认为 CLL 是一种老年性疾病，中位诊断年龄为 72 岁，但是 10%～15% 的患者诊断时小于 50 岁。男性发病率更高。尚没有发现明确的致病因素，但该病有明显的家族遗传因素，CLL 患者的一级亲属中有更高的 CLL 及其他血液或实体肿瘤的发病率。在诊断 CLL 之前，大部分患者会出现单克隆性 B 淋巴细胞增多症（MBL，$<5 \times 10^9$ /L），仅有小部分的 MBL 患者后来发展为 CLL[46]。

（一）诊断

CLL 患者常常在诊断时无不适症状，但通过常规血细胞计数可发现淋巴细胞数目绝对值升高。疾病相关的症状包括疲乏、不明原因的体重下降、盗汗、发热、寒战，以及低球蛋白血症或补体激活紊乱导致的反复感染。体格检查的阳性发现常包括无痛性淋巴结肿大和肝脾大。患者还可能出现自身免疫或因骨髓受累导致的血细胞减少。CLL 患者的外周血检查可见特征相近的淋巴细胞显著增多，掺杂有破碎细胞，偶见体积较大的核仁明显的前淋巴细胞。

美国国家癌症研究所（NCI）的工作组将单克隆性淋巴细胞增多（$\geq 5 \times 10^9/L$）且形态成熟作为 CLL 的诊断标准[47]。流式细胞仪检测该群淋巴细胞表达 CD19、CD23、CD5 及较低水平的 CD20 和细胞膜表面免疫球蛋白（免疫球蛋白轻链限制性为 κ 型或 λ 型）。CD38、ZAP-70 的表达和细胞遗传标志没有诊断意义，但可用于判断预后。其中一些细胞遗传学标志有助于鉴别其他形态相似的淋巴细胞增生性恶性肿瘤。

借助外周血流式细胞学检查即可诊断 CLL，因此骨髓活检不是必需的。但存在血细胞减少特别是外周性病损时，以及治疗前需考虑进行骨髓活检。为确认诊断，骨髓活检标本中淋巴细胞应占所有有核细胞的 30% 以上。治疗后进行骨髓活检可用于评估治疗反应或寻找持续性血细胞减少原因。对 CLL 并不常规进行淋巴结活检，除非怀疑 Richter 转化。

（二）分期和预后

CLL 的分期基于是否存在淋巴结肿大、肝脾大和血细胞减少。3 个最常用的分期系统包括 Rai 分期系统、改良的 Rai 分期系统和 Binet 系统（表 20.5 和表 20.6）[47-49]。增强 CT 虽然并非分期的必要检查，但有助于判断是否存在体内淋巴结肿大。相比临床分期根据，CT 分期与病情有更好的一致性。除非用于评估高级别疾病转化，目前不推荐 CLL 患者进行 PET 检查[50]。

相同分期的 CLL 患者，其临床结局仍有相当大的异质性，提示还有其他的重要预后因素。除了疾病分期，分子细胞遗传标记也和预后强烈相关（表 20.7）。FISH 方法检测到的 11q 缺失（ATM 突变）和 17p 缺失（p53 突变）一般与不良预后相关。而 12 号染色体三体或正常核型预示着中等预后，13q 缺失者则预后较好[51]。对 325 例 CLL 患者的突变发生率分析显示：11q

缺失发生率为18%，17p缺失发生率为7%，13q缺失发生率为55%，12号染色体三体发生率为16%[51]。最近研究发现NOTCH1、SF3B1和BIRC3等基因突变提示预后较差[52]。细胞遗传学异常可随着时间的变化而变化，特别是获得性17p缺失，需要在病情进展时再次评估。还可根据免疫球蛋白重链可变区基因突变状态将CLL分为两类：一类来源于前生发中心B细胞，不具有免疫球蛋白重链可变区基因突变，另一类来源于记忆B细胞，具有免疫球蛋白重链可变区基因突变。前者与预后不良相关，且常常与ZAP-70过表达（在超过20%的细胞中）并存。其他的高危特征包括CD38过表达（>30%）和血清β和微球蛋白升高（≥球）。这些因素仅用于判断预后，而不能用于决定治疗时机，到目前为止，也不能用于药物选择。出现17p缺失对治疗的影响将在下文继续讨论。

表20.5　慢性淋巴细胞白血病分期系统[47-49]

分期系统	临床特征	生存时间（月）
Rai		
0	仅淋巴细胞增多	>120
Ⅰ	淋巴细胞增多伴淋巴结肿大	95
Ⅱ	淋巴细胞增多伴脾大或肝大	72
Ⅲ	淋巴细胞增多伴贫血（Hb<110g/L）	30
Ⅳ	淋巴细胞增多伴血小板减少（PLT<100×10⁹/L）	30
Binet		
A	Hb≥100g/L，PLT≥100×10⁹/L，受累区域*<3组	>120
B	Hb≥100g/L，PLT≥100×10⁹/L，受累区域*≥3组	84
C	Hb<100g/L或PLT<100×10⁹/L	24

注：Hb，血红蛋白；PLT，血小板。
*受累区域包括颈部、腋窝或腹股沟淋巴结，肝脏或脾脏。

表20.6　慢性淋巴细胞白血病分期和预后

Rai分期	改良Rai分期	分期标准	中位生存（年）
0	低危	淋巴细胞增多（外周血淋巴细胞≥30×10⁹/L）	>10
1	中危	淋巴细胞增多伴淋巴结肿大	7

续表

Rai 分期	改良 Rai 分期	分期标准	中位生存（年）
2	中危	淋巴细胞增多伴脾大或肝大	
3	高危	淋巴细胞增多伴贫血（Hb<110g/L）	5
4	高危	淋巴细胞增多伴血小板减少（PLT< $100×10^9$/L）	

注：Hb，血红蛋白；PLT，血小板。

表 20.7　慢性淋巴细胞白血病不良预后因素

不良预后因素
高龄
进展期
男性
骨髓弥漫浸润
淋巴细胞倍增时间<6 个月
β_2-微球蛋白升高
与不良预后相关的细胞遗传学异常（17p 缺失、11q 缺失、NOTCH1、SFB1、BIRC3 或复合异常）
免疫球蛋白重链可变区基因未突变状态
CD38 高表达
ZAP-70 高表达
治疗无缓解或缓解时间短

（三）CLL 的并发症

1. 恶性肿瘤　CLL 患者并发常见实体肿瘤（如皮肤、消化道和肺）的风险增加。因此应鼓励患者做常规筛查以排除相应肿瘤。另外，约 15% 的 CLL 患者可能进展为更具侵袭性的淋巴肿瘤，包括前淋巴细胞白血病（PLL）、Richter 综合征和急性淋巴细胞白血病（ALL）。CLL 患者可发展或与 AML、CML 及多发性骨髓瘤共存。

2. 自身免疫性并发症　包括自身免疫性溶血性贫血（AIHA）、单纯红细胞再生障碍性贫血（PRCA）或自身免疫性血小板减少（ITP）。至少 25% 的患者直接抗球蛋白实验阳性，但不到 5% 的患者发生自身免疫性溶血性贫血。AIHA 也可能是含氟达拉滨治疗方案的结果。AIHA 和 ITP 常可经皮质激素或利妥昔单抗治疗成功缓解，而 PRCA 需要使用环孢素治疗。

3. 反复感染　CLL 患者常因低丙种球蛋白血症或补体系统的异常活化导致感染的风险增加。从既往资料来看，最常见的病原体包括肺炎链球菌、金黄色葡萄球菌、流感嗜血杆菌。每年发作 2 次以上细菌感染的患者应考虑预防性静脉注射免疫球蛋白。化疗药如氟达拉滨和阿仑单抗，使用时条件致病菌感染的风险也显著增加，如念珠菌、李斯特菌、肺孢子虫、巨细胞病毒、曲霉菌、疱疹病毒等的感染。近来，这类感染的发生率随着相关药物使用的减少而减少。

（四）CLL 的治疗

大部分 CLL 患者诊断时无症状。随机研究未能证实对这些患者的早期干预可以产生获益。因此，每 3～6 个月进行血细胞计数和体格检查的密切观察并等待是可以接受的。NCI 工作组制定的启动治疗指征包括显著疲乏、过去 6 个月非干预性体重下降≥10%、持续 2 周以上发热超过 38℃、持续 1 个月以上无感染证据的盗汗、激素无效的自身免疫性血小板减少、骨髓衰竭伴血细胞减少持续加重、进行性脾大（肋缘下＞6cm）或肝大（肋缘下＞10cm）、淋巴细胞进行性增多（2 个月内增加超过 50%或倍增时间小于 6 个月）[45]。

1. 化疗

（1）氟达拉滨：近 20 年来，CLL 的治疗方法有了显著变化，并在继续发生改变。21 世纪初，基于氟达拉滨的方案因其更高的缓解率、更长的无进展时间和生存获益而取代苯丁酸氮芥成为 CLL 的诱导治疗药物。氟达拉滨联合利妥昔单抗（FR）进一步改善治疗结局。在 CALGB 9712 研究中，FR 方案的总缓解率为 90%，完全缓解率为 47%，同步治疗的中位总生存时间为 85 个月[53]。MD 安德森癌症中心和德国 CLL 研究组评价了氟达拉滨+环磷酰胺+利妥昔单抗的联合方案（FCR），显示总缓解率为 90%～94%，完全缓解率为 44%～72%[54,55]。后者的一项多中心随机对照Ⅲ期研究中，FCR 方案的中位无进展生存时间为 51.8 个月。亚组分析显示方案中增加环磷酰胺主要使预后差的 11q 缺失患者获益，因此应考虑在这部分人群使用 FCR 方案[56]。美国进行了 FR 方案、FCR 方案和 FR 序贯来那度胺方案的群组一线对比研究，将 11q 缺失患者分层至 FCR

组，已完成试验，结果有待分析。

（2）苯达莫司汀：是一种双功能烷化剂类药物。苯达莫司汀获批治疗 CLL 是因其在缓解率和无进展生存方面均优于苯丁酸氮芥[57]。苯达莫司汀有较好的疗效和安全性，特别适合老年患者和存在合并症的患者。此外，苯达莫司汀可安全用于轻中度肾功能损害的患者而无须减量，也可用于肿瘤负荷导致轻度肝功能损害的患者。使用苯达莫司汀联合利妥昔单抗一线治疗 CLL 的结果与基于氟达拉滨的治疗方案效果接近，总有效率为 88%，完全缓解率为 23%，中位无事件生存期为 34 个月，患者对不良反应的耐受性更好，对传统上有不良预后细胞遗传学特征的患者有效[58]。德国 CLL 研究组在 CLL10 研究中对比了 BR 和 FCR 方案治疗体能状况良好初诊 CLL 患者的疗效。对全部患者的评估结果显示两者总缓解率相似（97.8%），但 BR（苯达莫司汀+利妥昔单抗）方案比 FCR（氟达拉滨+环磷酰胺+利妥昔单抗）方案有更高的完全缓解率（40.7% vs 31.5%，$P=0.026$）和更长的无进展生存时间（53.7 个月 vs 43.2 个月）[59]。额外的亚组分析显示：FCR 方案仅对小于 65 岁的年轻、身体状况良好患者及 IgVH 未突变患者有 PFS 获益。FCR 方案有更高的 3 级或 4 级中性粒细胞减少和感染的不良反应发生率。因两组患者总生存时间没有差异，两种方案可考虑用于治疗 CLL 患者，但 BR 方案更适合年长患者和肝肾功能不全的患者，且与含氟达拉滨方案相比没有导致自身免疫性溶血性贫血的风险。

氟达拉滨、环磷酰胺、苯丁酸氮芥和苯达莫司汀等化疗药物都与继发性恶性肿瘤（如骨髓增生异常综合征和急性髓细胞性白血病）相关。

2. 单克隆抗体　随着安全有效的单克隆抗体药物的问世，CLL 的治疗现状已被显著改变。

（1）利妥昔单抗（rituximab）：对于复发难治性 CLL 患者，单药利妥昔单抗疗效有限，35%～45% 的患者获得部分缓解[60,61]。未经治疗的 CLL 患者缓解率较高，总缓解率为 50%～90%。但因缓解持续时间较短，通常不作推荐[62,63]。

（2）阿仑单抗（alemtuzumab）：包括利妥昔单抗在内，有 3 种单克隆抗体获批用于 CLL 治疗，其中第一个被 FDA 批准的 CLL 治疗性单抗即为阿仑单抗。其是一种人源化的抗 CD52 单克隆抗体。烷化剂和氟达拉滨治疗失败的患者使用阿仑单抗的总缓解率为 33%～42%[64,65]。在与苯丁酸氮芥一线治疗 CLL 的对比研究中，阿仑单抗有更高的总缓解率（83%vs 55%）和完全缓解率（24% vs 2%），更长的中位更替治疗时间（14.6 个月 vs 11.7 个月）[66]，阿仑单抗的适应证也因此从二线治疗扩展到一线治疗。阿仑单抗的显著毒性反应包括严重机会性感染（卡氏肺孢子虫和疱疹病毒感染）和输液反应。阿仑单抗已被停止用于治疗 CLL，但最近被 FDA 批准了多发性硬化症的适应证。

（3）奥法木单抗（ofatumumab）：是一种全人源化抗 CD20 单克隆抗体，似乎比利妥昔单抗有更强的补体依赖的细胞毒性作用（CDC）。在一项 Ⅱ 期临床研究中，奥法木单抗的总缓解率为 58%（0 例完全缓解），中位总生存时间为 13.7 个月[67]，因此获批用于对氟达拉滨和阿仑单抗耐药的 CLL 患者。奥法木单抗有更高的输液反应和感染发生率，输注前需要更高剂量的药物预处理。奥法木单抗被批准与苯丁酸氮芥联用治疗因年龄和合并症而不适合含氟达拉滨方案的初治 CLL 患者[68]。该联合方案的中位无进展生存时间为 22.4 个月，而单药苯丁酸氮芥的中位生存时间为 13.1 个月（P＜0.001）。多项临床研究正在评估应用奥法木单抗联合含氟达拉滨、苯达莫司汀或其他生物药品的方案治疗 CLL 患者的疗效[69]。

（4）奥比妥珠单抗（obinutuzumab）：是一种人源化抗 CD20 抗体，并采取糖基修饰以获得比利妥昔单抗更强的抗体依赖细胞介导的细胞毒性作用（ADCC）和细胞凋亡，而不是利用 CDC 作为起效机制。奥比妥珠单抗获批与苯丁酸氮芥联用，治疗因合并症不能接受常规化疗免疫治疗的初治 CLL 患者。与单药苯丁酸氮芥相比，联合方案显著延长无进展生存时间（27.2 个月 vs 11.2 个月，P＜0.0001）[70]。与利妥昔单抗联合苯丁酸氮芥相比，奥比妥珠单抗联用苯丁酸氮芥也显著延长无进展生存时间（26.7 个月 vs 14.9 个月，P＜0.001）。奥比妥珠单抗与苯达莫司汀及其他新的生物药品的联合方案正在研究中。

3. 小分子抑制剂　跨膜免疫球蛋白（BCR）是淋巴细胞成熟、增殖和生存的重要媒介。多种小分子抑制剂可针对不同的下游信号通路，从而产生靶向抗肿瘤效应。

（1）依布替尼（ibrutinib）：是一种选择性不可逆布鲁顿酪氨酸激酶（BTK）抑制剂，获批治疗复发难治性 CLL 和 17p 缺失 CLL。加速获批依据来源于一项多中心单臂研究，85 例曾接受治疗的 CLL 患者总缓解率为 71%（2 例完全缓解），26 个月时无进展生存率和总生存率约为 75% 和 83%[71]。17p 缺失的 CLL 患者疗效接近：总缓解率为 68%，无进展生存率为 57%，总生存率为 70%。最常见的不良反应包括轻度腹泻、疲乏、上呼吸道感染、关节痛和皮疹。少见的毒性反应包括出血（如严重颅内出血）和心房颤动。RESONATE Ⅲ 期研究显示依布替尼在总缓解率、无进展生存时间和总生存时间方面优于奥法木单抗[72]。对于年龄在 65 岁及以上的 CLL 患者，依布替尼单药治疗总缓解率为 71%，完全缓解率为 13%，2 年无进展生存率约为 96%[73]。当与利妥昔单抗联用治疗经治（一线治疗无进展生存时间 <36 个月）或未治（17p 缺失、TP53 突变或 11q 缺失）高危 CLL 患者时，总缓解率为 95%，中位缓解时间为 15.4 个月[74]。还有多个关于依布替尼的 Ⅲ 期研究正在进行中：在 ≥65 岁组 CLL 患者中，比较苯达莫司汀 + 利妥昔单抗、依布替尼单药和依布替尼联合利妥昔单抗的疗效；在 ≤70 岁组 CLL 患者中，比较氟达拉滨 + 环磷酰胺 + 利妥昔单抗和依布替尼 + 利妥昔单抗的疗效。

（2）艾德拉尼（idelalisib）：是 PI3K-δ 抑制剂，已被批准与利妥昔单抗联用治疗因合并症不能继续化疗的复发或难治性 CLL 患者。在一项利妥昔单抗和艾德拉尼对比利妥昔单抗和安慰剂的 Ⅲ 期研究中，试验组有更佳的总缓解率（81% vs 13%，$P < 0.001$）、中位无进展时间（未达到 vs 5.5 个月，$P < 0.001$）、1 年总生存率（92% vs 80%，$P = 0.02$）[75]。即使是对有高危特征的患者依然疗效显著，17p 或 11q 缺失的患者组也尚未达到中位无进展生存数据。最常见的不良反应包括轻度疲乏、恶心、腹泻和发热。也可能发生严重的肺炎、腹泻、肝氨基转移酶升高。PI3K 通路的活化对 CLL 细胞和其他低度恶性 B 细胞淋巴瘤生存与活化至关重要。艾德拉尼正在进行的一线治疗 CLL 的 Ⅲ 期研究包括 BR 方案联合艾德拉尼对比 BR 方案，以及艾德拉尼与各种抗 CD20 单抗的联合方案。

4. 其他新的治疗方法 CLL 还有一些正在研究中的治疗方法。来那度胺为第 2 代免疫调节剂，已被批准用于多发性骨髓瘤、骨髓增生异常综合征和套细胞淋巴瘤。来那度胺单药治疗复发和难治性 CLL 的总缓解率为 30%～50%，与利妥昔单抗联用总缓解率为 60%[76-78]。基于在 Ⅱ 期研究中来那度胺治疗 65

岁以上新发 CLL 患者可获得 65% 的总缓解率[79]，来那度胺与苯丁酸氮芥在Ⅲ期 ORIGIN 研究中进行了直接比较。但该试验因来那度胺组死亡率上升而提前终止[80]。研究者仍在关注来那度胺对 CLL 的治疗作用，特别是仍在研究其能否与其他生物药物联用。维奈托克（venetoclax）是一种选择性抗凋亡蛋白家族 BCL-2 抑制剂，治疗复发或难治性 CLL 的总缓解率为 79%，中位缓解时间为 20.5 个月[81]。与其他生物疗法不同的是，维奈托克可使 22% 的患者病情达到完全缓解。维奈托克可使淋巴细胞计数在数小时内迅速下降，因此可能导致致命的肿瘤溶解综合征。因此，患者在使用该药时需要住院密切观察并治疗肿瘤溶解综合征。维奈托克与利妥昔单抗联用治疗 CLL 的总缓解率可达 88%，完全缓解率为 32%[82]。Ⅲ期研究（NCT02005471）正在经治的 CLL 患者中比较维奈托克或苯达莫司汀与利妥昔单抗的联合治疗方案。其他一些还在研究中的治疗药物包括脾酪氨酸激酶（Syk）抑制剂、二代 PI3K 和 BTK 抑制剂，以及免疫检查点抑制剂和嵌合抗原受体 T 细胞等新型免疫治疗。嵌合抗原受体 T 细胞（CAR-T）是进行了基因工程改造靶向 CD19 的自体 T 细胞，并共表达 CD137（T 细胞上共刺激信号受体）和 CD3-ζ（TCR 的信号转导部分），一项较早的Ⅱ期研究显示 CAR-T 治疗 23 例复发或转移性 CLL 患者的总缓解率为 35%，完全缓解率为 22%[83]。

5. 干细胞移植　自体干细胞移植对 CLL 治疗的作用有限。异体骨髓移植的数据主要限于 CLL 的年轻患者，且有相当的发病率和死亡率。亚清髓性预处理方案可能使移植物成功植入而没有严重的急性移植物抗宿主病。然而，慢性 GVHD 已成为一个严重问题。异体骨髓移植可能使患者获得长期无病生存，较适合那些初始治疗耐药或短暂缓解的年轻高危患者。

6. 疗效评价　随着 CLL 有效治疗方法的出现，标准化的疗效评价十分必要。1988 年，NCI 发起的工作组发表了第一个被广泛采纳的疗效评价标准，并于 1996 年进行了更新。2008 年国际慢性淋巴细胞白血病工作组做了进一步的修订（表 20.8）[84,47]。随着生物药物治疗方法的增加，疗效评价方法也在更新[85]。BCR 信号通路的小分子抑制剂可导致暂时性淋巴细胞增多，原因是淋巴结的淋巴细胞去边集化。除非有其他病情进展的标志，这种情况不能认为是疾病进展，大多数患者的淋巴细胞增多现象会消失。免疫调节剂也可能引起类似的暂时性肿瘤加重，与病情进展相混淆。这些患者应继续相关治疗，密切监测是否存在其他病情进展标志，直到考虑中断目前的治疗方案。

表 20.8　慢性淋巴细胞疗效评价标准[45]

缓解类型	缓解表现
CR	无疾病相关症状
	外周血无克隆性淋巴细胞增多
	无淋巴结肿大和肝脾大
	中性粒细胞≥1.5×10^9/L
	血小板>100×10^9/L
	血红蛋白>110g/L（未输血状态）
CRi	除仍有持续性贫血、中性粒细胞减少、血小板减少外，其他与完全缓解相同（仅在临床试验中试验，尚未获得验证）
PR	外周血淋巴细胞下降≥50%
	淋巴结直径（最多统计 6 个）之和下降≥50%，无新发淋巴结肿大，无任何淋巴结增大
	肝脾大缩小≥50%
	加上以下三项中任一项：①中性粒细胞≥1.5×10^9/L 或比基线上升≥50%；②血小板>100×10^9/L 或比基线上升≥50%；③血红蛋白>110g/L 或比基线上升≥50%

注：CR，完全缓解；CRi，不完整的完全缓解；PR，部分缓解。

三、B 细胞白血病

（一）幼淋巴细胞白血病

幼淋巴细胞白血病(PLL)可起源于 B 细胞系或 T 细胞系。B 细胞系 PLL 占所有 B 细胞白血病的不到 1%。平均诊断年龄为 65～70 岁，大部分患者为高加索裔，两性发病率相似。常见的征象包括快速上升的白细胞计数、巨脾、相关症状、贫血和血小板减少。前淋巴细胞体积较大，核呈圆形，核仁明显。新发患者的大部分外周血单个核细胞为前淋巴细胞。但当 PLL 由 CLL 侵袭性演化而来时，外周血单个核细胞则有两种形态群（>55%为前淋巴细胞）。PLL 的细胞免疫表型也与 CLL 不同：CD19、CD20、CD24 均为阳性，CD22、细胞表面免疫球蛋白和 FMC7 为强阳性，不到 1/3 表达 CD5 或 CD23。WHO

分类将以前的 T 细胞系慢性淋巴细胞白血病和慢性 T 细胞淋巴细胞增多症重新命名为 T 细胞系前淋巴细胞白血病（T-PLL）。T-PLL 的中位诊断年龄为 65 岁，男性患者稍多。还有一部分较年轻患者的 T-PLL（平均年龄 30 岁）与共济失调毛细血管扩张症相关。T-PLL 患者的临床表现与 B-PLL 相似，但也可能出现皮肤浸润和浆膜腔积液。单药或联合化疗方案对 PLL 均疗效欠佳。总有效率小于 25%，几乎无完全缓解病例。新发 PLL 的中位生存时间为 3 年，T-PLL 则少于 1 年。小样本研究提示核苷类似物和阿仑单抗有效。异基因干细胞移植适合年轻且诱导治疗有效的患者。

（二）毛细胞白血病

美国每年新发毛细胞白血病（HCL）患者 600～800 例，平均发病年龄为 52 岁，男性明显多发。患者症状通常与血细胞减少有关。最常见的体征包括可触及的脾大（72%～86%）、肝大（13%～20%）、外周血涂片见毛细胞（85%～89%）、血小板减少（$<100\times10^9/L$，53%）、贫血（血红蛋白$<120g/L$，71%～77%）、粒细胞减少（中性粒细胞绝对值$<0.5\times10^9/L$，32%～39%）。外周血淋巴细胞通常呈偏心海绵状肾形核，胞质呈特征性丝状突起。肿瘤细胞表达 B 细胞抗原 CD19 和 CD20，也表达单核细胞抗原 CD11c 和 CD103。需进行骨髓活检以确诊，但常无法获得抽吸。

进行治疗的指征包括巨脾或进行性脾大、血细胞减少加重、反复感染、外周血毛细胞数超过 $20\times10^9/L$ 或显著淋巴结肿大。直至 20 世纪 80 年代早期，脾切除还是 HCL 的标准治疗措施。但现在脾切除仅适用于少数难治性患者和脾大引起症状或血细胞减少的患者。嘌呤类似物及新近出现的单克隆抗体是目前 HCL 的标准治疗。

1. 喷司他丁（DCF）　是一种核苷类似物，常用剂量为 $4mg/m^2$，静脉注射，隔周一次，共 4～6 个月，初治患者完全缓解率达 76%～89%，总缓解为 79%～100%[86,87]。疗效持久，10 年总生存率约为 81%[88]。

2. 克拉屈滨（CdA）　使用 7 天连续静脉注射或每天注射 2 小时，共 5～7 天的用药方案，获得的缓解率>80%～90%，完全缓解率为 65%～80%，缓解持续时间长[89,90]。一项研究报道该药 12 年无进展生存率为 54%，总生存率为 87%[90]。许多患者复发仅表现为骨髓毛细胞数目增加，无需治疗。需要治疗的患者仍可获得第 2 次长期缓解。喷司他丁的疗效数据与克拉屈滨接近，但克拉屈滨用药时间短，似乎更有优势，但其神经毒性和骨髓抑制更严重。

3. 利妥昔单抗 嘌呤类似物治疗失败的 HCL 患者换用利妥昔单抗有效，总缓解率为 50%～80%[91,92]。利妥昔单抗与喷司他丁和克拉屈滨同步或序贯使用均对复发难治性 HCL 有可观的疗效[93]。与克拉屈滨序贯使用治疗初诊的患者，完全缓解率为 100%，中位完全缓解时间未达到[94]。其他针对 CD22 和 CD25（在经典 HCL 细胞高表达）的免疫交联药物对复发难治患者也显示了可观的疗效[95]。BL22 是一种重组抗 CD22 免疫毒素，在 II 期研究中对 77% 的复发难治性患者有持久的疗效，47% 的患者完全缓解。而亲和力更高的免疫毒素 moxetumomab pasudotox 正在一项单臂 III 期研究（NCT01829711）中被进一步评价其疗效。因其免疫偶联了抗 CD22 假单胞外毒素，大部分患者存在的 BRAF V600E 突变使其成为一个新的关注靶点。大量的病例报告显示威罗菲尼对于化疗耐药的患者有效[96,97]。威罗菲尼（NCT01711632）和依布替尼（NCT01841723）治疗复发难治性 HCL 患者的 II 期研究正在进行。

（石 磊 译 邹燕梅 于世英 校）

参 考 文 献

1. American Cancer Society. *Cancer facts and figures 2015*. Atlanta: American Cancer Society; 2015.
2. Cilloni D, Saglio G. Molecular pathways: BCR-ABL. *Clin Cancer Res*. 2012;18(4):930-937.
3. Faderl S, Talpaz M, Estrov Z, et al. The biology of chronic myeloid leukemia. *N Engl J Med*. 1999;341(3):164-172.
4. Vardiman J, Harris N, Brunning R. The World Health Organization (WHO) classification of the myeloid neoplasms. *Blood*. 2002;100(7):2292-2302.
5. Sokal JE, Cox EB, Baccarani M, et al. Prognostic discrimination in "good-risk" chronic granulocytic leukemia. *Blood*. 1984;63(4):789-799.
6. Hasford J, Pfirrmann M, Hehlmann R, et al. A new prognostic score for survival of patients with chronic myeloid leukemia treated with interferon alfa. *J Natl Cancer Inst*. 1998;90:850-858.
7. Hasford J, Baccarani M, Hoffmann V, et al. Predicting complete cytogenetic response and subsequent progression-free survival in 2060 patients with CML on imatinib treatment: the EUTOS score. *Blood*. 2011;118(3):686-692.
8. O'Brien SG, Guilhot F, Larson RA, et al. Imatinib compared with interferon and low-dose cytarabine for newly diagnosed chronic-phase chronic myeloid leukemia. *N Engl J Med*. 2003;348(11):994-1004.
9. Deininger M, O'Brien S, Guilhot F, et al. International Randomized Study of Interferon vs STI571 (IRIS) 8-year follow up: sustained survival and low risk for progression or events in patients with newly diagnosed chronic myeloid leukemia in chronic phase (CML-CP) treated with imatinib. *Blood*. 2009;114(11):Abstract 1126. ASH Annual Meeting.

10. Cervantes F, López-Garrido P, Montero M, et al. Early intervention during imatinib therapy in patients with newly diagnosed chronic-phase chronic myeloid leukemia: a study of the Spanish PETHEMA group. *Haematologica*. 2010;95(8):1317–1324.

11. Preudhomme C, Guilhot J, Nicolini F, et al. Imatinib plus peginterferon alfa-2a in chronic myeloid leukemia. *N Engl J Med*. 2010;363(26):2511–2521.

12. Faber E1, Mužík J, Koza V, et al. Treatment of consecutive patients with chronic myeloid leukaemia in the cooperating centres from the Czech Republic and the whole of Slovakia after 2000—a report from the population-based CAMELIA registry. *Eur J Haematol*. 2011;87(2):157–168.

13. Gugliotta G, Castagnetti F, Palandri F, et al. Frontline imatinib treatment of chronic myeloid leukemia: no impact of age on outcome, a survey by the GIMEMA CML Working Party. *Blood*. 2011;117(21):5591–5599.

14. Hehlmann R, Lauseker M, Jung-Munkwitz S, et al. Tolerability-adapted imatinib 800 mg/d versus 400 mg/d versus 400 mg/d plus interferon-α in newly diagnosed chronic myeloid leukemia. *J Clin Oncol*. 2011;29(12):1634–1642.

15. Shah N. Medical management of CML. *Hematol Am Soc Hematol Educ Program*. 2007:371–375.

16. O'Brien S, Guilhot F, Goldman J, et al. International Randomized Study of Interferon versus STI571 (IRIS) 7-year follow-up: sustained survival, low rate of transformation and increased rate of major molecular response (MMR) in patients (pts) with newly diagnosed chronic myeloid leukemia in chronic phase (CMLCP) treated with imatinib (IM). *Blood*. 2008;112:Abstract 186. ASH Annual Meeting.

17. Bhamidipati P, Kantarjian H, Cortes J, et al. Management of imatinib-resistant patients with CML. *Ther Adv Hematol*. 2013;4(2):103–117.

18. Apperley J. Part I: mechanisms of resistance to imatinib in chronic myeloid leukaemia. *Lancet Oncol*. 2007;8(11):1018–1029.

19. Redaelli S, Piazza R, Rostagno R, et al. Activity of bosutinib, dasatinib, and nilotinib against 18 imatinib-resistant BCR/ABL mutants. *J Clin Oncol*. 2009;27(3):469–471.

20. Brave M, Goodman V, Kaminskas E, et al. Sprycel for chronic myeloid leukemia and Philadelphia chromosome-positive acute lymphoblastic leukemia resistant to or intolerant of imatinib mesylate. *Clin Cancer Res*. 2008;14(2):352–359.

21. Rea D, Vellenga E, Junghanss C, et al. Six year follow up of patients with imatinib resistant or imatinib intolerant chronic phase CML receiving dasatinib. *Haematologica*. 2012;97(suppl 1):Abstract 1430. Special issue on ASCO Annual Meeting.

22. Kantarjian H, Shah N, Hochhaus A, et al. Dasatinib versus imatinib in newly diagnosed chronic-phase chronic myeloid leukemia. *N Engl J Med*. 2010;362(24):2260–2270.

23. Jabbour E, Kantarjian H, Saglio G, et al. Early response with dasatinib or imatinib in chronic myeloid leukemia: 3-year follow-up from a randomized phase 3 trial (DASISION). *Blood*. 2014;123(4):494–500.

24. Giles F, le Coutre P, Pinilla-Ibarz P, et al. Nilotinib in imatinib-resistant or imatinib-intolerant patients with chronic myeloid leukemia in chronic phase: 48-month follow-up results of a phase II study. *Leukemia*. 2013;27(1):107–112.

25. Saglio G, Kim D, Issaragrisil S, et al. Nilotinib versus imatinib for newly diagnosed chronic myeloid leukemia. *N Engl J Med*. 2010;362(24):2251–2259.

26. Saglio G, Kim D, Issaragrisil S, et al. Nilotinib versus imatinib for the treatment of patients with newly diagnosed chronic phase, Philadelphia chromosome-positive, chronic myeloid leukaemia: 24-month minimum follow-up of the phase 3 randomised ENESTnd trial. *Lancet Oncol*. 2011;12(9):841–851.

27. Larson R, Hochhaus A, Hughes T, et al. Nilotinib vs imatinib in patients with newly diagnosed Philadelphia chromosome-positive chronic myeloid leukemia in chronic phase: ENESTnd 3-year follow-up. *Leukemia*. 2012;26(10):2197–2203.

28. Gambacorti-Passerini C, Brümmendorf T, Kim D, et al. Bosutinib efficacy and safety in chronic phase chronic myeloid leukemia after imatinib resistance or intolerance: minimum 24-month follow-up. *Am J Hematol*. 2014;89(7):732–742.

29. Gambacorti-Passerini C, Brümmendorf T, Kim D, et al. Bosutinib is active in chronic phase chronic myeloid leukemia after imatinib and dasatinib and/or nilotinib therapy failure. *Blood*. 2012;119(15):3403–3412.

30. Cortes J, Kim D, Kantarjian H, et al. Bosutinib versus imatinib in newly diagnosed chronic-phase chronic myeloid leukemia: results from the BELA trial. *J Clin Oncol*. 2012;30(28):3486–3492.

31. Cortes J, Kim D, Pinilla-Ibarz J, et al. A phase 2 trial of ponatinib in Philadelphia chromosome-positive leukemias. *N Engl J Med*. 2013;369(19):1783–1796.

32. Baccarani M, Cortes J, Pane F, et al. Chronic myeloid leukemia: an update of concepts and management recommendations of European LeukemiaNet. *J Clin Oncol*. 2009;27:6041–6051.

33. Baccarani M, Deininger M, Rosti G, et al. European LeukemiaNet recommendations for the management of chronic myeloid leukemia: 2013. *Blood*. 2013;122(6):872–884.

34. Cortes J, Jabbour E, Kantarjian H, et al. Dynamics of BCR-ABL kinase domain mutations in chronic myeloid leukemia after sequential treatment with multiple tyrosine kinase inhibitors. *Blood*. 2007;110:4005–4011.

35. de Lavallade H, Apperley J, Khorashad J, et al. Imatinib for newly diagnosed patients with chronic myeloid leukemia: incidence of sustained responses in an intention-to-treat analysis. *J Clin Oncol*. 2008;26(20):3358–3363.

36. Hughes T, Hochhaus A, Branford S, et al. Long-term prognostic significance of early molecular response to imatinib in newly diagnosed chronic myeloid leukemia: an analysis from the International Randomized Study of Interferon an dSTI571 (IRIS). *Blood*. 2010;116(19):3758–3765.

37. Hanfstein B, Müller M, Hehlmann R, et al. Early molecular and cytogenetic response is predictive for long-term progression-free and overall survival in chronic myeloid leukemia (CML). *Leukemia*. 2012;26(9):2096–2102.

38. Hughes T, Saglio G, Kantarjian H, et al. Early molecular response predicts outcomes in patients with chronic myeloid leukemia in chronic phase treated with frontline nilotinib or imatinib. *Blood*. 2014;123(9):1353–1360.

39. Mahon F, Réa D, Guilhot J, et al. Discontinuation of imatinib in patients with chronic myeloid leukaemia who have maintained complete molecular remission for at least 2 years: the prospective, multicentre stop imatinib (STIM) trial. *Lancet Oncol*. 2010;11(11):1029–1035.

40. Rousselot P, Huguet F, Rea D, et al. Imatinib mesylate discontinuation in patients with chronic myelogenous leukemia in complete molecular remission for more than 2 years. *Blood*. 2007;109(1):58–60.

41. Ross D, Branford S, Seymour J, et al. Patients with chronic myeloid leukemia who maintain a complete molecular response after stopping imatinib treatment have evidence of persistent leukemia by DNA PCR. *Leukemia*. 2010;24(10):1719–1724.

42. Takahashi N, Kyo T, Maeda Y, et al. Discontinuation of imatinib in Japanese patients with chronic myeloid leukemia. *Haematologica*. 2012;97:903–906.

43. Cortes J, Nicolini F, Wetzler M, et al. Subcutaneous omacetaxine mepesuccinate in patients with chronic-phase chronic myeloid leukemia previously treated with 2 or more tyrosine kinase inhibitors including imatinib. *Clin Lymphoma Myeloma Leuk*. 2013;13(5):584–591.

44. Cortes J, Wetzler M, Lipton J, et al. Final analysis of the efficacy and tolerability of subcutaneous omacetaxine mepesuccinate, ≥24 months after first dose, in patients with chronic phase (CP) or accelerated phase (AP) chronic myeloid leukemia (CML). *Blood*. 2013;Abstract 2743. ASH Annual Meeting.

45. Gratwohl A, Hermans J, Goldman JM, et al. Risk assessment for patients with chronic myeloid leukaemia before allogeneic bone marrow transplantation. *Lancet*. 1998;352:1087–1092.

46. Rawstron A, Bennett F, O'Connor S, et al. Monoclonal B-cell lymphocytosis and chronic lymphocytic leukemia (CLL). *N Engl J Med*. 2008;359:575–583.

47. Hallek M, Cheson B, Catovsky D, et al. Guidelines for the diagnosis and treatment of chronic lymphocytic leukemia: a report from the International Workshop on Chronic Lymphocytic Leukemia updating the National Cancer Institute-Working Group Guidelines. *Blood*. 2008;111:5446–5456.

48. Rai K, Sawitsky A, Conkite E, et al. Clinical staging of chronic lymphocytic leukemia. *Blood*. 1975;46:219–234.

49. Binet J, Auquier A, Digheiro G, et al. A new prognostic classification of chronic lymphocytic leukemia derived from a multivariate survival analysis. *Cancer*. 1981;48:198–206.

50. Cheson B, Fisher R, Barrington S, et al. Recommendations for initial evaluation, staging, and response assessment of hodgkin and non-hodgkin lymphoma: the lugano classification. *J Clin Oncol*. 2014;32(27):3059–3067.

51. Döhner H, Stilgenbauer S, Benner A, et al. Genomic aberrations and survival in chronic lymphocytic leukemia. *N Engl J Med*. 2000;343(26):1910–1916.

52. Rossi D, Rasi S, Spina VG, et al. Integrated mutational and cytogenetic analysis identifies new prognostic subgroups in chronic lymphocytic leukemia. *Blood*. 2012;121(8):1403–1412.

53. Woyach J, Ruppert A, Heerema N, et al. Chemoimmunotherapy with fludarabine and rituximab produces extended overall survival and progression-free survival in CLL: long-term follow up CALGB study 9712. *J Clin Oncol*. 2011;29(10):1349–1355.

54. Keating MJ, O'Brien S, Albitar M, et al. Early results of a chemoimmunotherapy regimen of fludarabine, cyclophosphamide, and rituximab as initial therapy for chronic lymphocytic leukemia. *J Clin Oncol*. 2005;23(18):4079–4088.

55. Hallek M, Fischer K, Fingerle-Rowson G, et al. Addition of rituximab to fludarabine and cyclophosphamide in patients with chronic lymphocytic leukaemia: a randomised, open-label, phase 3 trial. *Lancet*. 2010;376(9747):1164–1174.

56. Eichhorst B, Hallek M, Dreyling M, et al. Chronic lymphocytic leukaemia: ESMO Clinical Practice Guidelines for diagnosis, treatment and follow-up. *Ann Oncol*. 2010;21(suppl 5):v162–v164.

57. Knauf W, Lissichkov T, Aldaoud A, et al. Phase III randomized study of bendamustine

compared with chlorambucil in previously untreated patients with chronic lymphocytic leukemia. *J Clin Oncol.* 2009;27:4378–4384.

58. Fischer K, Cramer P, Busch R, et al. Bendamustine in combination with rituximab for previously untreated patients with chronic lymphocytic leukemia: a multicenter phase II trial of the German Chronic Lymphocytic Leukemia Study Group. *J Clin Oncol.* 2012;30(26):3209–3216.

59. Eichhorst B, Fink A, Busch R, et al. Frontline chemoimmunotherapy with fludarabine, cyclophosphamide, and rituximab (FCR) shows superior efficacy in comparison to bendamustine and rituximab (BR) in previously untreated and physically fit patients with advanced chronic lymphocytic leukemia (CLL): final analysis of an international, randomized study of the German CLL Study Group (GCLLSG) (CLL10 Study). *Blood.* 2014;Abstract 19. ASH Annual Meeting.

60. Byrd J, Murphy T, Howard R, et al. Rituximab using a thrice weekly dosing schedule in B-cell chronic lymphocytic leukemia and small lymphocytic lymphoma demonstrates clinical activity and acceptable toxicity. *J Clin Oncol.* 2001;19(8):2153–2164.

61. O'Brien S, Kantarjian H, Thomas D, et al. Rituximab dose-escalation trial in chronic lymphocytic leukemia. *J Clin Oncol.* 2001;19(8):2165–2170.

62. Hainsworth J, Litchy S, Barton J, et al. Single-agent rituximab as first-line and maintenance treatment for patients with chronic lymphocytic leukemia or small lymphocytic lymphoma: a phase II trial of the Minnie Pearl Cancer Research Network. *J Clin Oncol.* 2003;21(9):1746–1751.

63. Thomas D, O'Brien S, Giles F, et al. Single agent rituximab as first-line and maintenance treatment for patients with CLL or SLL. *J Clin Oncol.* 2003;21(9):1746–1751.

64. Osterborg A, Dyer M, Bunjes D, et al. Phase II multicenter study of human CD52 antibody in previously treated chronic lymphocytic leukemia: European Study Group of CAMPATH-1H treatment in chronic lymphocytic leukemia. *J Clin Oncol.* 1997;15(4):1567–1574.

65. Rai K, Freter C, Mercier R, et al. Alemtuzumab in previously treated chronic lymphocytic leukemia patients who also had received fludarabine. *J Clin Oncol.* 2002;20(18):3891–3897.

66. Hillmen P, Skotnicki A, Robak T, et al. Alemtuzumab compared with chlorambucil as first-line therapy for chronic lymphocytic leukemia. *J Clin Oncol.* 2007;25:5616–5623.

67. Wierda WG, Kipps TJ, Mayer J, et al. Ofatumumab as single-agent CD20 immunotherapy in fludarabine-refractory chronic lymphocytic leukemia. *J Clin Oncol.* 2010;28(10):1749–1755.

68. Hillmen P, Robak T, Janssens A, et al. Ofatumumab + Chlorambucil versus Chlorambucil alone in patients with untreated chronic lymphocytic leukemia (CLL): results of the phase III study complement 1 (OMB110911). *Blood.* 2013;122:Abstract 528. ASH Annual Meeting.

69. Wierda WG, Kipps TJ, Dürig J, et al. Chemoimmunotherapy with O-FC in previously untreated patients with chronic lymphocytic leukemia. *Blood.* 2011;117(24):6450–6458.

70. Goede V, Fischer K, Busch R, et al. Obinutuzumab plus chlorambucil in patients with CLL and coexisting conditions. *N Engl J Med.* 2014;370(12):1101–1110.

71. Byrd J, Furman R, Coutre S, et al. Targeting BTK with ibrutinib in relapsed CLL. *N Engl J Med.* 2013;369:32–42.

72. Byrd JC, Brown JR, O'Brien S, et al. Ibrutinib versus ofatumumab in previously treated chronic lymphoid leukemia. *N Engl J Med.* 2014;371(3):213–223.

73. O'Brien S, Furman R, Coutre S, et al. Ibrutinib as initial therapy for elderly patients with chronic lymphocytic leukaemia or small lymphocytic lymphoma: an open-label, multicentre, phase 1b/2 trial. *Lancet Oncol.* 2014;15(1):48–58.

74. Burger J, Keating M, Wierda W, et al. Safety and activity of ibrutinib plus rituximab for patients with high-risk chronic lymphocytic leukaemia: a single-arm, phase 2 study. *Lancet Oncol.* 2014;15(10):1090–1099.

75. Furman R, Sharman J, Coutre S, et al. Idelalisib and rituximab in relapsed chronic lymphocytic leukemia. *N Engl J Med.* 2014;370:997–1007.

76. Ferragoli A, Lee B, Schlette E, et al. Lenalidomide induces complete and partial remissions in patients with relapsed and refractory chronic lymphocytic leukemia. *Blood.* 2008;111:5291–5297.

77. Chanan-Khan A, Miller K, Musialo L, et al. Clinical efficacy of lenalidomide in patients with relapsed or refractory chronic lymphocytic leukemia: results of a phase II study. *J Clin Oncol.* 2006;24:5343–5349.

78. Badoux X, Keating M, Wen S, et al. Phase II study of lenalidomide and rituximab as salvage therapy for patients with relapsed or refractory chronic lymphocytic leukemia. *J Clin Oncol.* 2013;31(5):584–591.

79. Badoux X, Keating M, Wen S, et al. Lenalidomide as initial therapy of elderly patients with chronic lymphocytic leukemia. *Blood.* 2011;118(13):3489–3498.

80. Celgene. Celgene will discontinue phase III ORIGIN® Trial in previously untreated elderly patients with B-cell chronic lymphocytic leukemia. Retrieved from http://ir.celgene.com/releasedetail.cfm?releaseid=794779. Press release on July 18, 2013.

81. Seymour J, Davids M, Pagel J, et al. ABT-199 (GDC-0199) in relapsed/refractory (R/R) chronic lymphocytic leukemia (CLL) and small lymphocytic lymphoma (SLL): high

complete-response rate and durable disease control. *J Clin Oncol.* 2014;32(5, suppl): Abstract 7015. ASCO Annual Meeting.

82. Roberts A, Ma S, Brander M, et al. Determination of recommended phase 2 dose of ABT-199 (GDC-0199) combined with rituximab (R) in patients with relapsed/refractory (R/R) chronic lymphocytic leukemia (CLL). *Blood.* 2014;124(21):Abstract 325. ASH Annual Meeting.

83. Porter D, Frey N, Melenhorst J, et al. Randomized, phase II dose optimization study of chimeric antigen receptor modified T cells directed against CD19 (CTL019) in patients with relapsed, refractory CLL. *Blood.* 2014;124(21):Abstract 1982. ASH Annual Meeting.

84. Cheson B, Bennett J, Grever M, et al. National Cancer Institute-sponsored Working Group guidelines for chronic lymphocytic leukemia: revised guidelines for diagnosis and treatment. *Blood.* 1996;87:4990–4997.

85. Cheson B, Byrd J, Rai K, et al. Novel targeted agents and the need to refine clinical end points in chronic lymphocytic leukemia. *J Clin Oncol.* 2012;30(23):2820–2822.

86. Grever M, Kopecky K, Foucar M, et al. Randomized comparison of pentostatin versus interferon alpha-2a in previously untreated patients with hairy cell leukemia: an intergroup study. *J Clin Oncol.* 1995;13:974–982.

87. Johnston J, Eisenhauer E, Corbett W, et al. Efficacy of 2'-deoxycoformycin in hairy-cell leukemia: a study of the National Cancer Institute of Canada Clinical Trials Group. *J Natl Cancer Inst.* 1988;80(10):765–769.

88. Flinn I, Kopecky K, Foucar M, et al. Long-term follow-up of remission duration, mortality, and second malignancies in hairy cell leukemia patients treated with pentostatin. *Blood.* 2000;96(9):2981–2986.

89. Zenhäusern R, Schmitz S, Solenthaler M, et al. Randomized trial of daily versus weekly administration of 2-chlorodeoxyadenosine in patients with hairy cell leukemia: a multicenter phase III trial (SAKK 32/98). *Leuk Lymphoma.* 2009;50(9):1501–1511.

90. Chadha P, Rademaker A, Mendiratta P, et al. Treatment of hairy cell leukemia with 2-chlorodeoxyadenosine (2-CdA): long-term follow-up of the Northwestern University experience. *Blood.* 2005;106(1):241–246.

91. Lauria F, Lenoci M, Annino L, et al. Efficacy of anti-CD20 monoclonal antibodies (Mabthera) in patients with progressed hairy cell leukemia. *Haematologica.* 2001;86(10):1046–1050.

92. Thomas DA, O'Brien S, Bueso-Ramos C, et al. Rituximab in relapsed or refractory hairy cell leukemia. *Blood.* 2003;102(12):3906–3911.

93. Else M, Osuji N, Forconi F, et al. The role of rituximab in combination with pentostatin or cladribine for the treatment of recurrent/refractory hairy cell leukemia. *Cancer.* 2007;110(10):2240.

94. Ravandi F, O'Brien S, Jorgensen J, et al. Phase 2 study of cladribine followed by rituximab in patients with hairy cell leukemia. *Blood.* 2011;118(14):3818–3823.

95. Kreitman R, Stetler-Stevenson M, Margulies I, et al. Phase II trial of recombinant immunotoxin RFB4(dsFv)-PE38 (BL22) in patients with hairy cell leukemia. *J Clin Oncol.* 2009;27(18):2983–2990.

96. Dietrich S, Glimm H, Andrulis M, et al. BRAF inhibition in refractory hairy-cell leukemia. *N Engl J Med.* 2012;366:2038–2040.

97. Munoz J, Schlette E, Kurzrock R, et al. Rapid response to vemurafenib in a heavily pretreated atient with hairy cell leukemia and a BRAF mutation. *J Clin Oncol.* 2013;31(20):e351–e352.

第21章 骨髓增殖性疾病和骨髓增生异常综合征

Jad Chahoud, Srdan Verstovsek, Guillermo
Garcia-Manero, Hagop M. Kantarjian,
Elias Jabbour

一、BCR-ABL1 阴性骨髓增殖性疾病

（一）概述

骨髓增殖性疾病（MPN）是多潜能造血干细胞或多向分化祖细胞的克隆性病变，以形态和功能都成熟的粒细胞、红细胞或血小板的自发性持续增殖为特点。骨髓穿刺活检标本显示巨核细胞、粒细胞和红前体细胞过度增生（骨髓三系增生），且成熟正常。肿瘤性增生的细胞大多数生理功能基本正常，少数情况下可因血小板功能不良导致出血。MPN 细胞成分过多与酪氨酸激酶信号通路开放有关。t（9；22）转位和 *BCR-ABL* 基因产物导致慢性髓细胞性白血病（在第 19 章讨论）。在本章将要讨论的 MPN 中，*JAK2*（正常情况下被促红细胞生成素或其他细胞因子激活的一种酪氨酸激酶）基因单核苷酸突变，发挥了类似的作用。MPN 包括真性红细胞增多症（PV）、原发性血小板增多症（ET）、原发性和继发性骨髓纤维化（MF）[1]，在本章的第一部分讨论。PV 发病率为（0.4～2.8）/（10 万人·年），ET 为（0.4～3.4）/（10 万人·年），原发性骨髓纤维化（PMF）为（0.8～2.1）/（10 万人·年）。

自从 1951 年威廉·达梅塞克发现 PV、ET 和 PMF 是一组密切相关的疾病以来，对经典 MPN 发病机制的认识已经取得了很大进展。进展主要体现为三次里程碑性发现。第一次是在 2005 年，发现在大部分 MPN 患者中存在体细胞获得性 *JAK2* 突变。74%～97%的红细胞增多患者存在 *JAK2* V617F 突变；30%～50%的 ET 和 PMF 患者存在 *JAK2* V617F 突变。第二次是在 2006 年，检测到骨髓增生性白血病（MPL）病毒癌基因突变分别占 *JAK2* 未突变型 ET 和 PMF 的 3%～5%和 8%～11%。

第三次是在 2013 年，没有携带 *JAK2* 或 *MPL* 基因突变的 ET 或 PMF 患者中，有 50%～70%观察到网织素（*CALR*）基因突变[2]。上述基因研究显示 90%的 MPN 患者只在 *JAK2*、*MPL* 或 *CALR* 这三个基因中发生一种突变。[3]*JAK2* V617F 突变支持 MPN 的诊断，但 *JAK2* V617F 突变阴性并不能排除 MPN 诊断。其他突变对 MPN 诊断没有那么特异，但与预后相关，如附加的性梳状基因 1（*ASXL1*）突变。在 ET 患者中，*JAK2* 突变与血栓形成的风险增加有关，而在 PMF 患者中，1 型或 1 型类 *CALR* 突变与较高的生存率相关，而 *ASXL1* 突变与较低的生存率相关[3,4]。随着分子靶向治疗（包括 JAK 抑制剂）的发展，MPN 的管理也发生了革命性的变化。JAK 抑制剂在控制 PMF 和 PV 的脾大和体征方面显示出良好的活性，使得 JAK 抑制剂鲁索替尼最近被批准用于耐羟基脲 PV 患者。鉴于这些变化，下一节将讨论 PV、ET 和 PMF 的诊断、演变、预后及最近的治疗进展。

（二）真性红细胞增多症

1. 诊断　约在 19 世纪末，Vaquez（maladie de Vaquez）第一个描述了特发性实体红细胞增多症。后来，Osler 将它作为一个新的临床疾病，区别于继发性和相对红细胞增多症。

真性红细胞增多症（PV）必须与下列病变相鉴别：相对性或假性红细胞增多（红细胞正常，血浆容量减少）和继发性红细胞增多（因缺氧、一氧化碳血红蛋白血症，或因肿瘤或肾脏疾病产生的异常红细胞生成素综合征等导致的红细胞增多）。男性血红蛋白指标大于 185g/L 或女性血红蛋白指标大于 165g/L，或者有明确证据显示血红蛋白指标持续大于自身基准值至少 20g/L 的男性和女性，若其血红蛋白指标分别大于 170g/L 和 150g/L，即可疑似诊断 PV。*JAK2* V617F 的突变筛选和血清红细胞生成素的检测是诊断的首要工作。这是因为 97%非其他原因引起血红蛋白/血细胞比容上升的红细胞增多症患者 *JAK2* 阳性；与之类似，超过 90%的非继发或者假性红细胞增多症患者其血清红细胞生成素水平异常。但是，*JAK2* 突变阴性或者红细胞生成素水平正常并不能排除 PV 的诊断[3]。

不论红细胞生成素水平正常与否，只要 *JAK2* V617F 阳性即高度支持 PV 的诊断。若 *JAK2* V617F 未发生突变，血清红细胞生成素水平将有益于指导进一步评价。若血清红细胞生成素水平低于正常，则应该进行 *JAK2* 基因 12 号外显子的突变筛查。若 *JAK2* 阴性，血清红细胞生成素水平也正常，则红细胞增多症可能性不大，此时诊断的关键应放在引起红细胞增多的继发因素上。

最早的 PV 诊断标准是在 20 世纪 60 年代后期由法国真性红细胞增多症研究组（PVSG）开发的。现在这种诊断工具有其优点和局限性。PVSG 诊断要求满足以下所有三个主要标准或满足前两个主要标准和任何两个次要标准。

（1）主要标准

1）红细胞容量增加：男性≥36ml/kg；女性≥32ml/kg。

2）动脉血氧饱和度≥92%。

3）脾大。

（2）次要标准

1）血小板计数＞400 000/μl*。

2）白细胞计数＞12 000/μl。

3）白细胞碱性磷酸酶＞100。

4）血清维生素 B_{12}＞900pg/ml 或血清非结合维生素 B_{12}＞2200pg/ml。

为克服 PVSG 诊断标准的一些局限性，WHO 修订了诊断标准[1]。PV 的诊断需要同时满足以下主要标准和一个次要标准或第一主要标准和两个次要标准。

（1）主要标准

1）男性血红蛋白指标大于 185g/L，女性大于 165g/L，或者有其他证据显示红细胞容积增加。

2）*JAK2* V617F 突变阳性或者其他有意义的突变，如 *JAK2* 基因 12 号外显子的突变。

（2）次要标准

1）骨髓活检显示骨髓三系细胞增生高度活跃。

2）血清促红细胞生成素水平低于通常标准。

3）体外可见内源性红系集落形成[1]。

2008 年 WHO 颁布的 PV 诊断标准目前正在修订中。建议的改变包括将诊断血红蛋白/白细胞比容水平降低到 165g/L（49%的男性）和 160g/L（48%的女性），在骨髓（BM）形态一致的情况下，将骨髓形态及 *JAK2* 突变筛查作为主要标准。尽管 WHO 修订的诊断标准是诊断 PV 最常用的工具，但两个

---

*1/μl=10^6/L。

问题仍未有答案。第一个问题是使用血细胞比容而不是血红蛋白作为测量工具是否为诊断和评估提供了更大的红细胞体积预测值。临床医生使用修订后的英国血液学标准委员会的定义作为基于血细胞比容的替代定义来捍卫这一立场。第二个诊断问题与 Barbui 等描述的隐蔽 PV 现象有关，患者表现为正常的血红蛋白，但具有不明原因的血栓或瘙痒的可疑特征[5]。图 21.1 提出了一个流程来指导临床医生做出 PV 的诊断。

2. 治疗目的 PV 这种惰性疾病是否需要治疗取决于其危险分级。在小于 60 岁的患者中，中位生存期约为 24 年。预后危险因素包括白细胞增多（白细胞计数＞13 000/μl）、血栓形成、高龄（＞70 岁）和核型异常。无危险因素组、一个危险因素组和两个危险因素组 10 年相对生存率分别为 84%、59% 和 26%[6]。

低危患者（无血栓史，小于 60 岁，血小板＜1×10^6/μl）通常的治疗是静脉切开术和（或）使用阿司匹林。静脉切开术的目的是保持血细胞比容低于 45%（男性）和 42%（女性）。首先静脉切开放血可以通过减少红细胞数量而降低血液黏度，从而帮助维持红细胞数量在正常范围。高危患者（有血栓史，大于 60 岁）的治疗包括静脉切开放血，阿司匹林和（或）羟基脲治疗。控制高血压和糖尿病并避免吸烟也很重要。尽管 PV 患者普遍有良好的预后，但症状往往难以控制。为了解决这些挑战，在图 21.2 中提出了 PV 管理流程。

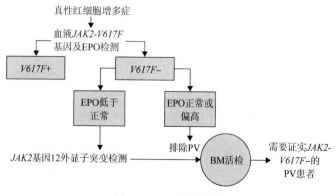

图 21.1 PV 诊断流程

BM，骨髓；EPO，促红细胞生成素；PV，真性红细胞增多症

3. 治疗方法

（1）静脉切开术：每 2～4 天放血 350～500ml（老年人或

心脏病患者减量）是标准的初治方法。该治疗的目的是降低血细胞比容至 40%～45%。每月检查一次血细胞计数。为维持血细胞比容不超过 45%，可以反复进行放血。在手术或有血栓栓塞急症时采用红细胞单采术也可迅速降低血细胞比容。在血细胞比容稳定在 45% 或更低水平后，择期手术应延缓 2～4 个月。在手术或有创性操作前应评估血小板功能（出血时间、血小板聚集功能或两者均检查）[6]。

（2）抗血栓治疗：与放血术同时进行，通常以低剂量阿司匹林作为标准治疗。ECLAP 试验表明每天使用 100mg 阿司匹林可降低近 60% 的血栓事件[7]。若使用高剂量阿司匹林（每天 325mg）将增加出血危险，特别是血小板计数 $> 1.5 \times 10^6/\mu l$，可见于血管性血友病（von Willebrand）病患者。MPN 患者血小板异常导致血栓的机制不明，羟基脲和阿那格雷能降低血小板计数，减少血栓形成风险[6]。

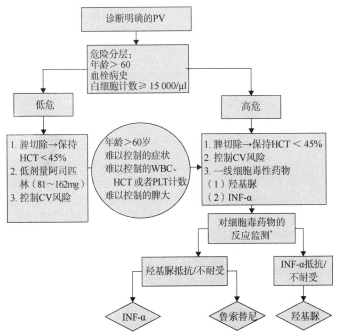

图 21.2　PV 管理流程

*英国血液学标准委员会对羟基脲抵抗或不耐受的定义。CV，冠状动脉；HCT，血细胞比容；INF-α，α 干扰素；PLT，血小板；PV，真性红细胞增多症；WBC，白细胞

（3）骨髓抑制剂：常与放血术合用，尤其适用于持续血小板增多、反复血栓形成、脾大或有类似问题的患者。与单纯放血治疗相比，骨髓抑制还可减少骨髓纤维化的危险。许多烷化剂因有导致白血病和骨髓增生异常综合征（MDS）的高危险性，已不再推荐使用[6]。目前推荐的药物如下所示。

1）羟基脲：$10\sim30mg/kg$，口服，每天 1 次。开始用药时，需要每周检查血细胞计数，通过调整用药剂量将血细胞比容维持在 45%，血小板计数为 $100\,000\sim500\,000/\mu l$，白细胞 > $3000/\mu l$。该治疗引起的不良反应少，但长期使用可引起下肢疼痛和溃疡性口腔炎；患白血病的危险也有增加。用羟基脲难以控制者可换用以下方法。

2）α 干扰素（IFN-α）：可有效控制血细胞比容、血小板计数、脾大和瘙痒。开始剂量为 $(1\sim3)\times10^6U/m^2$，每周 3 次。不良反应有肌痛、发热和无力，对乙酰氨基酚常可缓解这些症状。该药没有致白血病的副作用，但昂贵的价格限制了它的长期使用。对于妊娠期高危患者来说，IFN-α 是治疗的最佳选择。Quintás-Cardama 等发表了他们用聚乙二醇化 IFN-α-2a（PEG-IFN-α-2a）治疗 43 例 PV 患者的Ⅱ期试验结果[8]。该研究显示，经过 42 个月的中位随访，76%的完全缓解的患者经过平均 40 日获得了完全血液学应答（CHR）。同一研究还报告了18%的完全分子学应答（CMR），35%的部分分子学应答和20%的患者与药物相关的治疗暂停。Kiladjian 等还报道了他们的多中心Ⅱ期临床试验结果，评价了 PEG-IFN-α-2a 在 40 例 PV 患者中的疗效、分子反应和安全性[9]。他们的研究表明，在 12个月的随访中，94.6%CHR 患者中位随访持续 31.4 个月。89.6%的患者获得部分分子学应答，24.1%的患者获得 CMR，只有 8%的患者停止药物治疗。这两个试验表明，PEG-IFN-α-2a 可诱导 PV 患者亚群持续 CHR 和 CMR，并伴有可耐受的治疗相关不良事件（AE）。目前一项多中心随机试验正在比较羟基脲和PEG-IFN-α-2a 在高危 PV 患者中的疗效和安全性，这可能为临床医生提供必要的证据来支持他们选择用于高危 PV 患者的一线药物。另一方面，一种新的单聚乙二醇化脯氨酸-IFN-α-2b给予 14 天皮下注射（SC）在Ⅰ期/Ⅱ期试验已显示出有效性和安全性。报告显示 18 个月后，完全缓解（CR）率为 47%，部分缓解（PR）率为 42%，总缓解（ORR）率为 89%，药物治疗中断 20%。更方便的治疗时间（每 14 天一次）和这些好结果支持进一步的研究，Ⅲ期临床研究（PRUO-PV）在 2013 年开始招募。

3）放射性核素磷（^{32}P）：2.3mCi/m^2，静脉注射（单剂最大剂量 5mCi）。如果反应不佳可在 12 周内重复（按 25% 的剂量递增）。若治疗 3 次无效，应改用其他治疗方法。使用 ^{32}P 在 10 年后发生白血病的概率约为 10%，老年患者应慎用。血小板和白细胞计数正常，但血细胞比容升高的患者可能需要加用放血术。

4）白消安：与其他烷化剂相比，较少引起白血病，适用于其他治疗病情未控制的患者或老年患者。最好短期（数周）使用（以避免长期使用导致的骨髓抑制），每天 2～4mg。

5）阿那格雷：选择性抑制血小板的产生，使用 7～14 天后血小板计数即可减少。白细胞计数不受影响，血红蛋白水平可能稍降低。据报道，超过 80% 的骨髓增生异常综合征患者对阿那格雷治疗有效。推荐的开始剂量为 0.5mg，口服，每天 4次。控制病情的平均剂量为 2.4mg/d。不良反应有头痛（占44%）、心悸、腹泻、乏力和体液潴留。有心脏病者慎用，妊娠禁用。

6）鲁索替尼是一种有效的 JAK1/JAK2 抑制剂，具有非特异性骨髓抑制作用和抗 JAK-STAT 介导的炎症细胞因子活性的下调。有记载的不良反应包括非特异性的氨基转移酶升高、胆固醇升高、贫血和血小板减少。最近的 Ⅲ 期开放研究（RESPONSE 试验）评价了鲁索替尼对羟基脲反应不充分或不良反应不可接受的 PV 患者与标准疗法的疗效和安全性。以 1∶1 的比例接受鲁索替尼或标准疗法。主要终点是第 32 周时血细胞比容的控制，第 32 周时脾脏体积至少减少 35%[10]。结果显示，在第 32 周，2/3 的接受鲁索替尼治疗的患者接受 10mg 每日 2 次或者 15mg 每日 2 次。21% 的鲁索替尼组患者达到研究终点，标准治疗组患者只有 1%（$P < 0.001$）[10]。另外，鲁索替尼组血液学控制率为 60%，标准组为 20%。鲁索替尼组 38%的患者脾脏体积至少减少 35%，标准组为 1%。鲁索替尼组 24%的患者完全缓解，标准治疗组 9% 的患者完全缓解（$P = 0.003$）。此外，服用鲁索替尼的患者在 32 周时总症状评分至少降低了50%，而标准组为 5%。总的来说，77% 随机接受鲁索替尼治疗的患者在 48 周时至少达到一部分终点，91% 的患者在 48 周时疗效肯定。至于疗效持续性，只有一个患者在开始 37.1 周后失

去作用，94%的患者持续有效 1 年。另一方面，在 8～32 周时，标准治疗组的静脉切开率比鲁索替尼组高出 3 倍以上。此外，在此期间，只有 2.8%的患者需要 3 次或更多次静脉切开术，而标准治疗组为 20.2%。在整个治疗过程中，对于暴露调整的 AE 和每 100 个患者 3 级或 4 级的 AE，鲁索替尼组的患者比标准治疗组的患者更低。每 100 个患者年严重 AE 的暴露调整率也做了比较。鲁索替尼组 3 级、4 级贫血发生率为 2%，3 级、4 级血小板减少发生率为 5%，标准治疗组分别为 0 和 4%。没有患者因贫血或血小板减少而停止治疗。血栓栓塞事件：鲁索替尼组 1 个，标准治疗组 6 个。本试验表明，鲁索替尼在控制血细胞比容、减小脾脏体积和改善 PV 相关症状方面优于标准疗法。这项研究使得鲁索替尼被批准为羟基脲耐药或不耐受患者的首选二线药物 [10,11]。

4. 辅助治疗　别嘌醇 300mg/d，用于控制高尿酸血症。瘙痒常见，但可减轻骨髓抑制。赛庚啶（二苯环庚啶）5～20mg/d，对治疗有帮助。α 干扰素也常常有效。阿司匹林和其他类似抗血小板制剂有助于红斑性肢痛病的治疗［即发热、发红、指（趾）疼痛］，还可用于预防血栓形成[7]。获得性血管性血友病患者应避免使用阿司匹林，因其利托菌素因子活性小于 20%。

5. 演变与结局　PV 患者的中位生存期超过 15 年，并且发生 MF（10%）或急性髓细胞性白血病（6%）的 10 年风险相对较低[12]。*JAK2* V617F 等位基因负担或 *JAK2/CALR* 突变状态尚未证明影响存活。迄今为止，药物治疗尚未显示出有利的影响。因此，目前不应该以延长生存或预防疾病转化为 AML 或 MF 为目的使用药物。最好由血液学专家监测患者，特别是当开始使用细胞还原剂治疗疾病或药物相关的不良反应时，以及在疾病活跃时每两周进行血细胞计数。一旦病情稳定，监测可以间隔 2～3 个月。WBC 和血小板计数的减少似乎是对治疗反应最明显的指标。欧洲白血病网络已经建立了治疗标准，有效治疗由以下四个标准中的三个组成：①血小板计数≤ $400×10^9$/L；②白细胞计数≤ $10×10^9$/L；③没有脾脏大小的影像学检查；④无疾病相关症状。

（三）原发性血小板增多症

1. 诊断　ET 的中位发病年龄为 55～60 岁，女性发病率显著高于男性（男女比例达 1∶2）。50%～60%的 ET 患者 *JAK2* 基因 V617F 发生突变，而 5%的患者 *MPL* 基因存在突变。最近发现的 *CALR* 基因突变，在 *JAK2* 或 *MPL* 突变阴性的患者中有高达 50%～70%的突变率[3]。这些突变增加了 ET 并发症的风险。确实，与 *JAK2* V617F 阳性 ET 患者相比，*CALR* 突变的患者多为男性，年龄较小，并且伴有血栓形成，血红蛋白水平、白细胞计数和血小板计数率较低。血小板计数增加，血栓形成的发生率增加。

诊断 ET 需要持续升高血小板计数高于 $450 \times 10^3/\mu l$ 并且没有已知原因的反应性或继发性血小板增多症（如铁缺乏症、恶性肿瘤、慢性炎症性疾病）。排除缺铁、创伤和感染等血小板反应性增生后，外周血检测 *JAK2* V617F 突变情况将对诊断很有帮助。尽管 *JAK2* V617F 突变可以证实巨核细胞克隆性增生，但是严格防止外周血污染及骨髓组织细胞基因学检测能进一步确诊 ET [13]。慢性髓细胞性白血病也能表现出血小板增多，因此需要排除 *BCR-BL* 突变。如前所述，*JAK2* 阴性也不能排除 ET 的可能——相当一部分患者并没有携带此突变。只有 4% 的 *JAK2* V617F 突变 ET 患者发生 *MPL* 基因突变。但是，一旦该基因突变，就可证实巨核细胞克隆性增生。中度白细胞增生常见。明显的脾大于 50%。血小板功能检查表现为血小板自发性聚集或对抗凝剂反应减低。微血管血栓栓塞可导致指（趾）坏疽、短暂性脑缺血发作、视力障碍和感觉异常。大动脉血栓常见，深静脉血栓形成少见。血小板计数达 $1500 \times 10^3/\mu l$，出血危险增加。

诊断 ET 需要满足以下条件。

（1）血小板计数持续达到至少 $450 \times 10^3/\mu l$。

（2）骨髓活检标本显示以巨核细胞系增生为主，成熟的巨核细胞越来越多。中性粒细胞、红细胞没有显著增加或核左移。

（3）不符合 WHO 标准的 DV 或 PMF，*BCR-ABL*（−）的慢性粒细胞白血病，或 MDS 及其他髓系肿瘤。

（4）*JAK2* V617F 或者其他克隆标记物显著表达，若 *JAK2* V617F 阴性，则需要证明无血小板反应性增生[1]。

2008 年 WHO ET 诊断标准目前正在修订中，拟议的改变包括 *CALR* 突变作为克隆标记。

2. 治疗方法　鉴于 ET 典型的缓慢过程，主要治疗目标是预防并发症，如获得性血友病引起的微循环紊乱或出血事件。

阿司匹林通常用来降低发生微血管疾病的风险。羟基脲可减少血小板计数，结合低剂量阿司匹林，已被证明能减少高风险患者（如血小板计数>1000×10³/μl，年龄>60岁的老年人或有高血压病史、糖尿病治疗史，或局部缺血、血栓形成、栓塞，或与血小板增多有关的出血患者等）发生动脉血栓的风险。对于那些接受阿司匹林或其他水杨酸治疗的难治性血小板增多症患者，可以使用干扰素（包括聚乙二醇制剂）、阿那格雷或羟基脲。阿那格雷最初被发现能防止血小板聚集，但后来发现其在低剂量使用时能减少ET患者和PMF患者的血小板计数。

3. 羟基脲 10～30mg/kg，口服，每天一次，根据每周的全血细胞计数调节剂量，在2～6周内可产生满意疗效。联合小剂量阿司匹林能抗动脉血栓形成和预防骨髓纤维化。但需警惕引发畸形和白血病的风险[14]。

4. 阿那格雷 目前认为阿那格雷是羟基脲的理想替代品，该药具有抗血栓形成作用，更适合年轻人使用。然而大型临床试验表明阿那格雷联合阿司匹林治疗效果差于羟基脲联合阿司匹林[14]。该药不能用于妊娠期妇女。

5. α干扰素 大多数患者α干扰素治疗有效。初始剂量为$3×10^6$U/d，皮下注射；维持剂量$3×10^6$U，每周3次。α干扰素初始剂量1.5～4.5μg/（kg·w），有效性和不良反应相当。孕妇使用相对安全，不良反应和费用是主要问题。尚不清楚该药减少血栓形成的作用机制。

6. ^{32}P和烷化剂 这些药物有治疗效果，但增加了发生继发性白血病的危险。若需快速降低血小板可用氮芥[盐酸氮芥0.15～0.3mg/kg（6～12mg/m²，静脉注射]。白消安用于其他药物无效的患者尤其是老年患者，初始剂量2～4mg/d。

7. 阿司匹林 81～325mg/d，可控制红斑性肢痛病和血管栓塞问题。阿司匹林可用于孕妇。那些微血管症状顽固的低风险患者使用阿司匹林81mg，每日2次比每日1次更有效。在重度血小板增多患者中，应避免使用阿司匹林，因出血风险增加可导致继发血管性血友病。

8. 演变与结局 ET的进程往往缓慢，尤其是年轻患者。年龄大于60岁的患者中位生存期为24年，小于60岁的患者中位生存期为33年。*JAK2/CALR* 突变状态或 *JAK2* V617F等位基因负荷未能影响ET患者的生存率，年龄>60岁和既往血栓事件是预测并发症发生的唯一因素。有趣的是，较高的血小板水平与血栓事件的风险增加无关。原发性血小板增多症血栓形成的国际预后评分（IPSET-thrombosis）可以更好地评估血栓形成的风险。最终预后评分包括四个危险因素：年龄≥60岁（1分）、心血管危险因素［如糖尿病、高血压或吸烟（1分）］、血栓形成前期（2分）和*JAK2* V617F突变（2分）。患者可分为低风险（0~1分）、中风险（2分）和高风险（≥3分）。血栓的年发病率从低危组的1.03%到高危组的3.56%。另一个预后评分（IPSET）被用于预测包括年龄超过60岁时的总生存期（OS）（2分）。白细胞计数超过$11×10^9$/L（1分），既往血栓形成（1分）是生存的独立危险因素。患者可以再次分为三大风险类别，低风险组的中位生存期尚未达到，高风险组的中位生存期为14.7年。5%~10%的ET患者转化成PMF、MDS或急性白血病。血栓形成仍然是ET患者死亡的主要原因[15]。

（四）原发性骨髓纤维化

1. 诊断　PMF为干细胞疾病，其特征是强烈的骨髓反应性纤维化；脾大（常为巨脾），反应性脾脏异位造血和门脉高压；外周血中发现不成熟粒细胞、有核红细胞和泪滴样红细胞、巨核血小板。白细胞、血小板轻中度增加，最后出现血细胞减少[16]。国际预后评分系统（IPSS）是PMF患者在诊断时最广泛使用的系统。模型中的危险因素为①年龄>65岁；②有体质症状；③血红蛋白<100g/L；④白细胞计数>$25×10^9$/L；⑤循环细胞数≥1%。预后模型将患者分为四类：低风险（0分，中位生存期11.3年）、中等风险-1（1分，中位生存期7.9年）、中等风险-2（2分，中位生存期4年）和高风险（3分以上，中位生存期2.3年）。

50%的PMF患者出现*JAK2* V617F突变。*MPL*突变在5%~10%的患者中发现，*CALR*突变在另外25%~40%的患者中发现。*CALR*突变似乎为PMF患者提供了更好的预后（中位生存时间为15.9年），而三阴患者的预后最差（中位OS为2.3年）[3,17]。除了三个驱动突变外，在PMF中还发现了许多其他频率更低的基因突变。尽管这些突变大多较少发生，但已证明*ASXL1*、*SRSF2*和*EZH2*的突变与生存率降低独立相关，*ASXL1*、*SRSF2*和*IDH1/2*的突变与急性白血病转化风险增加独立相关。特别是*ASXL1*在PMF中似乎是最有害的，并且在最近的一项试验中被用于建立一个强调基因突变的 PMF 国际预后评分系统（MIPSS），目的是根据标准进一步将被归类为低风险的患者分层。这个新的评分系统包括四个临床变量（年龄、血红蛋白、血小板计数、体质症状）和四个分子变量（三阴性、*JAK2/MPL* 突变、*ASXL1* 和 *SRSF2* 突变）。这项最近的试验显示，与 IPSS 相比，MIPSS 有更好的生存预测价值，并允许在传统 IPSS 分层中识别亚组。另外有一个异常的核型被证实约占 50%，且意味着生存时间缩短。虽然没有对 PMF 的特异性细胞遗传学改变进行描述，但常见的异常是缺失（13q）、缺失（20q）和三体 8 或 9。其他不利于预后的因素包括年龄偏大、贫血、WBC <4000/μl 或>30 000/μl、血小板减少、外周血出现原始细胞、高代谢综合征（体重减轻、盗汗、发热）。诊断该病时必须排除继发性骨髓纤维化的病因，如转移癌、毛细胞白血病和肉芽肿感染。类似的，*JAK2* V617F 阳性或 *MPL* 突变可以帮助排除反应性骨髓纤维化。然而，即便没有这两个分子标记也不能排除骨髓增殖性疾病。因此，没有发现克隆标记的病例需要排除反应性骨髓纤维化。骨髓组织学结合其他临床和实验室特征有助于建立特发性骨髓纤维化诊断。应进行 *BCR-ABL* 检测以排除慢性粒细胞白血病的可能，并且不满足其他髓性肿瘤的诊断标准。次要标准包括成骨髓性贫血、血清乳酸脱氢酶增加、贫血和明显的脾大，可以帮助建立骨髓纤维化的诊断。主要死亡原因有骨髓衰竭、感染、门脉高压和发展为白血病。有的 MDS 易与 PMF 混淆。临床上难以区分红细胞增多症后骨髓纤维化，其预后差，25%～50%的患者发展为急性白血病（PMF 5%～20%发展成急性白血病）。急性原始巨核细胞白血病也能表现出骨髓纤维变性，可与 PMF 发生混淆。

PMF 的诊断需要满足以下全部 3 个主要标准和任意 2 个次要标准。

（1）主要标准

1）存在巨核细胞增殖和异型，伴网状或胶原纤维化；或者没有显著网状纤维化，但巨核细胞的变化必须伴随粒系扩增活跃而红系往往降低的骨髓像特点（即纤维化前或细胞期）。

2）不满足红细胞增多症、慢性粒细胞白血病、骨髓增生异常综合征或者其他骨髓疾病的 WHO 标准。

3）*JAK2* V617F 或其他克隆标记阳性（如 *MPL* W515K/L），若没有以上克隆标记需要排除继发性骨髓纤维化[1]。

（2）次要标准

1）成骨髓性贫血。

2）血清乳酸脱氢酶增加。

3）贫血。

4）明显的脾大[1]。

2. 治疗方法　PMF 比 PV 和 ET 进展更快，治疗包括雄激素制剂（如氟甲睾酮或达那唑）、糖皮质激素、红细胞生成素与来那度胺。门静脉高压症患者应考虑切除，以改善贫血（由于隔离）或缓解腹痛症状及营养等问题。放射治疗可能有益于姑息性缓解；然而，中性粒细胞减少和感染的风险也显著增加。异基因造血干细胞移植被认为是唯一能治愈 PMF 患者的治疗手段。年轻的中/高风险患者应考虑这种治疗方法。大于 60 岁的患者，降低强度的预处理方案是一个合理的选择[18]。评估激酶抑制剂疗效的研究正在进行，若能达到预期临床疗效，最终可能改变病程[19]。出现以下情况时需要治疗。

3. 贫血　建议使用雄激素（男性：庚酸睾酮 600mg，肌内注射，每周一次或羟甲烯龙 10mg，口服，每天 2～3 次；女性：达那唑 400～600mg，口服，每天 1 次），可以使 30%～50% 的患者减少输血次数。有明显溶血时，可试用皮质类固醇（如泼尼松 40mg/m²，口服，每天 1 次）。少数患者用促红细胞生成素可能有效但需大剂量，当血清红细胞生成素 >200mU/ml 时无效。20%～50% 原发性骨髓增生患者小剂量应用沙利度胺（50mg/d）或来那度胺（5mg～10mg/d）可改善贫血，减少输血。原发性骨髓增生患者容易依赖输血，建议早期使用铁螯合剂。

4. 脾大　巨脾可导致血细胞减少、门静脉高压、曲张静脉出血、腹痛或邻近器官受压。厌食、乏力和高分解代谢可为突出的临床表现。治疗方法包括羟基脲等骨髓抑制剂治疗，方法同红细胞增多症（美法仑 2.5mg，口服，每周 3 次，耐受后增加至 2.5mg，每天 1 次），老年患者可用白消安 2mg/d。部分患者用 α 干扰素治疗有效，但对原发性骨髓增生的疗效尚不确切[19]。

放射治疗对脾大有效，照射剂量 50～200cGy，但 40% 的患者可引起血细胞减少。偶尔也用于髓外造血肿瘤引起的压迫综合征或骨痛。对仔细选择的患者可行脾切除术，但可因出血脓毒血症和手术后血小板增多而发生围手术期死亡，脾切除术还导致病情向急变期转化的风险升高。

5. 根治性治疗 借助合适的供体进行异基因骨髓或干细胞移植有根治可能，但 45 岁以上患者移植相关死亡率高。预期生存 5 年以下或 5 年的年轻患者可以选择干细胞移植。骨髓移植存活率与其他血液疾病相同，可观察到明显的移植物抗骨髓纤维化效应。非骨髓清除的干细胞移植方法获得了振奋人心的早期证据，这一方法可能是最佳的选择，特别适合老年 PMF 患者[18]。

6. 新治疗手段

（1）JAK2 抑制剂：在美国、欧洲和加拿大，被批准的鲁索替尼已经显著改变了治疗现状。对鲁索替尼治疗 PMF 的批准是基于两个关键的Ⅲ期试验的结果，其中鲁索替尼显示出在研究第 48 周时脾脏体积明显减少（通过触诊大约减少 50%，通过放射学超过 35%）[20,21]。因此，与最有效的治疗相比，PMF 相关症状和生活质量显著改善。虽然没有显示鲁索替尼可以消除恶性克隆，但长期随访分析显示，鲁索替尼的效果是持久的，与生存获益有关。然而，所有这些都是以血小板减少和贫血为代价的，这是鲁索替尼最常见的毒性[21,22]。这些毒性可以通过减少剂量来管理，避免治疗中断对于成功治疗很重要，因为症状在 7～10 天回到基线水平。目前的建议是，对于血小板数量在 $200 \times 10^9/L$ 以上的患者，起始剂量为 20mg，每日两次，对于血小板数量在（100～200）$\times 10^9/L$ 的患者，起始剂量为 15mg，每日 2 次，对于血小板数量在 $100 \times 10^9/L$ 以下的患者，起始剂量为 5mg，每日两次，最大剂量 25mg，每日 2 次。

（2）联合鲁索替尼治疗：目前正在研究多种药物与鲁索替尼的组合疗效。

（3）鲁索替尼联合帕比司他治疗：在中高危 PMF 的试验人群中，Ⅱ期试验使用鲁索替尼 15mg，每日 2 次和帕比司他 25mg 每周 3 次/隔周 1 次的全身抑制剂，可使脾大显著减少。然而，该研究并未报告其他症状的改善。不良反应在预期范围内。

7. 传统治疗

（1）羟基脲：在 2011 年 FDA 批准鲁索替尼用于 MF 之前，临床使用如羟基脲之类的药物来控制增生。然而，疾病的自然过程并未改变，羟基脲很少引起完全的脾退缩，反应很少持久。

（2）免疫调节剂（IMiD）：这些制剂在一个 PMF 亚组患者中产生了一个有趣的临床效果，包括改善贫血、血小板减少症和脾大，认为是它们影响了骨髓微环境。沙利度胺和来那度胺诱发的反应发生率为16%～34%。联合使用来那度胺和泼尼松可能比单用免疫调节剂治疗更有效、更安全。新的制剂如泊马度胺正在研究中。

二、骨髓增生异常综合征

骨髓增生异常综合征（MDS）是另外一组造血干细胞的增生性疾病。表现为一个或多系无效血细胞生成和发育不良的形态改变。本病发病中位年龄为65～70岁，是65岁以上年龄组常见血液恶性肿瘤，在美国，每年发病人数超过3万人。60岁以上人群中，发病率为0.2%。80%患者病因不明，20%接触过化学治疗，如大剂量烷化剂、拓扑异构酶Ⅱ抑制剂或放疗。不管有无证实的特异性原因，MDS病理生理过程表现为多能造血干细胞DNA损伤，继发相应的增殖分化凋亡内在通路与外在的骨髓微环境，以及血管生成、细胞因子、免疫效应之间的动态平衡改变。MDS基因组特有的基因启动子区域的全基因组DNA低甲基化和同时沉默的高甲基化为控制基因表达提供了表观遗传机制。已经证实低甲基化试剂（HMA）的疾病反应的研究提供了DNA甲基化在MDS发病机制中作用的补充证据。40%～50%的病例发现克隆性细胞遗传学异常，最常见的是5、7、11、20号染色体、Y染色体或8号染色体的三体异常。95%的治疗相关病例可发现5号或7号染色体细胞遗传学异常，一半有3条或多条染色体异常[23]。

（一）诊断

典型临床表现为老年患者伴大细胞性贫血，伴或不伴血小板减少和中性粒细胞减少。除了常规病史和体格检查外，输血史的记录也是必要的，还需要做血常规分类和外周血涂片、骨穿及活检，并检测网织红细胞计数，输血前血清促红细胞生成素，促甲状腺激素，血清总铁结合力，以及血清铁蛋白、维生素B_{12}、叶酸含量，若临床怀疑，可查HIV，年轻患者若做移植或免疫抑制治疗可查HLA分型，然而没有单一的试验可以做出诊断。支持诊断的依据：血涂片见血细胞减少和骨髓检查发现骨髓细胞增生异常的形态学改变，骨髓和外周血可见的典型增生异常，包括任何一系的巨核细胞前体，正常红细胞的幼稚型和不规则核型，血红蛋白减少和红细胞的嗜碱性点彩，铁粒幼细胞的过度铁负荷，中性粒细胞的低分裂（特征性的二分裂 Pelger-Huet 样形式）和低颗粒，少叶和（或）微巨核细胞，低颗粒血小板。血小板和中性粒细胞功能障碍进一步证实症状性血细胞减少。增多的骨髓细胞中，网织红细胞减少（也有 10%~20% 的患者可表现为骨髓细胞减少）。骨髓活检可见幼稚前体异常定位（ALIP），原粒细胞数量为 5%~20%。鉴别诊断包括维生素 B_{12} 和叶酸缺乏，酗酒患者所致铁粒幼细胞贫血、低血象再生障碍性贫血、PMF、阵发性睡眠性血红蛋白尿（PNH）。可根据临床表现考虑做进一步的个性化检测：①如怀疑大颗粒淋巴细胞白血病或 PNH，克隆流式细胞术可能有助于确认 MDS 诊断；②在年轻患者或有血细胞减少家族史的患者中，进一步的基因检测排除范科尼贫血和先天性角化病。

（二）分类

1982 年颁布的 FAB（法国-美国-英国联合会）分类标准仍然有效（表 21.1）。WHO 最近又修订了 2008 分类标准，该分类能更好地与血液分类和自然病程相结合（表 21.2）。主要改变为：①为界定急性髓细胞性白血病，降低骨髓原始细胞比例为 ≤20%，去除了难治性贫血伴原始细胞增多转变型；②考虑到 5q 综合征的不同临床表现，将 5q 综合征分离开来治疗；③慢性单核细胞白血病分为骨髓发育不良/异常增殖的单独一类。

表 21.1　MDS 亚组 FAB 分类

FAB 分类	骨髓原始细胞（%）	外周血原始细胞（%）	其他	中位生存期（月）
RA	<5	≤1	—	43
RARS	<5	≤1	≥15% 环形铁粒幼细胞	73
RAEB	5~20	<5		12
RAEB-t*	20~30	≥5	出现 Auer 小体	5
CMML	≤20	<5	单核细胞>1000/μl	20

注：CMML，慢性骨髓单核细胞白血病；RA，难治性贫血；RAEB，难治性贫血伴原始细胞增多；RAEB-t，难治性贫血伴原始细胞转化；RARS，难治性贫血伴环形铁粒幼细胞。

*在最新修订方案中 RAEB-t 被归为急性白血病。

表 21.2　骨髓增生异常综合征 2008 WHO 分类及亚型特征

亚组	血	骨髓
RCUD*	单核或双核细胞发育不良	一系细胞发育不良≥10%，原始细胞<5%
RARS	贫血，无原始细胞	≥15%红系出现环形铁粒幼细胞，仅红系发育不良，原始细胞<5%
RCMD	全血细胞减少，单核细胞<1×10⁹/L	2 系或多系发育不良≥10%，±15%环形铁粒幼细胞，原始细胞<5%
RAEB-1	全血细胞减少，原始细胞≤2%～4%，单核细胞<1×10⁹/L	一系或多系发育不良，无 Auer 小体，原始细胞 5%～9%
RAEB-2	全血细胞减少，原始细胞 5%～19%，单核细胞<1×10⁹/L	一系或多系发育不良，有 Auer 小体，±10%～19%原始细胞
MDS-U	全血细胞减少	一系发育不良或无，但表现为 MDS 骨髓象，原始细胞<5%
MDS 伴单独的缺失 del(5q⁻)	贫血，血小板正常或升高	仅红系发育不良，独立 5q，原始细胞<5%
RAEB-t	全血细胞减少，原始细胞 5%～19%	多系发育不良，有 Auer 小体，±20%～30%原始细胞

注：MDS，骨髓增生异常综合征；MDS-U，骨髓增生异常综合征，未分类；RAEB-1，难治性贫血伴原始细胞增多-1；RAEB-2，难治性贫血伴原始细胞增多-2；RAEB-t，难治性贫血伴原始细胞增多转化；RARS，难治性贫血伴环形铁粒幼细胞；RCMD，难治性贫血伴多系发育不良；RCUD，难治性贫血伴单系发育不良。

*此分类包括难治性贫血（RA）、难治性中性粒细胞减少（RN）、难治性血小板减少（RT）。RN 和 RT 已归于 MDS-U。

（三）预后

MDS 向急性白血病转化和生存期在某种程度上与 FAB 和 WHO 分类相关，但更多的与 IPSS 相关。如表 21.3 所示，生存率与 MDS 的 FAB 亚分类有关。IPSS 评分包括骨髓原始细胞、最初骨髓细胞遗传学、外周血细胞减少数目，为个体提供了较好的预后危险评估，并指导治疗[24]。然而，最近的研究发现一些明显的问题，IPSS 评分模型排除了许多分组，但它们如今却在 MDS 患者中占据很大比例，并且该评分模型也并不适合许多患者的诊断。因为许多人事先已接受治疗，并且会有一个MDS 的显著病程。一项 1915 例 MDS 患者预后因素的多变量分析指出以下不利的，连续和有显著意义的独立因素（$P <$ 0.001）：较低的社会地位、年龄较大、血小板减少症、贫血、骨髓原始细胞增加、白细胞增加、7 号染色体异常或复杂的染色体异常（大于或等于 3 条染色体异常），以及输血史。最新的 MDS 患者预后模型分为 4 个预后组，出现意义明显不同的结果（表 21.4）。这个新的模型包含 MDS 病程中和事先接受治疗的患者。它适用于病程中任何阶段的 MDS 患者。

最近，修订的国际预后评分系统（IPSS-R）被认为是用于预后的首选评分工具，尽管其他评分系统也被认为有重要价值（表 21.5）[25]。该系统将 MDS 预后分为 5 个亚组：①极低风险；②低风险；③中间风险；④高风险；⑤极高风险。这种划分基于以下预后权重评分系统：①细胞遗传学；②骨髓母细胞百分比；③血红蛋白；④血小板计数；⑤绝对中性粒细胞计数（ANC）。表 21.5 详列了 IPSS-R。IPSS-R 提供的最相关的修改之一是用于 MDS 的新的细胞遗传学分类方案，以取代 IPSS 中建议的风险组。这种新的细胞遗传学分类包括 16 个特定的细胞遗传学异常，分为 5 个预后类别。然而，所有 MDS 患者中50% 以上为正常核型，即便在具有相同染色体异常的患者中，结果也可不同[26]。个体细胞突变在包括正常核型患者在内的大约 70% 的患者中是可识别的，这使得它们比细胞基因异常更常见。因此，将这种突变加入常见的预后标志可能有助于改善MDS 的预后。Kuendegen 等的研究使用各种分子分析方法分析了 182 例 MDS 患者，包括 ASXL1、DNMT3A、EZH2、FLT3-ITD、IDH1、KRAS、MLL-PTD、NRAS、RUNX1、SF3B1、SFRS2、TET2 和 TP53 中突变的敏感下一代测序[27]。本研究通过单因素分析证实了上述 5 个突变对存活率的显著影响：①TP53（$P <$ 0.001）；②EZH2（$P = 0.003$）；③SF3B1（$P = 0.016$）、ASXL1（$P = 0.016$）和 RUNX1（$P = 0.042$）。这些突变检率分别为 9.9%、9.0%、22.9%、25.4% 和 20.4%。截至目前，另外两项主要的研究也明确地显示了特定基因（TP53，EZH2）突变与疾病风险之间的强相关性。同样的研究也强调在这些数据能够用于个性

化患者护理之前必须克服一些挑战。

表 21.3 MDS 的 IPSS 评分系统

预后因素	分值				
	0	0.5	1.0	1.5	2.0
骨髓细胞（%）	<5	5～10	—	11～20	21～30
核型	好	中	差	—	—
细胞减少	0～1	2～3	—	—	—
危险分级	总分		中位生存时间（年）		
低	0		5.7		
中-1	0.5～1.0		3.5		
中-2	1.5～2.0		1.2		
高	2.5		0.4		

注：IPSS，国际预后评分系统；MDS，骨髓增生异常综合征。

好，正常核型，−Y、5q−或20q−；差，7 号染色体异常（单倍体，7q−等）复杂（3 种不同的异常）；中，其他核型。

细胞减少定义为血红蛋白<10g/dl，中性粒细胞<1500/μl，血小板<100 000/μl（注意：IPSS 承认 FAB 分类，同时包括 WHO 分类为急性髓细胞性白血病的母细胞过多的难治性贫血）。

表 21.4 MD.Anderson MDS 分级系统

预后因素	分值
一般状况≥2	2
年龄	
60～64	1
≥65	2
血小板计数（×10^3/μl）	
<30	3
30～49	2
50～199	1
血红蛋白<120g/L	2
骨髓原始细胞（%）	
5～10	1
11～29	2

续表

预后因素	分值
白细胞＞20×10³/μl	2
染色体组型：7号染色体异常或联合异常（3种独立的异常）	3
有输血史	1

注：MDS，骨髓增生异常综合征。

低危：0～4分，中位生存时间54个月，3年生存率63%。

中危-1：5～6分，中位生存时间25个月，3年生存率34%。

中危-2：7～8分，中位生存时间14个月，3年生存率16%。

高危：≥9分，中位生存时间6个月，3年生存率4%。

表21.5　MDS国际预后评分法修订版（IPSS-R）

预后因素	分值						
	0	0.5	1	1.5	2	3	4
细胞遗传学*	很好	—	好	—	中	差	很差
骨髓母细胞（%）	≤2	—	2～5	—	5～10	＞10	—
血红蛋白（g/dl）	≥10	—	8～10	＜8	—	—	—
血小板（×10³/μl）	≥100	50～100	＜50	—	—	—	—
绝对中性粒细胞计数（×10⁹/L）	≥0.8	＜0.8	—	—	—	—	—

IPSS-R危险度分级（IPSS-R人群占比，%）	总分	总生存时间（年）	25%急性髓细胞性白血病进展时间
极低危（19）	≤1.5	8.8	未达到
低危（38）	＞1.5且≤3.0	5.3	10.8
中危（20）	＞3.0且≤4.5	3	3.2
高危（13）	＞4.5且≤6.0	1.6	1.4
极高危（10）	＞6.0	0.8	0.7

*细胞遗传学危险因素：很好，-Y，11q缺失；好，正常，5q缺失，12p缺失，20q缺失包含5q缺失的双染色体缺失；中，7q缺失，+8，+19，17p缺失，任何其他单个或双独立基因；差，-7，inv（3）/t（3q）/del（3q），包括-7/del（7q）复合3种异常；极差，超过3种异常。

（四）治疗

MDS的管理是由多个预后评分系统指导的。2015年NCCN

的 MDS 指南建议将 IPSS-R 作为对 MDS 患者进行风险分层的首选方案。其他评分系统，如先前阐述的 MD Anderson 评分系统，也可以指导管理选项的风险分层和个性化。该评分系统包括患者的年龄、IPSS 类别、血清促红细胞生成素水平、细胞遗传学（如果 5q–存在），以及异体 HSCT 或免疫抑制疗法候选者的 HLA 状态[23]。所有患者都应接受合适的血液制品支持。

1. 一般处理　图 21.3 提出了管理 MDS 患者的一般方法，该方法考虑了 MDS 患者的风险分层、HMA 失败及对 allo-HSCT 适用性的评估。

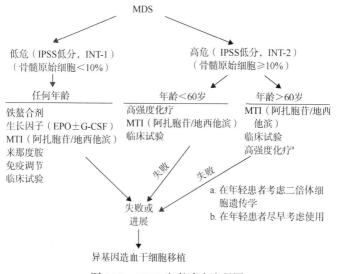

图 21.3　MDS 患者治疗流程图

EPO，红细胞生成素；G-CSF，粒细胞集落刺激因子；INT，中间的；IPSS，国际预后指数评分系统；MTI，甲基转移酶抑制剂

（1）低度危险患者[IPSS-R：中危（>3 分且≤4.5 分），低危（>1.5 分且≤3 分），极低危（≤1.5 分）]

1）并不总是需要立即治疗。适应证包括症状性细胞减少症（贫血、血小板减少、中性粒细胞减少和反复感染）。无症状患者可通过一系列检查和实验室检测密切监测。

2）血清红细胞生成素<500mU/ml，采用生长因子治疗（促红细胞生成素类似物，若无血细胞比容效应可加用 G-CSF）。

3）如对生长因子无反应或促红细胞生成素水平高于

500mU/ml，可使用阿扎胞苷、地西他滨、来那度胺。

（2）高度危险患者[IPSS-R：高危（>4.5分且≤6分），极高危（>6分）]

1）若为年轻人，有捐献者，可考虑化疗或者异体干细胞移植。

2）若为非移植患者，可用阿扎胞苷、地西他滨或来那度胺。

（3）5q-细胞遗传异常：来那度胺。

（4）发育不全的MDS患者

1）ATG（抗胸腺细胞球蛋白）。

2）环孢素。

3）阿来组单抗。

2. 生长因子 红细胞生成素类似物 epoetin 或 darbepoetin 能有效提高15%～25%的患者的血红蛋白[28]。当患者血清红细胞生成素<500mU/ml，建议试用红细胞生成素类似物，低度危险患者较高度危险患者更易缓解。通常这种患者使用的剂量要高于化疗引起的贫血。使用时间应达到8～12周。G-CSF协同红细胞生成素类似物治疗，能增强血液缓解率至40%。这种协同效应在环形铁粒幼细胞≥15%的患者身上表现得更为明显。为取得疗效，应持续使用生长因子[28]。

（1）重组促红细胞生成素4万～6万U，每周2～3次，如果缓解，可维持使用最小有效剂量。

（2）达依泊汀：150～300μg/kg，每周一次。单独使用红细胞生成素类似物剂量不足或无缓解，临床经验提示可联合G-CSF治疗。

（3）粒细胞集落刺激因子：1～2μg/kg，每周2～3次皮下注射，联合促红细胞生成素类似物。

3. 特殊药物

（1）阿扎胞苷：是一种甲基化抑制剂，抑制DNA甲基化酶，反转录后基因沉默。它治疗MDS的机制复杂。Ⅲ期试验表明，与单纯支持治疗相比，阿扎胞苷能达到60%的血液缓解率，延长了转变为白血病或死亡的时间（24个月 vs 15个月），提高了生存质量[29]。通过FDA验证，应用于各型MDS。阿扎胞苷 75mg/m^2，连用7天，28天为1个周期。疗效和耐受达到平衡可持续使用。若无效，可改为每日剂量 100mg/m^2。最常见的不良反应为骨髓抑制，感染率达20%。该药通常能很好耐受，门诊患者可使用。

（2）地西他滨：是另一种甲基化抑制剂，在 MDS 治疗中效果显著。欧洲Ⅱ期试验表明其可达到 50%的血液学缓解，IPSS 高危患者缓解率更高。Ⅲ期试验表明地西他滨联合支持治疗可获得显著疗效，CR 或 PR 达 17%，血液学改善达 13%。延长了转变为急性白血病或死亡的时间，特别是 IPSS 中度-2/高度危险评分患者，或未治患者。地西他滨治疗有效患者总生存时间为 23.5 个月，而治疗无效患者总生存时间为 13.7 个月[30]。目前已获 FDA 批准应用于治疗 MDS。地西他滨 15mg/m²，3 小时内静脉输入，每 8 小时给药一次，连续 3 天（9 次给药）。每 6 周为 1 个周期，共 4 个周期。若有效可继续治疗[31]。常见不良反应为骨髓抑制、全血细胞减少并发症。全血细胞减少型 MDS 患者该不良反应更为常见，也可见恶心、呕吐、便秘、咳嗽。更加便捷的给药方式越来越多。MD. Anderson 的经验是 20mg/m²，1 小时内静脉输入，每日给药一次，连续 5 天。每 4 周为 1 个周期，总临床受益达 76%。在 ASOPT 试验中证实了该药物的有效性。在美国，目前已批准使用 20mg/m² 静脉注射的剂量，每天 1 小时以上，每 4 周连续 5 天。

（3）来那度胺：是一类与沙利度胺相关的免疫调节制剂，具有巨大的潜力。生物效应范围广泛，可抑制血管生成、炎性细胞因子生成、免疫通路及细胞配体所诱导的反应。Ⅱ期临床试验发现促红细胞生成素抵抗患者应用来那度胺之后红细胞增加显著，83%的 5q 缺失患者出现红细胞缓解和细胞遗传学缓解。68%的 IPSS 评分较低患者、50%的中度-1 评分患者、一半以上正常细胞遗传学患者可出现红细胞缓解。评分为高危的 MDS 患者血液缓解一般低于 20%，但可使 RAEB 患者原始细胞计数降低[32]。已获 FDA 批准应用于 5q 综合征患者。来那度胺 10mg，口服，每天一次。若能耐受可持续使用。出现严重或持续不良反应应调整给药方案为用药 21 天，休 7 天，或改为 5mg。骨髓抑制造成中性粒细胞减少，血小板减少是常见的不良反应，呈剂量依赖性。几乎一半的患者需要中断治疗。其他全身不良反应包括皮肤瘙痒、腹泻、皮疹、乏力。

（4）异基因干细胞移植：这是唯一可以治愈 MDS 的方法，适合年轻且有合适捐献者的患者。其治疗相关的死亡率和慢性发病率仍然很高。老年 MDS 患者，少于 10%的患者可考虑移植。有合适亲属供体、IPSS 评分为高危或极高危的年轻患者可考虑移植。一些报道称 3~6 年无病生存率为 29%~40%，无复发死亡率为 37%~50%，亲属供体复发率为 23%~48%。减低预处理剂量的移植对老年患者是一种有效治疗手段，但仍有较高的死亡率。

4. 高强度化疗 其在 MDS 中的作用意见不一致。使用主要限制在 IPSS 中高度危患者。MDS 患者使用急性白血病类药物进行诱导性化疗（如蒽环类/阿糖胞苷）可达 50%~60% CR，但缓解时间短，结果与染色体相关的化疗抵抗密切相关。拓扑替康为一种拓扑异构酶抑制剂，被认为对 MDS 有选择性作用，但疗效不肯定，骨髓毒性严重。高强度化疗在治疗 MDS 中的作用仅限于对患有高风险疾病的年轻患者行异基因造血干细胞移植的过渡。最近的一项研究比较了 330 例新诊断的 MDS 和 BM 原始细胞在 10%~30%的患者，其中 93 例（28%）用 HMA 治疗，237 例（72%）用 IC 治疗。这项研究显示，用 HMA 治疗的患者的 ORR 为 42%，而 IC 治疗的患者 ORR 为 60%（P=0.01）。中位缓解时间与早期诱导死亡率相似。BM 原始细胞百分比没有影响总体结果。有趣的是，在多变量分析中，与 HMA 相比，IC 治疗与严重的 OS 相关。这项研究强调了这样一个事实，即尽管 MDS 或 AML 患者骨髓原始细胞在 10%~30%时，与 HMA 为基础的治疗相比，IC 治疗的 ORR 最初更高，但考虑到所有其他协变量，OS 对于 HMA 治疗的患者更好。该研究为指导临床医生治疗 MDS 和 AML 患者提供了可利用的证据，这些患者的原始细胞比例在 10%~30%。另外，为了尽量减少毒性，使用了小剂量化疗，最显著的是阿糖胞苷每天 5~20mg/m^2 的剂量，作为每 12 小时的皮下注射，持续 10~20 天。血液学反应见于 20%~30%的患者，但没有任何显著的存活益处，并可能导致严重的骨髓抑制。阿扎胞苷、地西他滨、来那度胺由于有效性、耐受性好，将要取代低剂量 MDS 化疗。

5. 免疫治疗 在 1/3 的 MDS 亚型患者中，ATG 免疫抑制效应可显著改善依赖性输血，同时血细胞减少缓解，特别是年轻、低细胞性骨髓、正常细胞遗传学、短期输血依赖、HLA DR15 阳性患者。

（1）抗胸腺细胞球蛋白 40mg/（kg·d）×4 天，常见不良反应包括输液反应、血清病（加用类固醇以减少血清病的发生）免疫抑制。

多种免疫抑制剂用于 MDS 的治疗，有不同程度的效果。

泼尼松有助于改善血细胞减少（总体有效率大约 10%），特别是发生溶血的患者。有限的研究表明环孢素有很高的疗效，初始剂量为 5～6mg/（kg·d），然后调整剂量使血清浓度维持在 100～300ng/ml。

（2）阿来组单抗：最近在 21 例 MDS 患者中使用，剂量为每日 10mg，静脉注射。74% 的患者参加了随访，5/7 的细胞遗传学异常患者取得 CR。估计 3 年无复发生存率为 50%。

6. 其他药物 阿扎胞苷、地西他滨、来那度胺及应用指征较窄的氨磷汀和三氧化二砷在治疗 MDS 时也显示出有限的血液学改善，主要在临床实验中使用。

吡哆醇（100～200mg/d）适用于环形铁粒幼细胞增多的患者，但并非总是获益。其针对血管生成机制、细胞凋亡、细胞因子、法尼西基转移酶、酪氨酸激酶、组蛋白脱乙酰酶及 DNA 甲基转移酶表观基因通路等靶点的单独或联合治疗疗效目前还在临床试验中进行评估。

7. 临床试验 目前 MDS 的治疗选择仍然有限。过去的 8 年没有得到许多新的 MDS 药物的批准。HMA 仍然是高危 MDS 患者的首选治疗方案。目前正在开发多种组合策略以改善 HMA 单药治疗的结果。下面重点介绍了一些有前途的治疗方案。

（1）HMA 组合策略

1）联合阿扎胞苷和 Pracinostat：一种羟肟酸衍生物，在小型预实验（$n=9$）中显示与阿扎胞苷结合的 ORR 为 89%，CR 为 78%，该研究对 HMA 失败或治疗相关的 MDS 患者有效。正在进行更大规模的试验，以评估 HMA 加普瑞诺司坦在高危疾病和 HMA 失败后患者的前线设置治疗中的组合。

2）联用阿扎胞苷和来那度胺：在 88 例高危的 MDS 患者中进行了最近的 I/II 期研究。所有受试者在每 28 天周期的第 1～5 天接受 75mg/（m^2·d）的阿扎胞苷，初始 II 期开始剂量来那度胺 50mg/d×10 天。然而，由于骨髓抑制和感染，II 期剂量被修改为 25mg/d×5 天。在整个队列中，ORR 为 35%，中位 OS 为 33 周。I 期 ORR 为 14%，II 期 ORR 为 45%，而接受最佳 II 期剂量治疗患者的 ORR 为 55%，中位 OS 为 75 周。在应答患者中，中位持续时间为 29 周，中位 OS 未达到，中位随访时间为 57 周，42% 应答患者进行干细胞移植。这项试验确定了 1～5 天的阿扎胞苷 75mg/d 的组合。25mg 在 6～10 天的 28 天循环作为有效的前线方案，高风险的 MDS 和 AML 多达

30%。该方案耐受良好，反应快速而持久。

3）阿扎胞苷和伏立诺他：最近的一项随机 II 期试验比较了阿扎胞苷联合 LEN（来那度胺）或联合伏立诺他与阿扎胞苷单药治疗 282 例高危 MDS 患者，ORR 分别为 37%、22% 和 36%。更有趣的是，阿扎胞苷和伏立诺他联合治疗显示最长的 RFS 为 11 个月，而阿扎胞苷联用 LEN 和阿扎胞苷单药治疗分别为 8 个月和 6 个月。

（2）氯法拉滨：2004 年首次批准的第二代嘌呤核苷类似物用于治疗至少两个先前方案失败后复发或难治性急性淋巴细胞白血病的儿童患者。在 MDS 中，HMA 仍然是高危患者的护理标准，因为他们已经改善了这个亚组的结果。单用氯法拉滨已证明具有对抗 MDS 的显著活性，并且老年患者能够很好地耐受，因此其成为一种潜在的治疗选择。评价口服氯法拉滨治疗高危 MDS 的疗效和不良反应[33]。结果显示 25% 的患者达到 CR，43% 的患者达到 ORR。最常见的 AE 为胃肠道和肝脏。骨髓抑制较常见，骨髓抑制时间延长（＞42 天）少见。氯法拉滨与阿糖胞苷的结合证明了抗 MDS 的显著活性。最近进行了 II 期试验，评价氯法拉滨联合小剂量阿糖胞苷治疗 HMA 失败的高危 MDS 的安全性和活性。该组合显示患者的 ORR 为 48%，应答的中位持续时间为 12 个月。这项试验对于 MDS 患者的一个非常常见的亚组很感兴趣。随着试验的持续进行，对反应持续时间的进一步随访是必要的。

1）氯法拉滨联合低剂量阿糖胞苷：对于高风险复发或者耐药的 MDS 患者，ORR 为 44%，CR 为 15%，1 年反应率和 OS 分别为 56% 和 38%。

2）luspatercept（ACE-536）：融合蛋白含有修饰 activin II B 型受体，其作用于后期红细胞生成，这是红细胞生成的关键机制。II 期试验结果表明，luspatercept 可增加血红蛋白和减少低危或者中危 MDS 患者输血负担。

3）低剂量口服阿扎胞苷：关于阿扎胞苷 300mg 口服给药，每 14 天或 21 天为 1 个周期的方案，目前正在开展针对低危或中危、低血小板水平 MDS 患者的 I 期试验。

4）SGI-110：一种新的皮下 HMA 用于中危-2 型或高危型 MDS 患者。

8. 支持疗法

（1）贫血：对大部分 MDS 患者而言，需要输血改善生活质量。Hb 目标（通常＞90g/L）必须根据症状、需要，在改善的基础上个体化。所有患者可应用清除白细胞的浓缩红细胞，CMN（巨细胞病毒）阴性患者使用 CMV 阴性的血液。放射处理的血液制品应用于异基因造血干细胞移植患者。

（2）铁负荷过量和螯合治疗：输注 20～30U 红细胞可导致继发血色病，心脏、肝脏、内分泌和造血功能失调。对于预期存活数年的患者需要继续输血治疗。对出现铁负荷过量导致的内脏功能失调患者来说，有必要强烈考虑铁螯合治疗，以改善内脏和骨髓功能。达到 20～30U 输血阈值时，开始调控铁蛋白水平。铁蛋白＞2500μg/L 时，需使用螯合剂。治疗目标应使铁蛋白＜1000μg/L[34]。

1）去铁胺 1～2g，夜间（8～12 小时）皮下注射，每周 5～7 次。

2）去铁斯诺（恩瑞格）20mg/kg，每天口服，溶解于水或橙汁/苹果汁，空腹饮用。不良反应类似于去铁胺，表现为恶心、呕吐、腹泻、发热、腹痛、血清肌酐增高。口服螯合剂使用方便，改善 MDS 患者支持治疗[34]。

（3）感染：中性粒细胞减少和中性粒细胞功能失调可导致 MDS 患者细菌感染危险性增加。抗生素仍是维持治疗的主要手段，但是预防性使用抗生素并无益处。G-CSF 可使 90%的 MDS 患者中性粒细胞总数增加、感染，重度粒细胞减少患者适宜短期使用。长期使用 G-CSF 的指征有限。

（4）出血：症状性血小板减少需要输注血小板。接受同一捐献者的血小板可使异体免疫反应延迟，但是最终仍有 30%～70%的患者出现异体免疫反应，限制了后续血小板输注。尚无血小板输注阈值，血小板＜$10×10^9$/L 可导致中枢神经系统出血危险。下面是 2 种控制血小板减少性出血的药物。

1）氨基己酸：4g，＞1 小时静脉输入，随后 1g/h 持续输入；或者口服相似剂量，或 2～4g，口服，每 4～6 小时一次。48 小时治疗后常发生快速耐受及抗纤维蛋白溶解稳定性降低。

2）白介素-11（oprevekin）：是一类血小板细胞因子，可增加血小板计数。低剂量［10μg/（kg·d）］能提高骨髓衰竭患者的血小板计数[35]。

（李　杨　译　姜永生　于世英　校）

参 考 文 献

1. Wadleigh M, Tefferi A. Classification and diagnosis of myeloproliferative neoplasms according to the 2008 World Health Organization criteria. *Int J Hematol*. 2010;91(2):174–179. Retrieved May 14, 2015, from http://www.ncbi.nlm.nih.gov/pubmed/20191332.

2. Nangalia J, Massie CE, Baxter EJ, et al. Somatic CALR mutations in myeloproliferative neoplasms with nonmutated JAK2. *N Engl J Med*. 2013;369(25):2391–2405. Retrieved December 7, 2014, from http://www.pubmedcentral.nih.gov/articlerender.fcgi?artid=3966280&tool=pmcentrez&rendertype=abstract.

3. Nangalia J, Green TR. The evolving genomic landscape of myeloproliferative neoplasms. *Hematol Am Soc Hematol Educ Program*. 2014;2014(1):287–296. Retrieved May 14, 2015, from http://www.ncbi.nlm.nih.gov/pubmed/25696868.

4. Kralovics R, Passamonti F, Buser AS, et al. A gain-of-function mutation of JAK2 in myeloproliferative disorders. *N Engl J Med*. 2005;352(17):1779–1790. Retrieved March 10, 2015, from http://www.ncbi.nlm.nih.gov/pubmed/15858187.

5. Barbui T, Thiele J, Gisslinger H, et al. Masked polycythemia vera (mPV): Results of an international study. *Am J Hematol* 2014;89:52–54.

6. Vannucchi AM. How I treat polycythemia vera. *Blood*. 2014;124(22):3212–3220. Retrieved March 3, 2015, from http://www.ncbi.nlm.nih.gov/pubmed/25278584 .

7. Landolfi R, Marchioli R, Kutti J, et al. Efficacy and safety of low-dose aspirin in polycythemia vera. *N Engl J Med*. 2004;350(2):114–124. Retrieved April 8, 2015, from http://www.ncbi.nlm.nih.gov/pubmed/14711910.

8. Quintás-Cardama A, Kantarjian H, Manshouri T, et al. Pegylated interferon alfa-2a yields high rates of hematologic and molecular response in patients with advanced essential thrombocythemia and polycythemia vera. *J Clin Oncol*. 2009;27(32):5418–5424. doi:10.1200/JCO.2009.23.6075.

9. Kiladjian J-J, Cassinat B, Turlure P, et al. High molecular response rate of polycythemia vera patients treated with pegylated interferon alpha-2a. *Blood*. 2006;108(6):2037–2040. doi:10.1182/blood-2006-03-009860.

10. Verstovsek S, Kiladjian J-J, Mesa R, et al. Ruxolitinib efficacy by hematocrit control in patients with polycythemia vera: an analysis of the RESPONSE trial. *Blood*. 2014;124(21):3201. Retrieved May 14, 2015, from http://www.bloodjournal.org/content/124/21/3201.abstract

11. Vannucchi AM, Kiladjian JJ, Griesshammer M, et al. Ruxolitinib versus standard therapy for the treatment of polycythemia vera. *N Engl J Med*. 2015;372(5):426–435. Retrieved January 29, 2015, from http://www.ncbi.nlm.nih.gov/pubmed/25629741.

12. Marchioli R, Finazzi G, Landolfi R, et al. Vascular and neoplastic risk in a large cohort of patients with polycythemia vera. *J Clin Oncol*. 2005;23(10):2224–2232. Retrieved May 14, 2015, from http://www.ncbi.nlm.nih.gov/pubmed/15710945 .

13. Harrison CN, Garcia NC. Management of MPN beyond JAK2. *Hematol Am Soc Hematol Educ Program*. 2014;2014(1):348–354. Retrieved May 14, 2015, from http://www.ncbi.nlm.nih.gov/pubmed/25696878.

14. Harrison CN, Campbell PJ, Buck G, et al. Hydroxyurea compared with anagrelide in high-risk essential thrombocythemia. *N Engl J Med*. 2005;353(1):33–45. Retrieved May 14, 2015, from http://www.ncbi.nlm.nih.gov/pubmed/16000354 .

15. Harrison CN. Platelets and thrombosis in myeloproliferative diseases. *Hematol Am Soc Hematol Educ Program*. 2005:409–415. Retrieved May 14, 2015, from http://www.ncbi.nlm.nih.gov/16304412 .

16. Barosi G, Hoffman R. Idiopathic myelofibrosis. *Semin Hematol*. 2005;42(4):248–258. Retrieved May 14, 2015, from http://www.ncbi.nlm.nih.gov/pubmed/16210038.

17. Vainchenker W, Delhommeau F, Constantinescu SN, et al. New mutations and pathogenesis of myeloproliferative neoplasms. *Blood*. 2011;118(7):1723–1735. Retrieved May 14, 2015, from http://www.ncbi.nlm.nih.gov/pubmed/21653328 .

18. Cervantes F. How I treat myelofibrosis. *Blood*. 2014;124(17):2635–2642. Retrieved May 14, 2015, from http://www.ncbi.nlm.nih.gov/pubmed/25232060 .

19. Geyer HL, Mesa RA. Therapy for myeloproliferative neoplasms: when, which agent, and how? *Blood*. 2014;124(24):3529–3537. Retrieved March 13, 2015, from http://www.ncbi.nlm.nih.gov/pubmed/25472969.

20. Mesa RA, Gotlib J, Gupta V, et al. Effect of ruxolitinib therapy on myelofibrosis-related symptoms and other patient-reported outcomes in COMFORT-I: a randomized, double-blind, placebo-controlled trial. *J Clin Oncol*. 2013;31(10):1285–1292. Retrieved March 15, 2015, from http://www.ncbi.nlm.nih.gov/pubmed/23423753 .

21. Cervantes F, Vannucchi AM, Kiladjian J-J, et al. Three-year efficacy, safety, and survival findings from COMFORT-II, a phase 3 study comparing ruxolitinib with best available therapy for myelofibrosis. *Blood*. 2013;122(25):4047–4053. Retrieved January 19, 2015, from

http://www.ncbi.nlm.nih.gov/pubmed/24174625.

22. Verstovsek S, Mesa RA, Gotlib J, et al. A double-blind, placebo-controlled trial of ruxolitinib for myelofibrosis. *N Engl J Med.* 2012;366(9):799–807. Retrieved May 14, 2015, from http://www.ncbi.nlm.nih.gov/pubmed/22375971.

23. Bejar R, Steensma DP. Recent developments in myelodysplastic syndromes. *Blood.* 2014;124(18):2793–2803. Retrieved May 14, 2015, from http://www.ncbi.nlm.nih.gov/pubmed/25237199.

24. Greenberg P, Cox C, LeBeau MM, et al. International scoring system for evaluating prognosis in myelodysplastic syndromes. *Blood.* 1997;89(6):2079–2088. Retrieved May 14, 2015, from http://www.ncbi.nlm.nih.gov/pubmed/9058730.

25. Greenberg PL, Tuechler H, Schanz J, et al. Revised international prognostic scoring system for myelodysplastic syndromes. *Blood.* 2012;120(12):2454–2465. Retrieved May 14, 2015, from http://www.pubmedcentral.nih.gov/articlerender.fcgi?artid=4425443&tool=pmcentrez&rendertype=abstract.

26. Jabbour E, Takahashi K, Wang X, et al. Acquisition of cytogenetic abnormalities in patients with IPSS defined lower-risk myelodysplastic syndrome is associated with poor prognosis and transformation to acute myelogenous leukemia. *Am J Hematol.* 2013;88(10):831–837. Retrieved May 14, 2015, from http://www.pubmedcentral.nih.gov/articlerender.fcgi?artid=3923606&tool=pmcentrez&rendertype=abstract.

27. Kuendgen A, Gattermann N, Germing U. Improving the prognostic evaluation of patients with lower risk myelodysplastic syndromes. *Leukemia.* 2009;23(1):182–184; author reply 185. Retrieved May 14, 2015, from http://www.ncbi.nlm.nih.gov/pubmed/18548098.

28. Jädersten M, Montgomery SM, Dybedal I, et al. Long-term outcome of treatment of anemia in MDS with erythropoietin and G-CSF. *Blood.* 2005;106(3):803–811. Retrieved May 14, 2015, from http://www.ncbi.nlm.nih.gov/pubmed/15840690.

29. Silverman LR, Demakos EP, Peterson BL, et al. Randomized controlled trial of azacitidine in patients with the myelodysplastic syndrome: a study of the cancer and leukemia group B. *J Clin Oncol.* 2002;20(10):2429–2440. Retrieved May 14, 2015, from http://www.ncbi.nlm.nih.gov/pubmed/12011120.

30. Kantarjian H, Issa J-PJ, Rosenfeld CS, et al. Decitabine improves patient outcomes in myelodysplastic syndromes: results of a phase III randomized study. *Cancer.* 2006;106(8):1794–1803. Retrieved May 14, 2015, from http://www.ncbi.nlm.nih.gov/pubmed/16532500.

31. Kantarjian H, O'Brien S, Giles F, et al. Decitabine low-dose schedule (100 mg/m^2/course) in myelodysplastic syndrome (MDS). Comparison of 3 different dose schedules. *ASH Annu Meet Abstr.* 2005;106(11):2522. Retrieved May 14, 2015, from http://abstracts.hematologylibrary.org/cgi/content/abstract/106/11/2522.

32. List A, Kurtin S, Roe DJ, et al. Efficacy of lenalidomide in myelodysplastic syndromes. *N Engl J Med.* 2005;352(6):549–557. Retrieved May 14, 2015, from http://www.ncbi.nlm.nih.gov/pubmed/15703420.

33. Bryan J, Kantarjian H, Prescott H, et al. Clofarabine in the treatment of myelodysplastic syndromes. *Expert Opin Investig Drugs.* 2014;23(2):255–263. Retrieved May 14, 2015, from http://www.ncbi.nlm.nih.gov/pubmed/24410313.

34. Greenberg PL. Myelodysplastic syndromes: iron overload consequences and current chelating therapies. *J Natl Compr Canc Netw.* 2006;4(1):91–96. Retrieved May 14, 2015, from http://www.ncbi.nlm.nih.gov/pubmed/16403408.

35. Kurzrock R, Cortes J, Thomas DA, et al. Pilot study of low-dose interleukin-11 in patients with bone marrow failure. *J Clin Oncol.* 2001;19(21):4165–4172. Retrieved May 14, 2015, from http://www.ncbi.nlm.nih.gov/pubmed/11689585.

第22章 霍奇金淋巴瘤

Shruti Chaturvedi, David S. Morgan

一、引　言

霍奇金淋巴瘤是一种恶性淋巴细胞增生性疾病，在美国，每年大约有 9000 例新诊断患者。目前报道该病平均发病年龄为 32 岁，发病率呈双峰曲线：一个高峰发病年龄为 25 岁，另一个为 55 岁。霍奇金淋巴瘤在 5 岁以下的儿童少见，仅有 10%～15% 的儿童或青少年诊断为此病。霍奇金淋巴瘤多发于男性。大多数霍奇金淋巴瘤患者病灶局限于淋巴结或者局限于淋巴结和脾脏。仅 5% 的病例有骨髓浸润。霍奇金淋巴瘤通常是毗连扩散，使得放射治疗对于许多患者可行。

大多数霍奇金淋巴瘤患者通过治疗可以治愈。高达 95% 的早期患者和 75% 的进展期患者通过初始治疗可以治愈。进展期患者可通过接受联合化疗而治愈，而那些局限性病变既可通过联合化疗和局部放疗，又可单用化疗而治愈。鉴于此病治疗的有效性及治愈性，放疗作为早期霍奇金淋巴瘤患者唯一治疗模式已经在很大程度上被摒弃。尽管有如此令人欣慰的初始治疗治愈率，但仍有约 10% 的患者对一线治疗不敏感，另有 20%～30% 的治疗有效的患者后续会复发。对于复发或难治性霍奇金淋巴瘤患者，解救化疗序贯自体干细胞移植是一种潜在治愈的治疗选择。然而霍奇金淋巴瘤的治愈率虽高，不应忽视有 20%～25% 的霍奇金淋巴瘤患者仍最终死亡。

霍奇金淋巴瘤的长期生存患者高危罹患一系列治疗相关不良反应，如心脏疾病及第二原发恶性肿瘤，包括白血病、肺癌和乳腺癌[1]。尽管霍奇金淋巴瘤 10～15 年后的死亡风险下降，但长期不良反应导致的死亡率持续上升[2-4]。一项主要关于过去 40 年霍奇金淋巴瘤治疗的研究已证实并试图限制长周期治疗的不良反应。因此，最近的趋势是对于局限期患者避免单用大范围放疗。

对于大多数肿瘤而言，无病生存率比总生存率更有价值，因此通过统计无病生存率选择有效率高的初始治疗是很有用的。然而，对于霍奇金淋巴瘤来说，如果考虑结果，成功的解救治疗手段也就意味着有更高无病生存率的治疗手段，但可能不一定产生更高的总生存率，这使得初始治疗的选择更加微妙。然而事实上，由于放疗和化疗有显著的长期后果，如继发恶性肿瘤（较大的放射野）或急性白血病（相关联合疗法），无病生存率可能高估了某一种治疗的价值。因此，在霍奇金淋巴瘤的每个治疗阶段中，合理的治疗方案要有一个以上。

二、病　　理

经典霍奇金淋巴瘤的里-施（Reed-Sternberg，RS）细胞为B 细胞来源，CD15 和 CD30 阳性，CD45 和 CD20 阴性。缺乏功能的免疫球蛋白是经典霍奇金淋巴瘤的特征。EB 病毒很大概率在 RS 细胞中被发现（30%～50%的西方国家人群，90%～100%的发展中国家人群），推测 EB 病毒在霍奇金淋巴瘤病理机制中的作用为病毒介导式细胞增殖和抗细胞凋亡。

WHO 目前将霍奇金淋巴瘤分为两类：一类是经典型霍奇金淋巴瘤，另一类是结节淋巴细胞为主型的霍奇金淋巴瘤。经典型霍奇金淋巴瘤包括结节硬化型（约 70%）、混合细胞型（约 20%）、富淋巴细胞型（少于 5%）及淋巴细胞消减型（少于 5%）。结节淋巴细胞为主型（占所有霍奇金淋巴瘤的 5%）的霍奇金淋巴瘤是一种以变异 RS 细胞（"L-H 细胞"或者"爆米花细胞"）为特征的 B 细胞来源肿瘤，其 CD20 阳性，CD30 和 CD15 阴性。在免疫表型方面，其与低度恶性非霍奇金淋巴瘤相似。尽管进展期结节淋巴细胞为主型的霍奇金淋巴瘤治疗类似经典霍奇金淋巴瘤，但某些情况下，一些低度恶性淋巴瘤的治疗办法也会被应用，如局部病灶的放疗和广泛病变时利妥昔单抗的应用。结节淋巴细胞为主型的霍奇金淋巴瘤及其治疗并不是本章的重点。

三、诊断与分级

（一）诊断

霍奇金淋巴瘤的诊断需要对受累淋巴结进行活检，并请血液病理学专家会诊[5]。建议对所有淋巴结直径＞1cm 且淋巴结持续肿大＞4 周的患者进行淋巴结活检。当肿大淋巴结活动度好且质地似橡皮而非石头时，应考虑霍奇金淋巴瘤和其他类型淋巴瘤的可能。其他临床特征可能包括 B 症状，如发热、盗汗和消瘦，以及皮肤瘙痒和乙醇不耐受等症状。然而，这些临床特征并不是霍奇金淋巴瘤或其他淋巴瘤所特有的。当一个霍奇金淋巴瘤患者伴有淋巴结外病变或者出现有横膈下病变时，霍奇金淋巴瘤的诊断应更为谨慎。

（二）临床分期

霍奇金淋巴瘤患者的准确临床分期对于制订合理治疗方案非常重要，也是疗效评价的基础。

1. Cotswold 分期系统 Ann Arbor 的 Cotswold 修订分期系统（表 22.1）[6]可用于霍奇金淋巴瘤的分期标准。临床上将患者分为Ⅰ～Ⅳ期，基于解剖结构，再进一步根据有无全身症状分为 A 类和 B 类两类。下标 E（如Ⅱ$_E$）表示淋巴结外器官为原发病灶或病变侵犯淋巴结外的组织器官，如纵隔巨大肿块扩散到肺。Ⅲ期病变根据腹腔内病变的范围又再分为Ⅲ$_1$期和Ⅲ$_2$期。然而，由于目前对于两者的治疗建议是一样的，这种区分没有什么临床意义。

表 22.1　Cotswold 修订的霍奇金淋巴瘤 Ann Arbor 分期系统

Ⅰ期	单一淋巴结区域受累
Ⅱ期	位于横膈一侧的淋巴结区域≥2 个受累
Ⅲ$_1$期	横膈两侧淋巴结受累。腹部病变限于上腹部，如脾脏、脾门、腹腔和（或）肝门区淋巴结受累
Ⅲ$_2$期	横膈两侧淋巴结受累。腹部病变包括腹主动脉旁淋巴结、肠系膜淋巴结、髂淋巴结或腹股沟淋巴结受累，伴或不伴上腹部病变
Ⅳ期	≥1 个非淋巴组织或器官受累的弥漫性或扩散性病变，伴或不伴淋巴结受累
A	表示患者无全身症状
B	表示患者有发热、盗汗、不明原因的体重减轻≥10%等全部症状或其中任何一种症状
X	纵隔巨大肿块直径超过胸腔横径的 1/3
E	淋巴结外器官组织受累

2. 分期检查 在现代影像学与核医学技术出现之前，临床就已经获知霍奇金淋巴瘤是以连续的形式发生肿瘤转移的。例如，胸导管引流左锁骨上区和腹部区域，因此，腹部有病变的患者约 40%表现为左锁骨上区淋巴结受累，仅 8%表现为右锁骨上区淋巴结受累。尽管这种联系在现代 CT 和 PET 出现之前很有用，但现在只偶尔用于解释无明确结论的影像学资料。霍奇金淋巴瘤的分期检查项目如下所示。

（1）病史采集：任何患者的分期始于病史和体格检查。一些特殊的症状需要引起特别的关注，如可能提示淋巴结外病变的骨痛。要特别注意 B 症状：无法解释的发热超过 38℃、盗汗、过去 6 个月不明原因的体重减轻≥10%。皮肤瘙痒并不是 B 症状，但不少见。霍奇金淋巴瘤可表现为任何类型的发热，主要为 Pel-Ebstein 周期性发热。但由于目前霍奇金淋巴瘤往往能很早诊断而且可有效地进行治疗，这种 20 世纪常见的发热现已罕见。与饮酒相关的疼痛少见，但该病史可能提示内脏器官受累。全面的体格检查应注意全身淋巴结引流区域及脾脏。霍奇金淋巴瘤的脾大发生率约为 10%，但是脾大并不一定意味着脾脏受肿瘤浸润，除非活检或者 PET 证实。需要评估患者一般状况。

（2）实验室检查：检查项目包括血常规、血沉（红细胞沉降率）、血清碱性磷酸酶、肝肾功能。霍奇金淋巴瘤患者，肝酶活性可能非特异性升高，这并不意味着肝脏受到侵犯。适龄患者应当做妊娠实验。鉴于霍奇金淋巴瘤偶尔作为 HIV 感染者的初始表现，且 HIV 携带者可能无典型霍奇金淋巴瘤表现，对于某些人群需要检测 HIV 抗体。

（3）胸部 X 线和 CT 扫描检查：霍奇金淋巴瘤患者应常规进行颈部、胸部、腹部及盆腔的 CT 扫描检查，以确定病灶位置。前后位的 X 线扫描可能会被用于确定纵隔肿块是否达到大肿块标准（分期系统中的 X）。

（4）PET/CT：推荐所有患者做 PET/CT 扫描。注意其中的 CT 部分是用来修正衰减和定位，其剂量低于上述推荐的 CT 检查。PET/CT 扫描比单纯 CT 扫描分期更准确。

（5）骨髓活检：很少出现阳性结果，但霍奇金淋巴瘤Ⅲ期及以上和（或）血细胞减少患者例外。由于Ⅲ期和Ⅳ期患者治疗的类似，而Ⅱ期患者很少出现血细胞减少，骨髓活检常可避免。另外，PET 对于推断骨髓状态有意义，骨髓高代谢集中点常常提示骨髓浸润。但需要注意的是，PET 高代谢骨髓并不一定提示骨髓浸润。一般来说，临床医生应考虑骨髓病理评估会不会改变治疗策略，从而决定是否进行骨髓活检。

（三）脏器功能检测

由于多柔比星和博来霉素的心脏毒性和肺毒性，肺弥散肺功能检测和左室射血分数应作为多数患者的基线检查。合适的患者还需要更好地保护生育功能，并推荐给有经验的专科医生。

（四）进展期霍奇金淋巴瘤的预后评分（国际预后指数评分，IPS）

1998 年，Hasenclever 和 Diehl 创建了一种基于患者多变量分析的霍奇金淋巴瘤预后模型[7]。7 个因素被强调具有预后价值：血清白蛋白＜4g/dl，血红蛋白＜10.5g/dl，男性，Ⅳ期，＞45 岁，白细胞计数≥15 000/μl，以及淋巴细胞计数＜600/μl 或者＜8％的白细胞计数。在这份模型报告上，预后评分与病情无进展和总体存活率均有关联。但是 IPS 的效用仍然有限，因为事实上大多数患者评分为 0～3 分，只有 12％的患者评分为 4 分，而评分为 5～7 的患者只有 7％。

四、治　疗

（一）概述

霍奇金淋巴瘤的治疗目标由两部分组成：足够高的治愈率和尽可能少的长期不良反应。预期大多数患者能够治愈，其中多数通过初始治疗，其余通过解救治疗。治疗决策由分期决定：Ⅰ和Ⅱ期，有无不良预后因素。后者包括年龄＞50 岁，出现 B 症状或者血沉升高，大纵隔肿块，以及多个淋巴结（＞2 个或＞3 个）。

（二）放疗

现有明确证据表明霍奇金淋巴瘤放疗（特别是大范围或者

高剂量）晚期并发症包括乳腺癌、肺癌、甲状腺功能低下、甲状腺癌、肌肉骨骼萎缩甚至进行性营养不良、冠状动脉疾病、心肌瓣膜疾病[1,3,8,9]。虽然这些并发症的发生率相当低，但是在治疗 15 年后，所有并发症的累加发病率达 15%。特别是 30 岁以前接受放疗的女性，其乳腺癌发病率显著上升[8,10,11]。基于以上原因，现在的趋势是限制放疗剂量和放射野，并不再将其作为初始治疗的组成。

（三）化疗

现在各期霍奇金淋巴瘤的标准治疗是单用化疗或者作为联合治疗的组成（表 22.2）。

1. ABVD 是最常用的化疗方案（多柔比星，博来霉素，长春碱，达卡巴嗪）每 2 周给药，两次给药为 1 个疗程。一系列 20 世纪 80～90 年代美国合作组的研究确立 ABVD 方案为最有效、毒性最小的候选方案[12]。广泛期患者的无病生存率高达 75%～88%。不良反应基本可以耐受，但存在严重的长期不良反应，其中重要的包括中性粒细胞减少（34%）、呕吐（13%）及脱发（31%）。长春碱可致外周神经病变及肠梗阻。重要的远期反应为多柔比星所致的心脏毒性，以及博来霉素所致的肺毒性。化疗药物剂量非常重要，对于单纯粒细胞减少的患者不要因使用生长因子而耽误治疗（后者被认为与肺毒性有关）[13-15]。尽管 ABVD 方案在 CR 率及 RFS（无病进展）率方面低于 BEACOPP 方案，那些对 ABVD 治疗不敏感及治疗复发的患者仍可能通过解救治疗或者干细胞移植解救[16]。

2. Stanford V 是 ABVD 的一种替代方案。7 种药物组成的方案，周期更短（进展期患者 12 周），多柔比星及博来霉素的累计毒性更低。肿块＞5cm 的需要接受放疗。ECOG2496 显示其相比 ABVD 并无更好疗效或者更低毒性[17,18]。一项意大利三臂临床研究显示 Stanford V 比 ABVD 在反应率无进展生存时间及无病生存时间上均处于劣势[19]。

3. E-BEACOPP 在欧洲广泛用于 60 岁以下患者，特别是进展期及高危患者。该方案的 RFS 优于 ABVD，COPP-ABVD[20]所致 3～4 级不良反应更高，可能引起早期卵巢功能衰竭及骨髓异常增殖[18,21]。目前在北美并未广泛采用[22]。

（四）联合治疗

早期患者常采用放疗联合化疗。一些研究得到很好的结果：采用有限周期的 ABVD 治疗（2～4 个）联合剂量限制（20～30Gy）[2]局部放疗（累及野或累及淋巴结）。随机对照研究相对很少，也很难开展。但总体来说，对于早期患者，在化疗后进行有限的放疗能够使患者获益。得益于解救治疗，RFS 的差异比 OS 差异容易得出。更详细的讨论超出本章范围。据推测，更低剂量更小范围的放疗会减轻上述讨论的远期反应[23-25]。

（五）根据疗效调整治疗

一些研究者尝试通过 PET 评价患者早期治疗效果，以此调整治疗，从而减少不良反应。Gallamini 等研究了一些 2 个周期 ABVD 化疗后患者做的 PET 检查[26]。PET 阳性患者 2 年 PFS 为 13%，而阴性患者为 95%（P＜0.0001）[26]。此后一系列研究中，早期治疗后 PET 阴性的患者减弱治疗（短周期化疗，去除放疗）对比 PET 阳性患者加强治疗（联用放疗或换为 BEACOPP）。这些研究结果不久将会被报道[24,25]。

表 22.2　霍奇金淋巴瘤的化疗方案

ABVD	多柔比星 25mg/m², 静脉注射, 第 1 天、第 15 天
	博来霉素 10U/m², 静脉注射, 第 1 天、第 15 天
	长春碱 6mg/m², 静脉注射, 第 1 天、第 15 天
	达卡巴嗪 375mg/m², 静脉注射, 第 1～5 天
	每 28 天重复 1 个周期
Stanford V	长春碱 6mg/m², 静脉注射, 第 1 周、第 3 周、第 5 周、第 7 周、第 9 周、第 11 周
	多柔比星 25mg/m², 静脉注射, 第 1 周、第 3 周、第 5 周、第 7 周、第 9 周、第 11 周
	长春新碱 1.4mg/m²（不超过 2mg）, 静脉注射, 第 2 周、第 4 周、第 6 周、第 8 周、第 10 周、第 12 周
	博来霉素 5U/m², 静脉注射, 第 2 周、第 4 周、第 6 周、第 8 周、第 10 周、第 12 周
	氮芥 6mg/m², 静脉注射, 第 1 周、第 5 周、第 9 周
	依托泊苷 60mg/m², 口服, 每天 1 次, 连用 2 周, 第 3 周、第 7 周、第 11 周

续表

E-BEACOPP	泼尼松 40mg/m^2，口服，隔日 1 次，第 1～10 周，第 11 周和第 12 周减量（不重复）
	博来霉素 10U/m^2，静脉注射，第 8 天
	依托泊苷 200mg/m^2，静脉注射，第 1 天、第 2 天、第 3 天
	多柔比星 35mg/m^2，静脉注射，第 1 天
	环磷酰胺 1200mg/m^2，静脉注射，第 1 天
	长春新碱 1.4mg/m^2（不超过 2mg），静脉注射，第 1 天
	丙卡巴肼 100mg/m^2，口服，第 1～7 天
	泼尼松 40mg/m^2，口服，第 1～14 天
	每 3 周重复 1 个周期

五、初 始 治 疗

（一）ⅠA 期和ⅡA 期预后好的患者（早期预后好的霍奇金淋巴瘤）

早期无不良预后因素（纵隔大肿块、ESR 升高、巨块型、大于 3 个淋巴结受累）的霍奇金淋巴瘤患者，通常采用有限周期的 ABVD 治疗（3～4 个）联合剂量限制（20～30Gy）局部放疗（累及野或累及淋巴结）。有报道 RFS＞90%，不良反应低[27,28]。替代方案为 8 周的 Stanford V。德国霍奇金淋巴瘤合作组（GHSG）规定：优选患者 2 个以下病灶（与 Ann Arbor 分期不同）。2～4 个 ABVD 治疗后加上 20～30Gy 局部放疗。所有分组得到相同的结果，因此 2 个周期 ABVD 化疗序贯 20Gy 的放疗成为标准[29]。某些患者（年轻胸部放疗的女性）可避免放疗，这种情况下，单用 ABVD 化疗，但做几个周期并未明确，这可能降低了 RFS。目前正在开展随机研究：通过 PET 评价 2～3 个周期化疗的治疗效果，指导是否再联用治疗[24,25,30]。目前发现，对于 PET 阴性的患者联合治疗的复发率更低。RAPID 研究显示 3 个周期 ABVD 治疗后结果阴性的患者累及野放疗和不加治疗相比并无优势。更多研究正在进一步开展中。

（二）Ⅰ期和Ⅱ期预后不良患者（早期预后不良霍奇金淋巴瘤和中期霍奇金淋巴瘤）

这类患者分为两类：巨大肿块（定义为纵隔肿块超过胸腔直径 1/3）和其他预后不良因素。前者通常 4～6 个周期化疗后序贯行纵隔放疗[31,32]。那些非巨块型和具有其他不良预后因素的患者，首选优先单用 4～6 个周期化疗，避免放疗。

（三）Ⅲ期和Ⅳ期进展期患者

标准治疗是 6～8 个周期 ABVD 化疗，Stanford V 方案 12 周（大肿块患者追加放疗），或者 6 个周期 BEACOPP（<60 岁的高 IPS 患者）。

六、复发或者耐药霍奇金淋巴瘤

尽管霍奇金淋巴瘤的治疗成功率较高，仍有 10%～15% 的患者无法达到 CR，20%～30% 的患者初始治疗复发。1 年之内复发的患者为高危人群。GHSG 报道原发耐药（<3 个月）5 年 OS 为 26%，初始治疗早期复发（3～12 个月）5 年 OS 为 46%，晚期复发（>12 个月）5 年 OS 为 71%。其他预后不良因素包括进展期、内脏疾病、一般状况差[33]。

（一）解救化疗和 ASCT

常用的解救方案包括 ICE、ESHAP、DHAP、GDP、GVD，OS 为 60%～87%，并无临床研究比较其差异。成功解救治疗及 ASCT 患者 5 年无疾病生存时间为 50%～55%[34,35]。在大剂量治疗及 ASCT 治疗前 PET 转阴是好的预后因素。2 个研究报道这些 PET 转阴患者 3 年无疾病生存时间超过 80%[36-38]。解救治疗后如不行 ASCT 则需追加局部放疗，特别是局部晚期复发患者（表 22.3）。

表 22.3　霍奇金淋巴瘤解救化疗

ICE	异环磷酰胺，卡铂，依托泊苷
DHAP	地塞米松，阿糖胞苷，顺铂

续表

ESHAP	依托泊苷，甲泼尼龙，阿糖胞苷，顺铂
GDP	吉西他滨，地塞米松，顺铂
GVD	吉西他滨，长春瑞滨，脂质体多柔比星

（二）解救放疗

常作为 ASCT 的辅助治疗，有报道显示其有提高无复发生存的趋势[39,40]。

（三）二次复发

ASCT 治疗失败的患者尤其具有较差的预后。上述化疗方案可作为解救方案。多线治疗患者，使用 CD30 抗体抑制剂本妥昔单抗，总反应率达 86%[41-43]，自体干细胞移植对这些患者有可能治愈。PD-1 抑制剂纳武单抗和帕博利珠单抗被报道在多线治疗中有效[44,45]。有报道称，23 个复发患者使用纳武单抗总反应率为 87%，17%达到 CR[45]。

七、随访及生存

治疗成功完成后，对患者进行随访，以了解复发或治疗相关并发症的迹象。大多数复发发生在完成后的头 5 年，并且往往发生在原始疾病的部位，除非这些部位被放疗。相比之下，治疗的晚期毒性通常潜伏期为 10 年或更长。

生存及复发

计划治疗结束 1~3 个月后如果 PET 转阴，则影像学检查随访作用有限。影像学检查随访与假阳性、不能提高 OS、高花费、放射性暴露、心理疾病等有关。目前 NCCN 认为第一年影像学检查可以接受，以后的监测则根据临床医师指导进行。我们认为对患者的随访时间为第 1 年每 3 个月 1 次，第 2 年每 4 个月 1 次，第 3~5 年每 6 个月 1 次，5 年后每年 1 次。需要注意复发的症状和远期不良反应。患者可能出现血沉加快及乳酸脱氢酶升高，接受颈部放疗的患者可能出现 TSH 异常。5 年后，复查重点应转移至远期不良反应，如心脏问题、骨髓功能异常及第二原发恶性肿瘤（特别是 30 岁前接受放疗的女性）[46,47]。治疗方案不同，其风险也不同，相关问题推荐咨询专科医师。

（李 杨 译 姜永生 于世英 校）

参 考 文 献

1. Aleman BM, van den Belt-Dusebout AW, Klokman WJ, et al. Long-term cause-specific mortality of patients treated for Hodgkin's disease. *J Clin Oncol.* 2003;21(18):3431–3439.
2. Armitage JO. Early-stage Hodgkin's lymphoma. *N Engl J Med.* 2010;363:653–662.
3. Ng AK. Current survivorship recommendations for patients with Hodgkin lymphoma: focus on late effects. *Blood.* 2014;124(23):3373–3379.
4. Hodgson DC, Gilbert ES, Dores GM, et al. Long-term solid cancer risk among 5-year survivors of Hodgkin's lymphoma. *J Clin Oncol.* 2007;25(12):1489–1497.
5. Farrell K, Jarrett RF. The molecular pathogenesis of Hodgkin lymphoma. *Histopathology.* 2011;58(1):15–25.
6. Lister TA, Crowther D. Staging for Hodgkin's disease. *Semin Oncol* 1990;17:696–703.
7. Hasenclever D, Diehl V. A prognostic score for advanced Hodgkin's disease. International Prognostic Factors Project on advanced Hodgkin's disease. *N Engl J Med.* 1998;339:1506–1514.
8. Aisenberg AC, Finkelstein DM, Doppke KP. High risk of breast carcinoma after irradiation of young women with Hodgkin's disease. *Cancer.* 1997;79(6):1203–1210.
9. Hull MC, Morris CG, Pepine CJ, et al. Valvular dysfunction and carotid, subclavian, and coronary artery disease in survivors of Hodgkin lymphoma treated with radiation therapy. *JAMA.* 2003;290(21):2831–2837.
10. Sankila R, Garwicz S, Olsen JH, et al. Risk of subsequent malignant neoplasms among 1,641 Hodgkin's disease patients diagnosed in childhood and adolescence: a population-based cohort study in the five Nordic countries. Association of the Nordic Cancer Registries and the Nordic Society of Pediatric Hematology and Oncology. *J Clin Oncol.* 1996;14(5):1442–1446.
11. De Bruin ML, Sparidans J, van't Veer MB, et al. Breast cancer risk in female survivors of Hodgkin's lymphoma: lower risk after smaller radiation volumes. *J Clin Oncol.* 2009;27(26):4239–4246.
12. Canellos GP, Anderson JR, Propert KJ, et al. Chemotherapy of advanced Hodgkin's disease with MOPP, ABVD, or MOPP alternating with ABVD. *N Engl J Med.* 1992;327:1478–1484.
13. Vakkalanka B, Link BK. Neutropenia and neutropenic complications in ABVD chemotherapy for Hodgkin Lymphoma. *Adv Hematol.* 2011;2011:656013.
14. Martin WG, Ristow KM, Habermann TM, et al. Bleomycin pulmonary toxicity has a negative impact on the outcome of patients with Hodgkin's lymphoma. *J Clin Oncol.* 2005;23(30):7614–7620.
15. Minuk LA, Monkman K, Chin-Yee IH, et al. Treatment of Hodgkin lymphoma with adriamycin, bleomycin, vinblastine and dacarbazine without routine granulocyte-colony stimulating factor support does not increase the risk of febrile neutropenia: a prospective cohort study. *Leuk Lymphoma.* 2012;53(1):57–63.
16. Viviani S, Zinzani PL, Rambaldi A, et al. ABVD versus BEACOPP for Hodgkin's lymphoma when high-dose salvage is planned. *N Engl J Med.* 2011;365(3):203–212.
17. Gordon LI, Hong F, Fisher RI, et al. Randomized phase III trial of ABVD versus Stanford V with or without radiation therapy in locally extensive and advanced-stage Hodgkin lymphoma: an intergroup study coordinated by the Eastern Cooperative Oncology Group (E2496). *J Clin Oncol.* 2013;31:684–691.
18. Hoskin PJ, Lowry L, Horwich A, et al. Randomized comparison of the stanford V regimen and ABVD in the treatment of advanced Hodgkin's lymphoma: United Kingdom National Cancer Research Institute Lymphoma Group Study ISRCTN 64141244. *J Clin Oncol.* 2009;27(32):5390–5396.
19. Gobbi PG, Levis A, Chisesi T, et al. ABVD versus modified Stanford V versus MOPPEBVCAD with optional and limited radiotherapy in intermediate- and advanced-stage Hodgkin's lymphoma: final results of a multicenter randomized trial by the IntergruppoItaliano Linfomi. *J Clin Oncol.* 2005;23(36):9198–9207.
20. Diehl V, Franklin J, Pfreundschuh M, et al. Standard and increased dose BEACOPP chemotherapy compared with COPP-ABVD for advanced Hodgkin's disease. *N Engl J Med.* 2003;348:2386–2395.

21. Behringer K, Breuer K, Reineke T, et al. Secondary amenorrhea after Hodgkin's lymphoma is influenced by age at treatment, stage of disease, chemotherapy regimen, and the use of oral contraceptives during therapy: a report from the German Hodgkin's Lymphoma Study Group. *J Clin Oncol*. 2005;23:7555–7564.

22. Cheson BD. Is BEACOPP better than ABVD? *Curr Hematol Malig Rep*. 2007;2:161–166.

23. Fermé C, Mounier N, Diviné M, et al. Intensive salvage therapy with high-dose chemotherapy for patients with advanced Hodgkin's disease in relapse or failure after initial chemotherapy: results of the Groupe d'Etudes des Lymphomes de l'Adulte H89 Trial. *J Clin Oncol*. 2002;20(2):467–475.

24. Raemaekers JM, André MP, Federico M, et al. Omitting radiotherapy in early positron emission tomography-negative stage I/II Hodgkin lymphoma is associated with an increased risk of early relapse: Clinical results of the preplanned interim analysis of the randomized EORTC/LYSA/FIL H10 trial. *J Clin Oncol*. 2014;32(12):1188–1194.

25. Radford J, Illidge T, Counsell N, et al. Results of a trial of PET-directed therapy for early-stage Hodgkin's lymphoma. *N Engl J Med*. 2015;372(17):1598–1607.

26. Gallamini A, Hutchings M, Rigacci L, et al. Early interim 2-[18F]Fluoro-2-deoxy-D-glucose positron emission tomography is prognostically superior to International Prognostic Score in advanced stage Hodgkin's lymphoma: a report from a joint Italian-Danish study. *J Clin Oncol*. 2007;25:3746–3752.

27. Meyer RM, Gospodarowicz MK, Connors JM, et al. ABVD alone versus radiation-based therapy in limited-stage Hodgkin's lymphoma. *N Engl J Med*. 2012;366(5):399–408.

28. Straus DJ, Portlock CS, Qin J, et al. Results of a prospective randomized clinical trial of doxorubicin, bleomycin, vinblastine, and dacarbazine (ABVD) followed by radiation therapy (RT) versus ABVD alone for stages I, II, and IIIA nonbulky Hodgkin disease. *Blood*. 2004;104(12):3483–3489.

29. Engert A, Plütschow A, Eich HT, et al. Reduced treatment intensity in patients with early-stage Hodgkin's lymphoma. *N Engl J Med*. 2010;363(7):640–652.

30. Hutchings M, Loft A, Hansen M, et al. FDG-PET after two cycles of chemotherapy predicts treatment failure and progression-free survival in Hodgkin lymphoma. *Blood*. 2006;107(1):52–59.

31. Eich HT, Diehl V, Görgen H, et al. Intensified chemotherapy and dose-reduced involved-field radiotherapy in patients with early unfavorable Hodgkin's lymphoma: final analysis of the German Hodgkin Study Group HD11 trial. *J Clin Oncol*. 2010;28(27):4199–4206.

32. Noordijk EM, Carde P, Dupouy N, et al. Combined-modality therapy for clinical stage I or II Hodgkin's lymphoma: long-term results of the European Organisation for Research and Treatment of Cancer H7 randomized controlled trials. *J Clin Oncol*. 2006;24:3128–3135.

33. Josting A, Franklin J, May M, et al. New prognostic score based on treatment outcome of patients with relapsed Hodgkin's lymphoma registered in the database of the German Hodgkin's lymphoma study group. *J Clin Oncol*. 2002;20(1):221–230.

34. Fermé C, Eghbali H, Meerwaldt JH, et al. Chemotherapy plus involved-field radiation in early-stage Hodgkin's disease. *N Engl J Med*. 2007;357(19):1916–1927.

35. Schmitz N, Pfistner B, Sextro M, et al. Aggressive conventional chemotherapy compared with high-dose chemotherapy with autologous haemopoietic stem-cell transplantation for relapsed chemosensitive Hodgkin's disease: a randomised trial. *Lancet*. 2002;359(9323):2065–2071.

36. Castagna L, Bramanti S, Balzarotti M, et al. Predictive value of early 18F-fluorodeoxyglucose positron emission tomography (FDG-PET) during salvage chemotherapy in relapsing/refractory Hodgkin lymphoma (HL) treated with high-dose chemotherapy. *Br J Haematol*. 2009;145(3):369–372.

37. Moskowitz CH, Matasar MJ, Zelenetz AD, et al. Normalization of pre-ASCT, FDG-PET imaging with second-line, non-cross-resistant, chemotherapy program improves event-free survival in patients with Hodgkin lymphoma. *Blood*. 2012;119(7):1665–1670.

38. Cocorocchio E, Peccatori F, Vanazzi A, et al. High-dose chemotherapy in relapsed or refractory Hodgkin lymphoma patients: a reappraisal of prognostic factors. *Hematol Oncol*. 2013;31(1):34–40.

39. Poen JC, Hoppe RT, Horning SJ, et al. High-dose therapy and autologous bone marrow transplantation for relapsed/refractory Hodgkin's disease: the impact of involved field radiotherapy on patterns of failure and survival. *Int J Radiat Oncol Biol Phys*. 1996;36(1):3–12.

40. Josting A, Nogová L, Franklin J, et al. Salvage radiotherapy in patients with relapsed and refractory Hodgkin's lymphoma: a retrospective analysis from the German Hodgkin Lymphoma Study Group. *J Clin Oncol*. 2005;23(7):1522–1529.

41. Younes A, Bartlett NL, Leonard JP, et al. Brentuximab vedotin (SGN-35) for relapsed CD30-positive lymphomas. *N Engl J Med*. 2010;363(19):1812–1821.

42. Younes A, Gopal AK, Smith SE, et al. Results of a pivotal phase II study of brentuximab vedotin for patients with relapsed or refractory Hodgkin's lymphoma. *J Clin Oncol*. 2012;30(18):2183–2189.

43. Gopal AK, Chen R, Smith SE, et al. Durable remissions in a pivotal phase 2 study of brentux-

imab vedotin in relapsed or refractory Hodgkin lymphoma. *Blood*. 2015;125(8):1236–1243.

44. Ansell SM. Targeting immune checkpoints in lymphoma. *Curr Opin Hematol*. 2015;22(4): 337–342.

45. Ansell SM, Lesokhin AM, Borrello I, et al. PD-1 blockade with nivolumab in relapsed or refractory Hodgkin's lymphoma. *N Engl J Med*. 2015;372(4):311–319.

46. Mulder RL, Kremer LC, Hudson MM, et al. Recommendations for breast cancer surveillance for female survivors of childhood, adolescent, and young adult cancer given chest radiation: a report from the International Late Effects of Childhood Cancer Guideline Harmonization Group. *Lancet Oncol*. 2013;14(13):e621–e629.

47. van Eggermond AM, Schaapveld M, Lugtenburg PJ, et al. Risk of multiple primary malignancies following treatment of Hodgkin lymphoma. *Blood*. 2014;124(3):319–327.

第23章 非霍奇金淋巴瘤

Catherine Lai, Mark Roschewski,
Wyndham H. Wilson

一、引 言

非霍奇金淋巴瘤（NHL）是一组异质性的恶性肿瘤[1]。其异质性体现在分子表型、临床表现、自然病程和治疗反应的差异。来源于 B 细胞、T 细胞或 NK 细胞的淋巴细胞停滞于不同的分化阶段，它们具有不断克隆繁殖的能力，而不遵循凋亡的一般规律。免疫球蛋白基因重排、T 细胞受体基因改变证实了 NHL 的克隆能力。另外，这一能力也通过荧光原位杂交或者 PCR 发现的细胞遗传学易位或分子重排得到证明。NHL 常见于淋巴系统、脾脏和骨髓，但也可以发生于结外器官，如骨骼、中枢神经系统（CNS）、胃肠道和皮肤。NHL 的诱发因素包括肿瘤免疫的缺陷、微环境的改变、病毒或细菌感染后引起的抗原选择等。尽管分子医学的进展帮助我们更深地了解 NHL 的生物学行为，但其发病机制并不完全清楚，具体病因也不明确[2-7]。

二、流行病学及危险因素

（一）流行病学

NHL 是最常见的血液系统恶性肿瘤，在常见肿瘤中排第 7 位。2014 年，美国约有 70 800 例新发 NHL 患者，占新发肿瘤病例的 4.3%[8]。NHL 的发病率具有一定的地域分布特点（表 23.1）。80%～85%的 NHL 属于 B 细胞淋巴瘤，15%～20%的 NHL 属于 T 细胞淋巴瘤，NK 细胞淋巴瘤相对而言非常罕见。几乎所有亚型均好发于男性。NHL 的发病率与年龄相关，从儿童到老人有逐年增高趋势。确诊时的中位年龄是 65～74 岁。20 世纪 70 年代初至 90 年代末，美国 NHL 的发病率以每年增加 4%的速度迅速上升。进入 21 世纪后，发病率逐渐趋于平稳。2002～2011年，NHL 总体死亡率以每年 2.6% 的速度逐年下降。但是一些亚型，如 T 细胞淋巴瘤，预后仍然不容乐观。社会经济地位低的患者死亡率较高。而年轻患者的死亡率存在异质性[8]。

表 23.1　特定 NHL 的地域分布

淋巴瘤	地区
成人 T 细胞淋巴白血病	加勒比、日本南部、非洲
血管免疫母细胞性 T 细胞淋巴瘤	欧洲较北美更常见
Burkitt 淋巴瘤（地方性）	赤道非洲
胃淋巴瘤	意大利北部、日本
NK/T 细胞淋巴瘤，鼻型	中国、南美

来源：Muller AM，Ihorst G，Mertelsmann R，et al. Epidemiology of non-Hodgkin's lymphoma（NHL）：trends，geographic distribution，and etiology. *Ann Hematol.* 2005；84：1-12.

（二）危险因素

与在一生中累积的获得性体细胞突变模型一致，高龄是高危因素[9]。其他的危险因素见表 23.2。

表 23.2　NHL 的高危因素

获得性免疫抑制
先天性免疫缺陷综合征
高龄
NHL 的家族史
乳房植入硅胶假体
药物
免疫抑制剂
苯妥英钠
甲氨蝶呤
肿瘤坏死因子抑制剂
放射治疗
职业暴露
暴露于除草剂、农药、木屑、环氧胶、溶剂
农业、林业、绘画、伐木、制革

来源：Zhang Y，Dai Y，Zheng T，et al. Risk factors of non-Hodgkin lymphoma. *Expert Opin Med Diagn.* 2011；5：539-550.

遗传易感性似乎与大多数 NHL 发病无关。但是近亲患有淋巴瘤者，患 NHL 的风险增加。淋巴瘤患者常合并有潜在的免疫缺陷或自身免疫性疾病，这说明 NHL 与免疫系统存在复杂的相互作用[10]。与 NHL 相关的免疫缺陷性状态分为原发性和获得性免疫缺陷，具体见表 23.3。

病毒感染会直接导致淋巴瘤，间接通过破坏宿主的免疫监视系统，从而使罹患 NHL 的风险增加[11]。例如，20 世纪 70～90 年代，NHL 发病率的升高一部分归咎于 HIV 感染的增加。可能是因为免疫监视系统，尤其是 T 细胞免疫的缺陷导致淋巴组织中 B 细胞增生的失调，这与感染源（如 EBV 病毒、人类疱疹病毒）的慢性刺激相关。少见的结外 T 细胞淋巴瘤，如肠病相关性 T 细胞淋巴瘤（EATCL），可发生于口炎性腹泻的患者。肝脾 T 细胞淋巴瘤（HSTCL）常见于既往有器官移植，或炎性肠病、系统性红斑狼疮、霍奇金淋巴瘤、疟疾感染等病史的患者[12]。

表 23.3　易患 NHL 的免疫相关性疾病

先天性	获得性
运动失调性毛细血管扩张症	器官移植
威斯科特-奥尔德里奇（Wiskott-Aldrich）综合征	干细胞移植
	AIDS
严重联合免疫缺陷	干燥综合征
常见的变异性免疫缺陷	类风湿关节炎
高 IgM（Job）综合征	桥本甲状腺炎
X 连锁低丙种球蛋白血症	炎性肠病
X 连锁淋巴组织增生综合征	口炎性腹泻
自身免疫淋巴组织增生	疟疾感染
	霍奇金淋巴瘤

来源：Engels EA, Cerhan JR, Linet MS, et al. Immune-related conditions and immune-modulating medications as risk factors for non-Hodgkin's lymphoma： a case-control study. *Am J Epidemiol*. 2005；162；1153-1161.

除了病毒感染，一些特定的感染源和 NHL 的某些亚型相关（表 23.4）。慢性丙型肝炎会增加惰性 B 细胞淋巴瘤发病风险。超过 90% 的胃黏膜相关性淋巴样组织（MALT）患者合并有幽门螺杆菌（HP）感染[13,14]。对于一些抗原相关性淋巴瘤，清除感染病原可以达到疾病缓解。

多次暴露于增强影像或放疗导致的电离辐射也是最近被重视的一个危险因素[15,16]。显然，暴露于电离辐射会增加 NHL 发病风险，尤其是对于年轻人。现代的放疗操作尝试通过低剂量放疗或质子治疗等手段降低这一风险，但是长期获益仍是未知的。

表 23.4 感染病原学与 NHL

感染病原	淋巴瘤
EBV	Burkitt 淋巴瘤，EBV 阳性的老年 DLBCL，结外 NK/T 细胞淋巴瘤，淋巴瘤样肉芽肿，PTLD，EBV 阳性的儿童系统性 T 淋巴细胞增生性疾病，牛痘样水疱病样皮肤 T 细胞淋巴瘤
人类嗜 T 淋巴细胞病毒 I 型	急性 T 细胞性白血病
幽门螺杆菌	胃 MALT
丙型肝炎病毒	边缘区淋巴瘤，淋巴浆细胞性淋巴瘤
疱疹病毒	原发性渗出性淋巴瘤，浆细胞性淋巴瘤
HIV	DLBCL，Burkitt 淋巴瘤，PCNSL，原发性渗出性淋巴瘤，浆细胞性淋巴瘤
伯氏疏螺旋体	皮肤 B 细胞淋巴瘤
鹦鹉热衣原体	眼附属器淋巴瘤
沙眼衣原体	肺 MALT
肺炎衣原体	肺 MALT
空肠弯曲菌	小肠 MALT

注：PTLD，移植后淋巴组织增生性疾病；MALT，黏膜相关淋巴组织淋巴瘤；DLBCL，弥漫大 B 细胞淋巴瘤；PCNSL，原发中枢神经系统淋巴瘤。

来源：Engels EA. Infectious agents as causes of non-Hodgkin lymphoma. *Cancer Epidemiol Biomarkers Prev.* 2007；16：401-404.

三、淋巴瘤的病理分类

从 20 世纪 50 年代开始，淋巴瘤的分类系统经历了多次变化。理想的分类系统应该是科学的，具有临床意义的。同时，每类疾病在临床表现、形态学、免疫学和遗传学方面应该具有高度一致性。淋巴瘤的病理分型系统从最初的主要靠形态学辨别到现在的综合考虑形态学、免疫表型、细胞遗传和分子异常、临床表现等多因素。

1956 年，Henry Rappaport 按照疾病生长方式、主要细胞和分化程度对 NHL 进行分类，该方法方便、实用。20 世纪 70 年代，Lukes Collins Lennert 依据细胞表面标记将 NHL 分为 B 细胞淋巴瘤和 T 细胞淋巴瘤。该分类方法因为缺乏临床相关性，在国际上没有得到推广[17]。20 世纪 80 年代，依据临床预后，将淋巴瘤分类为低分化淋巴瘤、中分化淋巴瘤和高分化淋巴瘤，便于指导治疗。因为该分类系统没有涉及免疫表型，因此复制性差，并且不利于发现新的疾病种类。1994 年，国际淋巴瘤研究组织（International Lymphoma Study Group）制定了修订的欧美淋巴瘤分类法（REAL 分类法）。在此基础上，WHO 修改分类，制定了 REAL/WHO 分类系统，这是血液系统恶性肿瘤领域第一个国际统一的分类系统[18]。最初发表于 2001 年，依据形态学、免疫表型、基因学和临床表现定义一种疾病。2008 年更新的第 2 版中强调了分子形态与临床表现的重要性[1]。

WHO 2008 年恶性淋巴瘤分类中（表 23.5）加入了灰区淋巴瘤，是指临床及生物学行为介于两种淋巴瘤之间的类型。这也表明，对于某些特殊的病例，完全区分是哪种淋巴瘤是很困难的。

表 23.5　2008 年恶性淋巴瘤 WHO 分类

前体淋巴组织肿瘤

　B 淋巴母细胞性白血病/淋巴瘤，非特指性

　B 淋巴母细胞性白血病/淋巴瘤，伴频发性遗传学异常

　　B 淋巴母细胞性白血病/淋巴瘤，伴 t（9∶22）（q34；q11.2）；BCR/ABL1

　　B 淋巴母细胞性白血病/淋巴瘤，伴（v；11q23）；MLL 重排

　　B 淋巴母细胞性白血病/淋巴瘤，伴 t（12∶21）；（p13；q22）；TEL-AML1（ETV6-RUNX1）

　　B 淋巴母细胞性白血病/淋巴瘤，伴超二倍体

　　B 淋巴母细胞性白血病/淋巴瘤，伴低二倍体（低二倍体 ALL）

　　B 淋巴母细胞性白血病/淋巴瘤，伴 t（5∶14）（q31；q32）

　　B 淋巴母细胞性白血病/淋巴瘤，伴 t（1∶19）（q23；p13.3）；（E2A-PBX1；TCF3-PBX1）

　T 淋巴母细胞性白血病/淋巴瘤

成熟 B 细胞淋巴瘤

　慢性淋巴细胞性白血病/小淋巴细胞性淋巴瘤

B 细胞幼淋巴细胞性白血病

脾 B 细胞边缘区淋巴瘤

毛细胞白血病

脾 B 细胞淋巴瘤/白血病，不能分类

  脾弥漫性红髓小 B 细胞淋巴瘤

  毛细胞白血病-变型

淋巴浆细胞性淋巴瘤

重链病

  α 重链病

  γ 重链病

  μ 重链病

浆细胞肿瘤

  意义不明确的单克隆丙种球蛋白病

  浆细胞骨髓瘤

  骨的孤立性浆细胞瘤

  骨外浆细胞瘤

  单克隆免疫球蛋白沉积病

黏膜相关性淋巴样组织结外边缘区 B 细胞淋巴瘤

淋巴结边缘区 B 细胞淋巴瘤

滤泡性淋巴瘤

原发性皮肤滤泡中心淋巴瘤

套细胞淋巴瘤

弥漫大 B 细胞淋巴瘤（DLBCL），非特殊性

  富于 T 细胞/组织细胞大 B 细胞淋巴瘤

  原发性中枢神经系统 DLBCL

  原发性皮肤 DLBCL，腿型

  老年人 EBV 阳性 DLBCL

DLBCL 伴慢性炎症

淋巴瘤样肉芽肿

原发纵隔（胸腺）大 B 细胞淋巴瘤

血管内大 B 细胞淋巴瘤

ALK 阳性大 B 细胞淋巴瘤

浆母细胞性淋巴瘤

起源于 HHV8 相关多中心性 Castleman 病的大 B 细胞淋巴瘤

原发性渗出性淋巴瘤

Burkitt 淋巴瘤

B 细胞淋巴瘤，不能分类，特征介于 DLBCL 和 Burkitt 淋巴瘤之间

B 细胞淋巴瘤，不能分类，特征介于 DLBCL 和经典型霍奇金淋巴瘤之间

成熟 T 细胞和 NK 细胞肿瘤

　　T 细胞幼淋巴细胞性白血病

　　T 细胞大颗粒淋巴细胞性白血病

　　慢性 NK 细胞淋巴组织增生性疾病

　　侵袭性 NK 细胞白血病

　　儿童 EBV 阳性 T 细胞淋巴组织增生性疾病

　　　　儿童系统性 EBV 阳性 T 细胞淋巴组织增生性疾病

　　　　水痘痘疮样淋巴瘤

成人 T 细胞白血病/淋巴瘤

结外 NK/T 细胞淋巴瘤，鼻型

肠病相关性 T 细胞淋巴瘤

肝脾 T 细胞淋巴瘤

皮下脂膜炎样 T 细胞淋巴瘤

蕈样肉芽肿病

赛塞里（Sézary）综合征

原发皮肤 CD30 阳性 T 细胞淋巴组织增生性疾病

原发皮肤的外周 T 细胞淋巴瘤，少见类型

　　原发皮肤的 γ-δ-T 细胞淋巴瘤

　　原发皮肤的 CD8 阳性侵袭性亲表皮细胞毒性 T 细胞淋巴瘤

　　原发皮肤的 CD4 阳性小/中 T 细胞淋巴瘤

非特指型外周 T 细胞淋巴瘤

血管免疫母细胞性 T 细胞淋巴瘤

间变性大细胞淋巴瘤 ALCL，ALK 阳性

间变性大细胞淋巴瘤 ALCL，ALK 阴性

免疫缺陷相关性淋巴组织增生性疾病

　　原发性免疫缺陷相关性淋巴组织增生性疾病

　　HIV 感染相关淋巴瘤浆细胞增生或传染性单核细胞增多症

　　移植后淋巴组织增生性疾病（PTLD）

　　　　浆细胞增生和传染性单核细胞增多性 PTLD

　　　　多形性 PTLD

　　　　单形性 PTLD

　　　　经典型霍奇金淋巴瘤型 PTLD

　　其他医源性免疫缺陷相关性淋巴组织增生性疾病

四、NHL 分 期

（一）诊断

　　准确的病理诊断是最关键的一步。首先是规范的取材，选

取有代表性的部位取得足够的标本组织。细针穿刺显然不足以提供足够的标本。最理想的方法是取出完整淋巴结。当这一点很难做到时，也可以选择多处活检。T 细胞淋巴瘤的诊断更需要专业的判读，因诊断的不相符率高达 15%[19]。

（二）检查

治疗前准确的分期是判读预后和预测疗效的基石。病史采集需要关注疾病的发展速度、是否合并 B 症状（发热、盗汗、6 个月内体重下降超过 10%）、可能受累的淋巴结或结外器官和与免疫低下相关的症状。体格检查时，需要重点检查韦氏环、滑车淋巴结和腘窝淋巴结，因为这些是影像学不容易发现的部位。结外器官的检查需要重点关注皮肤。腹部需要检查是否存在肝脾大。推荐的病史和体格检查见表 23.6。

表 23.6　新诊断 NHL 的推荐检查

足够的活检标本用于流式细胞学和分子检测
全血细胞计数
LDH
全面的代谢组学
尿酸
β2 微球蛋白
HIV
HBsAg
胸-腹-盆腔增强 CT
PET-CT
脑脊液送检流式细胞学（选做）
单侧骨髓活检和细胞学
心脏射血分数检查
女性妊娠试验
讨论生育问题

（三）Ann Arbor 分类

Cotswold 修订分类法常用于新诊断的 NHL（表 23.7）[20]。增强 CT 是判断淋巴结受累的金标准，当患者对造影剂过敏时，可以考虑行 MRI。淋巴结阳性是指在影像学上，淋巴结的长径

≥1.5cm，或者长径≥1.1cm 同时短径>1cm[21]。但是这样容易遗漏非肿大的受累淋巴结和结外受累器官，如骨。PET/CT 很好地弥补了这一缺陷。PET/CT 的原理是肿瘤组织摄取和磷酸化 FDG 的速度增加（瓦尔堡效应）[22]。因此，PET/CT 可以半定量地评估 NHL 的肿瘤负荷，具有较高的灵敏度。

表 23.7 Ann Arbor 分期

期别	表现
Ⅰ期	一个淋巴结区域受侵（Ⅰ期），或一个淋巴结外器官或部位受侵（ⅠE 期）
Ⅱ期	横膈一侧两个或两个以上淋巴结区域或淋巴样结构受侵（Ⅱ期），或一个淋巴结外器官/部位局部延续性受侵合并横膈同侧区域淋巴结受侵（ⅡE 期）
Ⅲ期	横膈两侧的淋巴结区域受侵（Ⅲ期），可合并局部结外器官或部位受侵（ⅢE 期），或合并脾受侵（ⅢS 期），或结外器官和脾受侵（ⅢS+E 期）
Ⅳ期	同时伴有远处一个或多个结外器官广泛受侵
A	无全身症状
B	有全身症状：不明原因的持续性或反复发热，$T>38℃$；近一个月反复盗汗；6 个月内体重下降超过 10%
E	连续性的结外部位受侵，或淋巴结侵及邻近器官或组织
X	大肿块（纵隔肿块横径大于 T5/T6 水平胸廓横径的 1/3，其他部位肿块大于 10cm）

来源：Carbone PP, Kaplan HS, Musshoff K, Smithers DW, Tubiana M. Report of the committee on Hodgkin's disease staging classification. *Cancer Res.* 1971; 31: 1860-1861.

五、预　　后

（一）临床预后指数

除了 Ann Arbor 分期，临床预后指数可以帮助更好地了解预后。例如，针对弥漫大 B 细胞淋巴结（DLBCL）的国际预后指数（IPI）。IPI 包括年龄、分期、一般体力状况、结外受累器官的个数、LDH 水平这五个参数。IPI 评分与患者的 CR 率和 5 年 DFS 相关（表 23.8）[23]。60 岁以下的 DLBCL 患者采用年龄校正的 IPI 评分系统（表 23.9）。

表 23.8 NHL 的国际预后指数（IPI）

危险因素	定义	分组	危险因素个数
年龄	＞60 岁	低危	0～1
LDH 水平	升高	低中危	2
ECOG	＞1	高中危	3
分期	Ⅲ～Ⅳ期	高危	4～5
结外受累部位	＞1		

分组	比例（%）	CR（%）	5 年 DFS（%）	OS（%）
低危	35	87	70	73
低中危	27	67	51	51
高中危	22	55	49	43
高危	16	44	42	26

来源：A predictive model for aggressive non-Hodgkin's lymphoma. The International Non-Hodgkin's Lymphoma Prognostic Factors Project. *N Engl J Med.* 1993；329：987-994.

表 23.9 DLBCL 患者根据年龄校正的
国际预后指数（年龄＜60 岁）

	0 分	1 分
分期	Ⅰ～Ⅱ期	Ⅲ～Ⅳ期
PS 评分	0～1	≥2
LDH 水平	正常	升高

注：危险分组：低危，0 分；低中危，1 分；高中危，2 分；高危，3 分。

IPI 并不适用于其他的 NHL 亚型。滤泡性淋巴瘤常常出现多个区域淋巴结肿大和骨髓受累，但是疾病发展缓慢。即使肿瘤负荷很大，但患者常常没有症状。滤泡性淋巴瘤国际预后指数（FLIPI）包含五个参数（表 23.10）[24]。虽然广泛应用于临床，但 FLIPI 并不能指导临床医生决定哪些患者在初诊时就需要治疗。因此，出现了改良版的 F2（表 23.11）[25]。F2 的优点在于数据来源于 1000 多例确诊后接受了含利妥昔单抗方案治疗的患者。

表 23.10　FL 的国际预后指数（FLIPI）

以下每项得分为 1：年龄≥60 岁；AnnArbor 分期为Ⅲ～Ⅳ期；Hb＜120g/L；血清 LDH 水平＞正常范围的上限；累及的淋巴结区域≥5

评分	分组	5 年 OS
0～1	低危组	90.6%
2	中危组	77.6%
≥3	高危组	52.5%

来源：Solal-Celigny P，Roy P，Colombat P，et al. Follicular lymphoma international prognostic index. *Blood*. 2004；104：1258-1265.

表 23.11　F2 预后模型

以下每项得分为 1：年龄＞60 岁；Hb＜120g/L；血清 β_2 微球蛋白＞正常范围的上限；受累淋巴结的最大直径＞6cm；骨髓受侵

评分	分组	3 年 PFS（%）	5 年 PFS（%）
0	低危组	90.9	79.5
1～2	中危组	69.3	51.2
3～5	高危组	51.3	18.8

来源：Federico M，Bellei M，Marcheselli L，et al. Follicular lymphoma international prognostic index 2：a new prognostic index for follicular lymphoma developed by the international follicular lymphoma prognostic factor project. *J Clin Oncol*. 2009；27：4555-4562.

（二）基因表达谱（GEP）作为预测工具

GEP 可以同时分析数千个基因的表达情况（过表达或低表达）[26]，可以从分子水平预测淋巴瘤的临床表现。最典型的例子是 DLBCL，通过 DLBCL 基因表达谱可鉴别 3 种亚型：生发中心 B 细胞亚型（GCB）、活化 B 细胞亚型（ABC）和原发纵隔 B 细胞淋巴瘤[2,3,27]。三者的预后截然不同，GCB 对标准化疗的反应良好，然而原发纵隔 B 细胞亚型的 5 年生存率最高，约为 64%。刚开始，GEP 只能应用于冰冻组织。最近，新的技术的研发使得福尔马林固定的石蜡包埋组织也能够用于基因的分析[28]。

（三）治疗中期影像扫描

除了帮助准确分期，对于侵袭性淋巴瘤患者，治疗中期行

[18]FDG PET 可以帮助判断治疗的反应性[29,30]。PET 结果阴性的患者预后好于 PET 阳性的患者。因此，应尽早发现治疗抵抗的人群，可以据此及时调整治疗方案。不过，这样仍不能提高预后，将来，需要寻找更多的治疗中有意义的指标，用于指导治疗方案的选择。

（四）治疗结束后疾病缓解评价

1999 年，淋巴瘤国际协作工作组（IWG）公布的疾病缓解评估方案基于 CT 扫描。随着 PET 的广泛应用，2007 年 IWG 推出了修订版的恶性淋巴结疗效评估标准[31]。其中包括 PET 扫描阳性的定义、PET 扫描的时间点和大小的测量方法。2014 年公布的 Lugana 分类系统包括初始评估、分期和疾病缓解评价[32]。推荐将 PET/CT 作为 FDG 阳性摄取淋巴瘤疗效评价标准手段，采用 5 分量表。对部分不摄取 FDG 的淋巴瘤或摄取异质性明显的患者推荐应用 CT 评价。PET 代谢无增高的肿块，仍可以定义为完全缓解。不推荐 PET 作为常规复查的手段。

PET 扫描的结果对于惰性淋巴瘤，如滤泡性淋巴瘤，仍然具有预测预后的价值。一项纳入 439 例滤泡性淋巴瘤患者的研究显示，治疗结束时 PET 阴性的患者，PFS 和 OS 均有明显的延长[33]。因此，对于惰性淋巴瘤，如滤泡性淋巴瘤的患者，可以依据治疗结束时 PET 扫描的结果决定是否需要延长治疗周期，判断远期预后。

应用影像学检查进行随访复查仍然存在争议[34]。反复接受放射线的影像扫描会增加费用和潜在的长期健康风险。但是，可以在临床症状出现前早期发现肿瘤复发。目前临床常见的做法是治疗结束后随访 5 年时间，期间间断进行 CT 扫描。检测血液中循环肿瘤 DNA 可能是有效的监测有段，将来有望取代影像学检查[35]。

六、惰性淋巴瘤

惰性淋巴瘤生长缓慢，患者可以长期无症状，但是常规的化学治疗并不能治愈，大部分患者最终难免走向死亡。需要注意的是，惰性淋巴瘤持续存在转化为侵袭性淋巴瘤的风险，而且目前没有可靠的指标发现高风险患者[36]。滤泡型淋巴瘤（FL）是典型惰性淋巴瘤，也是第二常见的 NHL。FL 的诊断标准和治疗原则可以应用于其他大多数的惰性淋巴瘤。小淋巴细胞性淋巴瘤（SLL）的生物学行为与慢性淋巴细胞白血病（CLL）相似。SLL 有着独特的性质，本章不包括其相关内容。

（一）病理

FL 表现为 t（14；18）基因易位，导致 *BCL2* 癌基因与位于 14 号染色体的免疫球蛋白重链基因并置，致使 Bcl2 蛋白持续表达。滤泡生发中心存在两种主要的细胞：中心细胞（小核裂细胞）和中心母细胞（大无裂细胞）。根据这两种细胞的比例，WHO 2008 淋巴瘤分类标准将 FL 分为Ⅰ～Ⅲ级。Ⅰ～Ⅲa 级是典型的惰性淋巴瘤，而Ⅲb 级（肿瘤细胞只由中心母细胞组成）的临床表现和治疗原则与 DLBCL 相似。

（二）惰性淋巴瘤的一线治疗

FL 的治疗方案很多，但是还没有标准的可以根治的方案。尽管利妥昔单抗的应用显著延长了患者的生存，但是 FL 的特点依然是初始治疗的高反应性的不可避免的肿瘤复发。大多数患者都会接受多线治疗。唯一有希望根治的治疗是异基因干细胞移植，不过仅适用于某些特殊的患者，且存在很高的治疗相关死亡风险。

（三）低肿瘤负荷 FL

在疾病进展导致出现症状、白细胞进行性下降或器官功能受累之前，"观察等待"或"动态观察"可以作为一种合适的治疗策略[37]。但很多患者常常难以接受延迟治疗。然而，多项随机研究已经证明，早期开始治疗并不能改善 OS。近期的一项利妥昔单抗单药治疗对比观察等待的随机研究显示，对照组中 46% 的患者在前 3 年不需要接受治疗，并且，早期治疗虽然改善了 PFS，但并没有 OS 的获益[38]。如果采用观察等待的治疗策略，应注意疾病进展速度及组织学转化的征象，PET-CT 在这些方面可以提供很大的帮助。

总体来说，利妥昔单抗单药治疗对于淋巴结大于 10cm 的患者效果不明显，所以推荐用于不能耐受联合化疗的患者。然而，由于其毒副作用较少，可应用于各个年龄及器官功能不全的患者，对于低肿瘤负荷 FL 来说，利妥昔单抗单药治疗仍然是一个很好的选择。以 $375mg/m^2$ 的剂量给予单药利妥昔单抗，每周一次，连用 4～8 周，可以得到较高的缓解率。几乎 50% 的患者能够得到 5～7 年的长时间缓解[39]。

近期有一项名为 RESORT 的随机研究，其对比了在低肿瘤负荷 FL 患者中采用利妥昔单抗延长治疗与疾病进展时利妥昔单抗再治疗的疗效[40]。在该研究中，并没有观察到规范维持治疗对治疗失败时间（TTF）的改善。

（四）高肿瘤负荷 FL

高肿瘤负荷 FL 患者的初治方案为利妥昔单抗加上联合化疗（表 23.12）。RR 率超过 90%，CR 率约为 50%，但是缓解持续时间不同，且出现各种不良反应。FL 的初始治疗可以不含蒽环类药物，但是，根据美国国家淋巴瘤治疗研究的数据，在社区及学术机构的治疗实践中，应用最多的依然是 R-CHOP 方案[41]。BR 方案则是另外一个可以和 R-CHOP 方案媲美的初治方案的选择，其在治疗毒性方面有些许不同。由于没有脱发这一不良反应，且容易实施，该方案越来越受到青睐。不过 BR 方案在 Ⅲ 级组织学变异 FL 中的证据尚不充足。有研究发现，与 R-CHOP 相比，该方案的毒性更低，安全性更好[42]。R-CHOP 及 BR 均为高肿瘤负荷 FL 的标准一线治疗方案。

表 23.12　惰性淋巴瘤的初始治疗方案

方案	药物及用量
R-CHOP	利妥昔单抗 $375mg/m^2$，静脉注射，第 1 天
	环磷酰胺 $750mg/m^2$，静脉注射，第 1 天
	多柔比星 $50mg/m^2$，静脉注射，第 1 天
	长春新碱 $1.4mg/m^2$，静脉注射，第 1 天（最大量 2mg）
	泼尼松 $50mg/m^2$，口服，第 1～5 天
	每 21 天为 1 个周期，共 6 个周期

续表

方案	药物及用量
BR*	利妥昔单抗 375mg/m², 静脉注射, 第 1 天
	苯达莫司汀 90mg/m², 静脉注射, 第 1~2 天
	每 28 天为 1 个周期, 共 6 个周期
+来那度胺-利妥昔单抗(R²)	利妥昔单抗 375mg, 静脉注射, 单周×4 次, 然后第 4 个、第 6 个、第 8 个、第 10 周期的第 1 天使用
	来那度胺 20mg, 口服, 第 1~21 天
	每 28 天为 1 个周期, 共 12 个周期

*, 苯达莫司汀的剂量比 FDA 批准的标准剂量 120mg/m² 要低, 化疗间隔周期也很长(是 28 天, 不是 21 天)。+, 该用法方案在本书出版时尚未被 FDA 批准。

口服免疫调节剂来那度胺联合利妥昔单抗在初治 FL 患者中的应用也在研究之中。近期的一项 50 例患者的Ⅱ期临床研究显示其有接近 90% 的 CR 率, 且具有良好的安全性[43]。另外一项对比来那度胺联合利妥昔单抗和化疗免疫治疗的Ⅲ期研究目前已完成入组。

(五)惰性 NHL 的"维持治疗"

惰性淋巴瘤经过初治后总是会面临肿瘤复发。我们希望找到延长缓解持续时间的有效方案。利妥昔单抗由于不具有明显的远期毒副作用, 可能在诱导治疗结束之后成为一个较好的延长治疗或"维持治疗"药物。如前所述, 在低肿瘤负荷 FL 患者中的单药利妥昔单抗维持治疗并没有得到治疗失败时间的改善。另外一项大型随机研究(名为 PRIMA)研究了在化学免疫治疗之后利妥昔单抗维持治疗的疗效。维持治疗给药方式为每 2 个月给药 1 次, 持续 2 年[44]。PRIMA 研究证实利妥昔单抗维持治疗可以显著延长 PFS 至 3 年, 但是没有 OS 的获益。在该方案应用于患者之前, 仍需有长期的数据证实其具有明确的总体获益。并且需充分与患者沟通利妥昔单抗维持治疗的优缺点。

随着新的口服制剂的出现, 维持治疗越来越受到关注。我们在安全性许可的情况下研究维持治疗的疗效, 并且可以应用多种药物。例如, 已有研究检测了来那度胺联合利妥昔单抗维持治疗 1 年的安全性和有效性。更多的研究会给我们提供维持治疗的证据, 以及延长治疗是否会导致继发耐药。同样, 艾代拉利司，一种口服 PI3Kδ 激酶抑制剂，最近被证明可以无限期地应用于惰性 NHL 直至疾病进展[45]。随着耐受性良好的靶向药物相继出现，相信延长治疗或"维持治疗"的模式一定会继续发展。

（六）其他的惰性淋巴瘤

1. 边缘区淋巴瘤（MZL） MZL 起源于淋巴结内和结外组织的边缘区 B 细胞。这种惰性 B 细胞淋巴瘤分为三个亚型：脾脏边缘区淋巴瘤（SMZL）、淋巴结边缘区淋巴瘤（NMZL）和结外边缘区淋巴瘤（MALT）。这三种亚型具有相似的免疫表型，CD19（+）、CD20（+）、CD22（+）、CD5（-）、CD10（-），CD23 通常也为阴性。胃 MALT 中 t（11；18）易位的发生通常提示更差的预后。

FL 的治疗原则并不能应用于所有的惰性淋巴瘤，一些诸如 MZL 的淋巴瘤可能会对潜在病原感染的治疗敏感。判定慢性感染的原因将有助于指导治疗决定。细菌或病毒等抗原刺激可诱导淋巴组织增生，如胃 MALT 中的幽门螺杆菌或 NMZL 中的丙型肝炎。这种情况下，抗生素治疗或可根治疾病，而不需要采用放疗或化疗[46]。基于 MAL 的惰性特点，观察等待同样也是一个合适的选择。有症状的患者或合并不良预后因素的患者可采用化学免疫治疗，脾切除可用于 SMZL 患者。

2. 皮肤 T 细胞淋巴瘤（CTCL，蕈样肉芽肿病） 另外一个值得注意的惰性 NHL 就是皮肤淋巴瘤[47]。皮肤淋巴瘤包含 B 细胞和 T 细胞起源的多种疾病。它们的共同特点是主要为皮肤侵犯，并且为惰性。患者经常被误诊为其他皮肤疾病，如湿疹。很多患者可能要经过很多年才能得到准确的诊断。最常见的皮肤淋巴瘤是 CTCL，即蕈样肉芽肿病。当表现为广泛性红皮病和外周血受累时，该综合征称为 Sézary 综合征。CTCL 的预后取决于分期，CTCL 有一套特殊的分期系统（表 23.13），ⅠA 期对于生存时间没有影响，期别越晚预后越差。该病最初可能仅表现为皮肤斑块，数年以后才会进展为皮肤肿瘤、淋巴结病或内脏病变。随着疾病的临床进展，病理也往往同时向侵袭性淋巴瘤转化。当病变局限于皮肤时，标准的治疗是氮芥、电子照射或者补骨脂素联合紫外照射。联合化疗方案适用于淋巴结受累的情况（详见第14章）。

表 23.13 皮肤 T 细胞淋巴瘤的分期

Ⅰ期	局限或广泛皮斑改变，无淋巴结肿大或组织学证实的淋巴结侵犯
Ⅱ期	局限或广泛皮斑改变伴淋巴结肿大，或皮肤肿瘤不伴淋巴结肿大；无组织学证实的淋巴结或内脏侵犯
Ⅲ期	广泛性红皮病，伴或不伴淋巴结肿大；无组织学证实的淋巴结或内脏侵犯
Ⅳ期	有组织学证实的淋巴结或内脏侵犯的任何皮肤病变；伴或不伴淋巴结肿大

来源：Willemze R，Jaffe ES，Burg G，et al. WHO-EORTC classification for cutaneous lymphomas. *Blood*. 2005；105：3768-3785.

七、侵袭性淋巴瘤

（一）套细胞淋巴瘤（MCL）

MCL 是一种起源于幼稚 B 细胞的罕见 NHL，与 t（11；14）染色体易位有关[48]。MCL 不可治愈，但具有临床侵袭性。目前的治疗方法已将 MCL 的中位生存期由 3～4 年延长至 7 年，但是它仍然是所有 B 细胞 NHL 中预后最差的类型。通过 GEP 分析可以找到一些代表肿瘤增殖速度的指标，这与预后直接相关[49]。事实上，的确存在部分 MCL 患者，他们在没有接受治疗的情况下，病情数年没有进展[50]，临床、病理及放射学因素都已经被用来判断哪些患者可以观察，哪些患者需要接受积极的治疗，但是目前仍然很难准确地识别这样的人群。MCL 国际预后指数（MIPI）已在许多前瞻性研究中得到验证，目前正在临床上推广应用（表 23.14）[51]。

表 23.14 套细胞淋巴瘤的国际预后指数

得分	年龄（岁）	ECOG	LDH（正常值上限）	WBC（$\times 10^9$/L）
0	<50	0～1	<0.67	<6.7
1	50～59	—	0.67～0.99	6.70～9.99
2	60～69	3～4	1.00～1.49	10.00～14.99
3	≥70	—	≥1.50	≥15.00

续表

总得分	分组	中位 OS
0~3	低危	尚无结论
4~5	中危	51 个月
6~11	高危	29 个月

来源: Hoster E, Dreyling M, Klapper W, et al. A new prognostic index（MIPI）for patients with advanced-stage mantle cell lymphoma. *Blood*. 2008；111：558-565.

尽管预后很差，但 MCL 对化疗、放疗都非常敏感。例如，MCL 对 R-CHOP 方案的总缓解率大于 90%。但是，缓解持续时间通常在 2 年内，使得 R-CHOP 方案在 MCL 中并非优选。因此，目前对于年轻患者常用的方案是以阿糖胞苷为基础的联合化疗，在首次缓解后行自体干细胞移植（表 23.15）。这些高强度方案具有很高的完全缓解率，但是仍无法达到疾病根治，且伴有显著的骨髓抑制。大多数初治的 MCL 患者都无法耐受高强度治疗，他们将接受 BR 方案治疗。

最近，第一代蛋白酶体抑制剂硼替佐米取代了 R-CHOP 方案中的长春新碱，组成 VR-CAP 方案（表 23.15），作为 MCL 的诱导治疗方案[52]。在一项 487 例初治患者的随机 Ⅲ 期研究中，VR-CAP 方案相较 R-CHOP 方案显著改善了 PFS（24.7 个月 vs 14.4 个月），中位随访时间为 40 个月。基于此研究，FDA 批准硼替佐米用于未经治疗的 MCL 患者。由于这项研究所纳入的患者均不适合行自体干细胞移植，所以 VR-CAP 方案相较 BR 方案或者包括 ASCT 在内的高强度方案，孰优孰劣，现在仍未可知。

表 23.15　套细胞淋巴瘤的初治化疗方案

方案	药物及用量
R-Hyper CVAD/MA	
第 1 个、第 3 个、第 5 个和第 7 个周期	利妥昔单抗 375mg/m²，静脉注射，第 1 天
	环磷酰胺 300mg/m²，静脉注射，每 12 小时一次，连用 6 次，第 2~4 天
	长春新碱 1.4mg/m²，静脉注射，第 5 天、第 12 天（单次最大量 2mg）
	多柔比星 50mg/m²，静脉注射持续超过 72 小时，第 5~7 天

续表

方案	药物及用量
	地塞米松 40mg/d，静脉注射或口服，第 2～5 天和第 12～15 天
	美司钠 600mg/m^2，静脉注射，每次环磷酰胺用药前 1 小时，最后 1 次环磷酰胺完成后 12 小时再用 1 次，共 7 次
第 2 个、第 4 个、第 6 个和第 8 个周期	利妥昔单抗 375mg/m^2，静脉注射，第 1 天
	阿糖胞苷 3000mg/m^2，静脉注射超过 1 小时，每 12 小时一次，连用 4 次，第 3～4 天（年龄>60 岁或肌酐大于正常值上限的 1.5 倍时，阿糖胞苷减量至 1g/m^2）
	甲氨蝶呤 1000mg/m^2，静脉注射超过 24 小时，第 1 天
	亚叶酸钙 50mg，静脉注射甲氨蝶呤用药后 12 小时开始，之后 15mg，每 6 小时一次，直至血清甲氨蝶呤浓度降低至<1×10^{-8}mol/L
	G-CSF 5μg/kg，皮下注射，第 4 天开始，直至中性粒细胞恢复正常
	治疗周期根据血细胞计数开始（约 21 天重复）
MCL2	
第 1 个、第 3 个、第 5 个周期	利妥昔单抗 375mg/m^2，静脉注射，第 1 天
	环磷酰胺 1200mg/m^2，静脉注射，第 1 天
	多柔比星 75mg/m^2，静脉注射，第 1 天
	长春新碱 2mg，静脉注射，第 1 天
	泼尼松 100mg，口服，第 1～5 天
第 2 个、第 4 个、第 6 个周期	利妥昔单抗 375mg/m^2，静脉注射，第 1 天、第 9 天
	阿糖胞苷 3000mg/m^2，静脉注射超过 3 小时，每 12 小时一次，连用 4 次（年龄>60 岁时，阿糖胞苷减量至 2000mg/m^2）
	G-CSF 第 4 天开始，直至中性粒细胞恢复正常
VR-CAP	硼替佐米 1.3mg/m^2，静脉注射，第 1 天、第 4 天、第 8 天、第 11 天
	利妥昔单抗 375mg/m^2，静脉注射，第 1 天
	环磷酰胺 750mg/m^2，静脉注射，第 1 天
	多柔比星 50mg/m^2，静脉注射，第 1 天
	泼尼松 100mg/m^2，口服，第 1～5 天
	每 21 天重复，至 6 个周期
BR	详见表 23.12，最多 6 个周期

自 2006 年以来，已有 3 种靶向药物被 FDA 批准用于复发难治性 MCL（表 23.16）[53-56]。基于一项复发淋巴瘤的研究，硼替佐米第一个获批。它最常见的不良反应为外周神经毒性，所以在使用硼替佐米之前需评估患者的基础神经病变。来那度胺也获批用于复发 MCL 的治疗，尽管反应率欠佳，但一旦对患者有效，则可长时间缓解。最近，一种口服制剂——伊布替尼——刚获批用于复发 MCL 的治疗。它是布鲁顿酪氨酸激酶（BTK）的不可逆抑制剂。BTK 是 B 细胞受体（BCR）信号通路的一个重要激酶，而很多 MCL 患者的发病机制都与 BCR 信号通路有关。在复发难治性 MCL 中，伊布替尼的有效率可达到 68%，其联合治疗方案也在研究中。

表 23.16　复发 MCL 的靶向治疗

药物	使用方案
硼替佐米	$1.3mg/m^2$，静脉注射，第 1 天、第 4 天、第 8 天、第 11 天；每 21 天重复，直至疾病进展
伊布替尼	560mg，每日口服，直至疾病进展
来那度胺	25mg，口服，第 1～21 天；每 28 天重复，直至疾病进展

（二）弥漫大 B 细胞淋巴瘤（DLBCL）

DLBCL 是成人淋巴瘤中最常见的类型，在美国，每年病例数占成人淋巴瘤的 30%。多数 DLBCL 对联合化学免疫治疗反应敏感，有根治的希望。但仍有接近 40% 的患者，肿瘤非常顽固，或者复发。最近，分子机制的阐明使我们了解到 DLBCL 的发病可能与体细胞突变有关，肿瘤异质性较为显著[57]。关于分子分型和 DNA 微阵列的研究结果证实 DLBCL 的生物学行为与基质微环境及疾病亚型关系密切。

如前所述，淋巴瘤/白血病分子分型计划根据 DLBCL 的分子起源将其分为 3 种亚型：GCB、ABC 和 PMBL。而不同的亚型依赖于不同的信号转导通路。在将来，治疗决策不仅基于患者的肿瘤亚型，基于肿瘤基因表达的个体化治疗也将成为可能。

另一个新的发现是，存在分子变异的 DLBCL 患者预后很差。5%～10% 的 DLBCL 存在 MYC 癌基因重排，从而肿瘤高度增殖，R-CHOP 治疗反应差[58]。两项回顾性研究发现，带有

MYC 基因重排的 DLBCL 患者生存数据极差。2008 版 WHO 分类指出，一些 *MYC* 癌基因重排的 DLBCL 和 Burkitt 淋巴瘤非常相似。有研究指出，基于 GEP 的结果，一些 DLBCL 存在 Burkitt 淋巴瘤样的分子标志。另外，还有一种类型的 DLBCL 预后很差[59]。发病机制涉及"双重打击"：*BCL2* 基因易位和 *MYC* 基因易位。治疗方面非常棘手，因为基因突变不仅导致增殖增快，还破坏了正常的凋亡程序。目前还没有标准的治疗方案，近期数据显示，DA-EPOCH-R（表 23.17）可能会是 *MYC* 阳性患者的有效方案。

表 23.17 侵袭性 B-NHL 化疗方案

方案	药物及用量
R-CHOP	利妥昔单抗 375mg/m², 静脉注射, 第 1 天
	环磷酰胺 750mg/m², 静脉注射, 第 1 天
	多柔比星 50mg/m², 静脉注射, 第 1 天
	长春新碱 1.4mg/m², 静脉注射, 第 1 天（最大量 2mg）
	泼尼松 50mg/m², 口服, 第 1～5 天
	每 21 天重复
DA-EPOCH-R	利妥昔单抗 375mg/m², 静脉注射, 第 1 天
（剂量调整）	依托泊苷 50mg/（m²·d）, 静脉注射, 持续 96 小时
	多柔比星 10mg/（m²·d）, 静脉注射, 持续 96 小时
	长春新碱 0.4mg/（m²·d）, 静脉注射, 持续 96 小时
	泼尼松每次 60mg/m², 口服, 每 12 小时一次, 第 1～5 天
	环磷酰胺 750mg/m², 静脉注射, 第 5 天
	G-CSF 5μg/kg, 皮下注射, 第 6 天开始
	每 21 天重复
R-ACVBP	利妥昔单抗 375mg/m², 静脉注射, 第 1 天
	多柔比星 75mg/m², 静脉注射, 第 1 天
	环磷酰胺 1200mg/m², 静脉注射, 第 1 天
	长春新碱 2mg/m², 静脉注射, 第 1 天、第 5 天
	博来霉素 10mg, 静脉注射, 第 1 天、第 5 天
	泼尼松 60mg/m², 口服, 第 1～5 天
	甲氨蝶呤 15mg, 鞘内注射, 第 2 天
	每 14 天重复, 4 个周期后序贯
	甲氨蝶呤 3mg/m², 静脉注射, 第 1 天（亚叶酸钙解救）
	每 14 天重复, 2 个周期后序贯
	利妥昔单抗 375mg/m², 静脉注射, 第 1 天

续表

方案	药物及用量
	依托泊苷 300mg/m², 静脉注射, 第 1 天
	异环磷酰胺 1500mg/m², 静脉注射, 第 1 天 (美司钠解救)
	每 14 天重复, 4 个周期后序贯
	阿糖胞苷 100mg/m², 皮下注射, 第 1~4 天
	每 14 天重复, 共 2 个周期

(三) 晚期侵袭性淋巴瘤的初始治疗

蒽环类药物已被证实是所有根治性方案中最有效的药物之一，也是侵袭性淋巴瘤治疗中最重要的药物。CHOP 方案是传统的一线化疗方案。尽管在 20 世纪 80 年代，单中心 II 期研究的数据显示 Pro-MACE-CytaBOM 方案、m-BACOD 方案和 MACOP-B 方案似乎都比 CHOP 方案在疾病缓解率方面有所提高。但是 1993 年的一项重要研究从 OS 方面再次确立了 CHOP 的一线方案地位[60]。

利妥昔单抗提高了 DLBCL 所有年龄组的治愈率，而 6 个周期的 R-CHOP (21 天/周期) 是目前 DLBCL 的标准治疗方案 (表 23.17)。目前的研究重点是寻找能够超越 R-CHOP 的方案，并克服 40%不能用 R-CHOP 治愈的患者的耐药性。密集型 R-CHOP 方案，每 14 天重复并给予生长因子支持，并没有发现比 3 周方案具有优越性[61]。

考虑到在用药的第 1 天,一些细胞并没有处于有丝分裂期，所以与 R-CHOP 不同，DA-EPOCH-R 方案采用静脉输注，持续 96 个小时的方式[62]。同时，在后续的疗程中，依据中性粒细胞的绝对值调整多柔比星、依托泊苷和环磷酰胺的剂量。DA-EPOCH-R 方案适用于增殖速度较快的肿瘤。两项 II 期临床研究显示，与 R-CHOP 相比，该方案的疾病缓解率明显提高，另一项头对头研究 DA-EPOCH-R 和 CHOP-R 的 III 期临床试验正在进行，其结果可以帮助我们判断哪些患者更加适合持续静脉输注的方案。

最近一项随机 III 期研究对比了强化化疗方案 R-ACVBP 和 R-CHOP 方案，该研究纳入了 18~59 岁、IPI 评分 1 分且临床分期至少为 II 期的 380 名 DLBCL 患者[63]。该研究发现 R-ACVBP 方案的 3 年 EFS (81% vs 67%, P=0.0035) 和 OS

（92% vs 84%，P=0.0071）均优于 R-CHOP。这是第一个在 DLBCL 中被证实优于 R-CHOP 方案的随机研究。但是由于具有明显的骨髓抑制，该方案不能广泛用于各个年龄。基于此研究，R-ACVBP 可能成为年轻 DLBCL 患者的一个治疗选择。

有研究尝试引入新的、更有针对性的药物来提高单用 R-CHOP 的治愈率[64]。伊布替尼和来那度胺单药治疗可用于 ABC 型 DLBCL，并且与 R-CHOP 联用时，显示出良好的耐受性。一项伊布替尼联合治疗的 I B 期研究显示，在 DLBCL、FL 和 MCL 患者中，伊布替尼与 R-CHOP 联用并没有出现预期之外的毒性，最大耐受剂量目前仍未达到[65]。一项对比 R-CHOP 和 R-CHOP 联合伊布替尼的国际多中心、随机Ⅲ期研究目前正在招募患者，这项研究将告诉我们 R-CHOP 联合伊布替尼能否改善患者预后。

同样，来那度胺与 R-CHOP 联用（R2CHOP）在 2 项Ⅱ期研究中并未显示出明显的毒性增加[66,67]。目前这 2 项Ⅱ期研究已经完成，一项研究入组的为超过 60 岁的患者，另外一项研究入组的为各个年龄段的患者。这 2 项研究均证明了联合治疗的可行性。除此之外，另外还有对比 R2CHOP 和 R-CHOP 的一项随机Ⅱ期研究和一项随机Ⅲ期研究正在进行。

（四）局部侵袭性 NHL 的初始治疗

目前，对于早期 DLBCL（Ⅰ期或者Ⅱ期）虽然也常常选用 R-CHOP 方案，但是会减少治疗周期数。在利妥昔单抗时代，巩固性放疗的作用是不明确的，但这种治疗手段仍常常被使用。20 世纪末期，西南肿瘤组（SWOG）的研究证实短疗程化疗后进行放疗的综合治疗能带来 OS 的获益，这使综合治疗成为标准治疗，但近期的研究并不能证实这种综合疗法在经过 R-CHOP 方案的治疗后仍有获益。一项纳入了 313 例非大肿块局限期患者的临床研究最近发表了初步结果，研究方案是进行 4～6 个周期 RCHOP14 方案化疗±放疗[68]。两组之间的完全缓解率、OS 和复发率是相似的，证明放疗对于非大肿块局限期患者几乎没有获益，远期的不良反应也是相似的。尽管缺少随机研究证实，但巩固性放疗对于大肿块型患者（＞10cm）仍是标准治疗。

（五）原发纵隔 B 细胞淋巴瘤（PMBL）

如前所述，根据基因芯片分析，PMBL 具有独特的分子表型，使用现有的治疗方法预后相对较好[69]。它的临床特点是多见于年轻人（女性居多），发现时常局限于纵隔。Ann Arbor 分期并不适用于该疾病，因为骨髓及淋巴结很少受累。因此所有 PMBL 患者的治疗原则和晚期淋巴瘤一致。并没有相应的随机临床研究指导治疗。回顾性的临床研究使用 R-CHOP 方案，但需要进行巩固性放疗，因为单纯化疗并不能治愈这些患者。治疗这种疾病时剂量强度非常重要。一项已发表的前瞻性 II 期临床研究纳入了 51 例患者，接受 DA-EPOCH-R 方案化疗，5 年 EFS 为 93%，OS 为 97%[70]。这些患者中只有 2 例需要放疗，证明化疗结束后 PET 阴性的患者可以免于放疗。这项研究是第一项 PMBL 独有的前瞻性研究，并且确立了 DA-EPOCH-R 作为大多数机构治疗 PMBL 的标准方案。

（六）外周 T 细胞淋巴瘤（PTCL）

PTCL 是一组具有不同病理和临床表现的异质性疾病，明确诊断需要结合临床、组织学和免疫表型。分类包括皮肤侵犯和系统侵犯，其中 CTCL 惰性更强，PTCL 侵袭性更强。最常见的 PTCL 包括外周 T 细胞淋巴瘤非特指型(peripheral T-cell lymphomanot otherwise specified，PTCL-NOS)、血管免疫母细胞 T 细胞淋巴瘤和间变性大细胞淋巴瘤（anaplastic large-cell lymphoma，ALCL ）。通常 PTCL 是 CD20 阴性和 CD3 阳性的。CD30 和 EBV 是 PTCL 的其他临床相关指标。

除了 ALK 阳性的 ALCL，与其他侵袭性 B 细胞淋巴瘤相比，PTCL 预后更差。PTCL 是一组异质性淋巴瘤，在美国，仅占成人 NHL 的 5%～7%[19]。国际 T 细胞/NK 淋巴瘤项目证明是否使用蒽环类化疗药物对 PTCL 的疗效没有影响，对于 PTCL 是否应该选择 CHOP 方案化疗作为初始常规方法提出了疑问。然而，除了对 ALK 阳性的 ALCL 患者使用 CHOP 方案以外，PTCL 的合适方案仍是不明确的，不同机构之间的治疗模式相差显著。

对于能进行 ASCT 的年轻患者，CHOP 只在 25%～30%的患者中有效，可选择的化疗方案包括依托泊苷（CHOEP），被证实在年龄小于 60 岁的患者中能提高 PFS[71]。在Ⅲ期的随机临床研究中，复发时为了提高前期治疗的效果，会在 CHOP 方案中加入一些有活性的单药。这些药物包括色瑞替尼、罗米地辛和阿仑单抗。这些研究的结果尚未报道，但是其对于治疗相关毒性的考虑非常重要。尽管缺乏随机临床研究的数据证明有明确的生存获益，但许多 PTCL 的患者在初始缓解后仍会接受 ASCT 作为巩固治疗（表 23.18）。

表 23.18　PTCL 的治疗选择

方案	药物及用量
未经治疗的 PTCL	
CHOP	环磷酰胺 750mg/m²，静脉注射，第 1 天
	多柔比星 50mg/m²，静脉注射，第 1 天
	长春新碱 1.4mg/m²，静脉注射，第 1 天（最大量 2mg）
	泼尼松 50mg/（m²·d），口服，第 1～5 天
	每 21 天重复
CHOEP	环磷酰胺 750mg/m²，静脉注射，第 1 天
	多柔比星 50mg/m²，静脉注射，第 1 天
	长春新碱 1.4mg/m²，静脉注射，第 1 天（最大量 2mg）
	依托泊苷 100mg/（m²·d），静脉注射，第 1～3 天
	泼尼松 50mg，口服，每天 2 次，第 1～5 天
	每 14 天重复
复发 PTCL	
GDP	吉西他滨 1000mg/m²，静脉注射，第 1 天、第 8 天
	地塞米松 40mg，口服，第 1～4 天
	顺铂，75mg/m²，静脉注射，第 1 天
	每 21 天重复
EPOCH	依托泊苷 50mg/（m²·d），静脉注射，持续 96 小时
（调整剂量）	多柔比星 10mg/（m²·d），静脉注射，持续 96 小时
	长春新碱 0.4mg/（m²·d），静脉注射，持续 96 小时
	泼尼松每次 60mg/m²，口服，每 12 小时一次，第 1～5 天
	环磷酰胺 750mg/m²，静脉注射，第 5 天
	G-CSF 5μg/kg，皮下注射，第 6 天开始
	每 21 天重复
普拉曲沙	30mg/m²，每周 1 次，连续 6 周；7 周为 1 个周期
	维生素 B₁₂ 1mg，肌内注射，每 8～10 周一次
	叶酸 1mg，口服，每日一次

方案	药物及用量
罗米地辛	14mg/m², 静脉注射, 第 1 天、第 8 天、第 15 天; 每 28 天重复
贝利司他	1000mg/m², 静脉注射, 第 1～5 天; 每 21 天重复
本妥昔单抗	1.8mg/m², 静脉注射, 每 21 天重复

（七）复发的 PTCL

鼓励 PTCL 患者积极参加精心设计的临床试验, 以寻找合适的一线治疗方案。对于合适的患者, 可以考虑同种异体移植作为一种可能的方法。最近 6 年, FDA 批准了四种新药用于治疗复发/难治的 PTCL[72-74]。普拉曲沙是一种新的叶酸拮抗剂, 用于对许多已有治疗方案抵抗的患者, ORR 能达到 29%, 中位 DOR 为 10.1 个月。组蛋白脱乙酰酶抑制剂罗米地辛和贝利司他是强效的组蛋白乙酰化诱导剂, 可以导致细胞周期阻滞和细胞凋亡。ORR 分别是 25% 和 26%, 缓解时间分别是 17 个月和 8.3 个月。这些治疗方式较易获得, 有效率为 25%～30%, DOR 各不相同, 但是疗效并不佳, 仍需要新的治疗方法来提高治疗效果。本妥昔单抗, 一种抗 CD30 的单克隆抗体, 在复发 ALCL 已经表现出卓越的治疗效果, ORR 为 86%, 缓解持续时间大于 12 个月。在 PTCL 中有效率是不明显的, 但这些结果意味着未来治疗的潜力。

（八）罕见的、结外 T 细胞淋巴瘤

肝脾 T 细胞淋巴瘤（HSTCL）、皮下脂膜炎样 T 细胞淋巴瘤、肠病相关 T 细胞淋巴瘤（EATCL）是 PTCL 中罕见的类型, 主要表现为结外受累。尽管具有特殊的临床表现和病理学特点, 但它们还是容易被误诊。在 B 细胞淋巴瘤中有显著疗效的以蒽环类药物为基础的联合化疗对于这些疾病没有效果。容易误诊、恶性程度高、缺乏有效的治疗手段导致这些疾病的预后差。因此, 对于初始治疗后达到缓解的患者, 应行异体干细胞移植巩固治疗, 尤其是对于 HSTCL、皮肤 γδT 细胞淋巴瘤和未分化型 EATCL。

八、高度侵袭性 NHL 的治疗

（一）伯基特淋巴瘤

伯基特淋巴瘤（Burkitt lymphoma，BL）是来源于滤泡生发中心细胞的高度恶性的 B 细胞肿瘤。形态学上，BL 细胞表现为小无裂细胞，单一形式排列，形成"星空"图像，可分为地方性、散发的及与 HIV 感染相关型。所有的 BL 均有 *MYC* 易位，并大多数与染色体 t（8；14）易位有关，少数存在 t（2；8）或 t（8；22）易位[75]。

在美国，BL 易发生于年轻的患者及存在胃肠道基础疾病者。R-CHOP 方案不是 BL 的标准治疗，应用高强度短间歇期的化疗方案，如 R-Hyper-CVAD（利妥昔单抗+环磷酰胺、长春新碱、多柔比星和地塞米松）或者环磷酰胺、长春新碱、多柔比星、大剂量甲氨蝶呤/异环磷酰胺、依托泊苷和大剂量阿糖胞苷（CODOX-M/IVAC 方案）（表 23.19），长期无病生存率近50%。DA-EPOCH-R 方案的低强度治疗可以避免过去伯基特淋巴瘤治疗方案的骨髓毒性[76]。这个方案可以用于高龄或者一般状况不佳的患者。CNS 受累、骨髓侵犯者比局限期患者预后更差。自体干细胞移植对复发病例或者高剂量化疗后的巩固治疗是否有效，目前尚没有数据证实。

表 23.19　伯基特淋巴瘤 CODOX-M/IVAC 方案

第 1 个、第 3 个周期

环磷酰胺 800mg/m²，静脉注射，第 1 天

长春新碱 1.5mg/m²（最大剂量 2mg），静脉注射，第 1 天、第 8 天

多柔比星 40mg/m²，静脉注射，第 1 天

阿糖胞苷 70mg，鞘内注射，第 1 天、第 3 天

环磷酰胺 200mg/m²，静脉注射，第 2～5 天

甲氨蝶呤 1200mg/m²，静脉注射，持续 1 小时，随即每小时 240mg/m²，静脉注射，持续 23 小时，第 10 天

亚叶酸钙 192mg/m²，静脉注射，甲氨蝶呤用药后 36 小时开始

亚叶酸钙 12mg/m²，静脉注射，每 6 小时一次，直至甲氨蝶呤血药浓度＜5×10⁻⁸mol/L

G-CSF 5µg/kg，皮下注射，每天一次，第 13 天开始

续表

甲氨蝶呤 12mg，鞘内注射，第 15 天

亚叶酸钙 15mg，口服，甲氨蝶呤用药后 24 小时

第 2 个、第 4 个周期

依托泊苷 60mg/m²，静脉注射，超过 1 小时，第 1～5 天

异环磷酰胺 1500mg/m²，静脉注射，超过 1 小时，第 1～5 天

美司钠 360mg/m²，静脉注射，与异环磷酰胺同步，之后每 3 小时一次，24 小时内共 8 次，第 1～5 天

阿糖胞苷 2g/m²，静脉注射，超过 3 小时，每 12 小时一次，共 4 次，第 1～2 天

甲氨蝶呤 12mg，鞘内注射，第 5 天

亚叶酸钙 15mg，口服，甲氨蝶呤用药后 24 小时开始

G-CSF 5μg/kg，皮下注射，每天一次，第 7 天开始

（二）预防

1. CNS 预防 初次诊断为 DLBCL 时，CNS 受累的发生率仅为 5%，但是一旦疾病复发，CNS 转移是预后极差的标志[77]。因此，对于结外受累和初治时 LDH 升高的患者，应注意排查是否存在 CNS 受累。通常，对于超过两个结外器官受累（包括骨髓）合并 LDH 升高，或者睾丸、鼻咽或韦氏环受累的患者，常采用鞘内注射甲氨蝶呤或者联合阿糖胞苷以预防 CNS 转移。化疗加上利妥昔单抗提高了患者的疗效，可能对于 CNS 复发存在一定的预防作用。更多数据显示患者可以根据危险因素进行分层。除了以上危险因素，特定的结外部位（肾、乳腺）和存在 *MYC* 重排或双重打击重排会使患者处于高危组，应考虑行 CNS 预防。但是对于 CNS 预防的研究很少，没有统一的方案，所以适应证、剂量等都存在很多差异。

2. 肿瘤溶解综合征的预防 高度侵袭性淋巴瘤，如 LBL 和 BL，含有快速增殖的肿瘤细胞，即使在联合化疗前也具有自发性溶解的风险[78]。肿瘤细胞溶解会释放出细胞内物质如钾、尿酸和磷，这些物质对肾小管都有损害。这种可能致命的临床现象被称为肿瘤溶解综合征，随着治疗方案的有效率提高，此现象在临床上越来越常见。

（三）复发 NHL 的治疗

1. 挽救性化疗　高达 40% 的 DLBCL 患者在初始化学免疫疗法后出现复发，对于 MCL 和 PTCL 患者，复发风险更高，意味着大量患者会接受二线或者挽救性化疗。侵袭性 NHL，如DLBCL，初始化疗复发后仍应以根治为目的进行治疗，尤其是年轻患者。对于复发性 NHL，一个重要的预后指标是对化疗是否敏感。那些对于化疗抵抗或者初始化疗时就属于难治性（即没有达到 CR 或 DOR<6 个月）的患者，预后较差[79]。

虽然挽救性化疗很重要，但因为缺乏对比研究，标准方案仍在探索中。通常，选用铂类为基础的联合化疗（一般联合利妥昔单抗）（表 23.20），2～3 个周期后，如果化疗有效，后续会进行 ASCT。第一次复发时进行 ASCT 是基于利妥昔单抗时代之前的 PARMA 研究[80]。在 PARMA 研究中，侵袭性淋巴瘤的患者包括初始完全缓解后和挽救性化疗获得缓解后的患者，被随机分为接受化疗和放疗或者自体干细胞移植两组。ASCT组取得了生存获益。

表 23.20　侵袭性 NHL 的挽救化疗方案

方案名称	方案内容
DHAP	顺铂 100mg/m^2，静脉注射持续 24 小时，第 1 天
	阿糖胞苷 2000mg/m^2，静脉注射超过 3 小时，12 小时 1 次，共 2 次，第 2 天
	地塞米松 40mg，口服/静脉注射第 1～4 天
	每 21 天重复
ESHAP	依托泊苷 40mg/m^2，静脉注射超过 1 小时，第 1～4 天
	甲泼尼龙 250～500mg，静脉注射，第 1～5 天
	阿糖胞苷 2000mg/m^2，静脉注射超过 2 小时，第 5 天
	顺铂 25mg/（m^2·d），持续静脉注射，第 1～4 天
	每 21 天重复
ICE	异环磷酰胺 5000mg/m^2，持续静脉注射超过 24 小时，第 2 天，与等量美司钠同时使用
	依托泊苷 100mg/m^2，静脉注射，每天 2 次，第 1～3 天
	卡铂（AUC=5，最大剂量为 800mg），静脉注射，第 2 天
	于第 7～14 天应用 G-CSF（5μg/kg）
	每 14 天重复，但是如果中性粒细胞计数<1000 或者血小板计数<50 000，改为 21 天重复

续表

方案名称	方案内容
GDP	吉西他滨 1000mg/m², 静脉注射, 第 1 天、第 8 天
	地塞米松 40mg, 口服, 第 1~4 天
	顺铂 75mg/m², 静脉注射, 第 1 天
	每 21 天重复
RGemOx	利妥昔单抗 375mg/m², 静脉注射, 第 1 天
	吉西他滨 1000mg/m², 静脉注射, 第 2 天
	奥沙利铂 100mg/m², 静脉注射, 第 2 天
	每 15 天重复

但是目前, 多数病例在初始治疗时已联合使用了利妥昔单抗, 那么 PARMA 研究的结果还能否适用是不清楚的。一项近期随机研究 (CORAL 研究) 的结果提示使用了利妥昔单抗方案的患者较少能从 ASCT 中获益。因此, 对复发的侵袭性淋巴瘤患者仅进行 ASCT 已不能治愈, 我们需要研究出新的治疗方案。另一个观点是需要对治疗的反应进行更好的定义。对于 ¹⁸FDG-PET 扫描上仍有残留活性病灶的患者而言, 大剂量方案反应差, 并且不适合接受移植。

2. 复发 NHL 的免疫治疗 对于复发的惰性和侵袭性 NHL, 在一切治疗手段都没有效果的时候, 最后会考虑同种异体移植[81]。即使在 NHL 中会发生有效的移植物抗白血病效应, 但这一治疗的死亡率仍是广泛应用的重要障碍。尽管如此, 对于某些选择性的复发性 NHL 患者, 同种异体移植仍是一种有效的治愈方法。对于使用降低强度的预备方案, 有更多的患者能接受这种高风险/高回报的治疗方法。

同种异体移植的供体可以来自兄弟姐妹 (匹配的相关供体或 MUD) 或者非亲属 (匹配的非相关供体或 MUD)。如果没有相匹配的兄弟姐妹, 那么父母或者兄弟姐妹可能是单倍体相合移植者。各种类型的移植有着不同的风险和获益, 这需要进一步讨论, 不过, 同种异体移植的复杂之处不是本章节的讨论范围。

一种新的治疗复发 NHL 的方法是设计患者的免疫系统去攻击肿瘤细胞。这种方法的大部分重点在于对患者的 T 细胞进行遗传修饰, 使其针对恶性淋巴瘤上的某一种抗原。例如, T

细胞可以被修饰去表达一种针对 CD19 的嵌合抗原受体，使其对 CD19 阳性的 B 细胞进行作用[82]。因为肿瘤反应常常是被细胞因子驱动的，所以最严重的不良反应是神经毒性，从意识模糊到反应迟钝。在一项纳入 15 例既往多次化疗的 DLBCL 患者的小型临床研究中，8 例获得了完全缓解，并且持续时间在 9～22 个月。这一结果使这种针对各种不同靶抗原的治疗方法得到了进一步研究。

3. 靶向药物　因为复发或难治性 NHL 的治疗需要，很多新的作用机制的药物正"跃跃欲试"。其中许多是靶向药物，与传统的破坏 DNA 的药物不同，这些药物能更具有选择性地抑制肿瘤细胞。已经发现了一些对肿瘤增殖和凋亡受损非常重要的信号通路，靶向药物就作用于这些通路。另外，一些新型的药物可以影响肿瘤细胞与局部微环境的相互作用，这些微环境可能会保护肿瘤细胞免受化疗的影响（表 23.21）。

表 23.21　靶向药物

种类	药物	剂量和时间	适应证
BTK 抑制剂	依布替尼	560mg，口服，每天	复发 MCL
		560mg，口服，每天	复发 DLBCL*
		420mg，口服，每天	复发 CLL
		420mg，口服，每天	华氏巨球蛋白血症
免疫调节剂	来那度胺	25mg，口服，第 1～21 天，每 28 天重复	复发 MCL
		20mg，口服，第 1～21 天，每 28 天重复±利妥昔单抗	FL*
PI3K 抑制剂	艾代拉利司	150mg，口服，每天 2 次	复发 FL
蛋白酶抑制剂	硼替佐米	1.3mg/m^2，静脉注射，第 1 天、第 4 天、第 8 天、第 11 天，每 21 天重复	初治和复发的 MCL
BCL2 抑制剂	ABT199	未定	复发 iNHL†

*发表时 FDA 还未批准。
†仍在临床研究中。

4. NHL 放疗 NHL 对于放射治疗非常敏感，目前放疗仍然是提高局控率的重要手段。对于放疗的广泛应用目前有所回升，但是带来了很多相应的风险，如局部组织损伤、心血管和瓣膜病发生率增加、诱发照射野内第二肿瘤，如乳腺癌、肺癌和甲状腺癌，以及部分患者的 NHL 治愈后 15～25 年出现了肉瘤。此外，化疗方案的改良，以及功能成像（如 PET/CT）能更好地评估肿瘤在残留淋巴组织的复发，这些对于巩固性放疗的必要性也提出了疑问。

目前放射治疗的适应证是局限期的惰性 NHL 的根治，如 FL、纵隔大肿块型淋巴瘤和原发 CNS 淋巴瘤（primary CNS lymphoma，PCNSL）的巩固性治疗。

（四）NHL 亚型和特别考虑

1. AIDS 相关淋巴瘤 HIV 感染患者中，3%～6%的会患有 NHL，这种被认为是 AIDS 导致的疾病。HIV 相关的淋巴组织肿瘤包括 DLBCL、PCNSL、原发性渗出性淋巴瘤、口腔浆母细胞淋巴瘤和 BL，合并人疱疹病毒 B 和 EB 病毒感染在发病中也起到了一定的作用。NHL 是 HIV 后期的一个表现，多发生于 $CD4^+$ 细胞小于 $200mm^3$ 时。而 BL 发病与 CD4 计数之间似乎无关（详见第 25 章 HIV 和 AIDS 相关淋巴瘤的进一步讨论）。

2. 移植后淋巴组织增生性疾病（PTLD） PTLD 是指接受过内脏器官或者造血干细胞移植患者发生的淋巴细胞（B 细胞或者 T 细胞）异常增生。由于定义的宽泛，PTLD 是一组异质性疾病，临床表现差异很大，有良性增生，也有侵袭性甚至致死性的 NHL[83]。

发展为 PTLD 的危险因素见表 23.22。可以看出，EB 病毒感染起着重要的作用，并且见于多数的 PTLD。事实上，很多移植中心现在已经常规定期检测 EB 病毒 PCR，一旦发现病毒负荷急剧上升，会立刻用利妥昔单抗干预。

表 23.22　PTLD 的危险因素

移植前 EB 病毒血清反应阴性（造血干细胞移植接受者）

移植时年龄大于 50 岁

二次移植后

续表

移植后 1 年内
预防性应用抗胸腺淋巴细胞球蛋白（ATG）或 OKT3（抗 CD3 单克隆抗体）
HLA 不匹配
缺乏 T 细胞的移植物
急性或慢性移植物抗宿主病（GVHD）
心脏移植的危险性＞肾移植

注：EB 病毒，Epstein-Barr 病毒；HLA，人类白细胞抗原；PTLD，移植后淋巴组织增生性疾病。

来源：Uhlin M，Wikell H，Sundin M，et al. Risk factors for Epstein-Barr virus-related post-transplantlymphoproliferative disease after allogeneic hematopoietic stem cell transplantation. Haematologica.2014；99：346-352.

如果 PTLD 能得到有效的控制，可以使用提高宿主对 EB 病毒反应的治疗方法，如降低免疫抑制、使用干扰素或者输注已经接受过 EB 病毒感染个体的淋巴细胞。这一方法对于局限性疾病或者多克隆淋巴细胞增生的患者非常有效。

放疗和手术对于局限性的疾病有效，但是对于更多的进展期疾病和单克隆淋巴细胞增生的疾病，治疗方法是联合化疗加或不加利妥昔单抗，或者输注接受过干细胞移植患者的供者淋巴细胞。但是这些移植相关淋巴瘤有效率很低，并且长期生存时间令人失望。

3. PCNSL 其被定义为局限于 CNS 的淋巴瘤，几乎没有系统性侵犯。因为与 HIV 感染相关，PCNSL 在某种程度上比其他结外部位进展更快，不过它也发生于具有免疫功能的宿主。这是一种 DLBCL，大部分是 ABC 亚型[84]。尽管原因不十分清楚，但 PCNSL 很少转移到 CNS 以外的地方，即使在极少数能用 PCR 方法发现外周血中存在肿瘤细胞的患者中，也没有 CNS 以外的转移。直接进行肿瘤组织活检或者在脑脊液（cerebrospinal fluid，CSF）中发现淋巴瘤细胞就可以得出诊断。当患者表现为孤立的颅内病灶，怀疑 PCNSL 时，应该先把诊断弄清楚，而不是急于服用激素，因为肿瘤对激素很敏感，可能会失去明确淋巴瘤分型的机会。

单纯放疗的 OS 很差，对于能耐受更强治疗的 PCNSL 患者，目前并不推荐进行单纯放疗[85]。标准的治疗是应用能够通过血脑屏障的药物，如大剂量甲氨蝶呤和阿糖胞苷的联合化疗

（当肿瘤是 B 细胞来源时，还应加上利妥昔单抗），之后行巩固性全脑放疗（whole-brain radiotherapy，WBRT）。这种方法的总体有效率超过 90%，但是 2 年 PFS 为 50%～55%，并且仍会复发。考虑到全脑放疗后急性和长期的中枢和周围神经功能受损，一些方案尝试单用大剂量甲氨蝶呤为基础的化疗，但是有效率似乎要低一些。

4. 睾丸淋巴瘤 是 60 岁以上男性常见的睾丸恶性肿瘤，常见的病理类型是 DLBCL。原发性睾丸淋巴瘤（primary testicular lymphoma，PTL）罕见，并与结内 DLBCL 不同，具有明显的结外侵犯趋势，常侵犯对侧睾丸、胸膜和软组织[86]。最近的研究发现大多数这类肿瘤是 DLBCL 的 ABC 亚型，增殖活跃。对其考虑联合治疗，包括手术切除原发肿瘤、系统性化疗免疫治疗和对侧睾丸的放疗。另外，因为 PTL 发生于免疫豁免区域，应该对 CNS 行预防性治疗。尽管如此，PTL 比结内DLBCL 的预后差，易于晚期复发。

5. 老年 NHL 患者的治疗 大于 60 岁的 NHL 患者的治疗值得特别关注，因为 NHL 的中位诊断年龄是 60～65 岁。美国正在老龄化，尽管现在还不知道不同年龄之间疾病的生物学行为的区别，但年龄一直是 NHL 的预后指标[87,88]。因此，对于大于 70 岁且存在严重合并症的侵袭性淋巴瘤患者，如何选择一个合适的治疗方案仍是一个临床上的难题。因为担心潜在的不良反应，对这类患者常常采用经验性减量或者延长化疗间歇期的做法，这可能会影响到治愈率。现有的数据表明，当 CHOP 方案减量后，有效率下降，生存期缩短[89]。法国成人淋巴瘤协作组（Groupd'Etude des Lymphomed'Adulte，GELA）的一项 LN 98-5 研究纳入了 399 例年龄位于 60～80 岁的 DLBCL 患者，比较 R-CHOP 方案和 CHOP 方案的疗效。结果显示，加用利妥昔单抗后有效率提高了 15%，DFS 和 OS 都得到了改善。在这项研究中，最常见的≥3 级的不良反应是感染，只有 8%的患者发生了≥3 级的心脏毒性。其他的不良反应与 CHOP 方案在年轻患者中应用时的不良反应一致。这个结果似乎说明，在使用了支持性的药物（如粒细胞集落刺激因子）后，年龄大于 60 岁的多数 NHL 患者可以耐受标准剂量方案治疗，并且与年轻患者的不良反应相似。但是在年龄大于 60 岁（尤其是大于 80 岁）的患者中，如何发现哪些患者更容易发生严重的不良反应仍是临床上的重要挑战。

（黄露露　魏文洁　朱思娴　译　姜永生　于世英　校）

参 考 文 献

1. Campo E, Swerdlow SH, Harris NL, et al. The 2008 WHO classification of lymphoid neoplasms and beyond: evolving concepts and practical applications. *Blood.* 2011;117:5019–5032.
2. Alizadeh AA, Eisen MB, Davis RE, et al. Distinct types of diffuse large B-cell lymphoma identified by gene expression profiling. *Nature.* 2000;403:503–511.
3. Lenz G, Wright GW, Emre NCT, et al. Molecular subtypes of diffuse large B-cell lymphoma arise by distinct genetic pathways. *Proc Natl Acad Sci USA.* 2008;105:13520–13525.
4. Pasqualucci L, Trifonov V, Fabbri G, et al. Analysis of the coding genome of diffuse large B-cell lymphoma. *Nat Genet.* 2011;43:830–837.
5. Pasqualucci L, Dominguez-Sola D, Chiarenza A, et al. Inactivating mutations of acetyl-transferase genes in B-cell lymphoma. *Nature.* 2011;471:189–195.
6. Morin RD, Johnson NA, Severson TM, et al. Somatic mutations altering EZH2 (Tyr641) in follicular and diffuse large B-cell lymphomas of germinal-center origin. *Nat Genet.* 2010;42:181–185.
7. Morin RD, Mendez-Lago M, Mungall AJ, et al. Frequent mutation of histone-modifying genes in non-Hodgkin lymphoma. *Nature.* 2011;476:298–303.
8. Siegel R, Ma J, Zou Z, et al. Cancer statistics, 2014. *CA Cancer J Clin.* 2014;64:9–29.
9. Morton LM, Slager SL, Cerhan JR, et al. Etiologic heterogeneity among non-Hodgkin lymphoma subtypes: the InterLymph Non-Hodgkin Lymphoma Subtypes Project. *J Natl Cancer Inst Monogr.* 2014;2014:130–144.
10. Tran H, Nourse J, Hall S, et al. Immunodeficiency-associated lymphomas. *Blood Rev.* 2008;22:261–281.
11. Pietersma F, Piriou E, van Baarle D. Immune surveillance of EBV-infected B cells and the development of non-Hodgkin lymphomas in immunocompromised patients. *Leuk Lymphoma.* 2008;49:1028–1041.
12. Roschewski M. Wilson WH. Biology and management of rare primary extranodal T-cell lymphomas. *Oncology (Williston Park).* 2010;24:94–100.
13. Parsonnet J, Hansen S, Rodriguez L, et al. Helicobacter pylori infection and gastric lymphoma. *N Engl J Med.* 1994;330:1267–1271.
14. Hermine O, Lefrere F, Bronowicki JP, et al. Regression of splenic lymphoma with villous lymphocytes after treatment of hepatitis C virus infection. *N Engl J Med.* 2002;347:89–94.
15. Brenner DJ, Doll R, Goodhead DT, et al. Cancer risks attributable to low doses of ionizing radiation: assessing what we really know. *Proc Natl Acad Sci USA.* 2003;100:13761–13766.
16. Brenner DJ, Hall EJ. Computed tomography—an increasing source of radiation exposure. *N Engl J Med.* 2007;357:2277–2284.
17. Lukes RJ, Collins RD. Immunologic characterization of human malignant lymphomas. *Cancer.* 1974;34(suppl):1488–1503.
18. Harris NL, Jaffe ES, Stein H, et al. A revised European-American classification of lymphoid neoplasms: a proposal from the International Lymphoma Study Group. *Blood.* 1994;84:1361–1392.
19. Vose J, Armitage J, Weisenburger D, et al. International peripheral T-cell and natural killer/T-cell lymphoma study: pathology findings and clinical outcomes. *J Clin Oncol.* 2008;26:4124–4130.
20. Lister TA, Crowther D, Sutcliffe SB, et al. Report of a committee convened to discuss the evaluation and staging of patients with Hodgkin's disease: Cotswolds meeting. *J Clin Oncol.* 1989;7:1630–1636.
21. Cheson BD, Horning SJ, Coiffier B, et al. Report of an international workshop to standardize response criteria for non-Hodgkin's lymphomas. NCI Sponsored International Working Group. *J Clin Oncol.* 1999;17:1244.
22. Juweid ME, Stroobants S, Hoekstra OS, et al. Use of positron emission tomography for response assessment of lymphoma: consensus of the imaging subcommittee of international harmonization project in lymphoma. *J Clin Oncol.* 2007;25:571–578.
23. Linch DC, Winfield D, Goldstone AH, et al. Dose intensification with autologous bone-marrow transplantation in relapsed and resistant Hodgkin's disease: results of a BNLI randomised trial. *Lancet.* 1993;341:1051–1054.
24. Solal-Celigny P, Roy P, Colombat P, et al. Follicular lymphoma international prognostic index. *Blood.* 2004;104:1258–1265.

25. Solal-Celigny P, Bellei M, Marcheselli L, et al. Watchful waiting in low-tumor burden follicular lymphoma in the rituximab era: results of an F2-study database. *J Clin Oncol.* 2012;30:3848–3853.

26. Hegde U, Wilson WH. Gene expression profiling of lymphomas. *Curr Oncol Rep.* 2001; 3:243–249.

27. Rosenwald A, Wright G, Chan WC, et al. The use of molecular profiling to predict survival after chemotherapy for diffuse large-B-cell lymphoma. *N Engl J Med.* 2002;346:1937–1947.

28. Scott DW, Wright GW, Williams PM, et al. Determining cell-of-origin subtypes of diffuse large B-cell lymphoma using gene expression in formalin-fixed paraffin embedded tissue. *Blood.* 2014;123(8):1214–1217.

29. Cashen AF, Dehdashti F, Luo J, et al. 18F-FDG PET/CT for early response assessment in diffuse large B-cell lymphoma: poor predictive value of international harmonization project interpretation. *J Nucl Med.* 2011;52:386–392.

30. Barrington SF, Mikhaeel NG. When should FDG-PET be used in the modern management of lymphoma? *Br J Haematol.* 2014;164:315–328.

31. Cheson BD, Pfistner B, Juweid ME, et al. Revised response criteria for malignant lymphoma. *J Clin Oncol.* 2007;25:579–586.

32. Meignan M, Barrington S, Itti E, et al. Report on the 4th International Workshop on Positron Emission Tomography in Lymphoma held in Menton, France, 3–5 October 2012. *Leuk Lymphoma.* 2014;55:31–37.

33. Trotman J, Luminari S, Boussetta S, et al. Prognostic value of PET-CT after first-line therapy in patients with follicular lymphoma: a pooled analysis of central scan review in three multicentre studies. *Lancet Haematol.* 2014;1:e17–e27.

34. Liedtke M, Hamlin PA, Moskowitz CH, et al. Surveillance imaging during remission identifies a group of patients with more favorable aggressive NHL at time of relapse: a retrospective analysis of a uniformly-treated patient population. *Ann Oncol.* 2006;17:909–913.

35. Roschewski M, Dunleavy K, Pittaluga S, et al. Circulating tumour DNA and CT monitoring in patients with untreated diffuse large B-cell lymphoma: a correlative biomarker study. *Lancet Oncol.* 2015;16:541–549.

36. Montoto S, Davies AJ, Matthews J, et al. Risk and clinical implications of transformation of follicular lymphoma to diffuse large B-cell lymphoma. *J Clin Oncol.* 2007;25:2426–2433.

37. Ardeshna KM, Smith P, Norton A, et al. Long-term effect of a watch and wait policy versus immediate systemic treatment for asymptomatic advanced-stage non-Hodgkin lymphoma: a randomised controlled trial. *Lancet.* 2003;362:516–522.

38. Ardeshna KM, Qian W, Smith P, et al. Rituximab versus a watch-and-wait approach in patients with advanced-stage, asymptomatic, non-bulky follicular lymphoma: an open-label randomised phase 3 trial. *Lancet Oncol.* 2014;15:424–435.

39. Martinelli G, Schmitz SF, Utiger U, et al. Long-term follow-up of patients with follicular lymphoma receiving single-agent rituximab at two different schedules in trial SAKK 35/98. *J Clin Oncol.* 2010;28:4480–4484.

40. Kahl BS, Hong F, Williams ME, et al. Rituximab extended schedule or re-treatment trial for low-tumor burden follicular lymphoma: Eastern Cooperative Oncology Group Protocol E4402. *J Clin Oncol.* 2014;32(28):3096–3102.

41. Friedberg JW, Taylor MD, Cerhan JR, et al. Follicular lymphoma in the United States: first report of the national LymphoCare study. *J Clin Oncol.* 2009;27:1202–1208.

42. Rummel MJ, Kaiser U, Balser C, et al. Bendamustine plus rituximab versus fludarabine plus rituximab in patients with relapsed follicular, indolent and mantle cell lymphomas—final results of the randomized phase III study NHL 2-2003 on behalf of the StiL (Study Group Indolent Lymphomas, Germany). *ASH Annu Meet Abstr.* 2010;116:Abstract 856.

43. Fowler NH, Davis RE, Rawal S, et al. Safety and activity of lenalidomide and rituximab in untreated indolent lymphoma: an open-label, phase 2 trial. *Lancet Oncol.* 2014;15: 1311–1318.

44. Salles G, Seymour JF, Offner F, et al. Rituximab maintenance for 2 years in patients with high tumour burden follicular lymphoma responding to rituximab plus chemotherapy (PRIMA): a phase 3, randomised controlled trial. *Lancet.* 2011;377:42–51.

45. Miller BW, Przepiorka D, de Claro RA, et al. FDA approval: idelalisib monotherapy for the treatment of patients with follicular lymphoma and small lymphocytic lymphoma. *Clin Cancer Res.* 2015;21:1525–1529.

46. Wundisch T, Thiede C, Morgner A, et al. Long-term follow-up of gastric MALT lymphoma after *Helicobacter pylori* eradication. *J Clin Oncol.* 2005;23:8018–8024.

47. Kempf W, Pfaltz K, Vermeer MH, et al. EORTC, ISCL, and USCLC consensus recommendations for the treatment of primary cutaneous CD30-positive lymphoproliferative disorders: lymphomatoid papulosis and primary cutaneous anaplastic large-cell lymphoma. *Blood.* 2011;118:4024–4035.

48. Perez-Galan P, Dreyling M, Wiestner A. Mantle cell lymphoma: biology, pathogenesis, and the molecular basis of treatment in the genomic era. *Blood.* 2011;117:26–38.

49. Rosenwald A, Wright G, Wiestner A, et al. The proliferation gene expression signature is

a quantitative integrator of oncogenic events that predicts survival in mantle cell lymphoma. *Cancer Cell.* 2003;3:185–197.

50. Martin P, Chadburn A, Christos P, et al. Outcome of deferred initial therapy in mantle-cell lymphoma. *J Clin Oncol.* 2009;27:1209–1213.

51. Hoster E, Dreyling M, Klapper W, et al. A new prognostic index (MIPI) for patients with advanced-stage mantle cell lymphoma. *Blood.* 2008;111:558–565.

52. Robak T, Huang H, Jin J, et al. Bortezomib-based therapy for newly diagnosed mantle-cell lymphoma. *N Engl J Med.* 2015;372:944–953.

53. Goy A. Phase II study of proteasome inhibitor bortezomib in relapsed or refractory B-cell non-Hodgkin's lymphoma. *J Clin Oncol.* 2005;23:667–675.

54. Wang ML, Rule S, Martin P, et al. Targeting BTK with ibrutinib in relapsed or refractory mantle-cell lymphoma. *N Engl J Med.* 2013;369:507–516.

55. Kahl BS, De Vos S, Wagner-Johnston ND, et al. Mature response data from a phase 2 study of PI3K-delta inhibitor idelalisib in patients with double (rituximab and alkylating agent)-refractory indolent B-cell non-Hodgkin lymphoma (iNHL). *Blood.* 2013;122:85.

56. Goy A, Sinha R, Williams ME, et al. Single-agent lenalidomide in patients with mantle-cell lymphoma who relapsed or progressed after or were refractory to bortezomib: phase II MCL-001 (EMERGE) study. *J Clin Oncol.* 2013;31(29):3688–3695.

57. Roschewski M, Staudt LM, Wilson WH. Diffuse large B-cell lymphoma-treatment approaches in the molecular era. *Nat Rev Clin Oncol.* 2014;11:12–23.

58. Barrans S, Crouch S, Smith A, et al. Rearrangement of MYC Is associated with poor prognosis in patients with diffuse large B cell lymphoma treated in the era of rituximab. *J Clin Oncol.* 2010;28:3360–3365.

59. Johnson NA, Savage KJ, Ludkovski O, et al. Lymphomas with concurrent BCL2 and MYC translocations: the critical factors associated with survival. *Blood.* 2009;114:2273–2279.

60. Fisher RI, Gaynor ER, Dahlberg S, et al. Comparison of a standard regimen (CHOP) with three intensive chemotherapy regimens for advanced non-Hodgkin's lymphoma. *N Engl J Med.* 1993;328:1002–1006.

61. Cunningham D, Hawkes EA, Jack A, et al. Rituximab plus cyclophosphamide, doxorubicin, vincristine, and prednisolone in patients with newly diagnosed diffuse large B-cell non-Hodgkin lymphoma: a phase 3 comparison of dose intensification with 14-day versus 21-day cycles. *Lancet.* 2013;381:1817–1826.

62. Wilson WH, Dunleavy K, Pittaluga S, et al. Phase II study of dose-adjusted EPOCH and rituximab in untreated diffuse large B cell lymphoma with analysis of germinal center and post-germinal center biomarkers. *J Clin Oncol.* 2008;26:2717–2724.

63. Recher C, Coiffier B, Haioun C, et al. Intensified chemotherapy with ACVBP plus rituximab versus standard CHOP plus rituximab for the treatment of diffuse large B-cell lymphoma (LNH03-2B): an open-label randomised phase 3 trial. *Lancet.* 2011;378:1858–1867.

64. Roschewski M, Dunleavy K, Wilson WH. Moving beyond rituximab, cyclophosphamide, doxorubicin, vincristine and prednisone for diffuse large B-cell lymphoma. *Leuk Lymphoma.* 2014;55:2428–437.

65. Younes A, Thieblemont C, Morschhauser F, et al. Combination of ibrutinib with rituximab, cyclophosphamide, doxorubicin, vincristine, and prednisone (R-CHOP) for treatment-naive patients with CD20-positive B-cell non-Hodgkin lymphoma: a non-randomised, phase 1b study. *Lancet Oncol.* 2014;15:1019–1026.

66. Nowakowski GS, LaPlant B, Macon WR, et al. Lenalidomide combined with R-CHOP overcomes negative prognostic impact of non-germinal center B-cell phenotype in newly diagnosed diffuse large B-cell lymphoma: a phase II study. *J Clin Oncol.* 2015;33:251–257.

67. Vitolo U, Chiappella A, Franceschetti S, et al. Lenalidomide plus R-CHOP21 in elderly patients with untreated diffuse large B-cell lymphoma: results of the REAL07 open-label, multicentre, phase 2 trial. *Lancet Oncol.* 2014;15:730–737.

68. Lamy T, Damaj G, Gyan E, et al. R-CHOP with or without radiotherapy in non-bulky limited-stage diffuse large B cell lymphoma (DLBCL): preliminary results of the prospective randomized phase III 02-03 trial from the Lysa/Goelams Group. *Blood.* 2014;124:Abstract 393.

69. Rosenwald A, Wright G, Leroy K, et al. Molecular diagnosis of primary mediastinal B cell lymphoma identifies a clinically favorable subgroup of diffuse large B cell lymphoma related to Hodgkin lymphoma. *J Exp Med.* 2003;198:851–862.

70. Dunleavy K, Pittaluga S, Maeda LS, et al. Dose-adjusted EPOCH-rituximab therapy in primary mediastinal B-cell lymphoma. *N Engl J Med.* 2013;368:1408–1416.

71. d'Amore F, Relander T, Lauritzsen GF, et al. Up-front autologous stem-cell transplantation in peripheral T-cell lymphoma: NLG-T-01. *J Clin Oncol.* 2012;30:3093–3099.

72. O'Connor OA, Pro B, Pinter-Brown L, et al. Pralatrexate in patients with relapsed or refractory peripheral T-cell lymphoma: results from the pivotal PROPEL study. *J Clin Oncol.* 2011;29:1182–1189.

73. Piekarz RL, Frye R, Prince HM, et al. Phase 2 trial of romidepsin in patients with peripheral T-cell lymphoma. *Blood.* 2011;117:5827–5834.

74. Pro B, Advani R, Brice P, et al. Brentuximab vedotin (SGN-35) in patients with relapsed or refractory systemic anaplastic large-cell lymphoma: results of a phase II study. *J Clin Oncol.* 2012;30(18):2190–2196.

75. Schmitz R, Ceribelli M, Pittaluga S, et al. Oncogenic mechanisms in Burkitt lymphoma. *Cold Spring Harb Perspect Med.* 2014;4:a014282.

76. Dunleavy K, Pittaluga S, Shovlin M, et al. Low-intensity therapy in adults with Burkitt's lymphoma. *N Engl J Med.* 2013;369:1915–1925.

77. Wilson WH, Bromberg JE, Stetler-Stevenson M, et al. Detection and outcome of occult leptomeningeal disease in diffuse large B-cell lymphoma and Burkitt lymphoma. *Haematologica.* 2014;99:1228–1235.

78. Cairo MS, Coiffier B, Reiter A, et al. Recommendations for the evaluation of risk and prophylaxis of tumour lysis syndrome (TLS) in adults and children with malignant diseases: an expert TLS panel consensus. *Br J Haematol.* 2010;149:578–586.

79. Gisselbrecht C, Glass B, Mounier N, et al. Salvage regimens with autologous transplantation for relapsed large B-cell lymphoma in the rituximab era. *J Clin Oncol.* 2010;28:4184–4190.

80. Philip T, Guglielmi C, Hagenbeek A, et al. Autologous bone marrow transplantation as compared with salvage chemotherapy in relapses of chemotherapy-sensitive non-Hodgkin's lymphoma. *N Engl J Med.* 1995;333:1540–1545.

81. Chakraverty R, Mackinnon S. Allogeneic transplantation for lymphoma. *J Clin Oncol.* 2011;29:1855–1863.

82. Kochenderfer JN, Dudley ME, Kassim SH, et al. Chemotherapy-refractory diffuse large B-cell lymphoma and indolent B-cell malignancies can be effectively treated with autologous T cells expressing an anti-CD19 chimeric antigen receptor. *J Clin Oncol.* 2015;33(6):540–549.

83. Evens AM, Roy R, Sterrenberg D, et al. Post-transplantation lymphoproliferative disorders: diagnosis, prognosis, and current approaches to therapy. *Curr Oncol Rep.* 2010;12:383–394.

84. Vater I, Montesinos-Rongen M, Schlesner M, et al. The mutational pattern of primary lymphoma of the central nervous system determined by whole-exome sequencing. *Leukemia.* 2015;29:677–685.

85. Rubenstein JL, Gupta NK, Mannis GN, et al. How I treat CNS lymphomas. *Blood.* 2013;122:2318–2330.

86. Vitolo U, Chiappella A, Ferreri AJM, et al. First-line treatment for primary testicular diffuse large B-cell lymphoma with rituximab-CHOP, CNS prophylaxis, and contralateral testis irradiation: final results of an international phase II trial. *J Clin Oncol.* 2011;29:2766–2772.

87. Vose JM, Armitage JO, Weisenburger DD, et al. The importance of age in survival of patients treated with chemotherapy for aggressive non-Hodgkin's lymphoma. *J Clin Oncol.* 1988;6:1838–1844.

88. Sarkozy C, Coiffier B. Diffuse large B-cell lymphoma in the elderly: a review of potential difficulties. *Clin Cancer Res.* 2013;19(7):1660–1669.

89. Coiffier B, Thieblemont C, Van Den Neste E, et al. Long-term outcome of patients in the LNH-98.5 trial, the first randomized study comparing rituximab-CHOP to standard CHOP chemotherapy in DLBCL patients: a study by the Groupe d'Etudes des Lymphomes de l'Adulte. *Blood.* 2010;116:2040–2045.

Rachid Baz, Mohamad A. Hussein

一、概　　论

（一）浆细胞病的类型

浆细胞病是一组异质性的疾病，其特征表现为浆细胞数目增加或单克隆蛋白的产生[1]。为了有效地将最新的治疗方法和化合物用于现有的治疗，了解浆细胞病的病理生理学及其与微环境的相互作用是至关重要的。这种微环境是一个包含细胞、体液和支持细胞的复合体。新的化合物使得许多患者获得了有效的缓解，然而不幸的是，仍有一部分患者在疾病诊断后两年内死亡。"微小残留病变"（minimal residual disease，MRD）被建议作为不同治疗结果的一种测量方法，尤其是对于新诊断的患者，这类患者通常具有较高的缓解率。微小残留病变的定义仍很模糊，现实中用来描述疾病的一个组成部分 —— 一个单克隆。或许更好的名称应该是"微小残留克隆"（minimal residual clone，MRC）。浆细胞紊乱、克隆多样性、进化、突变，以及这些因素如何与微环境相互作用的相关病理生理学不在本章节讨论范围之内，但这些内容对于了解治疗领域的发展是很重要的。

本章将主要介绍下列几种浆细胞病：作用尚未明确的单克隆丙种球蛋白病（monoclonal gammopathy of undetermined significance，MGUS）、多发性骨髓瘤（multiple myeloma，MM）、瓦氏巨球蛋白血症（Waldenström's macroglobulinemia，WM）、淀粉样变、单发性浆细胞瘤。轻链沉着性疾病、重链疾病、免疫球蛋白 D 多发性骨髓瘤、非分泌性多发性骨髓瘤、骨硬化性骨髓瘤、POEMS（周围性神经病、器官巨大症、内分泌病、单克隆性丙种球蛋白病、皮肤病变综合征）和原发性浆细胞性白血病不在本章节的讨论范围之内。

（二）单克隆蛋白

大部分浆细胞疾病患者的血液及尿中可以检测到单克隆蛋白，即 M 蛋白。尽管 M 蛋白水平与浆细胞负荷之间的确切关系还不明确，但目前仍然认为 M 蛋白的水平在一定程度上可以反映出浆细胞负荷情况。但也有一些浆细胞疾病的 M 蛋白水平与肿瘤负荷量无相关性，其中最为典型的是重链疾病，其肿瘤细胞多为未分化的，分泌功能很弱甚至没有分泌功能。重链疾病通常情况下伴有血清乳酸脱氢酶（LDH）升高。排除这些例外，大多数浆细胞疾病还可以通过监测 M 蛋白水平及累及器官的功能指标进行病情监测。治疗后判断治疗反应及病情进展的标准主要是依据 M 蛋白水平的变化。免疫球蛋白的基本组成单位包含两条完全相同的重链（IgG、IgA、IgM、IgD、IgE）及两条完全相同的轻链（κ、λ）。血清蛋白电泳可用于免疫球蛋白中单克隆组分的定量和确认，但是如果分泌不足或者由于尿液继发性排泄而导致血清中蛋白浓度过低，电泳方法不可行。约有 15% 的患者血清免疫印记阴性而尿检阳性，因此，如果电泳阴性而临床上高度怀疑患者存在 M 蛋白时，应当同时进行血清及尿的免疫电泳。尿 M 蛋白通常以轻链形式存在，尿中轻链分泌量以 g/24h 为计量单位。这种检测方法需要确定 24 小时排泄的尿蛋白总量，然后通过尿蛋白电泳来判定游离单克隆免疫球蛋白轻链在尿蛋白中的百分比。正确评估轻链在尿蛋白中所占的比重是关键，尤其是合并有高血压、糖尿病肾病时，因为这些疾病可以导致尿中白蛋白增多，在监测 M 蛋白含量时需要注意判断。针对游离轻链的新检测方法逐渐普及，很多非分泌性多发性骨髓瘤患者（即血清及尿免疫印迹阴性）及 AL（原发性或免疫球蛋白轻链淀粉样）患者可以检测到游离轻链水平的增高。但这种升高并不表示某种轻链的单克隆分泌增加，它是由 κ、λ 的比例来决定的，常提示某种轻链占有较大比重。尽管有些研究认为轻链水平的变化与治疗反应相关，但轻链水平的变化对疾病的诊断及疗效判断的确切作用仍不明确。在感染、自身免疫性疾病及肾功能不良情况下，解释轻链水平的变化是比较困难的。

二、作用尚未明确的丙种球蛋白病（MGUS）

此种浆细胞疾病的特征是 M 蛋白低（低于 30g/L），无骨损伤，骨髓活检浆细胞比例不到 10%，没有累及器官的功能损伤，如没有贫血、高钙血症、肾功能受损等。随着年龄的增加，MGUS 的发病增加，据估计，70 岁以上人群中约 3%患有MGUS。MGUS 演变为多发性骨髓瘤或其他淋巴增生性疾病的进展速率取决于几个因素，而其中最主要的是血清 M 蛋白水平。高 M 蛋白水平（≥15g/L）、骨髓高浆细胞负荷及游离轻链中 κ、λ 比例的异常有助于判断患者进展为多发性骨髓瘤的风险。低风险 MGUS 患者可 1 年或 2 年随访一次，高风险 MGUS患者可从预防性的临床试验或密集随访中获益。小部分 MGUS可能与周围性神经病有关。多数 MGUS 及周围性神经病的共同点可能与 IgM 的 M 蛋白有关，这是一种抗髓鞘相关糖蛋白（MAG）的抗体。单药利妥昔单抗对这部分患者疗效较好。

三、多发性骨髓瘤

（一）概述及治疗目标[2]

1. 诊断 多发性骨髓瘤是一种骨髓内缓慢增殖的 B 细胞克隆性肿瘤。表 24.1 列出了多发性骨髓瘤的诊断标准。Durie和 Salmon 分期系统最初用于多发性骨髓瘤的分期（表 24.2），但由于使用不方便且不利于推广，目前这个分期系统已经很少使用。美国西南肿瘤组织提出的分期系统见表 24.3，它是根据血清 β_2 微球蛋白和白蛋白水平来划分的。目前认为这个分期系统可以较准确地提示患者预后。

表 24.1 γ-球蛋白病和多发性骨髓瘤诊断标准

MGUS	MM 无症状	MM 有症状
M 蛋白<30g/L并且单克隆骨髓浆细胞增殖<10%	M 蛋白≥30g/L 或者骨髓浆细胞增殖≥10%	血清和尿中有 M 蛋白并且有骨髓浆细胞增殖或者浆细胞肿瘤

续表

MGUS	MM 无症状	MM 有症状
无其他 B 淋巴细胞增殖疾病	无相关脏器及组织损伤	相关脏器及组织损伤
无相关脏器及组织损伤		

注：相关脏器及组织损伤包括以下内容。高钙血症；肾功能不全；贫血：血红蛋白比正常下限低 20g/L；骨损害（孤立浆细胞瘤中浆细胞＞30%）；≥60% 骨髓浆细胞增多症；血浆游离轻链比≥100；基于 PET 或 MRI 测量的病灶＞1cm。

表 24.2 Durie-Salmon 分期标准

分期*	标准
Ⅰ 期	包括所有下列因素：
	1. 血红蛋白＞100g/L
	2. 正常血钙浓度血钙≤120mg/L
	3. 骨骼影像学检查正常或单发性颌骨浆细胞病变
	4. 低 M 蛋白水平
	a. IgG＜50g/L
	b. IgA＜30mg/L
	c. 尿电泳分析轻链蛋白分泌＜4g/24h
Ⅱ 期	介于 Ⅰ 期和Ⅲ期之间
Ⅲ 期	包括下列因素的一个或一个以上
	1. 血红蛋白＜85g/L
	2. 正常血钙浓度血钙≥120mg/L
	3. 进展性溶骨性病变
	4. 高 M 蛋白水平
	a. IgG＞70g/L
	b. IgA＞50g/L
	c. 尿电泳分析轻链蛋白分泌＞12g/24h

注：IG，免疫球蛋白。

*Ⅰ、Ⅱ、Ⅲ期分期都是以 A 血清标准＜2 和 B 血清标准＞2 为依据。

来源：Durie BG，Salmon SE. A clinical staging system for multiple myeloma. Correlation of measured myeloma cell mass with presenting clinical features, response to treatment, and survival. *Cancer*. 1975；36：842.

表 24.3 ISS 分期标准

治疗反应佳	临床Ⅰ期：	预后好
	$β_2$ 微球蛋白＜35mg/L	
	白蛋白≥35g/L	

续表

| 治疗反应不佳 | 临床 Ⅱ 期：
β_2 微球蛋白 $<35mg/L$
白蛋白 $<35g/L$ 或者
β_2 微球蛋白 $\geq35mg/L$ 且 $<50mg/L$
临床 Ⅲ 期：
β_2 微球蛋白 $\geq50mg/L$ | 预后不好 |

由于对疾病认识的提高，诊断为单克隆丙种球蛋白病的患者呈增加趋势。多发性骨髓瘤中有很大比例的患者是偶然发现的，在旧的命名及分期方法下，很难决定对这些患者应采取随访监测还是进行积极治疗。

（1）终末器官损伤：国际骨髓瘤工作组提出了活动性或非活动性多发性骨髓瘤的概念，其主要判断依据就是有无终末器官损伤。

（2）终末器官损伤定义标准：传统标准对器官损伤的定义包括贫血、肾衰竭、高钙血症或溶骨性疾病。最近，国际骨髓瘤工作组建议伴随 $\geq60\%$ 骨髓浆细胞增多症、血浆游离轻链比 ≥100 或基于 PET 或 MRI 测量病灶的患者开始系统性治疗，类似于有症状的骨髓瘤，尽管早期治疗的获益在这部分患者中尚未被证实。

（3）不伴终末器官损伤的患者：MGUS 或非活动性骨髓瘤应密切随访观察，过早的干预并不能影响疾病预后。非活动性骨髓瘤患者可考虑加入临床试验，旨在预防或延缓发展成活动性疾病的进程。

2. 流行病学　多发性骨髓瘤每年的发病率是 4/10 万，高峰年龄段为 60～70 岁。非洲裔美籍后代的 MGUS 和多发性骨髓瘤的发病率是白种人的 2 倍左右。有几种因素被认为与多发性骨髓瘤的发病有密切关系，其中电离辐射是研究最多的。镍、农药、汽油制品、其他芳香族类有机物、苯、硅等被认为是潜在致病因素。值得特别提到的是，越南战争中接触橘剂的人多发性骨髓瘤发病率提高。

3. 治疗目标[3,4]　虽然多发性骨髓瘤的治疗有所进展，但它仍然是一个不可治愈性疾病。因此，多发性骨髓瘤治疗的主要目标是控制症状、预防并发症，从而提高生活质量并延长生存期。实现此治疗目标的主要治疗策略：一种是通过持续采用低死亡率的治疗使疾病转入慢性进程，与之相对的另一种治疗策略即为力图通过密集治疗根治疾病。目前尚不清楚哪种治疗策略更佳，但可以肯定的是，不同治疗策略存在不同的获益人群。由于这些不确定性，多发性骨髓瘤的一线治疗方案没有定论。因此，无论多发性骨髓瘤患者的年龄、疾病分期及既往接受治疗的次数如何，都应加入临床试验进行进一步研究。

治疗多发性骨髓瘤时，不仅需要考虑控制克隆性浆细胞的肿瘤负荷，还需要注意对目标器官功能障碍的处理，包括维持骨健康、防止感染、血栓形成、神经及肾脏的并发症。因此，根据 M 蛋白浓度变化、骨髓中浆细胞比例及目标器官功能指标对比基线水平的变化情况来判断多发性骨髓瘤对治疗的反应已经成为一种共识。美国和欧洲的肿瘤协作组织对疗效判断采用的各指标数值有所差异。表 24.4 列出的是国际骨髓瘤工作组采用的统一疗效判断标准。

表 24.4　欧洲血液及骨髓移植协会采用的疗效判断标准

CR	血清和尿中免疫杂交阴性并且
	所有软组织浆细胞瘤消失并且
	骨髓中浆细胞不超过 5%（不需要再次骨穿证实）
严格 CR	满足以上所有标准并且
	具有正常的血清 FLC 比率并且
	免疫组化证实骨髓中克隆细胞消失或者至少 100 个浆细胞中 k/r 比例>4∶1 或者<1∶2（不需要再次骨穿证实）
比较理想的 PR	血清和尿中 M 蛋白免疫杂交可以检测但是电泳无法检测到血清 M 蛋白至少减低 90%并且尿中 M 蛋白水平<100mg/24h
PR	血清 M 蛋白至少减低 50%,尿中 M 蛋白至少减低 90%或者尿中 M 蛋白水平<200mg/24h
	若血清和尿中 M 蛋白不可测，涉及和未涉及的 FLC 区别需要减少≥50%代替 M 蛋白标准
	另外，在以上标准基础上还需要满足软组织浆细胞瘤缩小≥50%
SD	不满足 CR，比较理想的 PR、PR 及 PD
PD	血清单克隆分子比基础值增加≥25%，绝对值增加≥0.5g/dl。若开始时血清单克隆分子就≥5g/dl，则需要≥1g/dl
	尿中单克隆分子比基础值增加≥25%，绝对值增加≥200mg/24h
	仅在血清和尿单克隆分子不可测患者：涉及和未涉及的 FLC 区别需要减少≥25%，绝对值>10mg/dl

续表

PD	骨髓中浆细胞比基础值增加≥25%，绝对值增加≥10%（达到完全缓解的患者复发，参考值设为 5%，其他类型患者复发，参考值设为 10%） 明确的新进骨损害或者软组织损害或者其范围变大 高钙血症加重（校正血清钙＞11.5mg/dl 或者＞2.65mmol/L，并且只能用浆细胞增殖病解释）

注：CR，完全缓解；FLC，自由轻链；M 蛋白，单克隆蛋白。

可评估疾病如下：血清 M 蛋白≥1g/dl；尿中 M 蛋白≥200mg/24h；血清 FLC：若 FLC 比例异常，相关 FLC≥10mg/dl。

4. 预后因素[5-7] 严重贫血、高钙血症、进展性溶骨性病变、高 M 蛋白水平均与高肿瘤负荷相关，预示低生存率，这些也是 Durie 和 Salmon 分期系统的判断基础。尽管肾衰竭与肿瘤负荷的相关性不明确，但肾功能不良也预示预后不佳。其他比较明确的不良预后因素包括高龄、一般状况差、高血清 LDH 水平、低血小板计数、骨髓中浆细胞比例超过 50%、浆母细胞比例超过 2%、高浆细胞标记指数、血清高 β2 微球蛋白、血清低白蛋白。其中 β2 微球蛋白和白蛋白水平是美国西南肿瘤中心和国际骨髓瘤工作组分期系统的判断基础。由于多发性骨髓瘤细胞增殖不活跃，而细胞遗传学预后因素的判断是依赖细胞增殖分裂中期核型分析进行的，因此，只能获得 20%～40% 的多发性骨髓瘤患者的细胞遗传学信息。虽然这种分析方法得到的分析结果并不一致，但是仍然具有很大的临床意义，因为其明确了肿瘤细胞的高增殖率，提示疾病处于进展阶段。基因组不良预后因素是 13 号染色体缺失、免疫球蛋白重链的易位 [t（4；14），t（14；16）]、17p13 的丢失。另一方面有研究认为 t（4；14）并不会导致预后不良。最近，分裂间期的免疫荧光原位杂交技术（FISH）被用于细胞遗传学异常的检测。尽管 FISH 在检测诸如 13 号染色体缺失的某些遗传学改变方面很敏感，但是如果没有其他临床不良预后因素存在的情况下，这种异常没有太大的临床指导意义。非超二倍体核型通常与免疫球蛋白重链重排相关，而且提示预后不良。最近，几种基因表达谱（gene expression profiling，GEP）标识被引入临床舞台。例如，在美国，一种商业化的 70 基因 GEP——MyPRS（Myeloma Prognostic Risk Signature——骨髓瘤预后风险标识）[8]被用于提供关于骨髓瘤分子亚型和预后评分的信息，以区分高风险的患者亚群。虽然这种预后预测模型已在多个数据集中被验证，但它是否具有预测价值及对治疗决策的影响仍不清楚。高危患者仍具有不良预后，如果可能，建议加入临床试验。

（二）治疗——标准方案

1. 一般措施 新诊断多发性骨髓瘤的患者在确诊时偶尔合并有严重并发症，如高钙血症、肾功能不全、严重的血象降低、脊髓压迫等，这些严重并发症需要及时判断，并且应在化学治疗开始前或同时进行处理。无症状或郁积型多发性骨髓瘤患者可以观察而不需要特殊处理，直到有明确证据表明疾病进展再开始治疗。整个初次治疗期间都应水化，并且不能让患者卧床。避免使用非甾体抗炎药、氨基糖苷类药物及造影剂，这对保护患者肾功能有益。如果影像学检查必须使用造影剂，则应考虑进行水化和 N-乙酰半胱氨酸治疗以保护肾功能。几乎对每一位肾功能正常的患者都应该推荐使用双膦酸盐类药物（如帕米膦酸、唑来膦酸），尤其是合并有骨疾病的患者[见本章三、（六）1.项下相关内容]。我们建议在初次治疗的第一个周期暂缓使用双膦酸盐类药物以保护患者肾功能。另外，人们逐渐认识到双膦酸盐会造成下颌骨坏死这种罕见并发症，因此在使用其之前需要进行牙科的评估。

2. 针对新诊断的多发性骨髓瘤的全身治疗 尽管对于新诊断的多发性骨髓瘤可供选择的治疗方案很多，但是没有标准的一线治疗方案。在本章中，我们定义常规剂量的化疗为传统治疗，干细胞移植支持下的大剂量化疗为密集治疗。某些一线治疗中疗效很好的药物（如硼替佐米、来那度胺、沙利度胺）具体的作用机制并不明确，这也是目前进行的临床试验的目的之一。任何治疗并不能真正治愈多发性骨髓瘤，因此，治疗应个体化，不仅需要考虑疾病特点，还需要考虑患者伴发病、一般状况评分及患者自身意愿。例如，在整个治疗进程中需要进行大剂量化疗，避免使用某些影响干细胞收集的药物（如美法仑及其他烷化剂）是很重要的。对于有明显症状的患者，则应考虑使用高效的一线治疗方案使病情迅速缓解。同样地，对于初诊就有肾功能损伤的患者，则应使用对肾功能没有明显损伤的药物治疗（如以硼替佐米为基础的治疗）。

有不良预后因素[包括 13 号染色体缺失、t（4；14）、血清高 β_2 微球蛋白、浆细胞标记指数增高]的患者，传统治疗方法疗效不佳。因此，此类患者应考虑加入临床试验。虽然未得到证实，但目前大家仍然认为密集治疗（诱导化疗与高剂量化疗联合）可以获得更好的疗效。但有报道指出以硼替佐米为基础的治疗可以消除这些不良预后因素的影响，但这些只是基于小样本和短期随访，并未被其他研究所证实。

对于适合强化治疗的患者，可考虑进行免疫调节剂（来那度胺）和蛋白酶抑制剂（硼替佐米）联合地塞米松治疗，或者采用硼替佐米、环磷酰胺和地塞米松的方案，尤其是对于肾功能不全的患者。一项随机的 II 期临床试验表明这两种方案具有相似的高缓解率。这样的诱导治疗通常持续 4～8 个周期，直到达到平台期，这时开始大剂量治疗或维持治疗。

尽管 65 岁以上的老年人对强化的诱导化疗耐受性很好，但是有些人并不适用，对于这部分患者，来那度胺联合低剂量地塞米松或硼替佐米联合低剂量地塞米松可被作为标准治疗方案。FIRST 临床试验[9]证实了持续性来那度胺联合地塞米松治疗超过 18 个月或美法仑、泼尼松联合来那度胺治疗的优势。另外，在来那度胺联合地塞米松的基础上加入美法仑或环磷酰胺不能够改善老年患者的预后。此外，硼替佐米联合地塞米松或硼替佐米、美法仑联合泼尼松或硼替佐米、沙利度胺联合地塞米松对这部分患者的疗效类似。在某些情况下，对于合并高肿瘤负荷的老年患者，选择强化方案（硼替佐米、地塞米松联合来那度胺或环磷酰胺）是合理的。

3. 推荐的传统治疗方案　虽然有很多方案可供选择，但本章的后续部分只讨论常用的几种药物。

（1）地塞米松[10]：对多发性骨髓瘤患者，地塞米松是标准治疗药物之一。最近，东部肿瘤合作小组在比较来那度胺联用低剂量地塞米松与来那度胺联用高剂量地塞米松的研究中证实低剂量的地塞米松有生存获益。因其在 65 岁以上的老年人中被证实有效，目前已经被各个年龄组所关注。大剂量的地塞米松与来那度胺联用数个周期的方案在年轻高肿瘤负荷患者中的使用也是合理的。

大剂量地塞米松 40mg，口服，第 1～4 天，第 9～12 天，第 17～20 天，每 28 天重复。低剂量地塞米松 40mg，口服，每周或者 1～4 天，每 28 天重复。早期主要不良反应为高血糖症、消化不良、乏力和肌肉无力。部分患者在接受此方案治疗时，有激惹失眠症状。长期不良反应包括感染风险增加、白内障、骨质疏松和股骨头坏死。新近诊断为骨髓瘤的患者中，有50%可以观察到出现不良反应，其出现的中位时间为1个月。但是这个反应的中位持续时间为6个月。因此，单用地塞米松一般不作为治疗的选择。

（2）美法仑和泼尼松（MP方案）[9]：由于新型制剂的出现，MP已不再是常用方案。联用来那度胺或者硼替佐米比单用MP效果要好。尽管如此，MP仍然是一些有并发症的年老患者合理的治疗方法。对于初次治疗的多发性骨髓瘤患者，MP方案的有效率达50%左右，中位疾病进展时间约为15个月。不同机构使用的MP方案药物剂量及治疗时间有所差异，我们推荐下列方案。

- 美法仑 9mg/m^2，口服，第1~4天。
- 泼尼松 100mg，口服，第1~4天。

美法仑应在空腹状况下口服，可以保证足够的药物吸收。根据血象恢复情况，每4~6周重复一次。MP方案通常治疗6~9个周期，治疗超过1年会增加脊髓发育不良的风险。MP方案起效时间通常较慢，正因为如此，对于症状明显的患者此方案没有太大吸引力。对于骨髓瘤患者而言，骨髓抑制是严重的并发症，但多数骨髓瘤患者对MP方案耐受性比较好，没有很严重的骨髓抑制不良反应。MP不应用于那些接受高强度治疗的患者，因为其对干细胞收集有影响。

由于血栓栓塞事件发生的风险增加（约占此联合治疗方案患者的17%），我们推荐预防性地使用低剂量的阿司匹林（81mg）。也有一些研究者使用其他方法，如低分子量肝素或华法林抗凝治疗。最近一项随机对照研究指出并没有哪种方法更好。沙利度胺已经使用了很长时间，随着神经病学的发展，现在已经广泛被来那度胺取代。对硼替佐米敏感的，有显著细胞减少或肾功能不全的难治性患者可以考虑这一方案。

（3）环磷酰胺和泼尼松方案（CP方案）[11]：是不太常用的MP方案的替代方案。环磷酰胺不需要根据肾功能状况来调整用量，因此，对一般状况较差或有伴发疾病的患者比较有利。CP方案有效率为50%左右，一线治疗无进展时间为12~15个月。具体方案如下。

- 环磷酰胺 1000mg/m^2，静脉注射，第1天。

- 泼尼松 100mg，口服，第 1～5 天。
- 每 21 天重复。

CP 方案耐受性好，与 MP 方案相比，其对干细胞采集的影响小。另外，以之为基础加入沙利度胺和硼替佐米已被证实有效。

（4）基于蛋白酶体抑制剂的疗法

1）硼替佐米（bortezomib）[12]：是蛋白酶体复合物抑制剂，已证实对复发及难治性多发性骨髓瘤有效。硼替佐米与地塞米松或聚乙二醇脂质体多柔比星联用，以及联用沙利度胺或来那度胺的方案仍然有很好的前景。硼替佐米单药治疗复发及难治性多发性骨髓瘤，有效率为 30%～40%，中位进展时间为 6～7个月，优于高剂量的地塞米松治疗。

- 硼替佐米，$1.3mg/m^2$，静脉注射，第 1 天、第 4 天、第 8 天、第 11 天，21 天为 1 个周期。
- 地塞米松，20mg，口服，硼替佐米服用当天及服用后1 天。如果有效且耐受良好，追加 2 个周期。然而加用类固醇药物对疗效的提高比较有限。

此治疗重复 8 个周期。硼替佐米Ⅲ～Ⅳ级的不良反应为血小板减少（30%）、中性粒细胞减少（14%）、贫血（10%）、神经病（8%）。应密切注意有无神经病的发生，尤其是以麻痹性肠梗阻为表现的自发性神经病及停止治疗后的迟发性神经病。这非常痛苦，但是有 2/3 的患者在持续使用 3～6 个月后得到缓解。硼替佐米为基础的治疗一般用于明显肾功能损害的患者（尽管经常与环磷酰胺联合使用）。预防性使用阿昔洛韦能有效降低或消除水痘-带状疱疹病毒的再激活，阿昔洛韦的预防性使用在所有含硼替佐米或卡菲佐米布的方案中均有标注。

2）美法仑、泼尼松和硼替佐米（VMP）[13,14]：2 个周期硼替佐米 3 周方案加入到 1 个周期的 MP 6 周方案即是标准 VMP方案。另外，在低剂量和超低剂量 VMP 方案中，硼替佐米在第 1 个周期中以标准方案使用，接下来每周使用或者以此代替每周使用 2 次，这几种都有描述。相比标准方案，这些减量的方案可使Ⅲ级神经毒性和胃肠道反应减少。尽管这些方案的反应率与标准方案做过对比，但是其有效率尚未通过随机对照试验比较，也没有被证实有生存率的获益。所有使用含硼替佐米的方案均被推荐使用阿昔洛韦预防感染水痘病毒，因其可以减低后者的感染风险。

A. 标准 VMP

- 硼替佐米，$1.3mg/m^2$，第 1 天、第 4 天、第 8 天、第 11 天、第 22 天、第 25 天、第 29 天和第 32 天使用 4 个周期后，硼替佐米 $1.3mg/m^2$，第 1 天、第 8 天、第 22 天和第 29 天，使用 5 个周期。
- 美法仑，$9mg/m^2$，第 1~4 天。
- 泼尼松，$60mg/m^2$，第 1~4 天。
- 每 6 周重复。

B. 超低剂量 VMP

- 硼替佐米剂量与 MP 相同，第 1 天、第 8 天、第 22 天和第 29 天，使用 9 个周期。

3）改良的 VDC 方案[15]：有几种方案中均包括在硼替佐米联合地塞米松的基础上加入硼替佐米。一项随机的 II 期临床研究比较了改良的 VDC 方案和 RVD 方案在初诊骨髓瘤患者中的疗效，结果显示疗效相当。

- 硼替佐米，$1.3mg/m^2$，静脉注射（或皮下注射），第 1 天、第 4 天、第 8 天、第 11 天。
- 环磷酰胺，$500mg/m^2$，静脉注射，第 1 天、第 8 天、第 15 天。
- 地塞米松，40mg，口服，第 1 天、第 8 天、第 15 天。
- 每 3 周重复。

4）硼替佐米、来那度胺和地塞米松（RVD）[16]：新近诊断为多发骨髓瘤的患者联合使用这几种药物的效果正在与过去诊断者作对比。前者的使用已被证实有高反应率和良好的耐受。在最近的一项合作小组试验中，其将会与新诊断多发骨髓瘤患者使用来那度胺和地塞米松作对比。但是这样的高反应率是否能为患者带来高的获益仍不清楚。对于新近诊断患者，RVD 方案按如下方法使用。

- 来那度胺，25mg，口服，第 1~14 天。
- 硼替佐米，$1.3mg/m^2$，静脉注射，第 1 天、第 4 天、第 8 天和第 11 天。
- 地塞米松，20mg，口服，第 1 天、第 2 天、第 4 天、第 5 天、第 8 天、第 9 天、第 11 天和第 12 天。
- 每 21 天重复。

支持治疗包括使用阿昔洛韦预防水痘病毒感染和阿司匹林抗血栓治疗。

在复发和难治患者中，RVD 方案也被证实有效，如对来那度胺和硼替佐米均效果不佳者。由于抑制常发生在复发和难治患者，来那度胺的起始剂量为 15mg，口服，每标准硼替佐米周期的第 1～14 天使用。

5）硼替佐米、聚乙二醇脂质体多柔比星：硼替佐米已经与聚乙二醇脂质体多柔比星联用[17,18]。在一项涉及批准聚乙二醇脂质体多柔比星的Ⅲ期临床试验中，将其与在复发和难治患者中使用单一硼替佐米对比。总体反应率相似，但是高质量反应率（很好的局部反应率甚至更好效果）增加。这将带来更好的无进展率和总体生存率。在该方案中，聚乙二醇脂质体多柔比星（30mg/m²）在每标准硼替佐米周期中的第 4 天使用。根据经验，在第 1 天使用也可。值得注意的毒性反应有手足综合征、骨髓抑制及心脏毒性。另外，有报道将地塞米松加入到该方案时，早期效果让人满意，但没持续多久。

6）帕比司他、硼替佐米和地塞米松（PVD）：帕比司他是一种泛组蛋白去乙酰化酶抑制剂。帕比司他联合硼替佐米和地塞米松的方案被用于复发和难治性多发性骨髓瘤的研究。对于硼替佐米难治性人群，PVD 方案的缓解率约为 1/3。更重要的是，一项随机临床研究（PANORAMA-1）[19]表明，对于既往接受过一至三线治疗的非硼替佐米难治性人群，PVD 方案相比硼替佐米联合地塞米松的方案有更优的疗效（PFS）。但是，这个方案中，血小板减少症和胃肠道毒性的发生率高，导致其更适合用于进展期的骨髓瘤患者。

- 帕比司他，20mg，口服，第 1 天、第 3 天、第 5 天、第 8 天、第 10 天和第 12 天。
- 硼替佐米，1.3mg/m²，静脉注射（或皮下注射），第 1 天、第 4 天、第 8 天和第 11 天，每 21 天重复。
- 地塞米松，20mg，口服，第 1 天、第 2 天、第 4 天、第 5 天、第 8 天、第 9 天、第 11 天和第 12 天，每 21 天重复。
- 在 8 个 3 周方案治疗结束后，可以转换成间隔为 6 周的维持治疗方案，其中帕比司他的给药时间和 3 周方案相同，而硼替佐米为每周 1 次（第 1 天、第 8 天、第 22 天、第 28 天）。

7）卡非佐米[20]：是一种环氧酮，能不可逆地抑制蛋白酶体，已被用于初诊和复发、难治性多发性骨髓瘤的研究。卡非佐米最近被批准用于既往至少接受过硼替佐米和免疫调节剂两线治疗后进展的复发和难治性多发性骨髓瘤患者。卡非佐米需关注的毒性反应包括骨髓抑制、肺炎、急性肾衰竭、发热、高血压和心脏毒性。卡非佐米的批准主要是基于单药治疗的活性，其在既往接受过强力治疗的患者中为23%。在ENDEAVOR研究中[21]，纳入的是既往接受过一线至三线治疗的非蛋白酶体抑制剂难治性患者，高剂量的卡非佐米联合地塞米松对比硼替佐米联合地塞米松，中位PFS分别为18.7个月和9.4个月，ORR分别为77%和66%，含卡非佐米的方案更优。

- 卡非佐米，$20mg/m^2$，静脉注射，持续2～10分钟，第1天、第2天、第8天、第9天、第15天和第16天，每28天重复。如果在第1个周期中$20mg/m^2$的剂量可以耐受，后续治疗周期中可将剂量上调至$27mg/m^2$。在ENDEAVOR试验中，卡非佐米的剂量为$20mg/m^2$，第1天、第2天，后续疗程中剂量为$56mg/m^2$。
- 地塞米松，20mg，口服，第1天、第2天、第8天、第9天、第15天、第16天、第22天和第23天，每28天重复。

支持治疗包括使用阿昔洛韦预防水痘-带状疱疹病毒的再激活。需要强调的是，为了减少肾毒性和肿瘤溶解综合征的发生风险，水化和出入量及血生化的监测非常重要。在第1周期每次给药前后，需要静脉给予250～500ml液体。在后续治疗周期中通常可以不用继续静脉补液。在新诊断和复发难治的患者中，卡非佐米也被用来和环磷酰胺或泊马度胺联合治疗。

8）卡非佐米、来那度胺和地塞米松（KRd）：卡非佐米联合来那度胺和地塞米松的方案已被用于初诊和一线或多线治疗后多发性骨髓瘤的研究。Ⅲ期的ASPIRE研究[22]纳入了一线或多线治疗后进展的患者，结果表明，在来那度胺和地塞米松的基础上加上卡非佐米能提高疗效。这项研究纳入了792例患者，随机进入KRd组和Rd组。KRd组患者接受18个周期的治疗。如果在18个周期治疗后仍无疾病进展，则两组患者均接受来那度胺+地塞米松维持治疗直至疾病进展。KRd组ORR有获益。两组ORR分别为87.1%（KRd组）和66.7%（Rd组），中位PFS分别为26.3个月（KRd组）和17.6个月（Rd组）。

- 卡非佐米，$20mg/m^2$，静脉注射，持续2～10分钟，第1天、第2天、第8天、第9天、第15天和第16天，

每 28 天重复。如果在第 1 个周期中第 1 天、第 2 天，
$20mg/m^2$ 的剂量可以耐受，后续治疗周期中可将剂量上
调至 $27mg/m^2$，总共 12 个周期。在第 13～18 个周期
中，卡非佐米的给药时间为第 1 天、第 2 天、第 15 天
和第 16 天。

■ 来那度胺，25mg，口服，第 1～21 天。

■ 地塞米松，40mg，口服，第 1 天、第 8 天、第 15 天和
第 16 天。

■ 每 28 天重复。

KRd 方案的主要不良反应包括骨髓抑制、呼吸困难、心力
衰竭、缺血性心脏病、高血压和急性肾衰竭。本方案需要患者
预防性使用抗病毒和抗血栓治疗。在第 1 周期卡非佐米给药
前后需要静脉补液水化。在后续治疗周期中通常可以不用继
续水化。

（5）基于免疫调节化合物的疗法：免疫调节化合物包括沙
利度胺、来那度胺和泊马度胺。它们主要通过靶向作用于小脑
而对多发性骨髓瘤患者具有多重作用。

1）沙利度胺和地塞米松[23,24]：地塞米松早期联用沙利度胺
可以提高缓解率（约为 70%），不良反应也相应增加（如血栓
栓塞事件增加、皮疹、过度镇静、周围神经病、便秘）。虽然
在此前的一项重要临床试验中，沙利度胺的用法为睡前口服
200mg，但我们仍然建议逐渐增加沙利度胺的剂量以提高患者
对沙利度胺的耐受性。

我们推荐沙利度胺的起始剂量为每天 50mg，睡前服用。
每周增加 50mg 剂量，直至达期望剂量值，但不建议每天超过
200mg，或者根据患者的耐受情况决定最终剂量。值得指出的
是，沙利度胺无最低剂量值，有些患者口服沙利度胺每周 3 次，
每次 50mg，仍有较好的缓解率。

另外，在第 2 个治疗周期后，将地塞米松的量减为 40mg，
第 1～4 天，可提高患者对治疗的耐受性。

由于血栓栓塞风险的增加（约 17% 接受这种联合治疗的患
者），我们建议预防性使用低剂量阿司匹林（81mg）[25]。其他
研究者也尝试过其他的预防措施，如低分子量肝素和华法林。
最近的一项关于血栓预防的临床试验并未告诉我们哪种方法
更优。由于沙利度胺的长期使用与神经疾病的发生具有相关
性，在本方案中多以来那度胺替代。本方案可用于硼替佐米治

疗后复发且伴有显著血细胞减少或肾功能不全的患者。

2）美法仑、泼尼松和沙利度胺（MPT）[9,11]：MP 方案中加入沙利度胺即为 MPT 方案。沙利度胺的用法：建议晚睡时100mg。在一些有关 MPT 方案的研究中，沙利度胺在 MP 方案停用一年后仍继续使用，而另一些则是与 MP 方案一起停用。只要患者耐受，则这些方案均可。然而，根据 FIRST 临床试验的结果[26]，很难将这个方案用于初诊的患者。

3）来那度胺和低剂量地塞米松（Rd）[26]：来那度胺是免疫调节剂，对肿瘤坏死因子的抑制作用强于沙利度胺。来那度胺的不良反应也不同于沙利度胺，无明显的镇静及神经病的不良反应，但可引起骨髓抑制。来那度胺联合地塞米松治疗复发或难治性多发性骨髓瘤的有效率约 60%，无进展生存时间 12个月。

来那度胺联合地塞米松的方案最近被证实可用于初诊不适合移植的多发性骨髓瘤患者（FIRST 临床试验）[26]。在这项研究中，和标准的 MPT 方案组相比，Rd 方案组有更长的 PFS（中位 PFS 25.5 个月 vs 21.2 个月），3 年无进展生存率 Rd 方案组为 42%，MPT 方案组为 23%。Rd 方案组同样观察到了显著的总生存获益。

来那度胺 25mg，口服，第 1～21 天，28 天为 1 个周期。由于其通过肾脏清除，肾功能不全者应减量。其不良反应有血栓栓塞事件、骨髓抑制、皮疹及腹泻。骨髓抑制在治疗的早期就可出现，但是中性粒细胞减少少见。来那度胺联合低剂量地塞米松的有效率为 75%～90%。来那度胺最佳治疗时间还不清楚，因为在这项试验中，这项方案从使用直到进展，我们推荐使用一种类似的方法。经过 2 个周期的治疗，地塞米松的使用频率应该考虑减少。此外，在有效患者治疗一年后，停用地塞米松，单用来那度胺是合理的。长期使用来那度胺将使收集干细胞变得困难，此时化疗需要联用 G-CSF。

4）埃洛妥珠单抗、来那度胺和地塞米松（EloRd）[27]：这种方案已被用于初诊和复发难治性多发性骨髓瘤的研究。埃洛妥珠单抗是一种针对 SLAMF7（CS1）的单克隆抗体。SLAMF7在恶性浆细胞和 NK 细胞中均有表达。在既往接受过一线至三线治疗的非来那度胺难治性患者中，EloRd 方案被拿来和 Rd方案比较，中位 PFS 分别为 19.4 个月（EloRd）和 14.9 个月（Rd），HR 为 0.70，1 年和 2 年的 PFS 均有改善。EloRd 组的反应率更高，79% vs 66%。

- 埃洛妥珠单抗，10mg/kg，静脉注射，第 1～2 周期为第 1 天、第 8 天、第 15 天和第 22 天，第 3 周期及以后为第 1 天和第 15 天。
- 来那度胺，25mg，口服，第 1～21 天。
- 地塞米松，28mg，口服，同时 8mg，静脉注射（含埃洛妥珠单抗的周）；40mg，口服（不含埃洛妥珠单抗的周）。
- 每 28 天重复，直至疾病进展或出现不可耐受的毒性。

EloRd 方案的主要不良反应包括淋巴细胞减少、中性粒细胞减少、乏力和肺炎。输液反应据报道发生率为 10%，主要为 1～2 级，在第 1 次输液时最常见。EloRd 组的患者在输液前 30～60 分钟接受苯海拉明（25～50mg）、雷尼替丁（50mg）和对乙酰氨基酚（650～1000mg）或其他等效药物的预处理。所有患者均接受预防血栓治疗。

5）泊马度胺和低剂量地塞米松（Pd）[28]：泊马度胺是一种二代免疫调节药物，和来那度胺作用机制类似。体外研究表明泊马度胺是一种更有潜力的抗肿瘤药物、免疫调节剂和抗血管药物。在临床前研究中，泊马度胺能同时抑制来那度胺敏感型和耐药型细胞株生长。

Pd 方案最近被用于来那度胺和蛋白酶体抑制剂难治性多发性骨髓瘤（美国）或来那度胺和硼替佐米难治性多发性骨髓瘤（欧洲）的研究。一项随机的 III 期临床研究比较了这部分患者使用泊马度胺联合低剂量地塞米松和高剂量地塞米松，结果显示低剂量地塞米松组具有显著的临床获益。更新的 PFS 和 OS（中位随访时间 10.0 个月）数据显示，泊马度胺联合低剂量地塞米松组较高剂量地塞米松组 PFS 更优[4.0 个月（95% CI，3.6～4.7）vs1.9 个月（1.9～2.2）；HR，0.48（0.39～0.60）；$P<0.0001$]。在亚组分析中，不论前期的治疗如何，泊马度胺联合低剂量地塞米松组的中位 PFS 更长。OS 方面，泊马度胺联合低剂量地塞米松组的中位 OS 更长[12.7 个月（95% CI，10.4～15.5）vs 8.1 个月（6.9～10.8）；HR，0.74（0.56～0.97）；$P=0.0285$]。

- 泊马度胺，4mg，口服，第 1～21 天。
- 地塞米松，40mg，口服，第 1 天、第 8 天、第 15 天和第 22 天，28 天为 1 个周期。

■ 每 28 天重复，直至疾病进展或出现不可耐受的毒性。

泊马度胺的用法为 4mg，口服，一天一次，每 28 天口服 21 天。其主要在肾脏清除前代谢，因此对于肾功能不全的患者，不用像来那度胺那样减量。泊马度胺的主要不良反应包括骨髓抑制、肺炎、乏力和呼吸困难。血栓相关事件发生率低。需要行预防性抗血栓治疗来降低血栓相关事件的风险。对于 75 岁及以上的患者，地塞米松的剂量可下调至 20mg/d。除非出现疾病进展或不可耐受的毒性反应，否则 Pd 的剂量不作调整。我们最近报道了一项 II 期临床研究，比较泊马度胺+地塞米松联合每周口服环磷酰胺和泊马度胺+地塞米松。结果表明加入每周口服环磷酰胺（400mg，口服，第 1 天、第 8 天、第 15 天）后，ORR 有所增加。卡非佐米和硼替佐米也被用于联合泊马度胺+地塞米松的方案，也显示出不错的结果。

（6）单药单克隆抗体

1）达雷木单抗[29]：已被用于复发难治性多发性骨髓瘤的研究。达雷木单抗是一种抗 CD38 的单克隆抗体。CD38 是一种高表达于多发性骨髓瘤细胞表面、低表达于正常淋巴和骨髓细胞表面的蛋白。在一项针对进展期复发和难治性多发性骨髓瘤的 II 期研究中（既往中位接受五线治疗），达雷木单抗单药治疗显示出良好的活性，ORR 为 29%，中位应答持续时间为 7.4 个月，中位进展时间为 3.7 个月。中位随访 9.4 个月后，14/31（45.2%）的应答者仍持续接受治疗。中位 OS 未达到，预计的 1 年 OS 率为 65%。治疗耐受性可。不良反应（≥20%）包括乏力（39.6%）、贫血（33.0%）、恶心（29.2%）、血小板减少（25.5%）、背痛（22.6%）、中性粒细胞减少（22.6%）和咳嗽（20.8%）。输液相关反应（IRR，42.5%）主要发生在首次输液时，1～2 级为主（3 级 4.7%，无 4 级）。没有患者因为 IRR 而退出研究。5 例患者（4.7%）因为不良反应而退出研究。这些不良反应均未被研究者判断与达雷木单抗相关。

■ 达雷木单抗，16mg/kg，静脉注射，每周 1 次，持续 8 周；然后每 2 周 1 次，持续 16 周；然后每 4 周 1 次，直至疾病进展或出现不可耐受的毒性。

甲泼尼龙、对乙酰氨基酚和苯海拉明按标准预防性使用。

需要指出，SAR650984[30]（另一种抗 CD38 单克隆抗体）在进展期黑色素瘤研究中显示出了良好的单药治疗活性，而其联合来那度胺+地塞米松治疗的缓解率可达 60%左右。

4. 复发及难治性多发性骨髓瘤的治疗　虽然初次治疗效率很高，但实际上几乎所有的患者逐渐都转归为复发或难治性。化疗 1 年之后复发的患者通常可以通过同样的方案再次获得缓解。初次治疗后很快就出现复发的患者需要更换治疗方案。有些骨髓瘤患者尽管初次治疗时使用来那度胺有所缓解，但在继续进行积极治疗时有可能转为难治性骨髓瘤，并且伴疾病进展。这些患者预后比复发性骨髓瘤患者还要差。加入临床试验应该是复发及难治性骨髓瘤患者治疗的首选。目前在骨髓瘤治疗中已经有一些效果比较好的新药出现，如免疫调节药物（泊马度胺）、蛋白酶体抑制剂（伊克昔佐米）、组蛋白去乙酰化酶抑制剂（帕比司他或 ricolinostat）、Kinesin 纺锤体蛋白抑制剂（filanesib）、核转运抑制剂（selinexor）。所有这些新药在被批准作为初始治疗前，可能会先获得复发性或难治性骨髓瘤的适应证。

（三）大剂量化疗及骨髓或外周血干细胞移植

对于多发性骨髓瘤，大剂量化疗自体干细胞移植作用还不明确。最初研究显示大剂量化疗与标准治疗相比存在生存优势，因此激发了人们对此方面研究的巨大热情。但是目前对于大剂量化疗和标准治疗的比较，临床试验未能够证实最初临床研究的结果，究其原因可能是标准治疗疗效的提高及解救治疗新药的出现。虽然关于大剂量化疗前后临床试验的结果不一致，但某些亚组患者仍有可能从大剂量化疗中获益，只是需要明确这部分人群的特征。可能获益的是准备接受多次骨髓移植的患者，两次骨髓移植的间隔时间可能有限定（如 4 个月）。由于新药的研发，多发性骨髓瘤大剂量化疗的疗效及时间安排需要重新在整个治疗进程中再次评估。

对于准备接受大剂量化疗的患者，可供选择的诱导治疗方案如下：单用沙利度胺、沙利度胺与地塞米松合用、硼替佐米与地塞米松合用。大剂量化疗前三元诱导方案比二元诱导方案有优势。尽管这提高了后期移植的反应率，但是能否取得获益还是未知的，因此三元诱导方案目前还只是考虑用于临床试验。

干细胞可以通过外周血或骨髓获得。外周血干细胞可以在化疗前或化疗后通过粒细胞集落刺激因子获得。促进干细胞收集的新药目前也进入了临床试验阶段。外周血干细胞移植比骨髓干细胞移植更快,这也是外周血干细胞移植越来越多甚至取代骨髓干细胞移植的原因。大剂量化疗通常的给药方案如下:年轻患者给予美法仑 $200mg/m^2$,此方案对患者肾功能几乎没有影响。全身放疗由于疗效不佳,目前已经弃用。尽管在干细胞收集中使用的剔除移植物中肿瘤细胞的方法在主观上是可行的,但未能改善治疗的最终结果,所以目前临床上仍倾向于使用全身化疗来进行肿瘤细胞剔除。目前,有些移植中心已经在门诊进行大剂量化疗及外周血干细胞移植,大多数移植中心进行此种治疗时需要患者住院 2～3 周。

(四)治疗持续时间及维持治疗的作用

维持治疗的依据很充分,只要有可能,就应该考虑低强度的维持治疗。大多数文献支持用免疫调节剂来维持治疗。然而,两篇使用硼替佐米维持的报道同样取得了不错的疗效。我们在这里简要总结支持多发性骨髓瘤患者维持治疗的数据。之前一项 SWOG 的临床试验显示,相比于泼尼松 10mg 隔日一次的维持治疗模式,泼尼松 50mg 隔日一次的模式改善了 PFS 和 OS[31]。而干扰素在维持治疗中虽然取得了 PFS 获益,但 OS 没有延长,同时不良反应显著。在强化治疗取得疾病缓解后使用沙利度胺维持能使患者获益[32]。接受持续沙利度胺治疗的患者需密切监控外周神经毒性,日剂量低至 50mg 通常是可以耐受的。

来自 CALGB[33] 和 IFM[34] 的两项随机、双盲的临床研究评价了在高剂量治疗或自体干细胞移植后近 3 个月分别使用每日 10mg 来那度胺和安慰剂维持治疗。两项研究均表明来那度胺在 PFS 方面有显著获益。在 CALGB 研究中,治疗组截止到揭盲时 OS 有显著获益,且这种获益持续存在,尽管安慰剂组后续可以交叉进治疗组。而在 IFM 研究中,来那度胺组的 OS 并没有显著获益。使用来那度胺进行维持治疗时应根据患者的获益和风险个体化考虑,同时需与患者仔细沟通。

最后,HOVON65 试验[35] 比较了基于硼替佐米的诱导、高剂量治疗及硼替佐米维持方案和长春新碱、多柔吡星、地塞米松(VAD)诱导、高剂量治疗及沙利度胺维持方案。这个试验肯定了含硼替佐米组的优势，尽管目前并不清楚到底是诱导还是维持或者两者均是导致这个结果的原因。在这个治疗方案中，硼替佐米的剂量为 $1.3mg/m^2$，每两周重复，持续 2 年。

（五）放疗的作用[36]

虽然放疗可以治愈单发性浆细胞肿瘤，但对大多数多发性骨髓瘤而言，放疗是一种姑息性治疗，只能作为全身治疗的辅助措施。放射治疗在骨髓瘤中的放疗适应证：有症状的骨骼外浆细胞肿瘤、大的溶骨性病变且有骨折风险、肿瘤压迫脊髓或神经根及某些特定部位的骨折。放疗对骨髓功能有所损伤，会降低患者对后续化疗的耐受，因此，对骨髓瘤放疗持一种保守的态度是比较明智的。

（六）疾病及治疗的并发症

各个化疗药物值得关注的毒性在第 28 章中有描述。此外，骨髓瘤特有的并发症包括以下几种。

1. 高钙血症[37,38]　作为多发性骨髓瘤常见的并发症之一，高钙血症很少被提及，原因之一可能是由于维持骨健康而广泛使用了双膦酸盐类药物。骨髓瘤患者发生高钙血症的病理生理学原因可能与破骨细胞活性增加有关，而破骨细胞活性增加可能与恶性浆细胞有关。骨髓间质细胞产生的核因子-κB 受体激活物配基参与导致高钙血症发生的调节过程。核因子-κB 受体激活物配基抗体已进入临床阶段，目前正在进行针对骨髓瘤患者的临床试验。高钙血症的症状千变万化，并且与沙利度胺的不良反应表现类似，因此需要对此高度警惕，症状有厌食、便秘、多尿及嗜睡。未经处理的高钙血症常导致昏迷和死亡。脱水及可能逆转的肾衰竭也与高钙血症相关。高钙血症的处理措施包括大量水化、在液体过多时使用髓袢利尿剂、皮质激素（如泼尼松 60mg，连续 7 天）及双膦酸盐类药物治疗。有时可以考虑使用降钙素，透析仅用于难治性病例。如果初治患者发生高钙血症，在上述治疗措施之外，还应该立即开始针对骨髓瘤的治疗。

（1）双膦酸盐类药物（以下任选一种）

■ 帕米膦酸：90mg，静脉输注 2 小时，间隔 30 天可重复给药。

■ 唑来膦酸：在无肾功能损伤的情况下给予 4mg，静脉输注 15～30 分钟。

（2）降钙素：100～300U，每 8～12 个小时皮下注射一次，持续 2～3 天。降钙素给药期间每天给予泼尼松 60mg，口服，可以延长降钙素的作用时间。

（3）血液透析疗效很好，但是通常情况下不需要使用透析治疗。

2. 感染[39] 多发性骨髓瘤患者合并感染的风险增高，主要为荚膜微生物导致的感染。正常免疫球蛋白的缺乏、骨髓功能的耗竭、针对骨髓的抗肿瘤治疗及由于骨骼疾病需要制动等，都是感染的诱发因素。对于发热及感染症状，立即评估并开始经验性治疗是很关键的。通常需要进行预防性及治疗性的生长因子支持治疗（如 G-CSF）。反复出现明显感染症状的患者需静脉输注免疫球蛋白。

感染是多发性骨髓瘤患者的主要死因之一，治疗药物相关的感染并发症需引起重视，亟须研究相关预防措施的试验。

3. 高黏滞血症 多发性骨髓瘤患者高黏滞血症少见，但在瓦氏巨球蛋白血症中比较常见。高黏滞血症常表现为中枢神经系统受损（症状较弱，主要表现为精神难以集中、视力改变和头痛），偶尔可有充血性心力衰竭。对于有症状的高黏滞血症，可以考虑血浆置换，但需要同时进行针对肿瘤的全身治疗。这是因为 IgG、IgA 不仅仅局限于血管中，血浆置换效用维持时间短。

4. 肾功能不全 多发性骨髓瘤患者发生肾功能不全的可能原因包括骨髓瘤侵犯肾脏、免疫性肾病、药物性肾病（如由非甾体抗炎药、双膦酸盐类药物及静脉造影剂等造成的）、高钙血症、高尿酸血症、感染、高黏滞血症综合征，以及浆细胞对双肾的浸润（很少见）、肾小管酸中毒。此外，骨髓瘤患者对血容量降低及肾前性氮质血症调节能力很弱。很多患者的肾功能不良是可逆的，因此，充分水化、尽可能避免使用肾毒性药物、提高对肾衰竭的警惕及尽早对病因进行处理，这些措施均有助于帮助患者避免肾衰竭的不良后果。对于严重肾功能不良的多发性骨髓瘤患者，在排除了其他可以证实的可能病因后，应当假设患者合并有免疫性肾病而不需要进行活检，在全身治疗基础上考虑进行血浆置换。虽然血浆置换不能提高总体生存，但可以帮助患者避免频繁的透析。如果考虑化疗能够为患者带来生存获益，为了使得后续化疗可以进行，在经过上述处理措施后，若严重肾功能不良仍不能缓解，应当考虑给患者进行血液透析。

5. 骨折　是多发性骨髓瘤患者活动困难、疼痛及必须制动的主要原因。对于患有骨疾病的患者无须过分强调多学科治疗，可以在最开始的 1～2 年内给予每月一次的双膦酸盐类药物，在 1～2 年后减少给药频率。它们可以减少骨相关事件的发生，英国的 MRC IX 研究[38]显示，使用唑来膦酸相较于氯膦酸盐有生存获益。颌骨坏死，长期使用帕米膦酸及唑来膦酸相关。有处理此类并发症经验的牙科医生在接诊骨髓瘤患者时，应立即评估患者症状，并详细检查患者颌骨及牙齿。此外，如果双膦酸盐类药物治疗已经开始，至少停药 1 个月后才能正确判断牙齿健康状况或进行牙科处理；同样，在牙科检查及治疗结束 2 个月后才能开始双膦酸盐类药物治疗。放疗可以用于治疗伴有疼痛的溶骨性病变。手术治疗用于预防负重骨发生严重病理性骨折及治疗压缩性骨折引起的疼痛或身高减低（椎体后凸成形术）[40]。

6. 贫血　多发性骨髓瘤患者常有贫血症状，多数患者的贫血主要是由抗肿瘤治疗所致。另外，有一部分患者是由维生素 B_{12} 和叶酸缺乏及使用促红细胞生成素导致铁储备降低。正因为如此，推荐对患者监测维生素 B_{12}、叶酸及铁浓度。若长期使用重组人促红细胞生成素而没有注意铁剂补充，可能有 80% 的患者贫血无任何改善。

7. 白血病　接受以烷化剂为主要化疗剂的多发性骨髓瘤患者中，4%左右发展成急性髓性白血病。骨髓增生异常综合征不仅见于老年患者，有一部分多发性骨髓瘤患者在初诊时就合并有 MDS。合并某些易感因素的多发性骨髓瘤患者在使用抗肿瘤药物后容易诱发白血病。避免长期使用烷化剂可降低白血病的发生率。另外，大剂量治疗 MDS 和自体干细胞移植在骨髓瘤患者中越来越多，其较之前的一些治疗能使患者获得更长的生存期。

四、瓦氏巨球蛋白血症（淋巴浆细胞性淋巴瘤）

（一）临床表现及诊断

瓦氏巨球蛋白血症（WM）是一种以 B 淋巴细胞增生及以

单克隆 IgM 和骨髓浆细胞浸润为特征的免疫性疾病。第二次瓦氏巨球蛋白血症国际学术大会提出了如下诊断标准[41]：任何浓度的 IgM 同时有类浆细胞分化特征的小淋巴细胞骨髓浸润，这些小淋巴细胞有特定免疫表型（如细胞表面表达 IgM、CD19、CD20、CD25、CD27、FM7 及 CD138、CD5、CD10、CD23 及 CD103 表达阴性）。而且，大多数 WM 患者被发现具有 *MYD88*（*L265P*）突变，而 *CXCR4* 突变相对较少。

　　WM 相关症状主要是由肿瘤局部浸润及 M 蛋白水平升高导致。肿瘤浸润相关症状没有特异性，主要是发热、出汗及体重降低，血象降低（与肿瘤骨髓侵犯有关）、淋巴结病及肝脾大。M 蛋白导致的相关症状包括高黏滞血症、冷球蛋白血症、冷凝集素、神经病及淀粉样变[42]。

（二）一般概述及治疗原则

　　WM 不可治愈。治疗的目的是姑息性的，主要是为了减轻症状并预防并发症的发生。诊断为 WM 的无症状患者逐渐增加，对无症状患者推荐观察等待。M 蛋白水平不是疗效判断标准。对有症状患者，应根据患者特点及本病特征给予个体化治疗。可供选择的治疗方法有口服烷化剂、核酸类似物、利妥昔单抗单药治疗或联合化疗及干细胞自体移植治疗。沙利度胺、阿仑单抗、硼替佐米、西地那非推荐用于 WM 的临床试验[43,44]。目前已经对 WM 的一些有限的随机试验数据进行了总结，但得出的治疗建议大部分只来源于 II 期临床试验。如果患者治疗前有 M 蛋白升高，则治疗期间应监测血清 M 蛋白水平，进行前后 CT 扫描对比。完全缓解的定义是 M 蛋白消失且肿大的淋巴结或脏器恢复正常，需要间隔 6 周后再次确认。部分缓解的定义是 M 蛋白下降 50% 以上，WM 症状缓解肿大淋巴结缩小 50% 以上。疾病进展定义为 M 蛋白水平增加 25% 以上，血象降低情况进一步恶化，脏器浸润，出现新的疾病相关症状。在达到最佳缓解状况后，持续治疗无明显临床获益。WM 患者中位生存期为 5～10 年，死亡原因多是老年及并发症。

（三）治疗

1. 血细胞减少　WM 患者发生血细胞减少与骨髓受侵相关，偶尔是由脾功能亢进所致。WM 患者合并贫血很常见，促红细胞生成素治疗有效。尽管输血治疗通常情况下是安全的，但高黏滞血症的患者输血需谨慎，这是因为红细胞是导致血液黏滞度变化的主要影响因素。血小板减少及白细胞减少是 WM 患者应该开始治疗的指征，而且血小板及白细胞减少的改善是治疗起效的表现。偶尔需要输注血小板，尤其是基线时就有血小板减少的患者在化疗后为避免风险需要考虑输注血小板。

2. 高黏滞血症 发生高黏滞血症综合征时，血浆置换偶尔有效，但不应作为一种长期治疗措施，需通过化疗缓解病情来维持血浆置换对高黏滞血症的治疗效果。

3. 化疗

（1）口服烷化剂

■ 苯丁酸氮芥 2～6mg，口服，每天一次。或者

■ 环磷酰胺 50～100mg，口服，每天一次。

■ 通常同时使用泼尼松 40～60mg，口服，第 1～4 天，每 4 周重复。

单用烷化剂很难获得完全缓解，部分缓解率为 50%左右。烷化剂起效时间也比较慢，适用于不需要立即控制病情的老年患者。

（2）核苷类似物

■ 氟达拉滨，25mg/m²，静脉注射，第 1～5 天。或者

■ 苯达莫司汀，90mg/（m²·d），静脉注射超过 30 分钟，第 1～2 天。

■ 每 28 天重复 1 个周期。

■ 利妥昔单抗经常与核苷类似物联合使用。

虽然大多数患者都可以耐受这个治疗方案，但是基线时期血小板减少的老年患者在初始几个周期时就应该减量。如果患者耐受良好且治疗有效，建议在前 2 个周期的 2～3 天使用上述剂量后再考虑减量。对不需要进行自体干细胞移植且需要马上降低肿瘤负荷的年轻患者，推荐进行该项治疗。

（3）利妥昔单抗：是针对 B 细胞 CD20 抗原的单克隆抗体，一线治疗有效率为 70%左右，复发患者有效率为 30%左右，起效时间可长达 3 个月。利妥昔单抗治疗期间可能会有反复，主要表现为短暂的血清 IgM 升高。血清 IgM 低于 5g/L 是利妥昔单抗治疗有效的预测因子。对于症状轻微且血清 IgM 水平低的年轻患者推荐使用利妥昔单抗治疗。

- 利妥昔单抗，375mg/m^2，静脉注射，每周 1 次，持续 4 周，其后可以考虑再给予 4 次该剂量治疗，达到疾病缓解后，可考虑使用该方案维持治疗。

（4）伊布替尼[43]：是一种口服的小分子靶向药物，可选择性地抑制布鲁顿酪氨酸激酶（BTK），该酶触发具有 MYD88（L265P）突变的 WM 细胞凋亡。

在一项针对有症状瓦氏巨球蛋白血症患者二线治疗的 II 期临床研究中，ORR 为 90.5%，主要缓解率为 73.0%。这个缓解率在 MYD88^{L265P}CXCR4^{WT} 的人群中最高（ORR 100%，主要缓解率 91.2%），其次是 MYD88^{L265P}CXCR4^{WHIM} 人群（ORR 85.7%，主要缓解率 61.9%），然后是 MYD88^{WT}CXCR4^{WT} 人群（ORR 71.4%，主要缓解率 28.6%）。

预计总体人群的 2 年 PFS 率和 OS 率分别为 69.1%和 95.2%。2 级或以上的治疗相关毒性反应包括中性粒细胞减少（22%）、血小板减少（14%），在既往接受强力治疗的患者中更为常见。其他毒性反应还包括术后出血（3%）、补充鱼油导致的鼻出血（3%）及和既往心律失常相关的心房颤动（5%）。

- 伊布替尼，口服，420mg/d，直至疾病进展或出现不可耐受的毒性反应。

（5）大剂量化疗及自体干细胞移植：对少数患者缓解率高（高达 90%左右）且持续时间长（无疾病进展时间为 70 个月）。这些试验数据来源于非随机临床研究，获益患者数目不多且有高的治疗相关死亡率，使得大剂量化疗及自体干细胞移植不能推荐用于大多数 WM 患者。对于使用利妥昔单抗后肿瘤负荷降低的年轻患者，可以考虑进行大剂量化疗及自体干细胞移植。烷化剂及核酸类似物可能会影响干细胞收集，因此，年轻患者应慎用。

五、淀粉样变[45]

这里只讨论基本的、包括或未包括浆细胞或淋巴样赘生物有关的淀粉样变。在这一类疾病中，免疫球蛋白轻链在受累组织中积累沉淀。轻链蛋白的这种沉积在双折射偏振显微镜下为苹果绿的特征性表现，引起受累器官的功能障碍。这种类型的淀粉样蛋白可特征性地浸润舌、心脏、皮肤、韧带、肌肉，偶尔也可侵及肾脏、肝脏和脾脏。确诊需要进行受累器官活检。明确有淋巴瘤和浆细胞新生物的患者，治疗主要以针对肿瘤为主，而降低淀粉样蛋白作用很小。

对于没有明显新生物表现的原发性淀粉样变，既往多用诸如MP方案的以烷化剂为主的化学治疗，有一定疗效。大剂量地塞米松治疗方法如前所述。大多数淀粉样变患者不符合大剂量化疗及自体干细胞移植治疗标准，而且其治疗相关死亡率高。心脏淀粉样变患者预后很差，如合并有心力衰竭，生存期通常仅几个月。最近，以硼替佐米为基础的治疗显示出较高的血液学反应率，但是长期的随访和器官反应尚未明确定义。已有非随机的临床试验评估在硼替佐米的基础上加烷化剂（环磷酰胺或美法仑）可能和更高的血液学应答率相关。此外，免疫调节剂也是有效的，尽管这类药物可能和心脏损伤标志物相关。新的蛋白酶体抑制剂（卡菲佐米布和伊沙佐米）及旨在降低淀粉样负荷的药物（NEOD-001）正在被研究。为了提高淀粉样变治疗效果，需要进行新药的开发并鼓励患者更早地参加临床试验。

（蒋继宗　译　姜永生　于世英　校）

参 考 文 献

1. Allison KH, Sledge GW Jr. Heterogeneity and cancer. Retrieved from http://www.cancernetwork.com/oncology-journal/heterogeneity-and-cancer
2. Durie BG, Harousseau JL, San Miguel JF, et al. International uniform response criteria for multiple myeloma. *Leukemia*. 2006;20:1467–1473.
3. Palumbo A, Gay F. How to treat elderly patients with multiple myeloma: combination of therapy or sequencing. *Hematol Am Soc Hematol Educ Program*. 2009;1:566–577.
4. Palumbo A, Anderson K. Multiple myeloma. *N Engl J Med*. 2011;364:1046–1060.
5. Greipp PR, San Miguel J, Durie BG, et al. International staging system for multiple myeloma. *J Clin Oncol*. 2005;23:3412–3420.
6. Jacobson JL, Hussein MA, Barlogie B, et al. A new staging system for multiple myeloma patients based on the Southwest Oncology Group (SWOG) experience. *Br J Haematol*. 2003;122:441–450.
7. Fonseca R, Barlogie B, Bataille R, et al. Genetics and cytogenetics of multiple myeloma: a workshop report. *Cancer Res*. 2004;64:1546–1558.
8. Genetic Testing Registry. MyPRS—myeloma prognostic risk signature. Retrieved from http://www.ncbi.nlm.nih.gov/gtr/tests/512771/
9. Facon T, Mary JY, Hulin C, et al. Melphalan and prednisone plus thalidomide versus melphalan and prednisone alone or reduced-intensity autologous stem cell transplantation in elderly patients with multiple myeloma (IFM 99-06): a randomised trial. *Lancet*. 2007;370(9594):1209–1218.
10. Zonder JA, Crowley J, Hussein MA, et al. Lenalidomide and high-dose dexamethasone compared with dexamethasone as initial therapy for multiple myeloma: a randomized Southwest Oncology Group trial (S0232). *Blood*. 2010;116(26):5838–5841.
11. Zhou F, Ling C, Guo L, Continuous low-dose cyclophosphamide and prednisone in the treatment of relapsed/refractory multiple myeloma with severe heart failure. *Leuk Lymphoma*. 2014;55(10):2271–2276.
12. Richardson PG, Sonneveld P, Schuster MW, et al. Bortezomib or high-dose dexamethasone for relapsed multiple myeloma. *N Engl J Med*. 2005;352:2487–2498.

13. Dimopoulos MA, Richardson PG, Schlag R, et al. VMP (bortezomib, melphalan, and prednisone) is active and well tolerated in newly diagnosed patients with multiple myeloma with moderately impaired renal function, and results in reversal of renal impairment: cohort analysis of the phase III VISTA study. *J Clin Oncol.* 2009;27(36):6086–6093.

14. San Miguel JF, Schlag R, Khuageva NK, et al. Bortezomib plus melphalan and prednisone for initial treatment of multiple myeloma. *N Engl J Med.* 2008;359:906–917.

15. Reeder CB, Reece DE, Kukreti V, et al. Cyclophosphamide, bortezomib and dexamethasone (CyBorD) induction for newly diagnosed multiple myeloma: high response rates in a phase II clinical trial. *Leukemia.* 2009;23(7):1337–1341.

16. Richardson PG, Weller E, Lonial S, et al. Lenalidomide, bortezomib, and dexamethasone combination therapy in patients with newly diagnosed multiple myeloma. *Blood.* 2010;116(5):679–686.

17. Gozzetti A, Fabbri A, Oliva S, et al. Weekly bortezomib, pegylated liposomal doxorubicin, and dexamethasone is a safe and effective therapy for elderly patients with relapsed/refractory multiple myeloma. *Clin Lymphoma Myeloma Leuk.* 2010;10(1):68–72.

18. Rifkin RM, Gregory SA, Mohrbacher A, et al. Pegylated liposomal doxorubicin, vincristine, and dexamethasone provide significant reduction in toxicity compared with doxorubicin, vincristine, and dexamethasone in patients with newly diagnosed multiple myeloma: a phase III multicenter randomized trial. *Cancer.* 2006;106:848–858.

19. San-Miguel JF, Hungria VT, Yoon SS, et al. Panobinostat plus bortezomib and dexamethasone versus placebo plus bortezomib and dexamethasone in patients with relapsed or relapsed and refractory multiple myeloma: a multicentre, randomised, double-blind phase 3 trial. *Lancet Oncol.* 2014;15(11):1195–1206.

20. Siegel DS, Martin T, Wang M, et al. A phase 2 study of single-agent carfilzomib (PX-171-003-A1) in patients with relapsed and refractory multiple myeloma. *Blood.* 2012;120(14):2817–2825.

21. Dimopoulos MA, Moreau P, Palumbo A, et al. Carfilzomib and dexamethasone (Kd) vs bortezomib and dexamethasone (Vd) in patients (pts) with relapsed multiple myeloma (RMM): results from the phase III study ENDEAVOR. *J Clin Oncol.* 2015;33(suppl):Abstract 8509. Special issue on ASCO Annual Meeting.

22. Stewart AK, Rajkumar V, Meletios A, et al. Carfilzomib, lenalidomide, and dexamethasone for relapsed multiple myeloma. *N Engl J Med.* 2015;372:142–152.

23. Srkalovic G, Elson P, Trebisky B, et al. Use of melphalan, thalidomide, and dexamethasone in treatment of refractory and relapsed multiple myeloma. *Med Oncol.* 2002;19:219–226.

24. Weber D, Rankin K, Gavino M, et al. Thalidomide alone or with dexamethasone for previously untreated multiple myeloma. *J Clin Oncol.* 2003;21:16–19.

25. Baz R, Li L, Kottke-Marchant K, et al. The role of aspirin in the prevention of thrombotic complications of thalidomide and anthracycline-based chemotherapy for multiple myeloma. *Mayo Clin Proc.* 2005;80:1568–1574.

26. Benboubker L, Dimopoulos MA, Dispenzieri A, et al. Lenalidomide and dexamethasone in transplant-ineligible patients with myeloma. *N Engl J Med.* 2014;371(10):906–917.

27. Lonial S, Dimopoulos M, Palumbo A, et al. Elotuzumab therapy for relapsed or refractory multiple myeloma. *N Engl J Med.* 2015;373(7):621–631.

28. Miguel JS, Weisel K, Moreau P, et al. Pomalidomide plus low-dose dexamethasone versus high-dose dexamethasone alone for patients with relapsed and refractory multiple myeloma (MM-003): a randomised, open-label, phase 3 trial. *Lancet Oncol.* 2013;14(11):1055–1066.

29. Lonial S, Weiss BM, Usmani SZ, et al. Phase II study of daratumumab (DARA) monotherapy in patients with ≥ 3 lines of prior therapy or double refractory multiple myeloma (MM): 54767414MMY2002 (sirius). *J Clin Oncol.* 2015;33(suppl):Abstract LBA8512. Special issue on ASCO Annual Meeting.

30. Martin TG, Hsu K, Strickland SA, et al. A phase I trial of SAR650984, a CD38 monoclonal antibody, in relapsed or refractory multiple myeloma. *J Clin Oncol.* 2014;32(5, suppl): Abstract 8532. Special issue on ASCO Annual Meeting.

31. Berenson JR, Crowley JJ, Grogan TM, et al. Maintenance therapy with alternate-day prednisone improves survival in multiple myeloma patients. *Blood.* 2002;99(9):3163–3168.

32. Morgan GJ, Gregory WM, Davies FE, et al. The role of maintenance thalidomide therapy in multiple myeloma: MRC myeloma IX results and meta-analysis. *Blood.* 2012;119(1): 7–15.

33. McCarthy PL, Owzar K, Hofmeister CC, et al. Lenalidomide after stem-cell transplantation for multiple myeloma. *N Engl J Med.* 2012;366(19):1770–1781.

34. Attal M, Harousseau JL, Stoppa AM, et al. A prospective, randomized trial of autologous bone marrow transplantation and chemotherapy in multiple myeloma. Intergroupe Francais Du Myelome. *N Engl J Med.* 1996;335:91–97.

35. Sonneveld P, Schmidt-Wolf IG, van der Holt B, et al. Bortezomib induction and maintenance treatment in patients with newly diagnosed multiple myeloma: results of the randomized phase III HOVON-65/ GMMG-HD4 trial. *J Clin Oncol.* 2012;30(24):2946–2955.

36. Frassica DA, Frassica FJ, Schray MF, et al. Solitary plasmacytoma of bone: mayo clinic experience. *Int J Radiat Oncol Biol Phys.* 1989;16:43-48.

37. Oyajobi BO. Multiple myeloma/hypercalcemia. *Arthritis Res Ther.* 2007;9(suppl 1):S4.

38. Morgan GJ, Child JA, Gregory WM, et al. Effects of zoledronic acid versus clodronic acid on skeletal morbidity in patients with newly diagnosed multiple myeloma (MRC Myeloma IX): secondary outcomes from a randomised controlled trial. *Lancet Oncol.* 2011;12(8):743-752.

39. Blimark C, Holmberg E, Mellqvist UH, et al. Multiple myeloma and infections: a population-based study on 9253 Multiple myeloma patients. *Haematologica.* 2015;100(1):107-113.

40. Dudeney S, Lieberman IH, Reinhardt MK, et al. Kyphoplasty in the treatment of osteolytic vertebral compression fractures as a result of multiple myeloma. *J Clin Oncol.* 2002;20(9):2382-2387.

41. Owen RG, Treon SP, Al-Katib A, et al. Clinicopathological definition of Waldenstrom's macroglobulinemia: consensus panel recommendations from the second international workshop on waldenstrom's macroglobulinemia. *Semin Oncol.* 2003;30(2):110-115.

42. Dimopoulos MA, Kyle RA, Anagnostopoulos A, et al. Diagnosis and management of Waldenstrom's macroglobulinemia. *J Clin Oncol.* 2005;23:1564-1577.

43. Treon SP, Gertz MA, Dimopoulos M, et al. Update on treatment recommendations from the Third International Workshop on Waldenstrom's macroglobulinemia. *Blood.* 2006;107:3443-3446.

44. Treon SP, Tripsas CK, Meid K, et al. Ibrutinib in previously treated Waldenstrom's macroglobulinemia. *N Engl J Med.* 2015;372(15):1430-1440.

45. Dhodapkar MV, Hussein MA, Rasmussen E, et al. Clinical efficacy of high-dose dexamethasone with maintenance dexamethasone/alpha interferon in patients with primary systemic amyloidosis: results of United States Intergroup Trial Southwest Oncology Group (SWOG) S9628. *Blood.* 2004;104:3520-3526.

第25章　原发病灶不明转移癌

Christophe Massard

一、引　言

原发灶不明转移癌是一组来源不同，但临床特征相似的转移性肿瘤，表现为在治疗阶段时无法明确原发灶来源，而仅表现为转移。其定义如下：组织学证实为转移性癌症，进行了完善的体格检查（包括盆腔和直肠），借助了免疫组化的组织病理学检查，以及胸/腹/盆腔 CT，但仍然无法明确原发灶。需要注意的是：在活检或全身影像学检查后能明确原发灶的转移癌，不能称为原发病灶不明转移癌。尽管在肿瘤影像和病理方面有不少进展，但来自欧洲荷兰（荷兰癌症登记处，2003）、瑞典（国家健康与福利委员会，2006）的数据及美国 SEER 数据库（ACS，2007）的统计显示，原发病灶不明转移癌占所有癌症患者的 3%～5%。在疾病初期就表现出侵袭转移和广泛播散的特性，且没有明确的原发灶，因此原发病灶不明转移癌对医生来说是一个挑战。原发病灶不明转移癌患者预后不良，中位生存时间为 8～11 个月，只有 25% 能存活 1 年[1-3]。

在诊断阶段有转移性病变的患者，必须把真正的原发病灶不明转移癌和可以通过转移灶找到原发肿瘤的患者分开，前者再进一步明确临床病理学亚类，以确定诊断的方向，并选择最佳的治疗手段[4,5]。

二、原发病灶不明转移癌的诊断评估

原发病灶不明转移癌的诊断基于 3 个主要部分：全面的临床评估、完整的组织病理学分析和影像学检查技术[4-7]（表 25.1）。

表 25.1 原发病灶不明转移癌诊断的基线评估

基线评估包括以下内容

细致的病史采集

全面的体格检查（盆腔和直肠检查）

器官或组织特异性标记的活组织检查的免疫组织化学分析（推荐的染色包括所有患者的泛角细胞角蛋白、CK7 和 CK20，以及女性的雌激素受体、孕酮受体和 HER2-neu）。如果认为合适，可以考虑其他染色

如果合适，检测男性血清肿瘤标志物（PSA，hCG，AFP）

胸部、腹部和骨盆的 CT 扫描

女性乳房 X 线检查

白细胞、红细胞和血小板计数

评估肾功能[血清肌酐和（或）肌酐清除率]和肝功能（胆红素、AST、ALT）

注：AFP，甲胎蛋白；ALT，谷丙转氨酶；AST，谷草转氨酶；hCG，人绒毛膜促性腺激素；PSA，前列腺特异性抗原。

（一）临床诊断或临床评估

首先，进行全面的病史采集和体格检查，以寻找可能的原发部位。其次，患者应该接受全身的 CT 检查和血常规、血生化、肿瘤标志物检查男性的前列腺特异性抗原（PSA），人绒毛膜促性腺激素（hCG），甲胎蛋白（AFP）。对于患有腋窝淋巴结转移性腺癌的女性患者，推荐乳腺 X 线摄影和乳腺 MRI。其他诊断方法还可包括其他成像手段，如 PET 和乳房磁共振扫描，以及特定的内镜检查[2,3]。^{18}F-FDG-PET 扫描可能有用，特别是患者颈部淋巴结为鳞状细胞癌的时候。

最后，原发病灶不明转移癌的诊断需要对活检肿瘤进行病理检查，且组织病理显示为上皮癌。肿瘤活检对于组织病理检查、免疫组织化学染色和其他研究（如遗传或分子研究）至关重要。

原发病灶不明转移癌分为四种主要的组织学亚型：50%是分化良好或中分化的转移性腺癌；30%是低分化或未分化的癌症；15%是鳞状细胞癌，占所有原发病灶不明转移癌患者的15%；5%是未分化的肿瘤。其中大多数可进一步通过免疫组织化学判定为神经内分泌肿瘤、淋巴瘤、生殖细胞肿瘤、黑色素瘤或肉瘤。

（二）免疫组织化学

首先，进行标准病理筛查以鉴定不同的肿瘤类型（如癌、黑色素瘤、淋巴瘤和其他）（表 25.2）。在癌症的情况下，一组抗体可以帮助确定可能的原发部位。特别是，细胞角蛋白 CK7 和 CK20 的染色用于癌症亚型：CK7 在乳腺癌、胰腺癌、肺癌、胆道癌和移行上皮细胞中广泛表达，而 CK20 在胃肠道上皮，特别是在结肠和移行上皮中表达[1-4]。此外，如果第一次筛查不确定，另一组不同的抗体可用于癌症诊断。这些包括 CA125、CDX2、CK7 和 CK20、雌激素受体、巨囊性疾病液体蛋白 15、溶菌酶、间皮素、PSA 和甲状腺转录因子 1（表 25.3）。

表 25.2 用于鉴定原发病灶不明转移癌的关键抗体和免疫组化标记

肿瘤类型	细胞角蛋白	上皮细胞膜抗原（EMA）	白细胞共同抗原（LCA）	波形蛋白	PS 100	胎盘样碱性磷酸酶（PLAP）
癌	+	+	−	−	−	−
淋巴瘤	−	−	+	+	−	−
肉瘤	−	−	−	+	−	−
黑色素瘤	−	−	−	+	+	−
非精原细胞瘤	+	−	−	−	−	+
精原细胞瘤	−	−	−	−	−	+

表 25.3 常见的原发性癌的细胞角蛋白简介

	CK20 阴性	CK20 阳性
CK7 阳性	肺癌（TTF-1 阳性率为 80%） 乳腺癌（ER，PR，HER2） 非黏液性卵巢癌 子宫内膜癌 甲状腺癌 胆管癌 胰腺癌	胰腺癌 膀胱癌 胃癌 胆管癌
CK7 阴性	肝癌 肾细胞癌 前列腺癌 胃癌	结肠癌 黏液性卵巢癌

注：ER，雌激素受体；HER2，受体酪氨酸蛋白激酶 ERBB-2；PR，孕酮受体；TTF-1，甲状腺转录因子 1。

（三）预后和原发病灶不明转移癌分类

原发病灶不明转移癌临床管理的一个主要进展是认识到许多有良好预后和特定推荐治疗方案的临床病理学亚组。诊断检查的目的是确定特定的亚组（<15%的患者），他们对全身或局部治疗有效，能获得更好的预后。然而，85%的患者不是这些亚组，这些患者的存活率非常低[2,3]。

预后较好的临床病理学原发病灶不明转移癌包括颈部淋巴结的鳞状细胞癌、女性腋窝淋巴结腺癌、腹膜后或年轻男性纵隔的低分化癌、腹膜浆液性乳头状腺癌、具有神经内分泌特征的低分化癌、男性骨转移和 PSA 升高；在年轻男性患者中，中线未分化癌也是经典的，尽管它是否属于一个特定的亚组目前尚有争议[4,5]。

除了有特定治疗和更好预后的原发病灶不明转移癌亚组之外，对于大多数预后不好的患者，许多多因素分析的研究发现，一般情况差、存在肝转移和血清乳酸脱氢酶（LDH）水平升高是预后不良的主要指标[1]。具体而言，法国原发病灶不明转移癌组（GEFCAPI）开发了一个简单的预后模型，结合一般情况和血清 LDH，并验证了该模型，在"预后好"组和"预后不良"组中，中位总生存时间分别为 12 个月和 4 个月（$P <$ 0.0001）。1 年生存率分别为 45% 和 11%[8]。这些预后因素可以帮助肿瘤学家进行患者的日常管理，评估临床试验的结果，并设计更成功的临床研究。也有其他研究组开发的其他几种算法，但大多数尚未得到独立验证。

（四）原发病灶不明转移癌患者的治疗

对预后良好的临床病理学原发病灶不明转移癌患者，可按照以下特定的推荐方案进行治疗[4,5]。

（1）性腺外生殖细胞癌综合征：该亚组的特征为对顺铂为基础的联合化疗方案高度敏感，且应当以此作为具有预后不良特征的生殖细胞肿瘤患者的治疗方法。

（2）腹膜乳头状腺癌：与卵巢癌相比，该疾病对化疗非常敏感，该亚组的治疗应遵循Ⅲ期卵巢癌患者的指南，包括肿瘤减灭术和化疗（铂类和紫杉类为基础）。

（3）腋窝淋巴结腺癌：这些患者应按照Ⅱ～Ⅲ期乳腺癌治

疗。乳腺 X 线摄影、乳房 MRI，以及活检标本进行 ER、PR 和 HER2 受体的免疫组织化学的特殊检查不仅有利于诊断，也有利于预后判定和制订内分泌及曲妥珠单抗（一种针对 HER2 的单克隆抗体）的治疗方案。

（4）宫颈鳞状细胞癌：这些患者应根据局部晚期头颈癌的指南进行治疗。

（5）神经内分泌癌：根据小细胞肺癌患者的治疗指南，这些患者应使用依托泊苷联合铂类（顺铂或卡铂）化疗。

（6）骨转移和 PSA 升高：这种罕见的腺癌患者应被视为患有转移性前列腺癌，建议采用雄激素剥夺治疗。转移性前列腺癌的治疗指南涉及内分泌治疗、癌症去势抵抗时的化疗及双膦酸盐预防骨转移并发症[6-9]。

（7）其他预后良好的患者：对具有单个转移部位（包括淋巴结、肝、肺、肾上腺、皮肤等）的原发病灶不明转移癌患者应给予根治性的局部治疗，如手术切除、放射治疗或两者结合。

（8）不符合上述特定亚组特点的原发病灶不明转移癌患者的总体预后很差，并且随机临床研究尚未确定化疗优于最佳支持治疗。这组患者在经验上用广谱化疗药物治疗（化学药物针对多种肿瘤），仅有少数随机研究的结果，因此最佳的化疗方案尚待确定[1-6]。尽管没有Ⅲ期试验数据为基础的标准治疗推荐，但欧洲临床肿瘤学会（ESMO）的"最小临床建议"指南推荐吉西他滨或紫杉醇联合铂类的双药化疗方案治疗一般情况良好的原发病灶不明转移癌患者（ECOG 评分≤1）[2-9]。

（五）未来观点：原发病灶不明转移癌患者的分子分析

批准用于其他实体肿瘤的分子靶向药物现在被考虑用于治疗原发病灶不明转移癌患者。分子诊断工具，如 DNA 微阵列分析，可以帮助寻找"迷失的"原发病灶不明转移癌起源。

第一种方法基于原发性肿瘤的分子谱分析。近年来，一些研究小组已经证明，可通过微阵列的高重复性的特征来确定癌症来源[10-12]。此外，使用特定治疗[化疗和（或）靶向药物]在许多转移性癌症中已经取得了显著的进展，改善了无进展生存期，并可在某些情况下改善总生存期。因此，对于原发病灶不明转移癌患者，在治疗之前识别原发灶变得更重要，从而可使用更特异性的治疗。这些研究表明，通过微阵列分析判断的原发癌（结肠直肠癌、肝癌、肾细胞癌、乳腺癌、黑色素瘤）中，经验性的化疗方案几乎有一半都不合适，如顺铂联合吉西他滨的方案。这显然支持基因微阵列分析，随后在原发病灶不明转移癌患者中采用可能针对原发癌的特异性治疗。基于这些有希望的结果，"Ttrial-GEFCAPI 04"这项欧洲随机Ⅲ期临床试验，目的是在原发病灶不明转移癌患者中比较经验性化疗方案和分子分析导向的治疗方案孰优孰劣。

第二种方法基于精准医学的发展，并且在癌症生物学及治疗的理解方面取得了巨大进步。在过去几年中，综合的肿瘤分子谱已成为精准医学的支柱，并且多种分子筛选技术在降低成本的同时变得更加广泛。高通量分子技术的广泛使用使得鉴定不同肿瘤类型的复发和可操作的分子特征变得可行。全球正在进行一些前瞻性试验，使用高通量分析来表征癌症患者的基因组改变，目的是收集肿瘤样本，然后对它们进行靶向基因组测序和CGH（比较基因组杂交），以便筛选可操作的改变，并根据患者的肿瘤分子谱找到相应的靶向治疗药物。大样本队列研究的初步结果证实了在常规临床实践中对癌症患者进行分子鉴定的可行性。

这种方法允许富集具有特定和罕见基因组改变的早期临床试验。最近的研究表明，原发病灶不明转移癌患者可能是这类分子筛查项目的非常好的候选者[13-15]。

（黄　柳　译　张莉红　于世英　校）

参 考 文 献

1. Varadhachary GR, Raber MN. Carcinoma of unknown primary site. *N Engl J Med.* 2014;371(21):2040.
2. Briasoulis E, Tolis C, Bergh J, et al. ESMO minimum clinical recommendations for diagnosis, treatment and follow-up of cancers of unknown primary site (CUP). *Ann Oncol.* 2005;16(suppl 1):i75–i76.
3. Pavlidis N, Fizazi K. Carcinoma of unknown primary (CUP). *Crit Rev Oncol Hematol.* 2009;69:271–278.
4. Fizazi K. Treatment of patients with specific subsets of carcinoma of an unknown primary site. *Ann Oncol.* 2006;17(suppl 10):x177–x180.
5. Hainsworth JD, Fizazi K. Treatment for patients with unknown primary cancer and favorable prognostic factors. *Semin Oncol.* 2009;36:44–51.
6. Fizazi K, ed. *Carcinoma of an unknown primary site.* New York: Taylor and Francis Group; 2006.
7. Bugat R, Bataillard A, Lesimple T, et al. Summary of the standards, options and recommendations for the management of patients with carcinoma of unknown primary site. *Br J Cancer.* 2003;89(suppl 1):S59–S66.
8. Culine S, Kramar A, Saghatchian M, et al. Development and validation of a prognostic model to predict the length of survival in patients with carcinomas of an unknown

primary site. *J Clin Oncol.* 2002;20:4679–4683.

9. Culine S, Lortholary A, Voigt JJ, et al. Cisplatin in combination with either gemcitabine or irinotecan in carcinomas of unknown primary site: results of a randomized phase II study-trial for the French Study Group on Carcinomas of Unknown Primary (GEFCAPI 01). *J Clin Oncol.* 2003;21:3479–3482.

10. Horlings HM, van Laar RK, Kerst JM, et al. Gene expression profiling to identify the histogenetic origin of metastatic adenocarcinomas of unknown primary. *J Clin Oncol.* 2008;26:4435–4441.

11. Varadhachary GR, Talantov D, Raber MN, et al. Molecular profiling of carcinoma of unknown primary and correlation with clinical evaluation. *J Clin Oncol.* 2008;26:4442–4448.

12. Monzon F, Lyons-Weiler M, Buturovic LJ, et al. Multi-center validation of a 1550-gene expression profile for identifying tissue of origin. *J Clin Oncol.* 2009;27:2503–2508.

13. Ross JS, Wang K, Gay L, et al. Comprehensive genomic profiling of carcinoma of unknown primary site: new routes to targeted therapies. *JAMA Oncol.* 2015;1(1):40–49.

14. Hollebecque A, Massard C, Soria JC. Implementing precision medicine initiatives in the clinic: a new paradigm in drug development. *Curr Opin Oncol.* 2014;26(3):340–346.

15. Meric-Bernstam F, Brusco L, Shaw K, et al. Feasibility of large-scale genomic testing to facilitate enrollment onto genomically matched clinical trials. *J Clin Oncol.* 2015; 33(25):2753–2762.

第三篇

对症支持治疗

第26章 化疗的不良反应

Janelle M. Tipton

一、引　言

对于接受化疗的患者，支持治疗也始终被认为在整体治疗中具有同等重要的地位。通过干预措施的循证研究和指南制定，支持治疗已取得了长足进展。实践性改进包括更好地了解某些不良反应的病理生理学，增加对相关危险因素的认识和重视，以及应用新药物预防和处理不良反应。癌症化疗的不良反应可以是急性或慢性长期的，程度可以是轻微或严重的。某些癌症患者群体的并发症风险可能更高。不断增长的老年人口经常受到癌症影响，且可能有多种并发症，使治疗的耐受性复杂化。许多化疗方案是复杂的，尤其是同时进行化疗和放疗，在头颈癌、食道癌和肺癌中很常见。晚期癌症患者的治疗尤其具有挑战性，除了治疗引起的症状外，许多患者还存在症状问题，从而需要加强支持治疗。虽然已经取得了很大进展，但对不良反应的处理对于治疗的耐受性和对整体生活质量的影响仍是至关重要的。不良反应的治疗不足也会导致卫生保健资源和费用的增加，并可能影响治疗的连贯性。基于循证的干预措施对于保证患者安全性和恰当处理不良反应起关键性作用。症状和并发症的减少对避免再次住院也很重要，并最终可能影响医疗报销费用。

二、输注相关并发症

（一）外渗

外渗是一种急性输液相关并发症，应视为肿瘤急症。外渗是指本应输入静脉的化疗药物无意中进入血管周围或皮下组织。外渗损伤的严重程度取决于药物的具体类型、组织暴露的时间长短、外渗药物的浓度和剂量、外渗部位，以及患者因素，如年龄、合并症和免疫功能受损[1]。外渗导致的组织损伤轻可仅有局部刺激，重则可能出现严重坏死。

1. 分类 化疗药物通常按其因外渗而引起组织损伤的可能性进行分类。发泡剂是指那些在静脉外给药时能够引起疼痛、水肿、红斑和组织坏死的药物。发泡剂又分为 DNA 结合剂和非 DNA 结合剂。这种发泡剂可以与组织健康细胞 DNA 中的核酸结合，导致细胞死亡或凋亡。当药物残留时，组织可能有一个持续性损伤。DNA 结合发泡剂包括各种蒽环类药物（柔红霉素、多柔比星、伊达比星和表柔比星）。在非 DNA 结合的药物中，由于药物最终在组织中被代谢并中和，组织损伤一般是轻度到中度，且更局限[1,2]。非 DNA 结合剂的药物包括植物生物碱类（长春碱、长春新碱、长春瑞滨）和紫杉类（多西紫杉醇、紫杉醇和蛋白结合型紫杉醇）。紫杉类发泡剂的一个难点在于有些建议经外周血管注射发泡剂不要超过 30～60 分钟。而实际上以紫杉醇为例，常常注射 1～3 小时。现有文献支持在推荐浓度和持续时间通过外周通路输注紫杉类药物的安全性[3]。当然还需要更多的数据来进一步阐明这些实践指南。

刺激性药物可能导致受影响的静脉或渗出部位发红和疼痛，但导致组织坏死并不多见。除非大量高浓度药物渗出，否则不太可能发生溃疡。

2. 危险因素 与患者相关的外渗的危险因素包括小而脆弱的静脉、既往多次静脉穿刺、既往使用刺激性或硬化药物治疗、有循环障碍疾病、认知障碍和沟通困难。与操作相关的危险因素包括多次静脉穿刺、非最佳部位穿刺（枕前窝、手背、腕内侧）和穿刺人员经验不足。中央静脉通路装置渗漏的危险因素包括难以获得无损伤针或固定不充分，输液港插入过深，通畅性差或无回血[1]。

安全管理措施、政策和程序的执行及工作人员的教育都是协助防止外渗事件发生的措施。在首次治疗之前，还应该对患者进行有关外渗症状和体征的教育。及早发现潜在外渗药物对于防止进一步暴露及及时给予解毒剂非常重要。外渗的常见体征和症状是静脉注射部位疼痛或灼烧、发红、肿胀、回血困难、输液质量改变。任何这些主诉或观察都应被认为是外渗的症状，除非有其他确切证明。表 26.1 列出了怀疑有周围性或中心性外渗的一般处理措施[1,2,4]。

表 26.1　周围性外渗和中央性外渗的处理步骤

（1）停止化疗

（2）保留针头/导管，肢体制动

（3）尝试抽吸任何残留在输液管、针头中的药物，或是可疑渗出部位的药物

（4）取下外周静脉导管或输液港针

（5）评估疑似渗出部位和患者症状

（6）通知医生或中级医师

（7）如表 26.2 所示，给予适当的解毒剂。这些方法包括输注解毒药物，或在外渗部位热敷或冷敷。在应用解毒剂之前应充分了解解毒处理规则和查证从何处获得的解毒剂

（8）对患者和（或）护理者进行指导，包括需要抬高外渗部位 48 小时，并在适当情况下继续给予解毒剂

（9）与主管医生讨论外渗部位是否需要进一步的处理措施及摄片

（10）根据制度记录外渗的发生

（11）指南推荐在 24 小时、1 周、2 周继续监测外渗部位。可能发生感染、疼痛等继发性并发症。如果可能，在这些时期重复摄片对于监测损伤范围和愈合进展是有帮助的

（12）其他影像学检查可用于中央性外渗（胸部 X 线、CT 扫描、静脉造影术）

（13）对于中央性外渗或任何可能需要进一步干预的外渗，可请外科会诊[血管外科和（或）整形外科]

来源：Polovich M，Olsen M，LeFebvre KB. Chemotherapy and biotherapy guidelines and recommendations for practice.4th ed. Pittsburgh：Oncology Nursing Society；2014 and Boulanger J，Ducharme A，Dufour A，et al. Management of the extravasation of anti-neoplastic agents. Support Care Cancer.2015；23：1459-1471.

3. 治疗策略　关于外渗的处理和解毒剂使用的循证学数据非常少。目前，用地塞米松处理蒽环类药物外渗的数据最多，有效率大于 98%[1,2]。美国 FDA 批准的唯一一种治疗蒽环类药物外渗的产品 Totect 目前还未上市，具体时间不详。在此期间，一般的右丙亚胺或 ADR-529 右丙亚胺是一种选择。关于其他解毒剂和外科手术治疗如灌洗等处理中央性外渗的数据大多是传闻或基于病例的报告。在中央性外渗后 12 小时内进行外科冲洗可能会有一些获益；然而，对于超过 50ml 的外渗和某些外渗药物的性质，效果可能较差[5]。常见化疗药物及管理指南见表 26.2。

表 26.2   常见腐蚀性化疗药物、刺激性化疗药物及其解毒剂

化疗药物	解毒剂	非药物解毒法	处理方法
丝裂霉素 放线菌素 D	无已知解毒剂	局部冷敷	在开始 24 小时内至少 4 次冰袋冷敷，每次持续 15～20 分钟
多柔比星 柔红霉素 表柔比星 去甲氧基柔红霉素	右丙亚胺（Totect）	局部冷敷	右丙亚胺应尽早使用，最好在蒽环药物外渗 6 小时内。选择非外渗部位的大静脉（如最好是对侧上臂）连续 3 天静脉注射右丙亚胺（第 1 天，1000mg/m²；第 2 天，1000mg/m²；第 3 天，500mg/m²），每次注射时间为 1～2 小时。在开始 24～48 小时，1 天至少 4 次冰袋冷敷，每次持续 15～20 分钟。局部降温应在右丙亚胺注射前 15 分钟停止，注射期间也不应使用
长春碱 长春新碱 长春瑞滨	透明质酸酶（Hylenex，Halozyme Therapeutics，Inc.，Vitrase；Bausch& Lomb：200U/ml）；其他的透明质酸酶制剂，150U/ml	局部热敷	发生外渗后的 24～48 小时，每天至少热敷 4 次，每次 15～20 分钟。使用小规格针头（25g），在外渗区域缓慢皮下注射透明质酸酶，注射 5 个点，每个点 0.2ml。注射完一个点更换一次针头。透明质酸酶应在冰箱内储存
奥沙利铂	有个案报道，大剂量使用地塞米松（每次 8mg，每天 2 次，持续 14 天）可减少炎症	局部热敷	可在外渗部位进行局部热敷
多西他赛 紫杉醇 白蛋白结合型紫杉醇	无	局部冷敷	在开始 24 小时内至少 4 次冰袋冷敷，每次持续 15～20 分钟

来源：Polovich M，Olsen M，LeFebvre KB. Chemotherapy and biotherapy guidelines and recommendations for practice.4th ed. Pittsburgh：Oncology Nursing Society；2014 and Boulanger J，Ducharme A，Dufour A，et al. Management of the extravasation of anti-neoplastic agents. Support Care Cancer.2015；23：1459-1471.

4. 管理实践变化：长春新碱 一些全国性和国际性组织，如 WHO、安全用药规范研究所（ISMP）和联合委员会（TJC），已经推荐了使用迷你静脉输液软袋注射长春新碱的指南。虽然通过注射器进行静脉侧推是注射发泡剂的一种常见做法，但在注射长春新碱时为防止鞘内意外，使用迷你静脉输液软袋是必不可少的。

虽然最初可能有人反对采用这一指南，但许多组织坚持这一做法。研究发现，人们对外渗风险的担忧非常小，而且使用迷你静脉输液软袋是安全、实用和可行的[6]。

（二）输液反应：过敏反应、超敏反应（HSR）、细胞因子释放反应

输液反应被认为是与化疗有关的肿瘤急症。对于具有超敏反应可能的一些药物，无论其有无过敏性反应，都应在高年资且经验丰富的护士的持续看护下使用，并可随时获得医生或中级医生的帮助，且最好在白天使用。需要记录的重要预评估数据包括患者的过敏史，尽管这些信息可能不能预测化疗的过敏反应。正在使用 β 受体阻滞剂和血管紧张素转换酶抑制剂的患者可能出现更严重的过敏性反应，且进行有效的抗过敏治疗比较困难[7]。此外，心血管和肺部疾病也可能使患者对超敏反应的耐受能力复杂化。其他危险因素包括以前接触过该药物和未能给予有效的预防药物。超敏反应风险最高的化疗药物为天冬酰胺酶、紫杉醇类（如紫杉醇和多西紫杉醇）和铂类化合物（如顺铂、卡铂和奥沙利铂）。卡铂是卵巢癌患者超敏反应报告最多的药物。在接受 7 个周期以上治疗的患者中，超敏反应的发病率为 27%。BRCA 携带者风险最大，多达 40% 的 BRCA+卵巢癌患者在接受 10 个周期卡铂治疗后可致敏[8]。低等到中等风险的药物包括蒽环类、博来霉素、静脉注射美法仑、依托泊苷和人源化（如曲妥珠单抗）或嵌合（如利妥昔单抗）单克隆抗体。

1. 反应的类型 I 型 HSR（可能是或不是免疫介导的）是最常见的化疗诱导反应类型。这些反应通常发生在用药后 1 小时内；然而，对于紫杉醇，HSR 通常发生在输注开始后的前 10 分钟。1 级或 2 级 I 型反应的常见表现包括面部潮红、荨麻疹、发热、发冷、寒战、呼吸困难和轻度低血压。3 级和 4 级反应可能包括支气管痉挛、需要治疗的低血压、血管神经性水

肿或需要住院的症状。输液反应较少见的体征和症状包括背部或腹部疼痛、恶心、呕吐和腹泻、大小失禁和焦虑。适当的药物预处理可显著降低 HSR 的发生率。常用的预处理药物包括地塞米松、苯海拉明和 H_2 受体拮抗剂，如西咪替丁、雷尼替丁或法莫替丁。此外，应配备包括氧气在内的应急设备。治疗时还应储备以下肠外给药药物：肾上腺素（1∶10 000 溶液）、苯海拉明 25～50mg、甲泼尼龙 125mg、地塞米松 20mg[1]。制定针对超敏反应的临床指南，有助于对潜在反应做好准备，缩短出现反应时开始处理的时间及规范过敏反应的处理。超敏反应的处理原则范例见表 26.3。

表 26.3 化疗药物超敏反应的处理原则范例

备有下列药物

苯海拉明，50mg，静脉用药

甲泼尼龙，125mg，静脉用药或相当剂量的氢化可的松

肾上腺素（1∶10 000 的溶液）

（1）如果出现超敏反应的症状/体征（如荨麻疹、呼吸窘迫、支气管痉挛、低血压、血管神经性水肿、面部潮红、胸/背疼痛、焦虑），停止输注化疗药物/生物制剂

（2）以静脉输注生理盐水 200ml/h 的方式维持静脉通道，直到血压稳定为止

（3）给氧 2～4L/min，血氧饱和度监测

（4）甲泼尼龙 125mg，静脉注射

（5）苯海拉明 50mg，静脉注射

（6）持续监测血压、脉搏和氧饱和度

（7）立即通知主管医生，以行下一步治疗

（8）如果症状没有缓解或加重，遵照医生指示给予肾上腺素

（9）如果不能维持气道通畅或心肺骤停，应给予心脏起搏

来源：Polovich M，Olsen M，LeFebvre KB. Chemotherapy and biotherapy guidelines and recommendations for practice.4th ed. Pittsburgh：Oncology Nursing Society；2014 and Vogel WH. Hypersensitivity reactions to antineoplastic drugs. In：Yarbro CH，Wujcik D，Gobel BH，eds. Cancer symptom management.4th ed. Burlington：Jones & Bartlett Learning；2014：115-130.

2. 细胞因子释放反应 通常称为输液反应，是单克隆抗体注射时最常见的一种症状复合体。这种类型的反应被认为主要与靶细胞和其他免疫细胞释放细胞因子有关。大多数单克隆抗体都可能发生这一综合征，其表现可能与 I 型 HSR 相似。然而，细胞因子释放反应可以通过暂时停止输注、应用组胺受体

拮抗剂、以较慢的速度重新输注（即症状缓解后用原来 50%的速度）来控制。表 26.4 比较了化疗和生物治疗输注反应之间的不同[1,7-9]。

表 26.4　输液反应：比较化疗和生物制剂治疗

特征	化疗	生物制剂治疗
反应类型	Ⅰ型超敏反应	细胞因子释放
反应时间	铂类：数个周期后（卡铂>7 个周期）	大多数单克隆抗体：第一次注射时
	紫杉烷类：第一次或第二次输注时	利妥昔单抗：任何一次输注时
预防处理/再次使用	预处理药物	预处理药物
	1~2 级：预处理药物——以较慢的速度重新输注	根据反应级别
		中断输液
	3~4 级：不应再次使用	预处理药物
		以较慢的速度重新输注
分级	1 级：短暂的面色潮红/皮疹/发热>38℃	1 级：轻度反应；输液不用中断
	2 级：皮疹；面色潮红；荨麻疹、呼吸窘迫、发热>38℃	2 级：中断输液；对症处理能立即缓解（药物、输液）；需要使用预防药物≤24 小时
	3 级：有症状的支气管痉挛，伴/不伴荨麻疹；需要胃肠外药；过敏相关的血管性水肿；低血压	3 级：症状初步改善后一直未愈/反复；需住院治疗
	4 级：全身性过敏反应	4 级：危及生命；需用升压药物或呼吸机
	5 级：死亡	5 级：死亡

来源：Polovich M, Olsen M, LeFebvre KB. Chemotherapy and biotherapy guidelines and recommendations for practice.4th ed. Pittsburgh：Oncology Nursing Society；2014；Vogel WH. Hypersensitivity reactions to antineoplastic drugs. In：Yarbro CH, Wujcik D, Gobel BH, eds. Cancer symptom management.4th ed. Burlington：Jones & Bartlett Learning；2014：115–130；Castells MC. Anaphylaxis to chemotherapy and monoclonal antibodies. Immunol Allergy Clin North Am.2015；35：335–348；and National Cancer Institute Cancer Therapy Evaluation Program. Common terminology criteria for adverse events（CTCAE）（Version 4.03）；2010. Retrieved from http：//evs. nci. nih. gov/ftp1/CTCAE/CTCAE_4.03_2010-06-14_QuickReference_8.5x11. pdf

3. 危险分层测试　如果某种药物超敏反应的发生率高，可进行剂量测试或皮肤过敏试验。标准化检测尚未建立，并报告了不同的检测浓度。建议在剂量测试最初反应后至少等待 2～4 周，以确保皮肤过敏试验不是假阴性结果。这是铂类药物最常见的用法。据报道，卡铂皮肤过敏试验的敏感性为 85.7%，假阴性率为 8%～8.5%。皮肤过敏试验阴性的患者在后续的皮肤试验中可以转化为阳性结果，因此反复的皮肤过敏测试被推荐用于危险分层[8,10]。卡铂皮试操作流程见表 26.5。

表 26.5　卡铂皮试操作流程

1. 所有接受第 6 次及以上卡铂化疗的患者都需要进行增量法皮试

2. 抽取计划用卡铂剂量稀释于 50ml 0.9% 生理盐水中，然后抽取 0.02ml 对患者进行皮内注射

3. 皮内注射后，在 5 分钟、15 分钟和 30 分钟观察注射部位

4. 阳性皮试标准是出现直径≥5mm 的风团，伴外周红晕。强阳性皮试标准是风团直径≥1cm。如果患者出现阳性皮试反应，应通知医生

5. 如果皮试结果是阴性，那么患者在接受卡铂治疗前先给予止吐、地塞米松、苯海拉明和法莫替丁的预处理。预处理后 30 分钟再进行卡铂化疗

来源：Patil SU，Long AA，Ling M，et al. A protocol for risk stratification of patients with carboplatininduced hypersensitivity reactions. J Allergy Clin Immunol.2012；129（2）：443–447；Calado J，Picard M. Diagnostic tools for hypersensitivity to platinum drugs and taxanes：skin testing, specific IgE, and mast cell/basophil mediators. Curr Allergy Asthma Rep.2014；14：451；and Blatman KS，Castells MC. Desensitizations for chemotherapy and monoclonal antibodies：indications and outcomes. Curr Allergy Rep.2014；14：453.

类胰蛋白酶是存在于人体肥大细胞中的一种蛋白酶。在变态反应和过敏反应期间，从症状开始的 30～60 分钟，肥大细胞颗粒释放出类胰蛋白酶。反应时测得的类胰蛋白酶水平升高（＞11ng/ml）可能有助于确定脱敏指征。如果血清类胰蛋白酶水平升高，则需要进一步检测肥大细胞增多症[8,11]。

4. 脱敏过程　某些药物的脱敏过程可用于对持续治疗有很好获益的患者。应用紫杉醇、铂类药物（顺铂、卡铂、奥沙利铂）和利妥昔单抗发生 HSR 后可进行脱敏，文献已有报道；然而，制定脱敏计划是必要的。在化疗前 36 小时和 12 小时及化疗当日早上口服地塞米松 20mg 的方案已经接受过研究。其他治疗方案包括在脱敏前数天或数小时服用氯雷他定或西替利嗪 10mg。如果反应包括面部潮红，可以使用如口服乙酰水杨酸 325mg 等其他预处理药物。化疗前 30 分钟，给予其他静

脉预处理药物如地塞米松 20mg、苯海拉明 50mg 和 H_2 受体拮抗剂。紫杉醇脱敏可先将 2mg 紫杉醇加入 100ml 生理盐水中，输注 30 分钟以上。如无反应，将 10mg 紫杉醇加入到 100ml 生理盐水中输注 30 分钟以上，如仍无反应，将剩余剂量紫杉醇加入 500ml 生理盐水中输注 3 小时以上[12]。如果出现反应，通常会使用苯海拉明和甲泼尼龙。

（三）化疗引起的恶心呕吐（CINV）

恶心和呕吐仍然是化疗最可怕的不良反应之一。恶心和呕吐会令人痛苦到足以引起患者生理和精神上的极度不适，甚至最终放弃治疗。在过去的 20 年里，许多预防和控制恶心呕吐的改良措施提高了化疗患者的生活质量。止吐治疗的目的是预防三个阶段的恶心呕吐：治疗前发生的（预期），治疗后 24 小时内发生的（急性），以及治疗后 24 小时以后发生的（延迟性）。分别评估恶心和呕吐也很重要，因为它们是不同的症状，可能有不同的原因。影响症状的发生率及严重性的药物相关因素包括化疗药物的种类、化疗药物的剂量、化疗药物的给药时间和给药方式。其他可能影响呕吐的患者因素包括既往发生过难以控制的呕吐、酗酒史、年龄、性别、焦虑程度和晕动病病史[1,13]。

1. 药物的致吐作用　为了规划一种有效的控制恶心和呕吐的方法，将化疗药物按其致吐作用的强度进行分类（表 26.6）[14,15]。这种分类有助于选择合适的止吐药物，以及对于首次或曾接受化疗的患者选择何种强度的止吐方案。在化疗的第 1 个周期就选择适当的止吐药是很重要的。无法控制恶心和（或）呕吐可能导致条件性反应和随后的预期性恶心呕吐。

表 26.6　常用静脉和口服化疗药物的催吐性*

强催吐药物[恶心和（或）呕吐的发生率≥75%]	中催吐药物[恶心和（或）呕吐的发生率为50%～75%]	弱催吐药物[恶心和（或）呕吐的发生率为25%～50%]
静脉	静脉	曲妥珠单抗-美坦新偶联物
卡莫司汀	三氧化二砷	门冬酰胺酶
顺铂	阿扎胞苷	贝伐珠单抗
环磷酰胺（>1g/m²）	苯达莫司汀	博来霉素
阿糖胞苷（>1g/m²）	卡铂	硼替佐米
达卡巴嗪	克罗拉滨	卡培他滨

续表

强催吐药物[恶心和（或）呕吐的发生率≥75%]	中催吐药物[恶心和（或）呕吐的发生率为50%～75%]	弱催吐药物[恶心和（或）呕吐的发生率为25%～50%]
多柔比星（≥60mg/m²）	环磷酰胺（200mg/m²～1g/m²）	西妥昔单抗
表柔比星	阿糖胞苷（200mg/m²～1g/m²）	环磷酰胺（<200mg/m²）
异环磷酰胺（>1.2g/m²）	柔红霉素	阿糖胞苷（<200mg/m²）
甲氨蝶呤（>1g/m²）	多柔比星（<60mg/m²）	地西他滨
丝裂霉素（>15mg/m²）	依托泊苷	多西他赛
奥沙利铂	伊达比星	氟达拉滨
口服	异环磷酰胺（<1.2g/m²）	氟尿嘧啶
洛莫司汀	伊立替康	吉西他滨
丙卡巴肼	甲氨蝶呤（50mg/m²～1g/m²）	伊沙匹隆
替莫唑胺	丝裂霉素（<15mg/m²）	脂质体多柔比星
	口服	甲氨蝶呤（<50mg/m²）
	环磷酰胺	紫杉醇
	依托泊苷	培美曲塞
		帕妥珠单抗
		利妥昔单抗
		曲妥珠单抗
		长春碱
		长春新碱
		长春瑞滨

*本表格不包括需要祖细胞支持的大剂量治疗。

来源：Polovich M，Olsen M，LeFebvre KB. Chemotherapy and biotherapy guidelines and recommendations for practice.4th ed. Pittsburgh：Oncology Nursing Society；2014；Tipton J. Nausea and vomiting. In：Yarbro CH，Wujcik, D, Gobel BH，eds. Cancer symptom management.4th ed. Burlington：Jones & Bartlett Learning；2014：213–239；Jordan K，Gralla R，Jahn F, et al. International antiemetic guidelines on chemotherapy induced nausea and vomiting（CINV）：content and implementation in daily routine practice. Eur J Pharmacol.2014；722：197–202；National Comprehensive Cancer Network. Clinical guidelines in oncology：antiemesis（Version 1）；2015. Retrieved June 21，2015，from http：//www. nccn. org/professionals/physician_gls/pdf/antiemesis. pdf；and Irwin M，Johnson LA. Putting evidence into practice：a pocket guide to cancer symptom management. Pittsburgh：Oncology Nursing Society；2014.

2. 止吐药物 有效预防和治疗恶心、呕吐的药物（表 26.7）作用机制不同。这些不同的机制可能与引起恶心和呕吐的病理生理学过程有关。在过去的 20 年里，人们发现主要阻断血清素 5-羟色胺亚型 3（5-HT$_3$）受体的药物比多巴胺受体阻断剂在预防恶心和呕吐方面更为有效。新近研究表明，速激肽类，包括一种称为 P 物质的肽，在呕吐中起着重要作用。P 物质与 I 型神经激肽（NK-1）受体结合。因此，NK-1 受体拮抗剂在治疗中度和高度致吐化疗所致恶心和呕吐方面的作用现已得到证实。NK-1 受体拮抗剂被认为与标准方案（即地塞米松和 5-HT$_3$ 受体拮抗剂）联合能够改善急性恶心呕吐，并在单用或与地塞米松联合使用时对迟发性恶心呕吐有额外效应。奈妥吡坦（netupitant）是一种新的固定剂量口服药物，它结合了 NK-1 受体拮抗剂奈妥吡坦和一种 5-HT 受体拮抗剂帕洛诺司琼。这为高度、中度致吐性化疗相关的 CINV 提供了一种口服选择[16]。奥氮平最近已被纳入临床实践指南，不仅用于爆发性的恶心和呕吐，而且用于预防急性和迟发性呕吐。研究已表明奥氮平与帕洛诺司琼、地塞米松联合应用的临床疗效[15,17-20]。

表 26.7 治疗化疗所致恶心、呕吐的药物

药物	给药途径	剂量	备注
多巴胺拮抗剂			
丙氯拉嗪（Compazine）	口服	10mg，4～6 小时一次	某些锥体外系症状；静脉注射时直立性低血压可能
	静脉注射	10mg，4～6 小时一次	高度镇静
	经直肠	25mg，12 小时一次	—
氟哌啶醇（Haldol）	肌内注射，口服或经直肠	0.5～2mg，4～6 小时一次	某些锥体外系症状
甲氧氯普胺（Reglan）	口服，静脉注射	10～40mg 口服或静脉注射，4～6 小时一次	大剂量常引起锥体外系症状，此时应给予苯海拉明；年轻患者锥体外系症状较重，大剂量可引起腹泻

续表

药物	给药途径	剂量	备注
苯二氮䓬类			
劳拉西泮 （Ativan）	口服或舌下含服	0.5～2mg，4～6小时一次	引起镇静、记忆缺失和意识混乱
	静脉注射	0.5～2mg，4～6小时一次	—
皮质类固醇类			
地塞米松 （Decadron）	静脉注射	12mg，第1天，8mg，第2～4天	可引起烦躁、谵妄
	口服	12mg，第1天，8mg，第2～4天	—
5-羟色胺（5-HT₃）拮抗剂			
昂丹司琼 （Zofran）	静脉注射	16～24mg每天1次	用于强催吐化疗；弱催吐化疗用小剂量也有效
	口服	8mg（最多32mg/d）	有片剂、口腔崩解片、液体制剂、薄膜片
格拉司琼 （Kytril）	静脉注射	1mg每天1次	类似于昂丹司琼
	口服	1～2mg每天1次	
	经皮给药	一个34.3mg的贴剂，在化疗前24～48小时使用	可以贴7天
多拉司琼 （Anzemet）	口服	化疗前口服100mg（每天一次）	同上，因潜在的致命性心律失常，只推荐口服给药
帕洛诺司琼	静脉注射	0.25mg，静脉给药	
大麻素类			
屈大麻酚 （Marinol）	口服	5～10mg，每3～6小时一次	引起镇静，可能成瘾，属管制药品
NK-1受体拮抗剂			
阿瑞匹坦 （Emend）	口服	3片装：第1天化疗前30分钟125mg，第2～3天每天80mg	与地塞米松、5-HT₃受体拮抗剂联合使用

续表

药物	给药途径	剂量	备注
福沙匹坦	静脉注射	第 1 天 150mg，静脉注射	
奈妥吡坦	口服	固定剂量（奈妥吡坦 300mg/帕洛诺司琼 0.5mg）第 1 天用一次	与地塞米松联合使用

来源：Polovich M，Olsen M，LeFebvre KB. Chemotherapy and biotherapy guidelines and recommendations for practice.4th ed. Pittsburgh：Oncology Nursing Society；2014；Tipton J. Nausea and vomiting. In：Yarbro CH，Wujcik，D，Gobel BH，eds. Cancer symptom management.4th ed. Burlington：Jones & Bartlett Learning；2014；213-239；Jordan K，Gralla R，Jahn F，et al. International antiemetic guidelines on chemotherapy induced nausea and vomiting（CINV）：content and implementation in daily routine practice. Eur J Pharmacol.2014；722：197-202；National Comprehensive Cancer Network. Clinical guidelines in oncology：antiemesis（Version 1）；2015. Retrieved June 21，2015，from http：//www. nccn. org/professionals/physician_gls/pdf/antiemesis. pdf；and Irwin M，Johnson LA. Putting evidence into practice：a pocket guide to cancer symptom management. Pittsburgh：Oncology Nursing Society；2014.

3. 联合止吐治疗 有多种有效的止吐治疗方案，这些方案设计时应遵循以下两个基本原则：①联合用药的止吐效果比单药更有效。②预防性治疗和定期给药比出现反应后治疗能更有效地预防早期的恶心和呕吐，并能控制治疗后的几天内潜在的延迟性恶心和呕吐的发生。

表 26.8 列举了高、中、低级别致吐潜能的化疗止吐方案。

表 26.8 化疗所致恶心呕吐的预防和治疗方案

一级：接受弱催吐药物的患者

地塞米松，化疗前口服或静脉注射 12mg

同时使用或者不用以下药物

丙氯拉嗪，化疗前口服 10mg，必要时每 4～6 小时口服 10mg，和（或）

劳拉西泮，必要时每 4～6 小时口服 1mg

二级：接受中催吐药物的患者，或接受弱催吐药物用至少 2 个一级方案失败或耐受者

福沙匹坦，化疗前 150mg 静脉注射，和

续表

帕洛诺司琼*，化疗前 0.25mg 静脉注射，和

地塞米松，化疗前 10～12mg 静脉注射或口服，然后第 2～4 天，每天口服 8mg

同时使用或者不用

劳拉西泮，化疗前口服或静脉注射 1mg，必要时每 4～6 小时重复和（或）

丙氯拉嗪，必要时每 4～6 小时口服 10mg

三级：接受强催吐药物或接受两种或以上中催吐药物，或接受二级治疗方案失败的患者

福沙匹坦，化疗前 150mg 静脉注射，和

帕洛诺司琼†，化疗前 0.25mg 静脉注射，和

地塞米松，化疗前 10～12mg 口服或静脉注射，然后第 2～4 天每天口服 8mg，和

劳拉西泮，化疗前口服或静脉注射 1mg，然后根据需要每 4～6 小时用药

另外，迟发性恶心呕吐的处理如下

甲氧氯普胺，每 6 小时口服 40mg，连服 4 天，和

化疗前 20～30 分钟使用静脉输液途径给予止吐药，使用口服给药则在化疗前 1 小时给予。在此方式下，口服药物通常与静脉给药一样有效，而花费较少

*或可选择（5-HT$_3$ 受体拮抗剂）：昂丹司琼 16～24mg 化疗前静脉注射 1 次，或多拉司琼 100mg 口服，或格拉司琼化疗前 1mg 口服或静脉注射。

†或可选择（5-HT$_3$ 受体拮抗剂）：昂丹司琼 16～24mg 化疗前静脉注射，或多拉司琼 100mg 口服，或格拉司琼化疗前 1mg 口服或静脉注射。

来源：Polovich M，Olsen M，LeFebvre KB. Chemotherapy and biotherapy guidelines and recommendations for practice.4th ed. Pittsburgh：Oncology Nursing Society；2014；Tipton J. Nausea and vomiting. In：Yarbro CH，Wujcik, D, Gobel BH，eds. Cancer symptom management.4th ed. Burlington：Jones & Bartlett Learning；2014：213–239；Jordan K，Gralla R，Jahn F，et al. International antiemetic guidelines on chemotherapy induced nausea and vomiting（CINV）：content and implementation in daily routine practice. Eur J Pharmacol.2014；722：197–202；National Comprehensive Cancer Network. Clinical guidelines in oncology：antiemesis（Version 1）；2015. Retrieved June 21, 2015，from http：//www. nccn. org/ professionals/physician_gls/pdf/antiemesis. pdf；and Irwin M，Johnson LA. Putting evidence into practice：a pocket guide to cancer symptom management. Pittsburgh：Oncology Nursing Society；2014.

4. 多日化疗 在多日化疗方案中如何预防恶心是一个挑

战，关于最佳干预药物的数据很少。共识指南推荐在化疗每天给予地塞米松及 5-HT$_3$ 受体拮抗剂。有证据表明，如果使用帕洛诺司琼，重复给药可能是安全的[15]。

5. 非药物性干预　可能发生或已经发生预料中与化疗相关的恶心和呕吐的患者，除了服用药物外，还可以通过非药物干预获益。曾有过系统脱敏、催眠、针灸、穴位按压、意向引导疗法、音乐疗法和渐进式肌肉放松等方面的研究[21]。其中许多是分散注意力的形式，帮助患者获得对治疗的掌控感。按摩、催眠、运动、生姜和腕带装置的经皮电刺激尚缺乏足够证据，需进一步研究证实它们的疗效。随着对补充治疗的逐渐重视，希望更多的临床研究能够明确补充治疗在患者治疗方面的价值。在第一次化疗时有轻微或没有恶心呕吐症状的患者常认为乐观的想法也是有帮助的。患者也可以吃一些没有刺激性气味或辛辣味道的食物来为化疗做准备。清淡的流食、室温下的食物、苏打饼干和碳酸饮料有时是不错的选择。化疗后少食多餐可能会控制恶心呕吐的发展。

三、其他与癌症化疗有关的急性并发症

（一）口腔黏膜炎和其他口腔并发症

口腔黏膜上皮细胞增生活跃，因此对化疗和放疗敏感。放疗抑制唾液的产生，由于唾液保护作用的降低可能会增加口腔并发症的发生。因为口腔黏膜的破坏，患者可能要忍受相当的痛苦或产生继发性感染，所以有效处理口腔并发症是至关重要的。药物引起黏膜炎的可能性取决于药物、给药剂量和给药时间[1,22]。

1. 引起口腔黏膜炎的化疗药物

（1）抗代谢物：甲氨蝶呤、氟尿嘧啶、卡培他滨、阿糖胞苷、伊立替康。

（2）抗肿瘤抗生素：多柔比星、伊达比星、放线菌素 D、丝裂霉素、博来霉素。

（3）植物生物碱：长春新碱、长春碱、长春瑞滨。

（4）紫杉烷：多西他赛、紫杉醇。

（5）烷化剂：高剂量白消安、环磷酰胺。

（6）mTOR 抑制剂：依维莫司、替西罗莫司。

2. 预防及早期发现　如果预期会发生口腔并发症，在开始治疗前制订一个完善的口腔卫生计划是非常重要的。推荐这些患者看口腔科门诊会诊，尤其是那些风险增加的患者，包括接受干细胞移植、白血病或头颈部恶性肿瘤患者，必须进行牙科会诊。保持良好的营养和口腔卫生也是基本的预防措施。建立口腔护理方案是预防和治疗口腔黏膜炎的基础。建议避免使用含乙醇的药物，可选择碳酸氢钠漱口水。推荐接受静脉注射氟尿嘧啶的患者进行口腔冷冻治疗。在静脉注射氟尿嘧啶前 5 分钟开始，将冰块含在嘴里，直到用药后 30 分钟[1,22,23]。这种干预仅对静脉推注给药有效，在同时给予奥沙利铂时不应进行，因为可能增加急性神经毒性反应。应定期将系统性口腔评估纳入体格检查中，尤其要注意舌头、牙龈、颊黏膜、软腭和嘴唇等部位。另外，评估患者的疼痛程度、吞咽功能和进食情况也很重要。

3. 口腔并发症的处理　尽管基本目标是预防，但一旦出现口腔并发症，治疗的重点应转移到继续保持良好的口腔卫生和症状处理上。用于口腔护理的药物根据功能可分为清洁药物、润滑药物、镇痛药物和预防药物。不推荐使用商品化的漱口水和柠檬甘油棉签，因为它们有刺激性和干燥作用。如果出现疼痛性溃疡，使用局部镇痛药单药能够达到最佳的局部镇痛效果。由利多卡因、苯海拉明、抗酸药和（或）碳酸氢钠等多种成分组成的"魔力漱口水"等复合镇痛漱口水可能有一定效果，但没有明确的证据证明。如果局部镇痛药无效，应采取口服或注射用麻醉药物等全身疼痛控制措施[1,22,23]。

（二）味觉改变

据报道，接受化疗的患者中有 45%～84% 味觉发生改变。这些变化表现为味觉的缺失、味觉灵敏度的下降或提高，或味觉失真[24]。许多化疗药物都能引起味觉改变，包括环磷酰胺、多柔比星、氟尿嘧啶和铂类药物。已有研究显示味觉变化的开始和时间为开始给药后的几分钟内，可持续数天到数周。虽然这是一个常见的症状问题，但关于它的机制和预防及相关干预措施，我们却所知甚少。味觉的改变会影响生活质量、食欲和进食量。

干预措施：使用塑料餐具代替金属餐具是使食物更可口的一种策略。有试验数据表明，在化疗期间补充锌可能有望改善味觉[24,25]。癌症患者也报告说，吃冷的食物，使用香草、香料、香口胶、薄荷糖和糖果可能会有帮助。其他有趣的建议包括使用柠檬、酸橙或橙子来克服金属味的变化。

（三）乏力

癌症治疗相关性乏力作为抗肿瘤治疗不良反应的报道日益增加。乏力会导致患者沮丧。有 25%～99% 的患者会感到乏力[26]。癌症治疗相关乏力是一种与患者体力不相符的主观疲劳感。乏力会干扰患者的日常生活活动，它可能是症状群的一部分，如果不加以治疗，这些症状会使患者衰弱。任何化疗或生物制剂疗法都可能引起疲劳，所有患者都应通过检查排除病原性因素，并得到适当的治疗[27]。

推荐对乏力进行的干预措施包括锻炼、教育、保存体力和安排管理、优化睡眠质量的措施、按摩，以及放松和触疗修复等行为疗法。运动是对于乏力最有效、证据最充足的干预措施[1,23]。运动干预应遵循个体化的原则，并根据患者的具体疾病和治疗情况而定。药物治疗可能有获益，特别是精神兴奋剂，如哌甲酯和莫达非尼，抗抑郁药在有抑郁症存在时也有效[1,23,28]。虽然促红细胞生成素应谨慎使用，但它对改善贫血相关性乏力有一定疗效。

（四）腹泻

癌症患者腹泻的许多原因是化疗、放疗、癌症本身、药物、补充进食和焦虑。化疗可能导致渗透性腹泻或分泌性腹泻，常与药物破坏分裂活跃的胃肠道上皮细胞有关。分泌性腹泻也可能由感染导致（如艰难梭状芽孢杆菌或其他引起小肠结肠炎的细菌），伴或不伴中性粒细胞减少。持续腹泻会导致患者不适、严重电解质失衡和脱水、社会生活改变、生活质量低下。过去，临床很少注意对急性腹泻的及时评估和治疗，但随着伊立替康等药物使用的增加，对严重的、可能危及生命的问题的观察提高了人们对这种不良反应的认识。特别是老年人，他们发生治疗相关性腹泻的风险增加，需要密切监测。

1. 化疗和生物制剂　最常见引起腹泻的药物包括抗代谢物，如氟尿嘧啶、卡培他滨、甲氨蝶呤、阿糖胞苷和伊立替康。此外，放线菌素 D、羟基脲、伊达比星、亚硝酸脲、紫杉醇等制剂也可引起腹泻。在氟尿嘧啶或伊立替康治疗中出现的腹泻是一种必须密切监测的毒性迹象，因为它可能迅速升级到严重程度，必须控制或停用药物。生物治疗药物如干扰素和白细胞介素也会引起腹泻。约 32%的患者在伊匹单抗治疗期间出现各种级别的腹泻。胃肠道症状，如腹痛、黏液便或血便，以及免疫介导的小肠结肠炎都是其相关症状，需要不同的糖皮质激素治疗。口服小分子靶向治疗，如拉帕替尼、厄洛替尼、索拉非尼和舒尼替尼也会引起腹泻，但这些药物引起的腹泻可以通过适当的教育和报道得到控制[1]。干细胞移植中使用的大剂量化疗也易引起严重腹泻，并可能由急性移植物抗宿主反应引起。

2. 评估　对腹泻患者的评估应从通常的排便模式、症状模式和同时使用的药的病史开始。应特别注意并每日记录患者腹泻持续时间和排便频率。体格检查可发现腹部压痛、脱水体征、肛周或口周皮肤破损。可获得实验室数据以评估血清生化值、全血细胞计数及粪便样本中的艰难梭菌毒素和其他肠病细菌。

3. 处理　针对治疗相关性腹泻的处理通常是对症治疗，而抗肿瘤治疗只需要改变很少甚至不需要改变。减少肠蠕动药物的使用时间不应超过 24 小时，除非排除了严重的感染。在没有明显炎症和感染的情况下，对大多数腹泻患者而言，给予非特异性止泻治疗，包括阿片类药物（洛哌丁胺、地芬诺酯、可待因）和（或）抗胆碱能药物（阿托品、东莨菪碱）是合理的。奥曲肽在控制化疗相关腹泻和类癌综合征相关腹泻方面通常是有效的。如前所述，治疗伊匹单抗相关性腹泻及相关症状需要使用皮质类固醇[1,23]。表 26.9 列出了治疗腹泻的常用药物。有助于预防和治疗腹泻的非药物性治疗措施是少渣饮食和增加液体摄入量。如果腹泻严重，需静脉补液以防止严重的血容量减少、电解质紊乱和休克。在发生伊立替康相关性严重腹泻的患者中，推荐使用环丙沙星等抗生素治疗，因为这类患者高度的感染发生率可导致包括功能性肠梗阻在内的胃肠道问题。

表 26.9　腹泻的药物治疗策略

药物	备注
高岭土果胶（Kaopectate）	每次稀便后口服 30~60ml
洛哌丁胺（易蒙停）	最初 4 小时口服 2 粒胶囊，然后每次稀便后加服 1 粒（2mg）；每天用量不超过 16 粒
盐酸地芬诺酯，硫酸阿托品（复方苯乙哌啶片）	每 4 小时口服 1~2 片，每天不超过 8 片；可能出现阿托品的抗胆碱能作用
阿托品	用于早发性胆碱能性腹泻（如伊立替康），0.25~1mg，口服或皮下注射
奥曲肽	可能对氟尿嘧啶引起的腹泻有效；起始剂量：0.05~0.1mg，皮下注射，每日 2 次；难治性腹泻可增至 1.8mg/d
	善宁缓释剂用于类癌和消化道内分泌肿瘤。它是一种缓释药物，每 4 周使用一次，剂量是 20~30mg
地塞米松（用于伊匹单抗或纳武单抗引起的腹泻）	中度肠炎：泼尼松 0.5mg/（kg·d）或同等剂量（如果腹泻超过基线 4~6 次/天，且症状持续 >7 天）
	严重肠炎：泼尼松 1~2mg/（kg·d）或同等剂量（如果腹泻超过基线 ≥7 次/天，合并肠穿孔腹膜体征、发热、肠梗阻）

（五）便秘

对于虚弱、活动受限、使用阿片类药物镇痛的患者，便秘是一个重要问题。便秘也会发生于接受神经毒性化疗药物治疗的患者，包括长春花属生物碱类、依托泊苷和顺铂，这些药物均可引起自主神经功能障碍。已知包括沙利度胺、来那度胺和硼替佐米在内的靶向药物也会引起便秘。腹腔疾病、高钙血症、脱水和使用止吐药物引起的肠蠕动减少也可能引起便秘。癌症患者的慢性便秘是一个预防比治疗更容易的问题。富含大量纤维、新鲜水果和蔬菜的饮食，以及充足的水分摄入，可能有助于减少便秘。对开始使用麻醉性镇痛药的患者，还应开始肠道排便方案，首先使用温和的粪便软化剂和大容积缓泻剂，若此较温和的治疗方案无效，则应使用刺激性或渗透性泻药。甲基纳曲酮是一种被批准用于阿片类药物引起的便秘的药物，具有明确的循证学获益。对有发生便秘风险的患者，肠道排便的治疗方案如下所示。

1. 多库酯钠：100mg，每日 2 次，单独或同时用鼠李蒽酚 1 粒，每日 2 次。

2. 若无排便，加用下列药物。

- 入睡前给予番泻叶（根据病情决定用药剂量）或
- 入睡前给予含 30ml 氧化镁的牛奶。

3. 如采取上述措施后仍无排便，可增加以下药物。

- 比沙可啶 1～3 片，或 1 粒 10mg 栓剂（入睡时用药）。
- 乳果糖每日给予 1～4 大汤匙或
- 聚乙二醇（PEG）每天 17g。

4. 如果没有阻塞性病变，可使用下列更强的治疗方案。

- 快速灌肠。
- 柠檬酸镁 1 瓶。
- 清洁灌肠。

5. 胃肠动力药物，如甲氧氯普胺（10～20mg，每 6 小时）可用于促进上消化道运动、胃排空和肠转送时间。

（六）神经毒性

与化疗有关的神经毒性反应的发生率在不断增加，与较多使用大剂量化疗药物和联合使用引起神经毒性的新药有关。在许多病例中，早期发现和治疗神经毒性（如减少药物剂量或停用）可逆转症状。神经毒性症状可能表现为意识水平的改变或昏迷、小脑功能障碍、耳毒性或周围神经病变，这些症状可能是暂时的，但可导致显著的、持续性的功能改变。评估肾功能也很重要，因为肾功能不良会减少化疗药物的清除率，从而导致神经毒性的增加。

1. 化疗药物和生物制剂　已知可能具有神经毒性的药物包括大剂量阿糖胞苷、大剂量甲氨蝶呤、长春新碱、长春碱、长春瑞滨、异环磷酰胺、顺铂、卡铂、奥沙利铂、紫杉醇、多西他赛、伊沙匹隆、丙卡巴肼、硼替佐米、沙利度胺、白细胞介素-2 和干扰素。

2. 预防及早期发现　密切监测神经毒性反应是预防永久性神经损伤的关键。神经毒性症状的评估应定期常规进行并记录。在某些特定的治疗方案中，改变给药顺序可以明显减轻症状。

3. 治疗　周围神经毒性的治疗处于研究中，其目的是减缓、停止和逆转神经病变。根据神经病变的程度和持续时间，可能需要减少可疑药物的剂量，特别是微管抑制剂和埃博霉素。目前缺乏对外周神经毒性有效的干预措施。依常理而论，复合维生素 B 族，如比哆醇或维生素 B_6，100mg，每日 2 次，可用于减轻周围神经病变。谷氨酰胺、抗惊厥药（加巴喷丁、普瑞巴林或卡马西平）或三环抗抑郁药（阿米替林）已进入临床 II 期试验，可备考虑。局部镇痛药和阿片类药物也可能有效。有效的传统非药物治疗包括运动、理疗、按摩和经皮神经电刺激，还应注意对患者进行安全和自身护理的教育。

（七）掌跖红斑感觉障碍（PPE）（手足综合征）

在过去，PPE 是连续输注氟尿嘧啶剂量限制性和最常见的累积毒性表现，但随着新化疗药物如卡培他滨和脂质体多柔比星的问世，这一反应再次引起人们足够的重视。生物治疗和靶向治疗可能引起手足皮肤反应。索拉非尼、舒尼替尼、阿西替尼和拉帕替尼等多激酶抑制剂可能导致 9%～62% 的患者出现手足皮肤反应，通常发生在治疗开始的 2～4 周。PPE 是一种毒性药物反应，首先在手掌和足底出现皮疹。理论推测，PPE 发生的原因是每日的创伤导致药物的手部和脚部微血管药物外渗，或者是药物在手掌和脚掌的汗腺处浓缩和积聚，引起组织损伤。PPE 是时间依赖性的，在长期慢性用药时发生（即超过 3～4 周）。

为了预防和减轻 PPE，在注射聚乙二醇化脂质体多柔比星时，在患者手腕和脚踝周围放置冰袋进行区域降温，并饮用冰水。这些干预应持续到化疗结束后 24 小时。虽然局部降温降低了干预组患者 PPE 的发生频率和严重程度，但推广至临床常规使用的数据尚不充分。这种干预具有良好的应用前景，而且费用低廉、操作相对简单、耐受性良好。其他有少数研究或病例报告支持的预防性干预措施包括口服糖皮质激素、对局部伤口的护理和患者教育[28,29]。

1. 临床表现　PPE 的临床表现包括麻刺感、麻木、疼痛、干燥、红斑、肿胀、皮疹、水疱形成和手足瘙痒。调整药物剂量或停止治疗必须掌握关于 PPE 病因和早期评价的临床知识。

2. PPE 的治疗　及时发现 PPE 的症状可以及早治疗。PPE

的分级见表 26.10[29]。一旦出现 PPE 症状，应停止用药，延长给药间隔或减少药物剂量。如果确定为 2 级毒性，症状通常在停药后几天内改善。如果不治疗，2 级不良反应可能会迅速发展到 3 级，需要更多的医疗干预。根据使用的药物不同，推荐不同的剂量调整方法。在开始可能导致 PPE 的药物治疗之前，应当告知患者相应的预防措施。建议患者避免穿紧身的鞋子和戴戒指，或反复揉搓手脚。其他预防措施包括治疗后 3～5 天内避免皮肤过度受压和受热，避免洗热水澡、淋浴或盆浴（治疗前 24 小时和治疗后 72 小时），以及治疗后 3～5 天避免引起摩擦的行为，如运动。也应建议患者使用一些润肤剂，如 Bag Balm（Dairy Association Co. 公司，林顿维尔，佛蒙特州）、Udderly Smooth（Redex Industries 公司，塞勒姆，俄亥俄州）或经常大量使用其他含石油或羊毛脂的面霜。有研究采用嘧啶补充剂来预防和治疗 PPE，然而目前还没有临床证据支持这种用法[28,29]。还应告诉患者，一旦出现 PPE 体征或症状，应及时通知医护人员。如果毒性级别加重，给予镇痛和预防感染有关的支持治疗是非常重要的。尚需更多研究以评估哪些干预措施对 PPE 有效，且不会加重皮肤毒性。

表 26.10　手足综合征（掌跖红斑感觉障碍）分级量表

一级	二级	三级
轻微皮肤变化或皮炎（红斑、水肿或角化过度），无疼痛	皮肤变化（脱皮、水疱、出血、水肿或角化过度）伴疼痛；限制了工具性日常生活活动	严重皮肤变化（脱皮、水疱、出血、水肿、角化过度）伴有疼痛，限制了日常生活的自理活动

（八）皮肤反应

随着表皮生长因子受体拮抗剂和小分子靶向治疗的应用，皮肤毒性日益受到患者和肿瘤医护人员的重视。皮肤毒性反应的类型、起病时间、严重程度、持续时间和对治疗干预的反应各不相同。皮肤毒性反应包括皮肤干燥、皮疹、瘙痒、水疱和脱皮。虽然这些反应通常不会改变抗肿瘤治疗，但对症治疗仍是一个挑战。

已知引起皮肤反应的生物制剂和小分子靶向药物包括西

妥昔单抗、帕尼妥单抗、厄洛替尼、拉帕替尼、舒尼替尼和索拉非尼。

1. 临床表现 表皮生长因子受体的皮肤反应主要是轻中度的脓疱丘疹样皮疹。皮疹会引起皮肤瘙痒和其他不适，患者常会在意身体外貌的改变。皮疹通常在治疗开始后 8～10 天出现，在治疗开始后 2 周达到高峰，4～6 周后消退。皮疹常出现于头皮、面部、胸部上部和背部。虽然皮疹通常并不严重，但有可能导致继发感染。

2. 皮肤反应的处理 指南一致认为皮肤毒性反应的处理关键在于多学科综合治疗，包括肿瘤科和皮肤科的专家。对皮肤毒性反应病因学和加重因素的认识十分重要。越来越多的数据表明，治疗的关键在于特定药物的规避及治疗药物的正确选择。例如，常规的治疗痤疮药物和维生素 A 可能加剧炎症和皮疹，含乙醇的凝胶和乳液会刺激皮肤，加重皮肤干燥。根据皮疹严重程度度制定一项前瞻性、阶梯性的预防干预措施是必要的。局部药物如 1%的氢化可的松、皮肤保湿剂和防晒霜也是预防方法。米诺环素或多西环素是推荐的治疗药物。对于局部的、症状轻微的皮疹，不用采用任何干预措施，或局部应用 1%或 2.5%的氢化可的松冷霜和（或）1%克林霉素凝胶。数周之后，如果皮肤毒性反应加重或没有任何改善，则由医护人员或患者本人重新进行评估。中度毒性反应的皮疹更为广泛，伴有轻度症状，如瘙痒，可选择的方案包括 2.5%的氢化可的松冷霜，1%的克林霉素凝胶，外加多西环素 100mg，口服，一天 2 次，或米诺环素 100mg，口服，一天 2 次[1]。如果皮疹继续进展，症状较重，影响到了机体功能，并有二重感染的可能，应在中度毒性反应处理措施外加用皮质激素。

（饶 洁 译 张 路 于世英 校）

参 考 文 献

1. Polovich M, Olsen M, LeFebvre KB. *Chemotherapy and biotherapy guidelines and recommendations for practice*. 4th ed. Pittsburgh: Oncology Nursing Society; 2014.
2. Boulanger J, Ducharme A, Dufour A, et al. Management of the extravasation of antineoplastic agents. *Support Care Cancer*. 2015;23:1459-1471.
3. Barbee MS, Owonikoko TK, Harvey RD. Taxanes: vesicants, irritants, or just irritating? *Ther Adv Med Oncol*. 2014;6(1):16-20.
4. O'Leary C, Catania, K. Extravasation. In Yarbro CH, Wujcik D, Gobel BH, eds. *Cancer symptom management*. 4th ed. Burlington: Jones & Bartlett Learning; 2014:541-554.
5. Azais H, Bresson L, Bassil A, et al. Chemotherapy drug extravasation in totally implantable venous access port systems: how effective is early surgical lavage? *J Vasc Access*. 2015;16(1):31-37.

6. Nurgat ZA, Smythe M, Al-Jedai A, et al. Introduction of vincristine mini-bags and an assessment of the subsequent risk of extravasation. *J Oncol Pharm Pract.* 2015;21(5):339–347.

7. Vogel WH. Hypersensitivity reactions to antineoplastic drugs. In: Yarbro CH, Wujcik D, Gobel BH, eds. *Cancer symptom management.* 4th ed. Burlington: Jones & Bartlett Learning; 2014:115–130.

8. Castells MC. Anaphylaxis to chemotherapy and monoclonal antibodies. *Immunol Allergy Clin North Am.* 2015;35:335–348.

9. National Cancer Institute Cancer Therapy Evaluation Program. Common terminology criteria for adverse events (CTCAE) (Version 4.03); 2010. Retrieved from http://evs.nci.nih.gov/ftp1/CTCAE/CTCAE_4.03_2010-06-14_QuickReference_8.5x11.pdf

10. Patil SU, Long AA, Ling M, et al. A protocol for risk stratification of patients with carboplatin-induced hypersensitivity reactions. *J Allergy Clin Immunol.* 2012;129(2): 443–447.

11. Calado, J, Picard M. Diagnostic tools for hypersensitivity to platinum drugs and taxanes: skin testing, specific IgE, and mast cell/basophil mediators. *Curr Allergy Asthma Rep.* 2014;14:451.

12. Blatman KS, Castells MC. Desensitizations for chemotherapy and monoclonal antibodies: indications and outcomes. *Curr Allergy Asthma Rep.* 2014:14:453.

13. Tipton J. Nausea and vomiting. In: Yarbro CH, Wujcik, D, Gobel BH, eds. *Cancer symptom management.* 4th ed. Burlington: Jones & Bartlett Learning; 2014:213–239.

14. Jordan K, Gralla R, Jahn F, et al. International antiemetic guidelines on chemotherapy induced nausea and vomiting (CINV): content and implementation in daily routine practice. *Eur J Pharmacol.* 2014;722:197–202.

15. National Comprehensive Cancer Network. Clinical guidelines in oncology: antiemesis (Version 1); 2015. Retrieved June 21, 2015, from http://www.nccn.org/professionals/physician_gls/pdf/antiemesis.pdf

16. Gralla RJ, Bosnjak SM, Hontsa A, et al. A phase III study evaluating the safety and efficacy of NEPA, a fixed-dose combination of netupitant and palonosetron, for prevention of chemotherapy-induced nausea and vomting over repeated cycles of chemotherapy. *Ann Oncol.* 2014;25:1333–1339.

17. Hesketh PJ, Rossi G, Rizzi G, et al. Efficacy and safety of NEPA, an oral combination of netupitant and palonosetron, for prevention of chemotherapy-induced nausea and vomiting following highly emetogenic chemotherapy: a randomized dose-ranging pivotal study. *Ann Oncol.* 2014;25:1340–1346.

18. Aapro M, Rugo H, Rossi G, et al. A randomized phase III study evaluating the efficacy and safety of NEPA, a fixed-dose combination of netupitant and palonosetron, for prevention of chemotherapy-induced nausea and vomiting following moderately emetogenic chemotherapy. *Ann Oncol.* 2014;25:1328–1333.

19. Navari R. Management of chemotherapy-induced nausea and vomiting. *Drugs.* 2013;73:249–262.

20. Hocking CM, Kichenadasse G. Olanzapine for chemotherapy-induced nausea and vomiting: a systematic review. *Support Care Cancer.* 2014;22:1143–1151.

21. Kamen C, Tejani MA, Chandwani K, et al. Anticipatory nausea and vomiting due to chemotherapy. *Eur J Pharmacol.* 2014;722:172–179.

22. Irwin M, Johnson LA. *Putting evidence into practice: a pocket guide to cancer symptom management.* Pittsburgh: Oncology Nursing Society; 2014.

23. Eilers J, Harris D, Henry K, et al. Evidence-based interventions for cancer treatment-related mucositis: putting evidence into practice. *Clin J Oncol Nurs.* 2014;18(6, suppl):80–96.

24. Ijpma, I, Renken, RJ, ter Horst GJ, et al. Metallic taste in cancer patients treated with chemotherapy. *Cancer Treat Rev.* 2015;41,179–186.

25. Gamper EM, Zabernigg A, Wintner LM. Coming to your senses: detecting taste and smell alterations in chemotherapy patients. A systematic review. *J Pain Symptom Manage.* 2012;44(6):880–895.

26. National Comprehensive Cancer Network. Clinical guidelines in oncology: cancer-related fatigue (Version 2); 2015. Retrieved June 21, 2015, from http://www.nccn.org/professionals/physician_gls/pdf/fatigue.pdf

27. Mitchell SA. Cancer-related fatigue: state of the science. *PM R.* 2010;2:364–383.

28. Miller KK, Gorcey L, McLellan BN. Chemotherapy-induced hand-foot syndrome and nail changes: a review clinical presentation, etiology, pathogenesis, and management. *J Am Acad Dermatol.* 2014;71:787–794.

29. Jo SJ. Shin J, Kwon O, et al. Prophylactic and therapeutic efficacy of pyroxidine supplements in the management of hand-foot syndrome during chemotherapy: a meta-analysis. *Clin Exp Dermatol.* 2015;40(3):260–270.

第 27 章　免疫治疗的不良反应

John E. Janik

一、概　　况

在过去的很多年里，免疫治疗的毒性主要取决于药物的剂量和用药的周期。通常来说，免疫治疗相关的毒性会随着剂量和周期的增加而增加，并且会在停药的几个小时到几天之内好转，而不需要任何的治疗。这个规律在 α 干扰素（IFN-α）和白介素 2（IL-2）的时代是合适的。低剂量的 IFN-α 是常用于治疗毛细胞白血病（每次 300 万 IU，每周 3 次），而高剂量则用于辅助治疗高危的恶性黑色素瘤（每天 2000 万 U，每周 5 次，共计 4 周）。IL-2 则用于转移性黑色素瘤和肾细胞癌的治疗。其他的白介素和细胞因子成员还包括未获批的药物——肿瘤坏死因子（TNF）、白介素-1（IL-1）、白介素-21（IL-21）和白介素-15（IL-15），这些药物都具有相似的毒性反应。而与这些不同的是，现在新的免疫治疗药物所产生的不良反应更加具有特异性，需要免疫抑制药物才能减轻，而且通常需要数周甚至数月才能好转。例如，甲状腺激素损伤甚至需要终生口服甲状腺素替代治疗。这些免疫治疗药物具有明显的治疗活性，主要是针对细胞表面信号分子的单克隆抗体，如 CTLA-4、PD-1、PD-L1。这些免疫治疗的不良反应将在下面的章节按器官进行讨论。

二、全身不良反应

IFN-α 反产生的不良反应包括急性和慢性两大类[1]。急性的不良反应包括流感样症状，如发热、畏寒、肌痛、头痛、厌食、恶心、呕吐、腹泻和乏力等。这些症状大多发生于初次给药后的数小时，即使继续给药，大部分的不良反应也会自行减轻，也就是快速耐受。急性不良反应与给药剂量、给药周期密切相关。全身症状的治疗主要有静脉或口服给予非甾体抗炎药（由于对乙酰氨基酚可能会导致严重的肝损伤，故不被推荐）、止吐药和大量补液。如果持续给予 IFN-α，慢性剂量限制性毒性如乏力、厌食就会发生，通常与抑郁相关。在大剂量 IFN-α治疗的情况下，还有体重下降的可能。IL-2 所导致的不良反应与 IFN-α 类似，包括发热、寒战，可能需要哌替啶控制，除此之外，还有恶心、呕吐、腹泻、乏力等。高剂量的 IL-2 需要有经验的医护人员在住院部进行，并且具备心电监护和血流动力学支持的条件[2]。IL-2 会导致内皮细胞损伤，从而发生毛细血管渗漏综合征。血管通透性的增加会导致液体过多，从而导致腹水、肺水肿、胸腔积液及肾功能不全。免疫调节的单克隆抗体导致的全身反应较少见，但作为一个外源性蛋白质，它们能产生过敏反应从而阻止进一步的治疗，当然，这种发生率一般都比较小。利妥昔单抗之类的治疗性单抗引起的输液反应更为常见。输液反应很少发生在伊匹单抗、纳武单抗、帕博利珠单抗，但常常发生在还未获批的抗 PD-L1 抗体上。治疗前给予苯海拉明及对乙酰氨基酚的预处理能明显地预防或减轻这些不良反应的发生。

三、心脏不良反应

IFN-α 所导致的心脏不良反应，除了低血压和易感人群的心脏缺血，其他的都不常见。大剂量静脉给药用于黑色素瘤的诱导治疗时应同时静脉补液。低血压通常是 IL-2 的剂量限制性不良反应，需要谨慎地使用静脉输液。我们常常需要避免使用静脉输液，因为其常常和毛细血管渗漏综合征相关，从而降低其疗效。我们常常使用升压药物避免静脉输液所带来的体重增加、水肿和肺部不良反应。因为 β 受体激动剂会导致心律失常，α 肾上腺素能激动剂通常被推荐用于低血压。我们建议，对于50 岁以上的患者进行心脏功能检测，从而找到可能不适合治疗的人群。心肌炎常发生在 IL-2 停药的时候，而且是致命性的[3]。抗 CTLA-4 和 PD-1 药物很少产生心脏毒性，但是有过心肌病和心肌炎的报道[4]。有趣的是，PD-1 敲除的小鼠常因为产生了肌钙蛋白 I 抗体而发展为心肌病[5]。

四、血液学不良反应

在接受高剂量的 IFN-α 剂治疗的患者中，有 25%～60% 的患者会出现严重的血细胞下降。而粒细胞减少则是最常见的导致药物减量的原因。中性粒细胞减少很少伴有发热，但我们必须像对待粒细胞缺乏伴发热一样处理。血液毒性发生后，必须给予药物减量及非格司亭治疗。极少数病例会出现血小板减少性紫癜，并且需要永久停药[6,7]。IL-2 会导致血小板减少和贫血，可能是血液稀释所致，但也有可能是由于减少了血细胞的产生。IL-2 治疗会导致粒细胞迁徙不够，甚至会出现感染的并发症[8]。抗生素的预防性使用能明显地减少导管相关性败血症，但是抗生素的使用同样能杀灭产维生素 K 的细菌，从而导致 IL-2 相关性的凝血病。尤其是对于饮食较差的患者，补充维生素 K 是必需的。针对细胞表面信号分子的抗体引起的血液学不良反应是非常少见的，但是也有关于自身免疫性溶血性贫血患者血小板减少及粒细胞减少的报道。

五、肝脏不良反应

在高剂量 IFN-α 的治疗中，如果肝脏损伤发生后还不停止治疗，肝脏毒性常常是致死性的。因此在治疗过程中，我们必须进行严密的肝脏功能监测。与之类似，IL-21 的肝脏毒性同样是致死性的，这也是 IL-21 在临床中应用所面临的主要障碍，因此必须严格地限制在肝脏功能正常的患者中使用 IL-21，而且在出现 2 级（超过 3 倍正常值的上限）氨基转移酶升高时就必须停药。而标准的 IFN-α 用于辅助治疗黑色素瘤则需要持续整整 1 年，包括剂量为每天 2000 万 IU，每周 5 次，共计 4 周的诱导治疗，以及每天 1000 万 IU/m²，每周 3 次，共计 11 个月的治疗。大部分的患者都无法完成该治疗方案。大部分患者都会发生氨基转移酶升高，其中 14%～29% 都会发生 3 级以上的氨基转移酶升高[9-12]。IFN-α 的剂量必须在 3 级氨基转移酶升高时就暂停，并且在后面的治疗中减量，从而使治疗能够持续进行。IFN-α 所导致肝脏不良反应的机制可能是其诱导了下游的细胞因子信号，从而产生一系列细胞因子和白介素的相互作用导致毒性。

在接受高剂量的 IL-2（每次 60 万 IU 静脉注射，每 8 小时一次，共计 15 次）治疗的患者中，肝脏功能检测几乎都会异常，其中有 40% 会出现 3 级（5 倍的正常值上限）以上的氨基转移酶升高，20% 会出现 5～10 倍或更高的胆红素升高[13,14]。IL-2 治疗一般不需要中断，除非出现 3 级以上的氨基转移酶升高，即使伴有显著胆红素升高也是如此。肝脏的合成功能下降会导致白蛋白和凝血因子的减少，从而导致凝血病。在绝大部分 IL-2 导致的肝脏毒性患者中，停药就能好转。在 IL-2 治疗的患者中很少有肝脏活检，因为大部分不用治疗就会好转。在一个病例报道中发生了急性的多灶性肝炎伴坏死和急性胆管周围炎[15]。IL-2 所导致的人类的肝脏毒性主要表现为胆汁郁积症，而不是细胞毒性，在啮齿类动物，IL-2 则主要表现为细胞毒性[16,17]。IL-2 导致的肝脏毒性的可能机制包括 IL-2 给药后产生的细胞因子导致毛细血管渗漏和胆汁淤积，从而导致内皮细胞损伤，以及活化的淋巴细胞对肝细胞的直接影响。IL-2 导致的肝脏毒性和其他的免疫药物是不一样的，因为其可以完全地逆转。

对于新的免疫治疗药物，如伊匹单抗[18]、tremelimumab[19]、纳武单抗[20]、帕博利珠单抗[21]，肝炎是非常少见的。在任何剂量的治疗之前都必须检测肝脏功能，并且不能出现毒性超过 2 级以上的氨基转移酶升高。伊匹单抗、tremelimumab 都是针对 CTLA-4 靶点的药物。伊匹单抗是 FDA 批准的用于转移性黑色素瘤的药物，其剂量为每次 3mg/kg，每 3 周重复一次，共计 4 次。在这个剂量下，之前的关键性研究结果提示：2% 的患者会发生严重的、威胁生命的致死性肝炎。而 tremelimumab 会有 1% 的概率发生严重的肝脏毒性。肝脏毒性多发生在第一次给药后的 8～12 周，但是可以发生在给药后的任何时候。只有少数的病例做了影像学和病理学的研究[22,23]。影像学研究显示肝脏正常，或者轻度的肝大、门静脉周围水肿、门静脉周围淋巴结病变。病理学研究则提示肝脏细胞损伤（急性肝炎型）或胆管损伤（胆管型）。伊匹单抗所导致的肝炎的组织学改变与急性病毒性肝炎、自身免疫性肝炎非常类似，而且几乎无法区分。伊匹单抗的再次治疗会导致肝炎的迅速复发，因此需要避免再次给药。而作用于 PD-1/PD-L1 通路的药物在这种情况下用药的安全性现在则不太清楚。肝炎通常表现为无症状的氨基转移酶升高，伴或者不伴有胆红素的升高，可以伴有发热。当伊匹单抗和其他药物联合使用时，肝炎的发生率会明显升高，而且可能是剂量限制性毒性。例如，在既往的研究中，伊匹单抗联合达卡巴嗪时，有20%的患者会发生严重的肝脏毒性，而且伊匹单抗通常需要减量[24]。同样的，伊匹单抗联合威罗菲尼[25]时肝脏毒性的发生率也会明显升高，使得联合用药无法继续进行。纳武单抗、帕博利珠单抗都会导致肝炎，但是发生的概率要小很多，需要治疗的肝炎发生率也更低，对治疗也更有效。免疫治疗药物所导致的肝炎必须和其他原因导致的肝炎相鉴别，尤其是病毒性肝炎和其他的肝功能障碍。免疫治疗药物所导致的肝炎可以用激素治疗，如果是激素抵抗型，则可考虑使用基因泰克公司生产的麦考酚酯。由于肝脏毒性的风险，应避免使用英利西单抗。肝炎的治疗时间较长，有时会长达数月之久。

六、腹泻/结肠炎

腹泻是作用于 CTLA-4、PD-1 及 PD-L1 的单克隆抗体常见的不良反应。而且 CTLA-4 药物发生腹泻的概率要远高于 PD-1/PD-L1 药物，这对其他的免疫相关毒性也是适用的。腹泻常常在 2 个周期的治疗后发生，但是可以发生在任何时候。一旦发生腹泻，患者需要进行严密的处理，因为不做处理的腹泻会持续进展，导致肠道穿孔甚至死亡。伊匹单抗导致的胃肠道毒性似乎是剂量依赖性，而纳武单抗则不是。在一个 II 期的随机研究中，共有 3 个剂量组的伊匹单抗，分别是 10mg/kg、3mg/kg、0.3mg/kg，而它们发生 3~4 级胃肠毒性的比率分别为 11/73（15%）、2/72（3%）、0/72（0）[26]。与之相反的是，0.1~10mg/kg 的纳武单抗所导致的腹泻的比例是相似的，都在 6%~19%，在高剂量组有 2% 的患者会发生 3~4 级的腹泻反应[20]。当然，我们要排除其他因素导致的腹泻，尤其是艰难梭菌或其他病原体所导致的腹泻。激素治疗是唯一有效的治疗，但是需要缓慢地减量，从而预防复发。当口服激素无效时，患者需要住院并给予静脉的甲泼尼龙，每次 2mg/kg，每天 2 次的治疗。如果腹泻仍未能好转，5mg/kg 的英利西单抗常常能取得很好的疗效[27,28]。英利西单抗每两周重复一次。尽管结肠镜早在伊匹单抗时就在使用,但它现在仅在诊断不清的患者中才考虑使用。

七、内分泌不良反应

甲状腺功能不全常常和 IFN-α 及 IL-2 相关,而且和肿瘤消退相关[29-32]。最常见的模式为 IFN-α 治疗后出现一段时间的甲状腺功能亢进,随后出现甲状腺功能减退。基础的自身免疫性甲状腺功能不全或基础的甲状腺抗体的存在常诱发该综合征。既往存在甲状腺抗体的患者有 60%的风险出现临床甲状腺疾病,有 8%~20%的患者在接受 IFN-α 后出现甲状腺功能不全,偶有还有格雷夫斯(Graves)病的报道。与之类似,IL-2 的治疗会导致高达 47%的患者出现甲状腺功能减退。甲状腺功能减退通常不需要治疗,但是对于无反应性的甲状腺疾病需要 β 受体阻滞剂的治疗,而且甲状腺功能减退通常需要终生的替代治疗。

除了甲状腺,靶向 CTLA-4 和 PD-1 的药物还能影响垂体和肾上腺[20,21,33,34]。其发生率为 10%~15%,根据自身的免疫易感性而不同。甲状腺功能不全通常是一个惰性的过程,而垂体或肾上腺的炎症则是医学急诊,需要肾上腺皮质激素替代治疗。垂体炎的症状是非特异性的,需要高度的警惕。部分患者有头痛,MRI 扫描提示鞍区肿大,但不是所有的患者都有前驱症状。部分患者有选择性的激素受体改变——促甲状腺激素(TSH)、促卵泡激素(FSH)、黄体生成素(LH)、促生长素(GH)、催乳素、促肾上腺皮质激素(ACTH)。对这些激素的检测有利于垂体炎的诊断。垂体炎的早期诊断至关重要,在此阶段给予高剂量的激素可以减轻炎症并且保护垂体功能,减少终生激素替代治疗的可能性。对于使用伊匹单抗的患者,每个周期都应该检测甲状腺的功能从而发现自身免疫性疾病。区分原发(低 fT4,高 TSH)和继发(低 fT4,低 TSH)的甲状腺功能减退也是非常重要的。

八、眼睛的不良反应

干扰素治疗所产生的眼睛的不良反应常表现为视物模糊、

视力下降，且通常可逆。眼底镜检可见棉絮状渗出物和视网膜内出血。极少数的严重反应包括视网膜动脉和静脉栓塞、视网膜外膜新生物、视盘水肿、黄斑水肿等。尽管非常少见，但是需要永久地停止治疗[35]。伊匹单抗会导致葡萄膜炎、结膜炎、巩膜炎、双侧的脉络膜新生物、肉芽肿性全葡萄膜炎，甚至严重的视网膜脱落。后者甚至出现伏格特-小柳综合征导致的神经毒性和听力损伤[36-38]。这种情况下，我们需要请眼科专家会诊，并进行局部或口服激素的治疗。PD-1 治疗药物偶尔还会导致葡萄膜炎。

九、神经系统的不良反应

长期的 IFN-α 治疗会导致神经精神不良反应，常表现为抑郁，通常需要减量或停药。因此，对于既往有抑郁症的患者，需要谨慎使用 IFN-α。相比较而言，低剂量 IFN-α（每次 300万 IU，每周 3 次）用于毛细胞性白血病则很少会出现该症状。在大剂量 IFN-α 治疗的小样本随机临床研究中，抗抑郁药有一定的疗效[39]，但是帕罗西汀治疗组出现了 3 例视网膜出血。IL-2同样会产生神经毒性，尤其是 IL-2 不恰当的大剂量使用时所产生的医疗费用是非常昂贵的。如果神经毒性发展到昏迷，患者可能需要长时间的呼吸支持治疗。这也是为什么 IL-2 必须是熟悉其毒性的人才能使用的原因之一。我们必须严密地观察昏睡、意识模糊、焦虑等症状，一旦发生这些症状，我们必须暂停用药，直到患者治疗安全为止。如果发生严重的嗜睡、定向障碍、严重的感觉异常、运动无力，并且症状加重，那么治疗必须中断。在应用免疫检查点抑制剂时可观察到一系列的神经系统不良反应[40,41]，这些包括抗体介导的障碍，如对血浆置换有效的重症肌无力、吉兰-巴雷综合征，以及外周神经病变和无菌性脑炎等。这些反应都是非常少见的，可能是由基因易感性或环境暴露导致相互作用的免疫反应所致。

十、肺脏的不良反应

IFN-α 很少会导致肺脏的不良反应，但是 IFN-α 在用于肝炎治疗的时候会导致间质性肺炎和闭塞性细支气管炎[42]，而这种不良反应在治疗肿瘤时比较少见。IL-2 相关的肺脏不良反应主要和毛细血管渗漏综合征及容量过度负荷相关。限制液体输注的同时使用升压药治疗低血压能够减少该不良反应。伊匹单抗很少导致肺浸润，一旦发生肺浸润，我们要高度怀疑肉瘤的可能[43]。纳武单抗和帕博利珠单抗会导致肺炎，如果不用免疫抑制药物进行早期干预，并且及时停药，这种肺炎常常是致命性的[20,21]。早期无症状的肺浸润可通过 X 线或 CT 来发现，部分患者也可以表现为咳嗽、短促呼吸及咯血。有症状的患者在进行免疫抑制药物治疗前须用纤维支气管镜灌洗，对感染并发症进行评估。大剂量的激素治疗，如甲泼尼龙必须用在肺浸润并且有症状的患者。如果激素治疗无效，可以考虑使用免疫抑制剂，如英利西单抗、吗替麦考酚酯、环磷酰胺，或者 T 细胞直接溶解性抗体（如阿仑单抗）等。

十一、其他的脏器

伊匹单抗可以导致几乎所有的器官炎性浸润。这种情况非常少见，但是在使用伊匹单抗时必须考虑这种可能性。血液系统并发症包括Ⅷ因子受抑、中性粒细胞减少症及红细胞发育不良。对于这些并发症，激素治疗是首选的免疫抑制治疗选择。除此之外，肾脏损伤、双侧间质性肾炎和膜性肾小球肾病都有报道。PD-1 治疗药物同样会产生这些不良反应。CTLA-4 和 PD-1 治疗药物很少导致胰腺炎，因此常规不推荐检测脂肪酶和淀粉酶。无症状的酶升高比较常见，因此在这种情况下，治疗不应该停止。脂肪酶和淀粉酶的检测需要有一定的临床表现。

十二、伊匹单抗和纳武单抗的联合治疗

与预期几乎一致，联合治疗组 3 级、4 级不良反应的发生率远远高于单药治疗，但是联合治疗组的应答率更高，应答速度更快，应答深度也更大。联合治疗不良反应的处理和单药不良反应的处理也基本类似。

十三、小 结

免疫治疗的不良反应需要立即停止所用的免疫药物，如果是免疫检查点抑制剂所导致的肝炎、结肠炎和其他的炎症，可能还需要激素药物控制。依据不同的临床情况，可以考虑用口服或者静脉使用激素。绝大部分的不良反应都能用激素控制，但是症状的消失需要一个很长的时间。对激素治疗效果不佳的结肠炎可以考虑使用英利西单抗治疗，但是需要避免肝炎的发生，或者使用吗替麦考酚酯来控制。

（彭 平 译 张 路 于世英 校）

参 考 文 献

1. Jonasch E, Haluska FG. Interferon in oncological practice: review of interferon biology, clinical applications, and toxicities. *Oncologist*. 2001;6:34-55.
2. Schwartzentruber DJ. Guidelines for the safe administration of high-dose interleukin-2. *J Immunother*. 2001;24:287-293.
3. Kragel AH, Travis WD, Steis RG, et al. Myocarditis or acute myocardial infarction associated with interleukin-2 therapy for cancer. *Cancer*. 1990;66:1513-1516.
4. Geisler BP, Raad RA, Esaian D, et al. Apical ballooning and cardiomyopathy in a melanoma patient treated with ipilimumab: a case of takotsubo-like syndrome. *J Immunother Cancer*. 2015;3:4.
5. Okazaki T, Tanaka Y, Nishio R, et al. Autoantibodies against cardiac troponin I are responsible for dilated cardiomyopathy in PD-1-deficient mice. *Nat Med*. 2003;9:1477-1483.
6. Lacotte L, Thierry A, Delwail V, et al. Thrombotic thrombocytopenic purpura during interferon alpha treatment for chronic myelogenous leukemia. *Acta Haematol*. 2000;102:160-162.
7. Al-Zahrani H, Gupta V, Minden MD, et al. Vascular events associated with alpha interferon therapy. *Leuk Lymphoma*. 2003;44:471-475.
8. Klempner MS, Noring R, Mier JW, et al. An acquired chemotactic defect in neutrophils from patients receiving interleukin-2 immunotherapy. *N Engl J Med*. 1990;322:959-965.
9. Kirkwood JM, Bender C, Agarwala S, et al. Mechanisms and management of toxicities associated with high-dose interferon alfa-2b therapy. *J Clin Oncol*. 2002;20:3703-3718.
10. Kirkwood JM, Strawderman MH, Ernstoff MS, et al. Interferon alfa-2b adjuvant therapy of high-risk resected cutaneous melanoma: the Eastern Cooperative Oncology Group Trial EST 1684. *J Clin Oncol*. 1996;14:7-17.
11. Kirkwood JM, Ibrahim JG, Sondak VK, et al. High- and low-dose interferon alfa-2b in high-risk melanoma: first analysis of intergroup trial E1690/S9111/C9190. *J Clin Oncol*. 2000;18:2444-2458.
12. Kirkwood JM, Ibrahim JG, Sosman JA, et al. High-dose interferon alfa-2b significantly prolongs relapse-free and overall survival compared with the GM2-KLH/QS-21 vaccine in patients with resected stage IIB-III melanoma: results of intergroup trial E1694/S9512/C509801. *J Clin Oncol*. 2001;19:2370-2380.
13. Margolin KA, Rayner AA, Hawkins MJ, et al. Interleukin-2 and lymphokine-activated killer cell therapy of solid tumors: analysis of toxicity and management guidelines. *J Clin Oncol*. 1989;7:486-498.
14. Rosenberg SA, Lotze MT, Yang JC, et al. Experience with the use of high-dose interleukin-2 in the treatment of 652 cancer patients. *Ann Surg*. 1989;210:474-484;discussion 484-485.
15. Punt CJ, Henzen-Logmans SC, Bolhuis RL, et al. Hyperbilirubinaemia in patients treated with recombinant human interleukin-2 (rIL-2). *Br J Cancer*. 1990;61:491.

16. Matory YL, Chang AE, Lipford EH 3rd, et al. Toxicity of recombinant human interleukin-2 in rats following intravenous infusion. *J Biol Response Mod.* 1985;4:377–390.

17. Gately MK, Anderson TD, Hayes TJ. Role of asialo-GM1-positive lymphoid cells in mediating the toxic effects of recombinant IL-2 in mice. *J Immunol.* 1988;141:189–200.

18. Hodi FS, O'Day SJ, McDermott DF, et al. Improved survival with ipilimumab in patients with metastatic melanoma. *N Engl J Med.* 2010;363:711–723.

19. Ribas A, Kefford R, Marshall MA, et al. Phase III randomized clinical trial comparing tremelimumab with standard-of-care chemotherapy in patients with advanced melanoma. *J Clin Oncol.* 2013;31:616–622.

20. Topalian SL, Hodi FS, Brahmer JR, et al. Safety, activity, and immune correlates of anti-PD-1 antibody in cancer. *N Engl J Med.* 2012;366:2443–2454.

21. Robert C, Ribas A, Wolchok JD, et al. Anti-programmed-death-receptor-1 treatment with pembrolizumab in ipilimumab-refractory advanced melanoma: a randomised dose-comparison cohort of a phase 1 trial. *Lancet.* 2014;384:1109–1117.

22. Kleiner DE, Berman D. Pathologic changes in ipilimumab-related hepatitis in patients with metastatic melanoma. *Dig Dis Sci.* 2012;57:2233–2240.

23. Kim KW, Ramaiya NH, Krajewski KM, et al. Ipilimumab associated hepatitis: imaging and clinicopathologic findings. *Invest New Drugs.* 2013;31:1071–1077.

24. Robert C, Thomas L, Bondarenko I, et al. Ipilimumab plus dacarbazine for previously untreated metastatic melanoma. *N Engl J Med.* 2011;364:2517–2526.

25. Ribas A, Hodi FS, Callahan M, et al. Hepatotoxicity with combination of vemurafenib and ipilimumab. *N Engl J Med.* 2013;368:1365–1366.

26. Wolchok JD, Neyns B, Linette G, et al. Ipilimumab monotherapy in patients with pretreated advanced melanoma: a randomised, double-blind, multicentre, phase 2, dose-ranging study. *Lancet Oncol.* 2010;11:155–164.

27. Pages C, Gornet JM, Monsel G, et al. Ipilimumab-induced acute severe colitis treated by infliximab. *Melanoma Res.* 2013;23:227–230.

28. Minor DR, Chin K, Kashani-Sabet M. Infliximab in the treatment of anti-CTLA4 antibody (ipilimumab) induced immune-related colitis. *Cancer Biother Radiopharm.* 2009;24:321–325.

29. Conlon KC, Urba WJ, Smith JW 2nd, et al. Exacerbation of symptoms of autoimmune disease in patients receiving alpha-interferon therapy. *Cancer.* 1990;65:2237–2242.

30. Jones TH, Wadler S, Hupart KH. Endocrine-mediated mechanisms of fatigue during treatment with interferon-alpha. *Semin Oncol.* 1998;25:54–63.

31. Atkins MB, Mier JW, Parkinson DR, et al. Hypothyroidism after treatment with interleukin-2 and lymphokine-activated killer cells. *N Engl J Med.* 1988;318:1557–1563.

32. Weijl NI, Van der Harst D, Brand A, et al. Hypothyroidism during immunotherapy with interleukin-2 is associated with antithyroid antibodies and response to treatment. *J Clin Oncol.* 1993;11:1376–1383.

33. Corsello SM, Barnabei A, Marchetti P, et al. Endocrine side effects induced by immune checkpoint inhibitors. *J Clin Endocrinol Metab.* 2013;98:1361–1375.

34. Ryder M, Callahan M, Postow MA, et al. Endocrine-related adverse events following ipilimumab in patients with advanced melanoma: a comprehensive retrospective review from a single institution. *Endocr Relat Cancer.* 2014;21:371–381.

35. Liu CY, Francis JH, Brodie SE, et al. Retinal toxicities of cancer therapy drugs: biologics, small molecule inhibitors, and chemotherapies. *Retina.* 2014;34:1261–1280.

36. Modjtahedi BS, Maibach H, Park S. Multifocal bilateral choroidal neovascularization in a patient on ipilimumab for metastatic melanoma. *Cutan Ocul Toxicol.* 2013;32:341–343.

37. Wong RK, Lee JK, Huang JJ. Bilateral drug (ipilimumab)-induced vitritis, choroiditis, and serous retinal detachments suggestive of vogt-koyanagi-harada syndrome. *Retin Cases Brief Rep.* 2012;6:423–426.

38. Attia P, Phan GQ, Maker AV, et al. Autoimmunity correlates with tumor regression in patients with metastatic melanoma treated with anti-cytotoxic T-lymphocyte antigen-4. *J Clin Oncol.* 2005;23:6043–6053.

39. Musselman DL, Lawson DH, Gumnick JF, et al. Paroxetine for the prevention of depression induced by high-dose interferon alfa. *N Engl J Med.* 2001;344:961–966.

40. Liao B, Shroff S, Kamiya-Matsuoka C, et al. Atypical neurological complications of ipilimumab therapy in patients with metastatic melanoma. *Neuro Oncol.* 2014;16:589–593.

41. Voskens CJ, Goldinger SM, Loquai C, et al. The price of tumor control: an analysis of rare side effects of anti-CTLA-4 therapy in metastatic melanoma from the ipilimumab network. *PLoS One.* 2013;8:e53745.

42. Hegade VS, Sood R, Saralaya D, et al. Pulmonary complications of treatment with pegylated interferon for hepatitis C infection-two case reports. *Ann Hepatol.* 2013;12:629–633.

43. Berthod G, Lazor R, Letovanec I, et al. Pulmonary sarcoid-like granulomatosis induced by ipilimumab. *J Clin Oncol.* 2012;30:e156–e159.

化疗与靶向治疗药物应用

第 28 章　化疗与分子靶向治疗药物的分类、用法及不良反应

Anis Toumeh, Roland T. Skeel

一、药物分类

通常可将化疗药物分为几类，其中烷化剂和抗代谢药以该类药物细胞毒作用命名，激素类药物以其生理作用命名，天然药物的命名说明了其药物来源。生物调节剂类药物包括可以模仿、刺激、促进、抑制甚至改变机体对肿瘤反应的药物。分子靶向药物作用于肿瘤细胞或其微环境中的变异。无法分入其他种类的药物被分为杂类。每个药物的详细说明将在本章的"三、临床常用化疗药物、生物制剂及分子靶向药物"中进行讨论。

每一类药物能按药物作用机制、药物或衍生物的生化结构、生理学作用机制分为几种亚类型（表 28.1）。某些情况下这种分类并不完全合理，有些药物可能可以被归入多种类型，也有些药物似乎不能归入任何一类。然而，将化疗药物分类还是有多方面的意义的。例如，抗代谢药干扰嘌呤及嘧啶的代谢，从而影响 DNA 及 RNA 的合成，它们都是细胞周期特异性药物，部分是细胞周期时相性药物。相反，烷化剂类药物中的亚硝基脲类药物则主要是细胞周期非特异性药物。这些知识在挑选抗肿瘤药物或联合用药时非常有用。

表 28.1　常用化疗药物及分子靶向药物分类

分类和亚类	药物名称
烷化剂类	
烷基磺酸盐	白消安
氮丙啶衍生物	塞替派（三乙烯硫代磷酰胺）
金属盐类	卡铂、顺铂、草酸铂
氮芥类	苯达莫司汀、环磷酰胺、雌莫司汀、异环磷酰胺、氮芥、美法仑

续表

分类和亚类	药物名称
亚硝（基）脲类	卡莫司汀、洛莫司汀、链脲霉素
三氮唑咪唑甲酰胺类	达卡巴嗪、替莫唑胺
抗代谢类	
叶酸拮抗剂	甲氨蝶呤、培美曲塞、普拉曲沙
嘌呤类	克拉屈滨、氟达拉滨、巯嘌呤、奈拉滨、喷司他丁、硫鸟嘌呤
嘧啶类	阿扎胞苷、卡培他滨、阿糖胞苷、地西他滨、氟尿嘧啶脱氧核苷、氟尿嘧啶、吉西他滨、曲氟尿苷复合片
天然类	
抗生素类	博来霉素、放线菌素、柔红霉素、多柔比星、表柔比星、去甲氧基柔红霉素、丝裂霉素、米托蒽醌、戊柔比星
酶类	天冬酰胺酶，羧肽酶
微管聚体稳定剂	卡巴他赛、多西他赛、紫杉醇
有丝分裂抑制剂	甲磺酸艾日布林、伊沙匹隆、长春碱、长春新碱、长春地辛、长春瑞滨
拓扑异构酶 I 抑制剂	伊立替康、拓扑替康
拓扑异构酶 II 抑制剂	依托泊苷、替尼泊苷
激素和激素拮抗剂类	
雄激素类	氟甲睾酮及其他
雄激素受体拮抗剂	比卡鲁胺、恩杂鲁胺、氟他胺、尼鲁米特
雄激素合成抑制剂	醋酸阿比特龙
芳香酶抑制剂	氨鲁米特、阿那曲唑、来曲唑、依西美坦
糖皮质激素	地塞米松、泼尼松
雌激素类	己烯雌酚
GnRH 受体拮抗剂	地加瑞克
LHRH 激动剂	戈舍瑞林、亮丙瑞林、曲普瑞林
多肽激素释放抑制剂	奥曲肽
孕激素类	醋酸甲地孕酮、醋酸甲羟孕酮
选择性雌激素受体修饰剂及雌激素受体拮抗剂	氟维司群、雷洛昔芬、他莫昔芬、托瑞米芬
生长激素抑制剂	奥曲肽

分类和亚类	药物名称
甲状腺激素	甲状腺素、左甲状腺素
分子靶向药物	
血管生成配体结合体	阿柏西普
周期依赖激酶抑制剂	夫拉平度
基因表达调节类	类维生素A、磺碘喹、罗米地辛
Hedgehog通路抑制剂	维莫德吉 索尼德吉
组蛋白脱乙酰酶抑制剂	贝利司他 帕比司他
白介素-2受体毒素	地尼白介素
单克隆抗体及抗体-药物嵌合体	曲妥珠单抗-美坦新偶联物、阿仑单抗、博纳吐单抗、色瑞替尼、西妥昔单抗、达雷木单抗、地诺单抗、埃罗妥珠单抗、吉妥单抗、替伊莫单抗、阿托珠单抗、奥法木单抗、帕尼单抗、帕妥珠单抗、帕纳单抗、雷莫芦单抗、利妥昔单抗、司妥昔单抗、硼替佐米、曲妥珠单抗、碘-131托西莫单抗
mTOR激酶抑制剂	依维莫司、西罗莫司脂化物
PARP1抑制剂	奥拉帕尼
蛋白合成抑制剂	高三尖杉酯碱
蛋白酶体抑制剂	硼替佐米、卡非佐米、伊沙佐米
受体酪氨酸激酶抑制剂,多重激酶抑制剂,其他激酶抑制剂	阿法替尼、阿西替尼、伯舒替尼、卡博替尼、色瑞替尼、考比替尼、克唑替尼、达拉非尼、达沙替尼、厄洛替尼、吉非替尼、依布替尼、艾代拉利司、甲磺酸伊马替尼、来帕替尼、仑伐替尼、曲美替尼、米哚妥林、耐昔妥珠单抗、奥西替尼、帕博西尼、帕唑帕尼、瑞戈非尼、鲁索替尼、司马沙尼、索拉非尼、舒尼替尼、曲美替尼、凡德他尼、威罗菲尼
视黄酸受体表达修饰物	维A酸（ATRA）
生物调节剂	
免疫检查点抑制剂	伊匹单抗、纳武单抗、帕博利珠单抗
干扰素	α干扰素-2a、α干扰素-2b
白介素	重组人白介素-2、地尼白介素、奥普瑞白介素
骨髓和红细胞生长刺激因子	促红细胞生成素、重组粒细胞集落刺激因子、人粒细胞巨噬细胞集落刺激因子

续表

分类和亚类	药物名称
非特异性免疫调节剂	沙利度胺、泊马度胺、来那度胺
疫苗（自体细胞免疫）	Sipuleucel-T
杂类	
肾上腺皮质抑制剂	米托坦
双膦酸盐类	帕米膦酸、唑来膦酸
细胞保护剂（活性拮抗剂）	氨磷汀、右雷佐生、美司钠
丙卡巴肼衍生物	丙卡巴肼（甲基苄肼）
光敏性药物	卟菲尔钠
抗血小板药	阿那格雷
盐类	三氧化砷
三聚氰胺类似物	六甲蜜胺
脲类物	羟基脲

注：GnRH，促性腺激素释放激素；IL，白介素；LHRH，黄体生成素释放激素；mTOR，哺乳类动物西罗莫司靶蛋白；PARP，多腺苷二磷酸核糖聚合酶。

（一）烷化剂

烷化剂是一类可以与核酸、蛋白及许多小分子物质相结合的化合物。烷化剂常含亲电子性的或在体内能产生亲电子基团，制造出带正电的极化分子。这些极化分子可以与许多细胞的生物大分子中含有的电子基团产生相互作用。烷化剂的细胞毒作用主要与亲电子基团和 DNA 产生相互作用有关，其相互作用导致产生替代性反应、交链反应、链断裂反应。烷化剂与 DNA 的相互作用导致 DNA 分子编码信息发生改变，结果抑制了 DNA 的复制或使其不精确复制，最终导致细胞突变或死亡。烷化剂诱导突变的后果之一就是具有致畸及致癌的潜在危险。烷化剂可以与前体 DNA、RNA 和蛋白质发生相互作用，因此是非时相特异性药物，至少部分烷化剂是细胞周期非特异性化疗药。

（二）抗代谢类药

抗代谢类化疗药是一类小分子的化合物。该类药物与人体核酸合成中代谢产物的分子结构及功能相似，通过影响核酸代谢而发挥抗癌作用。当细胞正常代谢过程中误摄取该类化疗药物后，该类化疗药物即可抑制核酸合成的关键酶或与核酸结合嵌入核酸分子，产生异常编码。这两方面的作用机制都将导致 DNA 合成受抑制，最终导致细胞死亡。由于抗代谢类药物主要影响 DNA 的合成，因此抗代谢类药物主要作用于生长活跃的细胞。抗代谢类化疗药物也归属于细胞周期特异性化疗药物。

（三）天然类

天然类化疗药分类不是根据药物的作用分类的，而是根据其天然来源分类。临床常用的天然化疗药物包括植物类、真菌类及链霉菌属类发酵产物、细菌的产物。

（四）激素和激素拮抗剂

用于临床抗癌治疗的激素和激素拮抗剂包括雌激素、孕激素、雄激素、肾上腺皮质激素及其合成衍生物、具有甾体类激素或甾体类激素拮抗剂活性的非甾体类合成物、芳香酶抑制剂、下丘脑垂体类激素、甲状腺素。每一种制剂都有其独特的作用。有些药物与细胞质特异性受体结合，在细胞水平上直接介导产生某些作用，抑制或刺激激素的产生及影响激素的活性。这些药物也可刺激或抑制机体自身内分泌或旁分泌生长因子[如表皮生长因子、转化生长因子 α（TGF-α 和 TGF-β）]。各种激素及激素拮抗剂的相关作用在不同类型肿瘤中并不一样，其具体机制并未完全研究清楚。特异性雌激素受体拮抗剂（如他莫昔芬）与雌激素受体结合时，能够调节某些影响细胞生长的基因的启动子区域，在这一过程中起作用的有一大群调节因子，包括 20 个受体作用蛋白，50 个转录活性因子及许多效应分子。他莫昔芬还间接作用于下丘脑及腺垂体激素而产生作用。大多数情况下，激素可能导致那些直接或间接激素依赖性肿瘤的发生。但也有例外，肾上腺皮质激素对白血病和淋巴瘤具有治疗作用。对于具有大量糖皮质激素受体的异常淋巴细胞，肾上腺皮质激素似乎可以产生直接溶解作用。

（五）分子靶向药物

1. 概述　这一分类是因人们对肿瘤发生的分子机制认识

逐渐成熟而形成的肿瘤学的一个相对较新的分类。在了解了肿瘤细胞基因水平的改变、其下游一系列分子的改变，以及这些分子改变调控肿瘤细胞发生和死亡的机制的基础上，控制肿瘤生长成为可能。

2. 酪氨酸激酶及多靶点激酶抑制剂 这类药物中最早发现的是信号转导抑制剂甲磺酸伊马替尼。它能抑制费城染色体阳性慢性髓性白血病细胞产生的活性融合产物酪氨酸激酶，能抑制 Bcr-Abl 细胞增殖，也能抑制胃肠间质瘤中高表达的 c-KIT 激酶。现在有大量的小分子抑制剂能抑制细胞内激酶活性（包括受体或非受体分子）并在临床中应用，在几乎每种肿瘤中都表现出临床疗效。

3. 单克隆抗体 在过去的 15～20 年，单克隆抗体已经成为肿瘤学家的有用助手。这些药物都作用于生长因子或其受体，但具有不同程度的人源化（嵌合体），并且可以是非偶联的（阿勒姆图单抗、贝伐珠单抗、西妥昔单抗、奥法木单抗、利妥昔单抗、曲妥珠单抗），或者与放射性核素（伊卜里图单抗、托西莫单抗）或另一种有毒成分（ado-曲妥珠单抗美坦新偶联物、布伦图单抗、维登汀、吉妥单抗）偶联。有一些分子靶向药物是生物反应调节剂，如免疫检查点抑制剂。

4. 其他药物 其他还有一些作用于细胞核活性的分子靶向治疗药物，如全反式视黄酸与细胞质蛋白结合后，继而通过与核视黄酸受体（RAR）相互作用干扰调控细胞生长和分化基因的表达；全反式视黄酸能抑制蛋白酶体的作用，蛋白酶体能调节胞内蛋白的降解，在胞内蛋白调节、细胞信号转导及细胞内环境稳定中都起着重要作用；全反式视黄酸还能干扰其他关键通路。

（六）杂类

杂类列于表 28.1 中，包括生物反应调节剂，这类药物有些有多种生理学效应（如干扰素或沙利度胺类药物），有些有特殊活性（如单克隆免疫检测点抑制剂），还有其他一些杂类药物。本章"三、临床常用化疗药物、生物制剂及分子靶向药物"中将描述杂类化疗药物。

二、临床应用的化疗药、生物制剂及分子靶向药物

本章"三、临床常用化疗药物、生物制剂及分子靶向药物"中按药物的字母顺序依次详述临床有价值的化疗药物、生物制剂及分子靶向药物。按每一种药物的通用名排列顺序，同时列出其他常用名或商品名。简介每一种药物的作用机制、临床适应证、推荐用药剂量及方案、注意事项、不良反应。

（一）推荐用药剂量：注意

虽然本书所列出的化疗药物的用药剂量和方案都尽量做到准确及有据可依，但是读者还是应该查阅药物包装中 FDA 批准的药物使用说明。对于未允许广泛使用的药物，其推荐剂量、禁忌证、注意事项及潜在不良反应均来自权威指南或最近的医学文献。

（二）剂量选择及计算

几乎所有的化疗药物都是按体表面积（平方米）计算用药剂量的。由于许多药物是与其他药物联合用药的，因此列出的剂量一般为联合用药剂量。不能仅仅看本书中提供的有关药物信息，而是应将其作为选择用药剂量、方案及预测潜在问题的指南。对于某些药物，采用药物浓度-时间曲线下面积（AUC）更能准确计算出最佳用药剂量，以实现药物疗效及严重不良反应两方面的平衡。一旦建立计算标准，就可按 AUC 计算用药剂量。

（三）药物不良反应

药物不良反应发生的比例（患者预期发生不良反应的百分比）分为：①十分常见（90%～100%）；②常见（15%～90%）；③偶见（5%～15%）；④少见（1%～5%）；⑤罕见（＜1%）。该分类仅供参考。每个患者化疗不良反应的发生与患者的身体

状况、其他并存疾病、既往治疗史、剂量、化疗方案、给药途径及同时接受的其他治疗相关。某些不良反应的实际发生率与观察频率也被列出。

（四）剂量调整

1. 原理 药物的最佳剂量和方案是指在不良反应可耐受的情况下达到最佳治疗效果。大多数化疗药物（包括部分分子靶向药物）的剂量-效益曲线较陡峭。因此，一般来说，如果不出现不良反应，化疗药物用药剂量越高，治疗的效果就越好。然而，如果不良反应严重，患者的生命就会受到威胁。此外，患者可能会认为治疗比癌症本身更可怕，因此拒绝继续治疗。患者和医生愿意承受多大不良反应取决于更高强度的化疗方案是否带来较大疗效的差异（如根治性与非根治性）；还取决于患者身体和心理对药物不良反应的耐受性。

不良反应分级如下所示。

（1）0级，无不良反应。

（2）1级，轻度不良反应。

（3）2级，中度不良反应。

（4）3级，重度不良反应。

（5）4级，威胁生命的不良反应。

2. 指南

（1）非血液不良反应

1）急性不良反应：化疗药物的急性不良反应指化疗1~2天发生，而且无蓄积的不良反应。急性不良反应一般不作为调整用药剂量的原因。但是，如果出现3级或4级不良反应则除外。美国国家癌症研究所制定的常见不良反应分级标准（CTCAE4.0）可在 http: //ctep. cancer. gov/protocolDevelopment//electronic_applications/ctc. htm 上查阅或在 http: //evs. nci. nih. gov/ftp1/CTCAE/About. html[1]上下载。少数情况下，对于曾出现难治性恶心呕吐或体温高于40℃（104°F）或急性输液反应的用药剂量，可以不减量。但是大多数的3~4级不良反应发生后，如果其不良反应是剂量依赖性的,应该减量25%~50%；如果急性不良反应（严重的感觉异常或肝肾功能异常）持续48小时以上，则应该减量35%~50%。减量用药后再次出现

3～4 级不良反应，提示应该再减量 25%～50% 或中断用药。如出现非计量相关性毒性，如过敏反应，应停药，除非有某些可靠而有效的让患者脱敏的方法。程度不严重的过敏反应常可通过增加保护性药物的用药剂量(如地塞米松或苯海拉明)、脱敏(如卡铂)或减缓化疗药输注速度(如利妥昔单抗)而减轻或避免。对于一些生物调节剂，如曲妥珠单抗，产生的过敏反应主要与细胞因子释放有关，多发生于第 1 次或第 2 次用药时，随着用药的继续进行，该不良反应逐渐减轻。

2) 慢性不良反应：慢性或蓄积性不良反应包括博来霉素引起的肺功能改变，多柔比星引起的心功能减退等，出现这些不良反应时提示停药。长春新碱、顺铂、紫杉醇等化疗药引起慢性或蓄积性神经不良反应时应根据神经不良反应的严重程度及患者的耐受程度决定是否维持原用药剂量，或减量或停药。

（2）血液系统不良反应：化疗引起骨髓抑制的严重程度、导致合并感染及出血的危险程度与癌症的类型、骨髓抑制的持续时间、治疗的目的及患者的一般情况有关。此外，还必须权衡考虑一般治疗与积极治疗可能获得的利益。例如，急性非淋巴细胞白血病患者如不接受足够剂量的治疗，几乎不可能达到缓解。而对该疾病的足够剂量治疗可能引起至少持续 1 周的严重性全血细胞减少症。如果治疗不足，难以获益，因此，在这种情况下，4 级白细胞减少和血小板减少也是可接受的不良反应。对于未累及骨髓的癌症，如睾丸癌，当治疗目的是根治性治疗时，也可能接受 4 级骨髓抑制不良反应。相反，低剂量的治疗对乳腺癌似乎都有效，因此，乳腺癌患者难以接受持续性骨髓抑制反应，尤其是姑息性或辅助性治疗时。在此情况下，预期从姑息性或辅助性治疗中获益的患者比例相对较少，严重的不良反应就是不能接受的风险。

注意事项：表 28.2 列出了化疗药物剂量调整方案，对主要不良反应为用药 7～14 天后出现血细胞计数低谷的药物，可作为在出现骨髓抑制等化疗药不良反应时调整用药剂量的指南。骨髓毒性较短的化疗药物及亚硝基脲等延迟性骨髓抑制不良反应的药物应区别对待。

表 28.2　骨髓抑制最低值出现在化疗后的 3 周内时调整化疗用药剂量的标准 a

骨髓抑制程度	在预定治疗时间内 ANC（WBC）b（个/μl）		在预定治疗时间内血小板值（个/μl）	剂量调整为上一周期剂量的百分比（%）
轻微	≥1500（≥3500）	和	≥100 000	100
轻度	1200～1500（3000～3500）	或	75 000～100 000	75
中度	1000～1200（2500～3000）	或	50 000～75 000	50
重度	<1000（<2500）	或	<50 000	0（推迟 1 周）

注：ANC，粒细胞绝对计数；WBC，白细胞计数。

a. ANC 最低值<1000/μl，并出现发热>38.3℃（101℉），或血小板<40 000/μl，下一周期用药剂量为原用药剂量的 25%，如果已按照化疗前 AUC 及血小板绝对计数减量，不需要再按其最低值减量。

b. 最好用 ANC 值评估。如果治疗周期结束时出现 ANC（WBC）值改变，常推迟 1 周时间化疗，按本表剂量调整方案决定治疗用药剂量。

（3）肥胖患者的剂量：通常，超重患者（体重指数 25～29.9）或肥胖患者（体重指数 30～34.9）须根据其实际体重计算出的体表面积给予足量的化疗，特别是在根治性治疗时。由于缺乏足够的数据支持，过度肥胖（体重指数 35～39.9）或极度肥胖（体重指数>40）患者是否适合这样的计算方式尚不清楚。许多临床医生会限制药物剂量，使用体重指数 35 计算所得最大体重[最大体重（kg）=35×身高（m）²]。很明显，以理想体重或实际体重和理想体重的平均值为基础的治疗，如果用于体重指数小于或等于 35 的患者，就会导致治疗不足[2,3]。

三、临床常用化疗药物、生物制剂及分子靶向药物

注意：本书虽然试图准确地，并且符合出版标准地列出化疗药物的用药剂量和方案，但是，读者还是应该仔细阅读相关产品的信息资料，包括通过 FDA 许可的药物手册。对于未允许广泛使用的药物，可参考 FDA-NCI 推荐的用药剂量、禁忌

证和注意事项指南。

本书还列入了部分尚未通过美国 FDA 审批的药物，因为这些药物经研究证明有效，或正在进行较大规模的研究。这些药物的疗效一旦被证实，并弄清其不良反应，预计部分药物即将通过美国 FDA 批准，并广泛应用于临床，而另一部分药物可能仍需要进一步研究或被淘汰。

阿比特龙（abiraterone acetate）

其他名称：坦度酮罗，Zytiga。

作用机制：雄激素生物合成抑制剂。它抑制 17α-甲状旁腺酶/C17，20-裂解酶（CYP17），从而导致脱氢表雄酮（DHEA）和雄烯二酮的形成减少及肾上腺分泌肾上腺皮质激素的增加。

主要适应证：联合泼尼松治疗转移性去势抵抗性前列腺癌。

常用剂量及方案：每日一次，口服 1000mg（4 片 250mg），同时口服泼尼松 5mg，每日两次。阿比特龙必须空腹服用，至少饭后 2 小时或饭前 1 小时服用。对中度肝损害患者（Child-Pugh 分级 B 级）的推荐起始剂量为 250mg，每日口服一次。小心使用强 CYP3A4 抑制剂或诱导剂。当与具有治疗指数窗窄的 CYP2D6 底物一起使用时，可能需要减少剂量。

注意事项

（1）阿比特龙如果给孕妇服用，会对胎儿造成伤害。

（2）高血压、低钾血症和液体潴留可能是盐皮质激素产生增加的结果。然而，严重的反应并不常见，同时服用泼尼松会导致 ACTH 分泌减少，从而降低这些反应的发生率和严重程度。

不良反应

（1）骨髓抑制和其他血液学效应：淋巴减少症常见，偶见也很严重。

（2）恶心、呕吐和其他胃肠道反应：腹泻和便秘常见，消化不良偶见。

（3）皮肤黏膜效应：皮疹偶见，但很少严重。

（4）免疫反应和输注反应：泌尿系统和上呼吸道感染偶见。

（5）其他反应。

1）一般反应：疲劳常见，发热偶见。

2）呼吸系统不良反应：咳嗽偶见，呼吸困难偶见。

3）心血管不良反应：水肿和潮热常见。高血压偶见。胸痛很少见。心力衰竭（无症状和有症状）少见，但很少会严重并导致死亡。心律失常，包括快速心律失常和缓慢心律失常偶见，通常不严重，但可能致命。

4）代谢不良反应：高甘油三酯血症、低钾血症和低磷血症常见。

5）肝脏不良反应：AST 和 ALT 增加常见。高胆红素血症偶见。肝功能测试应该在基线检查，前 3 个月每两周检查一次，之后每月检查一次。如果出现 3 级或更高毒性[AST 和（或）ALT 大于 ULN 的 5 倍或总胆红素大于 ULN 的 3 倍]，建议停药直到不良反应恢复到 1 级或更低，在此基础上可以减量重新开始治疗。中度肝功能损害（Child-Pugh 分级 B 级）的患者出现 3 级或更高毒性，建议永久停止治疗。

6）内分泌不良反应：肾上腺功能不全罕见，在感染、压力、停用泼尼松及减少泼尼松剂量期间，风险更高。在出现压力环境之前、期间和之后建议增加类固醇剂量。

7）泌尿生殖系统不良反应：尿频、夜尿和血尿偶见。

8）肌肉骨骼和结缔组织不良反应：关节痛、肌痛、关节肿胀、关节僵硬和肌肉疼挛常见，但通常不严重。

9）精神系统不良反应：失眠偶见。

曲妥珠单抗-美坦新偶联物（ado-trastuzumab emtansine）

其他名称： Kadcyla。

作用机制： 曲妥珠单抗-美坦新偶联物将人源化抗 HER2 IgG1 曲妥珠单抗与小分子微管抑制剂 DM1 结合。当与 HER2 受体的亚结构区Ⅳ结合时，曲妥珠单抗-美坦新偶联物进行受体介导的内化和随后的溶酶体降解，使得含 DM1 的细胞毒性分解代谢物在胞内释放。

主要适应证： 之前接受过单独或联合曲妥珠单抗和紫杉醇治疗，晚期或辅助治疗期间或结束 6 个月内出现疾病复发的转移性 HER2 阳性乳腺癌患者。

常用剂量及方案： 3.6mg/kg，静脉输注，每 3 周 1 次。第一次输液时间超过 90 分钟，输液后 90 分钟，患者需监测输液相关的反应直到输注完 90 分钟后。之后每次输液时间超过 30 分钟。不应与曲妥珠单抗或帕妥珠单抗同时给药。如果患者出现输液反应，输液速度应该减慢或中断输注。严重反应建议永久停药。对于血清氨基转移酶升高、高胆红素血症、左心室功能障碍、血小板减少、肺毒性或周围神经病变，可能需要剂量调整、中断输液或永久停药。在减少剂量后，剂量不得再恢复。

注意事项

（1）肺毒性：据报道，多达 1.2% 的患者患有严重的、有时是致命的肺炎和间质性肺病，导致急性呼吸窘迫综合征。一旦确诊或排除了其他可能的原因后强烈怀疑该诊断，建议永久停药。

（2）1.4% 的患者会出现与输液相关的过敏反应：表现为发热、发冷、潮红、呼吸困难、低血压、支气管痉挛、喘息和心动过速。虽然这些病例通常比较轻微，通过减慢输液速度或暂停输液进行相应治疗可以缓解，但有些病例可能是严重和致命的。对于出现严重过敏样反应的患者，建议停止治疗。外渗反应[红斑、压痛、皮肤刺激、疼痛和（或）肿胀]通常可在输注后 24 小时内发生。这些反应通常是轻微的，由于没有具体的治疗方法，建议给予一般的支持性护理。

（3）出血（包括鼻出血、中枢神经系统、呼吸系统和胃肠道出血）：常见（32.2%）。严重的出血反应少见，但可能致命。已知会增加出血风险的药物联合用药时应该谨慎。

（4）胚胎-胎儿毒性：建议对育龄妇女进行治疗前确定妊娠状态。并在治疗期间和治疗结束之后 6 个月内使用有效的节育措施。

（5）曲妥珠单抗-美坦新偶联物可导致左心室功能障碍，尽管这种情况少见。建议使用超声心动图或多通道采集（MUGA）扫描在基线进行评估，以及治疗期间每 3 个月进行一次评估。如果左室射血分数（LVEF）低于 40% 或为 40%～45%，但绝对值下降超过 10%，建议中断治疗并在 3 周内重新评估，如果 LVEF 没有改善或进一步下降，则应永久停药。

（6）肝毒性和肝衰竭可能发生，可能是重度，有时是致命的。建议定期监测肝功能测试。氨基转移酶和（或）总胆红素升高可能需要减量或中断治疗。然而，如果 AST 或 ALT 大于 3 倍正常值，同时总胆红素大于 2 倍正常值，则建议永久停药。活动性乙型或丙型肝炎患者禁用。结节性再生增生和门静脉高压症罕见，一旦发生永久停药。

不良反应

（1）骨髓抑制和其他血液学效应：中性粒细胞减少和贫血常见，但重度罕见。血小板减少症常见，偶见也很严重。亚洲人口中血小板减少的发病率较高。

（2）恶心、呕吐和其他胃肠道反应：腹痛、恶心、呕吐、腹泻、口干和便秘常见。消化不良偶见。

（3）皮肤黏膜效应：口腔炎偶见。皮疹和瘙痒偶见。

（4）免疫效应和输注反应：见特别注意事项。

（5）其他反应。

1）疲劳、乏力和发热常见。

2）呼吸系统不良反应：呼吸困难偶见。咳嗽和鼻出血常见。

3）心血管不良反应：周围水肿偶见。高血压偶见。

4）代谢不良反应：低钾血症偶见。

5）神经病学不良反应：睡眠障碍和头晕偶见。头痛偶见。周围感觉神经病常见，而且大多是轻微的。等级 3 或更高少见，但是建议中断治疗，直到恢复至 2 级或更低。

6）肝脏不良反应：AST/ALT 和（或）总胆红素升高常见，有时会很严重。

7）肌肉骨骼和结缔组织不良反应：关节痛和肌肉骨骼疼痛常见。肌痛偶见。

8）神经系统不良反应：失眠偶见。

9）眼不良反应；视物模糊、结膜炎、眼睛干涩及加重流泪少见。

阿法替尼（afatinib）

其他名称： Gilotrif。

作用机制： 阿法替尼是一种酪氨酸激酶抑制剂。阿法替尼与 ErbB1（EGFR）、ErbB2（HER2）、ErbB4（HER4）激酶结构域共价结合，抑制酪氨酸激酶自磷酸化，不可逆下调 ErbB 信号通路。

主要适应证： 转移性非小细胞肺癌（NSCLC），表皮生长因子受体（EGFR）外显子 19 缺失或外显子 21（L858R）替代突变。

常用剂量及方案： 每日口服 40mg，直至病情进展或毒性无法耐受为止。应于进食前 1 小时或进食后 2 小时服用。错过的剂量不能在下次预定剂量后 12 小时内服用。在药物不良反应暂时停药后应减少剂量，同时服用 P 糖蛋白抑制剂的患者可能需要减少剂量。

注意事项：阿法替尼给孕妇服用会对胎儿造成伤害。严重肝毒性、间质性肺炎、腹泻均有死亡病例。疾病和腹泻会发生。对于出现危及生命的大疱性、疱性或剥脱性皮炎的患者，以及任何确诊的肺间质疾病或严重角膜炎的患者，应停止治疗。在HER2 阳性转移性乳腺癌患者中不能与长春瑞滨联合使用。

不良反应

（1）骨髓抑制和其他血液学效应：没有报道。然而，甲沟炎常见，膀胱炎偶见。

（2）恶心、呕吐等胃肠道症状：腹泻常见，在治疗的前 6 周，15%的病例出现严重（3 级或以上）腹泻，并可导致严重脱水，很少致命，有或无肾损害。肝功能检查异常偶见，很少是致命的。

（3）黏膜与皮肤的反应：皮肤反应（包括皮疹、红斑和痤疮）常见。16%的病例可发生 3 级反应。临床试验 1～3 级手足综合征发生率为 7%。严重的大疱性剥脱性皮炎罕见。口腔炎常见，偶尔也有 3 级或以上。

（4）免疫反应和输液反应：无。

（5）其他反应。

1）由于腹泻引起的肾损害偶见，严重者少见。

2）结膜炎少见，严重的情况下，进展到溃疡性角膜炎，但罕见。

3）间质性肺病或类似的反应发生率可达 20%，可能是致命的。

4）心室功能异常少见。

5）偶见发热、体重减轻、瘙痒和低钾血症。

六甲嘧胺（altretamine）

其他名称：六甲三聚氰胺（hexamethylmelamine），hexalen，HXM。

作用机制：作用机制不明。虽然该药物结构类似烷化剂曲他胺（triethylenemelamine），但是该药具有抗代谢药物的特征。

主要适应证：卵巢癌。用于一线化疗未缓解或复发的卵巢癌。

常用剂量及方案

（1）单药治疗时，260mg/m^2，每天分 3～4 次口服，饭后或睡前服药，连用 14～21 天，每 4 周重复。

（2）联合化疗时，150～200mg/m²，每天分 3～4 次口服，连用 14 天，每 3～4 周重复。

注意事项： 六甲嘧胺与单胺氧化酶抑制剂类的抗抑郁药同时使用可能引起严重的直立性低血压。西咪替丁可能增强六甲嘧胺的毒性作用。

不良反应

（1）骨髓抑制或其他血液学毒性：剂量限制性白细胞减少、血小板减少罕见，而轻度减少常见。常见贫血出现。

（2）恶心、呕吐及其他消化道症状：轻度至中度恶心、呕吐及其他消化道反应发生率约 30%，重度罕见。腹泻偶见。对此反应可能产生耐受性。

（3）皮肤黏膜反应：罕见出现脱发、皮肤红疹、瘙痒。

（4）其他

1）外周感觉神经异常：常见。维生素 B_6 可能改善该症状，但是，维生素 B_6 可能降低药物对肿瘤的作用。

2）中枢神经系统反应：包括激动不安、精神错乱、幻觉、抑郁和帕金森综合征，按推荐的用药频率使用时少见。

3）肾功能受损：偶见。

4）碱性磷酸酶升高：偶见。

阿那格雷（anagrelide）

其他名称： imidazo（2，1-b）quinazolin-2-one，安归宁（Agrelin）。

作用机制： 引起血小板减少的机制不明，可能是由抑制巨噬细胞功能所致。非治疗剂量的用药可以作为血小板聚集抑制剂。

主要适应证： 原发性血小板增多症、慢性粒细胞性白血病、红细胞增多症等慢性骨髓增生性疾病出现的难以控制的血小板增多症。

常用剂量及方案

（1）0.5mg，口服，每天 4 次或 1mg，口服，每天 2 次。如果无效，每 5～7 天增加 0.5mg/d。每天最大剂量 10mg。单次用药最大剂量 2.5mg。高剂量用药引起直立性低血压。

（2）药物调整剂量及方案

1）老年人：0.5mg，口服，每天 1 次，每周增加 0.5mg。

2）肾功能或肝功能异常：0.5mg，口服，每天 2 次。

注意事项：禁用于孕妇。心脏疾病者慎用。咖啡因可能加重心悸、心慌，在用药前 1 小时及用药后避免使用咖啡因。慎用抑制血小板聚集的其他药物（如非甾体抗炎药）。用药第一周每隔几日应检查血小板，之后每周检查 1 次，直至达到维持用药剂量。

不良反应

（1）骨髓抑制及其他血液学反应：白细胞减少罕见，轻度贫血常见，血小板减少性出血少见。

（2）恶心、呕吐及其他消化道反应：恶心呕吐偶见，腹泻、胀气、腹痛常见。胰腺炎罕见。补充乳糖酶可控制腹泻（阿那格雷与乳糖酶合用）。肝脏氨基转移酶升高罕见，但当发生肝脏氨基转移酶升高时，应注意可能是肝功能异常的证据。

（3）皮肤黏膜反应：皮肤红疹，包括荨麻疹，偶见（8%）。色素沉着罕见。可能出现光敏症。

（4）其他反应

1）心血管系统反应：心悸、心慌、心动过速常见。充血性心力衰竭少见。水钠潴留或水肿常见。过速性心律失常（包括心房颤动、期前收缩）偶见。心绞痛、心肌病及其他严重的心血管病变罕见，但胸痛可能较频繁（8%）。喝含乙醇的饮料可能引起潮红。超过推荐的单次用药剂量时可能引起直立性低血压。心血管反应的主要原因为血管舒张、收缩力增加或肾血流量降低。

2）神经系统反应：头痛常见，严重者偶见；该症状一般在 2 周内消失。乏力（衰弱）常见，眩晕偶见。

3）肺不良反应：肺浸润病变罕见。一旦发生该反应，应该停药，并给予激素治疗。

阿那曲唑（anastrozole）

其他名称：瑞宁得（Arimidex）。

作用机制：选择性抑制芳香酶（雌激素合成酶），减少雌激素的生物合成。

主要适应证

（1）激素受体阳性的绝经后乳腺癌患者的辅助治疗。

（2）激素受体阳性或激素受体不明的绝经后的晚期或转移性乳腺癌患者的一线治疗。

（3）晚期或转移性乳腺癌患者曾用他莫昔芬（三苯氧胺）

治疗有效，病情进展后的二线治疗。

常用剂量及方案： 1mg，口服，每天 1 次。

注意事项： 如果在妊娠期间服药，可能对胎儿有危害。对于存在缺血性心肌病的患者，应用阿那曲唑时缺血性心血管事件的发生率较应用阿莫昔芬增加了。用药前进行骨密度测定，据临床需要处理。

不良反应

（1）骨髓抑制及其他血液学毒性：骨髓抑制为非剂量相关性作用。血栓少见（3%）。

（2）恶心、呕吐及其他胃肠道反应：恶心、腹泻及便秘偶见，呕吐少见。

（3）皮肤黏膜反应：皮疹偶见。潮红常见（35%）。阴道干燥及白带多少见。

（4）其他反应

1）乏力常见，头痛和眩晕偶见。

2）肌肉骨骼疼痛偶见，关节疼痛偶见。

3）外周性水肿及体重增加偶见（发生率低于甲地孕酮）。

4）呼吸困难和咳嗽偶见。

5）白内障偶见（6%）。

6）骨矿物质密度降低及骨质疏松偶见（11%），骨折风险增加（10%）。

7）阴道出血少见。子宫内膜癌罕见（0.2%）。

三氧化二砷（arsenic trioxide）

其他名称： 三氧二砷（trisenox）。

作用机制： 三氧化二砷的作用机制未完全弄清，其作用包括使细胞出现凋亡的形态学变化和 DNA 断裂特征和 PML/RARα 融合蛋白改变。

主要适应证： 维 A 酸及蒽环类化疗药治疗失败，存在 t（15；17）易位或 PML/RARα 基因表达的急性髓细胞性白血病患者。

常用剂量及方案

（1）诱导治疗：0.15mg/kg，每天 1 次，直至骨髓病变缓解，最多用 60 次。

（2）巩固治疗：0.15mg/kg，静脉注射，每天 1 次，5 周 25 次治疗。完成诱导治疗后 3～6 周开始巩固治疗。

注意事项：心动过速和 QT 间期延长常见。这可能导致完全性房室阻滞和心室颤动。用三氧化二砷治疗前，应该纠正电解质（包括镁）异常。如果治疗前已有 QT 间期延长，应予以治疗。治疗时，如果出现 QT 间期大于 500 毫秒，应该暂时中断用三氧化二砷，并同时纠正可能引起 QT 间期延长的其他危险因素。

可能发生类似维 A 酸所表现的急性前白细胞分化异常综合征，该病变有潜在致命性危险。该综合征表现为发热、呼吸困难、体重增加、肺浸润性病变、胸腔积液和心包积液，伴或不伴白细胞计数增多。应该在初次出现该综合征时给予高剂量皮质激素（如地塞米松 10mg，每日 2 次），并持续用药处理至综合征缓解。

不良反应

（1）骨髓抑制及其他血液学反应：贫血、血小板减少和粒细胞减少偶见。白细胞减少常见。弥散性血管内凝血偶见，可能严重。感染和粒细胞减少性发热偶见。

（2）恶心、呕吐及其他胃肠道反应：恶心、呕吐、腹泻和腹痛常见（＞50%）。胃肠出血伴或不伴腹泻偶见（8%）。便秘、厌食和其他腹部病变偶见。

（3）皮肤黏膜反应：咽喉痛常见（40%）。皮炎、瘙痒、瘀斑常见。严重的皮肤黏膜反应，如局部剥脱性皮炎、荨麻疹、口腔发疱偶见甚至罕见。鼻出血常见（25%），眼刺激征及注射部位刺激征偶见。

（4）其他

1）心动过速和 QT 间期延长常见。这可能导致完全性房室阻滞，并引起致命性心室颤动。

2）可能发生类似维 A 酸所表现的急性前白细胞分化异常综合征，该病变有潜在致命性危险。该综合征表现为发热、呼吸困难、体重增加、肺浸润性病变、胸腔积液和心包积液，伴或不伴白细胞增多。

3）头痛、失眠常见。水肿及胸腔积液常见（但不严重），偶见体重增加。药物过敏少见。注射部位水肿、红斑及疼痛偶见。

4）低钾血症、低镁血症、高糖血症常见（45%～50%），高钾血症偶见至常见（18%）。也可发生氨基转移酶升高、低钙血症、低糖血症。

5）咳嗽、呼吸困难常见（＞50%）。胸腔积液、缺氧、喘鸣和无症状的肺听诊异常体征常见（8%～20%）。

6）肾衰竭偶见。

天冬酰胺酶（asparaginase）

其他名称：L-门冬酰胺酶（L-asparaginase），爱施巴（Elspar），培门冬酶（pegaspargase），Kidrolase，Oncaspar。

作用机制：血清门冬酰胺的水解会消耗白血病细胞所需要的氨基酸，从而抑制蛋白质的合成。该药对正常细胞影响小，其原因是正常细胞一般都具备自我合成门冬酰胺的能力，培门冬酶是门冬酰胺酶的一种衍生物，它与单甲羟基聚乙二醇（PEG）形成共轭旋门冬酰胺酶。该衍生物的血浆半衰期延长到4～5.7天，可以减少被免疫系统识别，因此，天冬酰胺酶可用于曾经对天然门冬酰胺酶过敏的患者。

主要适应证：急性淋巴细胞性白血病，主要用于诱导治疗。

常用剂量及方案：门冬酰胺酶常用于联合化疗方案，下面只列出其中几种。

（1）L-门冬酰胺酶 6000U/m^2，在治疗周期的第5天、第8天、第11天、第15天、第22天于体表肌内注射。

（2）L-门冬酰胺酶 10 000U/d，静脉注射，自治疗期的第17天开始持续使用10天。

（3）培门冬酶 2500U/m^2，肌内注射或静脉滴注，每14天一次，用于一线治疗急性淋巴细胞白血病或者对门冬酰胺酶过敏的患者。若肌内注射，在同一注射部位只能使用2ml。若静脉滴注，应加入生理盐水或5%糖盐水中持续滴注1～2小时。

注意事项：门冬酰胺酶禁用于胰腺炎或有胰腺炎病史的患者。门冬酰胺酶也禁用于过去使用门冬酰胺酶有出血史的患者。培门冬酶禁用于既往有严重过敏史的患者，如全身性荨麻疹、支气管痉挛、喉水肿、低血压或过去使用门冬酰胺酶发生不能接受的其他严重反应。

每次用药前要采取防治过敏反应发生的措施，可采用肾上腺素、抗组胺药、皮质醇激素及生命监护装置。与长春新碱同时给药或在长春新碱后立即用药可能增加长春新碱的不良反应。培门冬酶最好肌内注射，与静脉注射用药相比较，肌内注射可减少肝脏毒性、凝血性病变、胃肠及肾脏功能不良反应。

不良反应

（1）骨髓抑制或其他血液不良反应：偶见。中枢神经系统血栓形成及其他凝血功能异常少见。

（2）恶心、呕吐及其他胃肠道反应：偶见，一般为轻度（见下文肝脏和胰腺反应部分）。

（3）皮肤黏膜反应：除过敏者，无皮肤黏膜不良反应。

（4）过敏反应：轻中度超敏反应的发生率为20%～30%。过敏反应较少发生于用药的最初几天，常发生于间断用药方案或重复周期用药时。如果患者对结肠埃希菌属酶过敏，用欧文菌属衍生物门冬酰胺酶则可能是安全的，因为这两种酶制剂无交叉反应。注意用欧文菌属衍生物门冬酰胺酶也可能发生过敏反应，因此，必须给予预处理，以防止过敏反应。如果是肌内注射给药，门冬酰胺酶应该从肢体的远端处给药。给药时，使用止血带可使门冬酰胺酶缓慢分布于全身，以减缓过敏反应的发生。在曾经用门冬酰胺酶过敏的患者中，约30%的患者可能对培门冬酶也发生超敏反应。初次用药无过敏反应的患者中，仅10%的患者对PEG类药物发生超敏反应。

（5）其他

1）轻度发热、不适感常见。偶见发生严重寒战和恶性发热。

2）肝脏毒性：常见，重度偶见。肝毒性表现包括血清谷草转氨酶（SGOT）、碱性磷酸酶及直接胆红素水平升高；与肝脏功能相关的凝血因子降低，白蛋白减少；肝细胞脂肪变。

3）肾衰竭：罕见。

4）胰腺内分泌及外分泌功能异常、胰腺炎偶见。非酮症高血糖症少见。

5）中枢神经系统反应（抑郁、嗜睡、乏力、精神错乱、激动不安、幻觉或昏迷）偶见。这些症状在中断用药后常可缓解。

阿西替尼（axitinib）

其他名称：英立达（Inlyta）。

作用机制：阿西替尼是一种多受体酪氨酸激酶抑制剂，包括血管内皮生长因子受体VEGFR-1、VEGFR-2和VEGFR-3，可抑制血管生成、肿瘤生长和癌症进展。

主要适应证：一线治疗失败后的晚期肾细胞癌患者。

常用剂量及方案：每 12 小时口服 5mg。如果治疗耐受性良好，连续至少两周无 2 级以上不良事件，且患者血压正常且未服用降压药，则可将剂量增加至每日 2 次，每次 7mg。在相同的标准下，可以将第 2 次剂量增加到每日 2 次，10mg。应避免同时使用强 CYP3A4/5 抑制剂。中度（Child-Pugh 分级 B 级）肝损害患者的起始剂量应降低至 50%，重度（Child-Pugh 分级 C 级）肝损害患者禁用。

注意事项

（1）如果给孕妇服用阿西替尼会造成胎儿伤害。

（2）与其他具有抗血管生成作用的药物一样，伤口可能出现愈合并发症，因此，治疗应至少在预定手术前 24 小时进行。术后恢复治疗的决定应以伤口是否充分愈合的临床判断为依据。

（3）胃肠道瘘的形成和穿孔已有报道，可能是致命的。

（4）出血事件常见，包括脑出血、血尿、咯血、下消化道出血和黑便，但重度出血罕见，可能是致命的。

（5）阿西替尼在有脑转移未治疗的患者中尚未得到研究。

不良反应

（1）骨髓抑制和其他血液学效应：白细胞减少和血小板减少偶见。贫血和淋巴细胞减少常见。红细胞增多症罕见。

（2）恶心、呕吐等胃肠道症状：腹泻常见，有时很严重。恶心、呕吐和便秘见。口炎、味觉障碍、消化不良、腹痛偶见。

（3）黏膜与皮肤反应：手足综合征常见，重度偶见。皮疹、瘙痒、皮肤干燥和黏膜炎症偶见。脱发及红疹少见。

（4）免疫反应和输液反应：无。

（5）其他反应

1）一般不良反应：疲劳、虚弱和食欲缺乏常见。耳鸣少见。

2）呼吸系统不良反应：言语障碍常见。咳嗽和呼吸困难偶见。

3）心血管不良反应：治疗相关高血压常见，中位发生时间 1～4 周。高达 16% 的患者病情严重，很少导致高血压危象。动脉血栓栓塞事件包括短暂性缺血发作、脑血管意外、心肌梗死和视网膜动脉闭塞少见，但可能是致命的。静脉血栓栓塞事件包括肺栓塞、深静脉血栓形成、视网膜静脉阻塞和视网膜静脉血栓形成少见，可以是致命的。

4）代谢不良反应：低钙、高血糖、高钠血症、脂肪酶和淀粉酶升高常见。高钾血症、低磷血症、低钠血症和低血糖偶见。

5）肝不良反应：ALT、AST 或两者均升高常见，建议定期监测肝功能。

6）神经系统不良反应：可逆性后部白质脑病综合征（RPLS）可表现为头痛、癫痫发作、嗜睡、神志不清、失明及其他视觉和神经紊乱，可由 MRI 诊断，罕见。偶见头痛和头晕。

7）内分泌不良反应：甲状腺功能减退常见，而甲状腺功能亢进罕见。应在基线和治疗期间定期监测甲状腺功能。

8）泌尿生殖系统不良反应：蛋白尿偶见，重度少见。肌酐升高常见，重度少见。

9）肌肉骨骼和结缔组织不良反应：关节痛、肌痛和四肢疼痛偶见。

阿扎胞苷（azacitidine）

其他名称：维达扎（Vidaza）。

作用机制：它是一种嘧啶类似物，可以抑制甲基转移酶，从而导致 DNA 的低甲基化，进而导致细胞的分化或者凋亡。可能使对细胞分化和繁殖起关键调控作用的基因正常功能得以恢复。非增殖期的细胞对其相对不敏感。

主要适应证：骨髓增生异常综合征。

常用剂量及方案：$75mg/m^2$，皮下注射，每日一次，连续 7 天，每 4 周重复。除恶心、呕吐外，若其他无不良反应，可将剂量增至 $100mg/m^2$。若患者能从治疗中获益，治疗应当继续。

不良反应

（1）骨髓抑制：中性粒细胞减少、血小板减少及贫血常见。中性粒细胞减少性发热的发生率是接受支持治疗患者的 4 倍。瘀点和瘀斑偶见。

（2）恶心和呕吐：厌食、恶心、呕吐及腹泻或便秘常见。腹痛偶见。

（3）皮肤黏膜反应：咽炎及黏膜炎偶见。皮疹及荨麻疹偶见。注射部位疼痛常见。

（4）神经系统毒性：失眠常见。嗜睡、眩晕及意识模糊偶见。

（5）其他

1）呼吸循环系统不良反应：咳嗽及呼吸困难常见。肺水肿少见。水肿偶见。心动过速及其他严重的心脏疾病少见。

2）发热：常见。

3）乏力及虚弱：常见。

4）关节痛及背痛：偶见。

5）低血钾：偶见。

贝利司他（belinostat）

其他名称：Beleodaq。

作用机制：组蛋白脱乙酰酶（HDAC）抑制剂。它可引起乙酰化组蛋白和其他蛋白质的积累，包括细胞周期阻滞和（或）一些转化细胞的凋亡。针对肿瘤细胞，贝利司他表现出高于正常细胞的细胞毒性。

主要适应证：复发或难治性周围性 T 细胞淋巴瘤（PTCL）。

常用剂量及方案：推荐剂量为 $1000mg/m^2$，IV，第 1～5 天使用，每 21 天为 1 个周期。持续使用直到疾病进展或毒性无法忍受。出现中性粒细胞减少症和（或）血小板减少症可能需要调整剂量。所有非血液学毒性必须在每个治疗周期之前达到 2 级或更低。对于已知为 UGT1A1*28 等位基因纯合子的患者，起始剂量应减少到 $750mg/m^2$。

注意事项：贝利司他可引起致畸性和（或）胚胎-胎儿死亡。中度到重度肝功能损害（总胆红素＞1.5 倍 ULN）的患者被排除在临床试验之外，没有足够的证据推荐给这些患者服用。可能发生肝衰竭、肿瘤体积大患者的肿瘤溶解综合征、心室颤动和肺炎。

不良反应

（1）骨髓抑制和其他血液学反应：贫血常见。血小板减少症偶见。白细胞减少（中性粒细胞减少和淋巴细胞减少）伴严重或致命感染（包括肺炎和败血症）也可发生。

（2）恶心、呕吐等胃肠道反应：恶心、呕吐、便秘和腹泻常见。

（3）黏膜与皮肤反应：皮疹和瘙痒常见。腹痛偶见。

（4）免疫反应和输液反应：14%的患者会出现输液部位疼痛。

（5）其他反应

1）肝脏不良反应：可能发生致命的肝毒性和肝功能异常。

2）发热和疲劳常见。

3）神经不良反应：偶尔头痛和头晕。

4）呼吸系统不良反应：咳嗽和呼吸困难常见。

5）心血管不良反应：周围水肿常见。可能发生 QT 间期延长和致命性心室颤动。

苯达莫司汀（bendamustine）

其他名称：Treanda，盐酸苯达莫司汀（bendamustine hydrochloride）。

作用机制：苯达莫司汀属于双功能基烷化剂，是一种带有一个嘌呤样苯并咪唑环的氮芥衍生物，它形成的 DNA 链间交联导致在静止期和分裂期的细胞死亡，但细胞死亡的确切机制尚不明确。

主要适应证

（1）慢性淋巴细胞白血病。

（2）惰性 B 细胞性非霍奇金淋巴瘤。

常用剂量及方案

（1）慢性淋巴细胞白血病：$90\sim100mg/m^2$，静脉滴注 30 分钟以上，化疗第 1 天、第 2 天使用，28 天重复。最多 6 个周期。

（2）非霍奇金淋巴瘤：$120mg/m^2$，静脉滴注 30 分钟以上，化疗第 1 天、第 2 天使用，21 天重复。最多 8 个周期。如果出现骨髓抑制，化疗可能需要推迟，直到白细胞总数升至 $1\times10^9/L$，血小板总数升至 $75\times10^9/L$，如果出现 3～4 级血液学或非血液学毒性，应该减量至 50%～75%。

注意事项：输液反应，包括发热、寒战、瘙痒、皮疹常见。严重的过敏性或过敏性反应罕见，特别是出现在第 2 次或以后的周期的治疗。抗组胺药（如苯海拉明和西咪替丁）和肾上腺皮质激素常用于减轻输液反应的严重性。肿瘤溶解综合征可能出现，尤其是在第一个疗程时。苯达莫司汀与美罗华合用时出现过中毒性表皮坏死松解症，但较罕见。苯达莫司汀与别嘌醇合用时发生 Stevens-Johnson 综合征，但较罕见。这些严重反应的关系并不清楚。如果发生严重的皮肤反应，苯达莫司汀应暂时或永久停药。已知对甘露醇或苯达莫司汀过敏的患者禁用。苯达莫司汀可对胎儿造成伤害，孕妇禁用。

不良反应

（1）骨髓抑制及其他血液学毒性：骨髓抑制常见，普遍的是在高剂量范围内。3～4 级白细胞减少症（中性粒细胞和淋巴细胞）常见。3～4 级贫血和血小板减少偶见。全身感染偶见。肺炎和中性粒细胞减少性败血症少见，但可能是致死性的。

（2）恶心、呕吐等胃肠道反应：恶心、呕吐、腹泻常见，有剂量依赖性，但很少出现严重反应。厌食、消化不良、胃食管反流、上腹痛、腹胀偶见。

（3）皮肤黏膜反应：皮疹和瘙痒偶见，包括中毒性皮肤反应和大疱疹。

（4）免疫效果和输液反应：常见输液反应包括发热、寒战、瘙痒、皮疹。严重的过敏性或过敏性反应罕见，特别是出现在第二次或以后的周期的治疗。如果之前疗程中出现过 1 级或 2 级输液反应，应给予预防措施，包括抗组胺药和皮质类固醇。如果患者之前出现过 3 级或 4 级输液反应，一般不应再用苯达莫司汀。

（5）其他

1）发热（偶见伴畏寒）和疲劳常见，乏力和体重减轻偶见。

2）肿瘤溶解综合征，包括高尿酸血症，可能会发生，并导致急性肾衰竭，尤其是第 1 个周期的治疗，应同时给予别嘌醇，密切关注重度皮肤反应。

3）低钾血症偶见，但可能是严重的。

4）咳嗽、呼吸困难、咽喉疼痛、气喘、鼻塞常见。

5）低血压偶见。

贝伐珠单抗（bevacizumab）

其他名称：安维汀（Avastin）。

作用机制：贝伐珠单抗与 VEGF 结合并阻止其与位于血管内皮细胞表面的受体相互作用，影响血管内皮细胞的增殖及新生血管的生成，从而阻止肿瘤的生长和转移。

主要适应证

（1）乳腺癌、结肠癌、肾癌、直肠癌和非鳞状非小细胞肺癌：通常与其他药物联合。

（2）恶性胶质瘤：单用或与其他药物联合。

常用剂量及方案

（1）5～10mg/kg，静脉滴注，每2周一次。

（2）15mg/kg，静脉滴注，每3周一次。

注意事项：胃肠道穿孔发生率为4%，并且可能是致命的。创口的愈合不良导致吻合口裂开罕见。贝伐珠单抗应在大手术后至少28天开始使用。停止使用贝伐珠单抗与随后手术的间隔期应考虑到累计率为2.8（在每2周使用一次的剂量下），以及其半衰期约为20天。由于高血压的风险，建议每2～3周测量一次血压。RPLS有报道，但较罕见，一旦出现应立即停药，并首先处理高血压。应在每次治疗开始前了解有无蛋白尿，如果是"++"或者更多，应行进一步的检查如尿蛋白、肌酐比值（UPC），以排除严重的蛋白尿。UPC高于3.5时应停止用药。

不良反应

（1）骨髓抑制及其他血液学反应：白细胞减少常见，但常是由与贝伐珠单抗联合使用的细胞毒性药物所致。血小板减少少见。少量出血如鼻出血常见。除肺鳞癌患者咯血外，严重出血者少见。血栓栓塞事件偶见。

（2）恶心、呕吐及其他胃肠道反应：厌食、恶心、呕吐及便秘常见。腹泻常见，尤其是与氟尿嘧啶及伊立替康化疗联合使用时。腹痛常见。胃肠道出血偶见。

（3）皮肤黏膜反应：皮肤干燥、皮肤变色、口腔炎及剥脱性皮炎偶见至常见。脱发、皮肤溃疡及指甲改变少见。鼻中隔穿孔罕见。

（4）过敏反应和输液反应：输液反应包括高血压、气喘、喘鸣、氧饱和度降低、胸部疼痛、头痛、出汗少见。严重的反应罕见（0.2%）。

（5）其他反应

1）乏力、虚弱及头痛常见。

2）心血管及呼吸系统不良反应：高血压常见，严重高血压（>200/110mmHg）、低血压、呼吸困难偶见。充血性心力衰竭少见，但如果与蒽环类药物联用时风险增加（14%）。与单用化疗相比，联合使用贝伐珠单抗使静脉血栓栓塞疾病发生的风险增加了15%。

3）神经系统不良反应：眩晕常见。RPLS罕见（<0.1%），一旦发生，立即停用贝伐珠单抗，如出现高血压，首先处理高血压。

4）代谢不良反应：蛋白尿常见，但严重蛋白尿（＞3.5g/24h）少见，导致肾病综合征罕见（＜1%），但需停止用药，下次用药前需复查尿蛋白。

贝沙罗汀胶囊（bexarotene capsules）

其他名称： Targretin。

作用机制： 一种类视黄醇（喹碘方）类药物。选择性作用于类视黄醇X受体。这些受体不同于其他类视黄醇受体，但也具有转录因子作用，调节与细胞分化增殖有关的控制基因的表达。作用于皮肤T细胞淋巴瘤的作用机制不明。

主要适应证： 曾接受全身治疗至少1个周期但治疗失败的皮肤T细胞淋巴瘤。

常用剂量及方案： 初始用量 300mg/（$m^2 \cdot d$），口服，每日1次，进食时服药。如果有不良反应，可降低剂量至100mg/（$m^2 \cdot d$）。如果用药8周后有效，且能耐受，可将剂量增加至400mg/（$m^2 \cdot d$），连续用药2年。

注意事项： 该药对胎儿有潜在影响，孕妇禁用。

不良反应

（1）骨髓抑制和其他血液学反应：在开始用药4～8周，轻度至中度白细胞计数减少常见。严重的白细胞减少偶见。

（2）恶心、呕吐及其他胃肠道反应：轻度恶心、腹痛、腹泻偶见。呕吐和厌食少见。肠炎及胰腺炎（多伴有高三酰甘油）罕见。

（3）皮肤黏膜反应：皮肤反应偶见至常见。皮肤反应包括皮肤黏膜潮红、干燥、瘙痒等。可能出现水疱、部分剥脱性皮炎、唇炎和结膜炎。光敏性皮炎（如日光）、指（趾）甲易脆、脱发少见。

（4）其他

1）白内障、角膜溃疡、角膜混浊少见。

2）全身性反应：关节疼痛、骨疼痛、肌肉疼痛偶见。发热、畏寒、头痛（流感样综合征）偶见。

3）高三酰甘油血症（80%）和高胆固醇血症（35%～40%）常见。高三酰甘油血症一般较严重。中断用药可能好转，也可通过使用抗血脂药缓解。

4）头痛常见。嗜睡、乏力、意识混乱和精神抑郁少见。假瘤性脑病罕见。

5）乳酸脱氢酶升高、SGOT 升高、SGPT 升高、γ-谷氨酰转移酶升高、碱性磷酸酶升高等肝脏不良反应，偶见。

6）甲状腺功能低下、T4 值降低、促甲状腺激素降低常见。

7）外周性水肿偶见。

8）高钠血症罕见。

比卡鲁胺（bicalutamide）

其他名称：康士得（Casodex）。

作用机制：该药为非甾体类抗雄激素药物，是雄激素的竞争性抑制剂，作用于雄激素靶组织（如前列腺）细胞上的雄激素受体。

主要适应证：前列腺癌。

常用剂量及方案：50mg，每日一次，早晨或晚上口服，与促黄体素释放激素（LHRH）的类似物联用。

注意事项：有罕见严重肝功能损伤的报道。本药应慎用于中度或重度肝功能异常的患者。

不良反应

（1）骨髓抑制：无。可与华法林发生相互作用，从而延长 INR。

（2）恶心、呕吐及胃肠道反应：恶心、腹泻、肠胃胀气及便秘偶见。呕吐少见。

（3）皮肤黏膜反应：偶见皮肤轻度红疹。

（4）其他

1）继发性药理学反应：乳房松弛、乳房肿胀、潮红（49%）、阳痿、无性欲等常见。但是，中止治疗后上述症状可缓解。

2）肝功能检测指标升高少见，严重肝功能衰竭有报道，罕见。

3）呼吸困难、咳嗽偶见。

4）心血管不良反应：类似睾丸切除术后变化。

5）头昏、眩晕：偶见。

博来霉素（bleomycin）

其他名称：硫酸博来霉素（blenoxane sulphate），BLM。

作用机制：博来霉素与 DNA 结合，导致 DNA 单链或双链断裂，从而抑制 DNA、RNA 及蛋白质合成。

主要适应证

（1）睾丸癌、头颈癌、阴茎癌、宫颈癌、外阴癌、肛门癌和皮肤癌。

（2）霍奇金淋巴瘤和非霍奇金淋巴瘤。

（3）胸腔积液：作为硬化剂治疗胸腔积液。

常用剂量及方案

（1）10～20U/m^2，静脉注射或肌内注射，每周1次或每周2次。

（2）30U，静脉注射，每周1次，连用9～12周，与其他药联合治疗睾丸癌。

（3）60U溶入50ml生理盐水中，胸腔内注射。

注意事项

（1）恶性淋巴瘤患者第1周用药前应该进行预试验，肌内注射博来霉素1～2U，因为可能出现过敏样反应、急性肺炎和严重的高热反应。如果在用药后4个小时内未发生急性反应，即可给予常规用药剂量。

（2）肾功能不良时减量用药见表28.3。

表28.3　肾功能不良时减量用药

血清肌酐（mg/ml）	减量占全剂量的比率（%）
2.5～4.0	25
4.0～6.0	20
6.0～10.0	10

（3）累计用药剂量不超过400U，以避免发生与用药剂量相关的严重肺纤维化。对于老年人或既往有肺部疾病的患者，限制性剂量应该再低一些。建议经常评估患者有无咳嗽、呼吸困难、啰音、胸片异常，评估肺功能状况，以避免发生严重的肺后遗症。

（4）静脉持续滴注时，建议使用玻璃容器，以保证药物的稳定性。

（5）高FiO$_2$（吸入氧浓度）吸氧（如手术治疗时可能吸氧量高）可能加剧肺损伤，有时可能发生急性肺损伤，应该避免。

不良反应

（1）骨髓抑制及其他血液学不良反应：较少发生明显的骨髓抑制反应。因此，在与骨髓抑制药物联合应用时，博来霉素可足量用药。

（2）恶心、呕吐及胃肠道反应：偶见和自限性。

（3）皮肤黏膜反应：脱发、黏膜炎、红斑、水肿、甲床增厚、色素沉着、皮肤脱屑等常见。

（4）肺部反应

1）急性类过敏性反应或肺水肿样反应：偶见于淋巴瘤患者（见上述注意事项）。

2）剂量相关性肺炎：表现为咳嗽、呼吸困难、啰音，胸片表现为渗出性改变，进一步发展可出现肺纤维化。

3）发热：常见。偶见严重高热、出汗、脱水、低血压，可导致肾衰竭及死亡。用解热药有助于控制发热。

（5）其他反应

1）嗜睡、头痛、关节肿胀：罕见。

2）肌内注射或皮下注射：可能引起注射部位疼痛。

博纳吐单抗（blinatumomab）

其他名称：Blincyto。

作用机制：本品是一种双特异性 CD19 定向 CD3 T 细胞衔接器。它通过将 T 细胞受体（TCR）复合物中的 CD3 与良性或恶性 B 细胞表面的 CD19 连接，激活内源性 T 细胞。通过介导 T 细胞与肿瘤细胞之间突触的形成、细胞黏附分子的上调、细胞溶解蛋白的产生、炎症因子的释放和 T 细胞的增殖，引起 $CD19^+$ 细胞的重定向裂解。

主要适应证：费城染色体阴性（Ph^-）复发或难治性 B 细胞前体急性淋巴细胞白血病（ALL）的治疗。

常用剂量及方案：整个治疗过程包括 2 个诱导周期和 3 个额外的巩固周期（总共 5 个周期）。一个单周期包括 4 周通过泵连续输液，然后 2 周无治疗间期。体重大于等于 45kg 的患者。

- 周期 1：第 1～7 天，9μg/d，随后第 8～28 天，28μg/d。
- 后续周期：28μg/d，第 1～28 天。

建议在第 1 周期的前 9 天和后续周期的前 2 天住院。地塞米松 20mg 静脉注射应在每个周期第一次用药前 1 小时、梯度剂量（第 1 周期第 8 天）之前及中断 4 小时或更长时间后重新开始注射时给予。如果不良事件后输液中断时间超过 7 天，应重新开始输液周期。而如果输液中断时间少于 7 天，则可以继续完成 28 天治疗，包括中断前和中断后的天数。

注意事项

（1）如果根据作用机制给孕妇使用，博纳吐单抗会造成胎儿伤害。由于在孕妇中没有足够的证据，只有在其获益超过对胎儿的潜在损害后才能应用于这一患者群体中。

（2）治疗的开始会导致细胞因子的短暂释放，这些细胞因子可能会抑制 CYP450 酶，尤其是在第一周期的前 9 天和随后周期的前 2 天。需要对 CYP450 底物（如华法林和环孢素）进行剂量调整和密切监测。

（3）可能发生危及生命和致命的细胞因子释放综合征、癫痫发作、肿瘤溶解综合征和感染。

（4）在准备和给药过程中必须特别小心，因为两者出现错误都会导致剂量不足或过量。

不良反应

（1）骨髓抑制和其他血液学反应：白细胞减少和血小板减少偶见。贫血和中性粒细胞减少症常见，有时也很严重。发热性中性粒细胞减少症常见，可能危及生命。白细胞增多和淋巴细胞减少少见。

（2）恶心、呕吐等胃肠道症状反应：恶心、便秘和腹泻常见，但很少严重。腹痛和呕吐偶见。

（3）黏膜与皮肤反应：皮疹（常见斑疹和水疱）常见，但重度少见。

（4）免疫反应和输液反应：细胞因子释放综合征（CRS）可能与输液反应难以区分，但也可能发生，很少是致命的。症状和体征包括发热、低血压、支气管痉挛、头痛、恶心、高胆红素血症、ALT 和（或）AST 升高。弥散性血管内凝血（DIC）及淋巴组织细胞增生症（HLH）也有报道。低丙种球蛋白血症偶见。据报道，细菌、真菌和病毒感染的风险增加，严重感染的病例高达 25%。这些感染可能危及生命，并可根据具体情况预防性应用抗生素。

（5）其他反应

1）一般不良反应：发热常见，有时很严重。疲劳常见，寒战偶见。

2）呼吸系统不良反应：咳嗽和呼吸困难常见，严重者少见。

3）心血管不良反应：心动过速偶见。周围水肿常见。毛细血管渗漏综合征罕见。

4）代谢不良反应：低钾血症常见。低镁血症、低磷血症和高血糖偶见。

5）肝不良反应：肝酶升高偶见，尤其是在治疗的前2周，但很少导致治疗的中断。

6）神经不良反应：头痛和颤抖常见。偶尔会有眩晕的感觉。抽搐、言语障碍、意识障碍、混乱和定向障碍、协调和平衡障碍少见，但15%的病例可能严重。由于这些潜在的毒性，患者在接受治疗时应避免驾驶和从事危险职业或活动，如重型机器或潜在危险的机器。特别是既往有颅内放疗和（或）抗白血病化疗史的患者，头颅MRI证实的脑白质病变可能出现，其临床意义尚不清楚。

7）肌肉骨骼和结缔组织不良反应：偶尔会有关节痛、背痛、四肢疼痛和骨痛。

8）神经不良反应：失眠偶见。

硼替佐米（bortezomib）

其他名称：万珂（Velcade）。

作用机制：本品是一种26S蛋白体的抑制剂，能可逆性抑制其糜蛋白酶样活性。26S蛋白体能介导蛋白的降解，并在调节胞内蛋白、细胞信号转导及保持细胞内环境稳态中起重要作用。破坏细胞内环境稳态可能导致细胞死亡。硼替佐米由肝脏代谢。

主要适应证

（1）多发性骨髓瘤。

（2）套细胞淋巴瘤。

常用剂量及方案

（1）多发性骨髓瘤：1.3mg/m² 皮下注射或静脉注射，每周2次（第1天、第4天、第8天、第11天、第22天、第25天、第29天和第32天），同时口服美法仑和泼尼松（第1～4天，每6周重复），6周为1个疗程，共4个疗程。然后每周一次（第1天、第8天、第22天、第29天），同时口服美法仑和泼尼松（第1～4天，每6周重复），6周为1个疗程，共5个疗程。强度可以调整，每周2次为1个疗程，共8个疗程，或者每周疗法，共9个疗程。也可与其他药物联合使用组成类似方案。

（2）套细胞淋巴瘤：1.3mg/m² 皮下注射或静脉注射，每周两次（第 1 天、第 4 天、第 8 天、第 11 天，每 3 周重复），至少 8 个周期。维持时减至每周 1 次，用 3 周停 1 周。

（3）中度或重度肝功能损害患者（胆红素＞1.5 倍正常值上限），第 1 个周期时每次剂量降低至 $0.7mg/m^2$，在随后的周期，根据患者的耐受性，将剂量升至 $1.0mg/m^2$ 或进一步减少剂量至 $0.5mg/m^2$。

注意事项：心源性休克、充血性心力衰竭及呼吸功能不全罕见。偶有过敏反应出现。肝肾功能不全的患者使用过程中应当密切监测。治疗带状疱疹，可用阿昔洛韦 400mg，每天 2 次。

不良反应

（1）骨髓抑制及其他血液学毒性：贫血、中性粒细胞减少及血小板减少常见；严重的中性粒细胞减少（3～4 级）罕见。严重血小板减少发生率为 30%。弥散性血管内凝血罕见至少见。

（2）恶心和呕吐及其他消化道反应：厌食、恶心、呕吐、腹泻及便秘常见。由腹泻或呕吐所致的脱水偶见。

（3）皮肤黏膜反应：皮疹常见（20%）。

（4）神经系统毒性：外周神经病变常见，但严重者罕见（7%）。常表现为感觉异常和感觉迟钝。头痛常见。

（5）免疫系统反应：超敏反应可能出现，包括过敏反应及免疫复合物介导的超敏反应（罕见）。肿瘤负荷较大的患者可能出现肿瘤溶解综合征。与对照组相比，带状疱疹发生率升高，但仍然是偶见。

（6）其他

1）乏力和虚弱常见。

2）关节疼痛、肌肉痉挛及背痛偶见。

3）发热常见。

4）心血管系统反应：低血压偶见，可为直立性低血压或非直立性低血压。外周水肿常见。其他心血管事件包括严重的心力衰竭、房室传导阻滞、心绞痛、房颤和房扑，这些少见至罕见。

5）浸润性肺部疾病罕见，但可能严重或致命。

6）肝炎和胰腺炎罕见。

伯舒替尼（bosutinib）

其他名称：Bosulif。

作用机制：伯舒替尼是一种酪氨酸激酶抑制剂，可抑制

Bcr-Abl 激酶（包括伊马替尼耐药形式的 Bcr-Abl）和 Src 家族激酶，包括 Src、Lyn 和 Hck。

主要适应证： 对以前的治疗有耐药性或耐受不良的慢性期、加速期或急变期费城染色体阳性（Ph+）CML 患者。

常用剂量及方案： 每日口服 500mg，与食物一起服用。如果超过 12 小时仍未服用，患者应跳过此次，第 2 天按常规剂量服用。对于在第 8 周未达到完全血液反应或在第 12 周未达到完全细胞遗传学反应且无 3 级或更高级不良反应的患者，可考虑将剂量增加到每日 1 次，600mg。应避免同时使用强效或中效 CYP3A 抑制剂、强效或中效 CYP3A 诱导剂和（或）P-gp 底物。对于已经存在轻度、中度和重度肝功能损害的患者，本药的推荐剂量为每日 200mg。

注意事项

（1）如果给孕妇服用伯舒替尼，会对胎儿造成伤害。

（2）可能表现为心包积液、胸腔积液、肺水肿和（或）外周水肿的液体潴留常见，重度少见，可能是致命的，发生后需要中断治疗、调整剂量，甚至是永久停药。

（3）据报道，不到 10% 的患者发生超敏反应和 0.2% 的患者发生过敏性休克。

不良反应

（1）骨髓抑制和其他血液学反应：贫血、白细胞减少和血小板减少常见，也可能是严重的。不到 10% 的病例会出现发热性中性粒细胞减少症。全血细胞计数（CBC）监测应在基线进行，第 1 个月每周 1 次，此后每月 1 次。

（2）恶心、呕吐等胃肠道反应：腹痛、恶心、呕吐和腹泻常见。腹泻有时会很严重。这些反应可以用标准护理来管理。严重的反应可能会需要停药或调整剂量。胃炎偶见。胰腺炎和消化道出血罕见。

（3）黏膜与皮肤反应：皮疹常见，有时很严重。瘙痒偶见。多形性红斑罕见。

（4）免疫反应和输液反应：上呼吸道和下呼吸道感染偶见，但很少严重。

（5）其他反应

1）一般不良反应：疲劳和发热常见。衰弱偶见。不到 10% 的患者报告有耳鸣。

2）呼吸系统不良反应：咳嗽常见，呼吸困难偶见。

3）心血管不良反应：QTc 延长到 500 毫秒以上罕见，但是潜在的心血管疾病和其他危险因素导致 QTc 延长的患者应谨慎使用。

4）代谢不良反应：低磷血症和脂肪酶水平升高偶见。据报道，在不到 10%的患者中存在高钾血症、肌酐水平升高和急性肾衰竭，后者可能与脱水有关，而不是直接的药物毒性。

5）肝不良反应：药物性肝损伤罕见。ALT 和 AST 中毒升高（<3 倍 ULN）常见，可能需要停药或剂量调整。肝功能检查应按月或按临床指示进行监测。

6）神经不良反应：头痛常见，偶尔头晕。

7）肌肉骨骼和结缔组织不良反应：偶尔会有关节痛、肌痛和背痛。

本妥昔单抗（brentuximab vedotin）

其他名称： Adcetris。

作用机制： 本妥昔单抗是一种抗体药物结合物，是一种针对 CD30 的嵌合 IgG1，它通过连接器与小分子——甲基奥瑞他汀（MMAE）共价相连，MMAE 是一种微管阻断剂。本妥昔单抗与 CD30 表达细胞的结合导致 ADC-CD30 复合物内化，并通过蛋白水解裂解释放 MMAE。MMAE 与微管蛋白结合破坏细胞内微管网络，进而诱导细胞周期阻滞和凋亡死亡。

主要适应证

（1）自体干细胞移植（ASCT）失败后或在非 ASCT 候选患者中至少两种多药化疗方案失败后的霍奇金淋巴瘤患者。

（2）至少一个多药联合化疗方案失败后的全身性增生性大细胞淋巴瘤。

（3）经典型霍奇金淋巴瘤自体造血干细胞移植后复发或进展风险高的患者可将本药作为巩固治疗。

常用剂量及方案： 1.8mg/kg，静脉注射，30 分钟，每 3 周 1 次（最多 16 个周期）。与强 CYP3A4 抑制剂和诱导剂共给药分别导致药物暴露增加和减少，前者可能增加毒性。周围神经病变和中性粒细胞减少症可能需要停药或调整剂量。

注意事项

（1）孕妇应用本妥昔单抗会对胎儿造成伤害。

（2）一个进展性多灶性白质脑病（PML）死亡病例已被报道。

（3）肿瘤溶解综合征可能发生在肿瘤快速增殖和肿瘤负担大的患者中。

不良反应

（1）骨髓抑制和其他血液学效应：贫血和血小板减少常见，重度偶见。淋巴结病偶见，重度罕见。中性粒细胞减少症常见，有时也很严重。持续时间可能延长（＞1周）。47%的患者报告上呼吸道感染病例，均为轻度感染。泌尿系感染、肾盂肾炎及脓毒性休克的病例并不常见。

（2）恶心、呕吐等胃肠道症状：腹痛、恶心、呕吐、腹泻和便秘常见，但重度少见。

（3）黏膜与皮肤的效果：皮疹和瘙痒常见。脱发偶见。干性皮肤并不常见。

（4）免疫反应和输液反应：注射相关反应（包括寒战、恶心、呼吸困难、瘙痒、发热、咳嗽和过敏反应）已有发生。如果发生与输液有关的反应，应中断输液，并制订适当的治疗方案。建议随后的疗程中应给予对乙酰氨基酚、抗组胺药和皮质类固醇进行预处理。临时和永久性本妥昔单抗抗体可分别在30%和7%的患者中产生。在抗体持续阳性的患者中，与输血有关的反应发生率较高。史-约综合征已经有报道。

（5）其他反应

1）一般不良反应：疲劳和发热常见。偶尔会有寒战和盗汗。

2）呼吸系统不良反应：咳嗽是常见的。呼吸困难和口咽疼痛偶见。2%的患者报告发生肺炎、肺栓塞和气胸。

3）心血管不良反应：周围水肿不常见。3%的患者报告有室上性心动过速。

4）代谢不良反应：体重和食欲偶尔会下降。

5）神经不良反应：本妥昔单抗诱导的周围感觉和运动神经病变常见，是累积性的。即使停止治疗，这种情况也会持续。头痛常见，头晕偶见。

6）肌肉骨骼和结缔组织不良反应：关节痛和肌痛常见。背部疼痛、肢体疼痛、肌肉痉挛偶见。

7）神经不良反应：失眠偶见。

卡巴他赛（cabazitaxel）

其他名称： Jevtana。

作用机制：卡巴他赛是一种微管抑制剂，与微管蛋白结合，有稳定微管和抑制有丝分裂期和分裂间期细胞的功能。

主要适应证：曾经使用含多西他赛化疗方案化疗的转移性前列腺癌。

常用剂量和方案：$25mg/m^2$，静脉滴注超过 1 小时，每 3 周重复，与泼尼松联合使用，泼尼松 10mg/d。如果患者出现持续的 3 级或以上的中性粒细胞减少症、发热性中性粒细胞减少症或严重的迁延性腹泻，减少剂量为 $20mg/m^2$。

注意事项：卡巴他赛可导致过敏反应，因此患者应行皮质类固醇激素和组胺 H_1 和 H_2 受体拮抗剂预处理。肝功能损害患者禁用。65 岁及以上的患者更容易发生不良反应。由于卡巴他赛主要通过 CYP3A 代谢，应避免与强 CYP3A 的抑制剂合用。

不良反应

（1）骨髓抑制和其他血液系统反应：中性粒细胞减少、贫血、血小板减少症常见。3～4 级发热性粒细胞减少偶见，但可能是致命的。

（2）恶心、呕吐及其他胃肠道反应：恶心、呕吐、厌食、腹泻、便秘常见，但重度反应少见（2%～6%）。

（3）皮肤黏膜反应：脱发偶见。

（4）免疫效应和输液反应，包括皮疹、红斑、低血压、支气管痉挛。

（5）其他

1）疲劳和乏力常见。发热偶见。

2）肾衰竭罕见，但可能是致命的。血尿偶见。

3）外周性水肿偶见。

4）心脏心律失常和低血压少见。

5）腰背痛和关节痛偶见。

6）周围神经病变和头痛偶见。

7）呼吸困难和咳嗽偶见。

卡博替尼（cabozantinib）

其他名称：Cometriq。

作用机制：通过抑制酪氨酸激酶活性发挥作用，（如 RET、MET、VEGFR-1 和 VEGFR-2、KIT、TRKB、FLT-3、AXL 和 TIE-2），它们参与肿瘤发生、转移、肿瘤血管生成与肿瘤维持微环境。

主要适应证： 进展性，转移性甲状腺髓样癌。

常用剂量和方案： 每天口服 140mg。至少饭后 2 小时或饭前 1 小时服用。服药期间，不要摄已知可抑制细胞色素 P450 酶的食物（如葡萄柚、葡萄柚汁）或营养添加剂。如出现漏服，则 12 小时内不要再次服用。

注意事项： 孕妇服用卡博替尼可引起胎儿损伤和导致男性不育。同服用 P 糖蛋白底物可提高后者的血浆浓度。建议卡博替尼不要与 CYP3A4 抑制剂和（或）诱导剂合用。如果与强 CYP3A4 抑制剂合用需要将卡博替尼的剂量减少 40mg，强抑制剂终止 2～3 天恢复 CYP3A4 抑制剂开始前使用剂量。如果需要使用强 CYP3A4 诱导剂，卡博替尼剂量应在开始前增加 40mg，强诱导剂终止 2～3 天恢复 CYP3A4 诱导剂开始前使用剂量。中重度肝损害应排除使用卡博替尼的不良反应。对于 4 级血液毒性、3 级或更高非血液学毒性，以及不能耐受的 2 级不良反应，推荐停用卡博替尼治疗。以下情况需要永久停用卡博替尼：内脏穿孔、瘘管形成、严重出血、严重动脉血栓栓塞事件、肾病综合征、恶性高血压与高血压危象、颌骨坏死和 RPLS。

不良反应

（1）骨髓抑制和其他血液学效应：中性粒细胞减少和血小板减少是常见的，多为 1 级和 2 级。3 级的淋巴细胞减少发生于高达 16% 的患者。发病率严重（3 级以上）出血事件的发生率为 3%。卡博替尼治疗的患者如出现上述严重反应，应永久停药。卡博替尼可能延迟伤口愈合并导致愈合并发症发生。建议至少在预定手术前 28 天停用卡博替尼治疗，对于术后患者，伤口愈合才开始卡博替尼治疗。

（2）恶心、呕吐和其他胃肠道反应：严重的胃肠道穿孔和瘘管（包括食管）和非胃肠道（气管）瘘管发生率分别为 3%、1% 和 4%，并且可能是致命的。腹痛、口腔炎、恶心、呕吐、腹泻和便秘常见。在 16% 的病例中腹泻可以是 3 级或更大。吞咽困难和消化不良是偶见的。

（3）皮肤黏膜效应：掌跖红斑感觉障碍综合征（PPES）可发生于多达 50% 的患者，13% 的患者可发生 3 级或更高级别的 PPES。皮疹、干性皮肤和脱发是常见的。过度角化是偶见的。头发颜色改变（脱色/变灰）可发生在高达 34% 的患者。

（4）免疫反应和输液反应：不常见。

（5）其他反应

1）主要不良反应：食欲减退、疲劳、乏力和体重减轻常见。

2）呼吸系统：20%的患者出现发音困难，均为1级或2级。

3）心血管疾病：血压升高是最普遍的。病例为血压偏高或Ⅰ级高血压。Ⅰ级或Ⅱ级高血压可以发生在高达61%的患者。轻度高血压患者可以用降压药物治疗。更严重的病例或充分控制药物治疗控制不佳的病例可能需要减少剂量、中断和（或）永久中断。卡博替尼应用可增加静脉血栓和动脉血栓栓塞事件的风险，分别为6%和2%。以下情况建议永久停用：发生与治疗相关的急性心肌梗死或其他严重血栓栓塞并发症的患者；治疗4周后QTc间期增加10～15毫秒，不伴有波形形态学改变或出现新的节律，未观察到QTc间期>500毫秒。

4）代谢电解质紊乱，包括低钙血症、低钠血症、低钾血症和低磷血症是常见的。在12%的患者中观察到3度或更高的低钙血症。

5）肝AST、ALT、ALP和总胆红素升高是常见的，罕见3级或以上增高。

6）神经系统学：味觉障碍和头痛是常见的。周围神经病变是偶见的。虽然RPLS罕见（在临床试验中报道有一个患者发生），但当患者呈现癫痫发作、头痛、视觉障碍、混乱或精神状态改变，需警惕RPLS，并用MRI进行评估诊断。如果确诊，建议长期停用卡博替尼。

7）泌尿生殖系统：肾病性蛋白尿与肾病综合征可能会发生。建议定期监测尿蛋白。对于发展为肾病综合征的患者，永久停药是值得的。

8）肌肉骨骼和结缔组织：肌肉骨骼胸痛、关节痛和肌肉痉挛是偶见的。颌骨坏死（ONJ）可发生并表现为下颌疼痛、骨髓炎、骨炎、骨侵蚀、牙齿或牙周感染、牙龈溃疡或牙科手术后的糜烂或缓慢愈合。建议定期进行口腔检查。如果可能的话，手术应至少与药物治疗间隔28天。

9）精神科：9%的服用卡博替尼的患者中有1级或2级焦虑。服用安慰剂的患者为2%。

卡培他滨（capecitabine）

其他名称： 希罗达（Xeloda）。

作用机制： 卡培他滨是一种口服药，原药在细胞内转化成氟尿嘧啶。氟尿嘧啶转化成具有活性的核苷酸——5-氟-2-脱氧尿嘧啶单磷酸盐，抑制胸苷酸合成酶，从而阻断 DNA 的合成。5-氟-2-脱氧尿嘧啶单磷酸盐的三磷酸根也可能被错误地结合于 RNA，从而干扰 RNA 及蛋白质的合成。

主要适应证

（1）对含多柔比星或紫杉醇化疗方案产生耐受性的转移性乳腺癌。也用于对蒽环类化疗禁忌的患者。

（2）结直肠癌（辅助化疗或转移癌化疗）、小肠癌，胃癌、胰腺癌及胆道肿瘤。

常用剂量及方案： 一般饮水口服，每日 2 次（每 12 小时用药 1 次），进食后 30 分钟服药。常需要减少剂量，可减少每日使用的剂量，也可减少连续使用的天数，或者两者同时进行。

（1）单药使用时，$1000\sim1250mg/m^2$，口服，每日 2 次，连用 2 周，休息 1 周后重复，即每 3 周为 1 个周期。

（2）与其他药物联用时，$850\sim1250mg/m^2$，口服，每日 2 次，连用 2 周，休息 1 周后重复，即每 3 周为 1 个周期。

（3）放射治疗期，$800mg/m^2$，口服，每日 2 次，每周连用 5 天，作为放射增敏剂与放射治疗同步用药。

注意事项： 用药前已开始用抗凝剂的患者可能出现凝血酶原时间（PT）延长及国际标准化比值（INR）增加。因此，用卡培他滨治疗的患者应该经常监测 PT/INR。中度肾功能损伤患者（CCr 为 $30\sim50ml/min$）需要减量 25%。可能出现严重腹泻，需补充液体及电解质。80 岁以上患者不良反应的发生率及严重程度均会增加。如果出现严重不良反应或反复出现不良反应，需要中断治疗，之后减量用药。苯妥英水平可能升高，需定期监测。

不良反应

（1）骨髓抑制：常见，但是单药使用时常表现为以轻度或中度贫血为主的骨髓抑制。联合使用时中性粒细胞减少常见，并可能出现中性粒细胞减少性发热。

（2）恶心、呕吐及其他胃肠道反应：恶心（45%）和呕吐（35%）均常见，但不严重。腹泻常见（55%），其中可能威胁生命的严重腹泻发生率约 15%。胃肠道动力紊乱，包括肠梗阻、坏死性肠炎都有报道。腹痛偶见至常见（26%）。胆红素升高常见（48%），但仅偶见由此引起严重或致命性的结果。

（3）皮肤黏膜反应：手足综合征常见（54%），反应可能严重。皮炎、口腔黏膜炎也常见（27%），重度少见。偶见发生眼刺激感或流泪增加。

（4）其他

1）乏力：常见。

2）感觉异常：偶见。

3）发热：偶见。

4）头痛、头晕：偶见。

5）心脏毒性：合用任何氟尿嘧啶类药物时，都可能出现心脏毒性。

卡铂（carboplatin）

其他名称：伯尔定（Paraplatin），CBDCA。

作用机制：与 DNA 产生共价结合。

主要适应证：卵巢癌、子宫内膜癌、乳腺癌、膀胱癌、肺癌及顺铂适应证的其他癌症。

常用剂量及方案：一般按 AUC 计算用药剂量。

（1）一般按 AUC 为 4～6 计算剂量：根据既往治疗及联合化疗用药选择 AUC 值。用药剂量（mg）=（计划选择 AUC 计算值）×[（肌酐清除率）+25]。静脉注射，持续 15～60 分钟以上，每 4 周重复。

（2）高剂量用药 1600mg/m²，分几天给药，之后进行干细胞解救治疗（即骨髓移植）。

注意事项：肾毒性低于顺铂，因此不必进行水化治疗或利尿。如果不用 AUC 计算药物剂量，可以按肌酐清除率 49～59ml/min，剂量减至 250mg/m²，肌酐清除率 16～40ml/min，剂量减至 200mg/m²。

有报道称在卡铂给药数分钟内出现类过敏反应。在药物耐受数月后仍可能出现输液反应，可给予肾上腺素、糖皮质激素、抗组胺药物治疗，出现低血压时可补液。皮试可能对预防过敏反应发生有效。

不良反应

（1）骨髓抑制：常见贫血、粒细胞减少、血小板减少，为剂量限制性不良反应。可能需要输红细胞或红细胞生成素治疗。血小板减少可能为迟发性（第 18～28 天）。

（2）恶心、呕吐及其他胃肠道反应：恶心、呕吐常见；但卡铂的呕吐反应发生率（65%）及严重程度都低于顺铂，联合止吐治疗可以控制呕吐。肝功能异常常见。胃肠疼痛偶见。

（3）皮肤黏膜反应：脱发常见，黏膜炎罕见。

（4）免疫反应和输液反应：输液反应偶见，但可能是严重的。其表现可能包括皮疹、荨麻疹、支气管痉挛和低血压（罕见）。脱敏后可继续卡铂治疗，但应在密切观察下进行（见注意事项）。

（5）其他反应

1）外周性神经毒性或中枢神经毒性：少见。

2）心血管系统反应（心力衰竭、栓塞、脑血管意外）：少见。

3）溶血性尿毒症综合征：罕见。

4）肾小管功能异常：血肌酐及血尿素氮升高偶见，电解质丢失增加，钠、钾、钙、镁减少更常见。

卡菲佐米（carfilzomib）

其他名称：Kyprolis。

作用机制：不可逆地与含有 20S 蛋白酶体活性位点的 N 端苏氨酸结合，26S 蛋白酶体中的蛋白质水解核心颗粒介导泛素化蛋白降解，并在细胞内蛋白调节和随后的细胞信号转导和细胞稳态中起重要作用。

主要适应证

（1）多发性骨髓瘤合并来那度胺和地塞米松应用于先前已经接受了 1～3 种治疗的患者。

（2）多发性骨髓瘤在接受包括免疫调节剂和硼替佐米的至少两种先前治疗之后，并在最后一次治疗完成后 60 天或 60 天内显示疾病进展的患者。

常用剂量及方案

（1）循环 1：每 28 天循环，第 1 天、第 2 天、第 8 天、第 9 天、第 15 天和第 16 天，静脉注射 $20mg/m^2$（最大体表面积为 $2.2/m^2$），持续 2～10 分钟。

（2）如果可以耐受，则剂量应从第 1 个周期的第 8 天开始，并在次序周期期间增加到目标剂量 $27mg/m^2$（最大体表面积为 $2.2/m^2$）。

在每个剂量之前和之后水合，以降低肾衰竭和肿瘤溶解综合征的风险。在所有第 1 周期剂量之前，在剂量增加的第

1 个周期中，以及如果输液反应发生或重新出现，预先使用地塞米松。

当体重变化等于或小于20%时，不需要进行剂量调整。

特殊预防措施

（1）在基线肝损害患者中没有确定安全剂量。

（2）如果给孕妇服用会造成胎儿伤害。

（3）观察到心搏骤停、心源性休克、充血性心力衰竭、肺水肿、肺动脉高压和致命性肝衰竭的病例。也观察到过敏反应。考虑阿昔洛韦400mg，每天2次可预防带状疱疹。肿瘤溶解综合征很少发生，特别是在肿瘤负担高的患者中。

不良反应

（1）骨髓抑制和其他血液学效应：贫血、中性粒细胞减少、淋巴细胞减少是常见的，偶尔严重。血小板减少症在10%的患者中是常见的，可以是4级。上呼吸道细菌感染是常见的，但大多是轻微的。肺炎是偶见的，很少致命。

（2）恶心、呕吐和其他胃肠道反应：恶心、呕吐、腹泻和便秘很常见，很少有严重的。

（3）皮肤黏膜效应：没有报道。

（4）免疫反应和输液反应：输液反应以全身症状为特征，包括发热、寒战、关节痛、肌痛、脸红、面部水肿、呕吐、虚弱、气短、低血压、晕厥、胸闷或心绞痛。这些反应可在给药后立即发生或持续24小时。在每次治疗之前给予地塞米松，以减少反应的发生率和严重程度。带状疱疹的复活并不常见，但应考虑抗病毒预防。

（5）其他反应

1）全身反应：疲劳、周围水肿和发热是常见的。寒战和厌食是偶见的。

2）呼吸系统：2%的患者报告有肺动脉高压（3级或以上，小于1%）。呼吸困难是常见的，很少严重或致命。咳嗽是常见的。

3）心血管疾病：7%的患者报告有心力衰竭事件（充血性心力衰竭、肺水肿和射血分数降低）。纽约心脏协会分级为Ⅲ级或Ⅳ级的心力衰竭患者、过去6个月的心肌梗死和药物未能控制的传导异常患者被排除在临床试验之外。这些患者可能有更大的心脏并发症风险。高血压是偶见和罕见的严重不良反应。

4）代谢：低钠血症、低磷酸血症、高钙血症、高血糖、低钾血症和低镁血症是偶见的。

5）肝：AST/ALT 和（或）胆红素水平的升高是偶见的，可以推荐剂量调整或中断。

6）神经系统：周围感觉和运动神经病变发生在 14%的患者。3 级或 4 级毒性是罕见的。头晕是偶见的。头痛是常见的。

7）泌尿生殖系统：血肌酐升高是常见的。肾衰竭是偶见的。这些事件偶尔是严重的，很少危及生命。

8）肌肉骨骼和结缔组织：腰痛和关节痛是常见的。肌肉痉挛、胸壁疼痛、四肢疼痛是偶见的。

9）精神科：失眠是偶见的。

卡莫司汀（carmustine）

其他名称：双氯乙基亚硝脲（BCNU），BiCNU，卡莫司汀植入膜剂（Gliadel wafer，用于手术时植入治疗，该药物的多聚体薄膜可自行生物降解。植入后疏水基质释放饱和卡莫司汀）。

作用机制：卡莫司汀的代谢物通过烷基化作用及氨基甲酰化作用，干扰 DNA、RNA 和蛋白质的合成及功能。卡莫司汀为脂溶性，易透过血脑屏障。

主要适应证

（1）全身性治疗

1）脑瘤。

2）霍奇金淋巴瘤和非霍奇金淋巴瘤。

3）黑色素瘤。

（2）卡莫司汀植入体治疗：多形性胶质细胞瘤。

常用剂量及方案

（1）全身性治疗

1）$200\sim240mg/m^2$，静脉注射，持续 30～45 分钟，每 6～8 周一次，分 2～3 天以上给药。有建议限制累积用药量不超过 $1000mg/m^2$，以减少肺毒性和肾毒性。

2）剂量超过 $600mg/m^2$ 的大剂量用药需干细胞解救治疗（如骨髓移植或外周血干细胞移植）。

（2）卡莫司汀植入膜剂治疗：8 粒卡莫司汀植入膜剂，每粒含卡莫司汀 7.7mg，植入肿瘤切除术后的腔隙表面。

注意事项（全身治疗）：由于会出现延迟性骨髓抑制（3～

6 周），因此给药不能太频繁，常间隔 6 周以上。应在血小板和粒细胞计数恢复正常后再开始重复用药。两性霉素 B 可能会增加肾毒性、支气管痉挛、低血压等潜在毒性的发生。

不良反应

（1）全身性治疗

1）骨髓抑制及其他血液学反应：延迟性、双相性反应，最低值出现于化疗后 3～6 周；可能出现剂量蓄积反应。恢复可能延缓至数月。大剂量化疗需要给予干细胞解救治疗。

2）恶心、呕吐及其他胃肠道反应：常见，于治疗开始后 2 小时出现，持续 4～6 小时。

3）皮肤黏膜反应

A. 面部潮红、静脉注射部位潮热感：可能因本药含乙醇成分所致，快速注射时症状常见。

B. 意外接触药物时局部皮肤色素沉着，常见。

4）其他

A. 肝毒性：少见，但可能严重。

B. 肺纤维化：低剂量时少见，常见于剂量超过 $1000mg/m^2$ 时。

C. 第二原发性肿瘤：可能出现。

D. 肾毒性：剂量低于 $1000mg/m^2$ 时少见。

E. 大剂量用药时脑病、肝毒性、肺毒性常见，为剂量限制性因素。也可能出现肝静脉阻塞性病变（偶见）。

（2）卡莫司汀植入治疗：开颅手术不良反应以外的不良反应少见。颅内严重感染发生率为 4%，对照组安慰剂治疗发生率为 1%。对激素治疗无效的脑水肿发生率与对照组相似，可能出现伤口愈合不良。在植入治疗后数月还可能观察到残留基膜。

色瑞替尼（ceritinib）

其他名称：Zykadia。

作用机制：受体酪氨酸激酶抑制剂，包括 ALK、胰岛素样生长因子 1 受体（IGF-1R）、胰岛素受体（InsR）和 ROS1。其中，色瑞替尼对 ALK 最为活跃。色瑞替尼抑制 ALK 的自身磷酸化、ALK 介导的下游信号蛋白 STAT3 的磷酸化及 ALK 依赖性癌细胞增殖。

主要适应证：本药适用于有间变性淋巴瘤激酶（ALK）阳性转移且对克唑替尼进展或不能耐受的非小细胞肺癌。

常用剂量及方案：750mg，口服一次，每天空腹一次（即饭后 2 小时内不要服用）。中度至重度肝损伤患者尚未确定推荐剂量。漏诊剂量可在下一个预定剂量前 12 小时服用。在肝功能不全、肺炎和间质性肺病（ILD）、QTc 延长和心动过缓时，色瑞替尼应用需要剂量改变、中断和（或）永久停药。

注意事项

（1）应避免合用强 CYP3A 抑制剂。如果必须使用强 CYP3A 抑制剂，那么将剂量减少大约 1/3，推荐使用 150mg 剂量强度。当停止强 CYP3A 抑制剂后，以启动强 CYP3A4 抑制剂之前服用的剂量恢复治疗。

（2）孕妇用药。色瑞替尼会引起胎儿损伤。

（3）已观察到严重/致死性 ILD/肺炎病例。

不良反应

（1）骨髓抑制和其他血液学效应：贫血是常见的，偶尔严重。

（2）恶心、呕吐和其他胃肠道反应：腹泻、恶心、呕吐、便秘、腹痛和食管疾病是常见的，偶见严重患者，需要剂量中断或调整。

（3）皮肤黏膜效应：皮疹是常见的但很少严重。

（4）免疫反应和输液反应：不常见。

（5）其他反应

1）疲劳是常见的，有时是严重的。食欲减退是常见的。

2）呼吸系统：已报告 4%的患者有 ILD 或肺炎，严重者为 3%。在诊断为任何级别的治疗相关的肺炎时，建议永久停用。

3）心血管疾病：QTc 间期延长异常发生，且呈浓度依赖性。对于充血性心力衰竭、缓慢性心律失常、电解质异常或正在服用已知延长 QTc 间期的药物的患者，推荐使用心电图（ECG）进行定期监测。在至少两个独立的心电图上，QTc 间期大于 500 毫秒时，治疗应中断。对于 QTc 间期大于或等于 481 毫秒的患者，若 QTc 间期恢复至 481 毫秒以内或至基线值时，可恢复用药。恢复时应减少剂量。对于 QTc 间期延长合并尖端扭转或多形性室性心动过速或严重心律失常体征或症状的患者，建议永久停药。心动过缓是罕见的。对于不危及生命的症状性心动过缓，在恢复到无症状性心动过缓或心率为 60 次/分或更高时停止治疗，评估伴随药物的使用并调整剂量。如果未发现有任何伴随用药，则指示永久停止治疗威胁生命的心动过缓；然而，如果伴随已知引起心动过缓或低血压的药物，则停止使用色瑞替尼直到恢复到无症状心动过缓或听到声音。心率为 60 次/分或更高，如果可以调整或停止伴随用药，在恢复到无症状心动过缓或心率为 60 次/分或更高时，以降低的剂量恢复，并经常监测。

4）ALT/AST 和（或）胆红素水平升高是常见的，在需要剂量中断或修改的患者中，高达 27% 的患者会严重升高。如临床所示，建议每月定期监测肝功能。

5）神经系统学：神经病变综合征（包括感觉异常、肌肉无力、步态障碍、周围神经病变、感觉减退、周围感觉神经病变、感觉异常、神经痛、周围运动神经病变、低张或多发性神经病变）可发生在多达 17% 的患者中。

6）内分泌系统：高血糖是常见的，偶尔是严重的。低磷血症和脂肪酶水平升高是常见的。偶尔严重。

7）泌尿生殖系统：肌酐水平升高常见，但异常严重的罕见。

8）视力障碍：9% 的患者可出现眼视力障碍（包括视力损害、视物模糊、光敏、调节障碍、老花眼或视力下降）。

西妥昔单抗（cetuximab）

其他名称： 抗表皮生长因子受体（EGFR）抗体，C225，爱必妥（Erbitux）。

作用机制： EGFR 抗体阻断配体结合部位，抑制细胞增殖。通常认为 EGFR 受体过度表达的肿瘤可能最有效，但其疗效与 EGFR 受体阳性细胞的比例或 EGFR 表达的强度间关系不大。

主要适应证

（1）头颈部癌，与放疗联用或者用于铂类药物治疗失败后。

（2）含奥沙利铂或伊立替康化疗方案治疗失败后的 *KRAS* 野生型结肠癌，常与伊立替康联合使用。

（3）EGFR 有扩增的肺癌。

常用剂量及方案： 第 1 次，$400mg/m^2$ 负荷剂量，静脉滴注 2 小时以上。随后维持用药剂量为 $250mg/m^2$，静脉滴注 1 小时，每周 1 次。可与其他抗癌药联合使用。

注意事项： 输液反应发生率为 3%，部分为致死性的，因此，推荐在注射西妥昔单抗后 1 小时内密切观察，约 2% 的西妥昔单抗联用放疗患者发生了心搏骤停和猝死，10%～15% 的患者会发生严重的低镁血症，所有患者在西妥昔单抗维持治疗期间（8周）应监测血镁浓度。

用西妥昔单抗的转移性结肠癌患者需行 KRAS 突变的检测。如果检测出 KRAS 的 12、13 位点突变，则不能使用西妥昔单抗，因为患者可能不能获益。

不良反应

（1）骨髓抑制或其他血液学不良反应：白细胞计数减少和贫血偶见。

（2）恶心、呕吐及其他胃肠道反应：厌食、恶心、呕吐、腹泻、便秘偶见。腹痛常见。

（3）皮肤黏膜反应：痤疮样红疹常见（76%）。单用时口腔黏膜炎偶见，与放疗联用时普遍发生。与放疗联用时，可能发生严重的反射性皮炎。

（4）其他

1）乏力常见。头痛和背痛偶见。

2）体重减少、外周水肿及脱水偶见。

3）过敏性或高敏感性输液反应、发热、寒战或呼吸困难偶见至常见（约20%），但可能严重。

4）人类抗嵌合型抗体（human antichimeric antibody，HACA）反应：少见。

5）电解质丢失，尤其是低镁血症常见。偶见严重低镁血症。

苯丁酸氮芥（chlorambucil）

其他名称：瘤可宁（Leukeran）。

作用机制：经典的烷化剂，主要作用于 DNA 前体。

主要适应证

（1）慢性淋巴细胞白血病。

（2）低度恶性非霍奇金淋巴瘤。

常用剂量及方案

（1）3～4mg/m²，口服，每天1次直至显效或血细胞计数减少时，之后，如果需要用药，可改为维持用药，1～2mg/m²，每天1次。

（2）30mg/m²，口服，每2周1次（或合用泼尼松80mg/m²，口服，第1～5天）。

注意事项：用药前曾用巴比妥酸盐，可能增加不良反应的发生。

不良反应

（1）骨髓抑制或其他血液学毒性：剂量限制性不良反应，可能为延迟性反应。

（2）恶心、呕吐及其他胃肠道反应：大剂量时可能出现，但少见。

（3）皮肤黏膜反应：皮疹少见。

（4）其他

1）肝功能异常：罕见。

2）第二原发肿瘤：可能发生。

3）闭经、精子活力缺乏症：常见。

4）药物性发热：少见。

5）肺纤维化：罕见。

6）中枢神经系统毒性：包括癫痫发作和昏迷，可能见于大剂量（$>100\text{mg/m}^2$）治疗时。

顺铂（cisplatin）

其他名称：顺苷二氯二氨铂，DDP，CDDP，Platinol。

作用机制：类似烷化剂作用，结合 DNA 链，与 DNA 链形成交叉链。

主要适应证：常与其他细胞毒性药物联合用药。

（1）睾丸癌、卵巢癌、子宫内膜癌、宫颈癌、膀胱癌、头颈部癌、胃肠癌、肺癌。

（2）软组织肉瘤及骨肉瘤。

（3）非霍奇金淋巴瘤。

常用剂量及方案

（1）$40\sim120\text{mg/m}^2$，静脉滴注，第 1 天，每 3 周重复。

（2）$15\sim20\text{mg/m}^2$，静脉滴注，第 1～5 天，每 3～4 周重复。

（3）$30\sim50\text{mg/m}^2$，静脉滴注，第 1 天，第 8 天，每 4 周重复（与其他药物联用时）。

注意事项：如果血清肌酐水平值高于 15mg/ml 时，禁用顺铂。如果不给予强效利尿剂，尤其是顺铂用药剂量高（$>40\text{mg/m}^2$）时，同时还用其他肾毒性药物，如氨基糖苷类药物时，则可能出现不可逆的肾小管损伤。使用高剂量顺铂时，必须给予甘露醇或呋塞米利尿及加强水化治疗。

（1）顺铂用量达到 80mg/m²，无心血管疾病的患者水化方法如下所示。

1）排空膀胱，5%葡萄糖盐水，含氯化钾 20mmol/L，硫酸镁（MgSO₄）8mmol/L，静脉注射 500ml/h，总量 1.5～2.0L。

2）上述用药后 1 小时，甘露醇 12.5g，静脉注射。

3）之后，立即给予顺铂（加入生理盐水中，浓度为 1mg/ml），经手臂静脉持续滴注，同时给予水化治疗。

4）水化期如果要让尿量保持在 250ml/h，可以再给予甘露醇 12.5～50g，静脉注射。如果患者尿量比输入量低 1L 以上或出现充血性心力衰竭的症状或体征，可给予呋塞米 40mg。

（2）顺铂剂量超过 80mg/m² 时，建议给予更强的水化治疗。

1）排空膀胱，5%葡萄糖盐水，含氯化钾 20mmol/L，硫酸镁 8mmol/L，静脉注射 500ml/h，总量 2.5～3.0L。

2）上述用药后 1 小时，甘露醇 25g，静脉注射。

3）继续水化治疗。

4）在水化治疗 2 小时后，如果尿量至少达到了 250ml/h，即可以开始应用顺铂（加入生理盐水 1mg/ml），经手臂静脉持续滴注 1～2 小时［1mg/（m²·min）］，同时给予持续水化治疗。

5）在水化治疗期间，如果要让尿量维持在 250ml/h，可再给予甘露醇 12.5～50g，静脉注射。如果尿量比输入量少 1L 以上或出现充血性心力衰竭的症状或体征时，可给予呋塞米 40mg。

（3）心血管功能异常（排血量<45%），可给予较弱的水化治疗。限制顺铂的用药剂量（如<60mg/m²）或改用卡铂。

不良反应

（1）骨髓不良反应：轻度至中度，其程度取决于顺铂的用药剂量。由于其相对低的骨髓抑制作用，可以允许使用足剂量，同时联合使用具有较强骨髓毒性作用的药物。贫血常见，可能有溶血作用。贫血时常给予红细胞生成素治疗。

（2）恶心、呕吐及其他胃肠道反应：常表现为开始用药 1 小时内出现严重的难治性呕吐，持续 8～12 小时。延迟性恶心、呕吐及其他胃肠道反应偶见。同时使用止吐治疗（见第 26 章），可减轻恶心、呕吐反应。

（3）皮肤黏膜反应：无。

（4）肾小管毒性：可能发生可逆或不可逆（偶见）急性肾不良反应，尤其易发生于未给予理想水化和利尿治疗的患者。

肾毒性抗生素可以增加急性肾衰竭的危险性。

（5）耳毒性：高频听力丧失常见，明显的听力丧失偶见，耳鸣少见。

（6）严重的电解质紊乱：电解质紊乱包括明显的低钠血症、低镁血症、低钙血症、低钾血症，可能发生于治疗后几天。

（7）过敏反应：可能发生于几次用药后，肾上腺素、抗组胺及糖皮质激素治疗有效。

（8）其他反应

1）外周性神经不良反应：累积剂量超过 300mg/m^2 时，临床常出现神经不良反应的明显症状和体征。

2）高尿酸血症少见，常发生于肾衰竭时。

3）症状性直立性低血压：偶见。

克拉屈滨（cladribine）

其他名称：2-氯脱氧腺苷，克拉立平（leustatin）。

作用机制：本药是脱氧腺苷类似物，对淋巴细胞有高度特异性。产生对抗腺苷脱氨酶的作用。在细胞内以三磷酸盐的形式蓄积，与 DNA 结合，抑制 DNA 修复酶及 RNA 的合成。也可导致烟酰胺腺嘌呤二核苷酸磷酸的耗竭。

主要适应证：毛细胞白血病、慢性淋巴细胞白血病、瓦氏（Waldenstrom）巨球蛋白血症及其他淋巴细胞类肿瘤。

常用剂量及方案

（1）0.09mg/kg（3.33mg/m^2）静脉持续注射，每天 1 次，连用 7 天。

（2）0.14mg/kg（5.2mg/m^2）2 小时静脉注射，每天 1 次，连用 5 天。

（3）0.14mg/kg（5.2mg/m^2）皮下注射，每天 1 次，连用5 天。

（4）0.12mg/kg 持续静脉注射，与环磷酰胺 250mg/m^2 联合使用，每天 1 次，连用 3 天，28 天重复，共 6 个疗程[用于 TP53（17p13）基因缺失的慢性淋巴细胞白血病]。

注意事项：每天给予别嘌醇 300mg，以预防高尿酸血症。偶见条件致病菌感染，应密切观察。

不良反应

（1）骨髓抑制：中性粒细胞减少常见。粒细胞减少和血小板减少可能延长至 1 年以上。严重感染常见。CD4 和 CD8 细胞数减少常见，常可持续1年。可能发生条件致病菌感染，如疱疹、真菌和肺孢子虫等感染，应密切观察。可采用一些常规预防措施，如阿昔洛韦（无环鸟苷）400mg，每天2次。或甲氧苄啶-磺胺甲噁唑复合制剂每日两次，每周2~3次。自身免疫性贫血或免疫性血小板减少性紫癜偶见，纯红细胞障碍罕见。

（2）恶心、呕吐及其他胃肠道反应：轻度恶心及食欲减退常见，未见呕吐反应。轻度可逆性肝功能指标升高可能发生。

（3）皮肤黏膜反应：皮疹常见。注射部位反应偶见。

（4）其他反应

1）发热：常见。可能由肿瘤细胞释放致热源所致。

2）乏力：常见；头痛、头晕、失眠、肌肉疼痛、关节疼痛：偶见。

3）水肿、心悸：偶见。

4）咳嗽、气短、呼吸音异常：偶见。

氟法拉滨（clofarabine）

其他名称：Clolarex。

作用机制：氟法拉滨是一种核苷类似物（一种腺嘌呤衍生物），它是核苷酸还原酶的强力抑制剂，它还能抑制DNA聚合酶及DNA的合成。与阿糖胞苷同时使用时胞内阿糖胞苷三磷酸增加。

主要适应证

（1）其他治疗耐药或失败的急性淋巴细胞白血病儿童患者（1~21岁）。

（2）成人急性淋巴细胞白血病或急性髓细胞性白血病患者。

常用剂量及方案

（1）52mg/m²，静脉注射2小时以上，每日1次，连续5天；2~6周重复。

（2）在成人AML患者中，40mg/m²，静脉注射1小时以上（第2~6天），随后予阿糖胞苷1g/m²，静脉注射2小时以上（第1~5天）。

（3）在伴有不良预后因素的老年AML患者中，30mg/m²，静脉注射1小时以上，持续5天。对于再诱导（第29天）或者巩固化疗（在恢复阶段），剂量减至20mg/m²，持续5天（最多6个周期。）

注意事项：使用过程中可能出现毛细血管渗漏综合征或全身炎症反应综合征（SIRS）。

不良反应

（1）骨髓抑制及其他血液学毒性：全血减少常见。中性粒细胞减少性发热及明确的感染常见。

（2）恶心、呕吐及其他胃肠道反应：恶心、呕吐、腹泻及腹痛常见。氨基转移酶升高常见且可能严重（3～4级）。厌食常见。

（3）皮肤黏膜反应：非特异性皮炎及瘙痒常见。手足综合征偶见。

（4）其他

1）关节痛和背痛偶见。

2）肌酐升高少见至偶见。

3）乏力常见。嗜睡偶见。

4）面部潮红及低血压偶见至常见。左室功能不全偶见至常见。

柯比美替尼（cobimetinib）

其他名称：Cotellic。

作用机制：丝裂原激活的细胞外信号调节激酶1（MEK1）和MEK2激活的可逆抑制剂，以及MEK1和MEK2激酶活性的可逆抑制剂。联合使用BRAF抑制剂vemurafenib，与单独使用两种药物相比，BRAF V600突变阳性黑色素瘤细胞的生长抑制更大、更长。柯比美替尼还阻止了vemurafenib介导的野生型BRAF肿瘤细胞的生长增强。

主要适应证：联合维莫拉尼治疗BRAF V600E或BRAF V600K突变阳性的不能切除或转移性黑色素瘤。

常用剂量及方案：60mg，口服一次，1～21天，每28天为1个周期，直到疾病进展或无法忍受的毒性。应避免与强CYP3A诱导剂和（或）抑制剂一起使用。如果同时短期（14天或更少）使用中度CYP3A抑制剂，包括某些抗生素（如红霉素、环丙沙星）是不可避免的，那么将柯比美替尼剂量减少到20mg。然而，对于中度至重度肝损伤患者及重度肾损伤患者[GFR小于30ml/（min·1.73m^2）]尚未建立适当的剂量。对于轻度肝功能损害（正常总胆红素和AST高于ULN，或任何AST和总胆红素至ULN的1.0～1.5倍）或轻度到中度肾功能损害的患者，不建议调整剂量。

特殊预防措施

（1）柯比美替尼是致畸的，如果给孕妇服用会造成胎儿伤害。它也会损害男性的生育能力。

（2）偶尔有出血病例，但异常严重。脑出血少见。

不良反应

（1）骨髓抑制和其他血液学效应：贫血、淋巴细胞减少和血小板减少是常见的，但除了偶尔严重的淋巴细胞减少外，其严重程度并不常见。

（2）恶心、呕吐和其他胃肠道反应：腹泻、恶心和呕吐是常见的。口腔炎是偶见的。

（3）皮肤黏膜效应：中度至重度皮疹可能偶尔发生，并可能导致住院。光敏性是常见的，但异常严重。患者应避免日晒，穿防护服，在户外使用广谱 UVA/UVB 防晒霜和唇膏（SPF≥30）。痤疮样皮炎常见，且异常严重。

（4）免疫反应和输液反应：不常见。

（5）其他反应

1）全身反应：发热是常见的，寒战是偶见的。

2）心血管：心肌病，定义为心力衰竭、左心室功能障碍或左室射血分数降低，可能发生。推荐超声心动图或 MUGA 扫描评价左室射血分数。开始治疗 1 个月后，每 2～3 个月推荐使用任何一种模式进行监测。治疗时。值得注意的是，在基线 LVEF 低于正常下限（LLN）或低于 50%的患者中还未确立柯比美替尼的安全性。15%的患者出现高血压，4%的患者为 3 级以上。

3）眼科的严重视网膜病变的发生率为 26%，视网膜静脉阻塞很少见。定期眼科检查是必要的。模糊的视觉是偶见的。

4）肌肉骨骼和结缔组织：横纹肌溶解症病例已在不到 5%的患者中被描述。

5）代谢：肌酐增加是普遍的，但异常严重。AST、ALT、碱性磷酸酶和肌酸激酶增高是常见的，偶尔也是严重的。低磷酸盐血症和低钠血症是常见的，偶尔严重。低白蛋白血症、高钾血症和低钾血症很常见，且异常严重。低钙血症是常见的，罕见严重。

6）继发恶性肿瘤。继发性皮肤恶性肿瘤或癌前疾病偶尔会发生。在最后一次给药后 6 个月之前，必须定期进行皮肤检查，并且这些病灶的局部治疗表明没有改变柯比美替尼的剂量。

克唑替尼（crizotinib）

其他名称： 赛可瑞（Xalkori）。

作用机制： 克唑替尼是一种酪氨酸激酶受体抑制剂，包括ALK、肝细胞生长因子受体（HGFR，c-Met）、RON。易位可促使 ALK 基因引起致癌融合蛋白的表达。ALK 融合蛋白形成可引起基因表达和信号的激活和失调，进而促使表达这些蛋白的肿瘤细胞增殖和存活。

适应证： FDA 批准的检测方法确定的间变性淋巴瘤激酶（ALK）阳性的局部非小细胞肺癌晚期患者。

常用剂量及方案： 每天口服 250mg，每日 2 次，与或不与食物同服。漏诊剂量可在下一次计划剂量前 6 小时服用。每天维持 2 次疗程。避免使用强 CYP3A 抑制剂或诱导剂。应避免与葡萄柚或葡萄柚汁同服，它们也可能增加克唑替尼的血浆浓度。

注意事项： 孕妇服用克唑替尼可以给胎儿造成伤害。对于临床研究排除的肝功能损伤患者应慎重给药治疗，包括大于基线 AST 或 ALT 2.5 倍 ULN 的患者，以及总胆红素的含量大于基线 ULN 1.5 倍的患者。虽然对于轻度至中度肾损害患者不需要调整剂量，但是有关严重肾损害患者（CCr＜30ml/min）的起始剂量的数据仍缺乏。严重的，有时甚至致命的肺炎、QTc延长和肝毒性均可能发生，需警惕永久停药。

不良反应

（1）骨髓抑制和其他血液学反应：贫血、白细胞减少症和血小板减少可能发生，对于严重的（3 级或以上）反应，建议进行剂量调整或中断。治疗相关上呼吸道感染是罕见的。严重的危及生命的肺炎可发生在 1%～2%的患者。在排除其他潜在原因后，治疗相关的诊断成立，建议永久停用克唑替尼治疗。

（2）恶心、呕吐和其他胃肠道反应：恶心、呕吐、腹泻和便秘是常见的。偶尔有腹痛、食管炎、食管溃疡和吞咽困难。

（3）皮肤黏膜效应：口腔炎是偶见的。皮疹是偶见的。

（4）免疫反应和输液反应：ILD 和（或）肺炎发生在 2.9%的患者。一旦诊断，永久停药。

（5）其他反应

1）疲劳、食欲减退和外周水肿是常见的。发热是罕见的。

2）呼吸系统：呼吸困难和咳嗽是罕见的。

3）心血管疾病：报告显示5%的患者出现心动过缓，均为1级或2级。QTc延长是不常见的。对于已知或服用延长QTc的药物因素的患者，推荐心电监测或长程心电图检查。对4级毒性的患者应永久停止使用，对于出现3级毒性的患者则建议中断治疗，直到恢复到小于或等于1级后按减少剂量级给药。先天性长QT综合征患者应该避免使用该药物。

4）肝脏：ALT和（或）AST的升高是偶见和罕见严重的。肝功能检查应每月监测一次。如果发现肝毒性发展，治疗或更频繁。

5）神经系统：头晕是常见的。头痛是罕见的，味觉障碍偶见。外周运动和感觉神经病偶见多为1级或2级。

6）泌尿生殖道：复杂性肾囊肿发生率为1%，但无肾损害。

7）眼科：包括视觉障碍、视物模糊、视幻觉、玻璃体浮游生物、畏光症和复视。报告显示：62%的患者出现视觉障碍。然而，未出现3级或更严重的反应。

8）肌肉骨骼和结缔组织：关节痛是罕见的。

9）精神科：失眠是罕见的。

环磷酰胺（cyclophosphamide）

其他名称： CTX，Cytoxan，Neosar。

作用机制： 环磷酰胺经肝脏微粒体酶作用，产生具有烷化剂活性的代谢物。环磷酰胺主要作用于DNA。

主要适应证

（1）乳腺癌、肺癌、卵巢癌、睾丸癌、膀胱癌。

（2）骨和软组织肉瘤。

（3）霍奇金淋巴瘤和非霍奇金淋巴瘤。

（4）急性和慢性淋巴细胞白血病。

（5）瓦氏巨球蛋白血症。

（6）儿童神经细胞瘤和肾母细胞瘤。

（7）恶性滋养细胞肿瘤。

（8）多发性骨髓瘤。

常用剂量及方案

（1）1000～1500mg/m^2，静脉注射，每3～4周重复。

（2）400mg/m^2，口服，第 1～5 天，每 3～4 周重复。

（3）60～120mg/m^2，口服，每天一次。

（4）大剂量用药方案（4～7g/m^2，分 4 天以上给药），尚处在研究中，仅在给予某种干细胞解救治疗（如骨髓移植）和膀胱保护剂（美司钠）的情况下用药。

注意事项：上午给药，保证摄入足够水量，排空膀胱以减少药物毒性作用所致的膀胱炎。

不良反应

（1）骨髓抑制：剂量限制性不良反应。血小板计数减少症相对较少发生。骨髓抑制达最低状态出现于静脉用药后 10～14 天，用药后 21 天恢复。

（2）恶心、呕吐及其他胃肠道反应：大剂量用药时较常出现恶心、呕吐，口服用药后较少发生。恶心、呕吐常于用药后数小时开始出现，常可持续几天。

（3）皮肤黏膜反应：可逆性脱发常见，常开始于用药后 2～3 周。皮肤、指甲可能变黑。黏膜炎少见。

（4）膀胱毒性：出血性及非出血性膀胱炎发生率为 5%～10%。停用药后，该反应为可逆性病变，但也可能呈持续性，导致纤维化或死亡。水摄入充足及早上给药可减少膀胱炎的发生率。美司钠可预防膀胱炎的发生。

（5）其他

1）免疫抑制：常见。

2）闭经和精子缺乏症：常见。

3）抗利尿激素的抑制：见于大剂量用药时。

4）间质性肺纤维化：罕见。

5）第二原发肿瘤：可能出现。

6）急性和潜在致命性心脏毒性：发生于大剂量用药时。心脏不良反应包括心包积液、充血性心力衰竭、心电图电压降低、伴心内膜损伤及出血性坏死的心脏毛细血管纤维蛋白微血栓形成。

阿糖胞苷（cytarabine）

其他名称：胞嘧啶阿拉伯糖苷（cytosine arabinoside），ara-C，Cytosar-U，阿糖胞苷脂质体（cytarabine liposomal，DepoCyt）仅用于鞘内注射。

作用机制：嘧啶类抗代谢作用。当阿糖胞苷核苷三磷酸被磷酸化时，可竞争性抑制 DNA 多聚酶。

主要适应证

（1）急性非淋巴细胞白血病。

（2）脑膜淋巴瘤或脑膜白血病。

常用剂量及方案

（1）诱导治疗：$100mg/m^2$，每天静脉持续注射，连续 5～7 天（与其他化疗药联合治疗）。

（2）维持治疗：$100mg/m^2$，皮下注射，每 12 小时一次，连用 4～5 天，每 4 周重复（与其他化疗药联合化疗）。

（3）鞘内注射

1）阿糖胞苷 40～$50mg/m^2$，用等渗液稀释后用药，每 4 天一次。

2）阿糖胞苷脂质体 50mg，鞘内注射，每 14～28 天重复。

（4）大剂量

1）诱导治疗：2.0～$3.0g/m^2$，静脉滴注 1～2 小时，每 12 小时一次，最多连用 12 次。

2）维持治疗：$3.0g/m^2$，静脉滴注 3 小时，每 12 小时一次，第 1 天、第 3 天和第 5 天用药。

注意事项：无标准用药剂量。大剂量用药，滴注 1～3 小时。延长滴注用药时间会增加不良反应。肌酐清除率降低的患者出现中枢神经系统不良反应的危险性增加。阿糖胞苷脂质体仅用于鞘内注射。

不良反应（标准剂量用药时）

（1）骨髓抑制：可发生剂量限制性白细胞减少及血小板减少，最低值出现于用药结束后 7～10 天，2 周后恢复，恢复情况取决于骨髓抑制的程度。巨噬细胞减少少见。

（2）恶心、呕吐及其他胃肠道反应：常见。静脉注射或快速滴注时尤易发生。

（3）皮肤黏膜反应：口腔炎偶见。

（4）其他

1）流感样综合征：出现发热、关节疼痛、皮疹等偶见。

2）暂时性轻度肝功能异常：偶见。

不良反应（大剂量用药时）

（1）骨髓抑制：很常见。

（2）恶心、呕吐及其他胃肠道反应：恶心、呕吐、腹泻常见。

（3）皮肤黏膜反应：黏膜炎偶见至常见。角膜结膜炎常见，在部分患者中，糖皮质激素滴眼液可能改善或减轻这个反应。

（4）神经不良反应：小脑不良反应常见，尤其在老年人，但一般是轻度可逆反应。偶尔可见严重和持续性甚至致命性神经不良反应。

（5）肝脏毒性和胆汁淤积性黄疸：少见。

达拉非尼（dabrafenib）

其他名称：Tafinlar.

作用机制：本品是在一些黑色素瘤细胞及其他激酶中可见的 BRAF 激酶 V600 突变的抑制剂。通过该机制，它抑制依赖于 BRAF 蛋白的组成激活的肿瘤细胞增殖，BRAF 蛋白是由 BRAF 基因突变引起的。联合使用 MEK 抑制剂曲美替尼，与单独使用两种药物相比，BRAF V600 突变阳性黑色素瘤细胞的生长抑制更大、更长。

主要适应证

（1）作为 BRAF V600E 突变阳性的不能切除或转移性黑色素瘤的单一药物。

（2）联合曲美替尼治疗 BRAF V600E 或 BRAF V600K 突变阳性的不能切除或转移性黑色素瘤。

常用剂量及方案

（1）150mg，口服 2 次，12 小时 1 次，作为单剂。

（2）150mg，口服，每日 2 次，间隔 12 小时。联合曲美替尼口服，2mg，每日一次。

饭前 1 小时或饭后 2 小时服用。错过的剂量可以在下一次剂量前 6 小时服用，维持每天 2 次的给药方案。应避免与强 CYP3A4 诱导剂或抑制剂及强 CYP2C8 诱导剂或抑制剂同时使用。

特殊预防措施

（1）新的原发恶性肿瘤

1）皮肤恶性肿瘤：据报道，皮肤鳞状细胞癌（cuSCC）和角膜眦疣瘤的发病率增加（单独使用达拉非尼的患者为 19%，联合使用曲美替尼的患者为 7%），发病中位时间为 9 周。单独使用达拉非尼的患者中有 2% 报告新的原发性黑色素瘤，联合使用曲美替尼的患者中没有报告有新的原发性黑色素瘤。单用达拉非尼的患者中多达 9% 会发生新的基底细胞癌，联合使用曲美替尼的患者中多达 2%。皮肤科检查应在开始治疗之前进行，治疗时每 2 个月进行一次，停药后最长 6 个月 1 次。发展新的原发性皮肤恶性肿瘤的患者无需修改或中断达拉非尼治疗。

2）非皮肤恶性肿瘤：达拉非尼在暴露的 BRAF 野生型细胞中能引起矛盾，通过 RAS 激活 MAP 激酶信号通路并促进恶性肿瘤的生长和发展。药物胰腺癌、大肠癌、头颈癌和胶质母细胞瘤的病例曾经被报道。在这种情况下，达拉非尼被指示永久停用，而当使用联合用药时，没有必要对曲美替尼进行剂量修改。

（2）达拉非尼有致畸作用，如果给孕妇服用会造成胎儿伤害。它也会损害男性的生育能力。

不良反应

（1）骨髓抑制和其他血液学效应：病例鼻咽炎可发生在高达 10%的患者，其中大部分为 1 级或 2 级。溶血性贫血患者的潜在危险性葡萄糖-6-磷酸脱氢酶（G6PD）缺乏。当与曲美替尼联合使用时，偶尔会出现深静脉血栓和肺栓塞。当与曲美替尼一起使用时，出血是偶尔的；当用作单一制剂时，出血是不常见的。

（2）恶心、呕吐和其他胃肠道反应：便秘是偶见的。胰腺炎是偶见的。

（3）皮肤黏膜效应：皮疹、脱发、角化过度、掌跖红斑感觉障碍是常见的。皮肤乳头状瘤是偶见的。以大疱性皮疹为表现的过敏反应在不到 10%的患者中被描述。

（4）其他反应

1）全身反应：发热是常见的。在没有其他可识别原因（如感染）的情况下，多达 3.7%的患者会发生严重发热反应（定义为 3 级或以上或任何严重程度，伴有低血压、僵硬或寒战、脱水或肾衰竭）。剂量中断/减少或永久中断可根据反应的严重程度来指示。轻度病例可以用解热剂进行治疗。有时，可能需要预防性退热或皮质类固醇。

2）呼吸系统：咳嗽是偶见的。

3）心脏：与曲美替尼联合使用时偶见心肌病。治疗前、术后 1 个月和术后 2~3 个月评估 LVEF。

4）代谢高血糖是常见的，但 3 级或更高是罕见的。可能需要密切监测糖尿病患者的血糖并修改抗糖尿病药物的剂量。低钠血症是偶见的。低磷酸盐血症是常见的。

5）神经系统学：头痛是常见的。

6）泌尿生殖系统：间质性肾炎的病例在不到 10%的患者中被描述。

7）眼睛：与曲美替尼一起使用时，视网膜色素上皮脱离是不常见的。葡萄膜炎和虹膜炎是罕见的。治疗葡萄膜炎可能需要使用类固醇和散瞳滴眼液。

8）肌肉骨骼和结缔组织：关节痛是常见的。肌痛是偶见的。

达卡巴嗪（dacarbazine）

其他名称：甲氮咪胺，称 DIC，DTIC。

作用机制：不明确，可能通过烷化作用与功能大分子产生相互作用，抑制 DNA、RNA 和蛋白质的合成。

主要适应证

（1）黑色素瘤。

（2）所有软组织肉瘤。

（3）霍奇金淋巴瘤。

常用剂量及方案

（1）150～250mg/m^2，静脉注射或快速滴注，第 1～5 天用药，每 3～4 周重复。

（2）400～500mg/m^2，静脉注射或快速滴注，第 1 天和第 2 天用药，每 3～4 周重复。

（3）200mg/m^2，持续静脉滴注 96 小时。

注意事项

（1）注射用药时小心，避免漏出血管外而出现组织损伤。

（2）用 5%葡萄糖溶液 100～200ml 稀释，滴注 30 分钟以上，而不是迅速注射，可减少沿注射用药静脉血管的疼痛。冰敷也可减轻疼痛。

不良反应

（1）骨髓抑制：轻度至中度。这也是在与其他骨髓抑制药物联合用药时，允许达卡巴嗪全量用药的原因。

（2）恶心、呕吐及其他胃肠反应：常见，严重。分次于几天给药可减轻其反应。恶心、呕吐出现于用药 1～3 小时，持续 12 小时。

（3）皮肤黏膜反应

1）如果注射用药漏出血管外，可出现较严重的组织损伤。

2）脱发：少见。

3）红斑或荨麻疹样皮疹：少见。

（4）其他反应

1）流感样综合征：持续几日的发热、关节疼痛和麻疹样流感综合征少见。

2）肝脏毒性：少见。

放线菌素 D（dactinomycin）

其他名称： 更生霉素，act-D，放线菌素 D。

作用机制： 与 DNA 结合，抑制 DNA 依赖的 RNA 合成。抑制拓扑异构酶 II。

主要适应证

（1）滋养层细胞肿瘤。

（2）儿童肾母细胞瘤、横纹肌肉瘤、尤因肉瘤。

常用剂量及方案

（1）儿童：0.4～0.45mg/m^2（最大剂量 0.5mg），静脉注射，每天一次，连用 5 天，每 3～5 周重复。

（2）成人

1）0.4～0.45mg/m^2，静脉注射，第 1～5 天用药，每 2～3 周重复。

2）0.5mg，静脉注射，每天一次，连用 5 天，每 3～5 周重复。

注意事项

（1）手臂静脉注射用药时，缓慢推注，避免药物漏出静脉外而发生严重的软组织损伤。

（2）如果合并水痘、带状疱疹等感染时用药，可能出现严重的全身性疾病，有时甚至导致死亡。

不良反应

（1）骨髓抑制：可能严重，并成为剂量限制性因素。骨髓抑制出现于治疗 1 周内，可能在 21 天还未降至最低值。

（2）恶心、呕吐及其他胃肠道反应：严重呕吐常发生于用药后最初几小时内，持续 24 小时。

（3）皮肤黏膜反应：皮肤红斑、色素沉着、脱屑，曾接受放射治疗或同时接受放射治疗时常发生这些皮肤反应。口咽黏膜炎常见于曾接受放疗及同时放疗时。脱发少见。组织损伤，漏出血管时会发生较严重的组织坏死。

（4）其他反应

1）精神抑郁：罕见。

2）肝静脉栓塞病变：主要见于大剂量及短期给药方案，如单次用量 2.5mg/d 及 0.5mg/d，连用 5 天时。

达他单抗（daratumumab）

其他名称： 达扎莱克斯（Darzalex）。

作用机制： 人活化 IgG_1K 单克隆抗体通过与 CD38 分子结合，抑制表达 CD38 的肿瘤细胞生长，这一过程有两个机制：①通过 FC 介导的交联反应诱发细胞凋亡；②通过补体依赖的细胞毒（CDC）抗体依赖性细胞介导的细胞毒作用（ADCC），依赖抗体的吞噬作用（ADCP），介导肿瘤细胞溶解。

主要适应证： 患有多发性骨髓瘤的患者，他们接受了至少三线先前的治疗，包括蛋白酶体抑制剂（PI）和免疫调节剂，或者对 PI 和免疫调节剂具有双重耐药性。

常规剂量和时间： 按以下时间静脉滴注（16mg/kg）。

■ 每周一次，1~8 周。稀释 1000ml，速度为 50ml/h。如果患者不发生输液相关反应，则每小时可增加 50ml，最大速率为 200ml/h。

■ 每 2 周一次，9~24 周。稀释 500ml，速度为 50ml/h。如果患者不发生输液相关反应，则每小时可增加 50ml，最大速率为 200ml/h。

■ 每 4 周一次，从第 25 周起至疾病进展或无法忍受的毒性。以 100ml/h 的速率稀释至 500ml。如果患者不发生输液再反应，每小时可增加 50ml,最大速率为 200ml/h。

输液前 1 小时应按以下方式给药：静脉注射甲泼尼龙 100mg 或当量，口服对乙酰氨基酚 650~1000mg，口服或静脉注射苯海拉明 25~50mg。第 2 次输液后，皮质类固醇的剂量可减少到 60mg 静脉注射甲泼尼龙或当量。在所有输液后的第 1 天和第 2 天,应给予口服皮质类固醇(20mg 甲泼尼龙或当量）。有阻塞性肺疾病史的患者输液后建议使用短效和长效支气管扩张剂及吸入皮质类固醇。在前 4 次输液之后，如果患者没有发生大的输液反应，这些额外的吸入输液后药物可以停止。预防带状疱疹再激活的抗病毒预防应该在开始治疗 1 周内开始，并在治疗后持续 3 个月。

特殊预防措施

- 达拉单抗与红细胞上的 CD38 结合，导致间接抗球蛋白试验（Coombs 试验）阳性。达拉单抗阳性的间接抗球蛋白试验可能持续高达最后一次达拉单抗输注后 6 个月。
- 达拉单抗是一种在血清蛋白电泳（SPE）和免疫固定（IFE）试验中均可检测到的用于临床监测内源性 M 蛋白的人 IgG-κ 单克隆抗体。这种干扰可影响某些 IgG-κ 骨髓瘤蛋白患者的完全应答和疾病进展的测定。

不良反应

（1）骨髓抑制和其他血液学效应：贫血、中性粒细胞减少、淋巴细胞减少和血小板减少是常见的，通常很严重。

（2）恶心、呕吐和其他胃肠道反应：恶心、腹泻、便秘是常见的，但很少严重。呕吐偶见。

（3）皮肤黏膜效应：没有报道。

（4）免疫反应和输液反应：输液相关反应可发生在多达一半的患者。这些大多是温和的，罕见严重。体征和症状可包括呼吸道症状，如咳嗽、喘息、喉咙紧缩和刺激、喉水肿、肺水肿、鼻塞和过敏性鼻炎。较少见的症状是低血压、头痛、皮疹、荨麻疹、瘙痒、恶心、呕吐和寒战。这些反应大多发生在第一次输液期间，但是它们也可以在随后的输液时发生，尽管不太频繁。几乎所有的反应都发生在输液过程中或在 4 小时内完成。然而，它们可以发展到 48 小时后输注。出现严重的反应，包括支气管痉挛、缺氧、呼吸困难和高血压。在发生输液相关反应时，建议中断治疗并给予症状和支持性护理。1～2 级（轻度到中度）：一旦反应症状消失，以不超过反应发生速率一半的速度恢复输液。如果患者没有出现任何进一步的反应症状，输注速率上升可以适当地以增量和间隔恢复。对于 3 级（严重）：如果反应强度降低到 2 级或更低，考虑以不超过反应发生速率的一半重新开始输液。如果患者没有其他症状，恢复输注率在适当时以递增和间隔上升。在 3 级症状复发的情况下重复上述过程。在第 3 次发生 3 级或 3 级以上输液反应时永久停止治疗。4 级（危及生命）：永久停止治疗。上呼吸道感染是常见的，但很少严重。17% 的患者有肺部感染，6% 的患者是严重的。

（5）其他反应

1）全身反应：疲劳和发热是常见的，但少见。

2）呼吸系统：咳嗽和呼吸困难是常见的，但很少严重。

3）心血管疾病：高血压是偶见的。

4）神经系统学：头痛是偶见的，但很少严重。

5）肌肉骨骼和结缔组织：腰痛和关节痛是常见的，但很少严重。肌肉骨骼胸痛是偶见的。

达沙替尼（dasatinib）

其他名称：施达赛（Sprycel）。

作用机制：抑制多种受体酪氨酸激酶，包括 BCR-ABL 及 SRC 家族，它被认为可与 ABL 激酶的多种构象结合。

主要适应证

（1）慢性粒细胞白血病：慢性期、新诊断患者。

（2）先前治疗包括伊马替尼耐药或者失败的慢性粒细胞白血病：慢性期、加速期及急变期（髓性或淋巴性）。

（3）先前治疗失败、费城染色体阳性的急性淋巴细胞白血病。

（4）与化疗一起合用于费城染色体阳性、新诊断的急性淋巴细胞白血病（目前尚处于研究阶段）。

常用剂量及方案

（1）慢性期的慢性粒细胞白血病患者，100mg，口服，每天 1 次；需要时剂量可增加或减少 20mg。

（2）加速期或者急变期的慢性粒细胞白血病、费城染色体阳性的急性淋巴细胞白血病：140mg，口服，每天 1 次。

注意事项：QT 间期延长或有 QT 间期延长高危因素的患者禁用。

不良反应

（1）骨髓抑制或其他血液学毒性：中性粒细胞减少、血小板减少及贫血常见。出血常见，严重出血偶见，但主要见于加速期或急变期患者。慎用于抑制血小板或者抗凝治疗的患者中。中性粒细胞减少性发热偶见。

（2）恶性、呕吐及其他胃肠道反应：恶心及呕吐常见，但严重者罕见。腹泻常见，但严重腹泻少见。腹痛常见。便秘偶见。

（3）皮肤黏膜反应：黏膜炎偶见。各种皮肤病少见。

（4）其他

1）心血管系统反应：体液潴留常见，并偶见严重。胸膜腔及心包腔渗液少见。严重的肺水肿罕见。心室延长复极化（QT间期延长）少见并罕见严重。

2）呼吸系统反应：呼吸困难、咳嗽及上呼吸道感染常见。

3）神经系统病变：外周神经病变偶见。头痛常见。

4）肌肉骨骼系统疼痛常见。

5）发热少见，乏力常见。

6）低磷血症偶见，低钾血症及低钙血症少见。氨基转移酶异常或胆红素升高罕见。

柔红霉素（daunorubicin）

其他名称：正定霉素、柔毛霉素、DNR、Cerubidine。

作用机制：通过蒽环物作用于拓扑异物酶Ⅱ而介导产生DNA链断裂；与DNA交叉；抑制DNA多聚酶。

主要适应证：急性非淋巴细胞白血病、急性淋巴细胞白血病。

常用剂量及方案

（1）在急性非淋巴细胞白血病的诱导治疗中，$45\sim90mg/m^2$，静脉注射，第1天、第2天、第3天，与其他药联合化疗。如果第15天原始细胞没有消失，第2个周期需要给相同或者稍低剂量。

（2）在急性淋巴细胞白血病的诱导治疗中，$45\sim60mg/m^2$，静脉注射，作为联合治疗方法与其他化疗药联合用药。

注意事项

（1）静脉注射：经手臂静脉注射持续数分钟以上，注意避免漏出血管外。注射药物漏出血管外可造成局部严重的组织损伤，进一步发展表现为皮肤溃烂和坏死。

（2）心功能明显改变者（心排血量<45%）、心绞痛、心律失常或近期有心肌梗死的患者禁用。

（3）总量不超过$550mg/m^2$，心脏区域曾接受放疗者，总量不超过$400mg/m^2$。

（4）肝肾功能异常减量。血清胆红素为$1.2\sim3mg/dl$，用药为全量的75%。血清胆红素$>3mg/dl$，血清肌酐$>3mg/dl$，用药为全量的50%（表28.4）。

表 28.4　肝肾功能异常时的减量方案

柔红霉素（mg/dl）	血清肌酐（mg/dl）	用药为全量的百分比（%）
1.2～3	—	75
>3	>3	50

不良反应

（1）骨髓抑制：剂量限制性的全血细胞减少，最低值出现于 1～2 周。

（2）恶心、呕吐及其他胃肠道反应：约半数患者在用药当天出现恶心、呕吐反应。

（3）皮肤黏膜反应：脱发常见。口腔炎罕见。注射药物漏出血管外，可造成局部严重的组织损伤，进一步发展表现为皮肤溃烂和坏死。

（4）心脏不良反应：可能因药物引起的心肌病变导致不可逆的充血性心力衰竭。发生率取决于累积用药剂量。累积用药总量不应超过 550mg/m^2（心脏区域曾接受放射治疗的患者用药总量不超过 400mg/m^2）。如果临床出现心力衰竭或放射性核素图显示心排血量降低时：①射出量<45%；②总射出量减少10%或 10%以上（如降至 49%～59%）的情况下，减少低于50%，此时应该反复检测心排血量，显示功能恢复时，可以小心地重新开始用药。但每次用药前都应该检测心脏射血量。暂时性心电图改变常见，一般不严重。

（5）其他

1）红色尿：药物及其代谢物所致，较常见。

2）注射部位的化学性静脉炎和静脉血栓：常见。

柔红霉素脂质体（daunorubicin liposomal）

其他名称：Daunoxome。

作用机制：柔红霉素脂质体形成可以保护药物，以免被内皮系统所清除。与非脂质体相比较可以延长作用时间。该药物进入肝脏组织，释放其有治疗作用的柔红霉素。

主要适应证：晚期卡波西肉瘤、人类免疫缺陷病毒（HIV）相关的病变。

常用剂量及方案：40mg/m^2，静脉注射持续 60 分钟以上，每 2 周 1 次重复用药。

注意事项

（1）稀释浓度为 1mg/ml，用 5% 葡萄糖液稀释。脂质体柔红霉素有局部刺激作用，应小心给药，避免漏出血管外。

（2）心功能受损者禁用。

（3）总量不超过 550mg/m² （胸部曾放射治疗者不超过 400mg/m²）。HIV 患者可能在低于该剂量水平情况下出现左室射血分数降低及充血性心力衰竭。

（4）肝功能异常时减量用药：如果血清胆红素为 1.2～3mg/dl 时，减用药量 25%；当血清胆红素值达 3mg/dl 以上时，建议用药剂量减半。

不良反应： 柔红霉素脂质体的不良反应难以判断，因为大多数患者同时还会接受引起骨髓不良反应的其他毒性药物治疗。

（1）骨髓抑制：常见，与用药剂量有关，可能严重。

（2）恶心、呕吐及其他胃肠道反应：恶心、呕吐、腹泻常见。

（3）皮肤黏膜反应：脱发偶见。口腔炎偶见。

（4）免疫和输液反应：注射药物相关的急性反应，包括腰背疼痛、面部潮红、胸部和喉部压迫感等。一般发生于初次用药者，如第一次用药不出现此反应，以后用药出现该反应的可能性较小。症状一般出现于用药的最初 5 分钟，停药后症状消失。低剂量用药可使部分患者耐受。大多数患者仍然可以继续治疗。

（5）其他

1）心脏不良反应：包括心肌不良反应、充血性心力衰竭可能会发生，并且是剂量依赖性的（见注意事项）。

2）乏力、发热、头痛：常见。

4）注射部位疼痛：可能在注射药物外渗漏出血管时出现。

5）药物相关性神经病变偶尔发生。

地西他滨（decitabine）

其他名称： Dacogen。

作用机制： 它是一种嘧啶类似物，可以抑制甲基转移酶，从而导致 DNA 的低甲基化，进而导致细胞的分化或凋亡。可能使对细胞分化和繁殖起关键调控作用的基因的正常功能得以恢复。

主要适应证

（1）骨髓增生异常综合征。

（2）老年的急性髓细胞性白血病患者。

常用剂量及方案

（1）骨髓增生异常综合征

1）$20mg/m^2$，静脉滴注 1 小时以上，每日 1 次，持续 5 天，每 4 周重复。

2）$15mg/m^2$，持续静脉滴注 3 小时以上，每 8 小时重复，连续 3 天。上述周期应每 6 周重复，至少 4 个周期。只要患者能从药物中获益，治疗应当继续。

（2）急性髓细胞性白血病：诱导治疗，$20mg/m^2$，持续静脉滴注，持续 10 天，每 4 周重复。如果急性髓细胞胜白血病持续可重复使用。在维持治疗中，$20mg/m^2$，每日一次，第 3～5 天。

不良反应

（1）骨髓抑制：中性粒细胞减少、血小板减少及贫血常见。中性粒细胞减少性发热的发生率是接受支持治疗患者的 5 倍。

（2）恶心和呕吐：恶心、呕吐及腹泻或便秘约见于 1/3 的患者。腹痛与之相关。

（3）皮肤黏膜反应：黏膜炎偶见。皮疹偶见，脱发偶见，荨麻疹少见。

（4）神经系统毒性：失眠常见。嗜睡及意识模糊偶见。

（5）其他

1）心血管系统：肺水肿少见。周围性水肿偶见。

2）视觉模糊少见。

3）发热常见；感染偶见。

4）关节痛和背痛偶见。

5）低镁血症、低钾血症、高血糖血症、低钠血症和低蛋白血症见于 20%～25%的患者。

6）肝功能异常少见。

地加瑞克（degarelix）

其他名称：Firmagon。

作用机制：促性腺激素释放激素受体阻断剂，可以降低 LH、FSH 和睾酮。

主要适应证：前列腺癌。

常用剂量和方案：240mg，分成 2 个 120mg 在腹部局部皮下注射，然后每隔 28 天单次注射 80mg。

注意事项：可能延长 QT 间期和雄激素去势效应。

不良反应

（1）骨髓抑制：无。

（2）恶心、呕吐及胃肠道反应：恶心、腹泻和便秘少见。

（3）皮肤黏膜反应：注射部位红、肿、硬化常见。

（4）其他

1）体重增加、疲劳、寒战、乏力偶见至少见。

2）颜面潮红常见。

3）高血压偶见。

4）骨关节系统：偶见关节炎。

5）肝酶升高少见。

6）有报道引起勃起功能障碍、男子乳房女性化、睾丸萎缩。但具体发生率不清楚。

地尼白介素-2（denileukin diftitox）

其他名称：Ontak。

作用机制：地尼白介素-2 是一种在白细胞介素-2（IL-2）上融合毒素的制剂。这种稳定的融合蛋白制剂作用于靶细胞表面的 IL-2 受体。恶性肿瘤细胞和某些正常细胞表达 IL-2 受体，地尼白介素-2 作用于 IL-2 受体，可导致细胞死亡。对无 CD25 受体表达的患者，其作用机制不明。

主要适应证：治疗未控制和治疗失败的，表达 IL-2 受体 CD25 的 T 细胞淋巴瘤（批准用于表达 CD25 的恶性肿瘤的首选治疗）。

常用剂量及方案：9~18μg/kg（350~700mg/m²），静脉注射 30~60 分钟，每日 1 次，连用 5 天，每 21 天重复，共 8 个周期。

注意事项：常发生急性过敏反应。视觉敏锐性丧失，通常伴有色觉丧失并常导致永久性视力受损。

不良反应

（1）骨髓抑制：常见贫血和淋巴细胞减少，血小板减少偶见，血栓性并发症偶见。

（2）恶心、呕吐及其他胃肠道反应：恶心、呕吐、腹泻常见。继发脱水偶见。

（3）皮肤黏膜反应：可能发生急性或迟发性皮肤反应，表现为大丘疹、瘀点、疱疹、荨麻疹等。

（4）免疫及输液反应：轻度输液反应常见。严重的输液反应偶见（8%），包括低血压、背痛、呼吸困难、血管扩张、皮疹、胸痛、胸部发紧感或者心动过速。晕厥少见；过敏反应罕见。发热常见，经过 3 周的治疗，大多数患者可出现中和性抗体。

（5）其他

1）心血管反应：低血压、血管扩张、体液潴留及心动过速常见。高血压及心律失常偶见。

2）呼吸系统反应：呼吸困难、咳嗽及咽炎常见。过敏反应罕见。

3）血管渗漏综合征常见。

4）代谢改变：低蛋白血症、氨基转移酶升高及低钙血症常见。低血钾、蛋白尿及肌酐升高偶见。

5）动脉或静脉血栓形成少见。

6）流感样综合征：常见，表现为寒战、发热、头痛、乏力。肌肉疼痛和关节疼痛偶见。

7）视力敏锐性丧失，包括永久性视力受损，少见。

多西他赛（docetaxel）

其他名称：泰索帝（taxotere）。

作用机制：具有促进微管形成和稳定微管的作用，使其形成无功能的微管或改变管束-微管的平衡。阻断细胞有丝分裂，该作用与多聚性微管的蓄积有关。

主要适应证：乳腺癌、胃癌、肺癌、卵巢癌及前列腺癌。

常用剂量及方案：$75mg/m^2$，静脉注射 1 小时，每 3 周重复，单药使用或者联合其他药物；剂量为 $60\sim100mg/m^2$，取决于患者的耐受性。地塞米松 8mg，口服，每日 2 次，连用 3 天，于多西他赛用药前 1 天开始用药。每周期化疗时进行该预处理，以减少过敏反应及水钠潴留反应。

注意事项：约 1% 的患者即使接受过治疗预处理，也有可能发生严重的超敏反应，表现为面部潮红、低血压或伴有呼吸困难。胆红素高于正常值上限（ULN）或其肝功指标异常（＞1.5 倍 ULN）易出现中性粒细胞减少的不良反应。应该谨慎用药。

不良反应

（1）骨髓抑制：严重（4 级）白细胞减少症常见，许多患者出现白细胞减少性发热。

（2）恶心、呕吐及其他胃肠道反应：常见，但持续时间短。严重反应少见。

（3）皮肤黏膜反应：轻度黏膜炎常见；严重的黏膜炎少见。脱发常见。皮肤斑丘疹在接受预处理患者中偶见。轻度至中度指（趾）甲改变常见，但指（趾）甲松离少见。

（4）免疫及输液反应：轻度到重度的过敏反应表现为潮红、低血压（罕见表现为高血压）或伴呼吸困难、药物性发热等反应，接受预处理治疗的患者少见，但可能严重。严重的超敏反应少见。

（5）其他

1）水钠潴留：常见，为蓄积性病变（在化疗用药 4 个周期后较常见）；预防性激素治疗可以减少发病率（6%）；多西他赛的水钠潴留并发症可能限制继续治疗；多西他赛的水钠潴留并发症可能与胸腔积液和心包积液有关。

2）神经毒性：轻度和可逆性感觉异常常见，较严重的感觉异常性神经病变少见。

3）肝功能：可逆性氨基转移酶、碱性磷酸酶和胆红素升高。

4）局部反应：可逆性周围静脉炎。

5）轻度腹泻常见；严重腹泻罕见。

6）乏力、疲劳和肌肉疼痛常见。关节痛偶见。

多柔比星（doxorubicin）

其他名称：ADR，Adriamycin，Rubex，hydroxyldaunorubicin。

作用机制：蒽环物作用于拓扑异构酶 II，导致 DNA 链断裂；嵌入 DNA；DNA 多聚酶抑制剂。

主要适应证

（1）乳腺癌、膀胱癌、肝癌、前列腺癌、胃癌、甲状腺癌。

（2）骨和软组织肉瘤。

（3）霍奇金淋巴瘤和非霍奇金淋巴瘤。

（4）多发性骨髓瘤。

（5）急性淋巴细胞白血病，急性非淋巴细胞白血病。

（6）儿童肾母细胞瘤、神经母细胞瘤、横纹肌肉瘤。

常用剂量及方案

（1）60～75mg/m^2，静脉注射，每 3 周 1 次（或 72～96 小

时连续静脉注射）。

（2）30mg/m^2，静脉注射，第 1 天、第 8 天，每 4 周 1 次（与其他药物联合化疗）。

（3）9mg/m^2，静脉注射，每天 1 次，连用 4 天，持续滴注（用于多发性骨髓瘤）。

（4）15～20mg/m^2，静脉注射，每周 1 次。

（5）50～60mg/m^2，膀胱内用药，每周 1 次，连用 4 周，之后每 4 周 1 次，连用 6 个周期。

注意事项

（1）经手臂静脉注射药物需要持续数分钟（静脉持续滴注除外），应小心避免药物漏出血管外。

（2）患者如果出现心功能明显受损（心排血量<45%）、心绞痛、心律失常或最近出现过心肌梗死等，应该避免使用多柔比星。

（3）用药累加总剂量不应超过 550mg/m^2（心脏区曾接受放射治疗或同时使用环磷酰胺，总量不超过 450mg/m^2）。采取某些方法可以减轻药物的心脏毒性危险。例如，持续静脉滴注或每周给药一次，或同时给予心脏保护剂右丙亚胺，或监测左室射血分数。

（4）肝功能受损时减量

1）如血清胆红素值 1.2～3.0mg/dl，用药剂量为常用剂量的 1/2。

2）如血清胆红素值>3.0mg/dl，用药剂量为常用剂量的 1/4。

不良反应

（1）骨髓抑制：对大多数患者来说，这是剂量限制性不良反应。白细胞和血小板降至最低的时间在第 10～14 天，第 21 天恢复。

（2）恶心、呕吐及其他胃肠道反应：约 1/2 的患者出现轻度至中度恶心、呕吐反应。

（3）皮肤黏膜反应

1）口腔炎：与用药剂量有关。

2）脱发：开始用药后 2～5 周开始出现脱发，结束治疗后可恢复。

3）皮肤记忆性反应：常见于曾放射治疗的皮肤反应病变再出现。

4）局部组织损伤：常见于注射药物渗漏于皮下血管外，

可能引起皮肤溃疡和坏死。

5）色素沉着：常见于化学性静脉炎，注射药物部位的皮肤色素沉着。

（4）心脏反应：心肌病可能引起潜在不可逆的充血性心力衰竭。心脏不良反应发生率取决于累加用药总剂量，总剂量不应超过 550mg/m²。如果患者胸部曾接受放射治疗，或同时接受环磷酰胺治疗，总剂量应限制得更低（450mg/m²）。每周一次的给药或 96 小时连续滴注的给药方法可以减少心脏毒性作用，并允许耐受较高的累加用药剂量。左心室功能检测及心肌内膜活组织检查可以预测充血性心力衰竭。停药指标：临床出现充血性心力衰竭，或放射性核素血管图提示心脏射血量降低。

1）降至 45% 以下。

2）当左心射血量减少≥10%（如降至 49%～59%）时，射血量减少低于 50%。

如果心脏射血功能恢复，可审慎考虑重新开始给药，但是，每次用药前都应该检查心脏射血量。常见暂时性心电图改变，一般不严重。

（5）其他

1）红色尿：药物引起红色尿，这是药物代谢的常见表现。

2）化学性静脉炎和静脉硬化：发生于注射的血管，尤其是常见于反复注射的血管。

3）发热、寒战、荨麻疹：少见。

多柔比星脂质体（doxorubicin liposomal）

其他名称： Doxil。

作用机制： 多柔比星脂质体可以保护药物免受机体单核吞噬细胞系统的清除作用，与非脂质体制剂相比，血药浓度维持时间更长。药物进入肿瘤组织释放出具有活性作用的多柔比星。活性药物通过蒽环物作用于拓扑异构酶Ⅱ，从而介导引起 DNA 链断裂；与 DNA 相互作用，抑制 DNA 多聚酶。

主要适应证

（1）HIV 相关性进展期卡波西肉瘤。

（2）卵巢癌及乳腺癌。

（3）多发性骨髓瘤。

常用剂量及方案

（1）20mg/m²，静脉注射，第 1 次给药速度为 1mg/min，

之后每 3 周重复，持续滴注 30 分钟以上。该给药方案用于治疗卡波西肉瘤。

（2）40～50mg/m²，静脉注射，第 1 次给药速度为 1mg/min，之后每 4 周重复，持续滴注 1 小时以上。该给药方案用于单药治疗卵巢癌或者乳腺癌。

（3）40mg/m²，静脉注射，第 1 次给药速度为 1mg/min，之后每 4 周重复，持续滴注 1 小时以上。该药与长春新碱及地塞米松联合用药，用于治疗多发性骨髓瘤。

（4）30mg/m²，静脉注射，第 1 天或第 4 天给药。与硼替佐米合用，用于复发或者难治的多发性骨髓瘤。

注意事项：必须稀释于 250ml 5%葡萄糖溶液中注射。多柔比星脂质体虽然不属于发泡性糜烂剂，但该药具有局部刺激作用。初始给药剂量速率为 1mg/min，这是为了避免输注反应。

不良反应：化疗的不良反应有时难于判断是否为多柔比星脂质体的毒性作用，因为大多数患者同时接受几种具有骨髓毒性和其他毒性的联合化疗药。

（1）骨髓抑制：常见，与用药剂量相关，可能严重。

（2）恶心、呕吐及其他胃肠道反应：大剂量治疗时，恶心、呕吐常见。便秘、腹泻、食欲减退偶见。

（3）皮肤黏膜反应：在较大剂量时手足综合征常见，偶尔严重。黏膜炎常见。脱发偶见。皮疹偶见至常见。

（4）急性注射反应：注射药物相关的急性反应表现为潮红、气短、面部水肿、头痛、寒战、腰背痛、胸和喉紧迫感、低血压等，单一症状或多种症状同时出现。该反应的发生率约为 7%，常发生于第一次注射用药时。如果第一次用药无注射反应，之后用药不太可能出现注射反应。注射反应一般在数小时至 1 天内缓解。

（5）其他

1）心脏毒性：包括心肌病或充血性心力衰竭，发生率为 5%～10%。该不良反应与用药剂量相关，但无法完全预测。脂质体类药物的心脏不良反应似乎少见。

2）乏力：偶见。

3）发热：偶见。

4）疼痛：注射药物漏出，血管可出现注射部位疼痛。

伊洛珠单抗（elotuzumab）

其他名称： Empliciti。

作用机制： 人源代 IgG_1 免疫刺激性单克隆抗体，靶向作用于淋巴细胞活化的信号分子 F7（SLAMF7）（一种在骨髓病和 NK 细胞表达，但不在正常组织表达的糖蛋白）。

主要适应证： 与来那度胺与地塞米松联用，用于多发性骨髓瘤患者一线至三线治疗后的治疗。

常用剂量及方案

（1）第 1～2 个周期：10mg/kg，静脉滴注第 1 天、第 8 天、第 15 天和第 22 天，每 28 天为 1 个周期。

（2）第 3 个周期及以后：10mg/kg，在第 1 天和第 15 天静脉输液，每 28 天为 1 个周期。地塞米松每周口服 40mg，除伊洛珠单抗给药当天，在输液前 45～90 分钟,给予地塞米松 8mg 静脉注射，输液前 3～24 小时，再给予地塞米松 28mg，口服。

输注前 30～90 分钟的药物预处理方案如下所示。

（1）苯海拉明 25～50mg，静脉注射，或其当量。

（2）雷尼替丁 50mg，静脉注射，或其当量。

（3）对乙酰氨基酚 650～1000mg，口服，或其当量。

特殊预防措施

（1）继发性原发血液系统恶性肿瘤、继发性实体瘤和非黑色素瘤皮肤癌的发病率分别为 2%、3% 和 3.1%。这很可能与联合应用来那度胺有关，而不是伊洛珠单抗的直接作用。

（2）在临床监测内源性 M 蛋白的 SPEP 和 IFE 试验中均可检测到伊洛珠单抗。

不良反应

（1）骨髓抑制和其他血液学效应：贫血、血小板减少、淋巴细胞减少和中性粒细胞减少是常见的，通常很严重。

（2）恶心、呕吐和其他胃肠道反应：腹泻和便秘常见且异常严重。肝毒性是偶然的，但很少严重到治疗中断。偶尔呕吐，但很少严重。

（3）皮肤黏膜效应：没有报道。

（4）免疫反应和输液反应：输液反应包括发热、发冷、高血压、低血压和心动过缓，是偶尔发生的，但很少严重。这些反应最常见于第一次输注。治疗中断可能是必要的，这些反应的一般医疗管理是逐案进行的基础。鼻咽炎是常见的（25%），通常是轻度至中度。与单独使用来那度胺-地塞米松相比，在来那度胺-地塞米松中加入伊洛珠单抗后感染率略有增加，包括肺炎和机会性感染。

（5）其他反应

1）全身反应：疲劳是常见的，有时是严重的。发热和失眠是常见的，但异常严重。

2）呼吸系统：咳嗽是常见的但很少严重。

3）心血管疾病：外周水肿常见但少见严重。

4）代谢：高血糖是常见的，通常是严重的，低钙血症和高钾血症是常见的，偶尔严重。

5）神经系统：外周、感觉和运动是常见的，但异常严重罕见；头痛是常见的。

6）肌肉骨骼和结缔组织：肌肉痉挛是常见的，但很少严重；背痛是常见的。

7）眼科：白内障是偶见的，大约一半是严重的。

恩扎鲁胺（enzalutamide）

其他名称： Xtandi。

作用机制： 该药为雄激素受体竞争性抑制剂，降低前列腺癌细胞的增殖，促进凋亡。氨基转移酶升高常见，偶见胆红素升高，威胁生命的胆红素升高罕见。

主要适应证： 转移性去势抵抗性前列腺癌。

常用剂量及方案： 160mg，每日 1 次，可与食物或不与食物一同服用。达到 3 级或以上毒性，或无法耐受的 2 级毒性，予以剂量调整或中断服用。应避免与强 CYP2C8 抑制剂共同服用，但在必须要接受强 CYP2C8 抑制剂患者中，恩扎鲁胺的剂量应降到 80mg，每日 1 次，口服，直到停用抑制剂，之后剂量可重新调整到使用抑制剂前的水平。应避免使用强 CYP3A4 诱导剂，因为其可能会降低恩扎鲁胺的血浆浓度。

注意事项： 孕妇服用恩扎鲁胺可导致胎儿伤害。临床试验中，0.9%的患者有癫痫发作，推荐永久停止服用恩扎鲁胺。在有癫痫发作高危因素患者中（有癫痫发作史，意识丧失的脑外伤，脑血管意外，12 个月内的短暂性脑缺血发作，脑转移，脑动静脉畸形同时使用降低癫痫发作的药物），服用恩扎鲁胺的安全性未知，因为这些患者被排除在临床试验之外。对轻中度肝肾功能异常的患者无需调整剂量，对重度肝肾功能异常的患者没有相应研究，故对此类患者慎用。

不良反应

（1）骨髓抑制和其他血液学影响：偶有中性粒细胞减少，一般不严重。恩扎鲁胺增加了轻微的上呼吸道、下呼吸道感染的风险，但极少是致命的。可能发生血小板减少，但不严重。鼻出血不常见。

（2）恶心、呕吐及其他胃肠道反应：腹泻常见。1 级和 2 级 ALT 和（或）AST 升高少见。1 级总胆红素升高不常见。

（3）皮肤黏膜反应：偶见皮肤皮疹、皮肤干燥。

（4）免疫反应及输液反应：无。

（5）其他

1）常见无力、乏力、潮热。

2）心血管病变：少见水肿，偶见高血压。

3）神经毒性：偶见头痛、头晕、感觉异常、记忆和认知障碍不常见。

4）泌尿系统：偶见血尿，尿频不常见。

5）肌肉骨骼和结缔组织：肌肉骨骼疼痛和虚弱是常见的。可能增加跌倒的风险。

6）精神：偶见失眠，焦虑。1%～2%的患者有 1～2 级的视觉异常、触觉异常、幻觉。

表柔比星（epirubicin）

其他名称：Ellence，4′Epi-doxorubicin，EPI。

作用机制：蒽环类药物，作用于拓扑异构酶Ⅱ，介导出现 DNA 链断裂。

主要适应证

（1）乳腺癌、食管癌、胃癌。

（2）霍奇金淋巴瘤和非霍奇金淋巴瘤。

常用剂量及方案

（1）100mg/m²，经手臂静脉注射给药，每 3 周重复。

（2）60mg/m²，第 1 天和第 8 天静脉注射，每 3 周重复。

注意事项

（1）注射药物时小心避免漏出血管。

（2）累加用药总量不超过 900mg/m²（曾胸部放射治疗或曾接受过蒽环类化疗药治疗者，用药总量降低。在辅助治疗中，最大累积剂量为 720mg/m²）。

（3）肝功能受损时减量

1）如果血清胆红素值为 1.2～3mg/dl，用药剂量为常用剂量的 1/2。

2）如果血清胆红素值＞3.0mg/dl，用药剂量为常用剂量的 1/4。

不良反应

（1）骨髓抑制：剂量限制性白细胞减少，21 天恢复。

（2）恶心、呕吐及其他胃肠道反应：恶心、呕吐常见。腹泻、腹痛偶见。

（3）皮肤黏膜反应

1）口腔炎：与用药剂量相关。

2）脱发：常见（25%～50%），脱发于第一次用药后约 10 天开始出现，停止用药后毛发会再生长。

3）潮红、皮肤和指（趾）甲色素沉着，光敏反应，放射治疗受照射皮肤（皮肤记忆性反应）。

4）局部组织严重损伤：如果注射药物漏出血管外的皮下组织，可以发生局部皮肤溃疡和坏死。

（4）心脏毒性：因心肌毒性所致病变可能导致出现不可逆的充血性心力衰竭。发病率取决于用药总量，用药总量不应超过 900mg/m^2。过去接受过蒽环类药化疗的患者，总量应低于此剂量。左心室射血功能或心肌内膜活检可以预测发生充血性心力衰竭的危险性。暂时性心电图改变类似多柔比星治疗后所观察到的变化。

（5）其他

1）橘红色尿：常见，在用药后 24 小时内出现，由药物及其代谢物所致。

2）荨麻疹和过敏反应：有报道表柔比星可发生荨麻疹和过敏反应，该反应可表现为皮肤红疹、瘙痒、发热、畏寒和休克。

3）继发性白血病和骨髓增生异常综合征罕见。

甲磺酸艾日布林（eribulin mesylate）

其他名称： Halaven。

作用机制： 微管运动阻断剂。

主要适应证： 既往接受蒽环类药物及紫杉醇治疗（无论辅助或者一线）的转移性乳腺癌和至少二线的转移性乳腺癌化疗。

常用剂量： 1.4mg/m^2，静脉注射，时间大于 2～5 分钟，第 1 天，第 8 天，每 21 天重复。对于轻度肝功能损伤的患者（Child-Pugh A），剂量降至 1.1mg/m^2，中度肝功能损伤的患者（Child-Pugh B），剂量降至 0.7mg/m^2，对于中度肾功能损伤的患者（肌酐清除率 30～50ml/min），剂量降至 1.1mg/m^2。

注意事项

（1）孕妇服用艾日布林可导致胎儿损害。

（2）可能导致 QTc 间期延长，对于潜在心脏疾病或有潜在导致 QTc 间期延长危险因素的患者，行 ECG 基线评估。开始治疗之前，建议校正电解质平衡。

不良反应

（1）骨髓抑制及其他血液学影响：贫血常见。中性粒细胞减少常见，并且可能很严重。据报道，5%的患者出现粒细胞减少性发热，可能很严重，导致严重并发症。

（2）恶心、呕吐及其他胃肠道反应：恶心、呕吐、便秘及腹泻常见，但通常不严重。腹痛、消化不良、口腔炎、口干等偶见。

（3）黏膜反应：黏膜炎及皮疹偶见。脱发常见。

（4）免疫及输液反应：上呼吸道感染、尿路感染偶见。

（5）其他

1）一般情况：乏力、无力、发热等常见。厌食、体重下降常见。

2）咳嗽和呼吸困难偶见。

3）周围水肿偶见。

4）低钾血症偶见。

5）18%的患者出现 2 级以上 ALT 和（或）AST 升高。通常中断剂量可恢复。

6）外周神经病常见，偶为重度。导致 5%的患者停药，有时毒性可持续大于一年。

7）味觉障碍、头晕偶见。头痛常见。

8）肌肉痉挛和体弱偶见。关节痛和背痛常见。骨痛和四肢痛偶见。

9）失眠和抑郁偶见。

10）流泪偶见。

厄洛替尼（erlotinib）

其他名称： 特罗凯（Tarceva）。

作用机制:抑制 EGFR 相关性酪氨酸激酶胞内段的磷酸化。

主要适应证

（1）非小细胞肺癌

1）一线治疗后局部进展的非小细胞肺癌。

2）4 个含铂方案化疗后的维持治疗。

3）EGFR 19 或 EGFR 21 突变的非小细胞肺癌的一线治疗。

（2）胰腺癌（联合吉西他滨）

常用剂量及方案：餐前至少 1 小时或餐后 2 小时口服。

（1）肺癌：150mg，每天 1 次，口服。

（2）胰腺癌：100mg，口服，每天 1 次。

注意事项：可能出现间质性肺炎样改变，临床表现为不能解释的呼吸困难、咳嗽及发热。如果出现，应中断厄洛替尼的治疗并处理肺部情况。胃肠道穿孔、表皮毒性坏死、溶解表现为大疱、水疱、剥脱性皮炎。也有关于角膜溃疡或穿孔等眼部疾病的报道。

CYP3A4 抑制剂如酮康唑能增加厄洛替尼的 AUC，而其诱导剂如利福平能减少厄洛替尼的 AUC，从而使其毒性增加或者疗效减弱。对口服抗凝剂华法林治疗的患者，应密切监测 INR 值的增加。肝损伤尤其需要重视（胆红素＞3 倍 ULN），密切监测肝功能变化。

不良反应

（1）骨髓抑制及其他血液学影响：厄洛替尼不会导致骨髓抑制。深静脉血栓少见。在同时服用华法林治疗的患者可能会出现 INR 值的增加。微血管病性溶血性贫血合并血小板减少罕见。

（2）恶心、呕吐及其他胃肠道反应：食欲下降、消化不良、恶心、呕吐、腹泻（是中止治疗的第二常见原因）、便秘及腹痛常见。

（3）黏膜反应：皮疹常见（75%），而且是中止治疗最常见的原因；口腔炎偶见至常见（17%）。角膜结膜炎偶见。

（4）其他

1）全身性：乏力、体重下降及水肿常见；发热常见，合并寒战偶见。

2）氨基转移酶升高常见，偶见胆红素升高，威胁生命的胆红素升高罕见。

3）骨痛及关节痛常见。

4）呼吸困难常见，咳嗽偶见。

5）焦虑、抑郁、头痛及神经病变偶见。

6）心肌梗死或者缺血少见。

7）脑血管事件少见。

依托泊苷（etoposide）

其他名称：足叶乙苷，表鬼臼毒素，VP-16，VP-16-213，维普赛德，etopophos（etoposide phoshpate）。

作用机制：作用于拓扑异构酶Ⅱ，导致DNA单链断裂，使细胞分裂停止于晚S期或G2期。

主要适应证

（1）小细胞肺癌和非小细胞肺癌。

（2）胃癌。

（3）恶性生殖细胞肿瘤。

（4）恶性淋巴瘤。

（5）急性白血病。

（6）神经母细胞瘤。

常用剂量及方案

（1）120mg/m^2，静脉注射，第1～3天，每3周重复。

（2）50～100mg/m^2，静脉注射，第1～5天，每2～4周重复。

（3）125～140mg/m^2，静脉注射，第1天、第3天和第5天，每3～5周重复。

（4）大剂量治疗（750～2400mg/m^2）处于研究中，仅用于有解救措施情况下的治疗（如骨髓移植或外周血干细胞移植）。

注意事项

（1）依托泊苷静脉滴注，用药时间30～60分钟，以避免出现严重的低血压。滴注治疗期监测血压。依托泊苷磷酸盐可以5分钟静脉注射治疗。

（2）小心勿漏出血管。

（3）依托泊苷必须以20～50倍体积稀释（100～250ml）后用药。依托泊苷磷酸盐（100mg）稀释于5～10ml溶液中（水、盐或糖水中）使用。稀释浓度为10mg/ml或20mg/ml。

（4）胆红素水平为1.5～3mg/dl时，减少用药剂量50%。胆红素水平为3～5mg/dl时，用药剂量减少75%。如果胆红水平大于 5mg/dl，则应该停药。

（5）肌酐清除率低于 30ml/min 时，用药剂量减少 25%。

不良反应

（1）骨髓抑制及其他血液学影响：剂量限制性白细胞减少或较严重的血小板减少，最低水平发生于用药第 16 天，恢复出现于第 20～22 天。

（2）恶心、呕吐及其他胃肠道反应：接受标准剂量依托泊苷治疗的患者，约 1/3 会出现轻度或中度恶心、呕吐反应；用大剂量化疗时恶心、呕吐反应常见。厌食常见。腹泻少见。

（3）皮肤黏膜反应

1）脱发：常见。

2）口腔炎：标准剂量时少见，大剂量治疗时常见。

3）疼痛性皮疹：见于大剂量治疗时。

4）化学性静脉炎：少见。

（4）其他

1）肝毒性：罕见。

2）周围性神经毒性：罕见。

3）过敏反应：罕见。

4）出血性膀胱炎：可能发生于高剂量治疗时。

依维莫司（everolimus）

其他名称：飞尼妥（Afinitor）。

作用机制：FKBP-12 是哺乳动物西罗莫司受体抑制剂（mTOR），是一种丝苏氨酸激酶。依维莫司通过与 FKBP-12 胞外段结合，在人体多种肿瘤中起负向调节的作用。同时，它阻断乏氧诱导因子 1（HIF-1）和 VEGF 的表达。如果不仔细区别，其与替西罗莫司作用相似。

主要适应证

（1）晚期肾癌。

（2）联合依西美坦治疗经芳香酶抑制剂失败的激素受体阳性的绝经后晚期乳腺癌患者。

（3）不能完全切除的成人和儿童的室管膜下巨细胞星形细胞瘤。

（4）不能切除的，局部晚期或转移性成人胰腺神经内分泌肿瘤。

（5）不需要立即手术的合并结节性硬化的肾血管平滑肌脂

肪瘤。

常用剂量及方案

（1）10mg，口服，每天1次。

（2）如果患者伴有中度肝功能不良（Child-Pugh B）或者出现药物严重不良反应，减量至5mg，口服，每天1次。

（3）如果需要合用CYP3A4强诱导剂治疗的患者，增加日剂量5mg，每日最大剂量不超过20mg，每天1次。

注意事项： 应避免依维莫司与强度或中度CYP3A4阻滞剂或者多药外排的P糖蛋白合用。例如，酮康唑可增加依维莫司AUC达15倍，应避免使用。CYP3A4的诱导剂降低依维莫司的AUC，如果合用，需增加依维莫司的剂量。

不良反应

（1）骨髓抑制及其他血液学影响：贫血及淋巴细胞减少常见，偶见严重的贫血及淋巴细胞减少。血栓性血小板减少和粒细胞减少偶见，罕见3～4级反应。出血少见。

（2）恶心、呕吐及胃肠道反应：恶心、呕吐、腹泻常见，但严重者罕见。腹部疼痛偶见。

（3）皮肤黏膜反应：黏膜炎常见（44%），但是3～4级溃疡少见。皮疹常见。瘙痒及干性皮炎偶见；手足综合征少见，通常表现为指甲异常或者痤疮样皮炎。

（4）其他

1）非感染性肺炎（西罗莫司抑制剂的系统性表现）偶见，3～4级反应少见。

2）感染，特别是机会性感染常见，偶见严重。

3）代谢改变：脂质、糖、肌酐、氨基转移酶升高及磷酸盐降低常见。特别是偶然重度血糖升高（3～4级）少见至罕见。

4）虚弱、乏力、周围性水肿、发热、头痛、咳嗽和呼吸困难常见（15%～30%），但是严重者少见至罕见。偶见体重下降。

5）心血管系统反应：高血压、心动过速和胸痛少见，充血性心力衰竭罕见。

6）神经系统反应：失眠、头昏眼花、感觉异常偶见至少见。

7）急性肾衰竭罕见。

依西美坦（exemestane）

其他名称： 阿诺新（aromasin）。

作用机制：依西美坦不可逆地选择性抑制芳香酶活性（该芳香酶是介导外周组织合成雌激素的合成酶），减少雌激素的生物合成。

主要适应证

（1）绝经后用他莫昔芬治疗失败的乳腺癌。

（2）雌激素受体阳性的绝经后乳腺癌患者的辅助治疗。

常用剂量及方案：25mg，口服，每日1次，餐后服药。

注意事项：妊娠期服药，可能对胎儿有危害。

不良反应

（1）骨髓抑制及其他血液学影响：骨髓抑制为非剂量相关性作用。血栓栓塞少见或罕见。

（2）恶心、呕吐及胃肠道反应：恶心、呕吐、腹泻、便秘少见至偶见。

（3）皮肤黏膜反应：红疹少见。

（4）其他

1）乏力：偶见。

2）肌肉骨骼疼痛：偶见至少见。

3）头痛：偶见。

4）外周性水肿及体重增加：偶见（发生率低于甲地孕酮）。

5）呼吸困难和咳嗽：偶见至少见。

6）潮热：偶见。

7）骨矿物质密度减少合并骨质疏松偶见，骨折风险增加。

8）高血压：偶见。

氟达拉滨（fludarabine）

其他名称：FAMP，Fludara，Oforta。

作用机制：抑制DNA多聚酶及核糖核苷酸还原酶。

主要适应证

（1）慢性淋巴细胞白血病（B细胞性）。

（2）巨球蛋白血症。

（3）惰性淋巴瘤。

（4）急性白血病（联合化疗时）。

常用剂量及方案

（1）25mg/m^2，静脉滴注30分钟，每天1次，连用5天，低于此剂量水平的其他方案常与其他药物联合治疗。每4周重复1次。

（2）40mg/m^2，口服，每天 1 次，连用 5 天，每 4 周重复 1 次（Oforta）。

注意事项：由于可能出现肿瘤溶解综合征，应该给予别嘌醇及很好的水化治疗，并密切监测。可能发生输血相关性移植物抗宿主病变。因此，建议在输血液制品前先照射输注物，以减少输血所致的危险。有致命的自身免疫性溶血性贫血报道，因此应密切监测患者有无溶血，尤其是有与慢性淋巴细胞白血病相关性自身免疫性溶血或免疫性血小板减少病史的患者。不推荐与喷司他丁联用，因为肺部毒性的发生率较高。中度肾功能受损［肌酐清除率为 30 ～ 70ml/（min·1.73m^2）］的成人患者用药剂量应减少 20%。如果患者的肾功能严重受损［肌酐清除率<30ml/（min·1.73m^2）］，应停止用药。

不良反应

（1）骨髓抑制及其他血液学影响：粒细胞减少、血小板减少常见，但是对于治疗有效的患者，该反应较少见。可能的原因是肿瘤进展促发了骨髓细胞减少。感染，尤其是肺炎，常见于治疗初期。治疗 6 个疗程后感染较少见。有报道发生自身免疫性溶血和免疫性血小板减少，但罕见。

（2）恶心、呕吐及其他胃肠道反应：常见，但是一般不严重。腹泻偶见。

（3）皮肤黏膜反应：偶见黏膜炎、皮疹。无脱发反应。

（4）神经不良反应：常用剂量治疗时少见。可能出现嗜睡、乏力、感觉异常、四肢抽搐。严重的神经系统症状，包括视力障碍，常见于超过推荐用药剂量的大剂量治疗时。

（5）免疫抑制：常见。常表现为 CD4 和 CD8 淋巴细胞计数减少，感染危险性增加。有许多人建议对肺孢子虫性肺炎的患者给予预防性治疗，直至 CD4 淋巴细胞减少症缓解。

（6）其他反应

1）肝功能异常和肾功能异常：罕见。

2）咳嗽、呼吸困难等上呼吸道感染：偶见。

3）发热、感染、多汗、头痛：偶见。

4）过敏性肺炎：偶见至少见。

5）水肿：偶见。

6）肿瘤溶解综合征：罕见。

氟尿嘧啶（fluorouracil）

其他名称：5-FU，Adrucil，5-氟尿嘧啶。

作用机制：嘧啶类抗代谢药。当药物转化成具有活性的核苷酸，将会抑制胸腺嘧啶合成酶，从而阻断 DNA 的合成。

主要适应证

（1）乳腺癌、结直肠癌、肛门癌、胃癌、胰腺癌、食管癌、肝癌、头颈部癌、膀胱癌。

（2）皮肤基底细胞癌和鳞癌（局部皮肤用药）。

常用剂量及方案

（1）全身治疗（选择一种），与亚叶酸钙结合使用。

1）500mg/m^2，静脉注射，第 1～5 天，每 4 周重复。

2）450～600mg/m^2，静脉注射，每周一次。

3）200～400mg/m^2，每天静脉持续滴注。

4）1000mg/m^2，每天 1 次，连续 4 天，持续静脉滴注，每 3～4 周重复。

（2）腔内治疗：500～1000mg，心包积液腔内注射；2000～3000mg，胸腔内或腹腔积液的腔内注射。

（3）局部皮肤用药：溶液或乳霜剂，每日 2 次。癌症用药浓度为 5%。

注意事项

（1）根据肝功能状况，减少用药剂量。

（2）当亚叶酸钙和氟尿嘧啶放在同一容器中使用时，可出现沉淀。

不良反应

（1）骨髓抑制及其他血液学影响：剂量相关不良反应，最低值出现于最后一次用药 10～14 天，第 21 天恢复。

（2）恶心、呕吐及其他胃肠道反应：恶心、呕吐可能出现，但是一般不严重。大剂量用药或持续用药或联合亚叶酸钙，或联合伊立替康时，可出现腹泻。可发生食管炎和直肠炎。

（3）皮肤黏膜反应

1）黏膜炎：是严重不良反应的最早期表现。黏膜疼痛和潮红可能进一步发展，出现明显溃疡病变，少数患者因此而发生出血。

2）部分脱发：少见。

3）皮肤色素沉着：可能出现面部、手、注射部位静脉区皮肤色素沉着。

4）斑丘疹样皮疹：少见。

5）晒太阳容易增加皮肤反应。

6）"手足综合征"：表现为手掌（指）、足掌（趾）疼痛，手掌和足掌皮肤红斑、脱屑、皲裂。该反应常见于持续滴注，偶见于与其他方案或药物联合化疗的患者。

（4）其他

1）神经毒：包括头痛。轻微视觉异常、小脑共济失调罕见。

2）流泪增加：少见。

3）心脏不良反应：包括心律失常、心绞痛、心肌缺血等，突然死亡罕见。在持续静脉滴注及曾有过冠状动脉疾病病史的患者中常见。

氟他氨（flutamide）

其他名称： Eulexin。

作用机制： 与雄激素竞争性结合前列腺癌细胞的雄激素受体，是雄激素的竞争性抑制剂。

主要适应证： 前列腺癌，大多与促黄体素释放素（luteinizing hormone releasing hormone，LHRH）激动剂联用药。

常用剂量及方案： 250mg，口服，每8小时一次。

注意事项： 用药前检查血清氨基转移酶。如果氨基转移酶值高于正常值2倍时，建议不用此药。

不良反应

（1）骨髓抑制及其他血液学影响：无。

（2）恶心、呕吐及其他胃肠道反应：恶心、呕吐少见或偶见。会出现腹泻、腹胀气、轻度腹痛。

（3）皮肤黏膜反应：轻度皮疹偶见。

（4）其他

1）继发性药理学反应：包括乳房压痛、乳房肿胀、潮热、阳痿、性欲减退常见，但在停药后这些现象可消失。

2）肝功能异常：少见。肝功能衰竭罕见，可能表现为流感样症状或右上腹疼痛。

3）高血压：偶见。

4）心血管意外性病变：类似于睾丸切除术后的表现。

氟维司群（fulvestrant）

其他名称：芙士得（Faslodex）。

作用机制：氟维司群是一种雌激素受体拮抗剂，该药对人类乳腺癌的雌激素具有下调作用。体外试验证实，该药可逆性抑制对他莫昔芬耐受而对雌激素敏感的人类乳腺癌细胞的生长。

主要适应证

（1）激素受体阳性、绝经后、抗雌激素治疗失败的转移性乳腺癌（缺乏关于绝经前晚期乳腺癌治疗疗效的资料）。

（2）使用第三代芳香酶抑制剂后疾病进展的、激素受体阳性、绝经后的转移性乳腺癌。

常用剂量及方案

（1）500mg，肌内（臀部）注射，5ml 每侧 1 次，第 1 个月第 1 天、第 15 天、第 29 天各注射一次，以后每月注射 1 次。

（2）对于中度肝功能损伤的患者（Child-Pugh B 级）减量至 250mg，使用方法同前。

注意事项：尚未评估重度肝功能损伤患者用药的安全性。

不良反应

（1）骨髓抑制及其他血液学影响：贫血罕见。

（2）恶心、呕吐及其他胃肠道反应：恶心常见。呕吐、腹泻、便秘和厌食偶见。

（3）皮肤黏膜反应：红疹及多汗偶见。

（4）其他

1）全身疼痛、头痛、背痛、腹痛、注射部位疼痛、下腹痛等偶见。流感样症状或发热偶见。

2）血管舒张和水肿偶见。

3）眩晕、失眠、感觉异常、抑郁、焦虑等少见至偶见。

4）咽炎、呼吸困难、咳嗽偶见。

吉非替尼（gefitinib）

其他名称：易瑞莎（Iressa），ZD1839。

作用机制：吉非替尼是一种针对 EGFR 酪氨酸激酶的选择性抑制剂。吉非替尼通过抑制表皮生长因子受体的酪氨酸激酶，阻断表皮生长因子对受体刺激产生自磷酸化，从而阻断细胞内生长信号的转导。

主要适应证

（1）EGFR 19 外显子缺失突变或 EGFR 21 外显子替代突变的晚期非小细胞肺癌。

（2）单药治疗可以获益的既往经含铂和多西紫杉醇方案化疗后失败的局部晚期或晚期非小细胞肺癌。

常用剂量及方案：250mg，口服，每天一次（受腹泻或皮疹影响）。

注意事项：腹泻和肝功能不良可能是剂量限制性反应，需要中断用药。

不良反应

（1）骨髓抑制及其他血液学影响：少见。贫血偶见，与剂量无关。

（2）恶心、呕吐及其他胃肠道反应：恶心、呕吐、腹泻常见。腹泻可能是剂量限制性反应。厌食、便秘和腹痛也可能常见，但不严重。

（3）皮肤黏膜反应：痤疮样皮疹或毛囊炎样红疹常见，一般出现在第 14 天；发生率及严重程度与剂量相关。可能与皮肤干燥和瘙痒有关。连续用药不增加皮疹严重程度，中断用药 1 周内缓解。口干和结膜炎偶见。

（4）其他

1）呼吸困难：偶见至少见。

2）虚弱：常见。

3）头痛、嗜睡：偶见。

4）肝功能：肝氨基转移酶值升高偶见，但可能严重（3 级或 4 级）。

吉西他滨（gemcitabine）

其他名称：健择（Gemzar）。

作用机制：吉西他滨是一种胞嘧啶衍生物，在细胞内代谢成为具有活性的二磷酸盐和三磷酸盐，抑制核糖核苷酸还原酶，与三磷酸去氧胞苷竞争性结合 DNA。

主要适应证

（1）局部性晚期或远处转移的胰腺癌。

（2）非小细胞肺癌。

（3）乳腺癌、胆管癌、膀胱癌、卵巢癌。

（4）非霍奇金淋巴瘤。

（5）软组织肉瘤。

常用剂量及方案

（1）单药使用时，$1000mg/m^2$，静脉注射持续 30 分钟以上，每周一次，连续 7 周。休息 1 周后进行下 1 个周期，每周 1 次，连用 3 周，每 4 周为 1 个周期。

（2）$1000\sim1250mg/m^2$，静脉注射持续 30 分钟以上，每周一次，连续 2~3 周。每 3~4 周为 1 个周期。该方案与其他药物联合用药。

注意事项：滴注时间超过 60 分钟会增加不良反应。

不良反应

（1）骨髓抑制及其他血液学影响：常见，与用药剂量有关。显性溶血性尿毒症罕见，但伴轻度肾功能不全的患者常见。

（2）恶心、呕吐及其他胃肠道反应：恶心、呕吐常见，但偶见严重者。腹泻、便秘偶见至常见。

（3）皮肤黏膜反应：皮疹、脱发和黏膜炎偶见。

（4）其他

1）血清氨基转移酶和碱性磷酸酶暂时性升高：常见。严重肝功能不良罕见。

2）轻度蛋白尿和血尿：常见。

3）非感染性发热：常见。

4）神经毒性作用：轻度感觉异常偶见。

5）呼吸困难：偶见。

谷卡匹酶（glucarpidase）

其他名称：Voraxaze。

作用机制：一种重组细菌酶，可水解叶酸中的羧基末端谷氨酸残基和经典的抗叶酸剂，如甲氨蝶呤。它将甲氨蝶呤转化为无活性代谢物，4-脱氧-4-氨基-N10-甲基喋啶酸（DAMPA）和谷氨酸。它为高剂量甲氨蝶呤治疗期间肾功能不全患者的甲氨蝶呤消除提供了另一种非肾脏途径。

主要适应证：用于降低因肾功能受损而延迟甲氨蝶呤清除的患者体内的甲氨蝶呤浓度（$>1\mu mol/L$）。

常用剂量及方案：单次静脉注射，50U/kg，时间大于 5 分钟。甲氨蝶呤浓度 $>100\mu mol/L$，首剂 48 小时后可以再注射一次。

注意事项

（1）对于给药后 48 小时内，使用免疫测定法测量甲氨蝶呤浓度是不可靠的。

（2）在给药前 2 小时、给药后 2 小时，不要给予甲酰四氢叶酸。在给药后 48 小时内，甲酰四氢叶酸浓度会保持不变。在给药 48 小时后，基于甲氨蝶呤浓度确定亚叶酸钙剂量，继续使用甲酰四氢叶酸治疗直至甲氨蝶呤浓度维持在亚叶酸钙治疗阈值以下至少 3 天。

不良反应： 输液后过敏反应包括感觉异常、脸红、低血压、恶心、呕吐、震颤、头痛、视物模糊、腹泻、咽喉刺激、皮疹，都不常见，大多数为 1 级或 2 级。罕见严重反应。

促黄体素释放素类似物
（gonadotropin-releasing hormone analogs）

其他名称： Leuprolide（Eligard，Lupron，Lupron depot）、醋酸亮丙瑞林（Zoladex depot）、戈舍瑞林、曲普瑞林（Trelstar depot）。

作用机制： 初始促进腺垂体释放 FSH 和 LH，随后由于垂体对促性腺激素释放激素的不敏感而使促性腺激素的分泌减少，继而减少相应的性腺产生激素的功能。也可直接作用于癌细胞，至少对乳腺癌细胞有直接作用，作用于癌细胞与 GnRH 结合的部位。

主要适应证

（1）前列腺癌晚期。

（2）绝经前及围绝经期的乳腺癌晚期（戈舍瑞林）。

常用剂量及方案

（1）醋酸亮丙瑞林 7.5mg，肌内注射，每月 1 次，22.5mg，肌内注射，每 3 个月 1 次，或 30mg，肌内注射，每 4 个月 1 次。

（2）戈舍瑞林 3.6mg，皮下注射，每 4 周 1 次，或 10.8mg，皮下注射，每 12 周 1 次。乳腺癌植入性治疗仅用 3.6mg。

（3）曲普瑞林 3.75mg，肌内注射，每月 1 次。曲普瑞林 22.5mg，肌内注射，每 6 个月 1 次。

注意事项： 治疗最初几周症状可能加重。

不良反应

（1）骨髓抑制及其他血液学影响：罕见。

（2）恶心、呕吐及其他胃肠道反应：厌食、恶心、呕吐、便秘少见。

（3）皮肤黏膜：注射部位红斑和出血斑、皮疹、脱发、瘙痒少见。

（4）心血管系统反应：充血性心力衰竭、高血压及血栓形成少见。周围性水肿偶见。

（5）其他

1）中枢神经系统反应：眩晕、疼痛、头痛、感觉障碍少见。

2）内分泌反应：潮热常见，性欲减低常见；男子乳腺发育伴或不伴触痛少见；性无能偶见至少见。

3）骨疼痛或"红肿"：骨转移患者用药治疗初期常见。对于前列腺癌患者给予氟他胺或其他雄激素拮抗剂进行预治疗，可以减轻骨痛反应。

4）有报道过敏反应伴随罕见的血管神经性水肿。

羟基脲（hydroxyurea）

其他名称： Hydrea，Droxia。

作用机制： 干扰 DNA 合成，至少部分抑制核糖核苷酸向脱氧核糖核苷酸转化。

主要适应证

（1）头颈癌。

（2）慢性粒细胞性白血病。

（3）伴高细胞计数的急性淋巴细胞白血病和急性非淋巴细胞白血病。

（4）自发性血小板增多症。

（5）真性红细胞增多症。

（6）预防急性髓细胞性白血病的维 A 酸综合征。

（7）镰状细胞贫血伴随频繁危象发作。

常用剂量及方案

（1）800～2000mg/m²，每日 1 次或分次口服。剂量调整应根据患者疗效和耐受性。

（2）3200mg/m²，口服，每日 1 次或分次服用（该方法不适于白血病）。

（3）在镰状细胞贫血患者中开始剂量为 15mg/（kg·d），以后只要中性粒细胞绝对数大于 $2×10^9$/L，血小板计数大于 $80×10^{12}$/L，剂量可以每 12 周增加 5mg/kg。

注意事项： 日用剂量必须根据血细胞计数调整。注意不要太频繁地改变用药剂量，因为药物有延迟反应。严重的皮肤血管毒性包括溃疡和坏疽，尤其是目前正接受或曾接受干扰素治疗的患者。不良反应在肾功能受损或老年患者中更为常见。肌酐清除率低于 60ml/min，剂量减 50%。

不良反应

（1）骨髓抑制：发生于每日剂量超过 1600mg/m² 连续用药 10 天的患者，恢复较快。红细胞平均体积（MCV）增加常见。

（2）恶心、呕吐及其他胃肠道反应：恶心常见于高剂量治疗的患者。其他胃肠道反应少见。接受双脱氧胸苷或其他抗病毒药物治疗的 HIV 患者曾发生胰腺炎。

（3）皮肤黏膜反应：口腔黏膜炎罕见。可能发生斑丘疹性皮疹。放疗所致的放射性黏膜炎可能严重。

（4）其他

1）暂时性肾功能受损或排尿困难少见。

2）中枢神经系统病变罕见。

3）可见引起白血病及致畸。

依布替尼（ibrutinib）

其他名称： Imbruvica。

作用机制： 是一种布鲁顿酪氨酸蛋白激酶抑制剂，可以抑制 B 细胞受体通路，调控 B 细胞的增殖和凋亡。

主要适应证

（1）接受过至少一种治疗的套细胞淋巴瘤。

（2）接受过至少一种治疗的慢性淋巴细胞白血病。

（3）染色体 17p 缺失的慢性淋巴细胞白血病。

（4）瓦氏巨球蛋白血症。

常用剂量及方案

（1）套细胞淋巴瘤，560mg，每天 1 次，口服。

（2）慢性淋巴细胞白血病、瓦氏巨球蛋白血症，420mg，每天 1 次，口服。药物要求每天同一时间用水送服。在出现 3 级或以上血液学毒性或非血液学毒性时，或合并使用 CYP3A 抑制剂时，药物停止服用或减量。避免与强 CYP3A 抑制剂或诱导剂合用。如果漏服一次药物，在第 2 天同一时间服用即可。

注意事项： 孕妇服用依布替尼能导致胎儿损害。依布替尼临床试验数据表明，应避免用于 AST 或者 ALT 高于正常值 3 倍的肝功能不全患者。在每天口服 560mg 的患者中，高达 5% 的患者出现 3 级或以上出血事件。术前 3 天，术后 7 天口服依布替尼可能增加出血风险。

不良反应

（1）骨髓抑制及其他血液学影响：中性粒细胞减少、血小板减少常见。贫血偶见。在每天口服 560mg 的患者中，任何级别的包括瘀伤的出血事件，发生率高达 48%。依布替尼可以降低由淋巴结收缩时慢性淋巴细胞白血病细胞进入血液而导致的淋巴细胞增生。在大多数患者中，这种作用持续了 8 个月，在部分病例中持续了 12 个月。但是，这并不意味着药物无活性，除非疾病进展，否则均应密切监测药物浓度。高达 25% 的患者会出现 3 级或以上的感染，部分患者很严重。上呼吸道感染常见。但是，皮肤感染、尿路感染、肺炎偶见。

（2）恶心、呕吐及其他胃肠道反应：腹泻、便秘、恶心、呕吐、腹痛常见。呼吸困难偶见。

（3）皮肤黏膜反应：皮疹常见。胃炎少见。

（4）免疫反应和输液反应：不常见。

（5）其他

1）发热偶见。外周水肿常见。

2）神经毒性：外周感觉神经病变不常见，头晕和头痛偶尔出现。

3）肾毒性：增加肌酐清除率，67% 的患者增加至正常上限的 1.5 倍，9% 的患者增加至正常上限的 1.5～3 倍。

4）第二原发恶性肿瘤：使用依布替尼的慢性淋巴细胞白血病患者中，有 5% 发生第二原发恶性肿瘤，其中皮肤癌占 4%，其他肿瘤占 1%。

5）骨骼肌肉和结缔组织：骨痛、肌肉痛常见。肌肉痉挛、关节痛偶见。

6）呼吸系统：呼吸困难常见，咳嗽偶见。

7）心血管系统：增加了心房颤动风险（3%～5%）。

伊达比星（idarubicin）

其他名称：4-demethoxydaunorubicin，IDA，Idamycin。

作用机制：通过蒽环物作用于拓扑异构酶 II 或自由基，从而使 DNA 链断裂；插入 DNA；抑制 DNA 多聚酶。

主要适应证

（1）急性非淋巴细胞白血病。

（2）慢性髓细胞性白血病突发性恶化。

（3）急性淋巴细胞白血病。

常用剂量及方案： 诱导期为 $12\sim13mg/m^2$，静脉注射，每日 1 次，连用 3 天（常与阿糖胞苷联合用药）；巩固治疗期为 $10\sim12mg/m^2$，静脉注射，每日 1 次，连用 2 天。

注意事项： 手臂静脉注射时应持续数分钟以上，小心勿漏出血管。心脏毒性低于柔红霉素。最大耐受性剂量尚未确定。累加用药剂量 $>150mg/m^2$ 时，可使心脏排血量减少。

不良反应

（1）骨髓抑制及其他血液学影响：常见，剂量限制性不良反应。

（2）恶心、呕吐及其他胃肠道反应：恶心、呕吐常见。厌食常见。腹泻偶见或常见。

（3）皮肤黏膜反应：脱发常见。黏膜炎常见。但反应一般不严重。

（4）其他

1）肝功能障碍：常见，但是一般不严重，不一定为伊达比星所致。

2）肾功能障碍：常见，但临床一般无症状。

3）心脏不良反应：在诱导期和巩固期少见（1%～5%）。

4）组织损伤：如果漏出血管外，可能出现组织损伤。

5）神经毒性作用：偶见。

艾代拉利司（idelalisib）

其他名称： Zydelig。

作用机制： PI3K 激酶抑制剂，可诱导细胞凋亡、抑制恶性 B 细胞和原发肿瘤细胞增殖。

主要适应证

（1）联合利妥昔单抗治疗复发的慢性淋巴细胞白血病，因其他并发症考虑单药利妥昔单抗的患者。

（2）经至少两种系统治疗方案后复发的滤泡型 B 细胞非霍奇金淋巴瘤患者。

（3）经至少两种系统治疗方案后复发的小淋巴细胞淋巴瘤患者。

常用剂量及方案： 150mg，口服，每天 2 次。可以与或不与食物同时服用。发生严重或危及生命的不良事件，行药物减量或停药。对于反复出现严重或危及生命的症状性肺炎患者，永久停药。避免与强 CYP3A 诱导剂或肝毒性药物合用。当与强 CYP3A 抑制剂合用时，应严密监测药物毒性。对于基础肝功能损害，血清 ALT 或 ALT 高于正常值 2.5 倍，或胆红素高于正常值 1.5 倍时，也应注意药物毒性。

注意事项：孕妇服用可导致胎儿危害。致命的、严重的肝功能毒性，结肠炎、肺炎和肠穿孔可能发生（15%），警告终生停药。

不良反应

（1）骨髓抑制及其他血液学影响：贫血和血小板减少常见。中性粒细胞减少常见，31% 的患者为 3 级或以上。报道 25% 的患者发生肺炎。上呼吸道感染、泌尿系统感染也可发生。

（2）恶心、呕吐及其他胃肠道反应：恶心、腹泻常见。呕吐偶见。14% 的患者出现 3 级或以上腹泻、结肠炎，且对抗蠕动药物反应不佳。部分患者建议停药，并使用皮质类固醇药物。肠穿孔也可发生，建议终生停药。

（3）皮肤黏膜反应：口腔炎偶见。皮疹常见。发生 3 级或以上皮肤反应，包括皮疹、皮炎、中毒性表皮坏死松解症（TEN），停止用药。

（4）免疫反应及输液反应：严重的过敏反应罕见，但警告终生停药，予以支持治疗。

（5）其他

1）首次用药 12 周内，14% 的患者可能出现致命的、严重的肝功能损害，停药后可恢复。再次出现肝功能损害警告终生停药。接受治疗的前 3 个月，每 2 周检测 ALT、AST，随后的 3 个月，每 4 周检测 1 次，随后每 1～3 个月检测 1 次。当 ALT、AST 值超过 3 倍正常上限时，每周监测肝功能直至好转，当 ALT、AST 值超过 5 倍正常上限时，停止用药，每周监测肝功能直至好转。

2）发热偶见。外周水肿常见。无力偶见。

3）神经毒性：头痛偶见。

4）骨骼肌肉和结缔组织：关节痛偶见。

5）呼吸系统：咳嗽、呼吸困难常见。致命的严重肺炎也可发生。服用艾代拉利司后的症状性肺炎需停药，用皮质类固醇药物治疗。

6）精神系统：失眠偶见。

异环磷酰胺（ifosfamide）

其他名称：Ifex。

作用机制：通过肝脏微粒酶作用转化成具有生物活性的代谢物，作用于亲核区域，尤其是 DNA。

主要适应证

（1）睾丸癌和肺癌。

（2）骨和软组织肉瘤。

（3）淋巴瘤。

常用剂量及方案

（1）$1.2g/m^2$，静脉注射，持续 30 分钟以上，每天 1 次，连用 5 天，每 3～4 周重复。常与其他药物联合用药。美司钠 $120mg/m^2$，在开始用异环磷酰胺前用药，之后 $1200mg/m^2$，每天 1 次静脉持续滴注，直至最后一次用异环磷酰胺后 16 小时。

（2）$3.6g/m^2$，静脉注射，每天 1 次，静脉滴注持续 4 小时，连续用药 2 天。常与其他药物联合化疗。美司钠 $750mg/m^2$，静脉注射，分别于开始用异环磷酰胺前，以及用药后 4 小时、8 小时使用。

大剂量用药，可用至 $14g/m^2$，每疗程超过 6 天。此时需要同等或更高剂量的美司钠。

注意事项：必须与美司钠合用以预防出血性膀胱炎。美司钠的用药剂量至少是异环磷酰胺用药剂量（以体重为基础计算）的 20%。在用异环磷酰胺之前（或同时），开始（首先）用美司钠，在异环磷酰胺用药后 4 小时和 8 小时再次用美司钠，以便对引起出血性膀胱炎的尿代谢物进行解毒治疗。大剂量异环磷酰胺治疗时，需要的美司钠剂量更高，治疗的时间也更长。美司钠及美司钠的唯一代谢物美司钠二硫化物影响异环磷酰胺及其抗肿瘤代谢物。美司钠二硫化物在肾脏内代谢化成为三硫醇化合物，之后，该化合物与尿毒素代谢物发生作用，从而产生解毒作用。需要强水化治疗，饮水或静脉输液每天至少 2L。静脉输液应该缓慢滴注，至少持续 30 分钟。

不良反应

（1）骨髓抑制及其他血液学影响：剂量限制性不良反应，血小板稍减少。粒细胞减少最低值出现于用药第 10～14 天，恢复出现于第 21 天。大剂量治疗可能出现血小板减少。

（2）恶心、呕吐及其他胃肠道反应：常见于未进行标准抗呕吐治疗时。

（3）皮肤黏膜反应：脱发常见；在标准用药剂量时黏膜炎罕见；皮炎罕见。

（4）出血性膀胱炎：常见。除非给予解毒剂如美司钠，该反应为剂量限制性不良反应。用美司钠时出血性膀胱炎的发生率为 5%～10%。肉眼血尿少见。增加美司钠的用药时间可能减轻之后化疗的问题。

（5）其他

1）中枢神经系统不良反应（嗜睡、神志错乱、抑郁、幻觉、定向障碍、少见癫痫发作、脑神经功能异常或昏迷）：低剂量时少见；大剂量治疗时较常见。

2）不育：男性和女性都常见，同其他烷化剂。

3）肾功能受损：偶见或常见。范科尼综合征的发生与用药剂量相关。可能发生严重的酸中毒。

4）肝功能受损：少见。

5）静脉炎：少见。

6）发热：罕见。

7）周围神经病变：高剂量用药时少见。

甲磺酸伊马替尼（imatinib mesylate）

其他名称：格列卫（Gleevec），STI-571（信号转导阻滞剂571）。

作用机制：甲磺酸伊马替尼是一种作用于 Bcr-Abl 酪氨酸激酶的抑制剂。慢性髓性白血病的 Bcr-Abl 酪氨酸激酶是染色体（9；22）易位的表现，这导致细胞过度增殖。该药还可抑制血小板源性生长因子受体的酪氨酸激酶，抑制 c-KIT 酪氨酸激酶。胃肠间质瘤的 c-KIT 酪氨酸激酶呈激活状。

主要适应证

（1）慢性髓细胞性白血病（初次诊断）慢性期；病变恶化或进展期。

（2）急性淋巴细胞白血病患者费城染色体阳性者。

（3）KIT⁺（CD117）胃肠间质肿瘤的术后辅助治疗或 KIT⁺（CD117）转移性胃肠间质肿瘤的治疗。

（4）伴有 PDGF 受体基因重排的骨髓增生异常综合征或骨髓增殖异常疾病。

（5）不伴有 D816V c-KIT 基因突变或者 c-KIT 突变状态不明的侵袭性系统性肥大细胞增多症。

（6）伴有 FIP1L1-PDGFRα 融合激酶（CHIC2 基因缺失和同时融合激酶阴性或者情况不明的）高嗜酸性粒细胞综合征或

慢性嗜酸性粒细胞白血病。

（7）隆凸性皮肤纤维肉瘤。

常用剂量及方案

（1）400mg，口服，每天1次，用于慢性髓细胞性白血病、骨髓增生异常综合征、骨髓增殖异常疾病及胃肠间质肿瘤。对于严重肝功能损伤或者中度肾功能损伤的患者，减量至300mg，每天1次。

（2）600mg，口服，每天1次，用于慢性粒细胞白血病的加速期、急变期，或 Ph^+ 的急性淋巴细胞白血病。

（3）100～400mg，口服，每天1次，用于侵袭性系统性肥大细胞增多症、高嗜酸性粒细胞综合征、慢性嗜酸性粒细胞白血病。

（4）800mg，口服，每天1次，用于隆凸性皮肤纤维肉瘤。

注意事项：有心血管疾病的患者使用时可能出现严重充血性心力衰竭、水肿和严重的体液潴留。特别是高嗜酸性粒细胞的患者，可能出现心源性休克的风险。有胃肠穿孔及大疱性皮肤病的报道。对于接受抗凝治疗的患者，不应使用华法林，因为伊马替尼是主要代谢酶 CYP3A4 的抑制剂。

不良反应

（1）骨髓抑制及其他血液学影响：轻中度白细胞减少和血小板减少常见。但严重的中性粒细胞减少或血小板减少少见，慢性髓细胞性白血病恶化期除外。

（2）恶心、呕吐及其他胃肠道反应：恶心、呕吐、腹痛、腹泻常见，但严重反应少见。

（3）皮肤黏膜反应：皮肤红疹和咽喉炎常见；瘙痒和瘀点偶见。有报道出现多形性红斑和史-约综合征。

（4）其他

1）水潴留和水肿常见。胸腔积液和腹水少见。

2）骨肌肉疼痛、抽搐、关节痛、头痛、发热、乏力常见，但少见严重或威胁生命的反应。

3）呼吸困难和咳嗽偶见。

4）肝功能及血清肌酐升高：少见至罕见。罕见严重的肝毒性。

5）血清肌酐升高和低钾血症偶见，但是罕见严重者。

6）充血性心力衰竭罕见，但能导致肺水肿，罕见心包积液。可能是由于伊马替尼抑制 Abl，而后者与心脏的线粒体功能相关。

（7）对于甲状腺切除后正进行甲状腺素替代治疗的患者，服用伊马替尼期间需监测 TSH 水平。

α 干扰素（interferon-alpha）

其他名称：Roferon-A(干扰素 α_{2a}，重组干扰素 α-A); Intron A（干扰素 α_{2b}，重组干扰素 α-2）。

作用机制：对肿瘤生长产生直接抑制作用，调节宿主免疫功能，包括激活 NK 细胞，调节抗体的产生，对主要的组织相容性抗原产生诱导作用。

主要适应证

（1）黑色素瘤（辅助性治疗及转移病变的治疗）。

（2）肾癌。

（3）多发性骨髓瘤。

（4）与 HIV 感染相关的卡波西肉瘤。

（5）非霍奇金淋巴瘤（低度恶性），蕈样肉芽肿病。

（6）尖锐湿疣（病变组织内用药）。

（7）慢性乙型肝炎和慢性丙型肝炎。

常用剂量及方案

（1）300 万～1000 万 U，肌内注射或皮下注射，每天 1 次，一般连续用药数周或数日，之后改为每周 3 次。

（2）高危黑色素瘤辅助性治疗的用药方法：2000 万 U/m²，静脉注射，每周 5 天用药，连用 4 周。后改为 1000 万 U/m²，皮下注射，每周 3 次，连续 48 周。

（3）HIV 感染相关的卡波西肉瘤 100 万～500 万 U，皮下注射，每周 3 次，根据不良反应调整用药剂量。

（4）研究中，剂量可以更高（每次剂量高达 5000 万 U/m²），通常静脉注射可以达到 1000 万 U/m²。

（5）聚乙二醇干扰素 α_{2b}，6μg/（kg·w），皮下注射，持续 8 周。后改为 3μg/（kg·w），皮下注射，连用 5 年，作为淋巴结阳性的术后辅助治疗。

注意事项：可能会导致或加重致命性神经精神性、自身免疫性、缺血性及感染性疾病。患者若合并这些疾病持续严重的症状和体征，应该避免采用此治疗。

不良反应

（1）骨髓抑制及其他血液学影响：常见，但即使继续用药，一般也是暂时性轻度至中度反应。大剂量用药时（25%接受辅助治疗的黑色素瘤患者）可能会出现粒细胞低于 750/μl，并增加感染的危险。疱疹少见。

（2）恶心、呕吐及其他胃肠道反应：厌食和恶心常见，约 2/3 发生。但呕吐偶见。腹泻及稀便偶见至常见。

（3）皮肤黏膜反应：皮疹、皮肤干燥、咽喉炎、皮肤瘙痒、部分脱发偶见至常见。

（4）其他

1）流感样症状：伴乏力、发热、畏寒、虚弱、关节疼痛、头痛常见至很常见，大剂量用药时较严重。连续用药及用对乙酰氨基酚时症状逐渐减轻。

2）神经毒性反应：感觉异常偶见。低剂量治疗时少见，大剂量治疗时可能出现头痛、头晕、嗜睡、焦虑、抑郁（包括自杀行为）、意识混乱、幻觉、小脑功能障碍、情绪不稳定等反应。

3）全身性症状：在长期用药时，常见乏力、厌食、体重减轻。

4）心血管系统反应：轻度低血压常见，但出现症状罕见。高血压、胸痛、心律失常及其他心血管疾病罕见至少见。

5）呼吸系统反应：高剂量用药时，偶见呼吸困难和咳嗽。

6）神经系统：腿痉挛性疼痛、失眠、潮热等少见。视觉异常包括视物模糊、复视、眼干、眼球震颤及畏光，少见。

7）代谢及生化异常：肝酶活性增高，常见。轻度尿蛋白、血肌酐值升高者偶见。高钙血症，偶见。甲状腺功能低下或亢进，伴或不伴甲状腺素抗体形成。高三酰甘油血症罕见。

8）免疫：产生抗体（结合和中和作用）。产生干扰素 α_{2a} 的抗体比产生抗干扰素 α_{2b} 的抗体更容易。产生抗体的机制不明，然而，这可能是部分患者产生临床耐药性的原因。

伊匹单抗（ipilimumab）

其他名称： Yervoy，MDX-CTLA4。

作用机制： 伊匹单抗是一个抗细胞毒性 T 淋巴细胞相关抗原-4（CTLA-4）的单克隆抗体，可负向调节免疫系统。

主要适应证

（1）晚期或者转移性黑色素瘤。

（2）病理证实>1mm 淋巴结累及的黑色素瘤术后辅助治疗。

常用剂量和方案： 3mg/kg，大于 90 分钟，每 3 周重复，共4次。若不能完成足量疗程，在用药起16周内停止用药。

注意事项： 有报道本药可导致严重致命的免疫介导反应，与T细胞的活化和增殖相关。这种免疫介导反应可累及任何器官，但最常见的致命免疫介导反应有小肠结肠炎、肝炎、皮炎（包括TEN）、神经病变、内分泌病。大多数免疫介导反应在治疗期间出现，但也可能在停止伊匹单抗后数周至数月发生。

对于严重的免疫介导反应，要终生停用伊匹单抗，并且全身使用大剂量糖皮质激素治疗。对于小肠结肠炎、皮炎、神经病变、内分泌的患者，每次用药前都需要评估症状、体征、基础肝功能、甲状腺功能。

不良反应

（1）骨髓抑制及其他血液学影响：贫血、白细胞减少、淋巴细胞减少常见，但只是偶尔出现3级或以上反应。静脉血栓形成少见。

（2）恶心、呕吐及胃肠道反应：恶心、呕吐常见，但通常并不严重。腹泻常见，偶见严重腹泻（3级）。可能与结肠炎相关。

（3）皮肤黏膜反应：瘙痒及皮疹常见（>40%）。TEN罕见。

（4）免疫及输液反应：大部分为非血液学反应，特别是皮肤和胃肠道反应，也可以是肝脏反应、神经病变、眼病变（葡萄膜炎）、内分泌病及其他器官免疫反应。考虑为免疫性，需要急诊糖皮质激素处理。

（5）其他

1）疲劳常见，偶尔出现严重疲劳。

2）氨基转移酶升高常见，偶尔（8%）达到3~4级。胆红素明显升高通常伴随胰腺炎。

3）内分泌系统：肾上腺功能不全、甲状腺功能低下和垂体功能低下罕见至少见，但需要急诊处理。

4）呼吸困难常见。

5）疼痛常见。

6）意识模糊偶尔发生。

伊立替康（irinotecan）

其他名称： Camptosar，CPT-11。

作用机制： 伊立替康是一种半合成的、水溶性的喜树碱衍生物，它是亲脂性代谢物 SN-38 的前体，该代谢物是拓扑异构酶Ⅰ抑制剂，拓扑异构酶是 DNA 复制和转录所必需的酶。伊立替康与拓扑异构酶Ⅰ-DNA 解链复合物结合，阻止拓扑异构酶Ⅰ解链后螺旋的再形成。

主要适应证

（1）结直肠癌、食管癌及胃癌。

（2）肺癌。

（3）多形性胶质瘤。

（4）胰腺癌。

常用剂量及方案

（1）80～125mg/m²，静脉注射，持续 90 分钟以上，每周一次，连续 4 周，然后休息 2 周，此为 1 个周期。用于单药化疗或与氟尿嘧啶及亚叶酸钙联合化疗。

（2）180mg/m²，静脉注射，持续 90 分钟以上，每 2 周重复，与氟尿嘧啶及亚叶酸钙联合化疗。氟尿嘧啶持续滴注 22 小时，亚叶酸钙持续滴注 2 小时以上。

（3）脂质体注射剂量，70mg/m²，持续 90 分钟，每 2 周重复。对于 UGT1A*28 等位基因纯合子患者，50mg/m²，持续 90 分钟，每 2 周重复。需与氟尿嘧啶、亚叶酸钙联合治疗（胰腺癌）。

对于同时合用酶诱导的抗癫痫药物治疗的患者，药物剂量可以最大增加 4 倍。

对有严重腹泻的患者（治疗前每天排便次数 7 次或 7 次以上），应控制用药剂量。对于腹泻改善（每天排便次数低于 7 次）的患者，可重新开始化疗用药，剂量减少 25～30mg/m²。之后的化疗周期治疗时，如果每日排便次数为 7～9 次，剂量也按此减量水平用药。如果继后化疗每日排便次数≥10 次者，减量 50～60mg/m²。严重的白细胞绝对计数减少（ANC＜1×10⁹/L）也应该在下 1 个周期中减低用药剂量。

注意事项

（1）可能发生急性或迟发性腹泻。腹泻发生 24 小时内（胆碱能作用）应该给予阿托品 0.25～1mg，静脉注射。迟发性腹泻给予洛哌丁胺（2mg，每 2 小时 1 次，直至 12 小时无腹泻）。如果腹泻加重（排便每天≥7 次），或伴有脱水，或伴有直立性低血压，应同时补充液体及电解质。可考虑给予抗生素，如口服氟喹诺酮，尤其是伴有粒细胞减少的患者。

（2）应该注意观察有无血栓形成等血管性病变的突然发生。

（3）UGT1A*28 等位基因纯合子患者应当减量使用该药。

该基因为尿苷二磷酸葡萄糖醛酸基转移酶基因的变异，其表达的产物与胆红素的葡萄糖醛酸化相关，并且参与伊立替康毒性产物 SN-38 的失活过程。该检测可以通过三波技术（Invader UGT1A1 molecular assay）进行。

（4）使用脂质体药物的患者中，20%会出现严重的危及生命的中性粒细胞减少。3%的患者出现危及生命的中性粒细胞减少性发热或脓毒血症。

（5）对脂质体药物有间质性肺炎的报道。

不良反应

（1）骨髓抑制及其他血液学影响：中性粒细胞减少常见，而且常严重，尤其是联合其他药物化疗时。贫血和血小板减少常见，但一般不严重，除 UGT1A*28 等位基因纯合子患者外。

（2）恶心、呕吐及其他胃肠道反应：恶心、呕吐常见，偶见程度严重者。急性腹泻常见，但大多不严重。迟发性腹泻常见（85%），偶见严重（15%）及威胁生命（5%～10%）。严重腹泻可能在 UGT1A*28 等位基因纯合子患者中更常见。腹痛，偶见严重腹痛。厌食常见。便秘和消化不良偶见。盲肠炎、结肠炎、中毒性巨结肠病罕见。

（3）皮肤黏膜反应：脱发及黏膜炎常见。皮疹、出汗偶见。

（4）其他

1）发热：常见，罕见严重发热。

2）头痛、腰背痛、寒战及水肿：偶见。

3）肝功能异常：肝功能异常 1～2 级常见。严重肝功能异常少见，除非患者已出现肝转移。

4）呼吸困难、咳嗽或鼻炎：偶见至常见，但通常不严重。

5）失眠或眩晕：偶见。

6）脸潮红：偶见。

7）过敏反应：罕见。

伊沙匹隆（ixabepilone）

其他名称：Ixempra。

作用机制：伊沙匹隆是埃博美素 B 的一种类似物，通过结合微管蛋白 β 亚基抑制微管运动，阻断细胞有丝分裂，导致细胞死亡。

主要适应证：通常用于多柔比星和紫杉醇治疗失败的乳腺癌。通常和卡培他滨联用。

常用剂量和方法：$40mg/m^2$，静脉滴注，持续 3 小时，每 3 周重复。所有患者必须应用抗组胺 H_1 和 H_2 受体拮抗剂预处理。

注意事项：对于既往对伊沙匹隆或含有聚氧乙烯蓖麻油的其他药物存在超敏反应的患者，必须应用地塞米松预处理。如果反应严重，不能使用。同时应用肝药酶 CYP3A4 的阻断剂（如酮康唑）时，增加伊沙匹隆的 AUC，此时，需考虑减量。CYP3A4 的强力诱导剂，如地塞米松、苯妥英，可降低伊沙匹隆的血药浓度。对于 AST 或 ALT 大于 2.5 倍正常值，或者胆红素＞1 倍 ULN 的患者，不应给予卡培他滨联合治疗。对于中度肝功能损伤（AST 或 ALS＞2.5 倍 ULN 或胆红素＞1.5 倍 ULN）的患者，应用时需要减量。

不良反应

（1）骨髓抑制及其他血液学影响：严重的中性粒细胞减少（3～4 级）常见，严重的血小板或者贫血偶见。

（2）恶心、呕吐及胃肠道反应：厌食、恶心、呕吐、腹泻常见。但是严重反应少见。便秘、腹痛偶见，但严重的反应者罕见。

（3）皮肤黏膜反应：黏膜炎常见，严重者少见。脱发常见。皮疹、指甲异常、手足综合征、瘙痒偶见。色素沉着和皮肤脱落少见。

（4）免疫和输液反应：1%的患者会出现超敏反应。

（5）其他

1）神经系统：外周神经病常见，具有累积效应，偶见严重者（3～4 级），是药物中断治疗的最常见不良反应。头痛、嗜睡、失眠、味觉改变偶见。

2）肌肉关节系统：关节炎、肌炎常见。

3）乏力常见。水肿和发热偶见。

4）心血管呼吸系统：伊沙匹隆联合卡培他滨治疗可能增加严重心血管事件，如心肌缺血或心室功能不良（1%～2%）。咳嗽、呼吸困难偶见。

Ixazomib

其他名称：Ninlaro。

作用机制：Ixazomib 是一种可逆性蛋白体抑制剂。Ixazomib 优先结合和抑制胰凝乳蛋白酶样 20S 蛋白酶体和 β5 亚单位的活性。

主要适应证：与来那度胺、地塞米松联用，治疗曾接受至少一种以前方案治疗的多发性骨髓瘤患者。

常用剂量和方法：4mg，口服，第 1 天、第 8 天和第 15 天，每 28 天 1 个周期，在进食前至少 1 小时或进食后至少 2 小时服用。漏服后在 72 小时内无须补服，下次口服禁止服用双倍剂量。中重度肝功能损害、重度肾功能损害及需要透析的终末期肾病患者起始剂量减至 3mg。

注意事项

（1）避免与强 CYP3A 诱导剂合用。

（2）孕期妇女服用 Ixazomib 可导致胎儿危害。

不良反应

（1）骨髓抑制及其他血液学影响：血小板减少、中性粒细胞减少常见，26% 的患者可出现严重减低。

（2）恶心、呕吐及胃肠道反应：腹泻常见，偶有严重腹泻。恶心、呕吐、便秘常见，但一般不严重。

（3）皮肤黏膜反应：黄斑样、丘疹样皮疹常见，大多数为轻度。

（4）免疫和输液反应：19% 患者出现上呼吸道感染，罕见严重反应。

（5）其他

1）心血管系统：外周水肿常见，大多数为 1～2 级。

2）神经系统：周围神经病变，主要是感觉异常常见，严重反应者少见。

3）骨骼肌肉及结缔组织：背痛常见，罕见严重反应。

4）眼睛：视物模糊、眼干、结膜炎偶见，严重者少见。

5）其他：有报道以下严重不良反应，发生率<1%：发热性中性粒细胞减少皮肤病（Sweet 综合征），史-约综合征，横贯性脊髓炎，可逆性后部脑病综合征，肿瘤溶解综合征，血栓性血小板减少性紫癜。

拉帕替尼（lapatinib）

其他名称：Tykerb。

作用机制：拉帕替尼是一种能够双重抑制表皮生长因子受体（EGFR）和人表皮受体乙型（HER2）的酪氨酸激酶抑制剂。

主要适应证：过度表达HER2蛋白的晚期或转移性乳腺癌，与下列药物合用。

（1）与卡培他滨联用：用于蒽环类药物、紫杉醇和曲妥珠单抗治疗失败的女性患者。

（2）来曲唑：激素受体阳性的绝经后转移性乳腺癌。

（3）曲妥珠单抗治疗失败的患者（因为不同的机制作用于HER2，可能有效）。

常用剂量及方案：1250mg，口服，每天一次，用于和卡培他滨联合治疗。1500mg，口服，每天一次，与来曲唑联用。

注意事项：开始治疗前必须检测左室射血分数。治疗前及治疗期间，每4～6周检测1次肝功能。严重肝损伤需要减量（Child-Pugh C级）。严重肺部症状患者需停止治疗。避免合用强CYP3A4抑制剂，因为会增加拉帕替尼血浆浓度。

不良反应

（1）骨髓抑制及其他血液学反应：拉帕替尼无骨髓抑制作用。可能使华法林作用增强，从而导致INR值增加。

（2）恶心、呕吐及其他胃肠道反应：恶心和腹泻常见；可能出现严重腹泻；呕吐、厌食偶见。

（3）皮肤黏膜反应：手足综合征（和卡培他滨联用）和皮疹（与来曲唑联用）常见。干性皮炎、脱发、瘙痒和指甲异常偶见。鼻出血偶见。

（4）其他

1）左室射血分数下降少见，严重者罕见。QT间期延长少见。

2）间质性肺炎罕见至少见。

3）无力、疲乏和头痛偶见至常见。

4）肝功能和胆红素升高常见。但严重者（3～4级）少见。

来那度胺（lenalidomide）

其他名称：雷利米得，Revlimid。

作用机制：多种作用包括免疫调节及抗血管生成作用。具体机制尚不明确。

主要适应证

（1）低危或中危、5q31（5q缺失）缺失的骨髓增生异常综合征患者。对部分没有5q缺失的患者也有效。

（2）多发性骨髓瘤。

（3）接受过两种治疗方案（其中一种含有硼替佐米）的复发或进展的套细胞淋巴瘤。

常用剂量及方案

（1）骨髓增生异常综合征：10mg，口服，每日1次，如果出现血细胞减少或其他毒性，停药后剂量应恢复至5mg/d。

（2）多发性骨髓瘤

1）25mg，口服，每日1次，持续21天，28天为1个疗程。对于肌酐清除率下降的肾功能不全患者应减量。

2）自体干细胞移植后，10～15mg口服，每日1次维持。

注意事项： 该药的类似物沙利度胺可导致严重且危及生命的出生缺陷（主要是海豹肢畸形）。由于此原因，女性患者使用前应确认未妊娠，男性和女性患者都应当采取有效的节育措施。

不良反应

（1）骨髓抑制及其他血液学影响：中性粒细胞减少及血小板减少常见且为剂量限制性。中性粒细胞减少性发热少见。贫血偶见，可能为自身免疫性（少见）。高凝状态合并血栓栓塞，包括肺栓塞（2%～3%），可见于使用来那度胺联合治疗的患者，为少见至偶见。预防性抗凝治疗及抗血小板治疗是否有获益尚不明确，但推荐采取预防治疗措施，尤其是骨髓瘤患者或接受类固醇激素治疗的患者。

（2）恶心、呕吐及其他胃肠道反应：腹泻常见；便秘常见，但较腹泻少见。恶心常见，但呕吐仅为偶见。腹痛偶见。

（3）皮肤黏膜反应：斑疹、皮肤干燥、出汗增加及瘙痒常见。荨麻疹偶见。

（4）其他

1）咳嗽、鼻咽炎、呼吸困难及支气管炎偶见。

2）肌肉痛、关节痛、肌肉痉挛或肢体痛偶见。

3）乏力与发热常见，寒战少见。

4）头痛和眩晕偶见。外周神经病变少见（5%）。失眠和抑郁偶见。

5）甲状腺功能低下偶见。

6）心悸、高血压、胸痛及外周水肿偶见。

7）低钾血症及低镁血症偶见。

8）胎儿畸形（见上文"注意事项"）。

仑伐替尼（lenvatinib）

其他名称： 乐卫玛（Lenvima）。

作用机制： 仑伐替尼是一种多靶点酪氨酸激酶受体抑制剂，作用于多种 VEGF 受体从而抑制其活性，如 VEGFR1（FLT1）、VEGFR2（KDR）、VEGFR3（FLT4）。

仑伐替尼也可以抑制其他酪氨酸激酶受体，如导致血管病理性生长、肿瘤生长的成纤维细胞生长因子（FGF）受体，包括 FGFR1、FGFR2、FGFR3 和 FGFR4；血小板衍生生长因子受体 α（PDGFRα），KIT，RET。

主要适应证： 接受放射性碘治疗后疾病局部复发或转移，进展的难治性分化型甲状腺癌（DTC）。

常用剂量及方案

（1）24mg，口服，每天一次，每天同一时间与或不与食物同时服用。如果漏服，12 小时内不能补服。

（2）14mg，口服，每天一次，在有严重肾功能损害（肌酐清除率低于 30ml/min）或严重肝功能损害患者（Child-Pugh C）中执行。

注意事项

（1）孕妇服用可导致胎儿危害。根据大鼠研究，仑伐替尼及其代谢物可通过乳汁分泌，且浓度高于母体血浆浓度，所以女性治疗期间需停止哺乳。

（2）有致命病例报道：肝毒性、肺栓塞、颅内出血。

不良反应

（1）骨髓抑制及其他血液学影响：重度血小板减少少见。出血事件常见，大多数为鼻出血，通常为重度，甚至致命。

（2）恶心、呕吐及其他胃肠道反应：腹泻常见，重度偶见。口腔炎、恶心、呕吐、便秘、腹痛、口腔疼痛、口干常见，重度少见。消化不良偶见，重度罕见。2%的患者报道胃肠道穿孔或瘘管形成。

（3）皮肤黏膜反应：手足综合征常见，重度少见。脱发和过度角化偶见，所有病例为轻度（1 级和 2 级）。黄斑或黄斑丘疹常见，重度罕见。

（4）免疫和输液反应：牙齿、口腔、泌尿系统感染偶见。

（5）其他

1）全身反应：乏力常见，重度偶见。

2）呼吸系统：呼吸困难、咳嗽常见，重度罕见。鼻出血偶见。

3）心血管系统：高血压常见，44%的患者为重度。推荐治疗前良好地控制血压，治疗期间监测血压。据报道，左心室或右心室的心功能不全、心力衰竭、肺水肿发生率为7%（2%为3级或以上）。5%的患者出现动脉血栓，3%为重度。9%的患者可出现 QT/QTc 间期延长，因此对于先天性 QT 间期延长，有 QT 间期延长高危因素如心律失常、充血性心力衰竭和（或）服用可导致 QT/QTc 间期延长的患者，推荐连续监测心电图。外周水肿常见，重度罕见。低血压偶见。

4）代谢：低钙血症偶见，大多数患者补钙后无需停药或减量。食欲减退、体重减轻常见，重度偶见。4%的患者报道低钾血症。低镁血症、低血糖、高钙血症、高胆固醇血症、血浆淀粉酶增加，高钾血症也可发生。

5）肝功能：低蛋白血症，氨基转移酶升高偶见。3级或以上 ALT 和 AST 升高少见，但可能发生罕见的急性致命肝功能衰竭。

6）神经系统：头痛常见，重度少见。味觉障碍常见，重度罕见。头晕偶见，重度罕见。可逆性后部脑病综合征病例报道罕见。建议停止用药直至完全恢复。

7）骨肌肉及结缔组织：关节痛/肌痛常见，重度少见。

8）内分泌：57%的患者被报道了亚临床或临床甲状腺功能减退。推荐每月监测 TSH 水平。

9）肾脏：蛋白尿常见，重度偶见。偶有肾衰竭报道，重度少见，这些事件的主要因素是继发于呕吐和（或）腹泻导致的脱水/低血容量。

10）神经系统：失眠偶见，重度罕见。

来曲唑（letrozole）

其他名称：Femara，弗隆。

作用机制：通过对外周组织芳香酶（雌激素合成酶）的选择性、竞争性的抑制作用，减少雌激素的合成，从而减少肾上腺雄激素睾酮和雄甾烯二酮转化为雌二醇和雌酮。

主要适应证

（1）晚期或转移性乳腺癌，绝经后激素受体阳性或不明，一线治疗或抗雌激素治疗失败的乳腺癌。

（2）受体阳性的绝经后乳腺癌患者的辅助治疗。

常用剂量及方案：2.5mg，口服，每天一次。

注意事项：妊娠期用药可能对胎儿有影响。由于有潜在骨折的风险，应定期检测骨密度，并使用钙剂及维生素 D 治疗，合并或不合并双膦酸盐治疗。

不良反应

（1）骨髓抑制及其他血液学影响：无剂量相关性影响。血栓形成少见或罕见，且发生率低于他莫昔芬治疗。

（2）恶心、呕吐及其他胃肠道反应：恶心、呕吐、便秘、腹泻少见至偶见。

（3）皮肤黏膜反应：皮疹少见。

（4）其他

1）潮热常见，夜间盗汗偶见。

2）骨骼肌肉疼痛（关节痛或骨痛）：偶见至常见。

3）体重增加偶见。

4）乏力偶见。

5）骨质疏松（偶见）可能加重，骨折风险增加（少见）。

6）头痛少见。

7）周围性水肿、体重增加：偶见（低于使用甲地孕酮时的发生率）。

8）呼吸困难和咳嗽：少见或偶见。

9）高钙血症：罕见。

10）子宫内膜癌罕见（0.2%），且发生率低于他莫昔芬。

洛莫司汀（lomustine）

其他名称：环己亚硝脲，CCNU，CeeNU。

作用机制：洛莫司汀代谢物的烷化作用及甲酰胆碱作用干扰 DNA、RNA 和蛋白质的合成及功能。洛莫司汀属脂溶性药物，容易进入脑组织。

主要适应证：恶性脑瘤。

常用剂量及方案：$100\sim130mg/m^2$，口服，每 6～8 周重复（骨髓功能低下者应降低剂量）。有建议累积用量限制在 $1000mg/m^2$，以减少肺毒性和肾毒性。

注意事项：由于该药有延迟性骨髓抑制不良反应（3～6 周），因此，每周期治疗应间隔 6 周以上。重复下一周期治疗时，应待血小板和粒细胞计数恢复正常后开始。

不良反应

（1）骨髓抑制及其他血液学影响：常见，为剂量限制性不良反应。白细胞减少和血小板减少迟发于治疗开始的3~6周。可能出现剂量累加性不良反应。

（2）恶心、呕吐及其他胃肠道反应：恶心、呕吐可能发生于治疗开始后的3~6小时，持续24小时以上。

（3）皮肤黏膜反应：口腔黏膜炎、脱发罕见。

（4）其他

1）精神错乱、嗜睡、共济失调：罕见。

2）轻度肝毒性：不常见。

3）继发第二原发癌：可能。

4）肺纤维化：用药剂量低于$1000mg/m^2$时少见。

5）肾毒性：用药剂量低于$1000mg/m^2$时少见。

氮芥（mechlorethamine）

其他名称：Nitrogen mustard，HN_2，Mustargen。

作用机制：氮芥是一种原型烷化剂。其作用机制涉及烷化基团作用于细胞内的氨基、羧基、羟基、亚胺唑、磷酸盐、巯基，从而改变DNA、RNA和蛋白质的结构。

主要适应证

（1）霍奇金淋巴瘤。

（2）恶性胸腔积液，少数情况下用于恶性腹水或心包积液。

（3）皮肤T细胞性淋巴瘤（局部表面涂擦用药）。

常用剂量及方案

（1）$6mg/m^2$，静脉注射，第1天和第8天，每4周重复（霍奇金淋巴瘤MOPP方案中的药物）。

（2）$8~16mg/m^2$，腔内注射。

（3）10mg溶入60ml水中，用于全身表面治疗（避免接触眼睛）。

注意事项

（1）手臂静脉注射推注几分钟，小心避免漏出血管。

（2）由于该药物具有局部发疱作用，配药和给药时应特别小心避免外漏。建议配制药物时戴手套、眼镜。如果药物意外接触到眼睛，立即用生理盐水冲洗，并请眼科会诊。如果皮肤意外接触到药物，立即用水冲洗至少15分钟，随即用2.6%硫代硫酸钠溶液（1/6mol/L）冲洗。

（3）氮芥配制后应立即使用（15～30分钟内），该药具有腐蚀作用，勿与其他任何药物配制于同一容器内。

不良反应

（1）骨髓抑制及其他血液学影响：剂量限制性不良反应。治疗后1周降至最低水平，3周后恢复正常。

（2）恶心、呕吐及其他胃肠道反应：常见。一般于用药最初3小时开始，持续4～8小时。

（3）皮肤黏膜反应：如果药物漏出血管外，可造成局部严重的炎症疼痛及坏死。可用硫代硫酸钠溶液冲洗来缓解。斑丘疹样皮疹少见。

（4）其他

1）静脉炎、血栓形成或两者同时出现：注射部位静脉的常见并发症。

2）闭经和精子缺乏：常见。

3）伴随肿瘤迅速破坏分解出现高尿酸血症。

4）乏力、嗜睡、头痛：少见。

5）严重过敏反应罕见。

6）继发第二原发肿瘤包括脊髓发育不良、急性白血病及癌症：可能发生。

美法仑（melphalan）

其他名称：苯丙氨酸氮芥，L-溶肉瘤素（L-sarcolysin，L-PAM），爱克兰（Alkeran）。

作用机制：烷化剂，主要作用于DNA。氨基酸类结构可以导致细胞转化，该作用不同于其他烷化剂。

主要适应证

（1）多发性骨髓瘤。

（2）干细胞移植准备方案。

常用剂量及方案

（1）$8mg/m^2$，口服，第1～4天，每4周重复。

（2）$10mg/m^2$，口服，第1～4天，每6周重复。

（3）$3～4mg/m^2$，口服，第1～4天，每天1次，连服2～3周，之后$1～2mg/m^2$，口服，每天1次，持续用药。

（4）大剂量方案：$140～200mg/m^2$，静脉注射，随即进行干细胞解救治疗。

注意事项

（1）骨髓抑制可能是延迟性发生，持续 4～6 周。肌酐高于正常值 1.5 倍时，静脉用药降低 50%。

（2）在早期骨髓瘤中使用时应确保事先预留了足够数目的用于自体移植的外周干细胞。

不良反应

（1）骨髓抑制及其他血液学影响：剂量限制性不良反应；第 14～21 天降至最低水平。

（2）恶心、呕吐及其他胃肠道反应：常规用药剂量时，恶心、呕吐、腹泻少见。高剂量方案时，这些反应常见。

（3）皮肤黏膜反应：常规用药剂量时，脱发、皮炎、口腔黏膜炎少见。大剂量方案治疗时，脱发和黏膜炎常见。

（4）其他

1）急性非淋巴细胞白血病及脊髓增生异常综合征罕见，但有发生的报道。

2）肺纤维化：罕见。

巯嘌呤（mercaptopurine）

其他名称：6-巯基嘌呤，6-MP，乐疾宁。

作用机制：嘌呤类抗代谢剂，当转化成核苷酸时，抑制 DNA 和 RNA 合成所必需的核苷酸的形成。

主要适应证：急性淋巴细胞白血病。

常用剂量及方案

（1）100mg/m^2，口服，每天 1 次，单药治疗。

（2）50～90mg/m^2，口服，每天 1 次，与甲氨蝶呤合用。

注意事项

（1）与别嘌醇同时用药时，降低用药量 75%。

（2）对于肾衰竭的患者，应延长化疗间歇期的时间或降低用药剂量。

不良反应

（1）骨髓抑制及其他血液学影响：常见，在给予推荐用药剂量时，多为轻度反应。

（2）恶心、呕吐及其他胃肠道反应：恶心、呕吐少见。腹泻罕见。

（3）皮肤黏膜反应：大剂量用药时可能出现口腔黏膜炎。干燥及瘢痕、皮疹少见。

（4）其他反应

1）肝内胆汁淤积及病灶性中心小叶坏死伴黄疸少见。

2）高尿酸血症：白血病细胞迅速溶解时常见。

3）发热：少见。

美司钠（mesna）

其他名称：巯乙磺酸钠，Mesnex。

作用机制：美司钠在肾脏中代谢成为游离巯基化合物，该化合物可以与异环磷酰胺或环磷酰胺产生的对膀胱有毒性作用的代谢产物相互作用，从而发挥解毒作用。

主要适应证：预防异环磷酰胺（或者高剂量的环磷酰胺）诱发的出血性膀胱炎。

常用剂量及方案：美司钠的用药剂量至少是异环磷酰胺用量（mg）的 20%。在异环磷酰胺用药前给药（或与异环磷酰胺同时给药），用异环磷酰胺后 4 小时和 8 小时重复给药，以预防异环磷酰胺代谢产物所致的出血性膀胱炎。大剂量异环磷酰胺治疗时，美司钠的用药剂量也应该相应增加，同时延长美司钠的用药时间。

注意事项：禁用于对巯基化合物过敏的患者。除对异环磷酰胺或环磷酰胺的出血性膀胱炎有预防作用外，不能预防和改善异环磷酰胺的其他任何毒性作用。美司钠及其代谢产物巯基化合物都不会影响异环磷酰胺或环磷酰胺及其抗肿瘤代谢产物。

不良反应

（1）骨髓抑制：无。

（2）恶心、呕吐及其他胃肠道反应：恶心、呕吐、腹泻偶见。恶心、呕吐反应常是因异环磷酰胺所致。

（3）皮肤黏膜反应：常诉口感差。

（4）其他

1）头痛、乏力、肢体痛：偶见。

2）低血压、过敏反应：罕见至少见。

3）尿酮试验：假阳性。

甲氨蝶呤（methotrexate）

其他名称：Amethopterin，MTX，Mexate，Trexall。

作用机制：抑制二氢叶酸还原酶，阻断二氢叶酸形成四氢叶酸，从而抑制胸腺嘧啶和嘌呤的合成。最终阻断 DNA（主要作用）、RNA 和蛋白质的合成。

主要适应证

（1）膀胱癌、乳腺癌、头颈部癌、胃肠道恶性肿瘤、肺癌、滋养细胞恶性肿瘤。

（2）骨肉瘤（大剂量甲氨蝶呤）。

（3）急性淋巴细胞白血病。

（4）脑膜性白血病或脑膜内癌扩散。

（5）非霍奇金淋巴瘤。

常用剂量及方案

（1）滋养细胞恶性肿瘤：15～30mg，口服或肌内注射，第 1～5 天，每 2 周重复。

（2）其他癌症：40～80mg/m²，静脉注射或口服，每月 2～4 次，两次用药间隔 7～14 天。

（3）急性淋巴细胞白血病：15～20mg/m²，口服或静脉注射，每周 1 次（与巯基嘌呤及别嘌醇合用）。

（4）骨肉瘤：剂量达 12g/m² 时，需要用亚叶酸钙解救治疗（大剂量甲氨蝶呤）。该大剂量用药需要严密监测，并需要有丰富经验，以保障安全用药。

（5）鞘内注射用药 12mg/m²（不超过 20mg），每周 2 次。

注意事项

（1）大剂量甲氨蝶呤（＞80mg/m²）应由有经验的医疗单位及医务人员使用。该医疗单位应具备能够检测甲氨蝶呤血清水平的能力。

（2）鞘内注射甲氨蝶呤必须溶于不含防腐剂的生理盐水。

（3）避免使用阿司匹林、磺胺类药、四环素、苯妥英和其他可与蛋白质结合的药物，这些药物可能替代甲氨蝶呤与蛋白结合，引起游离甲氨蝶呤浓度增加。

（4）甲氨蝶呤可能对口服抗凝剂（如华法林）有影响；因此，应注意凝血酶原时间。

（5）口服抗生素可能减少甲氨蝶呤的吸收。青霉素和非甾体抗炎药可能降低甲氨蝶呤的清除率。

（6）使用大剂量甲氨蝶呤的同时使用质子泵抑制剂可提高和延长甲氨蝶呤血清水平和（或）其代谢物羟基甲氨蝶呤的水平，从而产生甲氨蝶呤毒性。

（7）与茶碱联用时应监测药物浓度。

（8）肾功能不全的患者需要明显降低用药剂量或中止用药。

（9）恶性积液的患者不能使用此药，因为具有蓄积的作用。

不良反应

（1）骨髓抑制：常发生骨髓抑制。单次静脉注射后 6～10 天降至最低，恢复迅速。

（2）恶心、呕吐及其他胃肠道反应：标准剂量时偶见。

（3）皮肤黏膜反应

1）轻度口腔黏膜炎：常见，是达到患者最大耐受剂量的征象。大剂量用药可能引起出血性胃溃疡及出血性腹泻。

2）红斑性皮疹、荨麻疹及皮肤色素沉着：少见。

3）轻度脱发：常见。

（4）其他

1）急性肝细胞损伤：在标准剂量下用药少见。肝纤维化：少见，但是可以见于低剂量用药时。

2）肺炎：罕见。多浆膜炎：罕见。

3）肾小管坏死：标准用药剂量时罕见。

4）鞘内注射治疗后惊厥和拟吉兰-巴雷综合征：少见。

丝裂霉素（mitomycin）

其他名称：Mitomycin C，Mutamycin。

作用机制：丝裂霉素代谢物的烷化作用和形成交叉链作用可破坏 DNA 的结构，干扰 DNA 的功能。

主要适应证：膀胱癌（膀胱内注射用药）、食管癌、胃癌、肛门癌及胰腺癌。

常用剂量及方案

（1）$20mg/m^2$，静脉注射，第 1 天，每 4～6 周重复。

（2）$2mg/m^2$，静脉注射，第 1～5 天，第 8～12 天，每 4～6 周重复。

（3）$10mg/m^2$，静脉注射，第 1 天，每 8 周重复。该药物以此剂量与氟尿嘧啶及多柔比星联合可用于胃癌和胰腺癌。

（4）30～40mg，膀胱内灌注，每周 1 次，连用 4～8 周，之后每月 1 次，连用 6 个月。

注意事项：经手臂静脉缓慢推注或快速滴注时，注意避免漏出血管外。肺毒性、肾毒性及出血性反应（微血管性贫血及血小板减少）可能是由血管内皮细胞的损伤引起的。

不良反应

（1）骨髓抑制及其他血液学反应：骨髓抑制严重，为蓄积及剂量限制性不良反应。骨髓抑制降至最低水平一般出现于治疗后的第 4 周，也可能延迟发生。通常会延迟数周才能恢复。偶见血细胞减少不再恢复。溶血：尿毒症综合征罕见，但如果发生，血浆置换及其他治疗对其几乎无作用。

（2）恶心、呕吐及其他胃肠道反应：大剂量治疗时，恶心、呕吐常见，但是一般为轻度至中度反应。

（3）皮肤黏膜反应：口腔黏膜炎和脱发常见。

（4）其他反应

1）肾毒性：少见。溶血性尿毒症综合征：罕见。

2）肺毒性：少见，但是可能较严重。

3）发热：少见。

4）注射部位蜂窝织炎：药物漏出血管时常见。

5）继发第二原发癌：可能出现。

米托坦（mitotane）

其他名称：o，p'-DDD，Lysodren。

作用机制：抑制肾上腺皮质激素的产生，改变外周皮质激素的代谢，对肾上腺皮质细胞产生细胞毒作用。

主要适应证：肾上腺皮质癌。

常用剂量及方案：初次剂量 2～6g/d，口服，分 3 次或 4 次服药。用至最高日耐受剂量，一般为 8～10g，范围为 2～16g。在用米托坦治疗期间，有必要给予糖皮质激素和盐皮质激素补充治疗，以预防肾上腺皮质功能低下症。建议给予醋酸可的松（25mg 上午口服及 12.5mg 下午口服）和氟氢可的松（0.1mg 上午口服）。

注意事项：对于严重创伤、感染或休克的患者，应该给予皮质激素补充治疗。由于米托坦对外周皮质激素代谢的影响，应给予比替代剂量更高的皮质激素。

不良反应

（1）骨髓抑制：无。

（2）恶心、呕吐及其他胃肠道反应：常见，可能为剂量限制性不良反应。

（3）皮肤黏膜反应：皮疹偶见。

（4）中枢神经系统反应：嗜睡、过度镇静、眩晕等发生率约为 40%，可能为剂量限制性不良反应。

（5）其他：蛋白尿、出血性膀胱炎、高血压、直立性低血压、视力障碍等少见。

米托蒽醌（mitoxantrone）

其他名称： Novantrone，Dihydroxyanthracenedione，DHAD，DHAQ。

作用机制： 通过对拓扑异构酶 II 的蒽环作用，使 DNA 链断裂。

主要适应证

（1）急性非淋巴细胞白血病。

（2）乳腺癌、卵巢癌。

（3）非霍奇金淋巴瘤和霍奇金淋巴瘤。

常用剂量及方案

（1）$12\sim14mg/m^2$，静脉注射 $5\sim30$ 分钟，每 3 周重复，用于治疗实体瘤。

（2）$12mg/m^2$，静脉注射 $5\sim30$ 分钟，每天 1 次，连用 3 天，用于治疗急性非淋巴细胞白血病。

注意事项： 在极少数情况下外漏可引起血管外组织损伤。心脏不良反应低于多柔比星。但是，如果曾用过蒽环类药物、胸部曾接受过放射治疗或曾患心脏疾病都可使药物的心脏毒性危险性增加。

不良反应

（1）骨髓抑制：很常见。

（2）恶心、呕吐及其他胃肠道反应：恶心、呕吐常见，但与多柔比星相比，恶心、呕吐发生率较低，反应的程度也较轻。腹泻少见。

（3）皮肤黏膜反应：脱发常见，但发生率及程度都低于多柔比星。黏膜炎偶见。

（4）其他

1）心脏毒性：发生率可能低于多柔比星，尚不清楚最大剂量时的情况，累加用药剂量达 $125mg/m^2$ 时危险性增加。

2）如果漏出血管会出现局部红斑、水肿、伴暂时性蓝色变。少数可能引起严重的损伤。

3）绿色或蓝色尿。

4）静脉炎少见。

耐昔妥珠单抗（necitumumab）

其他名称： Portrazza。

作用机制： 是一种重组人源性 lgG1 单克隆抗体，与人表皮生长因子受体（EGFR）结合，从而阻断 EGFR 与其配体的结合。

主要适应证： 与吉西他滨和顺铂联合，用于转移性鳞状非小细胞肺癌患者的一线治疗。

常用剂量及方案： 每 3 周周期的第 1 天和第 8 天，静脉输注 800mg 超过 60 分钟，在吉西他滨（第 1 天和第 8 天）和顺铂（第 1 天）输注之前用药。对于之前经历过 1 级或 2 级输液相关反应的患者，在输液前用盐酸苯海拉明（或等效物）进行预用药。对于经历过第 2 次发作的患者，在每次输液之前对所有随后的输液进行预用药，包括盐酸苯海拉明（或等量）、对乙酰氨基酚（或等量）和地塞米松（或等量）。

注意事项

（1）据报道，约有 3%的患者会发生心搏呼吸骤停和猝死的风险。严重的电解质异常会增加风险。在每次输液前密切监测包括镁、钾和钙在内的血清电解质是很有必要的，如果有电解质异常，建议予以纠正直到改善至 2 级或更低。具有潜在冠心病和其他心肺危险因素的患者需要特别关注。

（2）静脉和（或）动脉血栓性事件，包括深静脉血栓形成和肺栓塞偶有报道。这些都是少见严重的，很少是致死性的。

（3）如果给孕妇服用耐昔妥珠单抗会引起胎儿损伤。

不良反应

（1）骨髓抑制和其他血液学效应：没有报道。

（2）恶心、呕吐和其他胃肠道反应：呕吐和腹泻是常见的，但少见重度。口腔炎偶有发生且少见重度的。

（3）皮肤黏膜反应：痤疮皮疹和皮炎常见，偶见重度的。皮肤干燥和瘙痒偶见，但很少出现重度的。出现 3 级皮疹或痤疮样皮疹需要停药，直到症状消失或小于等于 2 级，然后以 400mg 的剂量恢复治疗至少 1 个周期。如果症状没有加重，在随后的周期可增加剂量至 600mg、800mg。患者出现 3 级的皮疹或痤疮样皮疹没有在 6 周内缓解至 2 级以内，在 400mg 剂量下反应加重或变得不能忍受，患者出现 3 级皮肤硬化/纤维化或 4 级皮肤病毒性，则需要长期中断治疗。甲沟炎可见至偶见，但很少出现重度。

（4）免疫反应和输液反应：输液相关的反应少见，罕见重度。

（5）其他

1）呼吸系统：咯血偶见，但少见重度。

2）代谢：低镁血症常见，通常是严重的。低钾血症、低钙血症和低磷血症常见，可能是严重的。

3）肌肉骨骼和结缔组织：肌肉痉挛罕见。

4）眼科：结膜炎偶有发生，但罕见重度。

奈拉滨（nelarabine）

其他名称：Arranon。

作用机制：奈拉滨是脱氧鸟苷酸类似物（ara-G）的前体物。当它转换为三磷酸 ara-G 后，将嵌入 DNA 中（优先进入 T 细胞中），并诱导其碎裂和凋亡。

主要适应证：至少接受两种化疗失败或耐药的 T 细胞急性淋巴细胞白血病及 T 细胞淋巴母细胞淋巴瘤。

常用剂量及方案

（1）成人：$1500mg/m^2$，静脉滴注 2 小时以上，第 1 天、第 3 天、第 5 天，每 21 天重复。

（2）儿童：$650mg/m^2$，静脉滴注 1 小时以上，每天 1 次，连续 5 天，每 21 天重复。

不良反应

（1）骨髓抑制及其他血液学反应：贫血、中性粒细胞减少及血小板减少常见。中性粒细胞减少性发热偶见。

（2）恶心呕吐及其他胃肠道反应：恶心、呕吐、腹泻及便秘常见。腹痛偶见。

（3）皮肤黏膜反应：黏膜炎偶见。

（4）神经系统毒性

1）头痛偶见。

2）嗜睡及意识模糊偶见。

3）外周神经病变偶见，程度从麻木及感觉异常至运动乏力及瘫痪不等。

4）共济失调偶见。

5）失眠偶见。

6）惊厥及昏迷罕见。

7）白质脑病、脱髓鞘病及上行性外周神经病变罕见。

（5）其他

1）乏力、虚弱及发热（偶伴寒战）常见。

2）咳嗽、呼吸困难及胸腔积液常见至偶见。

3）肝功能异常偶见。

4）低钾血症、低镁血症、低钙血症及肌酐升高偶见。

5）水肿偶见。

6）窦性心动过速偶见。

7）肌肉骨骼疼痛偶见。

尼罗替尼（nilotinib）

其他名称：Tasigna，AMN107。

作用机制：它是一种激活的 Bcr-Abl 酪氨酸激酶的选择性抑制剂，该激酶是由于染色体（9；22）易位而形成，它是慢性粒细胞白血病患者细胞转换和过度增殖过程中所必需的。在体外，尼罗替尼对 Bcr-Abl 基因突变相关伊马替尼耐药的肿瘤细胞仍具活性。

主要适应证

（1）新诊断的慢性粒细胞白血病（慢性期）。伊马替尼耐药或失败的慢性粒细胞白血病的慢性期、加速期。

（2）尚处于研究中：①费城染色体阳性的急性淋巴细胞白血病。②胃肠道间质瘤。

常用剂量及方案

（1）新诊断的慢性期慢性粒细胞白血病：300mg，口服，每天 2 次。

（2）耐药或失败的慢性粒细胞白血病的慢性期、加速期：400mg，口服，每天 2 次。

（3）对于肝损伤或者肝不良反应者，推荐低剂量给药。

注意事项：对于低钾血症、低镁血症或者长 QT 间期综合征的患者不宜使用。药物可以延长 QT 间期，避免与 CYP3A4 抑制剂合用。基线用药时应该监测正确的 QT 间期，用药 7 天后及每周期前需要复查。如果 QTc 大于 480 毫秒需要停药。

不良反应

（1）骨髓抑制及其他血液学反应：血小板减少常见。中性粒细胞减少及贫血偶见。

（2）恶心、呕吐及其他胃肠道反应：恶心和呕吐偶见。

（3）皮肤黏膜反应：皮疹常见；脱发、皮肤干燥及瘙痒偶见。

（4）其他

1）肝功能异常包括胆红素（只要是非结合胆红素）升高偶见。

2）可能出现校正的 QT 间期延长 5～15 毫秒。可能出现猝死。

3）脂肪酶和淀粉酶升高少见。

4）3～4 级的低磷酸盐血症、低钾血症、高钾血症、低钙血症、低钠血症偶见至少见。

5）关节炎、肌肉骨骼疼痛、肌肉痉挛偶见。

6）疲乏和失眠常见；发热、寒战偶见。

7）周围水肿偶见。

8）咳嗽、呼吸困难偶见。

尼鲁米特（nilutamide）

其他名称： Nilandron。

作用机制： 作用于前列腺癌细胞的雄激素受体，竞争性抑制雄激素。替代手术去势作用。

主要适应证： 前列腺癌转移，与手术去势治疗或促性腺激素释放激素激动剂联合治疗。

常用剂量及方案： 300mg，口服，每天一次，连服 30 天，之后 150mg，每天一次。

注意事项： 应该限用于肝功能正常的患者。治疗前及任何时候患者诉呼吸困难或已有的呼吸困难症状加重，都应该进行常规胸片检查。可能抑制肝细胞色素 P450 同工酶活性，也可能延缓药物的清除率，如华法林、苯妥英、茶碱等药物。

不良反应

（1）骨髓抑制：无。

（2）恶心、呕吐及其他胃肠道反应：恶心、呕吐偶见。便秘少见。

（3）皮肤黏膜反应：皮疹、皮肤干燥、出汗等少见。

（4）其他

1）肝炎：罕见（1%）。肝功能升高少见。

2）间质性肺炎伴呼吸困难：少见（2%）。亚洲患者发病率较高。

3）抑制肝细胞色素 P450 同工酶活性，可能延迟华法林、苯妥英和茶碱类等药物的清除。

4）潮热：常见。

5）暗适应功能受损：常见（57%）。

6）心脏及其他肺部疾病少见。

纳武单抗（nivolumab）

其他名称： O 药（Opdivo）。

作用机制： 一种完全人单克隆 IgG4 抗体，其与 T 细胞上的程序性死亡-1（PD-1）受体结合，阻断其与配体 PD-L1 和 PD-L2 的相互作用，这两种配体在多种肿瘤类型中上调，并负责免疫应答抑制。

主要适应证

（1）单独或联合伊匹单抗治疗不能切除或转移性的具有野生型 BRAF V600 突变的黑色素瘤患者。

（2）伊匹单抗治疗或 BRAF 抑制剂治疗（在具有 BRAF V600 突变的肿瘤中）进展后不能切除或转移的黑色素瘤。

（3）在铂类化疗期间或治疗后发生肿瘤进展的转移性非小细胞肺癌患者。

（4）既往接受抗肿瘤治疗的转移性肾细胞癌患者。

常用剂量及方案

（1）在伊匹单抗后同一天使用，1mg/kg 静脉滴注超过 60 分钟，每 3 周 1 次，使用 4 次。4 次联合用药后，3mg/kg 静脉滴注超过 60 分钟，每 2 周 1 次，单药使用，直至肿瘤进展或出现不可耐受的不良反应。

（2）3mg/kg 静脉滴注超过 60 分钟，每 2 周一次使用直至肿瘤进展或出现不可耐受的不良反应。

注意事项： 孕妇用药可引起胎儿损伤。免疫相关不良事件（irAE）可能发生，包括结肠炎、肺炎、肝炎、垂体炎、肾炎、甲状腺炎、葡萄膜炎、视神经炎、溶血性贫血、胰腺炎、皮炎、部分癫痫、肌炎和关节炎，需要密切监测，可能需要予以抑制治疗与激素治疗（见下文）。罕见病例自身免疫性脑炎也见到了 10 例报道。

不良反应

（1）骨髓抑制和其他血液学效应。没有报道。

（2）恶心、呕吐和其他胃肠道反应。没有报道。

（3）皮肤黏膜效应。皮疹和瘙痒常见，但很少重度。在不到10%的病例中报告了剥脱性皮炎、多形性红斑、白癜风和银屑病。

（4）免疫效应和输液反应。上呼吸道感染偶见。

1）定义为需要使用皮质类固醇和没有明确的交替病因，并可以表现为呼吸困难，咳嗽或胸痛的免疫介导性肺炎已在3%～4%的患者中见到报道。对于二级反应，在改善到1级或更小之前，建议给予全身类固醇治疗（每天大于或等于40mg泼尼松或等效物，然后逐渐减少，持续至少一个月）。对于3级或4级反应需要永久停药。有些病例可能是致死性的。

2）定义为需要使用皮质类固醇治疗和没有明确的交替病因，可以呈现腹痛、腹泻和（或）血便秘的免疫介导的结肠炎，发生在2%～3%的患者。对于2级和3级反应，建议在改善到1级或更小之前停止给药，同时给予全身类固醇（每天大于或等于40mg泼尼松或等效物，然后逐渐减少，至少1个月）的治疗。出现4级反应需要永久停药。

3）定义为需要使用皮质类固醇治疗和没有明确交替病因的免疫介导的肝炎，发生在约1%的患者。对于2级或更高的反应，给予全身类固醇进行治疗。对于更严重的反应，可以暂停给药甚至永久停药。

4）免疫介导的肾炎，包括自身免疫性肾炎和伴有肾衰竭的肾间质性肾炎，发生率小于1%。这些反应的处理遵循了其他免疫相关不良事件的一般规则。

5）免疫介导的甲状腺功能亢进和甲状腺功能减退分别发生在3%和8%的患者中。出现3级反应时，需要中断给药，同时给予全身类固醇治疗。出现4级反应推荐永久停药。

6）免疫介导的糖尿病可能有酮症酸中毒和高血糖，发生率为3%。

（5）其他

1）呼吸系统：咳嗽常见。

2）心血管：室性心律失常发生率不足10%。周围水肿偶见。

3）代谢：低钠血症常见。高钾血症偶见。淀粉酶和（或）脂肪酶的水平升高发生率不足10%。

4）肝脏：AST/ALT和碱性磷酸酶升高常见，但大多为轻度。

5）神经系统：免疫介导的周围神经和自主神经病变偶见，取决于严重程度，需要中断给药和可能的皮质类固醇治疗。面部和外周神经麻痹病例也可发生重症肌无力和吉兰-巴雷综合征。

6）眼科：虹膜睫状体炎见于少于10%的患者。

阿托珠单抗（obinutuzumab）

其他名称： Gazyva。

作用机制： 阿托珠单抗是一种人源化糖工程Ⅱ型抗CD20单克隆抗体。CD20抗原表达于前B淋巴细胞和成熟B淋巴细胞表面，与CD20结合后，阿托珠单抗激活CDC、ADCC和ADCP，导致细胞死亡。

主要适应证： 联合苯丁酸氮芥治疗未经治疗的慢性淋巴细胞白血病。

用法和用量： 为了最大限度地减少输液反应，阿托珠单抗将按照以下时间表在6个28天周期内静脉输液给药。

（1）第1周期的第1天，100mg。

（2）第1周期的第2天，900mg。

（3）第1周期的第8天和第15天，1000mg。

（4）第2～6周期的第1天，1000mg。

第1周期第1天输注时间大于4小时。第1周期第2天起始速度为50mg/h；如果不发生过敏或其他输液相关事件，每30分钟可增加50mg/h，增量至最大400mg/h。第1周期第8天和第15天以100mg/h的速度输注；如果未发生过敏或其他输液相关事件，则该速度可增加100mg/h，最大至400mg/h。第2～6周期以100mg/h的速度输注；如果未发生过敏或其他输液相关事件，则该速度可增加100mg/h，最大至400mg/h。建议预使用对乙酰氨基酚、苯海拉明和静脉用糖皮质激素，以减少输液反应的风险。

注意事项

（1）与输液有关的症状通常在第一次输液期间出现，并且可能在随后的输液中发生。这些症状包括发热和寒冷，伴有或不伴有真正的寒战、恶心、荨麻疹、疲劳、头痛、瘙痒、支气管痉挛、呼吸困难、舌头或喉咙肿胀感、鼻炎、呕吐、低血压、脸红和疾病部位疼痛。致命性输液相关事件少见。超敏反应一般在开始输液后30～120分钟开始，也可在输液后24小时内发生。大多数患者可通过减缓或中断输液及支持治疗来解决，包括静脉注射生理盐水、苯海拉明、对乙酰氨基酚和糖皮质激素。严重的反应还需要积极的心肺支持治疗，包括吸氧，使用肾上腺素、升压药、皮质类固醇和支气管扩张剂，并且排除进一步使用阿托珠单抗治疗。建议使用对乙酰氨基酚、苯海拉明和静脉注射糖皮质激素来降低输液反应的风险。建议在每次输注前 12 小时和输注后 1 小时内停用抗高血压药物，直到血压稳定为止。对于有高血压危象风险的患者，应考虑停用抗高血压药物的风险与益处。

（2）乙型肝炎的复活与相关的暴发性肝炎、肝衰竭，甚至可能发生死亡。乙型肝炎表面抗原（HBsAg）阳性的患者和 HBsAg 阴性但乙型肝炎核心抗体（抗-HBc）阳性的患者中乙型肝炎病毒重新被激活已有报道。建议成立乙肝专家小组，并征求具有乙肝专业知识的医生的意见，以监测和考虑抗病毒治疗。

（3）进行性多灶性白质脑病已有报道，可以是致死性的。应停止使用阿托珠单抗，并考虑停止或减少任何伴随的化疗或免疫抑制治疗。

（4）肿瘤溶解综合征可在第一次输注后 12～24 小时内发生。具有较高肿瘤负荷和（或）高循环淋巴细胞计数（>25×10^9/L）的患者风险较高，需要在输注阿托珠单抗前 12～24 小时开始使用抗高尿酸药物及水合，以进行适当的预防。

（5）对于肌酐清除率<30ml/min 的患者，还没有研究过。

（6）免疫：阿托珠单抗联合苯丁酸氮芥导致 80% 的患者淋巴细胞减少。在治疗期间和 B 细胞恢复之前，不建议使用活病毒疫苗进行免疫接种。

不良反应

（1）骨髓抑制和其他血液学反应：中性粒细胞减少是常见的，3 级或 4 级中性粒细胞减少在阿托珠单抗联合苯丁酸氮芥中占 34%，在苯丁酸氮芥单药中占 16%。它可以是迟发性（在治疗完成后超过 28 天发生）和（或）延长性的（持续超过 28 天）。中性粒细胞减少症患者应考虑使用预防性抗菌药物、抗病毒药物和抗真菌药物。加入苯丁酸氮芥时阿托珠单抗似乎没有增加感染发生率。血小板减少和贫血是偶见的。急性血小板减少症（治疗后 24 小时内）可能发生。致命出血事件可能发生，特别是在第 1 个周期。血小板减少可能需要剂量减少和（或）

中断给药。

（2）恶心、呕吐和其他胃肠道反应：恶心和呕吐是与输注相关的过敏反应的一部分。

（3）皮肤黏膜反应：未见报道。

（4）免疫反应和输液反应：输液相关的超敏反应（可能包括发热、寒战、头痛、肌痛、虚弱、恶心、荨麻疹、瘙痒、喉咙发炎、鼻炎、头晕和低血压）可发生在69%的第一次输液患者中，其中21%的患者可发生3级或以上的反应。随后输液的反应发生率较少（在使用第2剂量1000mg的患者中的发生率为3%，此后＜1%）。通常通过中断或减慢输液速率及给予支持性治疗来解决；参见上面的特别预防措施。

（5）其他

1）发热是偶见的。

2）代谢：低钙血症、高钾血症和低钠血症常见，但偶见重度。低钾血症偶见。

3）肝脏：肝功能异常，包括氨基转移酶和碱性磷酸酶升高常见，但少见重度。低蛋白血症常见。

4）呼吸系统：咳嗽偶见。

5）心脏：预先存在的心脏状况恶化和致命的心脏事件可能发生。

奥法木单抗（ofatumumab）

其他名称： Arzerra。

作用机制： 奥法木单抗是一种重组的人源型单抗，通过与CD20分子的包外段结合发挥完全独立和细胞介导的细胞毒作用，溶解B淋巴细胞。

主要适应证

（1）福达拉滨和阿仑单抗治疗后复发的慢性淋巴细胞白血病。

（2）联合氯胺嘧啶治疗未治的不适合以氟达拉滨为基础治疗的慢性淋巴细胞白血病。

（3）至少经过二线治疗达到完全或部分应答的复发或进展的慢性淋巴细胞白血病患者的维持治疗。

常用剂量方案

（1）难治的慢性淋巴细胞白血病患者。12次给药如下。

■ 首剂300mg起始剂量，1周。

- 之后，2000mg，每周 1 次，连用 7 次。
- 之后，2000mg，每 4 周 1 次，连用 4 次。

（2）未治的慢性淋巴细胞白血病患者。12 次给药如下。

- 首剂 300mg 起始剂量，1 周。
- 之后，1000mg，在第 8 天使用。
- 之后，1000mg，每 4 周 1 次，连用 10 次。

（3）慢性淋巴细胞白血病维持治疗。

- 300mg，1 周后 1000mg，每 8 周重复，最长可达 2 年。

注意事项：第 1 次给药以 3.6mg/h 的速度输注，第 2 次给药起始给药速度为 24mg/h，第 3～12 次给药则以 50mg/h 输注。输液速度可以每 30 分钟增加 1 倍，最大输液速度不超过起始速度的 4 倍。需要应用对乙酰氨基酚、H_1 受体拮抗剂和糖皮质激素进行预处理。

不良反应

（1）骨髓抑制和其他血液学反应：3～4 级不良反应常见，可能持续 1 周，贫血偶见至常见。在某项临床试验中，7%患者出现细菌、病毒、真菌感染，其中接受抗感染治疗的患者中，12%出现死亡。

（2）恶心、呕吐及其他胃肠道反应：恶心、腹泻偶见。

（3）皮肤黏膜反应：皮疹和风疹偶见。

（4）免疫和输液反应：44%的患者输液第 1 天出现输液反应。29%第 2 天出现。在接下来的输液过程中减少。

（5）其他

1）神经系统反应：奥法木单抗治疗的患者中，进展性脑白质病变罕见，其中发生 1 例死亡。嗜睡和头痛偶见。

2）感染：CD20 单抗治疗后可出现乙肝病毒的机会感染。肺炎偶见至少见；支气管炎、脓毒血症、咽喉炎和疱疹病毒感染偶见。

3）发热、寒战、疲乏、头痛、周围性水肿偶见。

4）呼吸系统反应：咳嗽和呼吸困难偶见。

5）心血管系统：高血压、低血压和心动过速少见。

奥拉帕尼（olaparib）

其他名称：利普卓（Lynparza）。

作用机制：本药为多聚 ADP-核糖聚合酶（PARP）的抑制剂，并可增加 PARP-DNA 复合物的形成，导致细胞内稳态破坏和细胞死亡。

主要适应证

（1）已接收三线或更多化疗的有害的或可疑有害的 BRAC 种系突变的晚期卵巢癌患者。

（2）三阴乳腺癌。

（3）携带 BRCA1/2 种系或选择性的 DNA 修复基因突变的胰腺癌或前列腺癌患者。

常用剂量方案：400mg，口服，每天 2 次。同时使用中强度 CYP3A 抑制剂/诱导剂。如果抑制剂不能避免，药物剂量应该减少，如果中度 CYP3A 诱导剂不能避免，将有可能降低疗效。

注意事项

（1）孕妇服用奥拉帕尼会造成胎儿伤害。

（2）严重和致命的肺炎和 MDS/AML 病例已有报道。

不良反应

（1）骨髓抑制及其他血液学毒性：贫血常见，在 18% 的病例中可见重度。中性粒细胞减少、血小板减少和淋巴细胞减少是常见的。红细胞平均体积增加可在 57% 的病例中见到。上呼吸道感染和泌尿道感染的风险增加，这可能导致严重的败血症综合征。

（2）恶心、呕吐及其他胃肠道反应：恶心、呕吐常见；但是常为轻度反应。腹痛常见，偶见重度反应。消化不良常见，但罕见重度反应。便秘偶见。肠道穿孔病例罕见。

（3）皮肤黏膜效应：皮疹和皮炎是常见的，但少见重度反应。

（4）免疫和输液反应：未见。

（5）其他

1）一般情况：食欲减退常见。疲劳和乏力常见。发热罕见。

2）呼吸系统：咳嗽常见但很少见重度反应。呼吸困难偶见。

3）心血管：高血压偶见。静脉血栓栓塞症和肺栓塞少见。周围水肿偶见。

4）代谢：高血糖和低镁血症罕见。肌酐水平升高常见但少见重度反应。

5）神经系统：头痛常见但很少见重度。头晕偶见。周围神经病变罕见。

6）肌肉骨骼和结缔组织：关节痛和肌痛常见，但少见重度。

7）精神病：焦虑、抑郁和失眠罕见。

8）继发性恶性肿瘤：MDS 和 AML 出现在约 2% 的患者中。大多数病例是致命的，并且所有病例都是在之前接受铂类药物和（或）其他 DNA 损伤药物的化疗患者中发生的。MDS/AML 发病前的治疗时间为 6 个月以上和 2 年以上。

高三尖杉酯碱（omacetaxine mepesuccinate）

其他名称： Synribo。

作用机制： 确切的作用机制尚不完全清楚。包括抑制蛋白质合成而不直接于 Bcr-Abl 结合，并导致 Bcr-Abl 癌蛋白原和 Mcl-1 蛋白水平降低，Mcl-1 是抗凋亡 Bcl-2 家族成员。该药物对野生型和 T315I 突变的 Bcr-Abl CML 具有活性。

主要适应证： 慢性或加速期 CML，对两种或多种酪氨酸激酶抑制剂具有耐药性和（或）不耐受性。

常用剂量及方案

（1）诱导方案：$1.25mg/m^2$，皮下注射，每日 2 次，连续 14 天，28 天为 1 个周期，直至血液学反应。

（2）维持方案：$1.25mg/m^2$，皮下注射，每日 2 次，连续 7 天，28 天为 1 个周期。

对于中性粒细胞减少、血小板减少和其他严重的非血液毒性，可能需要中断治疗和修改剂量。

注意事项

（1）如果给孕妇服用，胎儿可能会受到伤害。

（2）严重的致命性出血事件，包括脑和胃肠道出血，可能是严重血小板减少症的后果。

不良反应

（1）骨髓抑制和其他血液学反应：贫血、白细胞减少和血小板减少常见，并且大多是严重的（3 级或更高）。发热性中性粒细胞减少发生在 6% 的慢性期患者和 18% 的加速期患者。这导致细菌、病毒和真菌感染的发病率增加。严重血小板减少可导致致命的出血事件。

（2）恶心、呕吐和其他胃肠道反应：恶心和腹泻常见，但少见重度反应。便秘、腹痛和呕吐偶见，不到 10% 的患者报告有胃炎、吞咽困难和消化不良。

（3）皮肤黏膜反应：皮疹、脱发、口腔炎和牙龈炎偶见。

（4）免疫反应和输液反应：输液和注射部位相关的反应常见，但很少重度。

（5）其他

1）一般情况：疲劳、发热和虚弱常见。寒战偶见。耳部疼痛和耳鸣在不到10%的患者中有报道。

2）呼吸系统：咳嗽常见但很少严重。呼吸困难偶见。

3）心血管：周围水肿偶见。不到10%的患者出现心动过速、心动过缓、心绞痛和急性冠状动脉综合征。

4）代谢；高尿酸血症常见；肌酐升高、高血糖和低血糖偶见。11%的患者可发生3级或4级高血糖。

5）肝脏：高胆红素血症和ALT升高偶见。

6）神经系统：头痛常见。不到10%的患者出现感觉异常、吞咽困难、震颤和头晕。

7）泌尿系统：排尿困难偶见。

8）肌肉骨骼和结缔组织：关节痛常见。背痛和肢体疼痛偶见。

9）精神病：失眠偶见。焦虑、抑郁、困惑和精神状态的改变偶见。

10）眼科：干眼、复视、泪液增多、视物模糊、结膜出血、眼睑水肿和眼痛偶见。

奥希替尼（osimertinib）

其他名称：泰瑞莎（Tagrisso）。

作用机制：该药为EGFR的激酶抑制剂，与某些突变形式的EGFR（T790M、L858R和外显子19缺失）不可逆地结合，其浓度比野生型低约9倍。

主要适应证：治疗转移性EGFR T790M突变阳性NSCLC的患者，如FDA批准的测试所检测的，这些患者在EGFR TKI治疗期间或之后有进展。

常用剂量及方案：80mg/d，口服，进食后或空腹服用。漏服的剂量不应补偿，应继续服用下一个预定的剂量。

注意事项

（1）间质性肺疾病/肺炎已在3.3%的患者中报道。如果确诊，建议永久停用。

（2）如果孕妇服用奥希替尼，可对胎儿造成伤害。

不良反应

（1）一般情况：疲劳偶见。

（2）呼吸系统：咳嗽偶见，少见重度。

（3）心血管系统：QTc 延长偶见。基线 QTc 为 470 毫秒或更大的患者被排除在试验之外。应密切定期监测心电图和血清电解质。心肌病（定义为心力衰竭、肺水肿、射血分数降低或应激性心肌病）很少发生（1.4%）。建议对射血分数进行基线和定期评估（治疗期间每 3 个月一次）。静脉血栓栓塞（包括深静脉血栓、颈静脉血栓和肺栓塞）偶见（7%）并且可能是重度的（2.4%）。

（4）代谢：低钠血症和低镁血症常见。

（5）神经系统：头痛偶见。

（6）肌肉骨骼和结缔组织：背痛偶见，很少是重度。

（7）眼科：眼疾，包括眼干、视物模糊、角膜炎、白内障、眼睛刺激、眼睑炎、眼痛、流泪增加及漂浮物偶见（18%）。然而，这些很少是重度的。

奥沙利铂（oxaliplatin）

其他名称：乐沙定（Eloxatin）。

作用机制：类似烷化剂作用，与 DNA 链结合形成交叉链，干扰 DNA 的复制和转录。

主要适应证：结肠癌和直肠癌、胃癌、胰腺癌和胆管细胞癌。

常用剂量及方案

（1）联合化疗：85～100mg/m²，静脉滴注 2 小时，每 2 周重复，与氟尿嘧啶（常持续滴注）联合化疗。

（2）单药化疗：130mg/m²，静脉滴注 2 小时，每 3 周重复。或 85mg/m²，静脉滴注 3 小时，每 2 周重复。

注意事项：急性感觉神经和运动神经症状可能发生于注射用药时。在治疗后数日，应避免饮冷水和吃冷的食物，以防发生喉痉挛。慢性感觉神经异常症状为剂量限制性不良反应。

不良反应

（1）骨髓不良反应：轻度骨髓抑制反应常见。3 级或 4 级粒细胞减少、血小板减少及贫血少见（约 5%），联合亚叶酸钙、氟尿嘧啶时增加粒细胞缺乏的发生率。溶血性贫血罕见。

（2）恶心、呕吐及其他胃肠道反应：恶心、呕吐和腹泻常见。严重的腹泻可能导致低钾血症。与伊立替康同时使用时，胆碱能综合征可能加重。肝毒性常见，有时与纤维化或严重的血管闭塞有关，但 3～4 级肝毒性少见。

（3）皮肤黏膜反应：脱发少见。与氟尿嘧啶联用时，口腔黏膜炎发生率增加。

（4）其他

1）外周性神经不良反应：可能出现感觉异常，冷刺激诱发触物痛感，感觉异常部位呈长袜、手套状分布。输注药物时即可能开始出现感觉异常，症状可能至少持续 1 周。慢性感觉神经异常、精细运动障碍和锥体外系症状偶见至常见，与累积用药剂量相关，症状可能持续数月。偶见 3～4 级神经毒性反应。

2）喉痉挛：可能发生于输注药物时或输注 2 小时内，并可能持续达 5 天。低温可能诱发喉痉挛，温水或热敷可能缓解症状。

3）肝毒性：常见于奥沙利铂，在某些情况下与纤维化或严重静脉阻塞病变有关，但 3～4 级毒性并不常见。

4）发热：常见

5）肾毒性：少见。

6）耳毒性：罕见。

7）输液反应：偶见。严重反应或过敏为少见至罕见。

紫杉醇（paclitaxel）

其他名称：泰素（Taxol），Onxol。

作用机制：该药可促使微管形成，并稳定微管。通过形成无功能性微管或改变微管蛋白的平衡状态，从而达到抗肿瘤作用。可出现有丝分裂阻滞现象。有丝分裂阻滞与微管聚积有关。

主要适应证

（1）卵巢癌、乳腺癌、肺癌、头颈部癌、膀胱癌和宫颈癌。

（2）黑色素瘤。

（3）与获得性免疫缺陷综合征（AIDS）相关的卡波西肉瘤。

常用剂量及方案

（1）135～225mg/m^2，静脉注射持续 3 小时，每 3 周重复。

（2）135～200mg/m^2，静脉注射持续 24 小时，每 3 周重复。

（3）100～135mg/m^2，静脉注射持续 3 小时，每 2 周重复，用于获得性免疫缺陷综合征相关性卡波西肉瘤。

（4）80～100mg/m^2，静脉注射持续 1 小时，每周重复。

（5）45mg/m^2（与卡铂一起）同步放疗，每周重复。

注意事项：可能发生超敏反应，表现为呼吸困难、低血压（偶见高血压）、支气管痉挛、荨麻疹和红斑性皮疹等反应。过敏反应可能是由紫杉醇本身所致，也可能是由溶解紫杉醇的溶剂蓖麻油所致。预防性用抗组胺类药物和糖皮质激素，在化疗前预处理，并延续至治疗后（至治疗后 24 小时），虽然不能完全避免过敏反应，但能显著减少过敏反应的发生。在输注紫杉醇时，必须使用规格为 0.2μm 的过滤器过滤。

标准治疗前预处理

（1）当紫杉醇用药剂量大于 100mg/m^2 时，予地塞米松 20mg 静脉注射，在治疗前 30～60 分钟用药。如果紫杉醇用药剂量≤100mg/m^2 时，予地塞米松 10mg 静脉注射，治疗前 30～60 分钟用药。

（2）苯海拉明 50mg 静脉注射，治疗前 30～60 分钟用药。

（3）抗组胺 H$_2$ 受体拮抗剂静脉注射，治疗前 30～60 分钟用药（如西咪替丁 300mg）。

不良反应

（1）骨髓抑制：粒细胞减少症很常见，为剂量限制性不良反应。血小板计数减少常见，贫血偶见。

（2）恶心、呕吐及其他胃肠道反应：常见，但一般不严重。

（3）皮肤黏膜反应：脱发常见；用推荐剂量时，黏膜炎偶见。

（4）免疫反应和输液反应：尽管有预防措施，呼吸困难、低血压（偶见高血压）、支气管痉挛、荨麻疹和红斑性皮疹等反应偶尔可见。

（5）其他

1）感觉神经病变：常见（30%～35%），可能持续加重，可能需要数月至数年恢复。

2）肝功能异常：少见。

3）腹泻：偶见，轻度。

4）肌肉疼痛和关节痛：常见（25%）。

5）癫痫发作：罕见。

6）心电图异常：偶见。如果临床出现明显的心动过缓，就应该停用药。当病情稳定后重新开始用药。

蛋白结合性紫杉醇（paclitaxel，protein-bound）

其他名称： 纳米白蛋白结合的紫杉醇（nab-paclitaxel），Abraxane。

作用机制： 白蛋白结合避免了使用紫杉醇脂质载体的必要性及相应的不良反应，并使用白蛋白受体介导的透过内皮转运方式。通过目前的复合物，肿瘤内的紫杉醇促使微管形成，并稳定微管。通过形成无功能性微管或改变微管蛋白的平衡状态，从而达到抗肿瘤作用。可出现有丝分裂阻滞现象。有丝分裂阻滞与微管聚积有关。

主要适应证

（1）转移性乳腺癌。

（2）联合卡铂用于局部晚期或转移性非小细胞肺癌（NSCLC）患者的初始治疗，这些患者不适于手术治疗或放射治疗。

（3）联合吉西他滨一线治疗转移性胰腺癌患者。

常用剂量及方案： $260mg/m^2$，静脉注射 30 分钟以上，每 3 周重复。

注意事项： 在输注纳米白蛋白结合的紫杉醇的过程中可能出现超敏反应，但罕见。不需要采取类似脂质载体紫杉醇使用前的预处理方法。

不良反应

（1）骨髓抑制及其他血液学反应：粒细胞减少常见且为剂量限制性；贫血常见，严重者罕见。血小板计数减少少见。中性粒细胞减少性发热罕见。

（2）恶心、呕吐及其他胃肠道反应：恶心和呕吐偶见至常见，通常不严重。腹泻常见，但严重者罕见。

（3）皮肤黏膜反应：脱发很常见；黏膜炎偶见。

（4）过敏反应：少见，严重者罕见。

（5）其他

1）在输注过程中的心血管事件包括低血压、窦性心动过缓少见至罕见。迟发性心血管反应少见。异常心电图改变常见，但通常无症状且无须治疗。水肿偶见。

2）感觉性神经病变常见并可能进行性加重，恢复可能需要数月至数年。

3）衰弱常见。

4）视觉异常偶见。

5）咳嗽和呼吸困难偶见。

6）肝功能异常常见，严重者偶见。

7）肌肉痛和关节痛常见。

8）癫痫罕见。

帕博西尼（palbociclib）

其他名称：爱博新（Ibrance）。

作用机制：细胞周期素依赖性激酶 4 和 6 的抑制剂，是导致细胞增殖的信号途径的下游。

主要适应证：联合来曲唑治疗雌激素受体（ER）阳性、人表皮生长因子受体 2（HER2）阴性的绝经后妇女晚期乳腺癌。

常用剂量及方案：125mg，口服，每日 1 次，连用 21 天，停药 7 天，4 周为 1 个周期。最好每天都在同一时间服用。对于 3～4 级血液学和非血液学不良事件，可能需要改变剂量和（或）中断。

注意事项

（1）应避免与强 CYP3A 抑制剂和中强 CYP3A 诱导剂同时使用。如果患者需要服用 CYP3A 抑制剂，那么帕博西尼的起始剂量应该是每天 75mg。此外，与咪达唑仑联合使用可使后者的血浆暴露增加 61%。

（2）如果孕妇服用帕博西尼会引起胎儿损伤。

（3）可能发生严重的感染、中性粒细胞减少和肺栓塞。

（4）目前尚无关于中度至重度肝功能损害患者或重度肾功能损害患者的安全性或有效性的数据。

不良反应

（1）骨髓抑制和其他血液学反应：白细胞减少症常见，在 19% 的病例中可能是重度的。贫血和血小板减少常见，偶见重度。中性粒细胞减少很常见，最多有 60% 的患者持续时间为 7 天或更长。鼻出血偶见。

（2）恶心、呕吐和其他胃肠道反应：口腔炎常见，但不严重。恶心和腹泻常见，但罕见重度。呕吐偶见。

（3）皮肤黏膜反应：脱发常见，但大多是 1 级。

（4）免疫反应和输液反应：感染常见，但主要涉及上呼吸道；严重感染不常见。

（5）其他

1）一般情况：疲劳和食欲减退常见，但少见重度。乏力偶见。

2）心血管：与单独应用来曲唑相比，使用帕博西尼加来曲唑治疗的患者发生肺栓塞的概率更高（5%）。

3）神经系统：周围感觉神经病偶见。

帕尼单抗（panitumumab）

其他名称： Vectibix，表皮生长因子受体（EGFR）抗体，rHuMAb-EGFR。

作用机制： 完全人源化的 EGFR 抗体，阻断配体结合位点并抑制细胞增殖。它被认为对那些过度表达 EGFR 的肿瘤最有用，但是缺乏与阳性细胞百分比或 EGFR 表达强度的相关性。

主要适应证： 大肠癌（CRC）；不包含 KRAS 突变的肿瘤（KRAS 野生型）。

常用剂量及方案： 6mg/kg（220mg/m²），静脉注射 60 分钟以上，每 2 周重复一次。

注意事项： 尚未发现抗帕尼单抗抗体，但有可能出现。可能出现严重的低镁血症，所以在持续使用西妥昔单抗（8 周）的过程中，应密切监测患者的血镁浓度。

所有准备使用帕尼单抗的结直肠癌患者应当接受肿瘤组织 KRAS 突变检测。如果检测显示 KRAS12 或 13 密码子突变，则不应当使用帕尼单抗，因为患者将不会获益。

不良反应

（1）骨髓抑制及其他血液学反应：粒细胞计数减少及贫血偶见。

（2）恶性、呕吐及其他胃肠道反应：厌食、恶心、呕吐及腹泻偶见或常见，但严重不良反应不常见。腹痛常见。

（3）皮肤黏膜反应：痤疮样皮疹及其他皮肤改变很常见，偶见严重。暴露于阳光下可能加重皮肤反应。瘙痒、红斑、指甲改变及开裂常见。眼睛疼痛偶见。睫毛生长偶见。胃炎偶见。

（4）免疫反应及输液反应：超敏所致的输液反应、发热、寒战或呼吸困难少见，严重者罕见（1%）。1%~5%的患者会出现抗体结合，但对药代动力学及毒性无影响。

（5）其他

1）乏力、头痛及背痛常见至偶见。

2）体重下降、外周水肿及脱水偶见。

3）电解质丢失，尤其是低镁血症，常见。低镁血症偶见严重。

4）肺纤维化罕见。

帕比司他（panobinostat）

其他名称： Farydak。

作用机制： 组蛋白脱乙酰酶（HDAC）抑制剂。

主要适应证： 联合硼替佐米和地塞米松治疗已经接受了至少两个方案，包括硼替佐米和免疫调节剂的多发性骨髓瘤患者。

常用剂量及方案

（1）一阶段治疗。20mg，口服，每日1次，第1天，第3天，第5天，第8天，第10天，第12天服药，每3周为1个周期，共8个周期（24周），同时口服硼替佐米和地塞米松。

（2）有临床获益（定义为"无变化"、"PR、MR、nCR或CR"的反应类别）而没有未解决的严重或医学上显著毒性的患者，可考虑使用硼替佐米和地塞米松的改良剂量进行另外8个周期的治疗。

轻度肝功能损害（胆红素≤1倍ULN和AST>1倍ULN，或胆红素>1.0～1.5倍ULN和任何AST）患者起始剂量为15mg，中度肝功能损害（胆红素>1.5～3.0倍ULN，任何AST）患者起始剂量为10mg。不宜用于严重肝损害患者。在使用强CYP3A抑制剂时，起始剂量为10mg。

注意事项

（1）不应与强CYP3A诱导剂、敏感CYP2D6底物或抗心律失常药物/QT延长药物同时使用。

（2）如果孕妇服用帕比司他，会引起胎儿损伤。

（3）可发生严重的腹泻，严重的和致命的心脏事件，包括缺血和心律失常，并可能因电解质异常而加重。基线心电图和血清电解质，包括钾和镁，应在治疗期间定期检查和监测。电解质异常应按照治疗前和治疗期间的指示予以纠正。

不良反应

（1）骨髓抑制和其他血液学反应：贫血、白细胞减少、中性粒细胞减少、淋巴细胞减少常见，可以是重度的。可以使用粒细胞集落刺激因子（G-CSF）治疗，特别是对于65岁以上的患者。血小板减少症是普遍的，2/3的患者可发生重度反应。

致命的出血于治疗期间发生的3～4级血小板减少症相关。4%的患者有3～4级出血。

（2）恶心、呕吐和其他胃肠道反应：腹泻常见，在25%的病例中可能是重度的。恶心和呕吐常见，有时是重度的。不到10%的病例报告有腹痛、消化不良、胃炎、腹胀、扁桃体和结肠炎。

（3）皮肤黏膜反应：皮疹、红斑、唇炎和口干偶见。

（4）免疫反应和输液反应：严重的感染常见，包括肺炎、细菌感染、侵袭性真菌感染和病毒感染。在不到10%的患者中发现乙型肝炎病毒感染。

（5）其他

1）一般情况：疲劳和乏力常见。在25%的患者中，乏力可能是重度的。发热常见但少见重度。食欲减退常见，但大多是轻微的。

2）呼吸系统：不到10%的病例报告有咳嗽、呼吸困难、呼吸衰竭、啰音和喘息。

3）心血管系统：12%的患者出现心律失常，4%的患者发生心肌缺血。有近期心肌梗死或不稳定心绞痛病史的患者不应开始治疗。22%的患者出现心电图异常，如ST段压低、T波异常或QT/QTc延长。QTc＞450毫秒或临床上显著的基线ST段或T波异常的患者不应开始治疗。电解质异常可能加重心律失常。如果在治疗期间，QTc增加到超过480毫秒应中断治疗。纠正任何电解质异常。如果QT延长不能解决，则永久停止治疗。外周水肿常见，但少见重度。少于10%的患者患有高血压和直立性低血压。

4）代谢：低钾血症和低磷酸盐血症很常见，高达20%的病例会很严重。低钠血症常见，偶见重度。高镁血症、高磷血症、低钙血症常见，但少见重度。血肌酐水平升高常见，但少见重度。少于10%的患者可发生血清碱性磷酸酶升高。少于10%的患者可发生甲状腺功能减退症。不到10%的患者会发生高血糖、高尿酸血症和低镁血症。

5）肝脏：氨基转移酶、低白蛋白血症和总胆红素升高并不常见。

6）神经系统：不到10%的患者会发生头晕、头痛、晕厥、震颤和吞咽困难。

7）肌肉骨骼和结缔组织：不到10%的患者可发生关节肿胀。

8）肾脏：不到10%的病例可发生肾衰竭和尿失禁。

帕唑帕尼（pazopanib）

其他名称：Votrient。

作用机制：是一种多个靶点的酪氨酸激酶抑制剂，它作用于VEGF受体、PDGF受体、成纤维细胞生长因子受体及c-KIT，从而抑制肿瘤的生长及血管生成。它主要由CYP3A4代谢，并由胃肠道排出。

主要适应证

（1）晚期肾癌。

（2）化疗过的晚期软组织肉瘤。

（3）卵巢癌。

常用剂量及方案

（1）每天1次，每次800mg，空腹口服。

（2）中度肝功能受损时，每天1次，每次200mg，空腹口服。

（3）若必须与CYP3A4强抑制剂同时服用，则口服400mg或更小剂量。

注意事项：可能有严重的肝毒性；因此，在治疗前及治疗中应严密监测肝功能。如果已经有严重肝损伤则应避免使用帕唑帕尼。曾发生过严重的出血性事件，因此有胃肠出血、咯血及颅内出血病史的患者应避免使用。如果可能，应避免同时使用CYP3A4强抑制剂，因为其可能增加帕唑帕尼的血药浓度。CYP3A4诱导剂可能降低其血药浓度。

不良反应

（1）骨髓抑制及其他血液学反应：中性粒细胞减少、血小板减少及淋巴减少常见，但严重者罕见。可能出现动脉栓塞性事件，并可能致命。致命性出血性时间也曾发生。

（2）恶心、呕吐及其他胃肠道反应：腹泻、恶心、呕吐及食欲下降常见。胃肠道穿孔可能罕见。腹痛偶见。

（3）皮肤黏膜反应：头发颜色改变（褪色）常见。手足综合征偶见。皮肤褪色不常见。

（4）免疫反应及输液反应：无。

（5）其他

1）全身反应：乏力、虚弱及头痛偶见至常见。

2）肝毒性：ALT及AST升高常见，严重者偶见（12%）。

3）心血管系统反应：高血压常见，但 3～4 级高血压不常见。QT 间期延长及间端扭转型室性心动过速罕见。胸痛不常见。

4）低钠血症、低镁血症及低磷血症偶见。

5）甲状腺功能低下偶见。

6）蛋白尿偶见，严重者罕见。

帕博利珠单抗（pembrolizumab）

其他名称： 可瑞达（Keytruda）。

作用机制： 一种人源化单克隆 IgG4 抗体，与 T 细胞上的程序性死亡-1（PD-1）受体结合，并阻断其与配体 PD-L1 和 PD-L2 的相互作用，这两种配体在几个肿瘤中上调，并负责免疫应答抑制。

主要适应证

（1）不能切除的或转移性的黑色素瘤。

（2）其通过 FDA 批准的测试确定在肿瘤表达的程序性死亡配体 1（PD-L1），并且在含铂化疗中或之后有进展的转移性 NSCLC 患者。携带 EGFR 或 ALK 肿瘤基因突变的患者在接受 FDA 批准疗法后仍出现疾病进展的非小细胞肺癌。

常用剂量及方案： 2mg/kg，静脉输注 30 分钟以上，每 3 周给药一次，直至出现疾病进展或不可接受的毒性。

注意事项： 如果孕妇使用帕博利珠单抗，会引起胎儿损伤。免疫相关不良事件可能发生包括结肠炎、肺炎、肝炎、垂体炎、肾炎、甲状腺炎、葡萄膜炎、视神经炎、溶血性贫血、胰腺炎、皮炎、部分癫痫发作、肌炎和关节炎，并且需要密切监测，偶尔需要停药和类固醇治疗（见下文）。

不良反应

（1）骨髓抑制和其他血液学反应：贫血常见，偶见重度。上呼吸道感染偶见。

（2）恶心、呕吐和其他胃肠道反应：恶心、呕吐、关节炎和腹泻常见，而且大多是轻度，腹痛偶见。

（3）皮肤黏膜效应：皮疹和瘙痒常见，白癜风偶见。

（4）免疫反应和输液反应：上呼吸道感染偶见，脓毒症不常见。

1）免疫介导的肺炎见于 2%～3% 的患者。对于 2 级反应，除了给予全身类固醇（大于或等于 40mg 泼尼松或等效物，每天使用，然后逐渐减少，持续至少 1 个月）外，还建议停药，直到改善到 1 级或更小。对于 3 级或 4 级反应，需要永久停药。

2）免疫介导的结肠炎发生率为 1%。对于 2 级和 3 级反应，除了给予全身类固醇（大于或等于 40mg 泼尼松或等效物，每天使用，然后逐渐减少，持续至少 1 个月）外，还建议停药，直到改善至 1 级或更小。对于 4 级反应，需要永久停药。

3）免疫介导的肝炎罕见（<0.5%）。对于 2 级或更高的反应，需要系统性类固醇的治疗。对于更严重的反应，可以暂停给药或者永久停药。

4）免疫介导的垂体炎是罕见的（0.5%）。暂停给药和全身类固醇治疗是针对 2 级和 3 级反应的。对于 4 级反应，建议永久停用。

5）免疫介导性肾炎，包括自身免疫性肾炎和间质性肾炎合并肾衰竭是罕见的（<1%）。这些反应的处理遵循其他免疫相关不良事件的一般规则。

6）免疫介导的甲状腺功能亢进和甲状腺功能减退发生率分别为 1% 和 8%。对于 3 级反应需要暂停给药和系统性类固醇治疗。对于 4 级反应，建议永久停用。监测所有患者甲状腺功能。

（5）其他

1）一般情况：疲劳常见，有时为重度。发热和寒战偶见。

2）呼吸系统：咳嗽和呼吸困难偶见，但少见重度。

3）心血管系统：周围水肿常见。

4）代谢：高血糖和 AST 升高常见，并且可能为重度。低钠血症和高三酰甘油血症常见。

5）神经系统：头痛常见。头晕偶见。

6）肌肉骨骼和结缔组织：关节疼痛和肢体疼痛常见。肌肉疼痛和背痛偶见。

7）精神病学：失眠偶见。

培美曲塞（pemetrexed）

其他名称： 力比泰（Alimta）。

作用机制： 培美曲塞具有多靶点作用，在体内转变为其谷氨酸形式后，干扰叶酸代谢过程，包括抑制胸腺嘧啶合成酶，抑制二氢叶酸还原酶，抑制甘氨酰胺核糖核苷酸甲酰基转移酶。

主要适应证

（1）无法手术或者无法耐受手术的恶性间皮瘤患者，与顺铂联用。

（2）非鳞癌非小细胞肺癌的一线或二线化疗，或作为诱导缓解后的维持治疗。

（3）卵巢癌。

常用剂量及方案： $500mg/m^2$，静脉注射 10 分钟，每 21 天重复。在恶性间皮瘤患者中，应在顺铂 $75mg/m^2$ 静脉滴注 2 小时后的 30 分钟内用药。

注意事项

（1）叶酸 400～1000μg，口服，每天 5 次，在使用培美曲塞 7 天前开始使用，并持续至最后一次用药的 21 天；维生素 B_{12}，1000μg，肌内注射，在使用培美曲塞前 1 周内进行，以后每 3 个周期重复一次；必须采取上述措施以预防治疗相关性血液学及胃肠道不良反应。

（2）减少皮肤不良反应，应给予地塞米松 4mg，口服，每天 2 次，于治疗前 1 天、治疗当天和治疗第 2 天用药。

（3）如果肌酐清除率小于 45ml/min，应慎用，并避免使用 NSAID。

不良反应

（1）骨髓抑制及其他血液学毒性：贫血及中性粒细胞减少在与顺铂联用时常见，在单独用药时仅为偶见，严重者偶见；血小板减少偶见。

（2）胃肠道反应：厌食、恶心、呕吐及腹泻偶见。肝功能异常偶见。

（3）皮肤黏膜反应：皮疹偶见。胃炎及咽炎常见。脱发偶见。味觉异常偶见，结膜炎不常见。

（4）其他

1）发热常见。

2）血肌酐升高偶见；肾衰竭罕见。

3）乏力常见，肌痛及关节痛偶见。感觉神经病变偶见。

4）过敏反应偶见，但严重的过敏反应罕见。

5）室上性心律失常罕见。

喷司他丁（pentostatin）

其他名称： 2'-脱氧考福霉素（2'-deoxycoformycin），Nipent。

作用机制：抑制腺苷脱氨酶，尤其是在腺苷和脱氧腺苷存在下，产生细胞毒性作用。通过抑制核（糖核）苷酸还原酶，阻断 DNA 合成。其他可能的细胞毒作用包括抑制 RNA 合成，并增加 DNA 的损伤。

主要适应证：毛细胞白血病。

常用剂量及方案：喷司他丁 $4mg/m^2$，静脉注射 1～2 分钟，或稀释后注射 20～30 分钟。喷司他丁给药前患者应该接受 5% 葡萄糖盐水 500～1000ml 水化处理，给药后输液 500ml。每 2 周重复。

注意事项：水化治疗，以保证用喷司他丁治疗当日的尿量达 2L。第一次用药时，患者常需住院治疗。对于肿瘤体积大的患者，建议给予别嘌醇 300mg，每天 2 次。慎用或不用镇静催眠药，因其可能具有潜在中枢神经毒性作用。如果肾功能不良（肌酐清除率＜50ml/min），应减少用药剂量或停止用药。

不宜与氟达拉滨联合用药，因为可能导致严重或致命性肺毒性。

不良反应

（1）骨髓抑制：常见但其程度不一。

（2）恶心、呕吐及其他胃肠道反应：恶心、呕吐常见，但是一般不严重。腹泻偶见。推荐用药剂量时偶见肝功能异常。

（3）皮肤黏膜反应：黏膜炎罕见；皮疹偶见至常见。

（4）其他

1）乏力常见。

2）咳嗽常见，呼吸困难偶见。高剂量使用或与氟达拉滨联用时可能导致严重的肺毒性。

3）寒战和发热常见。

4）感染偶见，可能与骨髓抑制及淋巴细胞减少有关。

5）肾功能异常：用常规剂量时罕见。

6）神经精神影响：大剂量治疗可能引起严重的神经精神症状，包括癫痫发作、神经错乱、易激惹、昏迷。

帕妥珠单抗（pertuzumab）

其他名称：Perjeta。

作用机制：一种重组人源化单克隆抗体，靶向人表皮生长因子受体蛋白 HER2 的细胞外二聚化域（亚域Ⅱ），从而阻断 HER2 与其他 HER 家族成员的配体依赖性异构化。

主要适应证：与曲妥珠单抗和多西紫杉醇联合一线治疗晚期或作为新辅助治疗 HER2（c-erbB-2）过表达的乳腺癌。

常用剂量及方案：初始剂量 840mg，60 分钟静脉滴注，随后每 3 周 420mg 静脉滴注，持续 30～60 分钟，直到疾病进展或出现不可耐受的不良反应，并在新辅助化疗期间用药。对于延迟或错过的剂量，如果两个连续剂量之间的时间小于 6 周，则可以给予 420mg 的剂量，而如果两个连续剂量之间的时间大于 6 周，则应该给予 840mg 的初始剂量，然后每 3 周给予 420mg。

注意事项

（1）胚胎胎儿毒性。建议育龄妇女在开始治疗之前核实妊娠状况，并在治疗期间和最后一剂治疗后 6 个月内使用有效的节育措施。

（2）在第一次输液期间，偶尔在稍后输液期间常会出现与其他人单克隆抗体类似的复合系统性症状。严重的过敏反应和肺部不良事件罕见。这些事件包括过敏反应、血管水肿、支气管痉挛、低血压、缺氧、呼吸困难、肺浸润、胸腔积液、非心源性肺水肿和急性呼吸窘迫综合征。一些更常见的症状偶见，包括轻微到中度的寒冷、发热、虚弱、疼痛、恶心、呕吐和头痛。后面一些症状通常通过暂时减慢或中断输注和给予对乙酰氨基酚、苯海拉明和皮质激素来治疗。

（3）心功能不全。与安慰剂联合曲妥珠单抗和多西紫杉醇相比，帕妥珠单抗联合曲妥珠单抗和多西紫杉醇与左室射血分数（LVEF）有症状或无症状降低的发生率增加无关。推荐采取基线评估，以及治疗期间每 3 个月一次的超声心动图或 MUGA 扫描。如果 LVEF 小于 40% 或为 40%～45%，绝对值下降大于 10%，建议中断治疗并在 3 周内重新评估。可能发生严重的残疾或死于心脏功能不全，应非常谨慎，治疗患者预先存在的心功能不全。

不良反应

（1）骨髓抑制和其他血液学反应：中性粒细胞减少、贫血和血小板减少常见。上呼吸道感染和发热性中性粒细胞减少偶见，但后者可能为重度，很少致命。

（2）恶心、呕吐和其他胃肠道反应：腹泻常见。

（3）皮肤黏膜效应：黏膜炎常见，但多为轻度。皮肤干燥和瘙痒偶见。皮疹常见。甲沟炎偶见。

（4）免疫反应和输液反应：参见注意事项。

（5）其他

1）一般情况：发热常见；头痛和疲劳偶见。

2）神经系统：头痛和味觉障碍常见。

泊马度胺（pomalidomide）

其他名称：Pomalyst。

作用机制：具有多种作用机制的免疫调节剂。它增强 T 细胞和 NK 细胞介导的免疫，抑制单核细胞产生促炎细胞因子（如 TNF-α、IL-6），并具有抗血管生成活性。它还可抑制耐药的骨髓瘤细胞株的增殖。

主要适应证：在接受包括来那度胺和硼替佐米在内的至少两种现有治疗方法后的多发性骨髓瘤。

常用剂量及方案：每天口服 4mg，第 1～21 天连续服用，每 28 天重复 1 个周期，饭前或饭后至少 2 小时服用。可与地塞米松联合使用。应避免与强 CYP1A2 联合。因为吸烟可诱导 CYP1A2 减少泊马度胺的暴露。

注意事项

（1）泊马度胺是致畸的，如果给孕妇服用，会造成胎儿伤害。必须在治疗开始前使用两方法确认妊娠试验为阴性。从治疗 4 周前开始到停止后持续 4 周，育龄妇女必须暂停性交，或使用两种可靠的节育方法。若男性在治疗期间和停止治疗后 4 周内与具有生殖潜力的女性进行任何性接触，即使他们进行了输精管结扎术也必须使用乳胶或合成避孕套。在治疗期间和停药 4 周内必须避免献血或捐精。

（2）静脉血栓栓塞事件发生率为 3%，并且可能是严重的或致命的。所有患者在评估潜在危险因素后均应接受预防或抗血栓治疗。

（3）肿瘤负荷高的患者可发生肿瘤溶解综合征。

不良反应

（1）骨髓抑制和其他血液学反应：中性粒细胞减少症常见，通常是重度的（3 级）。发热性中性粒细胞减少症罕见。上呼吸道感染、肺炎、泌尿道感染和败血症的风险增加。这些事件有时可能为重度。金罗维氏肺孢子虫肺炎和呼吸道合胞病毒感染已见报道。贫血和血小板减少症常见，通常为重度。鼻出血偶见。淋巴细胞减少偶见，并且可能为重度，特别是与低剂量地塞米松联合使用时。

（2）恶心、呕吐和其他胃肠道反应：恶心和腹泻常见。呕吐偶见。便秘常见且罕见重度。

（3）皮肤黏膜反应：多汗症和皮疹常见。皮肤干燥和瘙痒偶见。

（4）免疫反应和输液反应：有沙利度胺或来那度胺过敏反应史的患者被排除在临床试验之外，可能具有更高的发生这些事件的风险。

（5）其他

1）一般情况：疲劳常见，有时为重度。发热常见且少见重度。周围水肿常见。寒战、盗汗和体重减轻偶见。

2）呼吸系统：咳嗽偶见。呼吸困难常见，有时为重度。间质性肺疾病也有报道。

3）心血管系统：心房颤动少见。联合低剂量地塞米松治疗的患者可罕见发生充血性心力衰竭。

4）代谢：高血糖、低钙血症和低钠血症偶见。高钙血症常见，偶尔为重度。高钾血症偶见。

5）肝脏：ALT升高和高胆红素血症少见。

6）神经系统：虽然头晕常见，意识模糊偶见，但它们少见重度。周围神经病偶见，大多是 1 级或 2 级。头痛和震颤偶见。

7）泌尿系统：肾衰竭偶见，可能为重度。剂量中断仅适用于 3 级或更高的反应。尿潴留的病例也有报道。

8）继发性肿瘤/恶性肿瘤：急性髓细胞性白血病（AML）已有报道。

9）肌肉骨骼和结缔组织：肌肉骨骼胸痛、关节痛和肌肉痉挛常见。肌肉骨骼疼痛、四肢疼痛和骨痛偶见。背部疼痛和肌肉无力常见，偶见重度。

10）精神病学：失眠和焦虑偶见。

帕纳替尼（ponatinib）

其他名称： Iclusig。

作用机制： 抑制天然或突变体 BCR-ABL 的酪氨酸激酶活性，包括 T315I。

主要适应证

（1）对先前的酪氨酸激酶抑制剂疗法耐药或不耐受的慢

性、加速或暴发期慢性粒细胞白血病（费城染色体阳性 Ph⁺）。

（2）对先前的酪氨酸激酶抑制剂治疗耐药或不耐受的 Ph⁺ 急性淋巴细胞白血病。

常用剂量及方案：每天口服一次，每次 45mg，饭前或饭后。应避免联合使用强 CYP3A 诱导剂、CYP3A 抑制剂或提高胃 pH 的药物（H_2 受体阻滞剂、质子泵抑制剂或抗酸剂），除非其益处大于风险。当使用强 CYP3A 抑制剂时，剂量应减少到 30mg，每天口服一次。

注意事项

（1）如果孕妇服用帕纳替尼，可引起胎儿胚胎毒性。

（2）血栓形成与血栓栓塞

1）11%的患者有动脉血栓形成反应。包括心血管、脑血管和外周动脉疾病。严重的（3 级或以上）反应偶见，可能需要血管重建干预或截肢，并可能是致命的。

2）静脉血栓栓塞事件包括深静脉血栓形成、肺栓塞、门静脉血栓形成和视网膜静脉血栓形成，不常见但可能为重度，罕见致命。

3）因为帕纳替尼可导致伤口愈合障碍，建议在手术前至少 1 周停止治疗。

不良反应

（1）骨髓抑制和其他血液学反应：贫血、白细胞减少和血小板减少常见，通常为重度。发热性中性粒细胞减少在 Ph⁺ALL 中常见，偶见于加速期 CML 和急变期 CML，在慢性期 CML 中很少见。败血症、肺炎、泌尿道感染、上呼吸道感染、鼻咽炎和蜂窝织炎的风险增加，但是这些病例少见重度。出血反应常见于24%的患者，多见于 4 级血小板减少的患者。这些事件，包括胃肠道事件和脑事件，可能为重度，很少是致命的。

（2）恶心、呕吐和其他胃肠道反应：腹痛常见，偶尔为重度。恶心、呕吐、腹泻和便秘常见。

（3）皮肤黏膜反应：皮疹常见，偶见重度。皮肤干燥常见。口腔黏膜炎常见。

（4）其他

1）一般情况：疲劳和发热常见。寒战偶见。

2）呼吸系统：咳嗽和呼吸困难常见。

3）心血管系统：高血压常见，在 39%的病例中可能是重度的。有症状的慢性心律失常，包括完全性心脏阻滞、病态窦房结综合征，以及需要植入起搏器的伴心动过缓的心房颤动罕见。充血性心力衰竭是偶见性的（11%），4%是重度的。周围水肿、心包积液、胸腔积液、肺水肿、腹水及脑水肿偶见。

4）代谢：高血糖、低血糖、低磷血症、低钙血症、低钾血症常见。高钾血症、高钠血症和肌酐升高偶见。高三酰甘油血症少见。

5）肝脏和胰腺：临床胰腺炎偶见，大多数病例在治疗中断 2 周内消失。脂肪酶增加常见，偶见重度。AST 和（或）ALT 升高和高胆红素血症常见。严重肝毒性导致暴发性肝衰竭和死亡很少发生。

6）神经系统：头痛常见。周围神经病变和头晕偶见。失眠偶见。

7）肌肉骨骼和结缔组织：关节痛和肌痛常见。肌肉痉挛偶见。

8）肿瘤溶解综合征罕见。

普拉曲沙（pralatrexate）

其他名称：Folotyn。

作用机制：普拉曲沙是一种叶酸的类似物，它可以竞争性抑制二氢叶酸还原酶。它也通过抑制叶酰聚谷氨酸合成酶抑制多谷氨酰化。

主要适应证：治疗失败或复发性 T 细胞淋巴瘤。

常用剂量及方案：30mg/m^2 在 3～5 分钟静脉注射，每周一次，连续 6 周，7 周重复。

患者应当在第 1 次使用普拉曲沙前 10 天开始口服 1～1.25mg 叶酸，同时肌内注射 1mg 维生素 B$_{12}$，后者应在治疗中每8～10 周重复。

注意事项：如果出现大于 1 级的黏膜炎及血细胞减少（中性粒细胞少于 1000/μl；血小板少于 50 000/μl），则必须停药，随后可以减少剂量或终止使用该药。

不良反应

（1）骨髓抑制剂其他血液学反应：血小板减少、贫血及中性粒细胞减少常见。3 级或 4 级血小板减少常见，但 3 级或 4 级中性粒细胞减少不常见（20%）。

（2）恶心、呕吐及其他胃肠道反应：恶心、呕吐及腹泻常见，但严重者不常见或罕见。便秘常见。食欲下降及腹痛偶见。

（3）皮肤黏膜反应：黏膜炎十分常见（70%），可能表现为咽部疼痛；其中 3～4 级黏膜炎占 20%。鼻出血常见。皮疹和瘙痒偶见。

（4）免疫反应及输液反应：无报道。

（5）其他

1）乏力和发热常见。

2）呼吸循环系统反应：咳嗽、呼吸困难及水肿常见，心动过速偶见。

3）低钾血症及氨基转移酶升高偶见。

丙卡巴肼（procarbazine）

其他名称：甲基苄肼（matulane），Natulan。

作用机制：不明，与其影响 DNA、RNA 和蛋白质合成有关。

主要适应证

（1）霍奇金淋巴瘤和非霍奇金淋巴瘤。

（2）脑瘤。

（3）黑色素瘤。

常用剂量及方案：$60～100mg/m^2$，口服，每日 1 次，连服 7～14 天，每 4 周重复（与其他药物联合化疗）。

注意事项：许多食物可与本药物产生相互作用，但是其临床意义不大（表 28.5）。

表 28.5　丙卡巴肼与药品、食物的相互作用

药品和食物	可能的结果
乙醇	双硫仑样反应：恶心、呕吐、视觉障碍、头痛
交感神经模拟药，三环类抗抑郁药，富含酪胺的食物（奶酪、葡萄酒、香蕉）	高血压危象、震颤、兴奋、心绞痛、心悸
中枢神经系统抑制剂	累加的抑郁

不良反应

（1）骨髓抑制：全血细胞减少是剂量限制性不良反应，恢复可能缓慢。

（2）恶心、呕吐及其他胃肠道反应：恶心常见于治疗最初几日内，之后可耐受。腹泻少见。

（3）皮肤黏膜反应：口腔黏膜炎，少见。脱发、瘙痒、药疹，少见。

（4）中枢神经系统反应：感觉异常、神经功能障碍、头痛、眩晕、抑郁、忧虑、神经质、失眠、噩梦、幻觉、共济失调、精神混乱、痉挛、昏迷等都有报道，各报道的发生率不一致。

（5）其他

1）继发性肿瘤可能。

2）视力障碍罕见。

3）直立性低血压罕见。

4）过敏反应罕见。

5）有很强的致畸潜力。

孕激素类（progestins）

其他名称：醋酸甲羟孕酮（普维拉，Provera；得普乐，Depo-Provera），己酸羟孕酮（Delalutin），甲地孕酮（梅格施，Megace）。

作用机制：抗肿瘤及刺激食欲的作用机制不明。

主要适应证：子宫内膜癌。

常用剂量及方案

（1）甲地孕酮 80～320mg，口服，每天一次。

（2）醋酸甲羟孕酮 1000～1500mg，肌内注射，每周一次，或 400～800mg，口服，每周 2 次。

（3）己酸羟孕酮 1000～1500mg，肌内注射，每周一次。

注意事项

（1）对油性注射剂产生局部过敏反应或呼吸困难者少见。

（2）高钙血症在治疗初期偶见，多发生于骨转移的患者。

不良反应

（1）骨髓抑制和其他血液学毒性：无。

（2）恶心、呕吐及其他胃肠道反应：罕见。可刺激食欲（800mg，每天一次，口服）。

（3）皮肤黏膜反应：轻度脱发及皮疹少见。

（4）其他

1）轻度水潴留：偶见至常见。

2）轻度肝功能异常：偶见。可能发生肝内胆汁淤滞。

3）月经不规则：常见。

4）食欲改善、体重增加：常见。

雷洛昔芬（raloxifene）

其他名称： Evista。

作用机制： 选择性作用于雌激素受体，通过与雌激素竞争性作用，与正常细胞和癌细胞的胞质雌激素受体结合，从而抑制雌激素的作用。受体-激素复合物最终对影响细胞生长的基因启动子区发挥调控作用。其作用可表现为雌激素激动剂（骨）或拮抗剂（乳腺和子宫），主要取决于不同组织及其他影响的因素。

主要适应证

（1）预防绝经后妇女的骨质疏松。

（2）预防高危的绝经后妇女发生侵袭性乳腺癌（对导管内癌及小叶原位癌作用不明显）。

常用剂量及方案： 60mg，口服，每天 1 次。

注意事项： 禁用于急性或既往发生静脉血栓的妇女，包括深静脉血栓形成、肺栓塞、视网膜静脉血栓。妊娠期使用该药物可能对胎儿有影响。

不良反应

（1）骨髓抑制和其他血液学毒性：少见、轻度。

（2）恶心、呕吐及其他胃肠道反应：少见。

（3）皮肤黏膜反应：皮疹、出汗、阴道炎少见。

（4）其他

1）血栓形成，包括深静脉血栓、肺栓塞、视网膜静脉血栓等罕见。较他莫昔芬风险小。

2）腿抽筋：少见至偶见。

3）潮热：常见。

4）总胆固醇降低、低密度脂蛋白胆固醇降低。

（5）致癌作用：子宫内膜癌罕见（0.5%），且较他莫昔芬低（0.75%）。

雷莫芦单抗（ramucirumab）

其他名称： Cyramza。

作用机制： 作为一种针对人血管内皮生长因子受体 2（VEGF-R2）的重组人单克隆 IgG1 抗体，它能够阻止 VEGF-R2 与其配体 VEGF-A、VEGF-C 和 VEGF-D 的相互作用，从而抑制 VEGF-R2 对配体的激活，进而抑制配体所诱导的人内皮细胞增殖的迁移。

主要适应证

（1）单药或与紫杉醇联合应用于既往接受过氟尿嘧啶或含铂化疗后疾病进展的晚期或转移性胃或胃-食管结合部肿瘤的患者。

（2）非小细胞肺癌：联合多西他赛用于接受含铂化疗后疾病进展的晚期非小细胞肺癌患者的治疗。

（3）联合 FOLFIRI（亚叶酸、氟尿嘧啶、伊立替康）用于之前接受贝伐珠单抗+奥沙利铂+氟尿嘧啶一线治疗后疾病进展的转移性结直肠癌患者的治疗。

常用剂量和方案

（1）胃癌、胃-食管结合部和结直肠癌：8mg/kg，静脉注射 60 分钟，每 2 周 1 次（对结直肠癌需在 FOLFIRI 前使用）。

（2）非小细胞肺癌：10mg/kg 静脉注射，每 3 周 1 次。

用药前推荐使用苯海拉明预处理。对于发生 1～2 级输液反应的患者，在每次输液前推荐使用糖皮质激素和对乙酰氨基酚进行预处理。

注意事项

（1）严重的甚至致死性的出血事件并不常见。对于合并使用非甾体抗炎药的胃癌患者需要重点关注。对于发生 3～4 级不良事件的患者建议停药。

（2）严重的甚至致死性的动脉血栓事件（包括心肌梗死、心搏骤停、脑血管意外和脑缺血）并不常见。消化道穿孔或梗阻罕见。

（3）雷莫芦单抗可能影响伤口愈合并导致相关并发症。计划性外科手术前 28 天建议停药，术后伤口充分愈合后才建议恢复用药。

（4）肝功能 Child-Pugh B 级或 C 级的肝硬化患者可出现肝功能进一步恶化，表现为新发或脑病症状加重、腹腔积液或肝肾综合征，因此只有当潜在的临床获益明确高于临床风险时才考虑在上述患者中使用本药。

不良反应

（1）骨髓抑制和其他血液学毒性：未见报道。

（2）恶心、呕吐及其他胃肠道反应：偶见腹泻。

（3）皮肤黏膜反应：未见报道。

（4）免疫反应及输液反应：临床试验中，在预处理用药时输液相关反应的发生率为 16%。输液相关反应主要发生于第 1 次或第 2 次用药时，其症状包括寒战/震颤、背痛/痉挛、胸痛和（或）胸闷、畏寒、脸部潮红、呼吸困难、哮喘、低氧血症和感觉异常。在某些严重的病例中，症状包括支气管痉挛、室上性心动过速、高血压。出现 3～4 级不良反应建议永久停药。

（5）其他

1）心血管系统：偶见高血压，3～4 级的病例约占 8%。

2）代谢系统：偶见低钠血症。

3）神经系统：偶见头痛。可逆性后部白质脑病综合征罕见，尽管症状多在几天内缓解，但某些病例可能会是相当严重甚至致命的。

4）泌尿生殖系统：蛋白尿发生率为 8%。当 24 小时尿蛋白定量≥2g 时需中断用药。当 24 小时尿蛋白定量＜2g 后，推荐减量至每 2 周 6mg/kg 恢复用药。如果再次出现 24 小时尿蛋白定量≥2g，需要中断治疗直至 24 小时尿蛋白定量＜2g 后推荐减量至每 2 周 5mg/kg 恢复用药。当 24 小时尿蛋白定量＞3g 或出现肾病综合征时需要永久停药。

5）内分泌系统：据报道，在转移性结直肠癌患者中，甲状腺功能减低的发生率为 2.6%。

瑞戈非尼（regorafenib）

其他名称： 拜万戈（Stivarga）。

作用机制： 本药是一种口服的多靶点抑制剂，可抑制 VEGFR1、VEGFR2 和 VEGFR3，上述激酶参与血管生成、肿瘤形成和肿瘤微环境的维持。

主要适应证： 用于既往接受过氟尿嘧啶、奥沙利铂和伊立替康为基础的化疗，抗 VEGF 治疗及 *KRAS* 野生型抗 EGFR 治疗的转移性结肠直肠癌。

常规剂量和方法： 160mg（4 片×40mg）口服，每天 1 次，第 1～21 天服用，每 28 天为一个疗程。每日相同时间服用，与低脂肪膳食（脂肪＜30%）一起服用。在出现肝毒性、手足皮肤反应、高血压或者其他 3～4 级不良反应时需进行剂量调整或中断用药。不推荐与 CYP3A4 的强效诱导剂或抑制剂联用。避免应用于严重肝功能不全（Child-Pugh C 级）或肾功能不全[肌酐清除率＜30ml/（min·1.73m^2）]的患者。

注意事项

1）可能致胎儿危害，告知妇女对胎儿的潜在风险。

2）可能出现严重的甚至致死性的肝毒性、出血、消化道穿孔和瘘管形成。

3）与其他 VEGFR 抑制剂一样存在影响伤口愈合的并发症。在计划性手术前至少应当停药 2 周。术后恢复用药需要基于临床上认为伤口充分愈合。

不良反应

（1）骨髓抑制和其他血液学毒性：贫血、淋巴细胞减少和血小板减少比较常见，偶见严重病例。中性粒细胞减少不常见。出血事件比较常见，但是极少见致死性病例。国际标准化比值增加比较常见，3 级者约为 4%。推荐接受华法林的患者密切监测国际标准化比值。

（2）恶心、呕吐及其他胃肠道反应：腹泻常见，偶见严重病例。黏膜炎常见，但通常不严重。消化道穿孔或瘘管形成罕见，一旦发生需要永久停药。

（3）皮肤黏膜反应：不到 10% 的患者会发生口腔干燥。皮疹常见，偶见严重病例。手足皮肤反应常见，17% 的严重病例需要中断用药或调整剂量。

（4）免疫反应及输液反应：常见感染，但罕见严重病例。

（5）其他不良反应

1）不到 10% 的患者会出现脱发。体重减轻和食欲减退常见。疲乏常见，偶见严重病例。发热常见。

2）呼吸系统：发声困难常见。

3）心血管系统：高血压常见，但严重病例罕见。急性冠脉综合征的风险增加并不常见。

4）代谢系统：低钙血症、低钾血症和低钠血症常见。低磷血症常见，有时会比较严重。

5）肝毒性：ALT/AST 升高和（或）总胆红素升高比较常见，偶见严重病例出现。淀粉酶和脂肪酶升高常见，有时可能比较严重。致死性的肝毒性发生率为 1%～2%，均发生于发生肝转移的肿瘤患者。用药前需要对肝功能检查进行基线评估，在用药的前 2 个月，每 2 周复查肝功能，之后每个月复查肝功能。

6）神经系统：不到 10% 的患者会出现味觉障碍。可逆性后部白质脑病罕见，通常需要永久停药。头痛偶见。

7）内分泌系统：不到 10% 的患者会出现甲状腺功能减低。

8）泌尿生殖系统：蛋白尿常见，但严重病例罕见。

9）骨肌系统和结缔组织：不到 10% 的患者会出现骨关节僵硬。

利妥昔单抗（rituximab）

其他名称： 美罗华（Rituxan）。

作用机制： 利妥昔单抗是一种基因重组（鼠和人）的单克隆抗体（CD20 人鼠嵌合性单克隆抗体），该抗体直接作用于 CD20 抗原。CD20 抗原存在于正常和恶性 B 淋巴细胞（不含干细胞）的表面，恶性细胞表面 CD20 表达数量多。利妥昔单抗的 Fab 结构域与 B 淋巴细胞和 B 细胞型非霍奇金淋巴瘤的 CD20 抗原结合。Fc 结构域参与的免疫反应介导 B 细胞产生溶解。

主要适应证

（1）CD20 阳性的低级别或滤泡型 B 细胞型非霍奇金淋巴瘤：可单药使用，也可与细胞毒性化疗药物联合或序贯使用。

（2）CD20 阳性的弥漫性大 B 细胞型非霍奇金淋巴瘤：可单药使用，也可与细胞毒性药物联合或序贯使用。

（3）其他 B 细胞性非霍奇金淋巴瘤。

（4）慢性淋巴细胞性白血病，常与氟达拉滨、环磷酰胺联合或序贯使用。

常用剂量及方案

1）$375mg/m^2$，缓慢静脉滴注，初始速度为 50mg/h。如果无过敏反应或与输液相关的其他不良反应，可以每小时逐渐增加用药速率 50mg，最大速率限制在 400mg/h，一般滴注 4～6 小时。出现输液反应则中断用药或减慢用药。单药使用时，常每周用药，连续用药 4～8 周。与细胞毒性化疗药物联用时，常在化疗第 1 天或第 2 天给药。预先给予对乙酰氨基酚和苯海拉明可减轻输液反应。不宜用糖皮质激素进行预处理。

2）治疗慢性淋巴细胞白血病时与氟达拉滨和环磷酰胺（FC 方案）联用，在 FC 方案化疗的第 1 天使用，用法用量为 $500mg/m^2$，静脉注射，每 28 天为 1 个周期。

注意事项

（1）与输液治疗相关的症状包括发热、畏寒，伴或不伴寒战，在第一次输注时常见。也可能出现过敏反应的其他症状，如恶心、荨麻疹、乏力、头痛、瘙痒、支气管痉挛、呼吸困难、舌感觉异常或喉头水肿、鼻炎、呕吐、低血压、面部潮红、肿瘤部位疼痛等症状。与输液治疗相关的致死性反应罕见。致死性反应表现复杂多样，包括低氧血症、肺水肿、急性呼吸窘迫综合征、心肌梗死、心室纤颤、心源性休克。过敏反应发生在开始注射治疗后 30～120 分钟。大多数过敏反应在中断给药和给予相应支持治疗如注射生理盐水扩容、使用苯海拉明和对乙酰氨基酚后可以缓解。反应严重时需要使用积极的心肺功能支持，包括吸氧、肾上腺素、升压药、糖皮质激素及支气管舒张剂，并可能影响继续使用利妥昔单抗。初次用药输注反应发生率为 80%，后续用药的输注反应可能减少至 40%。

（2）在接受化疗联合利妥昔单抗的患者中可能出现腹痛、肠梗阻及肠穿孔。

（3）乙型肝炎病毒再激活可能发生暴发性肝炎，其他病毒感染（包括细小病毒 B19、水痘-带状疱疹病毒、巨细胞病毒及单纯疱疹病毒）也有报道。推荐患者进行甲型、乙型和丙型肝炎病毒的筛查。乙肝病毒表面抗原阳性则需密切监测肝功能。乙肝表面抗原阳性的患者应当密切监测肝功能。

不良反应

（1）骨髓抑制和其他血液学毒性：少见。但是 70%～80% 的患者会出现 B 淋巴细胞减少，少数患者出现免疫球蛋白减少。接受利妥昔单抗治疗的患者中感染事件的发生率约为 30%，但严重感染少见。

（2）恶心、呕吐及其他胃肠道反应：恶心常见（23%），但严重反应者罕见。呕吐和腹泻偶见。肠梗阻和肠穿孔罕见。

（3）皮肤黏膜反应：瘙痒、皮疹、荨麻疹和盗汗偶见。严重的皮肤黏膜反应如史-约综合征、苔藓样皮炎、大疱性皮炎、中毒性表皮坏死松解均罕见，但有报道用利妥昔单抗治疗 1～13 周后可能发生。

（4）免疫反应及输液反应：输液相关的过敏反应常见（症状包括发热、畏寒、肌肉疼痛、乏力、恶心、荨麻疹、皮肤瘙痒、咽喉部疼痛、鼻炎、眩晕和血压升高），通常经过减慢给药速度或中断用药和适当的支持治疗后可以缓解。注意事项见上文。

（5）其他

1）肌肉疼痛和关节疼痛偶见。血清样反应罕见，发生时可能需用给予糖皮质激素治疗。

2）低血压偶见，但严重反应者罕见。胸痛、支气管痉挛、咳嗽加重、水肿和直立性低血压等少见。严重的心血管事件如血管性水肿、心律失常、心绞痛等罕见，但可能是致死性的。

3）需要接受透析治疗的肾功能障碍尤其多见于肿瘤细胞负荷大且出现肿瘤溶解综合征的患者。也可能出现在联合使用顺铂的患者。

4）乙型肝炎病毒再激活及暴发性肝炎罕见。

5）眩晕和焦虑偶见。

6）有报道在接受利妥昔单抗治疗的类风湿关节炎患者中有出现进行性多灶性白质脑病的病例。

罗米地辛（romidepsin）

其他名称： Istodax。

作用机制： 抑制组蛋白脱乙酰酶，后者可促进组蛋白的赖氨酸残基去乙酰化而调节基因表达。在某些肿瘤细胞株，这种抑制作用使得乙酰化组蛋白增多并导致细胞周期阻滞和凋亡。

主要适应证： 已接受至少1次全身化疗的皮肤T细胞淋巴瘤。

常用剂量及方案： $14mg/m^2$，静脉注射，注射时间历时4小时，第1天、第8天及第15天使用，28天为1个周期。

注意事项： 有QT间期延长的风险；使用前应确认患者血钾和血镁在正常范围内。由于罗米地辛由CYP3A4代谢，应当避免与CYP3A4的强诱导剂或抑制剂使用。

不良反应

（1）骨髓抑制及其他血液学反应：贫血、中性粒细胞减少、淋巴细胞减少及血小板减少常见。感染常见，并有可能致命。

（2）恶心、呕吐及其他胃肠道反应：恶心、呕吐及厌食常见，便秘偶见至常见。

（3）皮肤黏膜反应：皮炎，包括剥脱性皮炎及瘙痒偶见至常见。

（4）其他不良反应

1）乏力及发热常见。

2）心电图显示T波及ST段改变常见，但无明确临床意义。室上性心律失常及室性心律失常曾有报道。有QT间期延长的风险，尤其是在有先天性长QT间期综合征、严重心脏病及服用其他可导致QT间期延长药物的患者中。推荐在基线时及治疗中监测血电解质及心电图。低血压偶见。

3）低镁血症、低钾血症、低钙血症及高尿酸血症偶见至常见，严重者罕见。

4）氨基转移酶升高偶见至常见，但严重者罕见。但是在使用华法林或华法林衍生物时应当谨慎。

鲁索替尼（ruxolitinib）

其他名称： Jakafi。

作用机制： 是一种杰纳斯相关激酶（Janus-associated kinases，JAK）JAK1 和 JAK2 的激酶抑制剂，这条信号通路被认为在真性红细胞增多症和骨髓纤维化中出现调控异常。

主要适应证

（1）中危或高危的原发性骨髓纤维化，真性红细胞增多症后骨髓纤维化和原发性血小板增多症后骨髓纤维化。

（2）对羟基脲反应不佳或不能耐受的真性红细胞增多症患者。

常用剂量及方案

（1）骨髓增多症

- 对血小板计数大于 $200×10^9/L$ 的患者：20mg，口服，每天 2 次。
- 对血小板计数在（100～200）$×10^9/L$ 的患者：15mg，口服，每天 2 次。
- 对血小板计数在（50～100）$×10^9/L$ 的患者：5mg，口服，每天 2 次。

（2）真性红细胞增多症：10mg，口服，每天 2 次。

根据血液学毒性剂量调整或停药。在最初用药 4 周后可以根据反应进行用药剂量的增加，但每 2 周剂量增大的幅度不超过每天 5mg，最大剂量为 25mg，口服，每天 2 次。在联合使用强的 CYP3A4 抑制剂和氟康唑（每日用量不超过 200mg）时应该调整剂量。在使用本药期间，氟康唑每日用量不得超过 200mg。在患者出现肝肾功能损害时应当调整剂量。

注意事项

（1）孕妇使用鲁索替尼可对胎儿造成损害。没有在孕妇中使用本药的明确证据，所以只有评估对胎儿的获益大于潜在风险时才能考虑使用本药。

（2）不论血小板计数，只要出现任何需要干预的出血事件时均应停药。当出血及其原因控制后，才能恢复原剂量用药。如果出血得到控制但出血原因仍然存在，应当减量用药。

（3）在中断用药1周后，骨髓纤维化的症状可能恢复到治疗前的水平。部分患者可能出现发热、弥散性血管内凝血、呼吸困难、低血压和多器官功能衰竭。推荐逐渐停药而不能突然停药，中性粒细胞减少或者血小板减少时例外。

不良反应

（1）骨髓抑制和其他血液学毒性：贫血常见，中位发生时间为开始用药的第6周，最低峰出现于用药后第8～12周。中性粒细胞减少常见，但严重者罕见，通常在调整剂量后可以恢复，极少需要停药。血小板减少常见，中位发生时间为开始用药后的第8周，偶见鼻出血和（或）皮肤淤血。

（2）恶心、呕吐及其他胃肠道反应：恶心、腹泻、便秘和腹痛偶见，严重者少见。ALT/AST升高常见，严重者罕见。

（3）皮肤黏膜反应：皮炎偶见。有报道发生非黑色素瘤皮肤癌的病例，推荐进行规律的皮肤检查。

（4）免疫反应和输液反应：有报道发生结核感染的病例。在开始治疗前应当评估患者感染结核的风险并加强患者管理。在结核治疗期间继续使用本药治疗需要充分评估风险和获益。带状疱疹的再激活不常见。泌尿系感染偶见，严重者罕见。

（5）其他不良反应

1）体重增加和疲乏偶见。

2）呼吸系统：呼吸困难、咳嗽和鼻咽炎偶见，严重者罕见。

3）心血管系统：外周性水肿偶见，严重者罕见。

4）代谢系统：高胆固醇血症和高三酰甘油血症常见，严重者罕见。

5）神经系统：头痛偶见。眩晕常见。进行性多灶性白质脑病罕见。

6）骨肌系统和结缔组织：关节疼痛和肌痉挛偶见。

司妥昔单抗（siltuximab）

其他名称：Sylvant。

作用机制：与人体IL-6结合，并抑制其与可溶性膜受体结合。

主要适应证：人类免疫缺陷病毒阴性和人疱疹病毒-8阴性的多中心巨大淋巴结增生（Castleman）症。

常用剂量及方案：11mg/kg 静脉注射（注射时间历时1小时），每3周重复。最初用药的12个月内每次用药前均应当进行血液学检查，之后每3次用药检查1次。对于合并严重肝功能损害的患者，目前没有数据推荐合适的使用剂量。

注意事项

（1）孕妇使用司妥昔单抗可对胎儿造成损害。

（2）因为司妥昔单抗可能掩盖急性感染的症状，所以对于合并感染的患者在初次治疗或恢复治疗前，感染必须得到满意的治疗。

（3）接受司妥昔单抗治疗的患者不可接受活疫苗接种。

（4）可能发生与治疗相关的胃肠道穿孔。

不良反应

（1）骨髓抑制和其他血液学毒性：血小板减少偶见。

（2）恶心、呕吐及其他胃肠道反应：便秘偶见。腹痛和腹胀偶见。

（3）皮肤黏膜反应：皮疹和瘙痒常见。湿疹、牛皮癣和皮肤干燥不常见且大多为轻度。

（4）免疫反应和输液反应：可能发生输液反应，且可能发生过敏等严重不良反应。这些反应一旦出现，需要停止输液或减慢输液速度，以及其他常规医学处置。对于既往发生过上述反应的患者，推荐在后续用药给予对乙酰氨基酚、抗组胺药和糖皮质激素进行预处理。上呼吸道感染常见，下呼吸道感染偶见。

（5）其他不良反应

1）体重减轻常见。

2）呼吸系统：口咽疼痛偶见。

3）心血管系统：全身性和局限性水肿常见，严重者偶见。低血压偶见，严重者罕见。

4）神经系统：头痛偶见。

5）泌尿生殖系统：肾功能损害偶见，严重者罕见。

生长激素类似物（somatostatin analogs）

其他名称：奥曲肽，善宁，奥曲肽储库型长效注射剂（其他类似物包括帕瑞肽和兰瑞肽）。

作用机制：生长激素类似物可抑制多肽激素的释放，尤其是在胰腺及肠道。其可降低胃肠道通过时间，促进水电解质的吸收，反射性地使胃肠道整体由分泌状态变为吸收状态。

主要适应证

（1）类癌。

（2）血管活性肠肽肿瘤及其他胺前体摄取和脱羧肿瘤。

（3）化疗相关性腹泻。

（4）肢端肥大症。

常用剂量及方案：非储库型总量为 100～1500μg/d，分为2～4 次皮下注射。通常以较低剂量开始，并逐渐滴定至控制症状的最佳剂量。如果患者对皮下注射的速效剂型反应良好，则可以换用 10～40mg 储库型，每 4 周肌内注射。当使用超过 3个月时应慎重。

注意事项：在严重肾功能不全（肌酐值＞5mg/dl）的患者中应减量使用。

不良反应

（1）骨髓抑制及其他血液学反应：无。

（2）恶心、呕吐及其他胃肠道反应：恶心、腹部不适、胃部胀气及腹泻常见，尤其是在初始使用时。呕吐偶见。

（3）皮肤黏膜反应：注射部位局部反应偶见，其他反应罕见。

（4）其他

1）低血糖或高血糖不常见；下丘脑垂体功能紊乱罕见。

2）在使用奥曲肽治疗的肢端肥大患者中，心动过缓及其他传导异常的发生率高达 25%。

3）胆囊收缩功能下降和胆汁分泌减少可能导致胆道功能异常。如果治疗时间短于 1 周，胆石形成的发生率低于 2%，但治疗持续 1 年以上，胆石形成的发生率为 25%。上行性胆道感染及胰腺炎不常见至罕见。

索尼德吉（sonidegib）

其他名称：Odomzo。

作用机制：Hedgehog 通路抑制剂。

主要适应证：手术后或放射治疗后复发的局部晚期的基底细胞癌。也可以用于不适宜接受手术或放射治疗的患者。

常用剂量及方案：200mg，至少在餐前 1 小时或餐后 2 小时的空腹状态下口服，每日 1 次。发生中度或重度肌酸激酶水平升高、肾功能不全和骨肌系统不良反应时应当短暂停药或永久停药。

注意事项

（1）孕妇使用索尼德吉可对胎儿造成损害。

（2）骨肌系统不良反应发生时可伴有肌酸激酶水平的升高、肾功能不全和横纹肌溶解（是指血清肌酸激酶水平超过基线水平 10 倍以上且同时伴有血清肌酐水平超过基线水平 1.5 倍以上）的出现，根据严重程度的不同需要进行剂量调整或永久停药。

（3）避免与中度或重度 CYP3A 诱导剂或抑制剂的合用。

（4）尽管对于轻度肝功能损害（AST＞正常上限但总胆红素≤正常上限或是总胆红素＞1.0～10 倍的正常上限）的患者没有推荐进行剂量调整，但对于中度至重度肝功能损害的患者没有使用本药的经验。

不良反应

（1）骨髓抑制及其他血液学毒性：贫血常见，严重者罕见。淋巴细胞减少常见，严重者不常见。

（2）恶心、呕吐及其他消化道反应：恶心和腹泻常见，严重者不常见。腹痛常见，严重者罕见。呕吐偶见，大多数为轻度。

（3）皮肤黏膜反应：脱发和瘙痒常见，严重者罕见。

（4）免疫反应和输液反应：没有报道。

（5）其他不良反应

1）疲乏常见，严重者罕见。体重和食欲下降常见，严重者不常见。

2）代谢系统：高血糖、ALT 升高、AST 升高和淀粉酶升高常见，严重者不常见。血清肌酸激酶升高和脂肪酶升高常见，严重者偶见。

3）神经系统：味觉异常常见，严重者罕见。头痛偶见，但严重者不常见。

4）骨肌系统和结缔组织：肌痉挛和骨肌系统疼痛常见，严重者偶见。血清肌酸激酶升高常见，严重者偶见，这多见于发生前述骨肌系统症状的患者。对于出现骨肌系统症状的患者，推荐每周监测血清肌酸激酶和肌酐水平。

索拉非尼（sorafenib）

其他名称： 多吉美（Nexavar）。

作用机制： 抑制肿瘤细胞内及肿瘤血管形成过程中的多种酪氨酸激酶及丝氨酸/苏氨酸激酶，从而抑制肿瘤细胞的增殖和肿瘤血管的生成。

主要适应证

（1）肾细胞癌。

（2）肝细胞癌。

（3）局部复发或转移性、进展性的对放射性碘难治型的分化型甲状腺癌。

（4）既往接受过伊马替尼和舒尼替尼治疗的胃肠道间质瘤。

常用剂量及方案： 400mg，口服，每日 2 次，可空腹或与含中度脂肪的食物同时服用。

注意事项： 与安慰剂相比，出血风险有所增加。对同时服用华法林的患者，索拉非尼可能延长凝血酶原时间及 INR，从而导致出血风险增加。可能增加由 UGT1A1 通路代谢的药物（如伊立替康）的 AUC。也可能增加多西他赛、多柔比星及氟尿嘧啶（在某些患者中）的 AUC。

不良反应

（1）骨髓抑制及其他血液学毒性：淋巴细胞减少常见；贫血、中性粒细胞减少、血小板减少偶见；多种出血事件（如鼻出血、胃肠道出血、呼吸道出血及血肿）常见，但出血威胁生命者罕见。

（2）恶心、呕吐及其他消化道反应：腹泻常见（30%），恶心、呕吐偶见至常见（10%～20%）；厌食及便秘偶见。淀粉酶及脂肪酶增加常见，一过性氨基转移酶增加偶见。有临床意义的胰腺炎不常见。胃肠道穿孔罕见。

（3）皮肤黏膜反应：手足综合征常见（27%）。脱发常见（23%）。瘙痒偶见至常见（17%）。其他皮肤改变少见至罕见。

（4）其他

1）高血压偶见，通常为轻度至中度，高血压危象罕见。

2）疲乏常见。

3）感觉性神经病变偶见（10%）。

4）低磷血症常见（41%）（原因不明）。

5）心肌缺血及心肌梗死不常见。

链脲霉素（streptozocin）

其他名称： 链氮霉素（streptozotocin），Zanosar。

作用机制： 抑制 DNA 合成，其机制可能是干扰吡啶核苷酸的合成。链脲霉素对胰腺肿瘤的内分泌细胞有一定的特异性作用。含亚硝基脲的葡萄糖可减少药物的骨髓毒性作用。

主要适应证

（1）胰岛细胞癌和胰腺外分泌癌。

（2）类癌。

常用剂量及方案

（1）1.0～1.5g/m^2，静脉注射，每周给药一次，连用 6 周，之后观察 4 周。

（2）与氟尿嘧啶及丝裂霉素联用时，1.0g/m^2，静脉注射，于第 1 天和第 8 天给药，每 4 周重复。

（3）500mg/m^2，静脉注射，第 1～5 天给药，每 6 周重复。

注意事项

（1）推荐注射时间为 30～60 分钟，以减少治疗期间静脉注射部位周围的局部疼痛及灼热感。

（2）避免血管外渗漏。

（3）50%葡萄糖溶液可备用于治疗突发性低血糖。

不良反应

（1）骨髓抑制及其他血液学毒性：少见、轻度。

（2）恶心、呕吐及其他胃肠道反应：恶心、呕吐常见，而且严重。症状在 5 天治疗期间可能进行性加重。

（3）皮肤黏膜反应：少见。

（4）其他

1）肾毒性：常见。虽然未明确不良反应与药物剂量的关系，但是这可能限制个别患者的继续用药。蛋白尿、糖尿、氮质血症、低磷酸盐血症等症状如果持续存在或严重，提示应中止治疗。水化治疗可减轻肾不良反应。

2）低糖血症：胰岛细胞瘤的患者可能出现严重低血糖反应（虽然是暂时性的），这是由该化疗药使胰岛素突然释放所致。

3）高血糖：不常见，该反应发生于正常人或糖尿病患者，由正常 B 细胞一般对链脲霉素较敏感所致。

4）偶见一过性轻度的肝毒性。

5）可能导致第二原发肿瘤。

舒尼替尼（sunitinib）

其他名称：索坦（Sutent），苹果酸舒尼替尼（Sunitinib malate）。

作用机制：抑制多种受体酪氨酸激酶（RTK），包括血小板衍生生长因子受体、血管内皮生长因子受体及某些激活的干细胞因子受体突变形式，进而抑制这些靶向受体酪氨酸激酶表达失调的肿瘤细胞的生长和肿瘤血管的形成。主要经过细胞色素 P450 酶的等位基因产物 CYP3A4 代谢。

主要适应证

（1）伊马替尼治疗失败及不能耐受的胃肠道间质瘤患者。

（2）晚期肾细胞癌。

（3）胰腺神经内分泌肿瘤。

（4）血管肉瘤。

（5）转移性乳头状、髓样、滤泡状及许特尔氏细胞甲状腺癌。

常用剂量及方案：50mg，口服，每天一次，连续 4 周，后停药 2 周，依据耐受性增加或减少（12.5mg/d）剂量。

注意事项：与 CYP3A4 强抑制剂联用时，应该考虑减少剂量；与 CYP3A4 诱导剂联用时，应考虑增加剂量。QT 间期延长及尖端扭转型室性心动过速曾有报道。在有 QT 间期延长风险的患者中使用时应谨慎。

不良反应

（1）骨髓抑制及其他血液学毒性：骨髓抑制及淋巴细胞减少常见，但 3～4 级反应不常见至罕见。出血偶见，并可能出现肿瘤相关性出血。静脉血栓事件不常见。

（2）恶心、呕吐及其他胃肠道反应：腹泻、恶心、呕吐、厌食及腹痛常见。致死性的胃肠道并发症如穿孔罕见。肝酶和胰酶升高及其他肝功能异常偶见至常见。

（3）皮肤黏膜反应：口腔黏膜炎常见。皮肤色素减退常见。皮疹及手足综合征偶见。脱发不常见。

（4）其他不良反应

1）左室射血分数降低的充血性心力衰竭偶见（15%）。

2）高血压：偶见，严重高血压不常见。

3）基于动物实验的研究结果提示可能出现肾上腺功能不全。

4）疲乏、头痛、关节痛、肌肉痛、口腔痛及背痛偶见。

5）咳嗽和呼吸困难偶见。

6）肾功能不全（轻度）偶见。低钾或高钾、低钠或高钠、低磷血症偶见。

7）甲状腺功能减退不常见。

8）水肿偶见。

他莫昔芬（tamoxifen）

其他名称：三苯氧胺（Nolvadex）。

作用机制：他莫昔芬是一种选择性雌激素受体调节剂，本药通过和雌激素竞争性地与肿瘤细胞胞质中的雌激素受体蛋白结合发挥抗雌激素作用。他莫昔芬与雌激素受体的复合物可以转入细胞核，影响核苷酸功能。他莫昔芬也能作用于细胞生长因子、上皮生长因子、TGF-α、TGF-β。

主要适应证

乳腺癌。

1）绝经后或绝经前的雌激素受体阳性（或不明）的转移性乳腺癌患者。

2）肿瘤雌激素受体阳性（或孕激素受体阳性）患者初治后的辅助治疗。对大多数绝经前的患者来说，接受治疗的最佳持续时间为5年。对绝经后的女性来说，可在2～3年的他莫昔芬治疗后改用芳香酶抑制剂治疗，或直接使用芳香酶抑制剂治疗。

3）极高危乳腺癌风险妇女的预防性治疗，包括乳腺原位癌初治后患者。

常用剂量及方案：20mg，口服，每天一次。

注意事项：治疗初期可能出现高钙血症。由于他莫昔芬与选择性5-羟色胺再摄取抑制剂（不包括西酞普兰、依地普仑和文拉法辛）联用时可能通过抑制CYP2D6减少他莫昔芬活性代谢产物的形成，因此应当尽量避免合用。

不良反应

（1）骨髓抑制及其他血液学毒性：骨髓抑制不常见，且为轻度。血栓性事件罕见，除非既往存在血栓性疾病史。

（2）恶心、呕吐及其他胃肠道反应：治疗初期约20%的患者可能出现恶心，但随治疗时间延长，反应迅速减轻。腹泻偶见。

（3）皮肤黏膜反应：有文献报道白内障及其眼不良反应，但由药物引起的少见。皮疹和外阴瘙痒不常见。可能引起阴道分泌物的增加或明显减少，从而导致性交困难或疼痛。

（4）其他

1）血栓栓塞和脑卒中罕见，但在使用他莫昔芬的女性中发生率有所增加。

2）潮热常见。

3）阴道出血月经不规则：不常见至偶见。

4）疲倦、头痛、腿抽搐、眩晕：不常见。

5）外周性水肿：偶见。

6）骨疼痛、肿瘤疼痛加重及局部病变加重：偶见（与治疗有效及肿瘤进展有关）。

7）减缓骨质疏松的进展。

8）降低血清胆固醇，有利于改善血脂成分的构成比。

9）肝功能异常：偶见。

（5）致癌性：子宫内膜癌罕见（在辅助治疗的试验中发生率增加2～4倍）。

替莫唑胺（temozolomide）

其他名称：泰道（Temodar）。

作用机制：在体循环生理 pH 状态下，迅速转化为活性产物 MTIC。MTIC 的细胞毒性作用主要表现为 DNA 分子上鸟嘌呤第 6 位氧原子的烷基化及第 7 位氮原子的烷基化。

主要适应证

（1）恶性胶质瘤，可与放疗同步进行或者作为放疗后的维持治疗。

（2）对亚硝基脲治疗失败的间变型星形细胞瘤。

（3）黑色素瘤。

（4）脑转移瘤。

常用剂量及方案

（1）150～200mg/m^2，空腹口服，每天 1 次，连用 5 天，每 28 天重复。

（2）75mg/m^2，空腹口服，每天 1 次，放射治疗期间同步用药，连用 7 周。

注意事项：禁忌用于对达卡巴嗪过敏的患者，因为两种药物都代谢成为 MTIC。当替莫唑胺与放疗联合使用时，必须预防肺孢子虫肺炎。

不良反应

（1）骨髓抑制和其他血液学毒性：包括贫血、血小板减少及中性粒细胞减少在内的骨髓抑制常见，并呈剂量依赖性，严重者偶见。

（2）恶心、呕吐及其他胃肠道反应：恶心及便秘偶见至常见，但通常不严重。呕吐及厌食偶见，腹痛不常见。

（3）皮肤黏膜反应：红疹和瘙痒偶见。脱发常见。

（4）其他

1）头痛、疲乏、虚弱、发热：常见（20%～65%）。

2）外周水肿：偶见。

3）替莫唑胺引起的神经系统症状常见，但难以与基础疾病所引起的神经系统症状相鉴别。常见表现为抽搐、偏瘫、头昏、共济失调、健忘和失眠。偶见的不良反应包括感觉异常、嗜睡、轻瘫、尿失禁、共济失调、言语障碍、步态异常、肌痛和意识障碍。复视及视觉异常偶见。

4）焦虑和抑郁偶见。

5）上呼吸道及泌尿道感染偶见。

6）曾有出现骨髓增生异常综合征、急性白血病及其他第二恶性肿瘤的报道。

替西罗莫司（temsirolimus）

其他名称：驮瑞塞尔（Torisel），CCI-779。

作用机制：当西罗莫司脂化物与免疫噬素 FKBP12 结合后，此复合物抑制 mTOR（哺乳动物雷帕霉素靶点）的激酶活性。mTOR 是细胞生理的一种主要调控分子，它在细胞的生长及血管生成中发挥作用，在西罗莫司脂化物的作用下，其下游产物也被抑制，从而使细胞停滞在 G_1 期。

主要适应证：肾细胞癌。

常用剂量及方案

（1）25mg，30～60 分钟内静脉注射，每周一次。

（2）与 CYP3A4 强抑制剂联合使用时剂量降低至 12.5mg/w。

（3）与 CYP3A4 强诱导剂联合使用时剂量从 25mg/w 增加至 50mg/w。

注意事项：应避免与 CYP3A4 强抑制剂及强诱导剂同时使

用。不推荐与舒尼替尼同时使用。应避免接种活疫苗。

不良反应

（1）骨髓抑制及其他血液学毒性：贫血和血小板计数减少常见。静脉血栓栓塞不常见。

（2）恶心、呕吐及其他胃肠道反应：厌食、恶心及呕吐常见。腹泻及腹痛常见。肠穿孔罕见。

（3）皮肤黏膜反应：黏膜炎常见。斑状丘疹或痤疮常见。指甲异常常见。可能干扰伤口愈合。

（4）免疫反应及输液反应：过敏反应偶见，其症状表现包括但不限于全身性过敏反应、呼吸困难、脸部潮红及胸痛。

（5）其他

1）乏力、水肿及发热常见。

2）呼吸困难及咳嗽常见。

3）氨基转移酶及碱性磷酸酶升高常见，胆红素升高偶见。

4）背痛、关节痛及肌肉痛偶见。

5）头痛、寒战和胸痛偶见。

6）高血糖常见，严重者偶见。

7）低血磷偶见，并可能较严重。

8）高三酰甘油血症常见，并可能较严重。

9）间质性肺病不常见。

10）肌酐升高常见，肾衰竭罕见。

11）味觉异常常见。

沙利度胺（thalidomide）

其他名称： 反应停（Thalomid）。

作用机制： 多种潜在作用机制，包括抑制血管内皮生长因子，抑制肿瘤坏死因子 α，直接抑制 G_1 期细胞生长，促进细胞凋亡，扩增自然杀伤细胞，协同刺激 T 细胞。

主要适应证

（1）多发性骨髓瘤。

（2）骨髓增生异常综合征。

（3）原发性骨髓纤维化。

常用剂量及方案： 初始剂量 50～100mg，口服，每天 1 次，晚间服药。之后每周增加 50～100mg，直至最高剂量，一般可达每天 400mg。

注意事项： 严重威胁生命的出生缺陷，主要是"海豹肢"

症，即使用单次 50mg 也可能引起该病变。基于此原因，应特别警告女性患者服药期间不能受孕，并告诫男性采取避孕措施。预防性抗凝治疗或使用阿司匹林可以降低血栓栓塞的风险。

不良反应

（1）骨髓抑制及其他血液学反应：大多数患者轻度骨髓抑制。在与地塞米松联用的患者中，高凝状态和静脉血栓形成常见（22%）。

（2）恶心、呕吐及其他胃肠道反应：便秘常见。

（3）皮肤黏膜反应：常见躯干部位出现斑疹。脱发不常见。严重或致命性皮肤病变罕见。

（4）其他

1）剂量相关性嗜睡和眩晕常见。对镇静作用常常可以形成耐受。眩晕可能与低血压有关。适当补液并避免突然的改变体位可减少眩晕发生。

2）长期用药时，外周神经病变常见（25%）。肌痛、震颤和肌痉挛偶见。

3）疲乏常见。

4）头痛偶见。

5）水肿偶见至常见。

6）甲状腺功能减低偶见。

7）致畸作用（见上文"注意事项"）。

塞替派（thiotepa）

其他名称：三亚乙基硫代磷酰胺，Thioplex。

作用机制：类似于烷化剂氮芥。

主要适应证

（1）膀胱表浅性乳头状癌。

（2）恶性腹腔积液、胸腔积液及心包积液。

（3）脑脊膜肿瘤浸润。

常用剂量及方案

（1）30～60mg，稀释于 40～50ml 液体中，膀胱内注射用药，保持 1 小时。每周重复 1 次，连用 3～6 周，之后每 3 周 1 次，连用 5 个周期。

（2）25～30mg/m²，稀释于 50～100ml 生理盐水中，单次腔内注射。根据血细胞计数及耐受性决定是否重复。

（3）10～15mg，鞘内注射。

注意事项：肾功能不全的患者应该降低用药剂量，因为该药物主要经尿排泄。

不良反应

（1）骨髓抑制：剂量限制性不良反应。全血细胞减少症和败血症可能发生于膀胱内或腔内注射化疗之后。血细胞计数在1～2周降至最低水平。一般4周恢复。

（2）恶心、呕吐及其他胃肠道反应：不常见。

（3）皮肤黏膜反应：少见。塞替派不是起疱剂。大剂量治疗时可出现皮肤色素沉着。

（4）其他

1）局部疼痛、头晕、头痛、发热：不常见。

2）可能继发第二原发癌。

3）闭经和精子缺乏症：常见。

4）接受高剂量治疗时可出现中枢神经系统反应。

拓扑替康（topotecan）

其他名称：和美新（Hycamtin）。

作用机制：拓扑替康是喜树碱的半合成衍生物，是一种拓扑异构酶Ⅰ抑制剂，该酶是 DNA 复制和转录所必需的酶。拓扑替康能与拓扑异构酶Ⅰ-DNA 复合物结合，阻止断裂 DNA 单链的重新连接。

主要适应证

（1）卵巢癌。

（2）宫颈癌。

（3）小细胞肺癌和非小细胞肺癌。

常用剂量及方案

（1）单药使用时，1.5mg/m²，静脉注射 30 分钟，每天 1 次，连用 5 天，每 3 周重复。

（2）与顺铂联用，0.75mg/m²，静脉注射 30 分钟，每天 1 次，连用 3 天，每 3 周一次。

注意事项：无。

不良反应

（1）骨髓抑制和其他血液学毒性：白细胞减少常见，为剂量限制性不良反应。贫血及血小板减少常见，严重者偶见。中性粒细胞减少性发热偶见至常见。

（2）恶心、呕吐及其他胃肠道反应：恶心、呕吐及腹泻常见，但一般为轻度。其他胃肠道症状如便秘和腹痛等偶见。

（3）皮肤黏膜反应：脱发常见；口腔黏膜炎偶见，一般为轻度；皮疹罕见。

（4）其他

1）发热、头痛、乏力、虚弱：常见（15%～25%），但是罕见严重反应。

2）镜下血尿偶见。

3）呼吸困难偶见，严重者不常见。

4）继发于严重白细胞减少症感染：常见。

托瑞米芬（toremifene）

其他名称： 法乐通（Fareston）。

作用机制： 一种选择性雌激素受体调节剂。与雌激素竞争性结合癌细胞胞质中的雌激素受体蛋白，形成受体激素复合物，此复合物最终可调控影响细胞生长的基因的启动子区。

主要适应证： 绝经后雌激素受体阳性（或不明）的转移性乳腺癌患者。

常用剂量及方案： 60mg，口服，每日1次。

注意事项： 尚不清楚是否会发生使用他莫昔芬时所出现的子宫内膜癌。服用华法林的患者可能出现凝血酶原时间延长。细胞色素 P450 3A4 酶抑制剂如苯巴比妥、苯妥英、卡马西平会增加托瑞米芬代谢率，降低其血药浓度。

不良反应

（1）骨髓抑制及其他血液学毒性：不常见，轻度。血栓性事件罕见。

（2）恶心、呕吐及其他胃肠道反应：轻度恶心常见于用药治疗初期；呕吐不常见。

（3）皮肤黏膜反应：眼干、白内障罕见。可能引起阴道分泌物减少，这可能导致患者性交困难或疼痛。

（4）其他

1）潮热常见。

2）头晕偶见。

3）出汗偶见。

4）阴道分泌物：阴道出血及月经不规则：偶见。

5）高钙血症：少见。

6）肝酶升高不常见。

曲贝替定（trabectedin）

其他名称： Yondelis。

作用机制： 作为一种烷化剂与 DNA 小沟区的鸟氨酸残基相结合，形成加合物后引起一系列反应导致细胞周期阻滞和细胞死亡。

主要适应证： 既往接受过含蒽环类药物方案化疗的不可切除或转移性脂肪肉瘤或平滑肌肉瘤。

常用剂量及方案： $1.5mg/m^2$，持续 24 小时静脉注射，每 21 天重复，直至疾病进展或出现不能耐受的不良反应。每次用药前需要使用 20mg 地塞米松进行预处理。

注意事项

（1）有报道可发生致命性的中性粒细胞减少性败血症，但不常见。

（2）孕妇使用曲贝替定会损害胎儿。

（3）避免与 CYP3A 强诱导剂和（或）抑制剂合用。

（4）有报道可发生致命性的横纹肌溶解症，但很罕见。

（5）血管外渗漏可导致组织坏死，需要清创治疗。

（6）对于血清胆红素高于正常或血清 AST/ALT 高于 2.5 倍正常值上限的患者，没有使用曲贝替定的研究报道。

不良反应

（1）骨髓抑制和其他血液学毒性：中性粒细胞减少常见，通常比较严重，可以导致致死性的败血症。贫血和血小板减少常见且均比较严重。

（2）恶心、呕吐和其他胃肠道反应：未见报道。

（3）免疫反应和输液反应：未见报道。

（4）其他不良反应

1）疲劳常见，严重者偶见。食欲下降常见。

2）呼吸系统：呼吸困难常见，严重者罕见。

3）心血管系统：充血性心力衰竭、射血分数下降、舒张功能异常或右室功能等心肌病变偶见，严重者不常见，致命性者罕见。外周性水肿常见，严重者罕见。

4）代谢系统：肝酶升高常见，多较严重。

5）神经系统：头痛常见，严重者罕见。

6）肾：肌酐升高常见，严重者不常见。

7）精神症状：失眠偶见，严重者罕见。

曲美替尼（trametinib）

其他名称： Mekinist。

作用机制： 本药为丝裂原激活胞外信号调控蛋白激酶 1（mitogen-activated extracellular signal-regulated kinase，MEK1）和 MEK2 的可逆性抑制剂。这种效应会抑制 BRAF V600 突变阳性的黑色素瘤细胞的生长和增殖。与 BRAF 抑制剂达拉非尼联合使用时，对 BRAF V600 突变阳性的黑色素瘤细胞生长的抑制效应与单药相比更强且更持久。

主要适应证： 单药或与达拉非尼联用于携带有 *BRAF V600E* 或 *BRAF V600K* 突变的手术不可切除，或转移性黑色素瘤治疗。

常用剂量及方案

（1）单药使用时，2mg，口服，每天 1 次，直到疾病进展或出现不可耐受的不良反应。

（2）与达拉非尼（150mg，口服，每天 2 次）联合使用时，2mg，口服，每天 1 次。

餐前 1 小时或餐后 2 小时用药。遗漏用药可以在距下次用药不少于 12 小时的时候补用。与达拉非尼联用时，应该在每日早上或晚上与达拉非尼同时用药。剂量的调整和中断用药和（或）永久停药的指征包括皮肤、心脏、肺和眼的不良反应（见"注意事项"）。中重度肝功能不全和严重肾功能不全[GFR<30ml/（min·1.73m²）]患者的合适用药剂量尚不明确，对于轻度肝功能不全（正常总胆红素且 AST 高于正常值上限或总胆红素在 1～1.5 倍正常值上限，且不论 AST 水平）和轻中度肾功能不全的患者，不需要调整剂量。

注意事项

（1）曲美替尼有致畸性，孕妇使用时会造成胎儿损害。同时也会损害女性的生育能力。

（2）包括心力衰竭、左室功能不全或左室射血分数下降在内的心肌病变发生率约为 11%，推荐在用药前采用超声心动图或放射性核素心脏扫描评估左室射血分数。推荐在用药后 1 个月及其后每 2～3 个月采用上述任一方法动态监测左室射血分数。当评估的左室射血分数下降水平达到或超过基线水平 10% 时应当停止用药。4 周后再次评估左室射血分数，如恢复至基线水平可以减量后恢复用药。若出现有症状的心肌病变或停药

4 周后无症状性的左室射血分数下降仍然持续存在，则应当永久停止用药。值得注意的是，6 个月内存在急性冠脉综合征、按纽约心脏病学会心功能分级达到或超过 Ⅱ 级以上的充血性心力衰竭或基线左室射血分数低于正常值的患者是排除在曲美替尼的临床试验之外的。

（3）眼毒性：可能发生视网膜色素上皮脱落所导致的视敏度下降。但是这一事件的发生率较低，约为 0.8%，而且多在停止用药 12 天后可以恢复。在停药 1 个月后用光学相干断层扫描仍可发现异常。推荐在初次用药前及患者出现视觉障碍时进行眼科评估。当患者诊断视网膜色素上皮脱落后仍可继续用药。若 3 周后眼科复查视力障碍仍然存在，需要减量继续用药。视网膜静脉闭塞可以导致黄斑水肿、视功能下降、新生血管形成和青光眼，但是罕见发生，约为 0.2%。推荐患者出现任何程度的与治疗相关的视网膜静脉闭塞时应永久停药。

（4）间质性肺病或者肺炎发生率为 1.8%，其症状和体征包括呼吸困难、咳嗽、缺氧、胸腔积液和浸润影。当患者出现任何程度的与治疗相关的间质性肺病或者肺炎时，推荐永久停药。

不良反应

（1）骨髓抑制及其他血液学毒性：贫血常见。出血（包括鼻出血、牙龈出血、便血、结膜出血、阴道出血、痔疮出血和血尿）发生率约为 13%。大多数出血事件为 1～2 级（3 级及以上者不到 1%）。

（2）恶心、呕吐和其他胃肠道反应：腹泻常见。腹痛偶见。

（3）皮肤黏膜反应：口干和口腔黏膜炎偶见。皮疹（包括痤疮）常见。甲沟炎和瘙痒偶见。毛囊炎、蜂窝织炎和脓疱疹偶见。

（4）其他不良反应

1）心血管系统：心动过缓发生率小于 10%。外周性水肿常见，发生率为 32%。高血压发生率为 15%，3 级及以上者约为 12%。其他心脏毒性见注意事项。

2）肝毒性：ALT、AST 和（或）碱性磷酸酶升高常见，但 3 级及以上者不常见。

3）眼毒性：视物模糊和干眼发生率低于 10%。其他眼毒性见"注意事项"。

4）神经系统：头晕和味觉异常发生率不到 10%。

5）骨肌系统和结缔组织：横纹肌溶解发生率低于 10%。

曲妥珠单抗（trastuzumab）

其他名称： 人源化抗 HER2 抗体，赫赛汀（Herceptin）。

作用机制： 重组人单克隆抗体，靶点位于 HER2 生长因子受体（p185HER2）的胞外结构域。

主要适应证

（1）HER2（c-erB-2）过表达的晚期乳腺癌，或乳腺癌术后的辅助治疗。

（2）HER2 过度表达的转移性胃癌或胃食管结合部腺癌及其他癌症。

常用剂量及方案

（1）初始剂量为 8mg/kg，静脉注射 90 分钟，之后 6mg/kg，静脉注射 30～90 分钟，每 3 周 1 次，共 52 周。

（2）初始剂量 4mg/kg，静脉注射 90 分钟，之后 2mg/kg，静脉注射 30 分钟，每周 1 次。

晚期乳腺癌或其他癌症治疗时，持续用药至疾病进展或出现不能耐受的不良反应。

注意事项

（1）可出现类似于其他人单克隆抗体的全身性反应，在首次用药时常见，后续用药时偶见。严重过敏反应及肺部反应不常见至罕见。全身性反应的症状包括过敏反应、血管性水肿、支气管痉挛、低血压、缺氧、呼吸困难、肺水肿、胸腔积液、非心源性肺水肿、急性呼吸窘迫综合征。轻度到中度寒战、发热、无力、疼痛、恶心、呕吐、头痛更为常见。这些症状可以通过暂时减慢药物的输注速度，或停药，或给予对乙酰氨基酚、苯海拉明和哌替啶而缓解。

（2）心功能异常（有或无症状的心脏射血分数减少≥10%）的发生率，在单用抗 HER2 单克隆抗体时约为 7%，但在合用蒽环类化疗时发生率约为 28%，合用紫杉醇治疗的患者发生率约为 11%。在多数情况下，这些异常在对症处理下得以改善。严重心功能不全甚至死亡的发生率约为 1%。对于先前已经存在心功能不全的患者在接受治疗时应当尤为注意。

不良反应

（1）骨髓抑制：不常见。

（2）恶心、呕吐及其他胃肠道反应：恶心、呕吐偶见至常见，多见于首次治疗时。腹泻偶见。

（3）皮肤黏膜反应：皮疹偶见至常见，并可伴发荨麻疹和瘙痒。

（4）其他

1）轻度至中度寒战、发热、无力、疼痛和头痛等常见，主要发生在首次用药时。

2）心功能异常：单用抗 HER2 单克隆抗体心功能异常的发生率约为 7%，合用蒽环类药物者心功能异常的发生率约为 28%，合用紫杉醇治疗的患者心功能异常发生率约为 11%。在多数情况下，这些异常在对症处理下可得以改善。

3）胸痛、背痛、呼吸困难、咳嗽等：偶见至常见。

4）外周水肿：偶见。

维 A 酸（tretinoin）

其他名称： 全反式维甲酸，t-RNA，ATRA，Vesanoid，Retin-A。

作用机制： 该药与细胞质中的维 A 酸结合蛋白结合后转运至细胞核，在细胞核中与细胞核中的维 A 酸受体（RAR）相互作用，进而影响控制细胞生长和分化的基因的表达。急性早幼粒细胞性白血病的特征表现为染色体易位 t（15；17），位于第 17 号染色体上的 RAR-α 基因 mRNA 转录发生异常。

主要适应证： 急性早幼粒细胞白血病的诱导缓解。

常用剂量及方案： $45mg/m^2$，每日口服（分别于清晨及 6 小时后分 2 次服药），直至完全缓解后 30 天，最长治疗时间为 90 天。该治疗常与蒽环类药物同时使用。

注意事项： 因该药有显著的致畸胎风险，故应避免用于孕妇。建议使用本药的患者采取 2 种可靠避孕措施。维 A 酸急性早幼粒细胞（retinoic acid acute promyelocytic，RA-APL）综合征（见下述）需要给予机械性通气及地塞米松 10mg，每 12 小时 1 次，于出现发热和呼吸困难症状时即开始用药，直至急性症状缓解（一般为几天）。是否继续使用维 A 酸治疗尚有争议。

不良反应

（1）骨髓抑制及其他血液学毒性：骨髓抑制罕见。40%的患者出现白细胞增多，这将增加 RA-APL 综合征的发生率。弥散性血管内凝血常见（26%）。

（2）恶心、呕吐及其他胃肠道反应：恶心、呕吐、腹痛、腹泻、厌食和便秘常见，但通常并不严重。胃肠道出血偶见至常见，可能比较严重。炎性肠病罕见。

（3）皮肤黏膜反应：常见，尤其是用高剂量治疗时。皮肤黏膜反应包括皮肤黏膜表面发红、干燥、瘙痒；出汗增多；可能形成水疱；手掌和足底脱屑；唇炎；结膜炎。也可能增加皮肤的光敏性反应（如对日光的光敏反应），指甲变脆。脱发不常见。

（4）维 A 酸综合征：高热、呼吸困难、体重增加、弥漫性肺浸润、胸腔和心包积液，可能伴心肌收缩功能不全及低血压，同时可伴或不伴白细胞增多，这在急性早幼粒细胞白血病患者中相对常见（25%）（见第 18 章）。

（5）其他不良反应

1）心血管系统：心律失常、潮红、低血压、高血压和静脉炎偶见。心力衰竭、心脏停搏、肺动脉高压及其他严重心血管病变不常见。

2）白内障和角膜溃疡或混浊不常见。

3）骨肌系统：关节疼痛、骨痛、肌痛偶见至常见；骨骼肌肥大常见于接受高剂量治疗[80mg/（$m^2 \cdot d$）]时。

4）高三酰甘油血症：轻中度升高常见，显著升高（＞正常值的 5 倍）不常见。高胆固醇血症多为轻度。

5）神经系统：头痛常见；感觉异常、头晕和视觉异常偶见；昏睡、疲乏及精神抑郁不常见；颅内假瘤罕见。

6）乳酸脱氢酶、谷草转氨酶、谷丙转氨酶、谷氨酰转肽酶、碱性磷酸酶升高等肝毒性常见。

7）高组胺血症合并休克罕见。

8）肾功能不全偶见。

9）发热、萎靡不适、畏寒及水肿常见。

曲氟尿苷/替吡嘧啶（trifluridine/tipiracil）

其他名称： Lonsurf，TAS-102。

作用机制： 本药是一种胸腺嘧啶核苷类似物（曲氟尿苷）和一种胸腺嘧啶核苷磷酸化酶抑制剂（盐酸替吡嘧啶）组成的口服复方制剂。三磷酸曲氟尿苷能够掺入 DNA 中，是其细胞毒性作用的活性形式。当盐酸替吡嘧啶胸腺嘧啶核苷磷酸化酶抑制剂与曲氟尿苷复方组成 TAS-102 后，可以阻止三氟尿苷的快速降解，使曲氟尿苷的活性形式保持足够的水平。

主要适应证： 既往至少接受过 2 种标准化疗方案的疾病进展的转移性结直肠癌，标准化疗药物包括氟尿嘧啶、奥沙利铂、伊立替康、贝伐珠单抗和西妥昔单抗或帕尼单抗（用于 KRAS 野生型的患者）。

常用剂量及方案： 35mg/m^2，口服，每天 2 次（早晚餐后），连续口服第 1～5 天、第 8～12 天，每 28 天为 1 个周期。减量方案为每次减量 5mg/m^2，最多减量 3 次。

注意事项： 尽管罕见，但有发生继发于粒细胞减少性发热的败血症性休克导致死亡病例的报道。孕妇使用本药可损害胎儿。

不良反应

（1）骨髓抑制和其他血液学毒性：贫血、白细胞减少和中性粒细胞减少常见，通常也较严重。但是粒细胞减少伴发热不常见。血小板减少常见，严重者偶见。

（2）恶心、呕吐和其他胃肠道反应：腹痛、恶心、呕吐、腹泻和食欲下降常见，严重者不常见。

（3）皮肤黏膜反应：手足综合征不常见，严重者罕见。口腔黏膜炎偶见，严重者罕见。脱发偶见。

（4）其他不良反应

1）疲乏、发热和无力常见，严重者罕见。

2）心血管系统：心脏缺血性事件如心肌梗死、心绞痛和心肌缺血在 TAS-102 和安慰剂组中均有报道罕见发生。

3）代谢系统：ALT 和 AST 升高常见，严重者不常见。总胆红素和碱性磷酸酶升高常见，严重者偶见。

4）肾毒性：肌酐水平升高偶见，严重者罕见。

凡德他尼（vandetanib）

其他名称： Caprelsa ZD6474。

作用机制： 一种口服的多靶点受体酪氨酸激酶抑制剂，其靶点包括 EGFR、VEGFR 和 RET 原癌基因受体酪氨酸激酶。在遗传性或散发的甲状腺髓样癌中，本药可阻碍这两类肿瘤的生长，同时抑制肿瘤血管生成。

主要适应证： 有症状的或进展期的或不可手术切除的甲状腺髓样癌。

常用剂量及方案： 每日 300mg，随食物口服。中重度肾功能不全时可减量至每日 200mg 口服。

注意事项：禁用于低钾血症、低镁血症或长 QT 间期综合征患者。避免与已知的可延长 QT 间期的药物和 CYP3A4 强抑制剂合用。在服药前、服药 7 天后及此后周期性检查心电图以评估 QT 间期的变化。当 QT 间期延长超过 480 毫秒时应当停药。

不良反应

（1）骨髓抑制及其他血液系统反应：无报道。

（2）恶心呕吐及其他胃肠道反应：腹泻常见，偶见 3～4 级腹泻。恶心常见，呕吐偶见且多不严重。便秘偶见或常见。厌食常见，但多在 1～2 级。

（3）皮肤黏膜反应：皮疹常见，但严重皮肤异常不常见。

（4）其他

1）疲乏常见，偶见 3～4 级。偶见体重下降。

2）头痛常见。

3）QT 间期延长偶见（约 15%）。

4）高血压偶见，可能程度较重（收缩压升高＞30mmHg），但控制相对容易。

5）半数的患者可出现甲状腺功能减退。

威罗菲尼（vemurafenib）

其他名称：Zelboraf。

作用机制：该药为针对 *BRAF V600E* 在内的 *BRAF* 突变的口服小分子抑制剂。通过上述机制，它可以抑制肿瘤细胞依赖于 *BRAF* 基因突变后翻译形成的 BRAF 蛋白所诱导的增殖效应。

主要适应证：初治或接受过其他治疗的、存在 *BRAF V600E* 突变的、不可手术切除或转移性黑色素瘤患者。

常用剂量及方案：960mg，口服，每天 2 次，可随餐或不随餐，2 次用药时间大致间隔 12 小时。漏服的药物需要在下次服药至少 4 小时前补服。

注意事项：孕妇使用威罗菲尼可损害胎儿。威罗菲尼可增加 *S*-华法林的 AUC，当合用时应当密切监测 INR。当与 CYP3A4 强抑制剂或强诱导剂合用时应当特别小心。当出现 QT 间期延长时应当减量或中断用药甚至永久停药。有发生葡萄膜炎、虹膜炎和畏光的报道。类固醇药物和扩瞳药可以用来治疗葡萄膜炎。在临床试验中有 8 例患者出现新发的恶性黑色素瘤。这类患者可以通过局部切除来治疗，并可继续接受药物治疗而不需要调整剂量。

不良反应

（1）骨髓抑制和其他血液学毒性：不到10%的患者会发生毛囊炎。

（2）恶心、呕吐和其他胃肠道反应：恶心、呕吐和腹泻常见。便秘偶见。

（3）皮肤黏膜反应：中重度光敏性反应常见。皮疹、瘙痒、脱发、过度角化常见。光化性角化病偶见。晒伤发生率为10%。接受威罗菲尼治疗的患者中手足综合征发生率低于10%。严重的皮肤反应罕见，一旦出现，需要永久停药。

（4）免疫反应和输液反应：可能发生如全身皮疹、红疹甚至全身性过敏反应等严重的过敏反应。一旦出现严重的过敏反应事件，需要永久停药。

（5）其他不良反应

1）疲乏、外周性水肿和发热常见。

2）呼吸系统：咳嗽偶见。

3）心血管系统：有发生QT间期延长合并室性心律失常的报道，尤其在具有电解质紊乱和（或）合并使用已经能导致QT间期延长的药物等危险因素的患者中，更应当引起注意。在用药15天后行ECG和电解质（包括钾、镁和钙）检查，每月1次，监测3个月，之后每3个月监测1次。不推荐QT间期大于500毫秒的患者合用威罗菲尼。在治疗期间如QT间期超过500毫秒（3级及以上）时，应当停药并纠正潜在的原因。在QT间期恢复至500毫秒以下后，可以减量恢复用药。如果在相关的潜在原因修正之后，QT间期仍然持续大于500毫秒及QT间期较治疗前延长超过60毫秒，应当永久停药。

4）肝毒性：ALT/AST、碱性磷酸酶和（或）胆红素升高不常见，但仍推荐在治疗期间监测肝功能。

5）神经系统：头痛常见。味觉障碍偶见。外周感觉神经病变和第Ⅶ对脑神经麻痹的发生率小于10%。

6）继发第二肿瘤：21%～30%的患者会发生皮肤乳头状瘤。脂溢性角化病偶见。约24%的患者会出现皮肤鳞状细胞反应（包括皮肤鳞状细胞癌和角化棘皮瘤），这通常发生在治疗初期的第7～8周，此时并不推荐减量或中断用药。

7）骨肌系统和结缔组织：关节疼痛常见。肌痛偶见。

长春碱（vinblastine）

其他名称： VLB，Velban。

作用机制： 作用于微管和纺锤体收缩蛋白，可逆性地抑制有丝分裂停滞在中期。

主要适应证

（1）霍奇金淋巴瘤和非霍奇金淋巴瘤。

（2）睾丸癌、滋养细胞癌。

常用剂量及方案

（1）6mg/m^2，静脉注射，第 1 天、第 15 天，与多柔比星、博来霉素、达卡巴嗪联合用于淋巴瘤化疗。

（2）4～18mg/m^2，静脉注射，每周一次。

注意事项： 缓慢静脉注射，注意避免血管外渗漏。

不良反应

（1）骨髓抑制及其他血液学反应：剂量相关性白细胞减少症，第 4～10 天降至最低值，7～10 天恢复。严重的血小板减少不常见。

（2）恶心、呕吐及其他胃肠道反应：常见，但一般不严重。

（3）皮肤黏膜反应：药物血管外渗漏可能导致炎症、疼痛及组织损伤。局部注射 1～6ml 透明质酸酶（150U/ml）可能有助于缓解。轻度脱发常见。严重口腔黏膜炎偶见。

（4）其他

1）神经毒性：在大剂量治疗时可能出现便秘、麻痹性肠梗阻及腹痛；低剂量治疗时可能出现感觉异常、外周神经病变、颌部疼痛。长春碱的神经不良反应较长春新碱发生率低。

2）一过性肝炎不常见。

3）抑郁、头痛、抽搐和直立性低血压罕见。

长春新碱（vincristine）

其他名称： VCR，Oncovin，Vincasar。

作用机制： 作用于微管和纺锤体收缩蛋白，可逆性地抑制有丝分裂停滞在中期。

主要适应证

（1）霍奇金淋巴瘤和非霍奇金淋巴瘤。

（2）急性淋巴细胞白血病。

（3）多发性骨髓瘤。

（4）儿童肾母细胞瘤、神经母细胞瘤、横纹肌肉瘤、尤因肉瘤。

常用剂量及方案

（1）1～2mg/m²（最大剂量不超过 2.0～2.4mg），静脉注射，每周 1 次。

（2）0.4mg/d，静脉滴注，第 1～4 天。

注意事项

（1）静脉缓慢注射，勿漏出血管外。

（2）由于剂量累加性的神经毒性，在每次用药前应该评估神经系统状态，当出现严重感觉异常、运动无力和其他严重异常情况时，用药需十分谨慎。在已存在神经系统病变的基础上用药将加重长春新碱的不良反应。

（3）如果有明显的肝脏疾病，应该降低用药剂量。

（4）予粪便软化剂或粗纤维食物可能避免出现严重的便秘。

不良反应

（1）骨髓抑制和其他血液学毒性：轻度，并且有临床意义者罕见。

（2）恶心、呕吐及其他胃肠道反应：除麻痹性肠梗阻外，无恶心、呕吐反应。便秘常见。

（3）皮肤黏膜反应：如药物漏出血管外，会出现严重的局部炎症反应。脱发常见。

（4）其他

1）神经毒性：剂量依赖性不良反应，也是剂量限制性不良反应。可能出现轻度感觉异常、深腱反射降低。出现较严重的周围神经病变、严重便秘、肠梗阻时，提示应降低用药剂量或停止治疗。可能出现自主神经功能障碍并伴有直立性低血压或尿潴留。

2）由肿瘤细胞迅速溶解及尿酸释放所致的尿酸性肾病是初次治疗时可能出现的潜在问题。

3）抗利尿激素分泌异常综合征：罕见。

4）颌部疼痛不常见。

硫酸长春新碱脂质体（vincristine sulfate liposome）

其他名称：马尔齐博（Marqibo）。

作用机制：由鞘磷脂/胆固醇脂质体包裹硫酸长春新碱而形成，其可以作用于微管蛋白，改变微管蛋白聚合反应的平衡和纺锤体的稳定性，阻止染色体的聚合，使细胞周期停滞在中期并抑制有丝分裂。

主要适应证：用于费城染色体阴性的急性淋巴细胞白血病 2 次及以上复发或接受 2 种及以上抗白血病治疗后进展的患者。

常用剂量及方案：$2.25mg/m^2$，1 小时静脉注射，通过安全可靠的静脉通路给药，每 7 天重复。应当避免与 CYP3A 强抑制剂或强诱导剂及 P 糖蛋白强抑制剂和强诱导剂同时用药。与苯妥英合并用药会导致苯妥英血药浓度下降，增加癫痫发作的风险。

注意事项

（1）禁用于存在神经脱髓鞘病变［包括夏科-马里-图思（Charcot-Marie-Tooth）病］的患者。

（2）禁用于鞘内给药。

（3）孕妇使用本药会损害胎儿。

（4）首次给药时，尤其是对于肿瘤负荷大的患者，有发生肿瘤溶解综合征的风险，并可能导致尿酸性肾病。

不良反应

（1）骨髓抑制和其他血液学毒性：贫血、中性粒细胞减少和血小板减少常见。中性粒细胞减少性发热常见（31.3%）。

（2）恶心、呕吐和其他胃肠道反应：肠梗阻、便秘、结肠假性梗阻偶见。推荐的预防性措施包括摄入足够的膳食纤维、水化和常规作用大便软化剂。AST 升高偶见。

（3）皮肤黏膜反应：无。

（4）免疫反应和输液反应：长春新碱脂质体是一种起疱剂，也存在血管外渗漏的风险，一旦发生，应当立即中止输液并给予相应的局部治疗。发生肺炎、败血症性休克和葡萄球菌菌血症的病例也偶有报道。

（5）其他不良反应

1）疲乏和发热偶见。

2）呼吸系统：呼吸窘迫偶见。

3）心血管系统：直立性低血压偶见，这可能与自主神经病变有关。有 5 例发生心搏骤停的病例报道。

4）神经系统：周围感觉和运动神经病变常见。精神状态改变不常见。

5）骨肌系统和结缔组织：肌无力不常见。

长春瑞滨（vinorelbine）

其他名称：诺维本（Navelbine）。

作用机制：与其他长春碱类药物类似，其与微管结合后解聚微管，从而抑制有丝分裂。与神经轴突的微管亲和力较弱，因此神经毒性作用较低。

主要适应证

（1）转移性乳腺癌。

（2）非小细胞肺癌。

常用剂量及方案

（1）$30mg/m^2$，$6\sim10$ 分钟快速静脉注射，每周一次，可单药使用或与顺铂联合使用。

（2）当与其他细胞毒性药物联合使用时，$20\sim25mg/m^2$，$6\sim10$ 分钟快速静脉注射。

注意事项：通过手臂静脉注射用药时，注意勿造成血管外渗漏。血清胆红素值为 $2.1\sim3mg/dl$ 时，减量 50%，血清胆红素值＞$3mg/dl$ 时，减量 75%。

不良反应

（1）骨髓抑制：粒细胞减少症常见，为剂量限制性不良反应，最低值出现于 $7\sim10$ 天。血小板减少症不常见。贫血偶见至常见。

（2）恶心、呕吐及其他胃肠道反应：恶心和呕吐常见，一般为轻度至中度。腹泻偶见。

（3）皮肤黏膜反应：脱发、轻度腹泻及口腔黏膜炎偶见。药物渗漏出血管外会引起严重的局部炎性反应。

（4）其他

1）神经不良反应：剂量累积性不良反应。可逆性便秘、深腱反射降低偶见。感觉异常不常见。

2）注射部位红斑、疼痛及皮肤色泽改变常见。注射部位静脉炎偶见。

维莫德吉（vismodegib）

其他名称：Erivedge。

作用机制：本药为 Hedgehog 通路的抑制剂。它能结合并抑制 Smoothened 蛋白，该蛋白是 Hedgehog 通路信号转导过程中的一种跨膜蛋白。

主要适应证：局部晚期和转移性的基底细胞癌。

常用剂量及方案：150mg，口服，每天 1 次，可与或不与食物同服。如果漏服 1 次用药，不需要补服，按时间进度给予下一次用药即可。

注意事项

（1）与 P 糖蛋白抑制剂量共同给药时，会增加药物浓度和不良反应。

（2）胚胎毒性：对于育龄期的女性患者，在初始用药前应当明确其是否妊娠。在整个用药期间及用药结束后至少 6 个月内应当采用有效的避孕措施。

（3）在用药期及用药结束后至少 7 个月内不建议献血或血液制品。

（4）在肝或肾功能不全的人群中，维莫德吉的安全性和有效性尚未确立。

不良反应

（1）骨髓抑制和其他血液毒性：未见报道。

（2）恶心、呕吐和其他胃肠道反应：恶心、呕吐、腹泻和便秘常见，严重者罕见。

（3）皮肤黏膜反应：脱发常见。

（4）其他不良反应

1）疲乏常见，体重减轻常见，严重者偶见。

2）代谢系统：低钠血症和低钾血症不常见。

3）神经系统：味觉障碍常见。味觉丧失偶见。

4）泌尿生殖系统：闭经常见。

5）骨肌系统和结缔组织：肌痉挛和关节疼痛常见。

伏地诺他（vorinostat）

其他名称：Zolinza。

作用机制：抑制组蛋白脱乙酰酶（HDAC），HDAC 在某些肿瘤细胞中呈现过表达。体外实验发现，某些肿瘤细胞在使用伏地诺他后乙酰化组蛋白累积，导致细胞周期阻滞和凋亡。

主要适应证：经两种系统性治疗后进展的、未控的或复发的皮肤 T 细胞淋巴瘤。

常用剂量及方案：每次 400mg，和食物一起口服，每天一次。若高剂量不能耐受，可将剂量减至 300mg，每天一次或每周只用药 5 天。

注意事项：患者应当每日饮水至少 2L 以预防呕吐和腹泻所致的脱水症状。有报道出现深静脉血栓及肺栓塞（5%）。在治疗开始后的 2 个月中，应每 2 周复查血生化（包括钾、镁、钙、血糖和肌酐）及血小板。与其他 HDAC 抑制剂如丙戊酸同时使用时，可能发生严重的血小板减少及胃肠道出血。

不良反应

（1）骨髓抑制及其他血液学反应：血小板减少常见；贫血及中性粒细胞减少偶见。同时使用华法林及伏地诺他时可能出现凝血酶原时间及 INR 增加。

（2）恶心、呕吐及其他胃肠道反应：厌食、恶心及腹泻常见。呕吐、便秘及体重减轻偶见。

（3）皮肤黏膜反应：脱发偶见至常见。

（4）其他

1）血生化成分异常：高胆固醇血症、高三酰甘油血症、高血糖及肌酐升高常见，并可能出现严重病例（3级或以上）。

2）心血管系统：心电图显示 QT 间期延长不常见。肺栓塞和深静脉血栓形成不常见。

3）水肿偶见。

4）神经肌肉：乏力常见。头痛、肌肉痉挛及头晕偶见。

5）肿瘤：鳞状细胞癌不常见。

阿柏西普（ziv-afilbercept）

其他名称：Zaltrap。

作用机制：本药是一种抗血管生成药物，通过与人 VEGF-A、VEGF-B 和 PIGF 相结合，导致其与本身受体的结合及其激活受到抑制，从而阻断新生血管形成和减低血管通透性。

主要适应证：适用于对含奥沙利铂方案化疗耐药或出现进展的转移结直肠癌患者。

常用剂量及方法：4mg/kg，持续 1 小时静脉注射，每 2 周重复。与 5-氟尿嘧啶、甲酰四氢叶酸和伊立替康联合用药。目前没有数据推荐合适的剂量用于严重肝功能不全的患者。

注意事项

（1）孕妇使用会损害胎儿。

（2）胃肠道出血、血尿、颅内出血、肺出血/咯血和术后出血等出血性事件的发生率为 38%，严重者占 3%，死亡者罕见。

（3）胃肠道穿孔、胃肠瘘和非胃肠瘘的发生均有报道。

（4）与其他抗血管生成药物类似，本药会影响伤口愈合。因此择期手术前至少停药 4 周。临床判断伤口充分愈合后才能考虑恢复用药。

不良反应

（1）骨髓抑制和其他血液学毒性：血小板减少和白细胞减少常见。中性粒细胞减少常见。严重中性粒细胞减少、中性粒细胞减少伴发热和中性粒细胞减少后感染/败血症发生率分别为 37%、4%和 1.5%。感染事件（包括泌尿道感染、鼻咽炎、肺炎、导管相关性感染和牙感染）常见，严重者偶见。

（2）恶心、呕吐和其他胃肠道反应：口腔炎常见。腹泻常见，约 19%的严重病例可出现脱水表现。腹痛常见。AST/ALT升高常见，严重者不常见。

（3）免疫反应和输液反应：据报道，约 0.3%的患者可发生严重过敏反应。

（4）其他反应

1）疲乏常见，体重减轻偶见。

2）呼吸系统：鼻出血、发声困难和口咽痛不常见。呼吸困难偶见。

3）心血管系统：高血压常见，严重者偶见。动脉血栓事件，如短暂性脑缺血发作、脑血管意外和心绞痛不常见，一旦发生需永久停药。静脉血栓事件，主要是深静脉血栓形成和肺栓塞，发生率约为 9%。

4）神经系统：可逆性后部白质脑病综合征罕见，一旦发生需永久停药。头痛偶见。

5）泌尿生殖系统：蛋白尿常见，严重者偶见。血肌酐升高常见，严重者罕见。肾病综合征和血栓性微血管病变罕有报道。

（宋安萍　秦　凯　周　磊　黄　乐　宫　晨　译
　　　　　　　　　夏　曙　梅　齐　校）

参 考 文 献

1. National Cancer Institute Cancer Therapy Evaluation Program. Common terminology criteria for adverse events v4.0. Retrieved from http://ctep.cancer.gov/protocolDevelopment/electronic_applications/ctc.htm or downloaded in the latest version from http://evs.nci.nih.gov/ftp1/CTCAE/About.html
2. Griggs JJ, Mangu PB, Anderson H, et al. Appropriate chemotherapy dosing for obese adult patients with cancer: American Society of Clinical Oncology clinical practice guideline. *J Clin Oncol.* 2012;30:1553–1561.
3. Rosner GL, Hargis JB, Hollis DR, et al. Relationship between toxicity and obesity in women receiving adjuvant chemotherapy for breast cancer: results from cancer and leukemia group B study 8541. *J Clin Oncol.* 1996;14:3000–3008.